U0340653

小肝癌的多学科治疗

主　编　陈敏山　中山大学肿瘤防治中心
　　　　徐　立　中山大学肿瘤防治中心
　　　　郭荣平　中山大学肿瘤防治中心

副主编　丛文铭　上海东方肝胆外科医院
　　　　张耀军　中山大学肿瘤防治中心
　　　　霍　枫　广州军区广州总医院
　　　　沈静娴　中山大学肿瘤防治中心
　　　　彭振维　中山大学附属第一医院
　　　　裴小青　中山大学肿瘤防治中心

人民卫生出版社

图书在版编目（CIP）数据

小肝癌的多学科治疗/陈敏山,徐立,郭荣平主编.—北京:人民卫生出版社,2017

ISBN 978-7-117-24617-0

Ⅰ.①小… Ⅱ.①陈…②徐…③郭… Ⅲ.①肝癌-治疗 Ⅳ.①R735.705

中国版本图书馆 CIP 数据核字（2017）第 123525 号

| 人卫智网 | www.ipmph.com | 医学教育、学术、考试、健康，购书智慧智能综合服务平台 |
| 人卫官网 | www.pmph.com | 人卫官方资讯发布平台 |

版权所有，侵权必究！

小肝癌的多学科治疗

主　　编：陈敏山　徐　立　郭荣平
出版发行：人民卫生出版社（中继线 010-59780011）
地　　址：北京市朝阳区潘家园南里 19 号
邮　　编：100021
E - mail：pmph @ pmph.com
购书热线：010-59787592　010-59787584　010-65264830
印　　刷：北京盛通印刷股份有限公司
经　　销：新华书店
开　　本：787×1092　1/16　印张：47
字　　数：1144 千字
版　　次：2017 年 10 月第 1 版　2017 年 10 月第 1 版第 1 次印刷
标准书号：ISBN 978-7-117-24617-0/R·24618
定　　价：228.00 元

打击盗版举报电话：010-59787491　E-mail：WQ @ pmph.com
（凡属印装质量问题请与本社市场营销中心联系退换）

编　委　（按姓氏汉语拼音排序）

蔡木炎	中山大学肿瘤防治中心	刘允怡	香港中文大学外科学系
陈健聪	中山大学肿瘤防治中心	石　明	中山大学肿瘤防治中心
陈锦滨	中山大学肿瘤防治中心	苏中振	中山大学附属第一医院
陈亚进	中山大学孙逸仙纪念医院	汪邵平	广州军区广州总医院
崇雨田	中山大学附属第三医院	韦　玮	中山大学肿瘤防治中心
樊　卫	中山大学肿瘤防治中心	翁德胜	中山大学肿瘤防治中心
冯龙海	上海东方肝胆外科医院	习　勉	中山大学肿瘤防治中心
高恒军	山东大学附属省立医院	夏建川	中山大学肿瘤防治中心
黄金华	中山大学肿瘤防治中心	谢晓燕	中山大学附属第一医院
黄金霖	中山大学肿瘤防治中心	杨可立	广州市第八人民医院
黄仲禧	澳门仁伯爵综合医院	杨柳青	深圳市第三人民医院
焦　龙	英国帝国理工大学 Hammersmith 医院	元云飞	中山大学肿瘤防治中心
		张　嵘	中山大学肿瘤防治中心
匡　铭	中山大学附属第一医院	张天奇	中山大学肿瘤防治中心
李　鹏	中山大学肿瘤防治中心	赵　明	中山大学肿瘤防治中心
李升平	中山大学肿瘤防治中心	郑荣琴	中山大学附属第一医院
李闻达	中山大学孙逸仙纪念医院	郑于剑	广州军区广州总医院
李沅桦	中山大学肿瘤防治中心	郑　云	中山大学肿瘤防治中心
林小军	中山大学肿瘤防治中心	周东升	山东省千佛山医院
凌逸虹	中山大学肿瘤防治中心	周仲国	中山大学肿瘤防治中心
刘孟忠	中山大学肿瘤防治中心		

主编简介

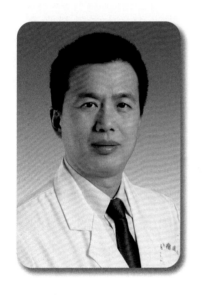

陈敏山

教授，主任医师，博士生导师。现为中山大学肿瘤防治中心肝胆胰科主任、中山大学肝癌研究所所长、中国抗癌协会肝癌专业委员会候任主任委员、广东省抗癌协会肝癌专业委员会主任委员、广东省医学会肝癌分会主任委员、广东省医师协会肝胆外科医师工作委员会副主任委员、广东省肝脏病协会肝癌专业委员会副主任委员、中华医学会外科学分会肝脏外科学组委员、中华医学会肝病学分会肝癌学组委员、中华医学会肿瘤学分会肝癌学组委员、香港中文大学求佳外科客座教授。

从事肝癌的临床和研究工作 30 年，临床上以外科为主，熟悉和掌握肝癌其他多种治疗手段，并积极推广肝癌的多学科综合治疗。在肝癌切除术、血管介入治疗（TACE）和射频治疗有着数千例以上的临床经验，是国内外少有的能够同时熟练开展肝癌三大治疗手段的专家之一，并掌握肝癌的肝脏移植、放疗、化疗、生物免疫治疗、靶向药物治疗等多种方法。可独立完成难度较大的手术如：巨大肝癌切除术、肝中央型肝癌切除术、肝尾状叶肝癌切除术、腹腔镜肝切除术、机器人辅助肝癌切除术、胰十二指肠切除术等。

学术主攻和重点研究方向是小肝癌的射频消融治疗和肝癌的多学科综合治疗。长期致力于小肝癌微创治疗的多学科治疗研究，2006 年国际上首个射频消融对比手术切除治疗小肝癌的 RCT 研究发表在 *Annals of Surgery* 杂志，研究结果备受国内外学者关注，据 Google Scholar 查询，至 2017 年 6 月已被引用 1171 次。

发表肝癌研究论文 162 篇，名列 2014 年、2015 年和 2016 年爱思唯尔（Elsevier）中国高被引学者（Most Cited Chinese Researchers）榜单；共有 6 篇临床研究论文（第

176、181、186、256、259、264 篇参考文献）被美国 NCCN 指南（NCCN Clinical Practice Guidelines in Oncology）2015 年和 2016 年"肝癌"部分所引用。2010 年受中国抗癌协会肝癌专业委员会、中国抗癌协会临床肿瘤学协作委员会（CSCO）、中华医学会肝病学分会肝癌学组委托，执笔制定了以射频消融为模板的"肝癌局部消融治疗规范的专家共识"，在国内 6 个杂志中刊登发表。同时，参与了"原发性肝癌治疗规范的专家共识"和卫生部"原发性肝癌诊疗规范（2011 年版）"的制定，为射频治疗肝癌在全国的推广和规范化做出了很大贡献。近年来致力于推动肝癌 MDT 团队建立和多学科联合治疗，在国内多个学术专题会议倡议建立肝癌的 MDT 团队及开展肝癌的多学科联合治疗，并于 2013 年依托广东省抗癌协会肝癌专业委员会、广东省医学会肝胆胰外科学分会主持撰写并发表了《肝癌 MDT 团队的建立与多学科联合治疗策略——广东专家共识》（中国实用外科杂志，2014 年）和《肝细胞肝癌合并门静脉癌栓多学科综合治疗广东专家共识》（中华消化外科杂志，2015 年）。

主持国家级、省市级等科研基金数十项，作为全球 Steering Committee Member、全国 PI 和 PI 参与了多个肝癌横向课题的研究。2016 年作为第一完成人的研究课题"肝癌的多学科治疗策略与优化与应用"获得广东省科学技术一等奖。2009 年获卫生部授予"全国医药卫生系统先进个人"荣誉称号，2011 年获广东省柯麟医学教育基金会的"柯麟医学奖"，三次获得医院的年度"优秀科主任"奖。并被评选为 2014 年首届"中山大学名医"、2015 年度"岭南名医"、以及 2013 年、2014 年和 2015—2016 连续三次入选中国名医百强榜肝脏肿瘤外科 TOP look，2017 年被评为首届"广东好医生"。

其他社会兼职：中国抗癌协会临床肿瘤学协作专业委员会（CSCO）执行委员、中国医师协会外科医师分会肝脏外科医师委员会常务委员、中国医疗保健国际交流促进会结直肠癌肝转移治疗专业委员会副主任委员、广东省医学会肝胆胰外科学分会委员、广东省医师协会理事组织委员、广东省肝脏病学会常务理事。

主编简介

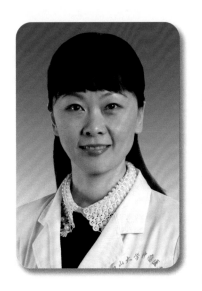

徐 立

中山大学肿瘤防治中心肝胆胰科主任医师、硕士研究生导师，中山大学肿瘤防治中心伦理委员会委员。中国抗癌协会肝癌专业委员会青年委员，中华医学会肝病学分会肝癌学组委员，广东省医学会肝癌分会秘书，广东省抗癌协会肝癌专业委员会秘书，广东省健康管理协会肿瘤防治专业委员会常委。1997 年毕业于中山医科大学医疗系，2000 年硕士研究生毕业后一直在中山大学肿瘤防治中心工作。2006 年获中山大学肿瘤学博士学位，2007 年于美国密歇根大学外科学系进修，2014 年公派至美国约翰霍普金斯大学医学院接受临床研究博士后培训，并取得约翰霍普金斯大学颁发的 SCIENCE OF CLINICAL INVESTIGA-TION TRAINING PROGRAM 证书。

主要从事肝胆肿瘤的临床及科研工作，专业方向为肝胆肿瘤微创外科及多学科治疗，对肝癌综合诊治及靶向药物治疗积累了丰富经验。主持国家自然科学基金 1 项及省部级肝癌研究课题 2 项，作为主要完成人参与国家科技重大专项子课题、国家自然科学基金 5 项，参与国际多中心新药临床研究 10 余项，对肝癌的临床研究设计及实施具有较丰富的经验。在国内外学术期刊发表论文 50 余篇，其中以第一或通讯作者身份在 *Journal of Hepatology*、*Oncogene*、*Oncoimmunology* 等国际知名医学期刊发表 SCI 论文 10 余篇。获得广东省科技奖励一等奖、中华医学科技奖、中国抗癌协会科技奖等成果奖 3 项。

主编简介

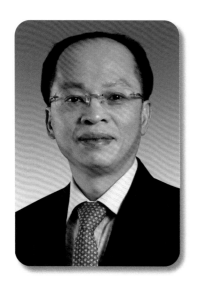

郭荣平

中山大学肿瘤防治中心肝胆胰科教授、主任医师、博士生导师兼肝胆胰科行政副主任。广东省抗癌协会肝癌专业委员会候任主任委员、广东省医学会肝胆胰外科副主任委员、广东省医疗行业协会肝胆胰外科管理分会副主任委员、广东省肝脏病学会外科手术专业委员会常务委员、中国抗癌协会肝癌专业委员会委员。兼《岭南现代临床外科》、《中华普通外科学文献（电子版）》等国内杂志编委，*International Journal of Cancer*、*Medical Oncology*、*Biomedical Journals*、*Clinical Drug Investigation* 等国外杂志审稿专家。

1988 年中山医科大学临床医学专业毕业后一直在中山大学肿瘤防治中心工作，2003 年被派往香港中文大学威尔斯亲王医院和香港大学玛丽医院交流学习，2004 年在美国匹兹堡大学器官移植中心做访问学者。20 余年来一直致力于肝癌的多学科综合治疗，临床研究重点集中在早期肝癌的精细化手术治疗，肝癌合并门静脉癌栓和中晚期肝癌的合理化、序贯综合治疗以及肝癌术后复发高危人群的有效辅助性治疗。针对早期肝癌利用现代医疗新技术对肿瘤进行术前和术中的精确评估定位，手术过程应用先进的手术设备进行精细化的解剖，既精准切除肿瘤又保留正常肝组织，使患者获得最佳疗效，减少创伤并快速康复。针对多结节型肝癌和合并有门静脉癌栓的中晚期肝癌治疗前进行全面评估，为每一位患者制订一套合理化多学科联合的个体化综合治疗方案，以期获得更好疗效。基于在这领域的突出研究成果，作为总执笔或参与编写多个肝癌诊疗指南及专家共识，这些专家共识和指南已被广泛应用于指导临床一线医师。包括《肝细胞癌合并门静脉癌栓多学科综合治疗中国专家共识（2016 年版）》《肝细胞肝癌合并门静脉癌栓多学科团队综合治疗广东专家共识（2015 版）》《肝癌多学科综合治疗团队建立——广东专家共识》。基础研究主要集中在肝癌术后复发转移的相关机制研究和肝癌合并脉管侵犯的发生机制探讨。主持国家自然基金项目并参与多项国家级攻关课题研究，在国内外知名期刊发表论文 100 多篇，其中 SCI 论文 50 多篇，参与获得教育部科技奖、广东省科技进步奖和中华医学科技奖等成果奖 7 项。

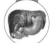

序 一

　　原发性肝癌是我国最常见的恶性肿瘤之一，我国每年肝癌的发病及死亡人数均占全球发病及死亡人数的一半以上，我国从事肝癌防治相关工作的同行们任重而道远。以往肝癌患者诊断时大多处于中晚期，治疗主要以手术为主，疗效有限。随着我国健康管理和现代影像诊断技术的进步，越来越多的小肝癌被发现，同时由于器官移植外科、微创外科、介入消融、放射治疗等多个学科的迅速发展，肝癌的治疗进入了百家争鸣的局面，一些非手术治疗方法对小肝癌的疗效可以达到或者接近外科手术切除，因此，小肝癌的多学科治疗越来越重要。本著作《小肝癌的多学科治疗》由我国年青一代著名肝癌治疗专家陈敏山教授等主编，书中系统介绍了肝癌流行病学、诊断、治疗、随访及临床研究等相关内容，重点内容是从不同角度对小肝癌的诊断及治疗方法进行阐述，并强调了多学科治疗的重要性，既深入分析了各种具体的治疗方式，又通过结合临床实例展示了不同治疗方式的效果。本书内容全面详尽，图文并茂，实用性强，适合从事肝癌诊治相关工作的临床医生及科研人员阅读参考。

中国人民解放军第二军医大学
附属东方肝胆外科医院院长
东方肝胆外科研究所所长
中国科学院院士

2017 年 5 月

序　二

　　小肝癌的诊断与治疗研究已有 40 年历史，至今仍然是提高肝癌疗效、获得大批长期生存肝癌病人的重要途径。近年除手术切除外，新技术、新疗法、新药物不断涌现，使小肝癌治疗呈现丰富多彩的局面。然而不同学科的治疗各有优缺点，针对不同的病情，进行循证医学的比较，优选最佳的治疗，成为当务之急。加上各种小肝癌的治疗，均遇到治疗后癌转移复发的问题，使小肝癌治疗的疗效难以大幅度提高。

　　笔者认为：癌症是内外失衡（外失衡如环境污染，内失衡如神经、免疫、内分泌和代谢紊乱）引起的内乱（癌是由正常细胞演变而来的），是局部细胞遗传特性改变为主要特征的全身性、慢性和动态变化的病变。换言之，它是多因素引起、多基因参与、多阶段形成的疾病，不同于由外来细菌或病毒引起的传染病，难以通过单一的治疗完全解决问题，为此更需要多学科的联合作战。

　　我以为多学科的联合作战有两层含义：一是通过多学科的比较与优选、多学科的联合与序贯治疗，达到更彻底地消灭肿瘤；二是多学科的研究，通过改造残癌（如分化诱导）、改造微环境（特别是炎症免疫微环境）以及改造机体（如提高免疫、改善代谢状态）等，达到控制治疗后癌转移复发的目的。前者是近期目标，后者则可能是长远目标。

　　陈敏山教授是我国著名的肝癌诊疗专家，他所领导的中山大学肿瘤防治中心肝胆胰科集外科手术、血管性介入、局部治疗、生物治疗、靶向药物治疗等为一体，根据肝癌患者的病情选择个体化的多学科综合治疗方案，以求取得最佳疗效。本书由该院肝癌研究骨干以及国内相关领域的佼佼者，从小肝癌的筛查、诊断、病理特征、治疗、随访以及临床研究等方面，阐述了小肝癌多学科综合治疗；同时还提供了成功病例供临床工作者参考，是一本小肝癌临床诊疗、研究的优秀参考书，值得广大肝癌研究工作者阅读参考。是以为序。

复旦大学肝癌研究所所长
原上海医科大学校长
中国工程院院士　　汤钊猷

2017 年 5 月

序 三

中山大学肿瘤防治中心在肝癌临床研究方面具有悠久的历史，在 1964 年医院建立时就开展了肝癌的治疗研究，是国内最早采用肝切除术治疗肝癌的单位之一。经过历代专家的不懈努力，现已建成了特有的肝癌单病种多学科综合治疗体系。此体系以外科为主，融合射频、介入、药物、生物免疫治疗等多种肝癌治疗方法于一个科室，得到体制上的优势，使肝癌的多学科治疗能够真正实施，在肝癌治疗的适应证掌握和联合治疗上具有较大的优势，并有利于开展肝癌的多学科临床治疗研究。

本中心肝癌单病种首席专家肝胆胰科主任陈敏山教授是我曾共事多年的同事，他作为原中山医科大学的杰出校友，血脉中传承着中山医扎实的临床医学功底以及求真务实、敢想敢做的探索精神。在临床上他能施行各种高难度的肝癌切除术，在肝癌射频治疗方面拥有丰富的临床经验和高超的技术，并在肝癌介入、肝移植、化疗和靶向药物治疗等方面均有着丰富的临床经验。更重要的是，陈教授多年来一直专注于肝癌的临床研究，特别是小肝癌的多学科治疗研究，取得了丰硕的成果。他 2006 年发表在 Annals of Surgery 的射频治疗小肝癌文章被引用超过 1000 次，成果同时被 2010 年美国肝病学会（AASLD）、2012 年欧洲肝病学会（EASL）和美国 NCCN 指南中的"肝癌临床指南"采纳。2014 年和 2015 年连续两年荣登爱思唯尔（Elsevier）发布的中国高被引学者（Most Cited Chinese Researchers）榜单，充分证明了其研究成果被国际同行所广泛认可。

陈敏山教授将射频消融技术率先引入小肝癌临床治疗领域，不仅开创了兵不血刃的微创肝癌治疗时代，同时多学科综合治疗理念的提出，使小肝癌的疗效进一步提高。在精准医学大时代背景下，小肝癌的治疗如何在"精准、微创、联合和多学科"中体现，本书将做出了详实的阐述。相信本书的出现一定会让读者获益匪浅，成为肝癌防治医生的实用参考书，将更好地推动小肝癌多学科治疗理念的实施，使广大患者获益。

国家卫生计生委副主任
原北京协和医学院校长
中国科学院院士

2017 年 5 月

前　言

　　中国是肝癌大国，经过几十年的不懈努力，肝癌患者的预后虽已较前取得明显改善，但总体 5 年生存率仍低于 10%，还有很大的提升空间。汤钊猷院士曾指出，小肝癌的诊断与治疗是提高肝癌疗效、获得大批长期生存肝癌病人的重要途径，有必要重点关注和研究。以往的研究及经验表明，小肝癌多是早期肝癌，临床上可无任何症状和体征，必须有计划地针对肝癌高危人群定期筛查才能发现，此是小肝癌早期发现、早期诊断的重要途径，也是提高肝癌整体疗效的关键。

　　随着国民健康意识的增强、健康体检的逐步普及以及影像学技术的不断进步，越来越多的小肝癌得以早期发现和诊断，现代治疗技术的发展也为小肝癌的精准治疗提供了多种方法和手段。基于小肝癌较少出现转移的生物学特性，目前可应用的治疗方法众多，根治性治疗手段包括肝脏移植、肝切除术和射频为代表的消融治疗，其他治疗手段如肝动脉栓塞化疗、放疗、靶向药物、生物免疫治疗等也单独或与其他手段联合应用于小肝癌的治疗。小肝癌的治疗方法虽然众多，但每种都有其优势和不足，例如肝移植虽可最大限度地切除肿瘤并根除伴随的基础肝病，但供体的短缺和术后免疫抑制剂的长期应用是制约其开展的瓶颈；肝切除术虽可切除肿瘤及一定范围内的微转移灶，提供根治的机会，但仍存在残肝转移和多中心起源复发的问题；局部消融虽具有微创及最大限度保留正常肝脏的优势，但受消融范围限制和操作者技术水平的影响，局部复发率仍然较高；而肝动脉栓塞化疗难以使肿瘤完全坏死，放射治疗对肝功能的不可逆损伤等都可能影响其临床疗效。另外，肝癌的发生多数经历了慢性肝炎、肝硬化的过程，患者往往存在慢性肝炎、肝硬化和肝癌"一人三病"的状况，影响和制约着小肝癌治疗方法的选择。因此，如何根据病人的个体条件选择合理的治疗策略和方法是成功治疗、提高疗效的关键。

　　目前国内外还缺乏专门针对小肝癌多学科综合治疗体系进行论述的专著，基于以上现状，我们撰写了本专著，针对小肝癌的流行病学、筛查、诊断和各种治疗方法进行详尽的介绍，每章既是独立的专题，也互有交叉，便于读者选择阅读参考。在此基础上，另有专门的章节对小肝癌的多学科治疗进行论述，并结合实际病例的分享，列举了各种类型的小肝癌综合治疗模式。其中不少内容是作者多年临床工作的心得和积累，也融合了各个诊疗领域的最新动态，适合广大从事肝癌治疗、研究的同行们阅读和参考，并在临床实践中举一反三，具有较高的实用性。此外，本书对肝癌的临床研究方法进行了概述，并附上了最新的国际及国内肝癌诊疗规范和专家共识，鼓励读者结合一些尚存争议的领域开展更多设计良好的临床研究，以提供高级别的循证医学证据，对临床指南进行不断完善和细化。

总之，在医学快速发展的今天，小肝癌的治疗不再是单一的手术切除，而应该是依次遵从"安全、根治、微创、联合"的原则，充分发挥各种治疗手段的优势，力求取长补短，获得最理想的疗效。本书主要由对肝癌多学科治疗有着超过五十年经验的中山大学肿瘤防治中心专家联合国内相关专业的著名专家编写而成，内容基本涵盖各领域的最新理念和进展。因成书时间较短，难免有疏漏不足之处，欢迎同行批评指正。

请乔平为本专著撰写书名，在此深表感谢！

编　者

2017 年 5 月

目　录

第一章　肝癌的流行病学、病因与预防　　　1

　　第一节　肝癌的流行病学 ……………………………………… 1

　　第二节　肝癌的病因 …………………………………………… 14

　　第三节　肝癌的三级预防 ……………………………………… 18

第二章　小肝癌的定义、发现途径与诊断　　　32

　　第一节　小肝癌的定义 ………………………………………… 32

　　第二节　小肝癌的早期发现 …………………………………… 36

　　第三节　小肝癌的早期诊断 …………………………………… 39

第三章　肝细胞癌的癌前病变与免疫病理诊断　　　50

　　第一节　肝细胞癌的癌前病变 ………………………………… 50

　　第二节　早期肝细胞癌的鉴别诊断 …………………………… 57

　　第三节　肝细胞癌的免疫病理诊断 …………………………… 64

第四章　小肝细胞癌的病理学特征　　　81

　　第一节　小肝细胞癌的概念 …………………………………… 81

　　第二节　小肝细胞癌的病理学特点 …………………………… 87

　　第三节　小肝细胞癌生物学特征与侵袭性生物学行为 ……… 93

第五章　影像学在小肝癌诊断与疗效评价的应用　　　101

　　第一节　螺旋 CT 在小肝癌诊断与介入疗效评价的应用 ……… 101

　　第二节　磁共振在小肝癌诊断与介入疗效评价的应用 ……… 118

　　第三节　DSA 在小肝癌诊断与介入疗效评价的应用 ………… 140

　　第四节　PET 显像在小肝癌的应用 …………………………… 142

第六章　超声技术在小肝癌诊断与治疗中的应用 152

第一节　常规超声对小肝癌的诊断 ……………………………… 152

第二节　超声造影技术在肝癌诊断与疗效观察中的应用 ……… 155

第三节　超声弹性成像在小肝癌诊疗中的应用 ………………… 168

第七章　小肝癌的外科手术切除 173

第一节　肝癌外科治疗的历史 …………………………………… 173

第二节　肝脏外科治疗的解剖学基础 …………………………… 175

第三节　小肝癌手术治疗的术前评估 …………………………… 188

第四节　小肝癌的手术切除方式选择和原则 …………………… 193

第五节　小肝癌切除术后并发症的处理 ………………………… 202

第六节　小肝癌切除术后复发的防治 …………………………… 208

第八章　腹腔镜技术在小肝癌治疗中的应用 215

第一节　腹腔镜肝切除的历史与发展 …………………………… 215

第二节　腹腔镜肝切除治疗小肝癌的方法及应用 ……………… 216

第三节　腹腔镜肝切除与开腹肝切除治疗小肝癌的比较 ……… 224

第四节　腹腔镜局部消融在小肝癌治疗中的应用 ……………… 226

第九章　肝脏移植治疗小肝癌 231

第一节　肝脏移植治疗肝癌的历史进程 ………………………… 231

第二节　肝脏移植治疗肝癌适应证的变迁 ……………………… 232

第三节　肝移植治疗小肝癌的技术与方法及并发症 …………… 239

第四节　小肝癌肝移植疗效及其影响因素 ……………………… 245

第五节　拯救性肝移植治疗小肝癌 ……………………………… 250

第六节　肝移植治疗小肝癌的发展与展望 ……………………… 253

第十章　复发性小肝癌的多学科治疗 258

第一节　肝癌术后复发的原因、预测与诊断 …………………… 259

第二节　肝癌术后复发的预防 …………………………………… 262

第三节　肝癌术后复发的多学科治疗 …………………………… 266

第十一章　小肝癌局部治疗方法的选择与应用 280

第一节　小肝癌各种局部治疗方法 ……………………………… 281

第二节　小肝癌各种局部治疗方法的选择应用 …………… 291

第三节　总结与展望 ………………………………………… 302

第十二章　经皮射频消融治疗的方法与设备　　305

第一节　麻醉方法的选择 …………………………………… 305

第二节　经皮射频消融引导方法的选择 …………………… 308

第三节　不同类型射频设备的分析与应用 ………………… 312

第十三章　射频消融治疗小肝癌的疗效与展望　　327

第一节　射频消融治疗小肝癌的历史进程 ………………… 327

第二节　射频消融在小肝癌联合治疗中的作用 …………… 335

第三节　射频消融治疗小肝癌的安全性与并发症防治 …… 343

第四节　射频消融治疗小肝癌的未来与展望 ……………… 345

第十四章　射频消融与外科切除治疗小肝癌的比较　　350

第一节　外科手术切除治疗小肝癌的特点 ………………… 350

第二节　射频消融与外科切除治疗小肝癌的比较研究 …… 351

第三节　射频消融与外科切除治疗小肝癌的临床优化选择 …… 356

第十五章　微波消融在小肝癌治疗中的应用　　365

第一节　微波消融治疗的发展历史 ………………………… 365

第二节　微波消融治疗的设备和方法 ……………………… 368

第三节　微波与射频消融治疗小肝癌的比较 ……………… 371

第四节　微波消融治疗小肝癌的效果 ……………………… 375

第五节　微波消融术后并发症的防治 ……………………… 377

第十六章　经皮酒精注射治疗小肝癌　　387

第一节　经皮酒精注射治疗肝癌的历史和现状 …………… 387

第二节　酒精注射治疗肝癌的操作方法 …………………… 390

第十七章　经皮肝动脉栓塞化疗在小肝癌治疗中的应用　　396

第一节　肝动脉栓塞化疗治疗肝癌的原理及其发展历程 …… 396

第二节　肝动脉栓塞化疗治疗肝癌的技术与方法 ………… 398

第三节　肝动脉栓塞化疗在小肝癌联合治疗中的应用 …… 412

第四节　前景与展望 ………………………………………… 415

第十八章　小肝癌的放射治疗　419

第一节　肝癌放射治疗的历史进程 ……………………………… 419
第二节　肝癌放射治疗的生物学与物理学基础 …………………… 420
第三节　肝癌放射治疗技术 ………………………………………… 423
第四节　放射治疗与其他疗法的综合应用 ………………………… 432
第五节　小肝癌精确放疗的临床应用与疗效 ……………………… 434
第六节　小肝癌放射治疗的问题与展望 …………………………… 435

第十九章　肝癌的系统性药物治疗　440

第一节　肝癌的细胞毒性药物治疗 ………………………………… 440
第二节　肝癌的分子靶向药物治疗 ………………………………… 443
第三节　肝癌的内分泌药物治疗 …………………………………… 453
第四节　多种药物的联合治疗 ……………………………………… 453

第二十章　肝癌的生物免疫治疗　458

第一节　肿瘤生物治疗概述 ………………………………………… 458
第二节　肿瘤生物治疗在肝癌治疗中的应用 ……………………… 470
第三节　肝癌生物治疗存在的问题与展望 ………………………… 479

第二十一章　病毒相关性肝癌的抗病毒治疗与护肝治疗　481

第一节　肝炎病毒感染与肝细胞癌发生、发展和复发的
　　　　重要危险因素 …………………………………………… 481
第二节　HBV/HCV 相关性肝细胞癌的二级预防 ………… 483
第三节　HBV 相关性肝细胞癌的抗病毒治疗 …………… 485
第四节　HCV 相关性肝细胞癌的抗病毒治疗 …………… 488
第五节　常用抗炎护肝治疗方法 …………………………………… 489

第二十二章　肝癌治疗后的随访　497

第一节　随访的组织与安排 ………………………………………… 497
第二节　肝癌随访项目与内容 ……………………………………… 500
第三节　肝癌患者的维持治疗及生活饮食指导 ………… 512

第二十三章　肝癌临床研究的方法与设计　518

第一节　临床研究的要素 …………………………………………… 518
第二节　临床研究的设计 …………………………………………… 528

第三节　肝癌临床研究的实施 …………………………………… 536

　　第四节　肝癌临床研究中需要考虑的其他问题 ………………… 549

第二十四章　病例分享　　　　　　　　　　　　　　　 555

附录　　　　　　　　　　　　　　　　　　　　　　　 613

附录 1　肝功能 Child-Pugh 评分及分级标准 ………………… 613

附录 2　肝细胞癌的临床分期（2016 年 UICC 第 8 版 TNM 分期

　　　　系统）………………………………………………… 614

附录 3　BCLC 肝细胞癌临床分期系统 ………………………… 615

附录 4　NCCN 肿瘤学临床实践指南（2016 年版）………………… 616

附录 5　《原发性肝癌诊疗规范（2017 版）》"局部治疗部分"

　　　　解读 ………………………………………………… 665

附录 6　肝癌射频消融治疗规范的专家共识 …………………… 672

附录 7　肝癌 MDT 团队建立和多学科联合治疗的广东

　　　　专家共识 ……………………………………………… 678

附录 8　肝细胞癌合并门静脉癌栓多学科综合治疗广东专家

　　　　共识（2015 年版）……………………………………… 702

附录 9　肝癌相关的互联网信息资源 …………………………… 720

附录 10　实体肿瘤的疗效评价标准 1.1 版 …………………… 722

网络增值服务

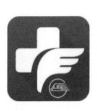

人卫临床助手
中国临床决策辅助系统
Chinese Clinical Decision Assistant System

扫描二维码，
免费下载

第一章

肝癌的流行病学、病因与预防

第一节　肝癌的流行病学

一、前　　言

原发性肝癌（primary liver carcinoma，PLC）是指起源于肝细胞或肝内胆管上皮细胞的恶性肿瘤，包括肝细胞癌、肝内胆管细胞癌、混合型肝癌及一些罕见类型的肝癌，其中肝细胞癌（hepatocellular carcinoma，HCC）是最常见的病理类型，占95%以上。肝癌是全球最常见的恶性肿瘤之一，其发病率与死亡率接近1∶1，居所有癌症之首，故有"癌中之王"称号，严重危害人类的生命健康。我国是肝癌的高发地区之一，近年来其发病率在局部地区仍有上升趋势，全世界每年平均约有80万人死于肝癌，其中我国占全球死亡人数约50%。肝癌是我国第三位常见的恶性肿瘤，仅次于肺癌和胃癌，并且在肿瘤相关死亡率中高居第二位。肝癌发病率呈现明显地域性分布，亚洲太平洋沿岸地区和非洲撒哈拉沙漠以南地区的发病率明显高于其他地区，而美洲、东欧和大洋洲发病率较低。本病可发生于任何年龄，以40~49岁为最多，男女之比为2∶1~4∶1。

二、发病概况

（一）肝癌发病的地域分布

肝癌的发病率和死亡率存在明显的地理差异，不同国家、地区间肝癌的发病情况不尽相同。在全球范围内，肝癌多见于东南亚、西太平洋地区和西非撒哈拉沙漠以南地区，这些高发区肝癌发病率普遍高于30/10万，男性发病率最高的是非洲的莫桑比克，高达103.8/10万；而低流行区域澳洲、北美、东欧等地区，肝癌发病率稳定在5/10万以下（图1-1-1）。GLOBOCAN估计2012年肝癌的世界标准化发病率为10.1/10万，同期我国年龄标准化发病率（age-standardized incidence rates，ASIRs）为22.3/10万，分别是世界、发达地区和亚洲的2.21、4.13和1.68倍。根据2014年全国肿瘤登记中心资料显示，我国肝癌的年龄标准化发病率（ASIRs）为21.35/10万，同样显著高于同期全球平均水平。

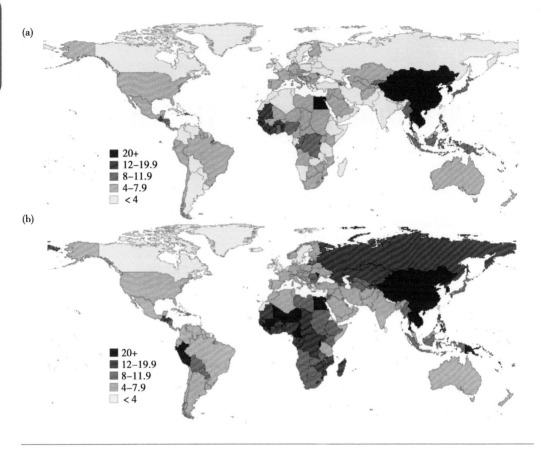

图 1-1-1　未经调整（a）与模型调整（b）的 HCC 发病率

［引自 Sartorius K. Cancer Epidemiology，2015，39（3）：284-90.］

The Global Burden of Cancer 2013 资料显示（图 1-1-2~图 1-1-5），不管是男性和/或女性，2013 年肝癌的年龄标准化发病率（ASIRs）和年龄标准化死亡率（age-standardized death rates，ASDRs）（1/10 万）发展中国家均明显高于发达国家（ASIRs：14.72 vs. 7.42；ASDRs：15.59 vs. 7.26）。男性方面，全球发病率最低的三位分别为热带拉丁美洲（ASIRs 5.86，ASDRs 6.45），东欧（ASIRs 6.07，ASDRs 6.46），澳大利亚、新西兰及附近南太平洋诸岛（ASIRs 6.26，ASDRs 5.69）；而最高的前三位则为东亚（ASIRs 36.66，ASDRs 36.88），西非撒哈拉沙漠以南地区（ASIRs 30.53，ASDRs 33.68），亚太高收入地区（ASIRs 30.16，ASDRs 29.48）。女性方面，全球发病率最低的三位分别为东欧（ASIRs 2.52，ASDRs 2.72），澳大利亚、新西兰及附近南太平洋诸岛（ASIRs 2.72，ASDRs 2.68），北美高收入地区（ASIRs 2.87，ASDRs 2.72）；而最高的前三位则为西非撒哈拉沙漠以南地区（ASIRs 13.17，ASDRs 14.79），东亚（ASIRs 11.89，ASDRs 13.09），大洋洲（ASIRs 10.01，ASDRs 11.1）。

　　肝癌成为下列国家和地区 2013 年度男性患者中最常见癌症：贝宁、布基纳法索、喀麦隆、几内亚、冈比亚、几内亚比绍、利比里亚、马里、蒙古、毛里塔尼亚、尼日尔、塞内加尔、塞拉利昂、乍得、多哥、泰国和越南。同时成为下列国家和地区 2013 年度最常见致死癌症，包括：布隆迪、贝宁、布基纳法索、孟加拉国、科特迪瓦、喀麦隆、埃及、厄立特里亚、斐济、加纳、几内亚、冈比亚、几内亚比绍、利比里亚、马达加斯加、马里、蒙古、毛里塔尼亚、尼日尔、尼日利亚、卢旺达、沙特阿拉伯、塞内加尔、塞拉利昂、乍得、多哥、泰国、中国台湾和越南。此外，肝癌是蒙古 2013 年度女性患者中最常见癌症及最常见致死癌症。

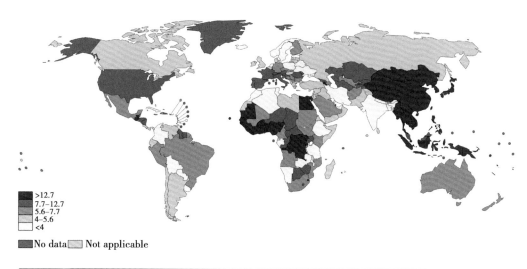

图 1-1-2　预估 2012 年全球肝癌 ASIRs（男性）

（引自 WHO http：//globocan. iarc. fr/Pages/fact_ sheets_ cancer. aspx）

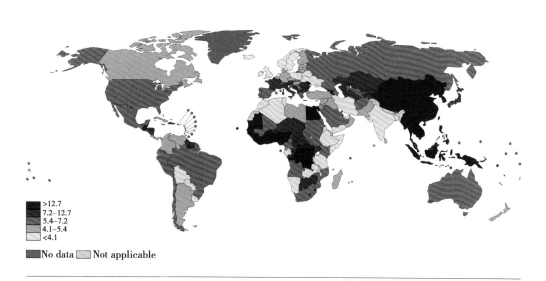

图 1-1-3　预估 2012 年全球肝癌 ASDRs（男性）

（引自 WHO http：//globocan. iarc. fr/Pages/fact_ sheets_ cancer. aspx）

　　我国有关肝癌流行地域分布的资料主要来自死因调查和肿瘤登记资料，2010 年全国肿瘤登记资料首次估计了全国肝癌流行概况。2010 年我国肝癌发病和死亡农村高于城市，农村发病和死亡数分别是城市的 1. 16 和 1. 19 倍，西部高于中部，中部高于东部，3 个地区年龄标准化发病率（ASIRs）分别为 25. 34/10 万、20. 46/10 万和 18. 48/10 万，年龄标准化死亡率（ASDRs）分别是 20. 77/10 万、17. 26/10 万和 17. 02/10 万，而七大行政区男性肝癌发病与死亡顺位依次是华南、东北、西南、华东、华中、西北和华北地区，女性依次为西南、东北、华中、西北、华东、华南和华北地区，东北的农村地区发病率和死亡率最高，而华北的城市地区最低。

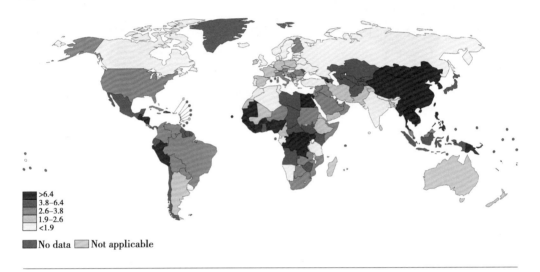

图 1-1-4　预估 2012 年全球肝癌 ASIRs（女性）

（引自 WHO http：//globocan. iarc. fr/Pages/fact_ sheets_ cancer. aspx）

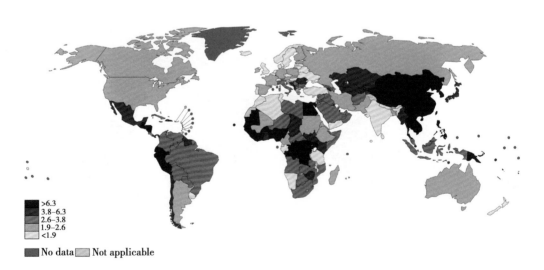

图 1-1-5　预估 2012 年全球肝癌 ASDRs（女性）

（引自 WHO http：//globocan. iarc. fr/Pages/fact_ sheets_ cancer. aspx）

（二）肝癌发病的人群分布

1. **种族**　全球流行病学调查及研究显示，肝癌主要由乙型肝炎病毒（hepatitis B virus，HBV）、丙型肝炎病毒（hepatitis C virus，HCV）持续感染和黄曲霉毒素（aflatoxins，AFT）等环境因素的暴露导致，但并不是所有的风险因素暴露者都患有肝癌，提示机体的遗传因素对致癌机制也有一定的影响，同一地区不同人种间的发病率具有明显差异，肝癌发病率亚洲人>黑种人>白种人。同时有研究显示，在种族相似的国家如希腊、西班牙和意大利，肝癌发病率差异不大。Mittal S 等报道在美国 1975—2007 年每 3 年中不同人种肝癌发病率：亚洲人种分别约为黑种人的 2 倍及白种人的 4 倍，其中 2005—2007 年的 3 年中，亚洲人种发病率为 10.3/10 万，黑种人为 7.6/10 万，白种人为 3.7/10 万（图 1-1-6）。需要注意的是美国白种人和黑种人的肝癌发病率都很低，而非洲黑种人至少比美国黑种人的肝癌发病率高 3~7 倍。另有研究显示，移民人群中肝癌发病率逐渐接近当地居民发病率，如移民中国香港、新加坡的人群，以及移民加利福尼亚、夏威夷的日本人和韩国人群，与原居住地相比，前者上升 2 倍，后者则逐渐下降。然而，无论移居新加坡、中国香港、上海或其他地方的中国人，肝癌发病率依然很高；同样移居东南亚、热带非洲的高加索人，肝癌发病率则保持在低水平。进一步分析移民第二代肝癌标准化发病率和死亡率都明显下降。以上提示种族和遗传不是主要的病因，而与环境因素关系更为密切。

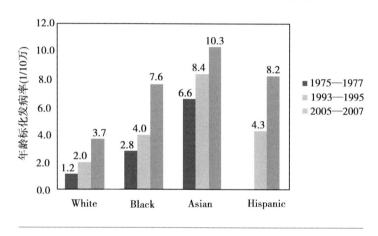

图 1-1-6　基于种族的年龄标准化发病率

（引自 Mittal S. J Clin Gastroenterol，2013，47 Suppl：S2-6）

2. **年龄**　肝癌可发生在任何年龄，发病高峰年龄与该地区肝癌发病率呈负相关，如高发区非洲 30~40 岁，我国 40~50 岁，低发区美国 55~65 岁。研究显示，肝癌可发生于小至 2 个月的婴儿，大至 80 多岁的老年人，平均发病年龄为 43.7 岁。人群中肝癌发病率随年龄增加而升高，老年人肝癌发病率则轻度下降。愈是高发区发病高峰愈趋小龄，提示儿童时期可能存在较强的促癌因素，为病因学研究提供了线索。此外，在几乎所有地区，女性发病高峰年龄段都比男性大约 5 岁，值得引起关注。GLOBOCAN 2012 资料显示，全球肝癌发病率和死亡率均自 40 岁左右开始上升，65 岁左右迅速上升，75 岁以后达到高峰（图 1-1-7）。

3. **性别**　全球流行病学调查及研究显示，肝癌多发生于男性，通常男女比例为 2：1~

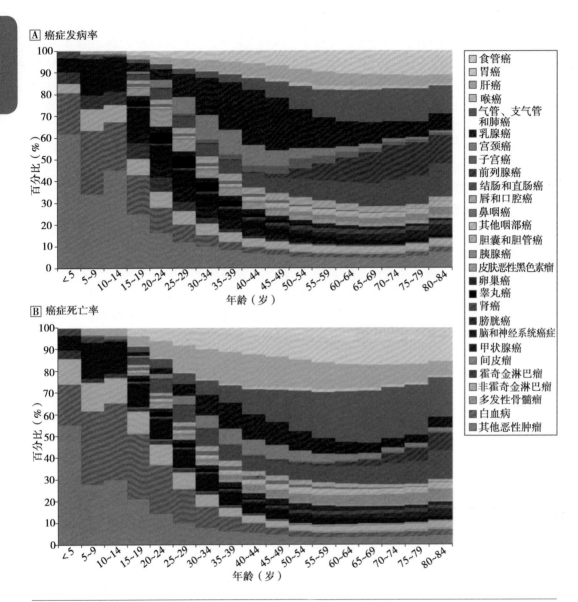

图 1-1-7　2013 年各类癌症对全部癌症发病率及死亡率的贡献：基于年龄分层

［引自 Global Burden of Disease Cancer Collaboration，JAMA Oncol，2015，1（4）：505-527］

4∶1。男女发病率之比与该地区肝癌发病率呈正相关。高发地区如东南亚、热带非洲为 3∶1～4∶1，低发区如欧美则为 1∶1～2∶1（图 1-1-8～图 1-1-10）。造成这种现象可以部分归因为其他相关危险因素累积作用的结果，如男性吸烟、饮酒和肝硬化发病率比例较高。性激素可能通过调节与细胞分裂有关的早期基因、通过调节与细胞周期有关的调节蛋白以及刺激生长因子如表皮生长因子（EGF）、胰岛素样生长因子-Ⅱ（IGF-Ⅱ）和转化生长因子 α（TGF-α）等其他因素起协同作用促进肝细胞的异常增殖。文献报道肝癌患者中性激素的不平衡在肝硬化患者转化为肝癌的过程中起一定作用：大部分肝癌的雄激素受体表达增加、男性肝硬化的 DNA 合成率高于女性、停服避孕药后相关的肝腺瘤出现消退现象等。

此外，动物实验结果提示睾丸切除术后化学药物对雄性大鼠致癌作用减弱到雌性大鼠水平。然而，针对性激素和受体治疗肝癌的临床结果并不理想。具体原因及机制仍然有待进一步研究和阐明。

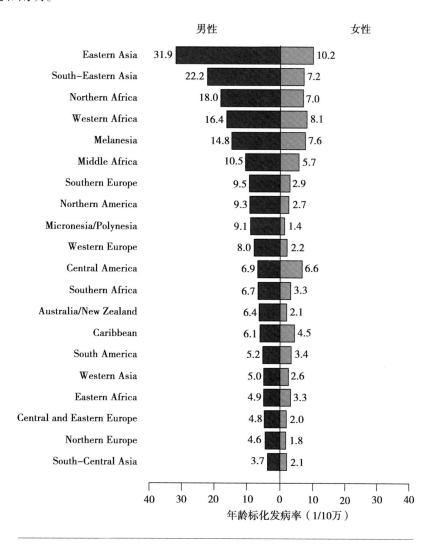

图 1-1-8　2012 年全球各地肝癌标准化发病率

［引自 Torre LA1. CA Cancer J Clin, 2015, 65（2）：87-108］

（三）全球肝癌发病率趋势

肝癌的发病率在全球范围内呈现普遍上升趋势，在统计的 37 个国家癌症发病情况中，男性和女性分别有 24 个和 26 个国家肝癌发病率增加（图 1-1-11，图 1-1-12）。GLOBOCAN 2012 资料显示，1999—2008 年全球男女肝癌发病和死亡略有上升，其后略有下降，总体无明显升降趋势。欧洲肝癌死亡总体下降，1990—2008 年女性每年下降超过 2%，男性每年下降 0.4%，不同欧洲国家死亡趋势近年趋向一致，但大部分欧洲国家肝内胆管癌死亡

1

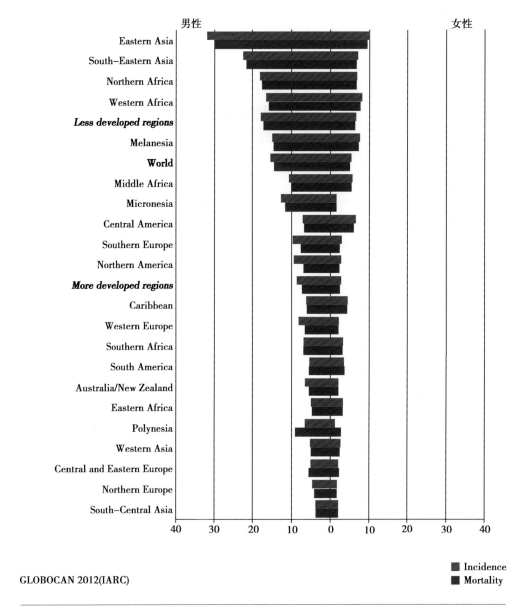

GLOBOCAN 2012(IARC)

图 1-1-9 2012 年全球各地肝癌标准化发病率和死亡率
（引自 GLOBOCAN 2012）

明显上升（每年约上升 9%）。丹麦、芬兰、法国、斯洛伐克、西班牙、英国和中欧等许多欧洲国家发病缓慢上升，但死亡除法国和英国略有上升外，其余国家相对稳定或略有下降。澳大利亚、加拿大、哥伦比亚、哥斯达黎加、新西兰和美国等部分美洲和大洋洲国家发病和死亡缓慢上升，而亚洲国家新加坡和菲律宾发病与死亡下降，印度虽然发病和死亡均较低，但略有上升，日本发病和死亡 1995 年前明显上升，其后显著下降。可能由于HBV 疫苗的使用，某些肝癌高危地区的发病下降，如中国台湾年轻人肝癌发病下降了2/3。

1

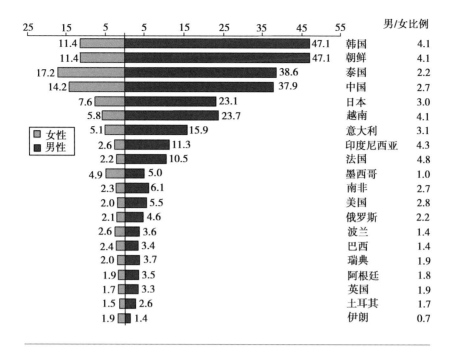

图 1-1-10　基于年龄标准化发病率的不同国家肝癌男女性别比例
（引自 GLOBOCAN 2002）

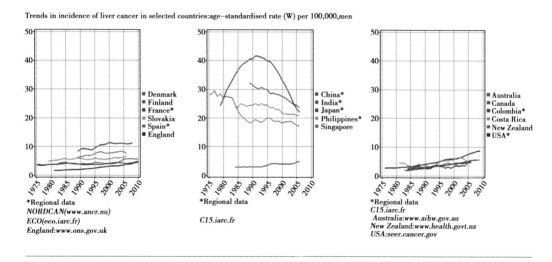

图 1-1-11　男性肝癌发病率趋势
（引自 WHO http：//globocan. iarc. fr/Pages/fact_ sheets_ cancer. aspx）

　　The Global Burden of Cancer 2013 资料则显示，癌症继续雄踞在全球死亡原因第二位，仅次于心血管疾病。该研究综合分析了从 1990 年到 2013 年间 188 个国家和地区共 28 种癌症的发病率、死亡率和致残相关数据。癌症导致的死亡人数占总死亡人数的比例从 1990 年的 12% 上升到 2013 年的 15%。2013 年全球有 1490 万新发癌症病例，820 万人死于癌

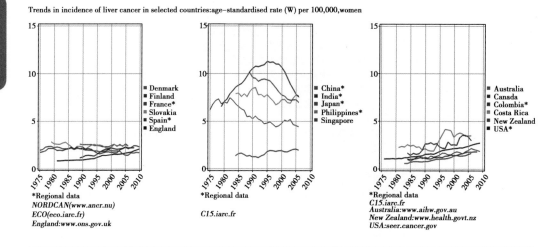

Trends in incidence of liver cancer in selected countries:age-standardised rate (W) per 100,000,women

图 1-1-12　女性肝癌发病率趋势

（引自 WHO http：//globocan. iarc. fr/Pages/fact_sheets_cancer. aspx）

症。总体来说，几乎所有癌症发病均呈上升趋势。其中，肝癌当年新发病例 79.2 万，死亡病例 81.8 万，分别占同期世界癌症发病总数的 5.32%、死亡总数的 9.97%。肝癌导致伤残调整生命年损失（disability-adjusted life-years，DALYs）为 2090 万人年，发展中国家占 86%，发达国家占 14%。男性患肝癌概率大于女性，79 岁前每 45 位男性中有 1 位被诊断为肝癌，而女性为 121 位中有 1 位被诊断为肝癌。肝癌全球发病率排第六位（依次为乳腺癌、肺癌、结直肠癌、前列腺癌、胃癌及肝癌），死亡率排第三位（依次为肺癌、胃癌及肝癌）。2013 年肝癌在恶性肿瘤中的各项排名如下：

1. **发病率**　全球排第六位，发达国家中排第十一位，发展中国家排第五位，其中美国排第十八位，日本排第五位，韩国排第四位，中国排第三位，朝鲜排第二位。我国发病率排前五位的癌症分别是：肺癌和支气管癌、胃癌、肝癌、结直肠癌、乳腺癌。

2. **死亡率**　全球排第三位，发达国家中排第七位，发展中国家排第二位，其中美国排第八位，日本排第四位，韩国、中国及朝鲜均排第二位。我国死亡率排前五位的癌症分别是肺癌和支气管癌、肝癌、胃癌、食管癌、结直肠癌。

3. 肝癌全球发病人数从 1990 年的 465 000 人上升至 2013 年的 792 000 人。随着人口基数增长及人口老龄化，虽然肝癌发病人数上升了不少，假若人口的年龄结构和大小保持不变，则在此期间肝癌的发病率下降了 1.8%。在世界范围内，包括发展中国家和发达国家，年龄标准化发病率（ASIRs）峰值在 1990 年代末期，自 2000 年起有缓慢下降趋势（图 1-1-13）。全球、发展中国家和发达国家的年龄标准化伤残调整生命年（DALYs）分别下降了 14%、20% 和 4%。

4. 全球癌症绝对生命年损失（absolute years of life lost，YLLs）排位及变化　2013 年排前五位的分别为肺癌和支气管癌（3470 万人年）、肝癌（2090 万人年）、胃癌（1790 万人年）、结直肠癌（1580 万人年）、乳腺癌（1310 万人年）。与 1990 年数据比较，肺癌和支气管癌维持第一位，肝癌从第三位上升至第二位，胃癌从第二位下降至第三位，结直肠癌维持第四位，乳腺癌从第六位上升至第五位（图 1-1-14）。

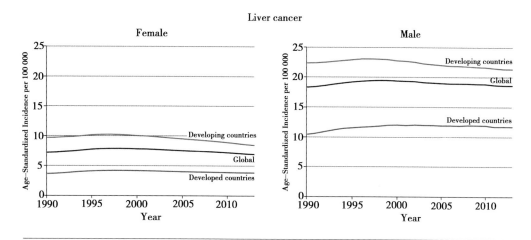

图 1-1-13　1990—2013 年肝癌年龄标准化发病率趋势

［引自 Global Burden of Disease Cancer Collaboration. JAMA Oncology，2015，1（4）：505-527］

1990			2013			
Rank	Cancer		Cancer	Rank	Change in Absolute YLLs,%	Change in YLL Age–Standardized Rate,%
1	Tracheal,bronchus,and lung cancer		Tracheal,bronchus,and lung cancer	1	39.2	−17.6
2	Stomach cancer		Liver cancer	2	42.2	−13.7
3	Liver cancer		Stomach cancer	3	−2.5	−41.9
4	Colon and rectum cancer		Colon and rectum cancer	4	43.9	−15.6
5	Leukemia		Breast cancer	5	36.9	−19.6
6	Breast cancer		Esophageal cancer	6	31.9	−22.8
7	Esophageal cancer		Leukemia	7	−9.0	−31.0
8	Cervical cancer		Pancreatic cancer	8	73.7	1.4
9	Brain and nervous system cancer		Cervical cancer	9	13.7	−32.4
10	Non–Hodgkin lymphoma		Brain and nervous system cancer	10	26.4	−13.4
11	Pancreatic cancer		Non–Hodgkin lymphoma	11	42.3	−3.7
12	Ovarian cancer		Ovarian cancer	12	50.0	−11.4
13	Bladder cancer		Prostate cancer	13	69.7	−4.0
14	Gallbladder and biliary tract cancer		Lip and oral cavity cancer	14	52.4	−9.9
15	Prostate cancer		Kidney cancer	15	43.9	−8.8
16	Lip and oral cavity cancer		Bladder cancer	16	17.9	−31.4
17	Kidney cancer		Gallbladder and biliary tract cancer	17	11.3	−35.4
18	Larynx cancer		Other pharynx cancer	18	54.7	−9.3
19	Nasopharynx cancer		Larynx cancer	19	5.8	−37.5
20	Hodgkin lymphoma		Nasopharynx cancer	20	3.9	−35.5
21	Other pharynx cancer		Multiple myeloma	21	64.3	−3.8
22	Uterine cancer		Uterine cancer	22	35.6	−20.0
23	Malignant skin melanoma		Malignant skin melanoma	23	32.6	−19.3
24	Multiple myeloma		Hodgkin lymphoma	24	−40.5	−55.5
25	Thyroid cancer		Mesothelioma	25	82.9	9.9
26	Mesothelioma		Thyroid cancer	26	29.8	−21.8
27	Testicular cancer		Testicular cancer	27	11.4	−23.4

图 1-1-14　1990—2013 年全球癌症绝对生命年损失（absolute YLLs）排位及变化

［引自 Global Burden of Disease Cancer Collaboration. JAMA Oncology，2015，1（4）：505-527］

CA Cancer Journal for Clinicians 2015 美国癌症学会（ACS）以美国人口统计的数据显示，肝癌（包括肝细胞癌和肝内胆管细胞癌）的情况如下：

1. 美国女性肝癌在发病率上排不到前十位，男性仅为第九位，但却是男性第五位、女性第九位的癌症死亡原因，分别占男性和女性癌症总死亡原因的 5% 和 3%。对于 40～59 岁的男性肝癌上升为第三位的癌症死亡原因。男性癌症前五位死因分别为：肺癌、前列腺癌、结直肠癌、胰腺癌和肝癌；女性分别为肺癌、乳腺癌、结直肠癌、胰腺癌和卵巢癌（图 1-1-15）。

Estimated New Cases

			Males	Females			
Prostate	220,800	26%		Breast	231,840	29%
Lung & bronchus	115,610	14%		Lung & bronchus	105,590	13%
Colon & rectum	69,090	8%		Colon & rectum	63,610	8%
Urinary bladder	56,320	7%		Uterine corpus	54,870	7%
Melanoma of the skin	42,670	5%		Thyroid	47,230	6%
Non-Hodgkin lymphoma	39,850	5%		Non-Hodgkin lymphoma	32,000	4%
Kidney & renal pelvis	38,270	5%		Melanoma of the skin	31,200	4%
Oral cavity & pharynx	32,670	4%		Pancreas	24,120	3%
Leukemia	30,900	4%		Leukemia	24,370	3%
Liver & intrahepatic bile duct	25,510	3%		Kidney & renal pelvis	23,290	3%
All Sites	848,200	100%		All Sites	810,170	100%

Estimated Deaths

			Males	Females			
Lung & bronchus	86,380	28%		Lung & bronchus	71,660	26%
Prostate	27,540	9%		Breast	40,290	15%
Colon & rectum	26,100	8%		Colon & rectum	23,600	9%
Pancreas	20,710	7%		Pancreas	19,850	7%
Liver & intrahepatic bile duct	17,030	5%		Ovary	14,180	5%
Leukemia	14,210	5%		Leukemia	10,240	4%
Esophagus	12,600	4%		Uterine corpus	10,170	4%
Urinary bladder	11,510	4%		Non-Hodgkin lymphoma	8,310	3%
Non-Hodgkin lymphoma	11,480	4%		Liver & intrahepatic bile duct	7,520	3%
Kidney & renal pelvis	9,070	3%		Brain & other nervous system	6,380	2%
All Sites	312,150	100%		All Sites	277,280	100%

图 1-1-15 2015 年美国新发癌症及癌症死亡排位（前十位）

［引自 Siegel RL1，Miller KD，Jemal A. Cancer statistics，2015. CA Cancer J Clin，2015，65（1）：5-29］

2. 尽管近十年来美国男性和女性癌症的发病率在缓慢上升，但死亡率却在平缓下降。1990 年以前，癌症的死亡率在平缓上升，上升率较快；但 1991 年之后，男性和女性癌症总死亡率虽然也在提高，但却平缓许多。

3. 美国男性和女性肝癌的发病率都在缓慢上升，对于男性而言，肝癌的死亡率也在缓慢上升。

4. 非白种人的胃癌和肝癌的发病率和死亡率均是白种人的两倍。这两种癌症都是感染性的（分别为幽门螺杆菌感染和肝炎病毒感染），部分反映了非白色人种的卫生条件稍差。

5. 新世纪以来，肝癌 5 年生存率有了一些提高，现在是 15%；而在 1987—1989 年为 5%，1977—1978 年为 3%。

（四）中国肝癌发病率趋势

GOLOBOCAN 2012 资料显示中国肝癌发病率和死亡率已较前明显下降，但不同时期资料显示 2002—2012 年中国肝癌男性发病率和男女死亡率略有下降，而 1999—2002 年男性和 1999—2012 年女性发病率略有上升，总体无明显升降趋势。全国 3 次死因调查分别于 1973—1975 年、1990—1992 年及 2004—2005 年进行，结果则显示全国肝癌粗死亡率（1/10 万）上升，分别为 10.75、20.37 和 26.26，位列全部恶性肿瘤死亡中的第三、第二及第二位；与第一次死因调查相比，第三次死因调查全国男女肝癌死亡粗率分别上升了 68.41% 和 48.39%，男性上升较女性明显，城市和农村分别上升了 22.72% 与 85.77%，农村上升较城市明显。但全国肝癌死亡率上升主要在 1990 年前，其后仅略有上升，这与 GOLOBOCAN 资料基本相似，即 2000 年后肝癌发病率和死亡率相对稳定。尽管全国肝癌死亡粗率持续明显上升。但年龄标准化发病率（ASIRs）1990—1992 年前明显上升，其后农村略有上升，城市略有下降。总体而言，3 次死因调查显示我国肝癌死亡有如下特征：①粗发病率上升速度和幅度较大，可能是中老年人口增加所致；②中、西部及农村上升速度可能高于东部及城市地区；③部分以前未被注意地区的发病粗率也相对较高，为其病因研究提供了新线索；④即使将来中国肝癌年龄标准化发病率（ASIRs）缓慢下降，但也会经历由于老年人口增加而发病数增加的过程。

2013 年中国恶性肿瘤发病率与死亡率及其构成见图 1-1-16、图 1-1-17。

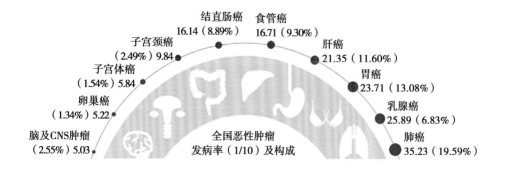

图 1-1-16　2013 年中国恶性肿瘤发病率（1/10 万）及构成
（引自 2013 年中国肿瘤登记年报）

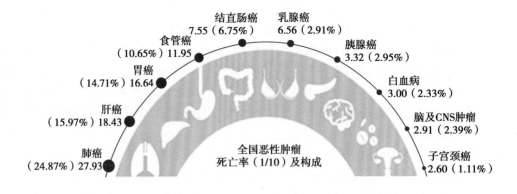

图 1-1-17 2013 年中国恶性肿瘤死亡率（1/10 万）及构成
（引自 2013 年中国肿瘤登记年报）

第二节 肝癌的病因

一、前　言

肝癌的病因和发病机制尚未完全明确，可能与多种致病因素的综合作用有关。综合分析近半个世纪以来的流行病学数据、临床病例资料及实验室研究结果，提示肝癌的发生发展是多因素参与、多基因突变、多步骤演变的复杂过程。

按生物学分类，肝癌主要的危险因素可以分为外源性因素（主要是环境因素）、内源性因素（包括遗传因素和生物因素）和混杂因素。①外源性因素：是指一切非本体的因素，来自机体以外而能对机体发生作用的因素，如细菌、病毒、饮水和微量元素等，与自然环境和生存环境相关；②内源性因素：是由机体内部因素产生或引起的因素，包括机体的遗传学背景、免疫状态、激素变化和 DNA 修复损伤能力等；③混杂因素：如年龄、性别、吸烟、饮酒和生活习惯等。

按致病关系分类，可以分为确定因素、强相关因素和弱相关因素。①确定因素：如肝炎病毒（HBV、HCV）、黄曲霉毒素、饮水污染等；②强相关因素：如男性、家族史、糖尿病、代谢综合征、脂肪肝、先天性代谢性障碍（遗传性血色病、遗传性酪氨酸血症、α1-抗胰蛋白酶缺乏症、Budd-Chiari 综合征等）、各种原因导致的肝硬化（长期滥用乙醇、寄生虫感染、肝内胆管结石等）以及微量元素失衡（如硒缺乏、铁沉积）等；③弱相关因素：如纤维素摄入不足、口服避孕药、电离辐射、化学致癌物如三氯乙烯暴露、社会心理因素等。

二、病因概括

1. 肝炎病毒　乙型肝炎病毒（HBV）、丙型肝炎病毒（HCV）、丁型肝炎病毒（HDV）、庚型肝炎病毒（HGV）、经输血传播病毒（TTV）、人疱疹病毒 8 型（HHV-8）、Sen 病毒

(Sen virus，SENV) 等。

2. **环境污染**　饮水污染、室内油烟污染。

3. **化学因素**　黄曲霉毒素及其他真菌毒素、氯乙烯、二氧化钍等。

4. **烟酒嗜好**　长期滥用乙醇、吸烟。

5. **微量元素**　低硒、低钼、低锰；高铁、高镍、高砷等。

6. **性激素**　雄激素、雌激素、避孕药和促绒毛膜性腺激素等。

7. **寄生虫感染**　肝吸虫病如华支睾吸虫、日本血吸虫等。

8. **其他疾病因素**　遗传性疾病、自身免疫性疾病、胆管炎症和结石、门静脉炎症和下腔静脉恶性梗阻等。

9. **社会、心理因素**　营养不良、精神因素等。

三、各种因素与肝癌的关系

（一）病毒性肝炎

1. **乙型肝炎病毒（HBV）感染**　目前发现的肝炎病毒有 A、B、C、D、E、G 型等。已证明与肝癌有关的主要为 HBV 及 HCV。HBV 感染多见于我国、东南亚和热带非洲，而 HCV 感染则多见于发达国家，如日本、德国、法国和意大利等。世界卫生组织（WHO）早在 1983 年和 1987 年已将 HBV 感染列为肝硬化及肝癌的重要原因。在我国，慢性 HBV 感染是肝癌诸多致病因素中最主要的病因。国内外流行病学调查发现肝癌高发区人群的 HBsAg 阳性率明显高于低发区，而肝癌患者 HBsAg 及其他乙型肝炎标志物的阳性率可达 90%，显著高于健康人群，提示乙型肝炎病毒与肝癌高发有关。研究显示，血清中乙型肝炎表明抗原（HBsAg）阳性持续感染者比非感染者的肝癌发生率高 100 倍以上。

　　肝癌是 HBV 感染持续数十年后最终导致的结局。研究发现，绝大多数 HBV 的慢性持续感染者肝组织中都可以检测到 HBV-DNA 的复制与整合，有研究显示 HCC 患者肝组织中 HBxAg 阳性率达 92.6%。免疫组化同样显示 HBV-DNA 可整合到宿主肝细胞的 DNA 中，HBV x 基因可改变肝细胞的基因表达，从而诱发癌变的扳机。迄今已发现多数病例有 x 基因表达（少数病例则有末端缺失型前 S2/SA 基因表达），由此引起的功能改变即为扳机诱发癌变。HBV-DNA 尤其是 x 基因的整合功能、表达异常和表达后的反式激活功能，可能是肝癌转化的关键。此外，有关 HBV 与 p53 基因的研究提示，HBx 和 p53 有功能上的相关性，X 蛋白可与 p53 直接结合破坏 p53，使细胞核失去正常调节细胞周期的 p53。其他许多研究显示 X 蛋白通过防止 p53 及细胞转录因子间的相互作用而导致细胞基因的激活。HBV 不仅具有致癌性，而且对肝癌的生物学行为也具有潜在影响，HBV x 基因可能通过调节 IGFS/IRSS 信号通路状态促进肝癌生长。

2. **丙型肝炎病毒（HCV）感染**　西方发达国家 HBV 并不是肝癌的主要病因。有研究表明，日本、意大利和西班牙肝癌患者中，检测到 HCV 抗体的比例高达 76%，美国肝癌病人中 74% 有 HCV 感染，法国肝癌患者中有 38% 有 HCV 感染，而我国肝癌患者中 HCV 流行率约为 7.5%~42.9%，平均 14.1%，提示 HCV 感染与肝癌的发病率可能有关。自 1989 年发现 HCV 以来，HCV 与肝癌的关系已反复被证实。HCV 属于黄病毒，其基因组结构为单股正链 RNA。目前可分为 6 个基因型及不同亚型。依亚型不同，其生物学特性亦各异。西欧、美国以 1a 型和 1b 型为主，日本主要是 1b 型、2a 型和 2b 型，泰国、越南及中国香港主要是 6 型为主。与 HBV 不同，HCV 为 RNA 病毒，且在肝细胞内未发现存在逆转录酶，因此它不能整合到宿主肝细胞的染色体中，此外，目前尚未发现 HCV 基因组中含有已知的癌基因。HCV 感染是通过慢性炎症浸润以及在肝硬化的基础上增生两条途径诱发肝癌。研究显示，HCV 与 HBV 的混合感染对肝癌的发生具有协同作用。然而，目前尚无证据提示 HCV 本身有致癌作用。

3. 其他肝炎病毒感染　丁型肝炎病毒（HDV）为缺陷 RNA 病毒，与 HBV 之间存在共生关系，其复制需要 HBV 帮助。研究提示 HDV 感染可以加重已经受损的肝脏负担，推测 HDV 在可使受 HBV 损伤的肝脏迅速形成大结节性肝硬化，继而增加肝癌发生的危险性。甲型肝炎病毒（HAV）和戊型肝炎病毒（HEV）感染不会导致慢性肝病，也无致癌作用。此外，庚型肝炎病毒（HGV）及经输血传播病毒（TTV）和肝癌间的关系未有定论，多数学者认为关系有限，故尚有待进一步加强研究明确关系。

（二）肝硬化

国内外研究表明，肝癌合并肝硬化的发生率为 50%～90%，而肝硬化合并肝癌的发生率为 17%，说明两者关系密切。肝癌合并肝硬化的主要病因包括乙肝病毒（HBV）感染、丙肝病毒（HCV）感染和长期滥用乙醇。研究报道 HCC 合并肝硬化的发生率为 64.1%～94%，其中 HBV 感染后大结节性肝硬化占 40%～50%，小结节性肝硬化占 10%；酒精引起的肝硬化比例各地报道分别为美洲 66%、欧洲 42%、亚洲 11%。在我国肝癌主要在 HBV 感染的基础上发生；而欧美国家则常在 HCV 感染和酒精性肝硬化的基础上发生。病理学检查发现肝癌合并肝硬化多为 HBV 感染后的大结节性肝硬化。近年来发现 HCV 感染后发展成肝硬化的比例并不低于 HBV 感染。肝细胞恶变可能在肝细胞再生过程中发生，即经肝细胞损害引起再生或不典型增生，损害越严重，结节增生越明显，癌变概率就越高，并呈多中心性。此外，胆管细胞癌很少或不合并肝硬化，故一般认为血吸虫病性肝纤维化、胆汁性和淤血性肝硬化与肝癌的发生关系不大。需要注意的是，虽然肝硬化不是肝癌发生的必要条件，肝癌也不是肝硬化的必然结果，两者都有相同的致病因子，因此，几乎各种原因导致的肝硬化都有可能发生肝癌，任何原因所致的肝硬化都可以认为是一种癌前病变。由于每例肝硬化患者发生癌变的危险程度不同，因此有必要加强危险度分层相关研究以便对高危人群进行监测提供依据。

（三）黄曲霉毒素

黄曲霉毒素（aflatoxins，AFT）是由黄曲霉和寄生曲霉等真菌产生的一组有毒次生代谢产物，极易生长在潮湿环境中，主要污染玉米、花生和大豆等农作物，经食物链传递给人类。黄曲霉毒素对机体组织有致畸、致癌、致突变等多种作用。黄曲霉毒素 B1、B2、G1 和 G2 中黄曲霉毒素 B1（aflatoxin B1，AFB1）是目前已知的毒性最大、致癌性最强的一种真菌毒素，主要诱发肝癌。WHO 国际癌症研究所已将 AFB1 列为人类致癌剂。流行病学调查发现粮食受到黄曲霉素污染严重的地区，人群肝癌发病率高。常接触黄曲霉毒素的人群，血清黄曲霉素 B-白蛋白结合物水平及尿 AFB1 水平亦高，提示 AFB1 可能是某些地区肝癌高发的致病因素。肝脏是体内黄曲霉毒素生物转化的首要场所，尽管其前体分子是无害的，AFB1 在体内可被肝微粒混合功能细胞色素酶 P450 活化，形成的两种 AFB1 环氧化合物可与亲核大分子 DNA 结合引起基因突变。进一步研究表明 AFB1 致肝癌可能与 p53 基因 249 密码子点突变有关。其他研究还显示可能通过影响 ras、c-fos、Survivin 等基因的表达而引起肝癌的发生。此外，大量研究表明，AFB1 与 HBV 感染有协同作用。

（四）饮水污染

根据肝癌高发地区江苏启东的报道，饮用池塘水居民肝癌发病率（60/10 万～101/10 万）明显高于饮用井水居民（0～19/10 万），该地区肝癌发病率依次是：宅沟水（塘水）>泯沟水（灌溉沟）>河水（河溪水）>浅井水>深井水。研究提示池塘中生长蓝绿藻（blue-green algae）产生的藻类毒素可污染水源，可能与肝癌有关。这些毒素包括微囊藻毒素（microeystin，MC）和石房蛤毒素（saxitoxin）等，主要为肝毒性和神经毒性。动物实验证实蓝绿藻产生的环状七肽肝毒素-微囊藻毒素是一种强烈的亲肝性促癌剂，通过间接抑制细胞蛋白磷酸化酶-1、2A 的活性，可引起肝细胞皱缩、肝细胞骨架紊乱、肝出血和肝细胞死亡。因此，即使水中 MC 毒素含量甚微，长期饮用后亦会增加肝癌发生的风险。

（五）遗传因素

不同种族人群肝癌发病率不同。在同一种族中，肝癌的发病率也存在着很大的差别，常有家族聚集现象，提示肝癌可能具有一定的遗传易感性，但与遗传间的关系，还有待进一步研究。虽然流行病学调查显示，肝癌发病率呈明显的一级亲属、二级亲属递减现象，但亦有研究显示，移民人群中肝癌的发病率会逐渐接近当地居民发病率。目前学界认为，肝癌的发生是遗传和环境共同作用的结果，种族和遗传因素不是主要的原因，而与环境因素的联系更为密切。实验研究提示，肝癌的易感性可能与个体基因缺陷有关，包括癌基因 ras、C-myc、IGF-Ⅱ、C-erbB-2、C-fos、bcl-2、C-ets2 等，抑癌基因 p53、Rb、p16 等。

（六）先天性疾病

1. **遗传性血色病** 常染色体隐性遗传性疾病，继发于肠道过量吸收铁，由于含铁血黄素沉积而引起肝、胰、心、肾、皮肤等组织损伤和功能障碍。研究显示，遗传性血色病肝癌发生率为 4.5%～38.90%。在澳大利亚的一项相关研究中，经过多年潜伏期后，最终 30% 患者并发肝癌，危险性为对照组的 200 倍。

2. **先天性代谢障碍** 如遗传性酪氨酸血症，一项研究显示 43 例患者中有 16 例发生肝癌，占 37.2%，这些患者肝脏病变在几个月内从小结节型肝硬化、大结节型肝硬化、不典型增生到肝细胞癌。

3. **α1-抗胰蛋白酶缺乏症** α1-抗胰蛋白酶（α1-AT）是由肝脏合成和分泌的一种糖蛋白，是一种丝氨酸蛋白酶抑制剂，其功能是保护正常细胞不受蛋白酶的破坏和损伤，有学者推测因此可以引起肝细胞变性坏死、肝硬化和癌变。α1-AT 缺乏症与幼儿黄疸和肝硬化有关，在成人中与肺气肿和肝硬化有关。α1-AT 缺乏症患者 α1-AT 在肝细胞内不断被合成，但不能分泌到细胞外，在细胞内堆积，α1-AT 释放障碍导致局部蛋白酶破坏可以间接促进癌变发生，但其在肝癌发生发展中的作用仍需要进一步研究证实。

4. **其他** 如卟啉症、Wilson 病、肝段下腔静脉膜性梗阻、糖原累积症和 Alagille 综合征（家族性肝内胆汁淤积症）等与肝癌的发生和联系亦常有报道，是否有其他因素参与以及其在肝癌发生发展中的作用仍有待进一步探索研究。

（七）其他

一些化学物质如亚硝胺类、偶氮芥类、有机氯农药等均是可疑的致肝癌物质。肝小胆管中的华支睾吸虫感染可刺激胆管上皮增生，为导致原发性胆管细胞癌的原因之一。吸烟、咀嚼槟榔、辐射、微量元素失衡如硒缺乏、铁沉积等也是重要危险因素。此外，性激

1

素、肥胖、糖尿病和非酒精性脂肪肝等与肝癌的关系已有大量研究。有研究提示贫困、营养不良、精神创伤等社会心理因素与肝癌的发生亦有联系。由于其间关系错综复杂，一时难以明断，可能与地域差异、生活习惯和贫富差异等有关，目前学界尚未达成共识，还待研究者们进一步加强基础和临床研究，厘清各方关系后再下定论。

第三节　肝癌的三级预防

一、前　　言

肝癌是世界范围内最常见的恶性肿瘤之一。在一些高发国家如贝宁、布基纳法索、尼日尔、塞内加尔、塞拉利昂、乍得、多哥、泰国、越南和蒙古，肝癌甚至高居发病和死亡原因首位。现每年有超过 80 万人死于肝癌，其中新发肝癌病例和死亡病例中有一半以上发生在中国。由于不少高发国家和地区的统计资料不完整，故肝癌的严峻情况可能被低估。肝癌具有高发病率、高致死率、高复发率等生物学行为，"三高"以及起病隐匿等特点对人类生命健康造成严重的威胁并给社会带来沉重的负担，使预防肝癌的发生发展变得刻不容缓。采取积极的预防措施，是降低肝癌发生率和死亡率最有效的办法。肝癌的预防，从广义上的 3 级预防来说，分别是根据其发生、发展及恶化等不同阶段，分阶段、按梯次分别采取病因预防（一级预防）、三早预防（早期发现、诊断和治疗，即二级预防）和临床预防（康复和提高疗效，即三级预防）的三种预防措施。

二、肝癌的一级预防

一级预防是疾病预防的重中之重，虽然肝癌的病因及发病机制尚未完全明了，但肝炎病毒（HBV、HCV）感染、黄曲霉毒素（AFT）暴露、饮用水污染、微量元素硒缺乏及酒精过量摄入等，已被认为是主要的致病因素。在我国肝癌高发区江苏启东及广西扶绥，落实了"防治肝炎、管粮防霉、改良饮水、适量补硒"等综合性预防措施，取得了显著效果，特别是在青年人中肝癌发病率已经出现明显的下降趋势。

一级预防是指病因学预防，从癌症角度来说，即阻断引起癌症发生的各种致病及危险因素，如接种宫颈癌疫苗预防子宫颈癌，从源头上防止癌症的发生。肝癌的一级预防主要针对本章第二节所述病因及危险因素进行，特别是肝炎病毒及黄曲霉毒素感染。核心内容是肝炎的预防、黄曲霉素的控制及物理化学干预。从理论上分析，一级预防是肝癌预防的最有效途径，综合生物、物理和化学等手段对肝癌的病因进行干预，从而达到降低肝癌发病率的目的，如产生于 20 世纪 70 年代，并在 80 年代末期普及于我国的乙型肝炎病毒疫苗，在可以预见的未来数十年，将对我国乃至全球肝癌的发病率产生巨大影响。

（一）预防及控制肝炎

1. 预防及控制乙型肝炎　目前全球约有 45% 的人口居住在乙型肝炎（HBV）感染流行区域，其中约 3.6 亿人为 HBV 携带者。流行病学及实验研究表明，HBV 是肝癌发生的独立的相关因子。对乙型肝炎表面抗原（HBsAg）携带者进行长期前瞻性研究结果显示，HBsAg 阳性者发生肝癌的相对危险性（RR）为非携带者的 13.69 倍（其中男/女分别为

11.98/17.06）。我国肝癌患者中约有 95% 有 HBV 感染的血清学证据。慢性 HBV 感染作为肝癌最常见的病因，同时也是流行区域最广、致病力最强的危险因素，应给予高度重视并加以防治。国际癌症研究总局已将 HBV 归类为人类致癌物，HBV 已被认为是仅次于烟草的人类可接触的主要环境致癌物。

通过乙肝疫苗接种控制 HBV 是最具战略意义的肝癌全球预防计划，目前 HBV 在全球许多国家包括中国的年轻一代中得到了很好的控制，乙肝疫苗的应用为预防 HBV 感染提供了有力的保障。全球控制 HBV 的感染在技术上是可行的，Muir 等估计，如果肝癌的高流行区域，包括中国、东南亚及热带非洲的新生婴儿全面接种乙肝疫苗，则未来每年可减少约 80% 的肝癌患者。自 1991 年起，世界卫生组织（WHO）推荐将 HBV 疫苗纳入常规免疫接种，目前全球 193 个国家中有 162 个（83.9%）已将新生儿乙肝疫苗接种纳入了免疫计划，其中 81 个（41.9%）在新生儿出生 24 小时内接种第一针乙肝疫苗。研究结果显示，出生时、出生后 1 个月及 6 个月时（0、1、6 个月）各注射一针乙肝疫苗（Merck 血源疫苗，5μg/支），HBsAg 的阳性保护率为 75.90%，极显著高于未接种乙肝疫苗组（$P<0.0001$），同时应在 10 年内进行一次加强免疫，以维持足够的长期保护效果。

根据 HBV 感染流行区域实行有针对性的防治策略，因人制宜、因地制宜、因时制宜，可最大效度地提高肝癌的防治效果。低流行区域，如北美、西欧和澳大利亚，HBsAg 携带率为 0.2%~0.5%。中流行区域，如东欧、中东和西南亚，HBsAg 携带率为 2%~7%。高流行区域，如中国、东南亚及热带非洲，HBsAg 携带率高达 15% 且肝癌的发病率极高，HBV 感染主要发生在婴幼儿。当中我国以母婴垂直传播多见，包括宫内感染、产时及产后感染，其中宫内感染后果最为严重，研究指出乙肝疫苗对这些婴儿效果较差，90% 以上转变为慢性感染，发展为肝硬化及肝癌的概率至少大于 25%。而热带非洲儿童的感染则多归因于出生后不久通过病毒横向传播而感染，由于儿童免疫系统尚未发育完全等因素，这类人群具有较高的感染性，特别是兄弟姐妹及玩伴是横向传播的主要源头。研究表明，1 岁以内 HBV 感染有 90% 会转为慢性感染，1~5 岁则有 30%~50% 会转为慢性感染，这些早期携带者一生中发生肝癌的相对危险度高达 100 或更高，因此在中、高流行区域，进行大规模乙肝疫苗接种势在必行。事实上，由于 HBV 疫苗的普及，已经使得通过母婴垂直传播的 HBV 慢性感染率从 90% 下降到 15%。已接种人群的各个年龄组中慢性 HBV 携带率也降低了 10 倍以上。2006 年我国乙型肝炎流行病学调查显示 1~59 岁一般人群 HBsAg 携带率为 7.18%，其中 5 岁以下儿童的 HBsAg 携带率仅 0.96%；2011 年韩国一项研究报道，实行全民乙肝疫苗接种后，学龄前儿童的 HBsAg 阳性率已经下降至 1% 以下；台湾地区亦有报道接种乙肝疫苗前后儿童肝癌发病率的差异，提示通过新生儿乙肝疫苗接种最终有望降低肝癌的发病率。

此外，中、高流行区域国家中已获得免疫力的成年人通过其他途径感染 HBV，包括血液传播、医源性传播、未经彻底消毒的针头和注射器以及不安全的性行为等，该类感染所占比例较小，且很少发展为慢性感染。针对该类人群，主要采取以下措施预防乙型肝炎的传播和流行，同样适用于低流行区域国家，这些国家乙型肝炎感染多在青少年后期或成年后获得，主要传播途径是已感染的静脉吸毒者和性伴侣，其次包括文身、身体穿刺如扎耳孔、针灸伤害等。

（1）控制传染源：针对急性感染者应隔离治疗至病毒消失，慢性患者和携带者则根据病毒复制指标评估传染性大小，符合抗病毒治疗条件者尽快行抗病毒治疗。现症感染者应避免从事餐饮、医疗卫生、托幼保育等工作。对献血员进行严格筛选，不合格者不得献血。

（2）切断传播途径：加强餐饮业及托幼保育单位的监督管理，严格执行餐具消毒制度。理发、美容美甲、洗浴等用具应按规定进行消毒处理。养成良好的个人卫生习惯，接触病人后注意消毒和洗手。普及应用一次性针头和注射用具，对带血及体液污染物应严格消毒处理。加强血制品管理，每一个献血员和每一个单元血液都要经过严格的检测肝炎病毒。采取主动和被动免疫阻断母婴传播。

（3）保护易感人群：大规模接种乙肝疫苗是目前预防乙肝感染最有效的途径，特别是对婴幼儿及易感者。对于暴露者出现急性乙型肝炎者，应根据情况及早进行诊治，可显著降低急性乙型肝炎向慢性肝炎转化。

1）乙型肝炎疫苗：是预防和控制乙型肝炎流行的最关键措施。新生儿及易感者应进行接种，与 HBV 感染者密切接触者、医务工作者、同性恋者、药瘾者等高危人群亦是主要的接种对象。现普遍采用 0、1、6 个月接种程序，每次注射 10~20μg（基因工程疫苗）。接种后随着时间的推移，部分人抗 HBs 水平会逐渐下降，如果少于 10mIU/ml，宜加强注射一次。HBV 慢性感染母亲的新生儿出生后立即注射 HBIG 100~200IU，3 天后接种乙肝疫苗 10μg，出生后 1 个月重复注射一次，6 个月时再注射乙肝疫苗，保护率可达 95%以上。

2）乙肝免疫球蛋白（HBIG）：属于被动免疫。从人血液中制备。主要用于 HBV 感染母亲的新生儿及暴露于 HBV 的易感者，应及早注射，保护期约 3 个月。

2. 预防及控制丙型肝炎　丙型肝炎病毒（HCV）感染是发达国家导致肝硬化和肝癌的最主要的病因，也是我国输血后肝炎的主要病因。据统计，目前全球感染人群约有 1.85 亿人，主要集中在欧美与日本，同时我国肝癌患者中约有 10% 有 HCV 感染的血清学证据。丙肝的主要临床特点是在感染后极易慢性化，约 80% 的急性患者会转为慢性感染，其中大多数人发展为慢性肝炎。在 HCV 感染 20~25 年后，高达 20% 的患者发展为肝硬化，部分患者发展为肝癌，每年新发肝癌比例达 2%~5%。

HCV 感染后极易慢性化，多数感染者缺乏足够的免疫力而成为持续感染者，并最终转为慢性丙肝并长期携带病毒。丙肝慢性化的机制目前尚未完全清楚，研究提示与 HCV 的准种（quasispecies）数多有关。准种现象是 RNA 病毒的一个共同特点，如果宿主针对某一 HCV 优势株产生了中和抗体（NAbs），那么其他类型的准种则因免疫反应性的不同而不能与中和抗体结合，从而逃避宿主的免疫攻击，并大量复制成为体内的优势株。准种形成是 HCV 逃脱宿主免疫监控，并形成持续感染、疾病慢性化、再感染的原因之一。此外，干扰素治疗后优势株被控制，而弱势株变成优势株，因而会导致干扰素治疗的失败。由于病毒的不断变异以及存在多种不同的基因型，原先研制的疫苗对新的变异感染以及其他基因型的病毒感染可能无免疫作用，这使得 HCV 疫苗的研制变得困难重重。现在各国正在研制的 HCV 疫苗可分为预防性疫苗和治疗性疫苗，包括蛋白疫苗、多肽疫苗、DNA 疫苗、载体疫苗和基因疫苗等，但要真正应用到临床还有很多问题需要解决和进一步研究。因此目前丙肝的预防重点在于保护易感人群、切断传播途径、早期诊断和治疗已感染 HCV 的患者，从而降低 HCV 相关性肝癌的发病率。

2014 年世界卫生组织发布了其第一份《丙型肝炎感染者筛查、关护和治疗指南》中提出了 9 项建议，其中 2 项丙型肝炎病毒感染的筛查推荐如下：

（1）通过筛查识别感染丙肝的人群：推荐在丙型肝炎病毒盛行地方的人群、具有暴露危险的人群或具有感染丙型肝炎病毒行为的危险人群中进行丙型肝炎病毒血清学检查。（强烈推荐，中等级别证据）。

（2）慢性 HCV 感染的确诊：在行 HCV 血清学试验阳性的人群序贯行核酸检测以发现 HCV-RNA 来确诊慢性 HCV 感染，而且核酸检测 HCV-RNA 是作为评估开始治疗 HCV 感染的一部分。（有条件推荐，低级别证据）。

此外，该指南还概述了预防丙型肝炎传播应当采取的干预措施，包括为保证卫生保健机构的医疗程序和注射安全以及注射吸毒者的注射安全而应采取的措施。由于许多国家和地区因为反复使用注射设备并且缺乏完善的输血筛查系统，丙型肝炎的新感染率始终高得惊人，并且不少慢性感染者并不知晓自己被感染。针对目前形势，指南强调预防 HCV 感染的重点在于尽可能识别具有 HCV 感染的高危人群，并为其提供咨询和病毒检测，同时减少新发感染率，降低转变为慢性 HCV 感染乃至肝癌的风险。具体措施包括安全的注射操作、筛查捐献血液中的肝炎病毒、在血制品加工过程中合理进行病毒灭活步骤、被动免疫及抗病毒治疗等。预防 HCV 相关肝癌的关键在于提高对丙型肝炎相关风险的认识，并进一步加强实验室研究和临床服务，从而使更多的人得到检测、治疗和治愈。

（二）预防及控制黄曲霉毒素 B1（AFB1）

黄曲霉毒素（AFT）是由黄曲霉和寄生曲霉等产生的一组结构类似于二呋喃香豆素衍生物的代谢产物。AFT 对机体组织有致畸、致癌、致突变等多种作用。其中黄曲霉毒素 B1（AFB1）是目前已知的毒性最大、致癌性最强的一种真菌毒素，主要诱发肝癌，严重威胁人类的身体健康和生命安全。AFT 广泛存在于各种食品、农产品和饲料中，其中以花生、玉米、大豆、小麦等粮油产品受污染情况最为严重。调查表明，世界范围内 AFT 污染十分普遍，同时有研究表明肝癌的发生率及死亡率与当地人群摄入的 AFT、AFB1 量呈正相关。因此，AFT、AFB1 污染问题一直受到广泛关注和重视，各国政府都制定了十分严格的食品中 AFT 的限量标准，食品中 AFT 的最高允许量不断地被限制。世界卫生组织、联合国粮农组织及国际儿童福利基金会 1966 年规定食品中 AFT 的最高允许量为 $30\mu g/kg$，1970 年降低为 $20\mu g/kg$，1975 年又降低到 $15\mu g/kg$。欧盟农产品中 AFT 的最高允许量已由早期的 $50\mu g/kg$ 降低为 $20\mu g/kg$，1998 年又将进一步降低到 $4\mu g/kg$，其中 AFB1 分量降至 $2\mu g/kg$。2004 年欧盟再次补充修订对婴儿和儿童食品中的 AFT 的限量标准，包括谷类食物在内的婴幼儿食品以及具有特殊医疗目的的婴儿食品，AFB1 的最高允许量为 $0.10\mu g/kg$，在婴儿配方食品、改进配方食品以及具有特殊医疗目的的婴儿食品中，AFM1 的最高允许量为 $0.025\mu g/kg$。我国国家卫生计生委也颁发了各类食品中 AFB1 的限量标准：其中花生、花生油、玉米及其制品最高允许量为 $20\mu g/kg$，大米及其他食用油最高允许量为 $10\mu g/kg$，其他粮食、豆类及发酵类食品、酱油、醋等调味品最高允许量为 $5\mu g/kg$，而婴儿代乳食品（包括婴儿牛奶和改良配方牛奶）则严格规定不得检出 AFB1。

黄曲霉菌及其毒素主要污染粮食作物，由于 AFB1 污染可以同时发生在农作物生长过程及不恰当的储存过程中，因此一级预防必须减少及杜绝此两种污染的来源，从而有利于外源性阻断 AFB1 的摄入，可以从个体及社会两大途径加以干预和控制，个体的干预措施包括膳食的改变以避免误食污染物以及人工去除或物理化学干预以降低 AFB1 摄入后的毒性；社会的干预措施可以农作物收割前及收割后分别实施，以 20 世纪 80 年代的我国江苏启东为例，主粮以玉米为主，由于当地气候潮湿，玉米霉变率高，AFB1 污染率高达 35%～98%，而大米中均未检出，说明通过防霉及改变饮食习惯可有效减少 AFB1 的摄入量。此外，调查表明，资源匮乏的发展中或落后国家及地区，其粮食作物主要是通过自给自足的家庭式作坊及邻近地区自行买卖，缺乏正规完善的政府检疫机构进行检测，因此从社会水平进行干预变得尤为重要。主要实施途径是通过防止粮食霉变、减少污染食物的摄入量、改变饮食习惯、物理化学干预。

1. 防止粮食霉变 由于黄曲霉菌具有喜温、喜湿的特点，使得防霉在一级预防上变得可行且最为重要。一般粮食作物内在水分保持在 10% 以下就能有效地防止霉变，因此粮食作物在收割、储存过程中要保持通风、干燥以避免霉菌滋生；尽量保持粮食作物谷粒的完整性以避免霉菌的侵染；改良主粮品种、对农作物进行基因改造使其具备抵抗曲菌感染的能力、通过引入不产黄曲霉菌株的曲菌与产黄曲霉菌株的曲菌进行竞争等。此外，农作物收割前预防 AFB1 污染的措施包括：喷洒杀真菌剂、正确灌溉和喷洒杀虫剂以增强农作物抵抗真菌感染的能力；农作物收割后预防 AFB1 污染的措施包括：储存前应保证足够的阳光暴晒，将干燥粮食妥善存入仓库，同时保证良好通风、防湿防水设备，使用编织容器、黄麻纤维储存袋取代塑料储存袋，使用杀虫剂控制昆虫损坏谷物以及杀真菌剂防止真菌孢子扩散。最后，对自给自足的农民进行必要的卫生安全教育，包括提供改进粮食储存的方法，推广粮食储存设备的应用，监测食物及环境污染水平等。

2. 减少污染食物的摄入量： 国内外实验室的研究均显示，采用人工挑选的方法，剔除肉眼可见破损、霉变、变色、变味、发皱的粮食，可以使成品中的黄曲霉毒素含量下降至 3～5ppb。

3. 改变饮食习惯 黄曲霉菌对不同粮食品种的侵袭力亦有差异，其中玉米及花生尤为容易受侵。因此改变农作物生产及饮食习惯在 AFB1 摄入过多的地区有望降低肝癌相关风险。我国肝癌高发区江苏启东 20 世纪 80 年代中期，通过改变膳食结构，大米为主粮的比例从 1986 年的 97.4% 提高到 1997 年的 99.2%，同期以玉米为基础的饮食则降至 0.5%，研究显示 AFB1 的摄入量显著降低，可以预见对未来肝癌发病率将有积极正面的影响。需要注意的是，对于资源匮乏的发展中或落后国家及地区的大多数居民来说，改变饮食习惯可能一时是难以实现的。

4. 物理化学干预 黄曲霉素性质稳定，常规的烹调、光照或物理高温均无法完全破坏其毒性。化学干预主要是应用天然或合成的化学药品阻断、延缓致癌物作用过程的一种行为。目前有部分前期研究证据显示化学干预对 AFB1 和酒精相关的肝癌可能起一定效用，概述如下。

（1）叶绿酸（chlorophyllin，CHL）：CHL 是叶绿素（chlorophyll，Chl）的衍生物，其复合物叶绿素铜钠一直被用来作为食用色素使用，亦有用于骨科及老年科患者作为去除体臭的非处方药物。叶绿素广泛存在于绿色和叶状蔬菜中，菠菜中含量可达 5.7%。叶绿素铜钠极易被人体吸收，对机体细胞有促进新陈代谢的作用，也可促进胃肠溃疡面的愈合，促进肝功能的恢复。叶绿酸除了具有抗氧化剂的作用外，还能起到分子阻滞剂的作用，通过与化学致癌物如 AFB1 的紧密结合，降低其生物利用度，从而降低其致癌能力；在环境致癌物如细胞色素 P450 酶启动生物反应时，CHL 还可以作为有效的体外细胞色素 P450 酶阻滞剂。此外，动物实验模型中，CHL 和 Chl 还是有效的抗癌药物，该作用首先是在虹鳟鱼的 AFB1 致肝癌作用抑制实验中发现的，叶绿酸与 AF 可形成共价复合物，在体外与肝微粒体共同培养可减少 AFI 相代谢产物的形成。根据上述研究结果，2001 年在江苏省启东市进行的一项随机双盲的对照试验：180 名健康成人被随机分入到叶绿酸或安慰剂组中，服用剂量为 100mg、一日 3 次，连续应用 4 个月。收集 3 个月的尿样，观察 AF-N7-鸟嘌呤代谢的变化。结果显示叶绿酸组与安慰剂组相比，尿液中 AF-DNA 加合物和 AF-N7-鸟嘌呤水平下降了 55%（$P=0.036$），未观察到有毒副作用，该研究还需要进一步大样本临床试验来证实其有效性及长期安全性。研究显示，蔬菜中含有除叶绿素外的大量生物活性物质，多食用富含叶绿素的蔬果对降低肿瘤疾病如肝癌的发生多有裨益。

（2）奥替普拉（oltipraz）：别名吡嗪硫酮，是一种抗血吸虫药，结构上与甲基乙拌磷（dithiomethon）相似，最初是在十字花科（cruciferae）蔬菜如西兰花中发现的，研究提示在肿瘤预防中起积极作用。最近发现奥替普拉也是一种去致癌作用酶的诱导剂，例如谷胱甘肽 S 转移酶（GST）与尿苷二磷酸葡萄糖醛酸转移酶（UGT），同时可以调节转录基因的翻译到其他联合体或抗氧化物酶上。奥替普拉可改变终端致癌物 AFB1-8，9-环氧化物形成的通路，直接调节与 DNA 共价结合的能力；诱导 AF II 相解毒反应酶 GST 的活性，促进谷胱甘肽与 AFB1-8，9-环氧化物的结合，增加硫醇尿酸（NAC）形式的排出，从而减少了 DNA 加合物的形成；它也可影响 AF I 相反应酶类，尤其是细胞色素 P450 类的活性；最新药代动力学研究显示，奥替普拉可以减少 AFB1-8，9-环氧化物和羟化产物 AFM1 的形成而导致其灭活。总之，奥替普拉通过降低 AF 向致癌形式代谢及增加 AF 解毒途径而降低其生物学作用。在江苏省启东市一项针对血清中可检测到 AFB1-清蛋白加合物成人进行的随机双盲的对照试验表明，受试者的尿液中分泌的 AFB1-8，9-环氧化物与 AFB1 硫醇尿酸升高了 2.6 倍。同一地区另一用奥替普拉对 34 名成年人进行了为期 8 周的人群干预研究显示，在每周接受 500mg 剂量奥替普拉者中，在服药第 2 个月后，AF 加合物水平出现显著的降低（$P=0.001$），持续到第 13 周的线性回归模型仍然显示有下降趋势。关于奥替普拉的研究目前还在进行，其安全问题和成本效益目前仍然有待进一步加强研究。通过酶抑制或酶诱导来调节致癌物质的代谢是否真正降低肿瘤个体的发病率始终困扰着人们。

（3）西兰花苗（broccoli sprout）制剂：西兰花属于十字花科蔬菜，富含异硫氰酸盐，大部分以其硫代葡萄糖苷前体形式存在。硫代葡萄糖苷可以通过黑芥子硫苷酶或者由人类的肠道菌群水解，可形成异硫氰酸盐莱菔硫烷，即萝卜硫素（sulforaphane，SFR）。SFR是一种潜在的诱导剂和抗癌物，对多种肿瘤细胞株具有较好的抗癌活性，研究显示在大鼠体内可以抑制肿瘤形成，并在实验鼠中显示无种系和性别差异。2005 年在我国江苏启东进行的一项随机对照试验：200 名成年人随机对分为两组，经过 3 天限食绿叶蔬菜后，每晚饭前服用含量相当于 400μmol 萝卜苷（GRR）的西兰花苗饮料 125ml，连续 2 周，期间继续限食绿叶蔬菜，根据每天采集的尿液分析显示，试验组尿中的二硫代氨基甲酸盐（SFR的代谢物）和 AF 加合物的排泄水平呈负相关，证明西兰花苗饮料的预防作用。进一步的交叉临床试验则研究了萝卜苷（GRR）和萝卜硫素（SFR）不同剂量给药途径的药代动力学，证明可以促使污染代谢物从尿中排出增加 20%～50%。此外，一些利用相关异硫氰酸盐及硫代葡萄糖苷来预防高危人群肝癌的试验仍在进行。

　　（4）维A酸：视黄醇及其衍生物维A酸（retinoids）在调控细胞增殖和分化的过程中起重要作用。维A酸（维甲酸）是体内维生素A的代谢中间产物，主要影响骨的生长和促进上皮细胞增生、分化、角质溶解等代谢作用，常用于治疗寻常痤疮、银屑病等皮肤疾患，临床亦有用于治疗急性早幼粒细胞白血病。实验证实维A酸不仅可以调控细胞增殖、分化，同时具有诱导细胞凋亡的作用，由于维A酸对细胞生长的重要影响，有关其诱导肿瘤细胞凋亡的相关研究日益受到重视，近来陆续有报道证实维A酸可以诱导肺癌等肿瘤细胞产生凋亡。研究显示维A酸具有抑制促炎性细胞因子的形成以及中和活性氧化物，其能抑制肝星状细胞的活性，抑制恶性肝细胞的增殖。维生素A同时能抑制肝细胞内AFB1-DNA加合物的形成。有研究表明，低血清浓度的维生素A与HBsAg阳性相关肝癌具有相互关联。此外，在有关酒精性肝损害的研究中，维A酸类物质的缺失及肝细胞增殖的启动，导致肝内环境稳态的失衡，进一步促进了肝细胞的癌变。因此，通过食品添加维A酸或减缓其代谢，从而恢复并维持肝内环境的稳态，为预防酒精相关肝癌提供了一条新的途径，但目前仍需要进一步临床随机对照试验及实验室研究证实。

　　（三）改善饮水条件

　　饮水污染是发展中国家和地区肝癌的另一个重要病因。世界范围内流行病学调查证明饮水污染是肝癌的一个独立危险因素。我国江苏启东等4个地区自20世纪70年代起陆续开展饮用水与肝癌关系的流行病学调查。研究表明饮用沟塘水的居民肝癌死亡率为141.40/10万，而饮用浅井水和深井水居民肝癌死亡率则分别为22.26/10万及11.70/10万。此项研究由1972年一直持续到1981年，经历10万余人和6次大规模调查。研究通过对比不同饮用水源居民体内乙型肝炎标志物、黄曲霉毒素摄入量等因素，表明饮水污染是一项独立危险因素。近年来的研究发现，沟塘水中蓝绿藻毒素是一种强烈的促肝癌剂。饮用水样研究表明污染水源中存在大量的蓝绿藻和微囊藻毒素，进一步调查发现蓝绿藻和微囊藻毒素在肝癌高发区普遍存在，特别是沟塘和小河流中，井水中含量很少，而深井水中并未检出。蓝绿藻和微囊藻毒素经煮沸并不破坏。动物实验表明其是一种强烈的促肝癌剂，并且和黄曲霉毒素B1和镰刀菌毒素有协同致肝癌作用。

　　从1973年起，我国就倡导乡村居民饮用深井水取代沟塘水及河流水，饮用深井水人口由20%大幅度提高到80%。疏通渠道、活化水源、保护水资源、防止生活废水和工业污染、推广饮用深井水及自来水是最根本的措施。使用人工化合物去除有机物，物理加温使水达到沸腾点后持续2~3分钟，可以去除部分有毒物质。此外，含氯石灰（漂白粉）有杀死蓝绿藻和微囊藻毒素作用，活性炭也有吸附有毒物质功能。研究表明，改善饮水条件可以有效预防胃肠道传染病的发生，对肝癌的一级预防亦起积极作用，有很大的社会及经济效益，值得政府加以重视。

　　（四）其他

　　1. 针对非酒精性脂肪性肝病，提倡健康饮食和生活习惯，制定长期运动方案，加强有氧锻炼并合理减重，合并糖尿病者应积极治疗，以阻止或减缓向非酒精性脂肪性肝炎、肝硬化或肝癌发展。

　　2. 针对缺硒地区居民适量补硒。流行病学调查表明，低硒与肝癌有关。动物实验证明硒能够抑制化学诱发和移植性肝癌，在大鼠饮水中加入亚硒酸钠可以抑制黄曲霉毒素所致的肝癌。我国江苏启东一项补硒与鸭乙型肝炎及肝癌的研究表明，补硒可拮抗肝癌高发区环境中的致癌因素，但补硒量要适度。其后进行的一项补硒干预试验，初步证明硒能降低自然人群的肝癌发病率。贫硒地区江苏启东采用食盐中加硒的方法，达到了全人群适量补硒的目的。需要注意的是，缺硒可能只是引起肝癌的一个条件因子，应进一步研究两者之间的关系，此外，硒在人体内的代谢动力学以及与其他微量元素之间的关系，长期补硒的需要量和安全剂量等，仍需要大量研究进一步确定。

3. 针对遗传性血红蛋白沉积症和非洲班图人铁沉着病。研究显示遗传性血红蛋白沉积症患者经过铁去除治疗后仍会发生肝癌，提示恶性转化可能在铁去除之前就发生了不可逆性转变。另一项饮食中铁超负荷的研究表明，肝癌的恶性转化可能是由于肝脏中铁产生过多的活性氧物质所致，为铁过量可直接引起肝癌提供了证据。因此，针对非洲地区饮食铁过量进行人为干预，告知其在铁容器内酿酒对生命健康的危害，教育人们使用改良的铝制品或不含铁的材料作为容器。

4. 此外，研究显示，在南非黑人和日本人中，下腔静脉膜型布加综合征者发生肝癌的比例为40%~48%，因此在该类人群中如能早期发现并施行预防性支架或球囊血管成形术，则一级预防变得可行。总之，肝癌的病因及机制复杂而有待阐明，肝癌的一级预防仅仅是在起步阶段，仍有大量问题值得进一步探索研究。

三、肝癌的二级预防

肝癌发病极为隐匿，一旦出现症状多达中晚期，疗效极差，由于病因和发病机制复杂多样，导致一级预防效果有限，因此二级预防变得极为重要，目的是发现早期小肝癌争取根治以提高疗效。肝癌的二级预防，即临床前期预防，是指对于特定高风险人群，通过有效的诊查手段，筛检癌前病变或早期肿瘤病例，使得肝癌得以早期发现、早期诊断、早期治疗，提高治愈率、降低死亡率；具体措施包括筛查和干预试验，如自然人群普查、高危人群筛查、抗病毒治疗、小肝癌早期治疗等，起到欲病救萌，防微杜渐的作用。

（一）自然人群普查

我国学者于20世纪70年代初开始应用血清甲胎蛋白（alpha-fetoprotein，AFP）在自然人群中普查以检查肝癌。然而在自然人群中进行普查工作量大而收效甚微，经过10年不懈努力，合共检测约300万人次并发现300多例早期肝癌，检出率仅约1/7000。虽然有研究结果表明，持续2个月以上血清AFP>300μg/L，并能排除妊娠、生殖胚胎癌以及活动性肝病等，则肝癌诊断准确率可达99%。然而众多普查结果显示，AFP低持续阳性者的肝癌的检出率也仅有1/100左右。鉴于成本效益问题，因此大规模自然人群普查难以坚持亦不适宜推广。

在无明显症状的人群中进行肝癌普查，如若检出肝癌患者，自然要较那些因出现症状就诊检查而确诊的患者病期要早。但检出早期小肝癌并不是其最终目的。即使是早期病例，如未接受正规有效的治疗，随着疾病进展，仍难免因肿瘤的进展而死亡。因此，评价肝癌普查的价值，还应考虑在发现早期小肝癌后能否及时确诊并能给予正规有效的治疗，从而提高肝癌的治愈率、降低死亡率，最终使患者获得长期生存，这才是肝癌二级预防的根本之道。

（二）高危人群的监测筛查

由于单独应用血清AFP对自然人群进行肝癌筛查的收益甚少，因此，我国学者于20

世纪 80 年代中期开始转为联合应用血清 AFP 与实时超声对肝癌的高危人群进行监测筛查。国内研究表明，在高危人群中肝癌的检出率约为 1/200，与自然人群相比效率提高了 35 倍。而血清 AFP 与实时超声的联合应用，可使肝癌的漏检率降低到 5% 以下。我国卫生部（现国家卫生计生委）2011 年 9 月发布的《原发性肝癌诊疗规范》中指出，由于肝癌的早期诊断对于有效治疗和长期生存至关重要，因此，十分强调肝癌的早期筛查和早期监测。常规监测筛查指标主要包括血清 AFP 和肝脏超声检查。对于年龄 ≥40 岁的男性或 ≥50 岁女性，具有 HBV 和/或 HCV 感染，嗜酒、合并糖尿病以及有肝癌家族史的高危人群，建议每隔 6 个月进行一次检查。一般认为，AFP 是 HCC 相对特异的肿瘤标志物，AFP 持续升高是发生 HCC 的危险因素。新近，有些欧美学者认为 AFP 的敏感性和特异度不高，2010 版美国肝病研究学会（AASLD）指南已不再将 AFP 作为筛查指标，但是我国的肝癌大多与 HBV 感染相关，与西方国家肝癌致病因素不同（多为 HCV、酒精和代谢性因素），结合国内随机研究（RCT）结果和实际情况，对 HCC 的常规监测筛查指标中继续保留 AFP。

此外，还需注意的是，由于各地流行病学及病因学的差异，应根据当地情况具体确定哪些是肝癌的高危人群。发达国家如欧、美、日主要病因是 HCV 及长期酗酒，因此高危人群应包括输血史及酗酒史。非洲地区黑色人种由于喜爱用铁容器来酿酒，其饮食中铁含量过高导致了肝脏纤维化和肝癌，据统计在非洲撒哈拉以南地区多达 15% 的男性存在铁超负荷情况，因此高危人群必须包含此类情况。总之，筛查是肝癌二级预防的重要环节，关键还在于对筛查检出的早期小肝癌病例积极进行正规有效的治疗，从而体现筛查试验的真正价值。

（三）筛选方法、监测间期以及异常结果的处理

1. 筛选方法　包括血液生化检查、肿瘤标志物检查和影像学检查。

（1）血液生化检查：肝癌可以出现谷草转氨酶（AST）和谷丙转氨酶（AL）、血清碱性磷酸酶（AKP）、乳酸脱氢酶（LDH）或胆红素的升高，而白蛋白降低等肝功能异常，以及淋巴细胞亚群等免疫指标的改变。乙肝表面抗原（HBsAg）阳性或"二对半"五项定量检查（包括 HBsAg、HBeAg、HBeAb 和抗-HBc）阳性和/或丙肝抗体阳性（抗 HCVIgG、抗 HCVst、抗 HCVns 和抗 HCVIgM）都是肝炎病毒感染的重要标志；而 HBV-DNA 和 HCV-mRNA 可以反映肝炎病毒载量。

（2）肿瘤标志物检查：血清 AFP 及其异质体是诊断肝癌的重要指标和特异性最强的肿瘤标记物，国内常用于肝癌的普查、早期诊断、术后监测和随访。对于 AFP ≥400μg/L 超过 1 个月，或 ≥200μg/L 持续 2 个月，排除妊娠、生殖腺胚胎癌和活动性肝病，应该高度怀疑肝癌；关键是同期进行影像学检查（CT/MRI）是否具有肝癌特征性占位。尚有 30%～40% 的肝癌病人 AFP 检测呈阴性，包括 ICC、高分化和低分化 HCC，或 HCC 已坏死液化者，AFP 均可不增高。因此，仅靠 AFP 不能诊断所有的肝癌，AFP 对肝癌诊断的阳性率一般为 60%～70%，有时差异较大，强调需要定期检测和动态观察，并且要借助于影像学检查甚或超声导引下的穿刺活检等手段来明确诊断。

其他可用于 HCC 辅助诊断的标志物还有多种血清酶，包括 γ-谷氨酰转肽酶（GGT）及其同工酶、α-L-岩藻苷酶（AFU）、异常凝血酶原（DCP）、高尔基体蛋白 73（GP73），5-核苷酸磷酸二酯酶（5′NPD）同工酶、醛缩酶同工酶 A（ALD-A）和胎盘型谷胱甘肽

S-转移酶（GST）等，还有去 γ 羟基凝血酶原（DGCP）、铁蛋白（FT）、酸性铁蛋白（AIF）和 AFP L3 片段占总 AFP 比率（AFP-L3）试验等。部分 HCC 患者，可有癌胚抗原（CEA）和糖类抗原 CA19-9 等异常增高。值得注意的是，作为辅助性没有特别优秀的有效指标。

（3）影像学检查

1）腹部超声（US）检查：因操作简便、直观、无创性和价廉，US 检查已成为肝脏检查最常用的重要方法。研究显示 US 的敏感性介于 65%~80%，作为筛选试验时其特异性可高达 90%。该方法可以确定肝内有无占位性病变，提示其性质，鉴别是液性或实质性占位，明确癌灶在肝内的具体位置及其与肝内重要血管的关系，以用于指导治疗方法的选择及手术的进行；有助于了解肝癌在肝内以及邻近组织器官的播散与浸润。对于肝癌与肝囊肿、肝血管瘤等疾病的鉴别诊断具有较大参考价值，但因仪器设备、解剖部位、操作者的手法和经验等因素的限制，使其检出的敏感性和定性的准确性受到一定影响。需要注意的是 US 对肝硬化结节并没有很好的特异性。实时超声造影（CEUS）则可以动态观察病灶的血流动力学情况，有助于提高定性诊断，但是对于 ICC 患者可呈假阳性，应该注意；而术中 US 直接从开腹后的肝脏表面探查，能够避免超声衰减和腹壁、肋骨的干扰，可发现术前影像学检查未发现的肝内小病灶。

2）电子计算机断层成像（CT）和磁共振（MRI）：曾有报道建议应用 CT 扫描作为 HCC 的筛选试验，虽然 CT 扫描在诊断肝癌上具有独特优势，但长期连续应用后存在辐射影响，在监测筛查上的性能还需要进一步研究。1990 年，低剂量 CT 首次被提出；1993 年，Kaneko 等开始应用低剂量多层螺旋 CT（MSCT）进行肺癌的普查研究。目前已经出现有将低剂量 MSCT 用于临床体检，特别是胸部体检和筛查，在检查中发挥重要作用。既往由于腹部脏器间的密度差异较小，组织本身对比不明显，研究主要集中在结肠 CT 成像、泌尿系统结石和腹部脂肪组织等。随着影像重建及处理技术的进步，例如应用图像空间迭代重建（iterative reconstruction in image space，IRIS）等技术的肝脏低剂量迭代重建（IR）增强 CT，已被国内外多项研究证实在辐射剂量降低的同时，图像总体质量与常规剂量 CT 相当甚至更好，值得进一步研究和应用。MRI 无放射性辐射，组织分辨率高，可以多方位、多序列成像，对肝癌病灶内部的组织结构变化如出血坏死、脂肪变性以及包膜的显示和分辨率均优于 CT 和 US，应用肝细胞特异性对比剂更可进一步强化检查，但费用昂贵且需要患者一定的配合。因此，血清 AFP 结合腹部 US 作为对肝癌的筛选工具，对可疑病变的进一步确认则需根据实际情况结合 CT 或 MRI 等其他影像学检查更为切合实际。

2. 监测间期 根据肿瘤的倍增理论，有建议提出以 6~12 个月为监测间期，其依据是监测间期应由肿瘤的生长率而非风险来决定，这意味着人为缩短高危人群的监测间期是不合适的，随访中对高危人群进行更精确的、特异度更高的检查才是有益的。鉴于我国国情，有学者建议高危人群每年至少 2 次检查。研究提示结合血清 AFP 与腹部 US，每隔 4~6 个月对肝癌高危人群进行筛检，是提高小肝癌检出率的最佳办法。日本学者根据直径≤2cm 小肝癌增大 1cm 平均需时 3 个月，因而制定了 3~6 个月的慢性肝病随访间隔时间。

3. 异常结果处理 由于筛检试验的局限性，纵使不断改良和降低假阴性、假阳性的发生率，仍有为数不少的异常病灶和癌前病变被错误归类。据此，美国肝病研究学会（AASLD）制定指南旨在为区分癌症和非恶性病灶提供依据，指南建议对小于 1cm 的病灶，由于其活检操作难度大，并且可能不精确，这些患者的随访间隔应为 3~4 个月。1~

2cm 的病灶，如果两种以上动态影像学增强检查提示具有典型的 HCC 特征，则可以直接诊断 HCC；如果两种影像学检查结果不一致，则需行病理活检明确诊断。大于 2cm 的病灶，一种动态影像学增强检查已足够作出诊断；如果影像学检查结果不典型，则需行病理活检明确诊断。一次异常筛选试验，如果不能确诊为肝癌，则需要复查或增强随访，随访间隔同样应为 3~4 个月。如果病灶持续稳定 18~24 个月，且无阳性检查结果，则可以认为是良性病变，患者再次转入常规随访。

（四）HBV/HCV 相关性肝癌的二级预防

HBV 慢性感染是肝癌发生的主要病因之一。我国台湾的大样本自然史研究显示，慢性乙型肝炎患者 HCC 发生率为 403/10 万~470/10 万。导致 HBV 相关性 HCC 发生的病毒学因素包括：HBV DNA 水平、HBeAg 持续阳性时间、病毒基因型、C 区启动子变异、X 基因变异等。HBV 相关性肝硬化患者 HCC 发生率高达 820/10 万~2247/10 万。HCV 感染亦与 HCC 发生密切相关。慢性丙型肝炎患者发生 HCC 的风险比是普通人群的 15~20 倍，HCV 感染者在 30 年随访中 HCC 发生率为 1%~3%。中国 HCC 患者抗-HCV 阳性率为 4%~10%，HCV 相关性肝硬化患者每年 HCC 的发生率为 1%~4%。HCC 发生相关的 HCV 病毒学因素为血清 HCV-RNA 阳性和病毒基因型（HCV1b）。现有证据表明任何水平的血清 HCV-RNA 阳性都是 HCC 发生的重要危险因素，清除 HCV 可降低 HCC 发生率。

已有充分证据表明抗病毒治疗可减少慢性乙型肝炎和慢性丙型肝炎患者发生 HCC 的风险。多个临床指南均将抗病毒治疗作为防治 HBV/HCV 相关性 HCC 发生的重要手段。因而可将抗病毒治疗作为防治 HBV/HCV 相关性 HCC 发生的二级预防措施。

（五）小肝癌的早期治疗

肝癌的早期诊断与治疗是肝癌二级预防的重要策略之一。随着各种检测手段的实施，早期肝癌的诊断率有了明显提高。目前肝癌的早期诊断尚无一个公认标准。最常用的是 BCLC 分期，早期肝癌定义为 BCLC A 期，即单个肿瘤且直径≤5.0cm 或者是≤3 个肿瘤、单个肿瘤≤3cm；并且提出的治疗建议为手术切除或射频消融（radiofrequency ablation，RFA）治疗。此外，较为通用的分期还包括 TNM 分期、Okuda 分期、CLIP 分期、CUPI 分期、JIS 分期和 GETCH 分期等。

由于早期小肝癌（≤5cm）亦是涉及整个肝脏和机体的全身性病变，需同时对肝脏和整个机体功能进行治疗，小肝癌的早期治疗已由过往单一的切除的模式逐渐转变为多学科综合治疗模式。包括肝移植、射频消融（RFA）和微波消融（MWA）、经皮无水乙醇（PEI）或醋酸消融、肝动脉栓塞化疗（TACE）、放射性栓塞治疗、冷冻治疗（Cryoablation）、放疗、系统化疗、靶向治疗及中医中药治疗等。

对于无或轻度肝硬化、位于肝脏边缘及表面的早期小肝癌，根治性手术切除一直是其首选治疗。然而，研究报道显示，纵使近年来肝脏外科技术有很大的提高，小肝癌切除术后 5 年存活率仍仅为 50%~60%，即使是≤3cm 的小肝癌，根治性术切除术后 3 年的复发率仍达 51%，5 年的复发率高达 70%。

随着影像技术的发展，小肝癌的检出率越来越高，特别是中央型小肝癌的发现逐渐增多，为手术治疗带来了一定的难度，若合并肝硬化则定位更为困难。近年来，非切除性治疗手段快速发展，为早期小肝癌的治疗带来新的局面。其疗效接近在某些肝癌病例中甚至等同于手术切除，且病人的生存期和生存质量仍能得到保证和提高。特别是一些创伤小、疗效佳的局部治疗方式最为引人瞩目。局部消融治疗是借助医学影像技术的引导对肿瘤靶向定位，局部采用物理或化学的方法直接杀灭肿瘤组织的一类治疗手段。主要包括射频消融（RFA）、微波消融（MWA）、冷冻治疗（cryoablation）、高功率超声聚焦消融（HIFU）以及无水乙醇注射治疗（PEI）；具有微创、安全、简便和易于多次施行的特点。影像引导技术包括 US、CT 和 MRI；治疗途径有经皮、经腹腔镜手术和经开腹手术三种，均各有优缺。

此外，肝移植是肝功能失代偿患者的最佳治疗方式，它在切除了肿瘤的同时消除了因肝炎肝硬化引起的术后复发，尤其适用于具有单个肿瘤且直径≤5cm 或者是≤3 个肿瘤、单个肿瘤≤3cm（BCLC A 期）的患者，其 5 年生存率可达到 58%～70%，且不到 15% 的复发率，但是供肝来源的缺乏一直是难以解决的问题，在等待供肝的过程中，会有约 20% 的病人失去手术机会。射频消融（RFA）作为早期肝癌的重要治疗手段，在欧洲肝病学会（BCLC）、美国肝病学会（AASLD）和亚太肝病学会（APASL）中已经将其同手术切除和肝脏移植同列为直径≤3cm 肝癌的根治性治疗方法。在我国 2009 年公布的"原发性肝癌规范化诊治的专家共识"中认为，对于直径≤5cm 肝癌，局部消融可作为手术切除之外的另一种治疗选择；对于肝脏深部或中央型直径≤3cm 的肝癌，局部消融可以达到手术切除疗效，获得微创下根治性消融，可优先选择。

自 1991 年 Reich 等首次报道腹腔镜肝脏切除术以来，腹腔镜手术首先在对某些良性肝脏肿瘤的治疗中显示出优越性，以后逐渐应用到肝癌切除中。目前，该项技术已成为一种比较安全的肝脏手术方法，开始广泛应用于临床，成为早期肝癌治疗的一个重要手段。

四、肝癌的三级预防

肝癌的三级预防，是指对肝癌进行积极的治疗，使患者获得长期生存，防止导致患者死亡或伤残，具体措施包括防止复发、防止致残、降低并发症、提高生存率和康复率，以及减轻癌症引起的疼痛等措施，如三阶梯止痛、临终关怀等。

近年来在肿瘤的诊断和治疗领域里出现了多种新的诊断技术，包括正电子发射计算机断层显像（PET）、体腔内的超声波、各类内镜、分子病理学及肿瘤标记物。因此，综合目前各学科的多种诊断方法就能提供患者最正确的诊断。在肿瘤的临床治疗方法方面，除了传统的外科手术、放疗和化疗外，其他新的治疗技术层出不穷，包括免疫治疗、基因治疗和生物靶向治疗等。目前人们已经认识到，除了少数早期肿瘤可以被单一的外科治疗治愈外，对绝大多数常见恶性肿瘤，仅单靠某一种治疗手段难以获得满意疗效。只有联合目前已有的多种肿瘤诊断和治疗手段才能为患者提供最优的治疗，使其获得最好的疗效。

随着医学的进步和对肿瘤本质认识的不断加深，肝癌的三级预防手段逐渐明朗。目前，肿瘤的多学科综合诊疗（图 1-3-1）已成为国内外临床肿瘤治疗的模式和发展方向，以多学科综合治疗团队（multi-disciplinary team，MDT）为中心有助于实现肝癌病人最优的个体化治疗。多学科综合诊疗，主要目的为防止病情恶化、防止残疾。其方法是通过多学科综合诊断和治疗，正确选择合理的诊疗方案，为可治愈的患者提供根治性治疗，以达到治愈的目的。三级预防的对象主要是肝癌诊断明确的病人，关键的问题是根据其身心情况和社会经济因素等情况，结合循证医学证据合理地应用现有的治疗手段，以最适当费用取得最好的治疗效果，最大限度地提高病人的生存率和生存质量。

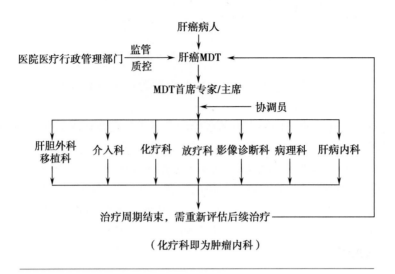

图 1-3-1　肝癌 MDT 实施流程图
［引自广东省抗癌协会肝癌专业委员会，肝癌多学科综合治疗团队建立——广东专家共识（1）］

　　此外，肝癌根治性治疗较高的复发率已成为影响患者疗效和获得长期生存的瓶颈，术后新发肿瘤亦不少见。预防治疗后复发首先应先去除危险因素，如慢性乙型肝炎或丙型肝炎、黄曲霉毒素摄入、饮水污染、长期酗酒或铁超负荷等。根据个体情况施行抗病毒治疗、肝动脉栓塞化疗（TACE）、术后辅助局部药物治疗或放射治疗、免疫治疗、基因治疗、分子靶向治疗、生物治疗和中医中药治疗等。肝癌预防和治疗方法日新月异，然而新式疗法是否有利于康复和预防复发仍有待进一步的研究证实。总之，预防胜于治疗，肝癌的防治同样应积极地从预防入手，即使是早期小肝癌亦不能掉以轻心。由于肝癌的病因尚未最终阐明，预防措施也尚难在短期内见效，所以从目前来看，在积极进行肝癌一级预防的同时，肝癌的二级、三级预防也必须同时进行，以尽可能地挽救部分肝癌患者的生命。

（黄仲禧　陈敏山）

参考文献

1. Fitzmaurice C，Dicker D，Pain A，et al. The Global Burden of Cancer 2013. JAMA Oncol，2015，1（4）：505-527.

2. Sartorius K，Sartorius B，Aldous C，et al. Global and country underestimation of hepatocellular carcinoma（HCC）in 2012 and its implications. Cancer Epidemiol，2015，39（3）：284-290.

3. Ferlay J，Soerjomataram I，Ervik M，et al. GLOBOCAN 2012 v1.0，Cancer Incidence and Mortality Worldwide：IARC Cancer Base No. 11. Lyon：International Agency for Research on Cancer，2013.

4. Torre LA，Bray F，Siegel RL，et al. Global cancer statistics，2012. CA Cancer J Clin，2015，65（2）：87-108.

5. Siegel RL，Miller KD，Jemal A. Cancer statistics，2015. CA Cancer J Clin，2015，65（1）：5-29.

6. Kim MN，Han KH，Ahn SH. Prevention of hepatocellular carcinoma：beyond hepatitis B vaccination. Semin Oncol，2015，42（2）：316-328.

7. Wei KR，Yu X，Zheng RS，et al. Incidence and mortality of liver cancer in China，2010. Chin J Cancer，2014，33（8）：388-394.

8. Lu T，Seto WK，Zhu RX，et al. Prevention of hepatocellular carcinoma in chronic viral hepatitis B and C infection. World J Gastroenterol，2013，19（47）：8887-8894.

9. Mittal S，El-Serag HB. Epidemiology of hepatocellular carcinoma：consider the population. J Clin Gastroenterol，2013，47 Suppl：S2-6.

10. Bertuccio P，Bosetti C，Levi F，et al. A comparison of trends in mortality from primary liver cancer and intra- hepatic cholangiocarcinoma in Europe. Ann Oncol，2013，24（6）：1667-1674.

11. Chen JG. Trends in the incidence of liver cancer and its primary prevention in China. Chinese Journal of Clinical Hepatology，2012，28（4）：256-260.

12. El-Serag HB. Epidemiology of viral hepatitis and hepatocellular carcinoma. Gastroenterology，2012，142（6）：1264-1273.

13. Giacomin A，Cazzagon N，Sergio A，et al. Hepatitis B virus-related hepatocellular carcinoma：primary，secondary，and tertiary prevention. Eur J Cancer Prev，2011，20（5）：381-388.

14. Chen JG，Zhang SW. Liver cancer epidemic in China：past，present and future. Semin Cancer Biol，2011，21（1）：59-69.

15. National Office for Cancer Prevention and Control，National Centre for Cancer Registration，Bureau of Disease Control and Prevention of Health Ministry. Cancer death report in China-the third national death causes sampling survey. Beijing：People's Medical Press，2010.

16. Ni YH，Chen DS. Hepatitis B vaccination in children：the Taiwan experience. Pathol Biol（Paris），2010，58（4）：296-300.

17. Chen Z. The third national retrospective sampling survey of all death causes. Beijing：Beijing Union Medical U- University Press，2008：37-51.

18. 中国抗癌协会肝癌专业委员会、中国抗癌协会临床肿瘤学协作专业委员会、中华医学会肝病学分会肝癌学组. 2009 年原发性肝癌规范化诊治的专家共识. 临床肿瘤学杂志，2009，14（3）：259-269.

19. 广东省抗癌协会肝癌专业委员会，中山大学肿瘤防治中心肝胆科. 肝癌多学科综合治疗团队建立——广东专家共识（1）. 中国实用外科杂志，2014，34（8）：732-734.

20. 焦兴元，任建林. 原发性肝癌. 北京：人民军事出版社，2013.

21. 陈规划. 肝脏肿瘤外科学，北京：人民军事出版社，2011.

22. Lau WY. 肝细胞癌. 刘允怡，陈孝平，等主译. 北京：人民卫生出版社，2009.

23. 汪正辉，黄志强，董家鸿. 亚临床肝癌. 北京：军事医科出版社，2003.

第二章

小肝癌的定义、发现途径与诊断

肝癌的发展从小到大、从无症状到有症状、从亚临床到临床。因此小肝癌和亚临床肝癌，相对而言都是较为早期的肝癌。小肝癌的研究是肝癌临床上出现的重要事件。小肝癌研究的意义可概括为：①是获得肝癌长期生存者的重要途径；②是改善肝癌预后的重要途径；③小肝癌的研究促进了肝癌肿瘤标记和定位诊断的研究；④小肝癌研究为了解肝癌的早期发生与发展提供了条件；如更新了肝癌自然病程的概念，通过对亚临床期肝癌的研究，发现肝癌的自然病程至少为 2 年，与其他实体瘤一样，也有一个相当长的发生、发展阶段。此外，由于观察到小肝癌切除后有长期生存者，为此肝癌也有单中心发生；⑤小肝癌的研究促进了诊断、治疗与预后等概念的更新。如小肝癌的诊断已由对四大症状的分析变为对 AFP 和影像学检查的分析，小肝癌切除的术式已由肝叶切除变为局部切除，治疗方式也从单一的手术切除发展为多种根治方法共存的局面，肝癌的预后由不治变为部分可治；⑥小肝癌研究还促进了基础研究的开展。早期发现、早期诊断和早期治疗（三早）始终是实体瘤提高疗效的关键，肝癌也不例外，小肝癌是早期发现、早期诊断和早期治疗的重要标志。

第一节　小肝癌的定义

一、不同研究中小肝癌的定义

肝细胞癌（HCC）是原发性肝癌的主要类型，20 世纪 70 年代初起甲胎蛋白（alpha-fetoprotein，AFP）的临床应用，使肝癌的早期诊断成为可能。在此基础上，我国学者倡导肝癌普查，检出了许多早期肝癌的病例。这些病例瘤体较小，手术切除率高，预后良好。其临床表现、诊疗方法，皆有别于一般肝癌，故称之为"小肝癌（small hepatocellular carcinoma，sHCC）"。

小肝癌都是根据肿瘤最大直径来定义，主要是指肿瘤较小，大多数处于早期的肝癌病例，但小肝癌不完全等同于早期肝癌，有些小肝癌早期就可出现微小转移灶及邻近血管浸润。小肝癌的定义至今仍有不同的看法。

1977 年 Okuda 首次提出小肝癌的概念，指出单个癌结节最大直径不超过 4.5cm，而多个癌结节数目在 4 个以下，直径不超过 3.5cm 的为小肝癌。而中国肝癌病理协作组 1979 年指出的标准是：单个癌结节最大直径不超过 3cm，多个癌结节数目不超过 2 个，两个病灶最大直径的总和应 ≤3cm。其理由是直径 3cm 肝细胞癌是肿瘤生物特征的转变时期，3cm 以下与 3cm 以上的肝细胞癌在肿瘤生长方式、早期浸润、突破包膜、血管侵犯以及间质对肿瘤的反应上均有很大的不同。1983 年，日本肝癌研究组出版的《原发性肝癌临床和病理研究规范》中，小肝癌的定义是指 <2cm 的病灶。1994 年第十届国际消化会议亦制定了 ≤2cm 为小肝癌的标准。

1996 年，由意大利 Mazzaferro 等提出了著名的米兰（Milan）标准：单个肿瘤直径不超过 5cm；多发肿瘤数目 ≤3 个、其中最大直径 ≤3cm；不伴有血管及淋巴结的侵犯。指出此标准小肝癌行肝脏移植可得到较好的疗效，应作为肝脏移植的标准。此标准在临床中应用广泛，亦成为肝癌行射频消融治疗的标准。我国陈孝平将此标准进行了细分，提出 ≤2cm 为微小肝癌；2~5cm 为小肝癌；大于 5cm 为大肝癌；大于 10cm 为巨大肝癌。上海汤钊猷教授领导的团队在 20 世纪七八十年代对小肝癌进行了大量的研究，采用的是肿瘤最大直径小于 5cm 的标准作为小肝癌。

总之，临床上较多采用直径小于 5cm 作为小肝癌的定义标准。

二、不同临床分期中肝癌直径大小的界定

小肝癌是按照肿瘤大小进行定义的早期肝癌，是超越于临床分期。事实上，目前国际上存在着众多的肝癌临床分期，如 BCLC、CLIP、CUPI、French、JIS、Milan、Okuda、TNM、UCSF 分期，但至今仍然没有一个公认可接受的肝癌临床分期。不同肝癌临床分期对早期肝癌的定义是不同的，更加没有统一的小肝癌定义，但我们可以看看不同临床分期对肿瘤大小是如何确定的。

1. **国际抗癌联盟 2015 版 TNM 分期**（UICC／AJCC，2015 年）中，肿瘤大小的界定标准为：

T-原发病灶

Tx：原发肿瘤不能测定

T0：无原发肿瘤的证据

T1：孤立肿瘤没有血管受侵

T2：孤立肿瘤，有血管受侵或多发肿瘤直径 ≤5cm

显然，新的国际抗癌联盟 TNM 分期与旧版分期不同，去除了肿瘤大小在 T 分期中的作用，也就是说忽略了肿瘤大小对预后的影响，而更多重点在于肿瘤的生物学特性。而仅仅是在 T2 分期中，多发肿瘤直径小于 5cm 与孤立肿瘤，有血管受侵作为同等的 T2 分期。

2. **欧洲肝癌协会 BCLC 分期**

欧洲肝癌协会 BCLC 分期中对肿瘤大小的区分较为模糊，与国际抗癌联盟 TNM 分期相似，单个肿瘤不论肿瘤大小均是早期。而仅在数目 3 个以内的多个肿瘤中规定肿瘤最大直径 <3cm。（见本书附录 3）

3. 中国 2001 年原发性肝癌临床分期则对肿瘤大小有较为细致的区分：单个癌结节最

大直径不超过 3cm；多个癌结节数目不超过 2 个，其最大直径总和小于 3cm。

4. 在日本综合分期（JIS）、中国香港 CUPI 分期、日本 Okuda 分期、法国分期、意大利 CLIP 分期均没有对肿瘤大小进行规定和定义。

5. 在肝脏移植众多标准中，均有肿瘤大小的定义，如应用最为广泛的米兰（Milan）标准，在 1996 年，由意大利 Mazzaferro 等提出，规定为：单个肿瘤直径不超过 5cm；多发肿瘤数目≤3 个、其中最大直径≤3cm；不伴有血管及淋巴结的侵犯。而加州大学旧金山分校（UCSF）标准是 2001 年由美国 Yao 等提出，是在米兰标准的基础上对肝移植适应证进行了一定程度的扩大，包括：单个肿瘤直径不超过 6.5cm；多发肿瘤数目≤3 个、最大直径≤4.5cm、总的肿瘤直径≤8cm；不伴有血管及淋巴结的侵犯。

基于上述分期，我们可以得出肿瘤大小不是在所有分期中均有体现，仅在部分分期系统中及肝移植标准中才有体现。

三、小肝癌的临床与病理特征

（一）小肝癌的发生与发展

肝癌的体积与肿瘤生长的时间成正比，在一定时间内，肿瘤的大小是由癌细胞的倍增速率来决定的。Shen 等用超声显像的方法测定肝细胞生长速度，他们提出如将肿瘤的生长曲线移动到肿瘤大小为零点上，则肝细胞癌从发生到长至 10cm 大小的大肝癌需要 9.8 个月至 10.9 年，在个体之间有很大差别。由此推断一个生长迅速的 1cm 肝癌长至 3cm 至少需 4~6 个月，因此间隔 4~5 个月检查 1 次可以发现 3cm 以下的肝癌。由此可见，小肝癌是可以根据肿瘤的生物学特性和定期的影像学检查而早期发现的。同时，肝硬化患者发生小肝癌（<5cm）时，据 Barbara 观察在不治疗的情况下小肝癌发展的自然病程，计算 Kaplan-Meier 生存率 1 年为 81%，2 年为 55.7%，3 年为 21%。因此，小肝癌的自然生存的时间较长，也给医生提供了一个可供治疗的时期，并可能获得较好的远期效果，这是临床上诊断小肝癌的重要性所在。

（二）小肝癌的分类

由于甲胎蛋白检测用于普查和肝病检测，在临床上出现了大批直径小于 5cm 的小肝癌。近来，由于 CT，MRI 等影像医学的出现，诊断水平不断提高，直径 3cm 的小肝癌逐渐增多，直径 1~2cm 的小肝癌也不少见。日本学者根据肿瘤的大小形态将小肝癌分为五种类型。①早期细胞癌型：肿瘤病变小，未破坏原先的肝小叶或假小叶。②单结节型（Ⅰ型）：结节略呈球形，膨胀性生长，有周围肝组织受压形成的明显的包膜。③单结节型伴结节外浸润（Ⅱ型）：为常见类型，大体形态同Ⅰ型，但包膜不完整，可见一处或多处结节向外生长。④融合多结节型（Ⅲ型）：由界限尚清的多个小结节连接融合而成，每个小结节周围有纤维结缔组织。局限区常见癌瘤侵入邻近假小叶。⑤界限不清结节型（Ⅳ型）：少见，结节界限不清，肿瘤向周边肝组织小叶间隔内浸润，但其中门脉及胆管仍存在。此分类具有如下特点：早期肝细胞癌型病灶较小（≤1.2cm），且组织分化好，Ⅱ、Ⅲ型组织形态分化差；Ⅰ型常见血清乙型肝炎表面抗原阳性及肝硬化，门静脉瘤栓及肝内转移罕见，故对动脉插管栓塞治疗效果好；Ⅱ型门脉瘤栓多见，易发生肝内转移（71.4%），和多灶性局部复发（40%）；Ⅱ、Ⅲ型均 AFP 升高均较Ⅰ型明显，对动脉插管栓塞治疗反应差等特点。2cm 的小肝癌又可分为 3 种类型，即单个边界清楚的结节型、边界不清的结节型（此型常并发卫星灶）以及多结节融合型。边界清楚的结节型小肝癌通常呈膨胀性生长，而边界不清楚的小肝癌则常变现为"取代性生长"。

（三）小肝癌的临床特征

肝癌的诊断主要依靠症状、体征、实验室检查、影像诊断及病理组织学检查等。但在小肝癌，由于尚在肝癌的早期，几乎都无症状。由于瘤体较小，除非长在肝脏下缘，一般也不能被扪及。甚至由于瘤体较小，肝穿刺活检亦不易准确取材。所以小肝癌的诊断主要依靠实验室检查与影像诊断。目前，影像诊断技术的迅猛发展，使得被检出和切除的肝癌肿瘤直径越来越小。

（四）小肝癌的病理特征

小肝癌并非仅仅是体积较小的肝细胞癌，它也具有一定的病理学和肿瘤生物学行为的特性。

1. 肉眼形态　小肝癌与中、晚期肝癌最大的区别在于癌肿体积小，边界清楚，周围可伴或不伴有包膜，包膜可完整或不完整。小肝癌也有膨胀性生长和浸润性生长之分。以膨胀性生长为主的肿瘤多呈球形，边界清楚，约60%有纤维包膜形成，其中30%可见包膜中有癌细胞浸润，但包膜突破率仅为大肝癌的1/5。浸润性生长为主的小肝癌边界不规则，无包膜形成，癌细胞周围为淋巴细胞和纤维结缔组织。有的观察直径<1.2cm的早期肝细胞癌，具体形态上表现为一微小的、黄绿色结节，邻近有门管区和完整的胆管，且未受肿瘤膨胀生长所压迫，可将其视为原位肝细胞癌。小肝癌癌周纤维包膜形成虽然在一定程度上对肿瘤的生长起着限制的作用，但并不能阻止癌细胞的生长，因而小肝癌中包膜受侵颇为常见，在直径仅0.8cm的癌肿也可见到。癌细胞浸润包膜在包膜中或在包膜外可形成卫星结节，后者的周围常有多少不等的淋巴细胞浸润和纤维组织增生，形成再包围现象，癌结节的浸润与包膜反复进行，造成肿瘤分叶状的形态特点，其中的纤维间隔部分来自断裂的纤维包膜，而癌结节则由陆续形成的卫星结节相聚而逐步扩大。小肝癌的具体形态充分反映癌肿的浸润、包围、再浸润、再包围的过程，提示在这个时期机体对肿瘤的反应是积极的。有包膜的小肝癌生长缓慢，甚至维持1~2年大小不变。

2. 临床病理　小肝癌大多数表现为早期肝癌，在组织病理学上有其特点。

（1）癌细胞形态：癌细胞形态属肝细胞癌类型，癌细胞呈多角形，包浆丰富，深伊红着色。癌细胞呈索状或团状排列，血窦丰富，窦壁衬以扁平内皮细胞，同时癌细胞形态及分化程度极为一致，而且极少出血、坏死。

（2）癌灶间质结缔组织：癌灶间质结缔组织多，形成宽窄不一的纤维间隔，癌结节外周及癌巢间均有不同程度纤维组织增生。癌周包裹纤维是由环形粗胶原纤维束所构成，随着肿瘤发展，常见有癌细胞团块突破胶原纤维束向周围肝组织呈裂孔状浸润，外侵的癌细胞又被增生的结缔组织包绕，形成再包裹的现象。

（3）包膜形成：多数小肝癌结节在肉眼可见明显的包膜，在镜下见部分病例癌周结缔组织包膜完整，部分包膜不完整。值得注意的是，不少癌结节包膜中有不同的癌细胞浸润。癌细胞浸润可发生在包括直径仅0.8cm的微小癌结节在内；浸润严重的病例，癌细胞穿透包膜，于包膜中或包膜外形成卫星结节。人们还注意到<1cm的肝细胞癌很少有包膜，但直径为2cm者2/3有包膜。因此，一般认为包膜通常是肿瘤长大至2cm时才开始形

成的。

（4）小肝癌的癌细胞分化大多良好，其中Ⅰ级约占75%。与正常肝组织的区别是细胞增大，核多形伴染色过深。细胞排列呈梁状或假腺状。血管略扩张，结缔组织可明显增生。随着肿瘤增大分化差的癌细胞将逐步占主导地位。根据肿瘤增大为二倍大小所需的时间划分为：①快速生长型（肿瘤倍增时间<3个月）；②中速生长型（肿瘤倍增时间3~8个月）；③慢速生长型（肿瘤倍增时间>8个月）。直径<3cm的小肝癌与肝硬化的伴发率约在80%~100%之间。其中，大多数为大结节型肝硬化患者。

（5）血管内瘤栓：血管内瘤栓是肝癌形成的一特点，肉眼可见的血管内瘤栓在小肝癌极为少见，但镜下血管内瘤栓则常见，占24%~33%。最多见为在门静脉支管腔内漂浮着成小簇的肿瘤细胞，而血管内瘤栓的检出率与瘤体的大小无关。所以外科医生要特别注意，手术切除小肝癌时，应尽量避免手术操作时的搬动和挤压使血管内的癌细胞团块脱落；同时，切缘必须留有足够的边缘肝组织以减少术后的复发。在减少手术后复发的这个问题上，先要控制血管蒂的规则性肝段，亚肝段切除方法可能较常用的不规则性切除能较少癌的播散。

（6）淋巴样细胞浸润：肝癌的淋巴样细胞浸润与机体的免疫有关。在小肝癌的瘤体内外都可见有不同程度的淋巴样细胞浸润，主要为淋巴细胞、浆细胞及少量的巨噬细胞；免疫细胞在癌灶分布的形式不同，一般来说在厚包膜处较少，而在癌细胞团向包膜外突破处较多。

3. 生物病理和超微结构　肝癌多为早期的肝细胞性肝癌，细胞形态较一致，分化程度以Ⅱ~Ⅲ级为多。癌细胞的亚微结构仍保持着肝细胞的特点，其主要表现如下。

（1）细胞核大而不规则，核仁大而明显，包浆成分伸入核内形成假包涵体的情况多见。

（2）包质中细胞器丰富，线粒体多而呈弥漫分布，个别细胞中有巨大线粒体，粗面内质网很丰富，在甲胎蛋白阳性的病理更为明显，甚至还排列呈指纹状。

（3）血窦和细血管保存完好。

另外值得注意的是：血清AFP定量高低和肿瘤体积无平行关系，体积小的肝癌，AFP定量可以很高；而体积较大的肿瘤，AFP并不一定相应的增高。近年来，通过肿瘤DNA定量细胞化学研究，发现小肝癌（直径<3cm）细胞大多为二倍体（diploid，D）或近二倍体（near diploid，ND），而大肝癌（直径>3cm）多为异倍体（aneuploid，An）。提示在肝癌瘤体由小到大的增殖过程中，经过持续的克隆进化作用，使得分化更差，恶性程度更高的异倍体干系被选择下来，成为3cm以上肝癌的主系成分；同时也提示，肝癌瘤体在3cm大小时，可能是其生物学特性发生转化的重要时期。

第二节　小肝癌的早期发现

早期发现、早期诊断和早期治疗（三早）始终是实体瘤提高疗效的关键，肝癌也不例外。

（一）肝癌的普查对象

20 世纪 70 年代，没有症状肝癌的早期发现主要是在自然人群中进行普查。上海普查近 200 万人，查出 300 例肝癌患者，其中 134 例为早期肝癌。换言之，每普查 10 万人，只查出 15 例肝癌患者。80 年代初，普查对象已由自然人群变为高危险人群。从我国的国情出发，主要是有肝炎病史 5 年以上的人群（因我国肝炎主要为乙型肝炎）；或已知有乙型或丙型肝炎病毒感染者；年龄 35~65 岁者。普查高危险人群，肝癌患者的检出率为普查自然人群的 34 倍。80 年代末，我们又提倡在每年一度的体格检查（多为中年人群）中加入 AFP 与超声检查这两个项目，结果也查出不少没有症状的肝癌患者。更为重要的是让高危人群主动至少 6 个月到医院检查。1988 年 Beasley 发现，HBsAg 阳性者其相对危险性为 HBsAg 阴性者的 98 倍，其后的文献亦多在 10 倍以上。在日本，高危人群的范围为：有肝病或肝炎史，有家属肝癌史，或 HBsAg 阳性者。复旦大学肝癌研究所结合中国国情，考虑成本与效益的关系，提出了在国内易于操作的高危人群标准，即 HBsAg 阳性，或有慢性肝炎史，年龄在 35 岁以上。在此人群中 AFP 筛查肝癌的检出率为 500.5/10 万，为自然人群的 34.5 倍。

按目前绝大多数指南推荐，HCC 的筛查周期为 6 个月，但临床发现，可能对一些肝癌极高危人群会降低早期肝癌诊断率，而对于肝癌发生风险极低的高危人群可能也是医疗成本的浪费。因此，专家建议将 HCC 高危人群分为低危、高危及极高危 3 个层次，采取不同的筛查策略可能更符合卫生经济学策略。

1. 低危人群　其临床特征包括：①HBV 携带者；②慢性病毒性肝炎（HBV 和/或 HCV）经抗病毒治疗持续病毒学应答者；③自身免疫性肝炎及酒精性或非酒精性脂肪性肝炎肝功能持续正常者。建议每 12 个月检查肝脏超声和 AFP。

2. 高危人群　其临床特征包括：①男性年龄>40 岁或女性年龄>50 岁慢性乙型肝炎，并且病毒载量>2000IU/ml 或患者有肝癌家族史；②HBV 相关性代偿期肝硬化但多次检查 DNA 阴性，或抗病毒治疗持续病毒学应答者；③酒精性或非酒精性脂肪性肝炎肝硬化代偿期；④慢性病毒性肝炎伴代谢综合征。建议每 6 个月检查肝脏超声和 AFP，有条件的可增加 AFP-L3、GPC3、GP73、DCP 等检查项目。上述患者如果超声检查发现直径<1cm 肝脏结节病灶，则建议按极高危人群肝癌的筛查管理。

3. 极高危人群　其临床特征包括：①HBV 相关性肝硬化有肝癌家族史，或男性年龄>50 岁肝硬化患者且 HBV-DNA 阳性或丙氨酸氨基转移酶（ALT）持续异常；②肝硬化，超声显示肝脏结节直径<2.0cm，高度和/或低度增生结节，或肝脏不典型增生结节直径<1cm；③肝硬化，HBV-DNA 前 C 区 A1762T/G1764A 双突变，或抗病毒耐药相关的 rtA181T、rtL80I、rtN236T 基因突变；④失代偿期肝硬化或肝硬化曾发生过失代偿事件，或肝硬化合并糖尿病、肥胖、酗酒。建议每 3 个月筛查肝脏超声和 AFP，有条件的亦可增加 AFP-L3、GPC3、GP73、DCP 等检查项目，每 6~12 个月进行 CT 和/或 MRI 检查。如果 AFP 升高，但未达到诊断水平，除排查其他可能引起 AFP 增高的情况，则将筛查间隔时间缩短至 1~2 个月。

（二）肝癌的普查手段

过去肝癌的普查手段为单一检测 AFP。20 世纪 80 年代，普查手段已由 AFP 检测变为 AFP 与影像学的结合。单一 AFP 检测，我国肝癌患者中仅 60%~70% 阳性，将遗漏 30%~

40%的早期肝癌患者。超声能检出>1cm 的小肝癌，这将大大减少漏查。国外由于肝癌患者的 AFP 阳性率较低，故有单用超声检查者。由于超声检查受操作者细致程度与经验的影响而难免疏漏，故 AFP 检测合并超声检查较好。日本也有主张异常凝血酶原（DCP）与 AFP 合用的。

但是，就目前的研究结果看，AFP 联合超声检查的筛查方案存在两个不足的地方。首先，虽然 AFP 是广泛被认知的 HCC 生物标志物，但近年来发现 AFP 敏感性和特异性较差，不适合应用于 HCC 的早期筛查。AFP>20μg/L 时 HCC 诊断敏感度为 60.0%，特异度为 80.0%；当 AFP>20μg/L 时敏感度为 20.0%，特异度为 100.0%。另外，30% ~ 40%HCC 患者 AFP 阴性。因此，近年来不断涌现出许多新的血清学诊断标志物，如 AFP-L3、GPC3、DCP 和 GP73 等均被应用于 HCC 筛查、诊断，这些血清肿瘤标志物在 HCC 早期诊断方面都有其优势和局限性。因此，未来的研究重点是在寻找新的标志物或不同相关肿瘤标志物的组合。

虽然超声筛查 HCC 的敏感度可达 65.0% ~ 80.0%、特异度为 94.0%，但必须指出的是，超声筛查涉及仪器的优劣与操作医师的经验水平，因此建议必须有"有经验医师"操作，而日本提出肝癌筛查应该在具有一定资质的医学中心进行。还有值得注意的是，超声对诊断病灶直径小于 2.0cm 的 HCC 存在困难，在早期 HCC 诊断方面并不具有优势。

（三）筛查间隔的确定

肝癌筛查时间的确立是早期发现肝癌的主要环节，而每次复查间隔时间的长短，直接关系到肝癌高危筛查及时发现的质量。

Sheu 等发现肝癌的倍增中位时间为 117 天，生长较快的肿瘤从 1.0cm 长大到 5.0cm要花 5 个月的时间。也就是经过 6 个月，肿瘤从难以检出生长到可被检出的大小。所以，每 6 个月筛查一次应是合理的。我国的研究也发现，经每 6 个月一次筛查出来的病人，即经过筛查阴性保护后，亚临床肝癌的比例高达 77.2%，而未经阴性保护，筛查出来病人的亚临床肝癌的比例为 27.6%。因此从肝癌的自然病程和筛查的效果中可以看出，筛查的间隔应控制在 6 个月之内，才能从理论上保证查到的大部分为亚临床肝癌。若筛查间隔时间过短，如每 3 个月 1 次，则会造成受检者心理上负担过重，并且筛查成本增加，似不可取。通过实践工作研究和大量资料分析认为，在保证监测质量和考虑经济学角度出发，我国推荐的筛查间隔是每 6 个月 1 次。

欧美地区的筛查间隔与我国相似，欧洲 Bruix 等指出肝癌筛查以每 6 个月一次的超声检查配合肿瘤标志物的检测是必要的。而日本的肝癌早期筛查模式则有所不同：对于高危人群进行每 3 个月 1 次的超声检查以及每月 1 次的血清肝癌标志物检测。

（四）筛查间隔的效果评价

由于以往的肝癌筛查在非固定人群中进行，缺少严格的对照研究，所以筛查能否真正降低人群的肝癌死亡率这一最终的评价一直未能进一步的论证。McMahon 等（2000）总结美国阿拉斯加 16 年来对 HBsAg 携带者采用 AFP 每 6 个月普查，认为普查能发现可切除肝癌并提高生存率。我国香港 Yuen（2000）认为，普查可增加治疗的机会。意大利 Trevisani（2002）对肝硬化患者每 6 ~ 12 个月普查，也认为普查可增加局部治疗、化疗栓塞和肝移植的机会。我国台湾 Chen（2002）对肝癌高危人群以超声检查做普查，认为普查使死亡率降低 41%。

在我国，由上海复旦大学肝癌研究所完成的一项肝癌筛查的随机对照研究，以 35~59 岁的慢性肝炎史者作为研究对象，将 18816 名肝癌高危对象随机分为筛查组和对照组，筛查组每 6 个月 1 次作 AFP 及实时超声检查，而对照组不作任何主动检查。经过 6 年的随访，筛查组和对照组分别有 86 例和 69 例肝癌。筛查组与对照组相比，小肝癌比例为 45.3% 和 0，手术切除率为 46.5% 和 7.5%，5 年生存率分别为 46.4% 和 0。筛查组中有 32 例死于肝癌，而在对照组中有 54 例。结果充分说明对肝癌高危对象进行筛查能早期发现肝癌，已能证明肝癌筛查能有效地延长肝癌病人的生存期，改善肝癌的预后，降低肝癌的死亡率。

（五）肝癌筛查的要点总结

①普查或对高危人群检测是发现小肝癌的主要途径。在我国中年人年度体格检查中，纳入 AFP 检测与超声检查，有助于发现小肝癌。②结合国情，有肝炎史或已知 HBsAg/抗 HCV 抗体阳性的中年人群可作为普查对象。③AFP 检测和超声检查仍是主要的普查方法，最好每 6 个月检查 1 次。④普查既要重视第一轮的结果，更要重视其后几轮的结果，因其后几轮查出的患者肿瘤更小。⑤普查发现的 AFP 阳性或超声检查发现的有占位性病变，应抓紧进行早期诊断。对 AFP 低浓度阳性而不伴肝功能异常者，应密切随访，而不要轻易下否定的结论。⑥对已有确诊的小肝癌，应抓紧进行有效的手术或局部治疗。⑦对治疗后的患者应每 2 个月随访 AFP 和超声检查，并采用相应的预防复发措施。⑧小肝癌做根治性切除后一旦发现亚临床期复发，应尽可能做再切除或局部治疗。⑨开展肝癌普查应有强大的临床作后盾，保证能准确诊断出小肝癌，有条件并能及时进行各种有效的治疗。如果没有临床的配合，普查将失去意义，这也是有些普查未能获得较好结果的原因。

第三节 小肝癌的早期诊断

小肝癌无临床症状，其早期诊断依靠肿瘤标志物和影像学检查。通常 AFP 阳性的实质性小占位性病变，如有 HBV 或 HCV 感染背景，而又无肝病活动证据者，诊断多可成立；对 AFP 持续较高浓度阳性而一时未观察到占位性病变者，应反复进行各种影像学检查，并密切随访，而不要轻易否定。对 AFP 阴性小占位性病变者，如有肝硬化、HBV 或 HCV 感染证据，应高度怀疑肝癌，尤其是超声检查示有声晕、螺旋 CT 动脉相时有填充者。其鉴别的重点为肝血管瘤、肝腺瘤、局灶性结节样增生，炎性假瘤等。

一、诊　断　方　法

（一）临床表现

早期诊断是原发性肝癌获得早期治疗的前提，一旦肝癌出现了典型症状与体征，诊断并不困难，但往往已非早期。所以，凡是中年以上，特别是有肝病史病人，发现有肝癌早期非特异的临床表现，如上腹不适、腹痛，乏力，食欲不振和进行性肝大者应考虑肝癌的可能，要作详细的与肝癌临床有关的定性、定位等检查和观察。但在小肝癌，由于尚在肝癌的早期，几乎都无症状。由于瘤体较小，除非长在肝脏下缘，一般也不能被扪及。甚至由于瘤体较小，肝穿刺活检亦不易准确取材。所以小肝癌的诊断主要依靠实验室检查与影像诊断。

（二）实验室检查

1. AFP 检查 血清 AFP 检查至今仍是诊断肝癌最重要的实验室检查方法。通常采用放射免疫法测定，正常值为<20μg/L。若明显增高，持续不降并能排除个别假阳性的情况则即能认为肝癌定性诊断的依据。由全国肿瘤防治办公室与中国抗癌协会主编的《常见恶性肿瘤诊治规范》肝癌一书中指出：AFP>400μg/L，持续 4 周，能排除妊娠、胚胎源性肿瘤、活动性肝病及转移性肝癌者即可作为原发性肝癌的"定性"诊断。一般而言，妊娠与转移性肝癌 AFP 浓度多不超过 400μg/L，胚胎源性肿瘤常见于睾丸与卵巢，一旦疑及，诊断不难。唯活动性肝病鉴别不易，因肝癌常发生于慢性肝病的基础上，常见肝癌与活动性肝病共存的情况。传统的鉴别方法是动态的观察，若 AFP 随谷丙转氨酶的波动而上下波动者，多为活动性肝病，而 AFP 持续上升者则常为肝癌。然而长时间的随访观察亦有可能错过早期诊断的时机。近年有用外源凝集素检查 AFP 糖链部分的方法，可以有助于鉴别因肝癌引起的 AFP 增高或因肝炎、肝硬化引起的 AFP 增高。即 AFP 异质体的检查，凡小扁豆凝集素结合型 AFP>25%者提示为肝癌，反之为活动性肝病。AFP 异质体的检查使 AFP 对肝癌的诊断更加准确可靠，可惜目前可用的检测方法多适用于 AFP 含量较高的病例。对一些 AFP 低浓度增高的病例其鉴别诊断则需开发新的检验方法，晚近有人使用"抗人小扁豆凝集素结合型甲胎蛋白异质体单克隆抗体"（AFP-R-LCA-MOAB）的双位点夹心酶联免疫法检测 AFP 异质体，可适用于低浓度 AFP 的鉴别诊断。

由于 AFP 在肝癌中的阳性率约 70%，而且小肝癌的阳性率更低。故小肝癌的定期诊断除 AFP 外尚需借助于其他肝癌标志物，如 γ-谷氨酰转肽酶同工酶 II、异常凝血酶原等。

2. γ 谷氨酰转肽酶（γ-glntamyl transpeptidase isoenzy me-II，GGT II） 在肝癌、肝病甚至在各种原因引起的胆道梗阻时皆能升高。但采用聚丙酰胺梯度凝胶电泳则可将其分为 9~13 条区带，其中第 II 条带为肝癌所特有，在肝癌中的阳性率达 90%，特异性更高达 97.1%。曾有报道从 GGT II 阳性到最终确诊为肝癌历时 2~20 个月，所以认为 GGT II 对小肝癌的诊断有一定的辅助价值。

3. 异常凝血酶原（des-carboxy prothrombin，DCP） 当肝细胞癌变时，肝脏所合成的凝血酶原羧化不全，称为异常凝血酶原。可作为诊断肝癌的标志物。有报道在一组小肝癌中 DCP 阳性率达 84.2%。

4. 其他肝癌标志 文献中提到可能有助于小肝癌诊断的有：

（1）酸性同工铁蛋白（acid isoferritin）：为一种癌胚蛋白，在肝癌中的特异性较高。在小肝癌中亦有 62.5%为阳性。

（2）α-L-岩藻糖苷酶（α-L-f ucosidase，α-FU）：为糖蛋白和糖脂代谢中重要的水解酶，在小肝癌中 70.8%为阳性。

（3）M_2 型丙酮酸激酶（M_2-pyrurate kinase，M_2-PYK）：为糖酵解的关键酶，M_2 型

PYK 仅见于胚肝及肝癌组织中，在小肝癌中已有显著增高。

数种肝癌标志联合检测，可能提高肝癌诊断的阳性率，但未能证实更有利于小肝癌的诊断。故目前临床应用中仍以 AFP 为主要定性诊断指标。AFP 阴性之病例则全赖影像学诊断方法诊断。

（三）影像学诊断

常用的影像学检查手段包括有超声、CT、MRI、肝动脉造影等。肝癌的影像学检查特征详见其他相关章节，这里仅作简单介绍。

1. **实时超声检查**（real-time ultrasonography，US） 实时超声通常被称之 B 型超声，实时超声检查具有经济简便、无损伤等优点，但其诊断的准确性则依检查者的经验而定。在有经验的检查人员手中，实时超声检查可以检出直径 2cm 甚至更小的癌结节。小肝癌结节直径在 2cm 左右时多表现为低回声区，在 3~4cm 时则多为低回声区及晕圈，在 5cm 时则晕圈已不明显，内部亦多呈高低回声相杂的不均质结构。最近还有报道用彩色多普勒与双功能超声合用于诊断肝癌，甚至可以显示肿瘤内动脉与门静脉血流，于诊断及鉴别诊断极有价值。实时超声检查是诊断小肝癌的首选检查方法。

尽管超声技术不断发展，但对发现小肝癌或微小肝癌仍有某些局限性。将声速明显不同于肝组织的造影剂（通常为微气泡）或进入体内能产生微气泡的物质由外周血管或直肠引入体内，使肝脏敏感区内的血流多普勒信号增强 15db 左右。因此，超声造影作为一种新的发展方向，通过声学造影以期获得对比明显有特征性的声像图，发现更小的肝癌，早期诊断早期治疗。国内曾先后应用双氧水灌肠、静脉注射 CO_2 或利声显（Levovist）等，在二维声像图基础上，对传统的彩超显示有困难的肿瘤内微小血管、低速血流或较深在肿瘤内血管，应用超声造影方法，提高上述血流的显示率。最近发展的谐波成像选择接收来自微泡的二次谐波，伪差甚少，肝癌血管的可见度将得到进一步改善。

2. **计算机断层扫描**（computed tomography，CT） 肝癌在 CT 片上呈低密度病灶，小肝癌大多周边清楚，若作增强扫描则显示更为清晰。且能有效地与肝血管瘤鉴别。CT 检查能清晰显示肝癌结节的数目、大小、部位，门静脉有无浸润和瘤栓，肝门淋巴结是否肿大，胰腺有无浸润等肿瘤的情况。还能根据脾脏的大小、肝萎缩的情况及腹水的有无提示合并肝硬化的程度。CT 检查能清晰显示肿瘤与下腔静脉、肝静脉的关系。故不仅在肝癌的诊断方面，在肝癌手术切除可能性的估计方面，CT 检查亦极具价值。一般 CT 检查能发现直径 2cm 左右的肝癌结节。若经肝动脉插管注射造影剂作肝动脉造影的同时作 CT 检查，称为 CT A（CTA ngiography），甚至可发现直径 1cm 左右的肝癌结节。若经肝动脉插管注射碘化油（lipiodol）后 3 周做 CT 检查，称为 Lipiodol CT，有报道甚至能发现直径 0.3cm 的癌结节。对检出小肝癌极有价值。当然此类方法为侵入性检查，不作常规用。

3. **磁共振成像**（magnetic resonance imaging，MRI） MRI 对小肝癌的显示能力略优于 CT，诊断准确率可达 94%~96.9%。小肝癌呈低信号，也可呈等信号（占 30%）或高信号，其中高信号者常表示肿瘤分化较好（Edmondson I 级），并有脂肪变性、出血、细胞内糖蛋白增加，铜沉积亦是引起高信号的原因。T_2WI 多数呈高信号，少数呈等信号或低信号，T_2WI 上低信号的原因多为肿瘤内凝固性坏死所致，而高信号多提示肿瘤组织水肿、液化、坏死。

假包膜的显示对小肝癌的诊断有重要意义。因为血管瘤、FNH、转移瘤均无假包膜；结节中结节或镶嵌征虽可见于不典型肝脓肿，但小肝癌更常见，T_1WI 和 T_2WI 表现为大结节内不同信号强度的小结节融合或镶嵌而成，动脉期肿瘤内部多结节呈不同程度的强化。

目前 MRI 主要采用 Gd-DTPA 作为增强剂，其动态增强的表现：

（1）动脉期：瘤结节多有强化，均匀或不均匀（强化程度高于肝实质），少数病灶平扫为低信号，动脉期仍为低信号；也可表现出轻度强化，平扫为低信号，而增强后由低信号变成和肝实质一致的等信号，而门脉期及延迟期呈低信号。

（2）门脉期：大部分小肝癌从动脉期信号高于肝实质，到迅速低于或等于（完全等于或仅部分等于）肝实质信号，但仍有少数小肝癌动脉期明显强化，门脉期仍持续强化，但延迟 3~5 分钟扫描才呈低于肝实质的信号。

（3）延迟期：绝大多数小肝癌灶呈低信号，仅极少数为等信号，而血管瘤在此期绝大多数为略高信号，极少数为等信号，不出现低信号现象。

对于小于 1.0cm 的微小肝癌，国外学者报道增强 SPGR 序列可检出 55%~67% 的病灶，而对于少血型 MHCC，则检查比较困难，尤其是小于 0.5cm 者。脂肪抑制序列有助于小病灶的检出。

新型肝细胞特异性磁共振对比剂钆塞酸二钠（Gd-EOB-DTPA）具有能被正常功能的肝细胞所摄取的特性，对小肝癌有较高的发现率与确诊率，用于鉴别肝硬化结节多步癌演变的过程，具有独特的作用和优势，在小肝癌诊断中有较大的临床应用价值。

4. 核素显像（nuclideimaging） 是肝癌最早的定位诊断方法，但由于超声、CT 等检查的应用，核素显像的诊断价值已不如前，尤其对小肝癌的诊断并无显著作用。但能在肝癌组织中浓聚的放射性药物如 ^{99m}Tc 标记的吡多醛-5-甲基色氨酸（pyridoxyl-5-methyltryto-phan，PMT）经静脉注射后能在肝癌组织中滞留，使肝癌显像仍有一定价值，有报道甚至能显示直径只 1.2cm 的癌结节。

5. 选择性肝动脉造影（selectivehepatic arterial argiography） 采用 Seldinger 方法，将导管插入肝动脉注射造影剂并同时连续摄片，能检出直径<2cm 的癌结节。若采用数字减影血管造影设备则更能有除脊柱、肋骨等阴影，对小肝癌的诊断更为有利。选择性肝动脉造影为侵入性检查，一般不必采用。

肝癌的肝动脉造影主要表现为：①肿瘤血管，出现于早期动脉相，见肿瘤区内出现管腔大小不均的紊乱血管；②肿瘤染色，出现于实质相，肿瘤密度较周围肝实质明显高，显示出肿瘤的大小和形态；③肝动脉及其分支移位、扭曲、拉直或扩张；④肝动脉分支受肿瘤侵犯可呈锯齿状、串珠状或僵硬状态；⑤动静脉瘘；⑥"池状"或"湖状"造影剂充盈区等。

6. PET/CT PET 属于功能影像学。近年来，^{18}F-FDG PET/CT 被越来越多的应用于肝癌的诊断中，但国内外研究证明 ^{18}F-FDG PET/CT 对肝细胞癌的诊断价值有限，据报道，^{18}F-FDG 对肝细胞癌的阳性预测率仅为 55%。^{18}F-FDG-PET 在肝癌诊断中的作用主要有以下几个方面：①了解肝癌的全身转移情况；②疑为肝转移癌时查找肿瘤的原发部位；③评价肿瘤的良、恶性及恶性程度；④肿瘤治疗后的疗效评估，确定有无残留或复发。

7. 联合显像　鉴于各种显像诊断均有其利弊，必要时可综合应用各种显像技术。目前超声检出肝癌的低限为 2~3cm。放射性核素肝扫描使用 SPECT 检测可发现 3cm 左右的肝内占位性病变。肝血管造影、CT 和 MRI 分别可查到 1cm、2cm 和 1.5cm 的小肝癌，有研究显示肝癌诊断符合率三种方法分别为 95.2%、96% 和 93.8%；超声加 CT 对肝癌诊断符合率最高为 100%，超声加血管造影为 95%。

8. 肝穿刺活检　有确诊意义，用细针穿刺活检后符合细胞学诊断的灵敏度约为 87%~95.6%，特异性为 100%。鉴别原发性和继发性肝癌的诊断率为 91%。目前多采用在超声引导下行穿刺，采用 16G 或 18G 穿刺活检针可取出条状组织，较细针穿刺细胞学检查大大提高了诊断的阳性率。但是，穿刺活检有导致出血、肿瘤破裂和针道转移等危险，另外如果结果是阴性并不能排除癌症，因此不建议对可接受根治性治疗的肝内病灶行穿刺活检。对于符合临床肝细胞癌诊断标准的典型小肝癌并不需要穿刺活检，但经过各种检查仍不能确定诊断，亦不能排除恶性肿瘤的病人，应做腹腔镜探查或者剖腹探查，手术切除占位病灶。

二、小肝癌的诊断

（一）诊断原则

对于疑为肝癌或肝内占位性病变不能排除肝癌的患者，均应力求在最短时间内做出明确的诊断。先进的影像学检查是必不可少的，通常先作无损伤的检查，必要时再进行损伤性检查。对于经各种检查仍无法做出明确诊断者，必须严密随访复查、或者考虑手术探查。

（二）诊断标准

在所有的实体瘤中，唯有 HCC 可采用临床诊断标准，国内、外都认可，非侵袭性、简易方便和可操作强。与其他的恶性肿瘤不同，肝癌目前尚缺乏国际上一致认同的诊断和分期标准，不同的地区和国家，常采用不同的标准，这是由于肝癌的影响因素众多，特别是大多数患者同时合并有肝癌和不同程度的肝炎、肝硬化两种疾病，而肝癌的生物学特性也有待于进一步深入的研究。

原发性肝癌的临床诊断标准目前国内应用较多的是 2011 年卫生部医政司颁发的《原发性肝癌诊疗规范（2011 年版）》中的临床诊断标准，要求在同时满足以下条件中的（1）+（2）a 两项，或者（1）+（2）b+（3）三项时，可以确立原发性肝癌的临床诊断：

（1）具有肝硬化以及 HBV 和/或 HCV 感染（HBV 和/或 HCV 抗原阳性）的证据；

（2）典型的肝癌影像学特征：同期多排 CT 扫描和/或动态对比增强 MRI 检查显示肝脏占位在动脉期快速不均质血管强化（arterial hypervascularity），而静脉期或延迟期快速洗脱（venous or delayed phase wash-out）。

a. 如果肝脏占位直径≥2cm，CT 和 MRI 两项影像学检查中有一项显示肝脏占位具有上述肝癌的特征，即可诊断肝癌；

b. 如果肝脏占位直径 1~2cm，则需要 CT 和 MRI 两项影像学检查都显示肝脏占位具有上述肝癌的特征，方可诊断肝癌，以加强诊断的特异性。

（3）AFP≥400μg/L 持续 1 个月或≥200μg/L 持续 2 个月，并能排除其他原因引起的

AFP 升高，包括妊娠、生殖系胚胎源性肿瘤、活动性肝病及继发性肝癌等。

国外的多项指南（包括 AASLD、EASL 和 NCCN 等）（图 2-3-1～3）都强调对于肝脏占位进行多排 CT 扫描和/或动态对比增强 MRI 检查，并且应该在富有经验的影像学中心进行；同时，认为确切的 HCC 影像学诊断，需要进行平扫期、动脉期、静脉期和延迟期的四期扫描检查，病灶局部应 5mm 薄扫，并且高度重视影像学检查动脉期强化的重要作用。HCC 的特点是动脉早期病灶即可明显强化，密度高于正常肝组织，静脉期强化迅速消失，密度低于周围正常肝组织。如果肝脏占位影像学特征不典型，或 CT 和 MRI 两项检查显像不一致，应进行肝穿刺活检，但即使阴性结果并不能完全排除，仍然需要随访观察。

肝硬化病例发现监测结果异常，AFP 增高或 US 肝内结节，在未确定 HCC 诊断前，必须强化随访（enhanced follow-up）观察，以尽可能早期检出最小的 HCC。CT 结合 AFP 不能定性的小结节，有时需要进行细针穿刺检查；在不能获得阳性结果时，常只能强化随访观察：AFP 是否继续增高；结节是否继续增大。由 AFP 的情况分析高度怀疑 HCC，而 CT 或 MRI 未能证实的病例必须强化随访观察。对 AFP 增高的病例除非能以活动性慢性肝病解释，否则应高度疑似 HCC，如尚未发现结节，应作螺旋 CT 搜索；如已发现结节，应尽快确诊，不应在观察中延误。对 AFP 正常的病例，结节病灶<1cm 多为异型增生结节或硬化结节，仅需每 3 个月 US 检查；结节>2cm 多为 HCC 病灶，急需 CT、MRI 或动脉血管造影以确定诊断。CT 动态观察肝硬化病人肝实质密度减低和病灶边缘变化，可能早期诊断再生结节癌变的小 HCC。

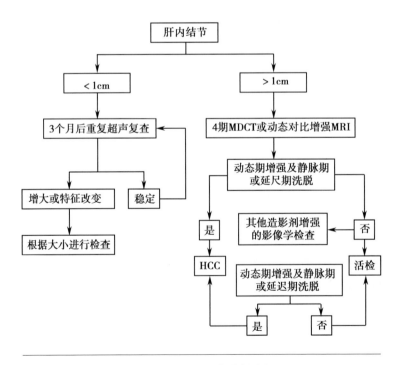

图 2-3-1　美国肝病协会（AASLD）肝癌诊断路径

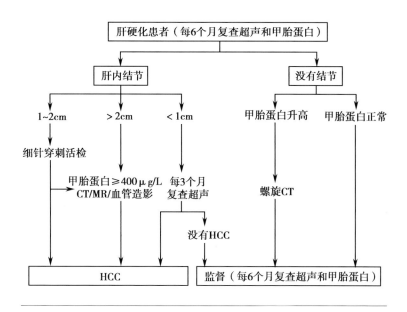

图 2-3-2　欧洲肝病协会（EASL）肝癌随访及诊断路径

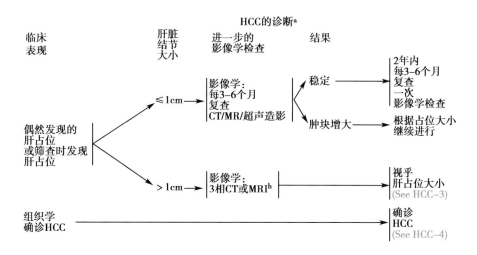

2

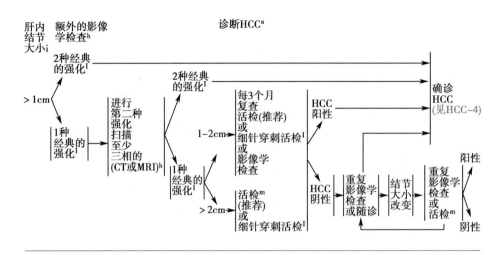

图 2-3-3　NCCN 指南肝癌随访及诊断路径

三、肝癌的鉴别诊断

肝癌的鉴别诊断可分为 AFP 阳性与 AFP 阴性肝癌两个方面：

（一）AFP 阳性肝癌的鉴别诊断

AFP 阳性的肝癌应与妊娠期、生殖腺胚胎源性肿瘤、消化道肿瘤、急慢性肝炎、肝硬化等疾病相鉴别。

1. 妊娠期　妊娠期 AFP 升高，如超声未发现肝占位，可予随访。AFP 通常在分娩后转为阴性。如 AFP 继续升高，应考虑合并肝癌可能。

2. 生殖腺胚胎源性肿瘤　多有相应的原发肿瘤临床表现和体征，可通过睾丸检查或妇科检查以排除之。

3. 消化道肿瘤　胃癌、胰腺癌等消化道肿瘤偶有 AFP 升高，但一般浓度较低，且常伴有 CEA 的升高。常无肝硬化表现，无乙肝背景，无门脉癌栓形成。超声、CT、胃肠道钡餐、胃肠镜可协助诊断。另外，消化道肿瘤肝转移常为多结节甚至弥漫性生长。

4. 肝炎　急性肝炎较易鉴别，一般均有明显有肝功能异常而无相应的肝内占位病变，肝功能好转时 AFP 可下降，且一般为 AFP 轻度升高。慢性肝炎、肝硬化时与肝癌的鉴别有时很困难。因慢性肝炎、肝硬化时肝内常可有肝硬化结节，此时的肝硬化结节与 AFP 不高或轻度升高的小肝癌很难鉴别，必须做细致的肝脏影像学检查，并定期复查肝功能和AFP。另外，可检测 AFP 异质体或 DCP 等以协助诊断。

（二）AFP 阴性肝癌的鉴别诊断

AFP 阴性肝占位的性质多样，易误诊。需要与肝癌鉴别的疾病包括：继发性肝癌、肝血管瘤、肝囊肿、肝包虫、肝脓肿、肝肉瘤、肝腺瘤、肝局灶性结节性增生及肝结核等。

1. 继发性肝癌　继发性肝癌多为胃肠道肿瘤肝转移，尤其以结直肠癌肝转移最为常见。常有结直肠癌原发灶表现，如大便习惯改变、便血、里急后重等，多无肝病背景，CEA 可升高。影像学检查常见多个散在分布，大小不一的类圆形病灶，多为少血管型肿瘤；超声以强回声型多见，可出现同心环样的分层现象，边缘可出现弱回声晕带，部分有靶征或亮环征。超声造影常可协助诊断。

2. **肝血管瘤**　肝血管瘤一般女性多见，病程常较长，发展慢，常无肝病背景，AFP阴性。超声显像多为高回声光团，边界清，无回声晕圈，内可见网状结构，较大又浅表者加压可变形，彩色多普勒检测无动脉血流。CT增强扫描可见起自周边的缓慢强化，并随着时间的发展缓慢向病灶中心发展。肝小血管瘤最难与AFP阴性的小肝癌鉴别，常需要行穿刺活检以资鉴别。

3. **肝囊肿和肝棘球蚴病（肝包虫病）**　病史均较长，常无肝病背景，一般情况好，超声检查可见液性暗区。肝囊肿者常多发，可伴多囊肾。肝包虫者常有疫区居住史，超声和CT可见液性暗区内有更小囊泡存在。肝包虫合并感染者可出现类似肝脓肿的临床表现。

4. **肝脓肿**　常有畏寒、发热、肝区疼痛、白细胞升高等感染表现，无肝炎病史，抗感染治疗常有效。超声检查在脓肿未液化时常易与肝癌混淆，但病灶边界多不清，无低回声晕圈，有液化者可见液平面，但仍需要与肝癌中央坏死鉴别。必要时可行肝穿刺活检。

5. **肝肉瘤**　极少见，多无肝病背景，与AFP阴性肝癌难鉴别。多误诊为原发性肝癌经手术切除后病理证实。

6. **肝腺瘤**　临床少见，多见于女性，可有口服避孕药史，常无肝病史，超声和CT检查常难以与肝癌鉴别。必要时可行肝穿刺活检以资鉴别。

7. **肝局灶性结节性增生（FNH）**　常见于女性，可无肝病背景，彩色多普勒部分可测得动脉血流。影像学检查有时可发现中心瘢痕，此为FNH的特征表现。超声造影中FNH的特征增强表现为明显的从中央向周边离心型轮辐状强化，与肝癌表现不同。

8. **肝结核**　临床很少见，可无肺结核、肠结核病史，并可无午后潮热、消瘦等结核病常见表现，多无肝炎或肝病背景。影像学检查较难与肝癌区分，常需手术切除后病理确诊。

另外，肝脏邻近器官肿瘤有时与肝脏关系密切，如胆囊癌肝侵犯、胃平滑肌瘤或肉瘤、胃肠间质瘤等，有时很难鉴别，可考虑手术探查以明确诊断。

总之，肝癌的诊断包括定性与定位两个方面。AFP阳性病例需仔细排除妊娠、胚胎源性肿瘤、活动性肝病及转移性癌，定性诊断即告完成。以实时超声检查再检获肯定的占位性病变，肝癌的诊断即可成立。对小肝癌而言，AFP有时虽有增高但未能达>400g/L的诊断标准，此时应考虑作AFP异质体检查或参照其他肝癌标志及肝病背景等综合考虑肝癌的可能性。必要时当密切随访观察AFP的动态变化，并积极进行各项影像学诊断检查。一般肝癌病例，尤其是AFP阳性的病例，在影像学诊断方面作实时超声检查已能满足诊断的需要。但小肝癌瘤体小，超声检查医师若非训练有素则极易漏诊。故对小肝癌，尤其是AFP阴性的病例，一般都需加作CT检查，并需作增强扫描，延迟扫描等技术处理，以搜寻小病灶和鉴别血管瘤等病变。有时为鉴别肝硬化结节，尚需作MRI检查。若AFP浓度甚高，高度怀疑肝癌，而超声、CT、MRI等检查均未发现时则需考虑作选择性肝动脉造影，并做Lipiodoe CT检查。而如果占位性病变明确，而影像学检查肝癌表现不典型时，如有把握亦可考虑作肝穿刺取病理组织学检查。总之，小肝癌的诊断因无症状、体征可以依据，AFP有时未达诊断标准，瘤体过小者影像检查又不易发现，所以需综合各项检查结果加以分析判断方可明确诊断。

（张耀军　周东升）

参考文献

1. 汤钊猷，朱世能，曹世龙，等. 现代肿瘤学. 第2版. 上海：复旦大学出版社，2000.

2. 吴沛宏，张福君，吴志荣，等. 肝癌微创治疗与多学科综合治疗. 北京：军事医学科学出版社，2003.

3. 黄洁夫. 肝脏胆道肿瘤外科学. 北京：人民卫生出版社，1999.

4. 万德森. 临床肿瘤学. 第2版. 北京：科学出版社，2005.

5. Bruix J, Sherman M. Management of hepatocellular carcinoma. Hepatology, 2005, 42（5）：1208-1236.

6. Okuda K, Ohtsuki T, Obata H, et al. Natural history of hepatocellular carcinoma and prognosis in relation to treatment：study of 850 patients. Cancer, 1985, 56（4）：918-928.

7. Kudo M, Chung H, Osaki Y. Prognostic staging system for hepatocellular carcinoma（CLIP score）：its value and limitations, and a proposal for a new staging system, the Japan Integrated Staging Score（JIS score）. J Gastroenterol, 2003, 38（3）：207-215.

8. A new prognostic system for hepatocellular carcinoma：a retrospective study of 435 patients-The Cancer of the Liver Italian Program（CLIP）investigators. Hepatology, 1998, 28（3）：751-755.

9. Leung TW, Tang AM, Zee B, et al. Construction of the Chinese University Prognostic Index for hepatocellular carcinoma and comparison with the TNM staging system, the Okuda staging system, and the Cancer of the Liver Italian Program staging system：a study based on 926 patients. Cancer, 2002, 94（6）：1760-1769.

10. Chevret S, Trinchet JC, Mathieu D, et al. A new prognostic classification for predicting survival in patients with hepatocellular carcinoma：Groupe d'Etude et de Traitement du Carcinome Hépatocellulaire. J Hepatol, 1999, 31（1）：133-141.

11. Mazzaferro V, Regalia E, Doci R, et al. Liver transplantation for the treatment of small hepatocellular carcinomas in patients with cirrhosis. N Engl J Med, 1996, 334（11）：693-699.

12. Trevisani F, D'Intino PE, Morselli-Labate AM, et al. Serum alpha-fetoprotein for diagnosis of hepatocellular carcinoma in patients with chronic liver disease：influence of HBsAg and anti-HCV status. J Hepatol, 2001, 34（4）：570-575.

13. Pateron D, Ganne N, Trinchet JC, et al. Prospective study of screening for hepatocellular carcinoma in Caucasian patients with cirrhosis. J Hepatol, 1994, 20（1）：65-71.

14. Zoli M, Magalotti D, Bianchi G, et al. Efficacy of a surveillance program for early detection of hepatocellular carcinoma. Cancer, 1996, 78（5）：977-985.

15. Izuno K, Fujiyama S, Yamasaki K, et al. Early detection of hepatocellular carcinoma associated with cirrhosis by combined assay of des-gamma-carboxy prothrombin and alpha-fetoprotein：a prospective study. Hepatogastroenterology, 1995, 42（4）：387-393.

16. Grazi GL, Mazziotti A, Legnani C, et al. The role of tumor markers in the diagnosis of hepatocellular carcinoma, with special reference to the des-gamma-carboxy prothrombin. Liver Transpl Surg, 1995, 1（4）：249-255.

17. Kumada T, Nakano S, Takeda I, et al. Clinical utility of Lens culinaris agglutinin-reactive alpha-fetoprotein in small hepatocellular carcinoma：special reference to imaging diagnosis. J Hepatol, 1999, 30（1）：125-130.

18. Capurro M, Wanless IR, Sherman M, et al. Glypican-3：a novel serum and histochemical marker for hepatocellular carcinoma. Gastroenterology, 2003, 125（1）：89-97.

19. Chen TH, Chen CJ, Yen MF, et al. Ultrasound screening and risk factors for death from hepatocellular carcinoma in a high risk group in Taiwan. Int J Cancer, 2002, 98（2）：257-261.

20. Larcos G, Sorokopud H, Berry G, et al. Sonographic screening for hepatocellular carcinoma in patients with chronic hepatitis or cirrhosis: an evaluation. AJR Am J Roentgenol, 1998, 171 (2): 433-435.

21. Kobayashi K, Sugimoto T, Makino H, et al. Screening methods for early detection of hepatocellular carcinoma. HEPATOLOGY, 1985, 5 (6): 1100-1105.

22. Miller WJ, Baron RL, Dodd GD, et al. Malignancies in patients with cirrhosis: CT sensitivity and specificity in 200 consecutive transplant patients. Radiology, 1994, 193 (3): 645-650.

23. Santagostino E, Colombo M, Rivi M, et al. A 6-month versus a 12-month surveillance for hepatocellular carcinoma in 559 hemophiliacs infected with the hepatitis C virus. Blood, 2003, 102 (1): 78-82.

24. Torzilli G, Minagawa M, Takayama T, et al. Accurate preoperative evaluation of liver mass lesions without fine-needle biopsy. HEPATOLOGY, 1999, 30 (4): 889-893.

25. Quaia E, Calliada F, Bertolotto M, et al. Characterization of focal liver lesions with contrast-specific US modes and a sulfur hexafluoride-filled microbubble contrast agent: diagnostic performance and confidence. Radiology, 2004, 232 (2): 420-430.

26. Bizollon T, Rode A, Bancel B, et al. Diagnostic value and tolerance of Lipiodol-computed tomography for the detection of small hepatocellular carcinoma: correlation with pathologic examination of explanted livers. J Hepatol, 1998, 28 (3): 491-496.

27. Caturelli E, Solmi L, Anti M, et al. Ultrasound guided fine needle biopsy of early hepatocellular carcinoma complicating liver cirrhosis: a multicentre study. Gut, 2004, 53 (9): 1356-1362.

28. Nakashima Y, Nakashima O, Tanaka M, et al. Portal vein invasion and intrahepatic micrometastasis in small hepatocellular carcinoma by gross type. Hepatol Res, 2003, 26 (2): 142-147.

29. Yu JS, Kim KW, Kim EK, et al. Contrast enhancement of small hepatocellular carcinoma: usefulness of three successive early image acquisitions during multiphase dynamic MR imaging. AJR Am J Roentgenol, 1999, 173 (3): 597-604.

2

第三章

肝细胞癌的癌前病变与免疫病理诊断

第一节 肝细胞癌的癌前病变

癌症的进展已经被认为是分阶段多步骤的过程，与其他上皮性恶性肿瘤一样，现在普遍认为从肝硬化结节发展到肝细胞癌（hepatocellular carcinoma，HCC）是一个多步骤的渐进过程。这一过程隐藏着恶性变之前有癌前病变的发生。许多年前，有关肝脏的小结节病变的研究产生了许多颇有争议的术语，1995 年洛杉矶举行的世界胃肠病学会议发起的国际工作小组（IWP）对肝脏小结节性病变进行了标准的命名。HCC 癌前病变的组织学表现已经被广泛研究和讨论了很多年，或许是因为本身肝板结构的复杂和肝硬化对组织结构改变的影响，使得肝细胞在癌变前的形态学改变、克隆性增生和结节样增生异常复杂，与恶性转化的分界显得更为模糊。IWP 定义的癌前病变包含肝细胞增生出现了微观与宏观的改变。微观形态学改变是指大细胞或小细胞组成的直径<1mm 的异型增生灶。而宏观的改变则是指直径>1mm 的增生结节，即异型增生结节（dysplastic nodules，DN），细胞形态出现不典型性，但尚未达到恶性诊断标准。因此，加深对肝脏癌前病变的认识与研究有助于了解 HCC 的发生、发展过程，而临床上对肝脏癌前病变的重视及规范化的诊治有利于提高肝癌的早期检出率，对 HCC 患者预后的改善具有重要的临床意义。

一、基本的组织病理特征

肝结节性病变向 HCC 转变的机制是极其复杂的，涉及细胞因子、癌基因及抑癌基因等多种因素共同参与，是连续、多步骤发生的过程，在遗传、环境或外部刺激因素协同作用下发生肝细胞异常增生，首先是产生异型细胞增生灶，异型细胞继续增生形成结节，随后才是异型增生结节向 HCC 转化。因而肝细胞异型增生不是特定独立的一类疾病，是癌前病变向 HCC 转化的具体表现与桥梁。HCC 癌前病变共同的特征是肝细胞不典型增生，通常伴随有大细胞改变（large cell change，LCC）和小细胞改变（small cell change，SCC），通常先由再生结节发展为异型增生灶再进展到异型增生结节，根据细胞异型性，又将异型增生结节分为低级别异型增生结节（low grade dysplastic nodule，LGDN）与高级别异型增生结节（high grade dysplastic nodule，LGDN）。

（一）肝细胞改变

慢性肝疾病中与 HCC 发生关系最密切的肝细胞改变包括小细胞改变、大细胞改变。

1. 小细胞改变　最初命名为小细胞不典型增生，新版 2010 WHO 消化系统肿瘤分类命名为小细胞改变。SCC 常出现于 HBV 相关性肝硬化、其他癌前病变及 HCC 癌旁硬化结节中，病变常呈多灶或小结节状分布，细胞密度增大，肝板厚约 2~3 层，病灶细胞体积略小，细胞核增大，核/质比增高，轻度核多形性和核深染，以及胞质嗜碱，给人以细胞核排列拥挤的感觉。但与 LCC 相比，多核细胞少见，如图 3-1-1 所示。有研究结果表明：与 LCC 相比，SCC 病变肝细胞增殖活性明显升高，SCC 端粒酶缩短伴 p21 检查点失活，染色体异常更为明显，形态学类似早期 HCC。因此，普遍认为 SCC 是主要具有明确生物学意义的异型增生细胞群，部分病例被证实为单克隆肿瘤性病变，并且灶性、结节状 SCC 与 HCC 的发生关系密切，这些都是支持小细胞变的癌前病变本质。

2. 大细胞改变　最初命名为肝细胞异型增生，LCC 常发生于肝硬化、LGDN 背景中，与慢性肝疾病有明显相关性。形态学上表现为肝硬化结节中群聚或弥漫出现肝细胞体积增大，细胞核增大、核深染和多核，具多形性，核仁相对明显，但核/质比保持正常，如图 3-1-2 所示。关于 LCC 的性质及与肝细胞恶性转变的作用一直存在着争议，首先形态上 LCC 常呈多灶且散在分布，细胞不拥挤，核/质比增大不明显；而且 LCC 病变细胞增殖活性不但不增高，反而有降低趋势，但也文献报道 LCC 增殖活性增高且凋亡下调，这或许与 LCC 的诊断标准及其异质性有关。流式细胞学分析发现 LCC 非整倍体明显高于肝硬化组织，同期比较 Ki67、p53 及 p16 表达，发现 DNA 倍体的改变要早于其他指标的异常。有学者发现 LCC 病变的肝细胞随着慢性肝病患者年龄的增大而增多，并没有 p53 基因突变，认为它是细胞退变的表现，而非真正的癌前病变。同时也有学者认为尽管 LCC 可能并非癌前病变，但它出现在伴有乙型或丙型肝炎的肝硬化内是后续发生 HCC 的一个重要的独立危险因素。

3

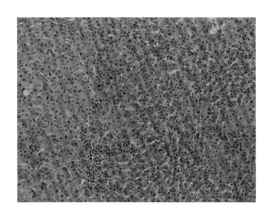

图 3-1-1　小细胞改变：与癌旁肝组织相比，病灶内细胞密度增大，细胞体积略小，核增大、稍深染，细胞核较拥挤。

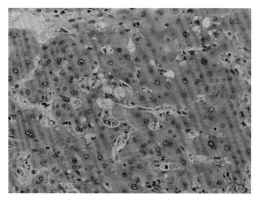

图 3-1-2　大细胞改变：病灶内细胞体积明显增大，同时核也增大，并有一定多形性，但核浆比增高不明显，可见清晰的核仁。

（二）异型增生灶（dysplastic foci）

"异型增生灶"由 1995 年世界胃肠病学会议的国际工作小组命名，随后被用于描述有癌前改变的肝细胞，在组织学检查中偶然发现。依据原始的定义，异型增生灶常见于肝硬化的肝组织，并且常为多灶性分布。仅在显微镜下见到，呈小细胞改变或大细胞改变的肝细胞簇，异型增生灶直径<1mm，如图 3-1-3 所示；这个武断的大小限制是由于这些显微镜下病变常包含在单个肝小叶或肝硬化结节内。异型增生灶的肝细胞改变有小细胞改变、大细胞改变和缺铁灶。其中，小细胞变被认为是肯定的癌前病变。在遗传性血色素沉着病的肝组织，至少部分含缺铁灶的异型增生灶是癌前病变。例如前面讨论过的大细胞改变，某些病例也可能是癌前病变。对于异型增生灶生物学本质的认识限于未能随时间追踪这些病变的发展。但是，从临床实际出发，在肝活检标本组织学上见到小细胞改变、大细胞改变或缺铁灶就提示发生 HCC 的危险明显增加。

（三）异型增生结节（DN）

DN 又称交界性结节、腺瘤样增生，是一类出现于肝硬化基础上的肝细胞增生性结节，其体积大于周围肝硬化结节，体积从几毫米到几厘米不等，大多直径<15mm，可呈单灶或多灶，结节边界清楚或模糊，具有一定的组织结构及细胞学的异型性。影像学表现多样，多数术前很难明确其性质。大体观察，DN 可因大小、质地、颜色等与背景肝组织略有不同。然而，明确这些病变性质依赖于病理组织学检查。按照国际工作小组建议，DN 依细胞不典型的程度，又分为低级别异型增生结节（LGDN）或高级别异型增生结节（HGDN）。

在大多数情况下，尤其是手术切除标本，组织学形态特征能够区分 LGDN 和 HGDN。正如肝硬化结节一样，异型增生结节边缘也可有纤维分隔形成包膜。组织学上，DN 共同的特征是有汇管区（portal tracts），这在组织学诊断上，尤其是活检标本是很有帮助的，结合其他相应的组织学表现，能够帮助确定是否取到了病变结节。脉管反应（ductular reaction，DR）常见于孤立的、结节内或纤维包裹外的门脉区，H&E 染色和 CK7/CK19 的免疫组化染色经常能观察到 DR。现在已经认识到 DR 丰富的结节不是恶性的，因为浸润性生长的 HCC 边缘有增生的纤维组织推挤或者破坏已经存在的胆管。

1. 低级别异型增生结节（LGDN） LGDN 是一类细胞克隆性增生的病变，没有显著结构上的异型性。该分类也包含了所谓的大再生结节（large regenerative nodular，LRN），因为仅靠形态学区分 LGDN 和单纯的增生性结节是不可靠且不可重复的。通常情况下，LGDN 边界清楚，周围常有纤维组织包绕，只是表现为细胞密度轻度增高的结节，肝细胞有轻微的异型性，肝板厚约 1~2 层，没有明显增厚的肝板，不包含假腺样结构，可伴有一致性和/或克隆性改变（如透明细胞，嗜酸性粒细胞等）。与周围的肝硬化结节相比，LGDN 可能细胞形态温和，并且没有明显的结构上的异型，如图 3-1-4 所示。可有大细胞改变，很少有小细胞改变。不论是在肝脏活检还是手术标本中，病理医师通常认为 LGDN 是非恶性的病变。

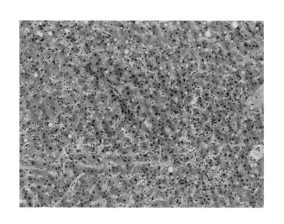 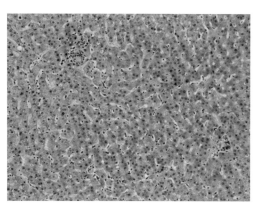

图 3-1-3　异型增生灶：肝组织中局部（直径<1mm）见细胞密集区，细胞体积变小，但核增大、密度增高，感觉较拥挤。

图 3-1-4　低级别异型增生结节：显示病灶内肝细胞密度增高，肝板增厚不明显，细胞核稍有一定的多形性。

2. 高级别异型增生结节（HGDN）　　HGDN 通常都有一定程度的细胞形态和组织结构的异型性，但又不足以诊断为恶性。与周围的肝硬化结节相比，它们都有一个共同特征就是细胞密度明显增高（达到周围非肿瘤性肝组织的两倍以上），肝板最厚可达 3 层，结节内常有不规则的小梁状肝细胞排列，偶见假腺样结构。结节内常见小细胞改变，很少出现大细胞改变。汇管区外还可见不配对小动脉，但不多。大多数病理医师会考虑 HGDN 与高分化 HCC 作鉴别诊断。更重要的是，在 HGDN 内生长的子结节可能就是高分化的 HCC。HGDN 被认为在肝细胞癌发生的相关疾病谱中更靠近 HCC。

DN 之所以被认为是癌前病变，是因为它常和 HCC 一起出现在肝硬化组织中，可出现细胞结构异常、血管增生、且发生与 HCC 很相似的基因遗传学与表观遗传学的改变。DN 形态显示由肝细胞组成的多形性的细胞群，常见胆管上皮或增生的小胆管簇。LGDN 病灶内主要见呈大细胞改变的肝细胞，细胞体积与核均增大，但核/质比例正常，核轻微不典型性。而 HGDN 更常出现弥漫或局灶的小细胞改变，细胞相对较单一，密度增高，细胞体积稍小，核/质比增大，如图 3-1-5 所示。其他有助于鉴别 HGDN 与 LGDN 的形态学改变包括：细胞透明变性，局灶脂肪变伴 Mallory-Denk 小体与铁聚积抵抗。HGDN 也可出现结构不典型，包括肝板增厚（达 3 层）、偶见假腺样结构、以及结节的膨胀性生长，HGDN 病灶的细胞形态不典型性或增殖活性等与其他结节都有不同。诊断 HGDN 的标准是病变的不典型性应不足以诊断 HCC。有时，在 DN 内部可见到类似 HCC 形态改变的亚结节，这种病变最适合称为"发生于 DN 的 HCC"。另外，明确鉴别 HGDN 和高分化 HCC 是非常困难甚至是不可能的，尤其是在穿刺活检标本中。近来发展的免疫组化标记可能对这方面有所帮助。

前面提到的多数病变相对比较做出准确的病理诊断，尤其是那些在谱系两端的病变，如 LCC/LGDN 和高-中分化 HCC。在 H&E 切片中，通过与病变周围正常肝/结节外肝实质对比、系统评估形态学特征及网状纤维染色，通常能明确区分 LCC/LGDN 和 HCC，并且最近也已取得共识。而 LGDN 和肝硬化的大再生结节单凭形态学不能确定区分的，仍是有待解决的难题。但是，出现非配对动脉或一个大结节内有克隆样细胞群提示为异型增生而非再生。这个病理诊断的实际意义在于病人患 HCC 的危险明显增高。另外难以鉴别诊断的是 HGDN 和早期高分化 HCC，尤其是在肝脏穿刺活检标本，可能需要综合临床病史（如肝硬化、结节数目和大小、影像学特征等）做出判断。

（四）肝细胞腺瘤（hepatocellular adenoma，HCA）

肝细胞腺瘤（HCA），是肝脏较少见的良性肿瘤，约占肝良性肿瘤的 10%，主要见于育龄妇女，可能与应用避孕药的增加有关。最近，分子特征研究发现 HCA 是一类异质性很强的病变。HCA 根据基因表型可以分为四类：①肝细胞核因子-1α（HNF1 α）-失活型肝细胞腺瘤，约占 HCAs 的 35%～40%；②β-Catenin-激活型肝细胞腺瘤，约占 HCAs 10%～15%；③炎症型肝细胞腺瘤，约占 HCAs 的一半；④未分类型肝细胞腺瘤，没有上述的形态及基因改变的一类，在肝细胞腺瘤，所占比例小于 10%。β-Catenin-激活型 HCA 男性多见，常伴随于糖原贮积症或雄性激素处理障碍等状态下发生。β-Catenin-激活型 HCA 多呈单一结节，病灶没有明显脂肪变性或炎症改变，向恶性病变（HCC）转化的机会较其他亚型明显增高。β-Catenin-激活型 HCA 细胞形态有一定的不典型性，且常有假腺样的生长模式，如图 3-1-6 所示，使得有时候很难与高分化 HCC 鉴别。免疫组化检测发现 β-Catenin-激活型 HCA 常强阳性表达谷氨酰胺合成酶（glutamine synthetase，GS）与浆核的 β-Catenin（图 3-1-7）。

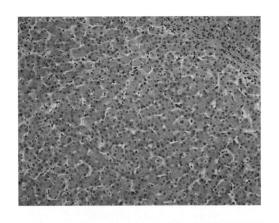

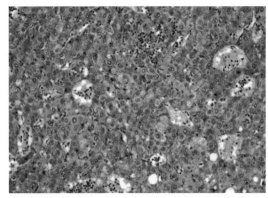

图 3-1-5　高级别异型增生结节：显示病灶内细胞密度明显增高，肝板最厚处达 3 层，核增大，偶见假腺样结构。

图 3-1-6　β-Catenin 激活型肝细胞腺瘤：细胞增生明显，核浆比增大，细胞核有一定异型性，并可见假腺样结构

（引自 Chu et al. Clinical and Molecular Hepatology. 2013，19；185-189）。

二、肝脏癌前病变的临床表现及监测

肝癌前病变的起病比较隐匿，绝大部分患者没有任何症状或者体征，很多患者都是在常规体检后发现肝内小占位性病变。少数患者可出现食欲减退、上腹不适、乏力等肝硬化相关的临床症状。一系列的肝细胞性结节（增生性的、良性的、不典型性的）及其继发

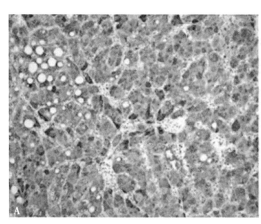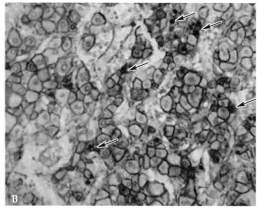

图 3-1-7　β-Catenin 激活型肝细胞腺瘤弥漫表达谷氨酰胺合成酶（A）与表达细胞核、浆表达的 β-Catenin

（引自 Chu et al. Clinical and Molecular Hepatology. 2013，19；185-189）。

3

的恶性肿瘤都可以在病变的肝组织中发生。根据病变旁肝组织改变（肝炎性/肝硬化或者非肝炎性），这些病变在实质上是有不同的。在有肝炎背景的肝组织，肝细胞癌和与 HCC 发生相关的癌前病变—比如肝脏异型增生结节（LGDN 和 HGDN）的发生率远远超过了肝脏其他所有的病变。相反，在无肝炎病变的肝组织中，与原发的良性病变（如局灶性结节性增生、肝细胞腺瘤）和恶性肿瘤（如肝细胞性肝癌，胆管细胞癌）相比，转移性癌更常见。

　　由肝硬化发展而来的 HCC 最初通常表现为肝癌前病变，比如 LRN/LGDN 和 HGDN。因此患有肝硬化的病人可能有单个良性/异型增生结节、恶性结节或者两者都有。在肝炎或肝硬化患者，如果实行早期 HCC 监测的话，恶性肝细胞性肿瘤的患病率很大程度上取决于病灶的大小，如表 3-1-1 所示。大多数<1cm 的病灶是非恶性的，而超过 2cm 的多为 HCC，因此对于超过 2cm 的病灶，当作出非恶性的诊断时要保持误诊的警惕。

表 3-1-1　肝硬化病人随访期间根据结节大小检测出的非恶性结节与 HCC 结节

参考文献	总数	NM-HN/HCC	NM-NH/HCC	
			10~20mm	>20mm
Bolondi 等[6]	72	12/60	12/29	0/31
Fomer 等[7]	74	16/58	16/58	–
Sangiovanni 等[8]	63	21/42	20/34	1/8
Leoni 等[9]	75	20/55	16/27	4/28

　　注：NM-HN：非恶性的肝细胞结节；HCC：肝细胞癌。引自 Roncalli M，et al. Digestive and Liver Disease，2011，43S：S361-S372.

　　对于 HCC 结节性癌前病变的自然发展史，Borzio 等追踪观察了 90 例组织学诊断为 LRN、LGDN 和 HGDN 的肝硬化患者，发现 HGDN 或者结节外大细胞改变向恶性转化的风险增大（分别为 2.4 和 3.1，平均随访时间为 33 个月），而 LRN 和 LGDN 向 HCC 发展的倾向较前二者低。在另一项研究中，Kobayashi 等追踪观察了 154 例组织学诊断为 LRN、LGDN 和 HGDN 的患者，中位随访时间为 2.8 年，发现 HGDN、LGDN 和 LRN 向 HCC 转化的危险比分别为 16.8、2.96 和 1.0。因此，只有小部分增生或异型增生结节会转化为恶性，而且是在一个相对较短的时间内发生，40%～60% 的病变是稳定的，还有少数病人在随访过程中病变自行消失。

对于慢性肝病患者，密切随访显得非常重要，一旦发现肝内有可疑结节状病灶，需要增强 CT 或 MRI，或者是超声造影等复查，监测血清 AFP 等标记物，必要时尚需穿刺活检进行组织学检查，这些有利于早期发现癌前病变或早期肝癌。形态学上鉴别 HGDN 与早期高分化 HCC 异常困难，目前尚没有很好的鉴别手段，但对于 HGDN 的密切随访显得非常重要。如果检测过程中发现结节明显变大、出现"结节套结节（nodule in nodule）"、血清 AFP 水平升高等情况都必须进行及时处理干预。若肿瘤监测不到位，就无法实现早发现早诊断早治疗，当患者出现明显的临床表现和症状时，往往已经进入 HCC 中晚期。此时，即使最有效的治疗方法也几乎无法采用，而且现用的治疗手段也疗效不佳。HCC 的进展通常很迅速，预后不佳。因此，为了能及时采取最有效的治疗方法，保持随访并发现早期癌变是很有必要的。

三、肝脏癌前病变的处理对策

根据美国肝病学会的推荐：虽然高级别异型增生结节不能按照 HCC 的原则进行处理，但对于一些诊断明确的或者疑似的 HGDN 的患者，随诊强度要相应的增加。HCC 的发生与病灶大小、细胞形态的异型性可能有一定的关系，对于病灶直径>2cm 的 HGDN 出现恶性转化的比例显然增高。所以，对于病灶直径>2cm 的 HGDN，病变比较局限的，应该考虑及早进行手术干预。而对于结节较小的病例，应该加强随访观察，一旦出现恶性转化倾向，可以及时行手术处理。并且对于 HGDN 病灶恶性转化的患者术后应长期随诊追踪。肝硬化病变内出现的细胞不典型增生有可能是多发甚至是弥漫分布的，显然肝移植能有助于彻底地清除病灶与减少病变复发。但是，在没有明确的肿瘤证据前，这并非肝移植的适应证。对于患者因其他原因而不能耐受手术、病变部位适合或性质无法确证的 HGDN 也可考虑进行射频消融等处理。消除肝损害原因、护肝和抗病毒等治疗对预防 HGDN 恶性转化可能有一定的效果，但这需要进一步临床研究证实。

相当一部分 HCC 的发展经历了慢性肝炎、肝硬化、异型增生结节与异型增生结节恶性转化等过程，而早期发现小 HCC 能显著改善患者的结局，因此对 HGDN 的密切随访是很有必要的。但是恶性转化的病灶可能较微小，癌细胞常呈高分化状态，缺乏典型 HCC 的临床表现，故难以做出准确的临床诊断。肝结节性病变在转变为 HCC 之前有其特有的表现，以病理形态改变与影像特征最为明显，当病理提示为 SCC 甚至是 HGDN 时，临床医生应该引起注意，若 MR 显示"结节套结节"时更要高度重视，决不能掉以轻心，必须进一步应用影像学技术对病变的血供来源进行鉴别，对病变结节进行预测，结合病理形态学及免疫组化技术综合判断，从而提高对早期 HCC 的检出率。在随访观察过程中如果发现病灶短时间内体积明显增大，血清 AFP 水平转阳或升高，超声检查提示结节回声发生改变，MRI 检查提示有"结节套结节"等影像征象时，常提示病灶性质可能发生了改变，需及时进行干预。

第二节　早期肝细胞癌的鉴别诊断

近年来，随着分子生物学及影像学技术的快速发展，肝癌的早期诊断及治疗取得了较大的进步，使肝癌的早期诊断水平和治疗效果均得到明显改观。根据中华医学会外科学肝脏外科学组 2001 年制定的标准，将肿瘤单发直径≤2cm 的肝癌定为微小肝癌，单发的直径>2cm 且≤5cm 的肝癌为小肝癌。而临床病理学上定义小肝癌为单个或两个癌结节直径≤3cm。临床病理研究资料证实：肿瘤直径 3cm 以上的小肝癌预后相对较差，门脉癌栓及卫星结节发生率都较高，而≤3cm 的小肝癌则组织学分化较好，肿瘤多数有包膜，DNA 含量大多为二倍体，少见癌栓和卫星灶，这些提示肿瘤在 3cm 以下是生物学特性发生明显改变的主要分界线。从 20 世纪 70~80 年代起，随着血清甲胎蛋白（AFP）、实时超声显像、增强 CT 及 MRI 的广泛应用，大大提高了肝癌的早期诊断率，很多小肝癌病例在临床被发现。小肝癌多属于早期肝癌，一直是肝癌临床研究的热点。国际上，肝细胞小结节是指直径<2cm 的肝细胞结节状病灶，依据国际共识可分为：异型增生灶（dysplastic foci）、异型增生结节（dysplastic nodules）、小肝细胞癌（small hepatocellular carcinoma，sHCC）。形态学上，肝细胞异型增生灶、异型增生结节和早期/小肝细胞癌组成了一个连续的病变谱系。其中，肝异型增生灶和异型增生结节被认为是小肝细胞癌的癌前病变。

一、早期/小肝细胞癌

国际上，将病灶最大直径小于 2cm 的肝细胞癌定义为小肝癌，在我国，小肝细胞癌的诊断标准是肿瘤大小≤3cm，或 2 个病灶直径≤3cm 的肝细胞癌。依据大体和显微镜下的形态特征，小肝细胞癌可分为：早期肝细胞癌（early hepatocellular carcinoma）与进展期肝细胞癌（progressed hepatocellular carcinoma）。小肝细胞癌大部分由有一定细胞与结构异型性的高分化癌组织构成，这些形态学特征增加了病理诊断的难度。但以下的形态学改变对小肝细胞癌的诊断有一定的鉴别意义：①细胞密度与核/质比增高；②细胞排列成小梁状结构；③出现假腺样结构；④肿瘤细胞胞质呈嗜碱性染色；⑤肿瘤网状纤维明显减少或缺失，汇管区缺如；⑥大量新生的非配对小动脉增生；⑦小病灶出现明显脂肪变性，细胞增殖活性增加（核分裂象数或 Ki67 免疫组化指数）。

（一）早期肝细胞癌

大体上，呈棕黄色，模糊的结节状，边缘不清，没有包膜，肉眼上不易与背景肝硬化组织区别开来，故这一类型又称为模糊结节型（vague nodular type）。形态学特征：组织学上呈高分化；替代性而非破坏性的生长模式，不断取代周边肝细胞索，从而在癌组织与非癌组织之间形成一个明显的界线；纤维包膜不完整或缺乏；轻度的细胞形态和组织结构异型性，细胞密度增加，高于周边肝细胞的 2 倍或以上，细胞核/质比增高，不规则的薄小梁状结构，可见腺泡或假腺样结构；肿瘤内可见少量散在分布的汇管区；数量不定的未配对动脉；常见脂肪变性（40%病例）；肝细胞网状支架可以丢失、明显减少或完全保留，部分可呈腺泡状改变；间质浸润，高分化肝细胞癌浸润至汇管区或纤维间隔，如图 3-2-1

所示。一般没有癌细胞侵犯门静脉或肝内转移，曾有肝内的原位癌之说法，所以称为早期肝细胞癌。需要指出的是，脂肪变性的发生率随肿瘤大小的增加而下降，在中分化肝细胞癌中并不常见。上述组织学特征可以在整个病灶内弥漫分布，也可以局限于其中一个亚结节中。

（二）进展期肝细胞癌

可由先前存在的异型增生灶、异型增生结节或早期肝细胞癌进一步发展而来。在后两种情况下，肉眼和影像学上可见一种所谓的"结节套结节"形态学改变。大体上，边界清楚的结节状病灶，大约60%病例可见薄的纤维包膜和纤维间隔，又称为清楚结节型（distinct nodular type），如图3-2-2所示。显微镜下观察：组织学高至中分化，约60%病例为中分化肝细胞癌，20%病例为高分化肝细胞癌，20%病例为高分化与中分化肝细胞癌混合；破坏性和推挤性生长方式，病灶周围常被致密的纤维包膜围绕；肿瘤内不见汇管区；新生动脉化更加明显和完全，脂肪变性很少见；不常见显微镜下脉管浸润（25%病例）。尽管体积小，约27%和10%的患者分别可见门脉侵犯和肝内转移，所以被认为是进展期肝细胞癌。随着肿瘤体积的增加，高分化成分逐渐减少，中分化和低分化成分逐渐增加。即使在肝活检标本组织学诊断中，进展期肝细胞癌很少是一个诊断难题。

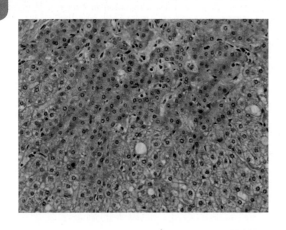 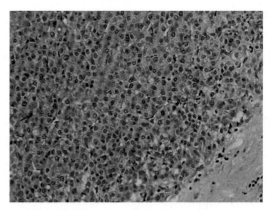

图3-2-1　早期肝细胞癌：病灶内见肿瘤细胞较肿瘤旁肝组织稍密集，核质比呈轻增高，核轻度异型，可见个别假腺样结构。

图3-2-2　进展期肝细胞癌：肿瘤细胞高至中度分化，密度显著增高，核拥挤，肝板明显增厚，呈推挤式生长，可见纤维包裹。

二、早期/小肝细胞癌的鉴别诊断

肝细胞结节性病变种类众多，按生物学行为可分为增生性、良性肿瘤、非典型性肿瘤（HCC癌前病变）和恶性（HCC）。这些病变的发生率依肝脏基础病变不同而不同。在肝炎性/肝硬化肝脏中，肝细胞癌和其癌前病变（异型增生灶、异型增生结节、β-catenin激活型肝细胞腺瘤等）的发生率远远高于其他病变。在非肝炎性肝脏中，转移瘤远远多见于原发性良性（局灶性结节性增生、肝细胞腺瘤）和恶性肿瘤（肝细胞癌、胆管细胞癌）。绝大多数病理医生会将其与高级别异型增生结节进行鉴别。显微镜下一般不见脉管侵犯。

间质浸润是一个非常有用的恶性肿瘤诊断线索，对于任何疑难或可疑病例，均应仔细寻找间质浸润的证据。间质浸润的识别有赖于组织化学染色（victoria blue or reticulin stains）或免疫组织化学（CK7/CK19）。尤其需要注意的是，小胆管反应性增生有时类似于间质浸润，容易引起误诊。胆管反应性增生多发生于肝非恶性占位性病变周围，但是在肝细胞癌组织周围经常缺乏。可疑的间质浸润，均应做免疫组化 CK7/CK19，若为阳性，则提示有胆管反应，可能是一种假性浸润，可能不支持肝细胞癌的诊断。

（一）早期肝细胞癌与肝细胞癌前病变鉴别

通过与邻近或结节外的肝细胞比较，苏木素伊红（hematoxylin & eosin，H&E）染色形态学特征的系统评估及网状纤维染色，通常容易识别我们提到的绝大多数病变，尤其是处于病变谱的两端（再生性结节/低级别非典型结节和进展期高至中分化肝细胞癌），并将其与高级别非典型结节/早期肝细胞癌区别开来。诊断的挑战在于鉴别高级别异型结节和早期肝细胞癌，尤其是在肝活检标本中。

研究发现，不少免疫标记物可以选择性识别高分化小肝细胞癌。Glypican 3（GPC3）是一种细胞表面硫酸肝素蛋白多糖，被认为是一种肝细胞癌血清和组织标记物，敏感性和特异性分别为 77% 和 96%。由于 GPC3 也可以出现于慢性肝炎背景中的再生性肝细胞中。GPC3 免疫染色结果的解释，必须要结合其所在的组织学背景。Heat Shock Protein 70（HSP70）是一种参与细胞周期循环、凋亡和肿瘤发生的应激蛋白，在早期肝细胞癌中表达大幅上调，使用免疫组化方法检测，敏感性 78%，特异性 95%。谷氨酰胺合成酶（Glutamyne Synthetase，GS）是肝小叶外周肝细胞主要的能量来源，还是人肝细胞癌的主要驱动基因 β-catenin 的靶基因。所以 GS 的过表达可以反映 β-catenin 基因的突变。在 50% 的肝细胞癌病人中，GS 的免疫组化染色结果呈现弥漫强阳性。对于形态学上怀疑 HCC 的病例，联合应用上述 3 种免疫标记物可以提高病理诊断的准确性。任何 2 种明确的免疫标记物阳性可以检出高分化早期肝细胞癌，敏感性 50%，特异性 100%。然而，若只有 1 种免疫标记物阳性，除非是弥漫强阳性，否则不能做出肝细胞癌的诊断，但是其诊断证据级别为 1 级。最后，很少有肝细胞癌病例对上述 3 种标记物均为阴性。

一种综合性的临床病理方法被推荐用于鉴别高级别异型增生结节和早期肝细胞癌。临床病史包括：既往肝硬化/肝细胞癌病史，肿瘤标记物，结节的数目和大小，影像学特征等。组织学变量在鉴别诊断中的诊断证据级别如下（表 3-2-2）：一般形态学特征（有无汇管区、细胞密度、假腺样结构、核异型性、脂肪变性）的诊断证据级别不超过 1 级；广泛的新血管形成（未配对动脉、肝窦毛细血管化），CD34、SMA 识别平滑肌围绕的未配对动脉，诊断证据级别为 2 级。肝异型增生结节接受来自门脉血管和"未配对动脉"的双重血供。在低级别异型增生结节中，"未配对动脉"数量少，体积小。在高级别非典型结节和早期肝细胞癌中，"未配对动脉"数量和大小明显增加；下述形态学特征，单独或联合，诊断证据级别为 3 级：①汇管区/纤维间隔的间质浸润，因缺乏 CK7/CK19 免疫活性而被突显出来。现在认为，被胆管反应性增生围绕的结节不是恶性的，而浸润性肝细胞癌被纤维间质围绕，纤维间质推开或破坏先前存在的胆管反应性增生；②结节内网状纤维支架部分或完全缺失，尽管在恶性转化的早期阶段并不总会见到；③与周边肝组织相比，肿瘤组织至少过表达 GPC3、HSP70、GS 中的任何两种。

表 3-2-2　组织学参数在 HGDN 与小/早 G1 HCC 鉴别诊断中的预期诊断强度分布和水平

组织学参数	HGDN	小/早 G1 HCC	诊断强度
形态学			
汇管区	+	±	水平 1
细胞密度	+（高达 1.5~2）	+（×2 或更多）	
假腺样	±	±	
细胞核异型性	±	+	
脂肪变性	−	±	
新血管形成			
未配对动脉	±	+	水平 2
肝窦毛细血管化	±	+	
标记物			
网状纤维丢失	−	±	水平 3
间质浸润	−	±	
3 种免疫标记物至少表达两种	−	±	

注：±：可能存在；+：一般存在；−：缺乏。引自 Roncalli M, Terracciano L, Di Tommaso L, et al. Liver precancerous lesions and hepatocellular carcinoma：the histology report. Dig Liver Dis, 2011, 43 Suppl 4：S361-372.

（二）小肝细胞癌与肝原发性良性结节鉴别

1. 局灶性结节性增生（focal nodular hyperplasia，FNH）　一种继发于局限性血管异常的肝细胞再生性增生反应。肉眼上，典型病灶色浅染，质实，分叶状，边缘清楚，没有包膜。病灶由多个微小结节构成，每个微小结节大小 2~3mm，被纤维组织分隔。病灶中心特征性地存在一个偏心性星状瘢痕，向周边发出放射状分枝。早期病灶中央可能缺乏星状瘢痕，可见范围不定的充血区域。组织学上，病灶周围肝细胞一般没有肝硬化背景，典型病变由良性肝细胞结节组成，肝细胞排列成肝板状，厚度不超过 2 层细胞。可见局灶性脂肪变性。中央瘢痕区含有一个或数个大的发育不良的静脉和众多的小动脉，门静脉缺如。中央瘢痕的放射状分枝可见"汇管区样"的结构，含有小动脉，没有伴随的门静脉与小胆管。在间质-实质交界处，常常存在胆汁淤积和/或胆管反应。间质内常见淋巴细胞等炎症细胞浸润。当纤维分隔显著时，不易与肝硬化区分。免疫组化染色：glutamine synthetase（谷氨酰胺合成酶）邻近肝静脉的肝细胞呈广泛的网状或地图状阳性表达模式。

2. 肝细胞腺瘤（hepatocellular adenoma，HCA）　一种由肝细胞组成的良性肝脏肿瘤。多见于年轻女性，尤其是有两年服用避孕药病史的患者，绝大多数病人没有慢性肝炎病史，在体检时发现肝脏占位。肉眼上，典型的肝细胞腺瘤呈球形，直径从镜下至 20cm 不等，病灶上方的肝被膜可见明显的脉管。切面上，质软，常见充血、坏死、出血、纤维化。病灶的边缘不清，没有或很少见纤维被膜。在肝细胞腺瘤病中，数百个病灶从肉眼可见的微小的界限模糊结节到仅在镜下可见。虽然肝细胞腺瘤与周边肝细胞相比，在颜色与质地上是相似的，但脂肪变性、大范围的充血和出血、退行性变使得病灶可以识别。组织学上，肝细胞腺瘤由良性肝细胞构成，排列成规则的板状，通常一层细胞或最多两层细胞厚。可能存在非常局限性的假腺样结构。肿瘤性肝细胞胞质可以正常、透明、脂肪变性或含有色素。核的异型性和核分裂象不常见。肿瘤实质的血液供应来自独立的动脉，未见伴随的胆管。

（三）小肝细胞癌与肝内胆管细胞癌鉴别

肝内胆管细胞癌（intrahepatic cholangiocarcinoma）常发生于非肝硬化肝中，大体上可分为 3 种类型：肿块形成型、管周浸润型、管内生长型。肿块形成型在肝实质内形成结节或肿块，呈灰白色，质硬。管周浸润型沿着汇管区扩散，受累胆管腔狭窄。管内生长型在扩张的胆管腔内见息肉样或乳头状肿瘤，是胆管导管内乳头状肿瘤的恶性进展。上述 3 种类型均不见纤维性包膜，可能同时出现于同一例病人中。组织学上，绝大多数的肝内胆管细胞癌是分化程度不同的腺癌，伴有明显的纤维间质增生，类似于肝门和肝外胆管、胰腺的腺癌。在先前有胆道病史的病例中，不见优势的组织学类型，间质纤维组织显著增生。发生于非胆汁性肝硬化中的肝内胆管细胞癌，常见胆小管分化，推测可能起源于肝内的祖细胞。

（四）小肝细胞癌与上皮样血管平滑肌脂肪瘤鉴别

上皮样血管平滑肌脂肪瘤（epithelioid angiomyolipoma）是少见的间叶源性肿瘤，是血管平滑肌脂肪瘤的一种特殊亚型，形态上表现为单一的上皮样肿瘤细胞组成。肝上皮样血管平滑肌脂肪瘤误诊为肝细胞癌的报道甚多，主要是由于部分上皮样血管平滑肌脂肪瘤含有多角形大细胞类似于肝细胞或蜘蛛网样形态，可见小梁状结构，胞质嗜酸性细颗粒状，细胞周边稍深染、中央淡染；核圆形或卵圆形，可见多形性核及瘤巨细胞，不典型核分裂象，少部分病例伴有髓外造血现象，肿瘤边界清楚，可有或无明显包膜。极少数病例可出现包膜侵犯，局部浸润性生长，脉管内瘤栓。这些都是需要与肝细胞癌进行鉴别的形态学特征，但是肿瘤细胞胞质分布不均质化的特点不常出现于肝细胞癌，另外，很重要的特点是上皮样血管平滑肌脂肪瘤的肿瘤细胞很容易出现退行性改变。如果熟悉这些形态学特征加上免疫组化 HMB45 与 Melan-A 等染色都能够很好地进行鉴别。

（五）小肝细胞癌与肝转移瘤鉴别

在非肝炎/肝硬化肝中，转移瘤是最常见的恶性肿瘤，肝细胞癌只占肝脏恶性肿瘤的 2%。虽然很罕见，发生于其他器官的恶性肿瘤有时可以转移到肝硬化的肝脏中。肺、结肠、胰腺和乳腺是肝转移癌最常见的原发灶，但是来自任何部位的癌都可以转移到肝脏中。一些肿瘤，例如：恶性黑色素瘤、神经内分泌癌、神经母细胞瘤和胃肠道腺癌、胰腺和胆道腺癌、乳腺癌、肺腺癌常常转移到肝脏。其他一些肿瘤，例如：头颈鳞状细胞癌、前列腺癌、绝大多数的肉瘤很少转移到肝脏中。单凭形态学特征，很难确定转移性瘤的组织起源，免疫组化检测在这种情况下非常有帮助（表 3-2-3）。

表 3-2-3　免疫组化在肝细胞癌与转移癌鉴别诊断中的作用

诊断	非常有用的抗体组合	典型的免疫表型及其意义
肝细胞癌（HCC）vs 转移性腺癌	Hep Par 1,pCEA,MOC-31	HCC：Hep Par 1+,pCEA+/ MOC-31-
（MA）和胆管细胞癌（CC）		MA 和 CC：Hep Par 1-,pCEA-/MOC-31+
		其他 HCC 标记物：GPC3,CD10
		其他 MA 和 CC 标记物：CK7/CK20,site specific markers like
		TTF-1(肺、甲状腺),CDX2(结肠、小肠、壶腹), PSA(前列腺),ER 和 PR(乳腺和宫内膜)
		没有价值的标记物：CK19, AE1/AE3 and CAM 5.2.
		诊断强度：水平 3
		肯定/可能性水平："高度提示"
肝细胞癌（HCC）vs. 肾细胞癌（RCC）	Hep Par 1,pCEA,RCC Ag, PAX-2	HCC：Hep Par 1+/PAX-2-,RCC Ag-
		RCC：Hep Par 1-/PAX-2+,RCC Ag+
		其他 RCC 标记物：Vimentin
		其他 HCC 标记物：GPC3 和 pCEA
		没有价值的标记物：CD10
		诊断强度：水平 2
		肯定/可能性水平："提示"
肝细胞癌（HCC）vs. 神经内分泌癌(NEC)	Hep Par 1,pCEA, Synaptophysin(Syn), Chromogranin(CG),MOC-31	HCC：Hep Par 1+,pCEA+/Syn-,CG-,MOC-31-
		NE：Hep Par 1-,pCEA-/Syn+,CG+,MOC-31+
		CDX2 和 TTF-1 有助于识别 NEC 的原发灶
		诊断强度：水平 3
		肯定/可能性水平："诊断性"
肝细胞癌（HCC）vs. 肾上腺皮质癌（ACC）	Hep Par 1,pCEA,Inhibin, Melan-A	HCC：Hep Par 1+,pCEA+/Inhibin-,Melan-A-
		ACC：Hep Par 1-,pCEA-/Inhibin+,Melan-A+
		诊断强度：水平 2
		肯定/可能性水平："提示"

3

续表

诊断	非常有用的抗体组合	典型的免疫表型及其意义
肝细胞癌（HCC）vs.恶性黑色素瘤	Hep Par 1,pCEA,HMB-45,Melan-A,S-100	HCC：Hep Par 1+,pCEA+/HMB-45−,Melan-A−,S-100−
		黑色素瘤：Hep Par 1−,pCEA−/HMB-45+,Melan-A+,S-100+
		没有价值的标记物：GPC3
		诊断强度：水平3
		肯定/可能性水平："诊断性"
		陷阱：血管平滑肌脂肪瘤也可表达黑色素标记，但会表达 SMA、CK 和 CD117

引自 Roncalli M，Terracciano L，Di Tommaso L，et al. Liver precancerous lesions and hepatocellular carcinoma：the histology report. Dig Liver Dis，2011，43 Suppl 4：S361-372.

三、早期/小肝细胞癌的病理报告内容

小肝细胞癌的病理报告内容包括：肿瘤的大小、数目、生长方式、分级、包膜、卫星结节、肉眼和镜下脉管浸润、手术切缘情况、病理学分期、背景肝组织的病变情况。

由于肿瘤细胞的异质性，小梁状、假腺样、实性、肉瘤样、硬化型等生长方式，可以是单一的，但经常是混合的。需要注意的是，生长方式的类型在某种程度上反映的是肿瘤细胞的分化程度，而不是肿瘤的不同分类。依据细胞核的形态特征，肝细胞癌分级为：1级（规则的核）；2级（核深染，可见核仁，核/质比增大）；3级（在2级的基础上，核明显不规则，核仁明显）；4级（瘤巨细胞、核的多形性明显）。在手术切除标本中，均应进行分级，但在肝活检标本中的意义尚有争议。

在早期阶段，绝大多数肝细胞癌呈膨胀性生长或被包膜围绕。随着体积的增大，肿瘤向四周弥漫性浸润，形成卫星结节。卫星结节是指距主瘤2cm以内的瘤周转移性扩散。镜下脉管浸润是在内皮细胞衬覆的脉管腔中出现癌栓，发生率与肿瘤的大小成正相关。在65%~75%的进展期肝细胞癌中，可发现门静脉癌栓。近来研究发现，肿瘤栓塞的血管是否含有肌层和受累血管距离主瘤的距离是肝细胞癌的独立预后因素。但这2个预后因素是否应该在每例肝细胞癌中寻找和报告，尚需前瞻性研究证实。

四、肝穿刺活检在早期/小肝细胞癌诊断中的价值

对于小于2cm的肝脏结节，如果影像学不足以诊断为肝细胞癌但又不能除外肝细胞癌诊断时，推荐进行肝穿刺活检。在肝穿刺活检标本中，诊断高分化早期肝细胞癌具有很大的挑战性，需要反复比对肿瘤与肿瘤旁肝组织。间质浸润在早期肝细胞癌与高级别非典型结节鉴别诊断中具有非常重要的意义。但在肝穿刺活检标本中，肿瘤内汇管区的有无是随机和不可预测的，所以间质浸润很少见到。肝穿刺活检的病理诊断结果受取材的影响较大，所有相关的临床医生都应该牢记"肝穿刺活检的阳性结果是有意义的，阴性结果从来

都不是最终的结论"。

超声引导下细针穿刺活检已经成为早期诊断 HCC、癌前病变及肝脏良性结节性病变的重要技术手段，然而由于穿刺所得的组织少且取材局限，在做形态学诊断前对病人的临床病史、检验结果及影像学资料的详细了解显得异常关键。肝脏良性病变如 FNH、HCA 等，绝大多数病例都发生在无肝硬化基础疾病的肝实质内，两者可通过有无慢性肝炎与肝硬化病史、肝板厚度及肝细胞的异型性以及网状纤维、病灶间质血管等特点进行鉴别。尽管 HCA 也可发生肝细胞不典型增生甚至发生局部恶性转变，但相对较罕见；而组织学形态分化差的 HCC 由于细胞异型性明显、浸润性生长方式或脉管内癌栓、卫星结节的出现而比较容易诊断，因此 HCC 的鉴别诊断主要集中于高分化小 HCC 与癌前病变的鉴别。

为便于可疑结节与周围肝组织的比较，推荐分别于病灶内和病灶外进行二次肝穿刺活检。①取材不充分：若所有的肝硬化结节大小、外观相似，不含有汇管区，即可疑结节不能与结节外的肝组织区别开来。处理：再次取材。二次活检可以提高肝细胞癌检出的敏感性。②取材有限：可疑结节可以被清楚地识别，但由于所含病变太少、坏死、人为挤压，而不能做出明确的病理诊断。处理：如果不能做出明确的病理诊断，建议进行二次肝穿刺活检。③取材充分：可疑结节可被清楚地识别，有以下 3 种可能：a 明确为非恶性病变。处理：尝试对非典型结节进行分级，如：低级别与高级别。b 明确为恶性。仅在肿瘤低分化时，描述肝细胞癌的组织学分级。c 不能明确良恶性。处理：进行网状纤维染色和 CD34、SMA 免疫组化染色；H&E 和/或免疫组化 CK7/CK19 中，寻找间质浸润证据；进行 GPC3，HSP70，GS 免疫组化染色，与周围肝组织比较其过表达情况。

第三节　肝细胞癌的免疫病理诊断

作为恶性肿瘤，肝细胞癌的发生发展是一个多因素参与、多基因改变及多阶段持续发展的复杂过程。肝细胞癌的发生涉及环境、饮食、生活习性等多种因素作用的结果。与其他实体肿瘤不同的是，肝细胞癌通常发生在有慢性肝损伤的基础上，主要是慢性肝炎与肝硬化。当然，在肝癌发生过程中，与遗传、环境、代谢性疾病也有着密切关系，这些因素导致了肝细胞癌极其复杂的分子生物学改变。在过去的三十年里，分子生物学与分子遗传学的飞速发展推动了肝细胞癌的研究。普遍认为癌症的发生发展是遗传与表观异常累积的结果，从而导致肿瘤的表型改变。目前的研究结果显示，肝细胞癌的发生发展过程中伴随着大量的抑癌基因失活和癌基因激活，以及相关信号传导通路的改变。随着大量肝癌流行病学和分子生物学研究工作的开展，已发现了许多生物标志物、基因多态性与肝癌的发生有关，丰富了对肝癌发生、发展过程的认识，为肝癌的早期诊断和预防、靶向治疗、提高患者总生存率等奠定了理论基础。

一、常用的诊断与生物学特征标志

肿瘤生物学标记物是反映肿瘤存在的化学类物质，主要指肿瘤细胞由于癌基因或抑癌基因和其他肿瘤相关基因及其产物异常表达所产生的抗原与生物活性物质。它们或不存在于正常组织或良性病变，或在肿瘤组织中的含量大大超过了正常组织和良性病变的含量。它们反映了肿瘤发生发展过程中相关基因的激活和失活程度，它可在肿瘤组织、体液和排泄物中检出。生物学标记物的存在或量变可以提示肿瘤的性质，借以了解肿瘤的组织发生、细胞分化、细胞功能，以此帮助了解肿瘤的诊断、分类、预后判断及其治疗指导。近年来，已经发现了多种肝细胞癌相关的生物分子标记物，在肝癌筛查诊断、疗效判断、病情监测、预后预测等方面有较大的临床与研究的潜在价值。

（一）肝癌的免疫组织化学检查

免疫组织化学技术（immunohistochemistry，IHC）是应用免疫学基本原理——抗原抗体反应，即抗原与抗体特异性结合的原理，通过化学反应使标记抗体的显色剂（荧光素、酶、金属离子、同位素）显色来确定组织细胞内抗原（多肽和蛋白质），对其进行定位、定性及半定量的方法。抗体和抗原之间的结合具有高度的特异性，免疫组织化学正是利用了这一原理。先将组织或细胞中的某种化学物质提取出来，以此作为抗原或半抗原，通过免疫动物后获得特异性的抗体，再以此抗体去探测组织或细胞中的同类的抗原性物质。由于抗原与抗体的复合物是无色的，因此还必须借助于组织化学的方法将抗原抗体结合的部位显示出来，以期达到对组织或细胞中的未知抗原进行定性，定位或定量的研究。免疫组化技术具有如下特点：①特异性强：免疫学的基本原理决定抗原与抗体之间的结合具有高度特异性，因此，免疫组化从理论上来说，也是组织细胞中抗原的特定显示，如角蛋白（keratin）显示上皮成分，LCA 显示淋巴细胞成分。只有当组织细胞中存在交叉抗原时，才会出现交叉反应。②敏感性高：在应用免疫组化的起始阶段，由于技术上的限制，只有直接法、间接法等敏感性不高的技术，那时的抗体只能稀释几倍、几十倍；现在由于 ABC 法或 SP 三步法的出现，使抗体稀释上千倍、上万倍甚至上亿倍仍可在组织细胞中与抗原结合，这样高敏感性的抗体抗原反应，使免疫组化方法越来越方便地应用于常规病理诊断工作。③定位准确、形态与功能相结合：免疫组化技术通过抗原抗体结合及呈色反应，可在组织和细胞中进行抗原的准确定位，因而可同时对不同抗原在同一组织或细胞中进行定位观察，这样就可以进行形态与功能相结合的研究，对病理学领域开展深入研究是十分有意义的。

近年来，随着免疫组织化学技术的发展和各种特异性抗体的出现，使许多疑难病例得到了明确诊断。在常规肿瘤病理诊断中，约 5%~10% 的病例单靠 HE 染色难以作出明确的形态学诊断。免疫组化在疑难肿瘤诊断和鉴别诊断中得到了普遍的认可，尤其在低分化或未分化肿瘤的鉴别诊断时，准确率可达 50%~75%。HCC 的诊断主要依靠组织病理学和临床影像学检查，绝大部分 HCC 病例仅靠组织病理学检查即可作出明确的诊断。但少部分疑难病例，尤其是高分化早期 HCC 的鉴别诊断仍需要借助于生物学标记物进行辅助诊断。肝肿瘤免疫组织化学检测的目的主要是提高病理诊断的准确性，同时在肿瘤细胞增生程度评价、微血管浸润及肝癌分子分型、肝炎病毒分子检测及预后判断等方面也有一定的参考价值。目前，应用免疫组织化学方法解决小肝癌的热点问题主要集中在以下几个方面：①高分化肝细胞癌与肝细胞良性肿瘤、癌前病变等疾病的鉴别诊断；②肝原发性肿瘤与继发性肿瘤的鉴别诊断；③低分化肝细胞癌与其他类型肿瘤的鉴别诊断；④肝肿瘤组织学类型的鉴别。

（二）常用的组织生物学标志物

目前文献报道可以应用于肝细胞癌诊断的免疫组化标记物有百余种，但常用于 HCC 临床诊断的抗体不足 10 种，如标识肝细胞系列：Hep Par-1、AFP、Glypican-3、CK8/18、CD10、CEA；标识胆管上皮系列：CK7、CK19；肝血管系列：CD34、CD31、第八因子；细胞增殖程度评价：Ki67、PCNA；肝炎病毒抗原：HBsAg；转移性肿瘤相关标记：如 RCC、PAX8、TTF1、HMB45、Melan-A、PSA、CK20、CDX2、LCA、CD117、S100 等。

1. 确定肝上皮性肿瘤的标记物

（1）角蛋白（cytokeratin，CK）：CK 是角质细胞中的主要骨架蛋白，主要分布于上皮细胞，其主要功能是维持上皮组织的完整性及连续性。肝细胞癌与多种 CK 相关的抗体有反应，尤其是低分子量细胞角蛋白，如 CK8、CK18。此外，大部分的肝细胞性肝癌能被 CAM5.2 与 35BH11 着色。而 CK7、CK19 和 CK20 常阴性，或片状阳性。CK（AE1/AE3）常呈典型的块状阳性，但在分化差的肝细胞性肝癌当中则呈簇状阳性。

（2）CK8/18：CK8 与 CK18 一同并称为肝细胞型 CK，是一个敏感性非常高的上皮性标记物。CK8/18 不仅在 HCC、胆管细胞癌和转移性腺癌的阳性染色率高，在肝细胞增生性病变、良性肿瘤及癌前病变亦可阳性染色，因此不是 HCC 的特异性标记物，其阳性染色不能说明病变肝细胞的性质，故不具有鉴别诊断意义，只能证明肿瘤上皮性来源。

在一些伴 HBV 感染的 HCC 患者中，CK19 阳性是早期复发和预后不良的重要影响因素。在混合型肝细胞癌和胆管细胞癌组织中，应用 Hep Par 1 和 CK19 可以分别标记肝细胞癌和胆管细胞癌成分。

2. 确定肝细胞来源的标记物 Her Par 1

（1）Hep Par 1：Hep Par 1 是 1993 年由美国匹兹堡大学医学院病理系 Wennerberg 等以肝同种移植失败的肝组织作为抗原，免疫 Balb/c 小鼠后，经过取脾 B 淋巴细胞与骨髓瘤细胞（P3X63-Ag8.653）融合获得骨髓瘤杂交细胞株后克隆出的一株新的单克隆抗体。在 HCC 诊断中，Hep Par1 是一种具有较高敏感性（80%～90%）和特异性（接近 100%）的标记物，抗原决定簇可能是肝细胞线粒体的膜成分，因此免疫反应主要位于肝细胞胞质内，呈均匀颗粒状分布，有时呈环状分布，无胆管上皮着色。胆管或非肝实质细胞通常不着色，皮肤、平滑肌和横纹肌、间皮、淋巴结、脾、肺、乳腺、食管、胃肠、胰腺、胆囊、膀胱、子宫内膜、肾上腺和前列腺等组织几乎总是阴性。偶尔少数小肠黏膜腺体可呈强阳性表达。

HCC 中 Hep Par 1 的染色模式差别很大，分化好的 HCC 细胞几乎 100% 阳性表达，而分化差的 HCC 只有小于 5% 的癌细胞表达阳性，因此很容易误诊为假阳性。在 80% 至 90% 肝细胞癌病例中，Hep Par 1 呈现弥漫性的胞质粗颗粒状染色，与胆管上皮和血管内皮无交叉反应。Hep Par 1 除了表达于成年型肝细胞癌，也见于纤维板层亚型与透明细胞亚型 HCC 病例中，但在硬化性 HCC 常呈阴性表达。有研究人员报道 Hep Par 1 的表达随着肝细胞癌的分化程度变差而减少，但其机制尚不清楚。Hep Par 1 与 HCC 肿瘤的大小、有无包膜侵犯及癌栓无明显相关性，对 HCC 或肝细胞性肿瘤的敏感性和特异性均列各种抗体之首，优于 AFP，尤其在判断肿瘤是否源自于肝细胞上具有重要的诊断价值。但 Hep Par 1 也可以在具有肝细胞分化特点（如肝样腺癌）的肿瘤中呈阳性表达，但这并不能说明病变性质，在鉴别良性和恶性肝细胞病变中并没有鉴别意义[6]。

（2）甲胎蛋白（alpha-fetoprotein，AFP）：AFP 是目前诊断肝癌最重要的肿瘤标志物之一，但在小肝癌中的阳性率较低。AFP 是肝细胞癌返祖性合成的一种高分子量胚胎蛋白，由胚胎早期卵黄囊、胃肠道及肝脏产生。AFP 最初是由 Halbrecht 等在 1956 年从胎儿血清中发现，后来 Tatarinov 等在 1964 年从 HCC 患者的血清中检测到 AFP。胎儿出生后血清浓度很快下降，1 年内降至正常范围（$15 \sim 20pg/L$）。正常成人肝组织不表达 AFP，但是约 $15\% \sim 85\%$ 的 HCC、卵黄囊和胚胎性肿瘤以及部分肝外肿瘤可重新合成胎儿期的 AFP。尽管高水平的血浆 AFP 对肝细胞癌的诊断特异性非常好，但在肝炎和肝硬化的病人当中亦可以出现。AFP 主要在 HCC 胞质内表达，有研究指出，可能 HCC AFP 阳性表达率与癌细胞分化程度呈负相关。

文献报道 HCC 组织 AFP 免疫组化染色阳性率总体上波动在 $15\% \sim 82\%$，表明其为一种特异性波动大、且敏感性较低的标记物。此外，在原发性或者转移性的肝样腺癌和卵黄囊瘤中可以见到免疫组化 AFP 呈阳性表达。因此，在 HCC 病理诊断中，仅单独使用 IHC AFP 标记物，易造成漏诊和误诊，而与 Hep Par 1 及 GPC-3 等联合使用可明显提高 HCC 的诊断准确性。

（3）癌胚抗原（carcino-embryoinc antigen，CEA）：Gold 等于 1965 年从结肠癌中分离出的一种肿瘤相关抗原，经进一步研究后发现，它存在于胎儿的肠道，故将其称为癌胚抗原（CEA）。CEA 是一类具有人类胚胎抗原特异性决定簇的酸性糖蛋白，它属于非器官特异性肿瘤相关抗原，主要由空腔脏器（如胃、肠道、呼吸道、泌尿道等）分泌。在实际应用中，CEA 是一种广谱的肿瘤标记物，包括单克隆 CEA 抗体和多克隆 CEA 抗体两种。单克隆 CEA 抗体在肝细胞良、恶性肿瘤中不表达，仅有一种相对较新的单克隆抗体 CEA Gold5 可以在肝良、恶性肿瘤中表达，也在 HCC 中呈小管状阳性染色，同时在细胞质和细胞膜中阳性，因此单克隆 CEA 抗体对诊断 HCC 不具有特异性。多克隆 CEA 抗体（pCEA）可与 CEA 和 CEA 类蛋白质（如 NCA、NCA2 和胆汁糖蛋白）发生免疫反应，可以在正常的胆管和胆小管内检测到。pCEA 在肝的良、恶性肿瘤中都表现出特征性的小管状阳性染色，也可以在胃、结肠、肺、胰或其他的腺癌中表达，但阳性染色在细胞膜或细胞质而不呈小管状。在肝细胞癌中，$60\% \sim 90\%$ 的病例可以见到 pCEA 呈小管状的染色模式，而胆管细胞癌或其他腺癌均呈小管状染色阴性，与其他肿瘤相比，这种小管状染色模式对 HCC 具有高度特异性，与 CD10 相似，这在鉴别原发性肝细胞肿瘤与转移性其他恶性肿瘤中有一定的帮助。pCEA 主要缺点是在分化差的 HCC 中可能不表达标准的小管状阳性染色，会误诊为胆管细胞癌或转移性腺癌。此外，在分化差的腺癌当中，流产型的管腔形成也与 HCC 的小管状染色模式类似，应注意区分或应用其他标记协助鉴别。

（4）CD10：CD10 是一种细胞表面锌依赖性金属蛋白酶，又称急性淋巴母细胞性白血病抗原，不仅是急性白血病和非霍奇金淋巴瘤分类常用的指标，也可表达于如肾小管、小肠的上皮细胞、乳腺和涎腺的肌上皮细胞等非髓性细胞，表现为细胞膜着色。在大部分肝细胞癌病例中，CD10 阳性表达于毛细胆管，呈特征性的小管状、分支状或逗点状着色，而在其他肿瘤中尚未发现有此特征性的染色模式。这种特异性小管染色还可以用来鉴别原发性 HCC 与转移性癌。据研究，在 HCC 中 CD10 表达率为 $46.7\% \sim 86\%$，且具有较高的特异性（95%）和敏感性（$52\% \sim 68\%$），但敏感性会随着肿瘤的分化程度而改变（高分化为 85%，低分化为 25%）。

3. 鉴别肝细胞良、恶性病变的标记物

（1）磷脂酰肌醇蛋白聚糖 3（Glypican 3，GPC3）：GPC3 是一种锚定在细胞膜上的硫酸乙酰肝素多糖蛋白，属于糖基磷脂酰肌醇锚定细胞表面硫酸乙酰肝素蛋白多糖家族，在胎儿肝中表达丰富，在正常人群和肝炎患者的肝细胞均不表达，而在肝癌细胞中呈高表达。Tangkijvanich 等发现 GPC3 仅在肝癌患者血清中显著升高，且 GPC3 对小肝癌的检测率为 56.3%，高于 AFP 的 31.3%，和 AFP 联用可将检测小肝癌的敏感性提高至 75%。Shirakawa 等研究发现 GPC3 是原发性肝癌的独立预后因素，肝癌组织中 GPC3 阳性提示中分化或低分化癌，因而预后差。这说明 GPC3 能够作为肝癌的早期诊断和判断预后的参考指标。Tremosini 等对一种缺少 GPI 锚定点的变异 GPC3（GPC 3 可溶性 NH2 端，sGPC3）进行研究，证实 sGPC3 可阻断 Wnt 信号，从而抑制 Wnt 依赖性肿瘤的生长，认为 GPC3 可应用于肝癌的免疫靶向治疗。血清中可溶性 GPC3 可作为生物标记物用于 HCC 诊断。有研究发现 HCC 患者血清中可以检测到 GPC3 的可溶性 NH2-末端片段（soluble GPC3，sGPC3），建议将 sGPC3 作为早期 HCC 的血清学标记物。

GPC3 的特异性和敏感性均较高，GPC3 在大部分 HCC 组织中呈弥漫阳性表达，且肝癌的早期就可以检测到 GPC-3 蛋白表达，而在转移性癌和肝良性病变呈阴性，故在鉴别肝脏良性病变与恶性肿瘤中有重要的临床意义。GPC3 在肝细胞癌与胆管细胞癌的鉴别诊断上也很有临床价值，60%~90% 肝细胞癌病例呈 GPC-3 阳性表达，而在胆管腺癌组织中基本上呈阴性。在肝细胞癌与肝内胆管细胞癌的鉴别诊断，CK19 与 GPC3 联合应用可使得准确率高达 73.5%。但因其还能在肝脏硬化结节及其他肿瘤，如恶性黑色素瘤、卵黄囊瘤和绒毛膜癌中表达，故还需要鉴别诊断。在肝癌的发生过程中，GPC3 无论在基因水平还是在蛋白水平都是呈过度表达。应用差异显示技术，Hsu 等发现了 MXR7 基因（cDNA 100% 同源于 GPC 3）在肝癌组织中有异常表达。近年来多项研究表明，在肝癌组织中74.8% 能检测到 MXR7 的 mRNA，而在癌旁肝组织中仅 3.2% 为阳性，早期或 I 期肝细胞癌手术切除进行免疫组织化学染色发现，GPC3 的敏感性和特异性分别为 69% 和 91%。通过 RT-PCR 对肝癌相关基因进行筛选，也发现在原发性肝癌组织中，GPC3 基因表达上调18 倍。

（2）谷氨酰胺合成酶（glutamine synthetase，GS）：GS 具有催化谷氨酸盐合成的功能，在哺乳类动物肝脏分布具有特殊性，主要分布在中央静脉周围肝细胞，应用免疫组化显示GS 为静脉周围肝细胞着色，在炎症、纤维化的肝脏中亦可见汇管区周围肝细胞阳性。谷氨酸盐 GS 的催化产物，是肿瘤细胞的主要能量来源。GS 在 HCC 组织中呈弥漫或灶状强阳性，而在癌旁肝组织呈围血管或者结节状阳性。GS 的催化产物是肿瘤细胞的主要能量来源，GS 的过度表达可能与 HCC 中 Wnt 信号通路的改变有关，且从癌前病变到晚期肝癌免疫反应相应增加，故有学者提出 GS 与肝癌转移潜能相关。有学者认为，可以利用 GS 在肿瘤组织及癌旁组织分布的差异来鉴别高分化 HCC 和癌前病变。

（3）热休克蛋白 70（Heat Shock Protein，HSP70）：HSP 是一类广泛存在于生物体内高度保守的蛋白质家族，又被称为分子伴侣。在受到环境中物理、化学、生物和精神等方面的刺激时发生应激反应而合成。正常细胞中存在少量 HSP，高温、感染、创伤及恶性肿瘤等应激状态均可诱导其表达明显增高。Chuma 等采用寡核苷酸芯片检测 HCC 癌组织和相应的癌旁组织，结果发现 95 个基因能够区别早期肝癌和相应的癌旁组织，有 92 个基因能区别早、晚期肝癌。其中 HSP70 上调最显著，并经实时 RT-PCR 和免疫组化证实。HSP70 可能是区分肝良恶性病变的潜在组织分子标记物。HSP70 在正常肝组织、慢性乙型肝炎、肝硬化和肝癌组织的表达呈递增趋势，分化较好的肝癌组织 HSP70 阳性率明显低于分化不良者。故认为在肝脏组织中 HSP70 检测可作为肝癌早期诊断及鉴别诊断的指标。

HSP70 的阳性表达部位主要定位于细胞核或细胞质，在肝癌组织、癌旁肝组织及正常肝组织中均可表达，提示其可能参与正常细胞活动；在肝癌组织中，HSP70 的表达与肿瘤分化呈负相关。研究表明，HSP70 在调控 p53 蛋白功能方面起着重要作用，而肝癌的发生与肿瘤抑制基因 p53 蛋白功能失常有关。联合检测 HSP70 与 p53 蛋白可作为肿瘤侵袭性生物学行为的预测指标。

（4）网格蛋白重链（clathrin heavy chain，CHC）：CHC 是网格蛋白结构的主要组成部分，它在细胞胞吞作用方面起着重要作用。三条网格蛋白重链与三条网格蛋白轻链共同形成网格蛋白三脚架结构，CHC 是三脚架结构的主要骨架，轻链则用于调节网格蛋白笼型结构的组装与拆解。最近的研究发现网格蛋白参与了多种系细胞生物学功能，对细胞生长发育、分化与环境响应等具有重要的生物学功能。CHC 除了介导膜蛋白等物质进行内吞外，还在生长因子和受体的内吞、病原体的入侵、突触的传递等生物学功能中起重要作用。最近，Seimiya 等采用琼脂糖二维荧光差异凝胶电泳方法研究发现 CHC 在肝细胞癌细胞质中呈强阳性表达，在非恶性肝细胞病变常呈阴性或低表达。并且 CHC 联合亚胺甲基转移酶环化脱氨酶（formiminotransferase cyclodeaminase，FTCD）可明显提高 GPC3 阴性肝细胞癌的检出率。

（5）氨基酰化酶 1（aminoacylase 1，ACY1）：ACY1 是一类广泛表达于哺乳动物组织内的"L"型二聚体锌结合金属酶，具有催化 L 型乙酰化氨基酸水解为乙酰基团和相应的 L 型自由氨基酸的功能，它是一种具有氨基酸脱酰基作用的胞质酶，参与细胞内蛋白质的降解，其生理功能主要是挽救代谢后氨基酸及抑制肿瘤细胞生长的作用。目前已经发现某些遗传性疾病是由于人类 ACY1 基因突变导致酶活性降低或是缺失引起的。ACY1 广泛表达于所有的有核细胞内，以脑与肾脏组织的表达量最高，研究表明 ACY1 表达量在小细胞肺癌、肾透明细胞癌、结直肠癌等多种肿瘤组织中明显下调。最近，Jin 等应用等压稳定同位素标记和二维液相色谱电子喷射串联质谱（iTRAQ-2DLC-ESI-MS/MS）发现 ACY1 蛋白在 HCC 的表达显著下调或是完全阴性，而 90% 以上的 LGDN 与 HGDN 则呈高表达，这使其成为肝细胞良、恶性肿瘤鉴别的潜在的诊断标志物。

（6）重组人死骨片 1（sequestosome 1，SQSTM1）：SQSTM1 即编码 p62 蛋白的基因，它是一种多种功能的泛素化结合的折叠蛋白，是肝脏 Mallory 小体和透明小体的重要组成部分，在自噬、蛋白酶体通路及多条信号通路中发挥重要作用。在人类肿瘤中自噬抑制导致的 SQSTM1 过表达可通过多种机制促进肿瘤的发生发展，包括调剂 NF-κB 信号通路、积聚 ROS、增加 DNA 损伤、促进细胞增殖等。最近，采用 iTRAQ-2DLC-ESI-MS/MS 技术，通过对比大细胞改变、异型增生结节与小肝细胞癌的蛋白表达概况发现 SQSTM1 存在着明显的表达差异。进一步研究发现：在肝细胞癌组织 SQSTM1 蛋白多呈阳性表达（阳性率约为 79.6%），在异型增生结节中则以阴性表达为主，仅见少许病例表达 SQSTM1 蛋白（阳性率约为 13.3%），这些数据进一步提示 SQSTM1 蛋白可能是肝细胞癌潜在的诊断标记物。

（7）亚硫酸盐氧化酶（sulfate oxidase，SUOX）：在哺乳动物中，由 SUOX 基因所调控的亚硫酸盐氧化酶是线粒体内酶系的重要组成部分，它主要存在于肝组织，它通过催化由半胱氨酸代谢产生的亚硫酸盐氧化为硫酸盐而发挥作用。一旦该基因有缺损，将导致体内酶的缺乏，造成体内亚硫酸盐的堆积，进而影响机体神经系统等重要器官的功能，甚至引起死亡，临床称之为亚硫酸氧化酶缺乏病，该病属于一种罕见的常染色体隐性遗传病。相关研究发现：在肝脏慢性疾病常发现存在着 SUOX 抗体，比如原发性硬化性胆管炎患者，约 1/3 病人可以检测到 SUOX 抗体的存在，但经熊去氧胆酸治疗后，病人的 SUOX 抗体水平明显下降。在肝细胞癌组织，SUOX 蛋白的表达水平与肝细胞癌的分化程度呈正相关，肝细胞癌组织分化程度越低，SUOX 蛋白表达水平下降越明显。在小肝细胞癌组织，大部分病例 SUOX 蛋白呈高水平表达，而异型增生结节则呈低表达或阴性。故 SUOX 可能是肝细胞癌与异型增生结节鉴别的潜在的生物标记物。

（8）果蝇 zeste 基因增强子同源物 2（enhancer of zeste homolog 2，EZH2）：EZH2 是多梳基因家族（Polycomb Group，PcG）的重要成员之一。人类 EZH2 基因位于染色体 7q35，该基因包含 20 个外显子，19 个内含子。最近研究发现，EZH2 在人类许多恶性肿瘤中出现基因扩增和较高水平表达，并与肿瘤的发生和恶性进展有密切联系。Varambally 等研究报道：前列腺癌组织 EZH2 mRNA 的表达水平明显高于良性肿瘤，并且在非激素依赖性转移性前列腺癌组织的表达水平更高。Kleer 等发现 EZH2 可使乳腺上皮细胞向恶性转化，并使细胞的增殖和转移能力明显增强，与肿瘤的发生、发展相关，相对于 EZH2 表达水平低的患者，EZH2 高表达患者生存时间较短；同时发现 EZH2 mRNA 和蛋白的高表达与病人预后差相关，并认为 EZH2 基因调节细胞的浸润与完整的 SET 结构域和组蛋白去乙酰化有关。Yonemitsu 等用免疫组化方法检测 EZH2 蛋白在肝细胞癌组织的表达，发现 EZH2 在肝癌组织的表达显著高于癌旁肝组织；用慢病毒介导干扰 EZH2 基因后肝癌细胞的增殖活性明显下降。最近，也有研究发现绝大部分肝癌组织呈现 EZH2 蛋白高表达，而异型增生结节或癌旁肝组织则呈现低表达或完全阴性，并且 EZH2 蛋白的过表达与肿瘤的血管浸润、组织学低分化、肿瘤细胞的高增殖活性等恶性表型密切相关。最新的研究发现免疫组化 EZH2 在绝大部分肝细胞癌组织呈现高表达，而在癌旁肝组织和肝良性病变中呈阴性表达，故认为 EZH2 可作为肝细胞癌新型的生物诊断标记物。

（9）醛固酮还原酶家族 1 成员 10（aldo-keto reductase family 1，member B10，AKR1B 10）：AKR1B10 是正醛酮还原酶家族中单分子醛糖还原酶，该酶可减少细胞内醛、铜类物质堆积，具有解毒作用，AKR1B10 位于染色体 7q33，含有 10 个外显子。AKR1B10 是一种新鉴定的人肝细胞癌蛋白，它在大鼠肝癌组织中诱导产生，研究结果也显示 AKR1B10 可能对快速增殖的 HCC 细胞产生的有害的代谢产物有重要的解毒作用。AKR1B10 除了在小肠与大肠有表达之外，在人类的大多数正常组织并不表达，如 AKR1B10 蛋白在肝脏、胸腺、睾丸和前列腺组织中呈较低水平表达。而在子宫颈癌、小细胞肺癌、乳腺癌、结直肠癌中亦有不同程度的表达。在乳腺导管原位癌，AKR1B10 蛋白的表达与 HER2 表达呈正相关，与 ER 表达呈负相关，AKR1B10 蛋白可作为 HER2 高表达乳腺癌的标志物和药物靶标，用于乳腺癌的诊断标记物与潜在的靶向治疗。在脂肪性肝病，研究结果提示 AKR1B10 过表达可能是通过 EGF 和胰岛素转录因子-1信号途径实现的，并且AKR1B10蛋白或许可作为预测脂肪性肝病向肝细胞癌转化的潜在的生物标记物。最新研究也表明，在丙型肝炎相关性肝细胞癌组织中，AKR1B10蛋白表达上调与血清AFP水平升高关系密切，提示AKR1B10基因可能参与早期肝细胞癌的形成。进一步研究发现：AKR1B10在肝细胞癌的早期阶段呈过度表达，而肿瘤中晚期以及分化差的癌组织则呈现低表达，此表达特征提示AKR1B10或许能成为早期肝细胞癌诊断和病情监测的潜在标记物。

（10）腺苷酸环化酶相关蛋白2（cyclase-associated protein2，CAP2）：CAP2首次发现存在于酵母中，是腺苷酸环化酶下游信号受体，CAP2可与肌动蛋白单体结合调节细胞骨架，从而参与细胞形态、运动、黏附与增殖等生物学功能。CAP2在正常肝组织中呈阴性表达，肝脏慢性损伤，特别是肝硬化的再生结节中几乎不表达或仅有微弱表达。研究发现HCC癌前病变组织中CAP2阳性表达率也仅为5%~10%，而早期肝癌组织的阳性表达率为70%~100%。另外也有研究发现CAP2在肝癌形成的各阶段均表达上调，且进展期HCC较早期HCC升高的更为明显。因此，CAP2有望成为今后HCC诊断的一个有价值的生物标记物。

（11）端粒酶逆转录酶（human telomerase reverse transcriptase，hTERT）：端粒酶在人类大多数正常组织中不表达，而在多数肿瘤组织中高表达。人hTERT是合成端粒酶的限速亚基，hTERT表达量与端粒酶的活性关系紧密，对端粒酶活性调控起着关键性作用。hTERT的表达及活性测定对妇科恶性肿瘤的诊断、疗效观察和预后监测均具有重要临床价值。研究结果显示：肝癌组织中hTERT、HS-GGT的表达，阳性率分别为86.2%和93.8%，正常肝组织中不表达；在小肝癌组织中的阳性率分别为80.0%和90.0%，显著高于对照组。因此hTERT和HS-GGT的联合检测有较高的敏感性和特异性，可能是HCC早期检测的潜在生物标记物。

（12）CD34：CD34是一种单链穿膜蛋白，属于I型跨膜蛋白，作为内皮细胞标记物被广泛应用在病理诊断及研究中，是血管源性肿瘤的特异性标记物之一。

在肝肿瘤诊断和鉴别诊断中，CD34常用于肝细胞癌与肝细胞良性病变的鉴别。肝细胞癌是一种富于血管性肿瘤，类血窦的毛细血管是HCC最为常见的组织学特征。CD34在正常肝血窦内皮细胞常呈阴性，而在HCC组织中微血管阳性着色，呈特殊的长条状或分支状，管壁纤细、管腔狭窄、分布均匀弥漫。极少数情况下，这种特殊窦状的染色特征也可以在肝细胞腺瘤和局灶性结节状增生中出现，但与癌旁肝组织、胆管细胞癌与转移性腺癌组织中的表达方式明显不同，故可作为肝细胞癌诊断的鉴别标记物之一。然而，因为CD34敏感性并不高，且现有其他更有效的抗体，CD34并没有单独运用于鉴别诊断中，常联合其他标记物及网纤维染色以提高肝细胞癌诊断的敏感性。目前，应用CD34对肿瘤微血管密度（MVD）进行免疫组化定量分析进而研究肿瘤血管生成日趋普遍。有学者认为，CD34标记指数（CD34-labeling index，LI）可以提示肝细胞癌患者的不良预后。

4. 肝细胞良恶性鉴别的免疫组化组合

（1）GPC3、HSP70与GS组合：GPC3、HSP70和GS三个标记物联合检测HCC的敏感性和特异性为72%和100%，所以标记物的联合检测是HCC早期诊断的理想指标。GPC3、HSP70、GS这3个指标的应用对于HCC的诊断具有各自的优点和缺点，如GPC3

在高分化 HCC 阳性率较低，且可在癌前病变中表达；HSP70 阳性表达率较高，在高分化 HCC 亦可有较强的表达，但在个别再生结节亦可检测到少许细胞的表达，所以根据 HSP70 阳性表达来截然区分良恶性是不可取的，且 HCC 中亦有少量病例呈阴性表达；GS 的阳性表达有其特殊的形式，其表达方式的改变为诊断提供了线索，需要注意的是：某些高分化 HCC，亦可见到类似癌周肝组织围血管状分布的表达方式。由此可见，上述 3 个指标对于 HCC 的诊断具有各自的优缺点，分别与 HCC 的发生进展、凋亡及能量供应有关，具有各自表达的方式。不管 HCC 分化程度如何，任何两个指标的联合应用均可提高 HCC 的检出率，其中以 HSP70 和 GPC3 的联合应用最能提高诊断的灵敏度。

（2）GS、CHC、EZH2 和 HSP70 组合：最近研究发现：免疫组化分析 HSP70、GPC3、GS、CHC 及 EZH2 探讨不同的生物标记物组合在肝细胞良恶性病变鉴别的准确性。在早期 HCC，52% 病例呈 HSP70、GPC3、GS 免疫组化标记（至少一项）阳性，当增加多 CHC 免疫标记物时，其阳性表达率增加至 76%，当再加另一标记物 EZH2 时，其阳性表达率则增加至 93%。当对所有的生物标志物组合可能进行统计分析后，发现由 GS + CHC + EZH2 三标记构成的组合能准确诊断 76% 早期 HCC 病例，由 GS + CHC + HSP70 + EZH2 四标记组合能准确诊断 91% 早期 HCC 病例。在该研究，研究者发现 GPC3 是鉴别诊断性能稍逊的标记物。接受者操作特征（Receiver Operating Characteristic，ROC）曲线分析显示四标记物组合（GS、CHC、HSP70、EZH2）诊断早期 HCC 的准确性比传统的形态学诊断方式（间质浸润）具更优的准确性。

二、分子病理诊断

HCC 的发生、发展、复发与转移是一个多基因、多途径长期相互作用的过程，是细胞增生与凋亡的动态平衡失调的结果。在过去的三十多年里，科学家们在肝细胞癌的分子遗传学及表型改变做了大量的研究工作。目前的观念认为基因表达的异常是肿瘤发生、发展及侵袭、转移的重要因素。最近，从大量肿瘤形成模型的证据表明，肿瘤起始的关键事件是由于细胞增殖能力增强伴随着凋亡能力减弱导致组织增生失去控制。此外，很多肿瘤含有少量低分化的干细胞能够产生更多分化的肿瘤细胞而形成大的肿瘤组织。各种各样的遗传和表观遗传变异（包括点突变、缺失、扩增、甲基化）可能会导致基因表达或基因生化功能的异常。与其他部位肿瘤类似，多数基因和蛋白质具有一定的生理作用（如控制细胞分化、增殖、凋亡等），当它们功能异常时将参与癌症发生，因此称它们为癌基因或肿瘤抑制基因。在肝细胞癌，虽然发现很多普遍的信号传导通路改变，而其基因变异类型及其序列变化却不是恒定的，这反映了 HCC 病因学的多样性，每个 HCC 都可以找到这种肿瘤的异质性。此外，在不同致癌因素作用下的肝癌组织，分子基因水平也出现了这种差异，并且细胞特定表型的变化也很明显。

（一）分子遗传学改变

1. 表观遗传学改变

（1）DNA 甲基化：表观遗传学的改变在肿瘤的发生发展中扮演着重要的作用，DNA 甲基化作为一种重要表观遗传学的改变，其异常可通过染色质结构的紧缩或松解直接影响基因表达，这种表观遗传学异常在肿瘤发生、发展中起着重要的作用。肿瘤抑制基因启动子区 CpG 岛的高度甲基化可通过招募甲基化结合蛋白及其复合物，改变染色体空间结构，阻止基因转录，进而沉默肿瘤抑制基因，肿瘤抑制基因启动子区的高度甲基化状态与岛肿瘤发生发展关系密切。肝细胞癌是一种恶性度高、复杂的肿瘤，存在着高频的基因 CpG 甲基化事件。研究发现，与肝细胞癌发展过程相关的许多分子机制如 DNA 损伤修复、细胞周期调控、细胞凋亡、信号传导等生物学功能都与其调控因子 CpG 岛甲基化异常相关。E-cadherin 是细胞表面黏附分子类的抑癌基因，在肝癌的发生中起着重要作用，研究发现 HCV 核心蛋白可以通过激活 DNA 甲基转移酶的表达，引发 E-cadherin 基因启动子区域高甲基化，从而导致 E-cadherin 基因表达下降。HBV 相关性肝癌也发现 HBV 的 X 蛋白激活 DNMT1 的表达，诱导 E-cadherin 和 p16（INK4a）基因启动子区域的高甲基化，进而抑制这些基因的表达，进而激活了下游 G1-CDK4/6 激酶、磷酸化 Rb 蛋白以及 E2F1。研究显示 DNA 异常甲基化是肿瘤形成的早期、频发事件，而外周血、体液等同样可以检测到肿瘤相关基因 DNA 异常甲基化。因此，体液和组织中肝癌相关基因的甲基化状态，可以作为 HCC 的诊断、疗效观察及预后判断的生物标记物。

（2）microRNA：microRNA（miRNA）是一类内源性的非编码小分子，大约由 19 至 25 个核苷酸组成，平均为 22 个。成熟 miRNA 能够在转录后降解 mRNA 或阻遏其翻译为蛋白质。miRNA 调控细胞多种生物学功能，包括细胞增殖、凋亡、分化、干细胞特性与代谢等过程。miRNA 的改变广泛影响一系列人类癌症的基因组，参与肿瘤发生、进展、侵袭及转移等作用。目前，已经有很多研究报道很多 miRNAs 在良恶性肝细胞/组织中存在明显的差异，在肝癌细胞/组织中表达增高的主要 miRNAs 包括 miR-21、miR-34a、miR-221/222 和 miR-224，而表达降低的主要有 miR-122、miR-145 和 miR-99a。最近，有很多研究报道 miRNA 表达谱变化与肝癌预后及各种病理因素的相关性，并能预测乙肝患者向肝细胞癌发展的危险性。

2. 遗传学改变

（1）癌基因

1）HBx：乙型肝炎病毒感染是肝细胞癌发生的最主要原因之一，乙型肝炎病毒 X 基因在肝细胞癌的发生过程中起主要的作用。而其 X 基因编码的 HBx 蛋白可以通过与细胞周期相关因子、p53 基因、细胞 DNA、中心体、线粒体等相互作用而导致 HCC 的发生。

2）cyclinD1：cyclinD1 是细胞增殖的关键周期蛋白，cyclinD1 蛋白的过度表达可促使细胞持续增殖，并可能导致细胞发生恶性转化。cyclinD1 的功能异常可能参与肿瘤的发生、发展，其基因的扩增与过表达明显与肝细胞癌形成相关。研究结果显示，在肝细胞癌中 cyclinD1 过表达率为 71.8%，而癌旁肝组织及正常肝组织几乎不表达。提示 cyclinD1 基因的过表达可能参与肝细胞癌的发生、发展。

3）β-catenin：Wnt 信号通路的异常激活可启动下游多种癌基因的转录促进细胞恶性转变，Wnt/β-catenin 通路激活是肝癌发生的主要分子机制之一。研究发现：在 HCC 中，30%~70% 病例中存在多种机制导致的 β-catenin 核内异常积聚和激活，包括 β-catenin 编码基因突变或者 CTNNB1、AXIN-1、AXIN-2 以及受体 Frizzled-7 的上调，并抑制 GSK-3β 的激活。Wnt/β-catenin 信号通路在 HCC 的发生、发展进程中起到了关键的促进作用，并且抑制此通路可起到抗肿瘤的效果。

4）转化生长因子-β1（transforming growth factor，TGF-β1）：TGF-β1 是一个调节各种细胞生长、分化的多功能的细胞因子，是上皮细胞生长的负性调节因子，尤其对肝细胞的增殖具有强烈的抑制作用。结果表明，TGF-β1 在 HCC 及癌旁组织中均有不同程度阳性表达，在正常肝组织中不表达。Migita K 等发现：HBV-DNA 阳性和阴性组 TGF-β1 表达分别为 95% 和 64%，说明 TGF-β1 表达与 HBV 复制有关。TGF-β1 在肝癌的发生、发展及浸润转移中发挥重要作用。

（2）肿瘤抑制基因

1）p53：p53 基因突变可使正常 P53 蛋白失活，部分突变发生于 DNA 结合位点的氨基酸上，使得 P53 蛋白关键性的 DNA 接触位点消失而失活；而另外部分突变发生在稳定核心区折叠结构中起重要作用的氨基酸上，使之不能形成折叠结构而致 P53 蛋白失活。有大量的研究结果证明，突变型 p53 基因与 HCC 的发生、发展关系密切，其在肝细胞恶性转化方面起着重要的作用。突变型 p53 基因通过直接或间接作用诱导染色体不稳定、细胞增殖、血管形成，从而在慢性肝损伤转变为 HCC 过程中扮演重要的角色。另外，多种具有遗传毒性和细胞毒性的因子能够诱导 p53 基因突变，在消除这些毒性因子过程中肝细胞容易受到损害也可导致肝癌。

2）Rb：Rb 在真核细胞的生长、分化中起着重要的作用。Rb 突变或引起其不表达、转录表达无功能的 Rb 蛋白，使细胞生长失去负性调控能力，从而导致肿瘤的发生。研究发现：肝癌细胞系及 28% 肝癌组织的 Rb 蛋白呈无活性状态。此外，p16 蛋白是 Rb 活性重要的调节因子，也在约 34% 的肝细胞癌组织中表达缺失。这些结果提示 Rb 调节网络的紊乱在肝细胞癌的发生中起着重要的作用。

3）PTEN：PTEN 在诱导细胞周期阻滞和凋亡以及细胞黏附、迁移、分化等诸方面均起了至关重要的作用。其编码的 PTEN 蛋白具有 PTP 活性，通过拮抗蛋白质酪氨酸激酶（PTKs）抑制肿瘤细胞生长，在细胞生长、凋亡、黏附、迁移、浸润等方面具有重要作用。PTEN 突变、缺失或蛋白表达异常时与多种肿瘤发生密切相关。PTEN 参与调节细胞内 FAK 等信号分子酪氨酸磷酸化水平，不但可以通过 PI3K/Akt 经典途径抑制肿瘤进展，还可作用于 FAK 残基，使其去磷酸化，从而抑制 FAK 介导的信号传导通路，以此来阻碍肿瘤的侵袭和转移行为。PTEN 基因蛋白的表达在肝癌组织中明显低于癌旁组织，并与肝癌的病理分级及合并门静脉癌栓有密切关系，PTEN 蛋白可有效地预测肝细胞癌患者的预后。

（3）HCC 相关的重要分子途径：肝细胞癌是炎症相关性恶性肿瘤的典型代表，慢性炎症的背景导致连续循环的细胞损伤、坏死和基因毒性环境内的再生，使肝脏容易产生致癌基因的激活和肿瘤抑制基因（包括遗传和表观遗传基因）的抑制。这一过程导致细胞多个级联信号的紊乱，如图 3-3-1 所示。受体酪氨酸激酶通路诱导 Ras-丝裂原-激活型蛋白激酶（Ras-mitogen-activated protein kinase，MAPK）和磷脂酰肌醇 3-激酶（phosphatidylinositol 3-kinase，PI3K），大于 50% 肝癌病例发生 Akt 蛋白激酶信号通路活化。这些通路的激活导致下游细胞外信号调节激酶（Ras-Raf-ERK）通路的激活，进而激活原癌基因 c-Fos 和转录因子 AP-1（也称为原癌基因 c-Jun），从而诱导基因的转录和细胞增殖。PI3K-Akt 激酶信号通路通过激活胰岛素受体或胰岛素样生长因子受体（如 IGFR1）导致哺乳动物雷帕霉素靶（mTOR）途径的紊乱，进而促使肿瘤抑制基因如 PTEN 的失活和促进肿瘤的发生，这种情况发生在 40%~50% 肝癌病例。大概三分之一的病例发生 β-catenin 突变激活，从而激活 Wnt 信号通路。实际上，Wnt 参与肝再生维持、多潜能干细胞和祖细胞的自我更新，Wnt 信号通路的激活促进肝细胞癌的发生发展。

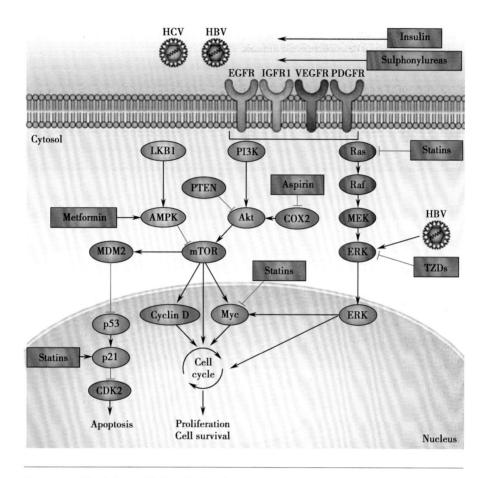

图 3-3-1　肝细胞癌主要的分子信号通路

（引自 Singh et al. Nat Rev Gastroenterol Hepatol. 2014；11（1）45-54）

3. 端粒酶

端粒酶是在四膜虫提取物中发现并纯化而来的，是由小分子 RNA 和蛋白质组成的核糖核蛋白体。人端粒酶主要由三部分组成：①RNA 基因部分（hTR）；②端粒酶相关蛋白（TPI）；③端粒酶活性催化亚单位（hTERT）。端粒是真核生物染色体末端的重复序列，在细胞周期性分裂过程中逐渐缩短，缩至关键长度时细胞停止分裂进入衰老阶段，从而限制细胞的复制和增殖。端粒酶利用其自身 hTR 所携带的 RNA 为模版，在端粒酶催化亚单位的催化下，将端粒重复序列合成到染色体末端，延长或稳定了随着细胞分裂而进行性缩短的端粒使细胞获得无限增殖能力，在细胞永生及恶性肿瘤的发生和发展中起到了重要的作用。端粒酶催化亚单位是端粒酶不可缺少的功能单位之一，端粒酶活化是通过端粒酶催化亚单位上调而实现的，而端粒酶的激活是肿瘤发展过程中的关键阶段。正常组织中端粒酶催化亚单位表达常被抑制，而在大多数端粒酶阳性的肿瘤和永生化细胞系中均表达端粒酶催化亚单位，此外，在端粒酶阴性细胞中导入端粒酶催化亚单位即可检测到端粒酶活性，说明端粒酶催化亚单位的表达与端粒酶活性具有相关性。通过对 HCC 及其癌旁和正常肝组织实验对照研究均发现：正常肝组织中端粒酶活性、端粒酶催化亚单位 mRNA 不表达；HCC 组织中端粒酶活性、端粒酶催化亚单位 mRNA 高表达，二者差异显著；在与 HCC 癌旁组织相比，无论是在转录水平还是翻译水平上，HCC 组织中端粒酶催化亚单位均呈显著增高，并且证明 HCC 组织中端粒酶催化亚单位的表达与年龄、性别、肿瘤大小无关，与肿瘤细胞的分级、分化及侵袭和转移有关。在慢性乙型肝炎，病毒 X 蛋白表现为一个癌蛋白，而 HBV DNA 整合到宿主基因组导致基因组不稳定和细胞信号和复制基因（如编码 cyclin A 的基因和人端粒酶反转录酶 TERT 基因）的激活进而促进其 DNA 结构的改变，如等位基因缺失，这也可发生于慢性肝炎的肝组织，不论有无肝硬化。但是，从慢性肝炎和肝硬化到异型增生和 HCC，基因组改变的发生率迅速增高。端粒酶异常在癌形成中扮演重要的角色，端粒酶催化亚单位基因检测比 AFP 敏感、特异性高，可望成为肝癌早期诊断的理想指标。

（二）肝癌的分子分型

分子分型是肝癌分子病理学研究发展的方向和趋势。基于传统的大体分型和组织病理学分型的基础上建立肝癌的各种分期（如 TNM 分期、Okuda 分级系统、CLIP 分期系统、BC LC 肝癌分期系统等），这些分期系统对临床治疗方案的选择均起到了一定的参考作用。近年来，分子生物学、基因组及蛋白质组技术的迅速发展在评估肝癌潜在的侵袭和转移、微血管侵犯（MVI）及预测术后复发风险及生存时间的应用，而基因多态性、体细胞突变、表观遗传标记、基因表达模式都逐步与肿瘤临床病理特征相关联，更是促进了肝癌的分子分型和分子靶向治疗研究。据此肝癌可分为以下几个分子亚型：高侵袭组和低侵袭组；高复发风险组和低复发风险组；短生存期组和长生存期组；对治疗方案敏感组和不敏感组。

1. HCC 分子分型　由于肝癌的异质性大，仅靠单个生物学标记并不能全面反映其生物学行为。基于肝癌基因表达谱改变与其病因、临床分期、病理分级、血管侵犯、药物反应、复发和存活等临床病理参数进行关联分析，进而筛选和鉴定出有价值的生物标志物，进一步构建肝癌分子分型。例如，Boyault 等利用转录组数据结合临床病理指标将肝癌分为 6 个亚型（G1~G6）。总的来说，G1 和 G2 型肝癌与乙型肝炎病毒感染相关，而 G3~G6 型肝癌与丙型肝炎病毒和酒精中毒的关系更密切。增殖活性高的 G4~G6 亚型的预后优于 G1~G3型。并且每一个亚型的基因标签和涉及的信号途径各异。G1 亚型：HBV 拷贝数低、胎儿肝特有基因的表达水平高；G2 亚型：HBV 拷贝数高，PIK3CA 和 TP53 突变等；G3 亚型：TP53 突变和细胞周期调控基因的表达升高；G4 亚型：为异质性亚型，多数伴有 TCF1（transcription factor 1）突变；G5 和 G6 亚型与 β-catenin 突变密切相关，使 Wnt 信号通路激活，其中，G6 亚型的 Wnt 通路激活程度更高。此外，G5 和 G6 型的肝癌与 β-catenin基因突变密切相关。Nauh 等从 G3 亚型 HCC 组织中筛选出一个 5 基因指数（HN1，RAN，RAMP3，KRT19 和 TAF9），当指数越高，微血管浸润的发生率越高和预后越差。鉴于 HCC 具有高度异质性，综合其形态特点和基因特征的评估体系也许更能反映 HCC 的生物学特性。为此，Srivastava 等建立了一个由"形态参数+分子标记"的预后判断指数体系，如下：（0.800×CD31）+（0.597×p53）+（0.662×AFP）+（0.485×CD44）+（1.001×血管侵犯）。研究显示高指数组患者的总生存期和无病生存期均显著短于低指数组者。此外，miRNA 也可能用来进行肝癌分子分型：Ji 等发现 HCC 组织中 miRNA-26 在生存期短的肝癌患者中表达降低，而且对干扰素治疗具有高敏感性，采用 IFNα 治疗可以明显提高患者的生存期。因此，治疗前如能获得评估肿瘤生物学特性、治疗模式和远期疗效的生物学信息，将有助于提高 HCC 个体化治疗水平。

2. HCC 分子克隆检测　常规方法难以准确区分术后复发性肝癌（RHCC）的克隆起源方式是来自残癌复发还是新生肿瘤，而其对于科学制订治疗方案和判断预后十分重要。临床工作中，常按照术后 2 年以内（短期复发）和 2 年以上（远期复发）的 RHCC 归类为单中心复发（IM 型）和多中心复发（MO 型），但这两种亚型在复发时间上常有重叠。吴孟超等通过采用筛选高频微卫星杂合性缺失位点检测 RHCC 克隆特征的方法发现 RHCC 至少可分为 6 种分子克隆亚型：Ⅰ 型：单结节 MO-RHCC；Ⅱ 型：单结节 IM-RHCC；Ⅲ 型：单结节 IM-RHCC 合并肝内转移；Ⅳ 型：多结节 MO-RHCC；Ⅴ 型：单结节 MO-RHCC 合并肝内转移；Ⅵ 型：单结节 MO-RHCC 合并 IM-RHCC。25%~30% 和 70%~75% 的 RHCC 分别为 MO 型和 IM 型，而 MO 型 RHCC 再次手术切除的疗效要好于 IM 型 RHCC。原则上，而 MO-RHCC 在本质上属于新生肿瘤，更适合再次手术切除或肝移植，且有望取得与首次切除相同的疗效；如 IM-RHCC 源自初次切除 HCC 的残余癌复发，多伴有卫星灶形成或微血管癌栓，更适合介入（如射频消融、肝动脉栓塞化疗和生物治疗）等综合性治疗。因此，MO 型多结节性 HCC 适合于手术切除治疗，IM 型多结节性 HCC 适合于介入治疗，而 MO 型多结节性 HCC 患者在肝移植术后的生存期也要好于 IM 型多结节性 HCC。

3. HCC 特殊病理亚型诊断　HCC 是肝细胞源性恶性肿瘤，免疫组化特异性表达 Hep Par 1 和 pCEA 等肝细胞性生物标志物；而胆管细胞癌是起源于肝内胆管上皮细胞的恶性肿瘤，能特征性地表达 CK19 和 MUC-1 等胆管上皮性生物标志物。双表型肝细胞癌（dual phenotype of hepatocellular carcinoma，DPHCC）是肝细胞癌的特殊亚型，形态学表现为典型的肝细胞癌可同时显著表达肝细胞癌和胆管癌的标志物，有时可以同时检测到血清甲胎蛋白和 CA19-9 水平升高，呈现出独特的"双表型特征"，同时更具有侵袭性。吴孟超等从连续手术切除的 1530 例 HCC 中筛选出 155 例（10%）DPHCC，发现 DPHCC 在细胞分化、转移复发、癌栓形成和长期预后等参数上都表现出比普通型 HCC 侵袭性更强的生物学特性，推测其可能来自肝脏干细胞的双向分化。此外，Govaere 等发现敲除了 CK19 阳性的 HCC 细胞系侵袭性和对 5-氟尿嘧啶、多柔比星（阿霉素）和索拉非尼的耐药性均显著下降，提示 DPHCC 具有多重耐药特性。因此，对 DPHCC 新亚型的诊断，将有助于临床有针对性地制订个体化治疗方案和判断预后。

（黄金霖　李　鹏　凌逸虹　蔡木炎）

参考文献

1. Kojiro M，Wanless IR，Alves V，et al. Pathologic diagnosis of early hepatocellular carcinoma：a report of the international consensus group for hepatocellular neoplasia. Hepatology，2009，49：658-664.

2. Plentz RR，Park YN，Lechel A，et al. Telomere shortening and inactivation of cell cycle checkpoints characterize human hepatocarcinogenesis. Hepatology，2007，45：968-976.

3. Van Dekken H, Verhoef C, Wink J, et al. Cell biological evaluation of liver cell carcinoma, dysplasia and adenoma by tissue micro-array analysis. Acta Histochem, 2005, 107: 161-171.

4. Roncalli M, Terracciano L, Di Tommaso L, et al. Liver precancerous lesions and hepatocellular carcinoma: the histology report. Dig Liver Dis, 2011, 43 (Suppl 4): S361-372.

5. Mion F, Grozel L, Boillot O, et al. Adult cirrhotic liver explants: precancerous lesions and undetected small hepatocellular carcinomas. Gastroenterology, 1996, 111: 1587-1592.

6. Bolondi, L, Gaiani S, Celli N, et al. Characterization of small nodules in cirrhosis by assessment of vascularity: the problem of hypovascular hepatocellular carcinoma. Hepatology, 2005, 42: 27-34.

7. Forner A, Vilana R, Ayuso C, et al. Diagnosis of hepatic nodules 20 mm or smaller in cirrhosis: Prospective validation of the noninvasive diagnostic criteria for hepatocellular carcinoma. Hepatology, 2008, 47: 97-104.

8. Sangiovanni A, Manini MA, Iavarone M, et al. The diagnostic and economic impact of contrast imaging techniques in the diagnosis of small hepatocellular carcinoma in cirrhosis. Gut, 2010, 59: 638-644.

9. Leoni S, Piscaglia F, Golfieri R, et al. The impact of vascular and nonvascular findings on the noninvasive diagnosis of small hepatocellular carcinoma based on the EASL and AASLD criteria. Am J Gastroenterol, 2010, 105: 599-609.

10. Bosman FT, Carneiro F, Hruban RH, et al. WHO Classification of Tumours of the Digestive System.: 4th ed. International Agency for Research on Cancer (IARC), 69008 Lyon, France, 2010.

11. Kojiro M. Pathological evolution of early hepatocellular carcinoma. Oncology, 2002, 62 (Suppl 1): 43-47.

12. Paradis V. Histopathology of hepatocellular carcinoma. Recent Results Cancer Res, 2013, 190: 21-32.

13. Kojiro M. Focus on dysplastic nodules and early hepatocellular carcinoma: an Eastern point of view. Liver Transpl, 2004, 10 (2 Suppl 1): S3-8.

14. Roskams T, Kojiro M. Pathology of early hepatocellular carcinoma: conventional and molecular diagnosis. Semin Liver Dis, 2010, 30: 17-25.

15. Jin SY, Choi IH. Early hepatocellular carcinoma. Korean J Hepatol, 2011, 17: 238-241.

16. Nordenstedt H, White DL, El-Serag HB. The changing pattern of epidemiology in hepatocellular carcinoma. Dig Liver Dis, 2010, 42 (Suppl 3): S206-214.

17. Sherman M. Hepatocellular carcinoma: epidemiology, risk factors, and screening. Semin Liver Dis, 2005, 25: 143-154.

18. Seimiya M, Tomonaga T, Matsushita K, et al. Identification of novel immunohistochemical tumor markers for primary hepatocellular carcinoma: clathrin heavy chain and formiminotransferase cyclodeaminase. Hepatology, 2008, 48: 519-530.

19. Sakamoto M, Mori T, Masugi Y, et al. Candidate molecular markers for histological diagnosis of early hepatocellular carcinoma. Intervirology, 2008, 51 (Suppl 1): 42-45.

20. Di Tommaso L, Franchi G, Park YN, et al. Diagnostic value of HSP70, glypican 3, and glutamine synthetase in hepatocellular nodules in cirrhosis. Hepatology, 2007, 45: 725-734.

21. Tremosini S, Forner A, Boix L, et al. Prospective validation of an immunohistochemical panel (glypican 3, heat shock protein 70 and glutamine synthetase) in liver biopsies for diagnosis of very early hepatocellular carcinoma. Gut, 2012, 61: 1481-1487.

22. Jin GZ, Dong H, Yu WL, et al. A novel panel of biomarkers in distinction of small well-differentiated HCC from dysplastic nodules and outcome values. BMC Cancer, 2013, 13: 161-71.

23. Libbrecht L, Severi T, Cassiman D, et al. Glypican-3 expression distinguishes small hepatocellular carcinomas from cirrhosis, dysplastic nodules, and focal nodular hyperplasia-like nodules. Am J Surg Pathol, 2006,

30: 1405-1411.

24. Sciarra A, Di Tommaso L, Nakano M, et al. Morphophenotypic changes in human multistep hepatocarcino-genesis with translational implications. J Hepatol, 2015, 64 (1): 87-93.

25. Cong WM, Wu MC. New insights into molecular diagnostic pathology of primary liver cancer: Advances and challenges. Cancer Lett, 2015, 368: 14-19.

26. Lugli A, Tornillo L, Mirlacher M, et al. Hepatocyte paraffin 1 expression in human normal and neoplastic tissues: tissue microarray analysis on 3, 940 tissue samples. Am J Clin Pathol, 2004, 122: 721-727.

27. Coston WM, Loera S, Lau SK, et al. Distinction of hepatocellular carcinoma from benign hepatic mimickers using Glypican-3 and CD34 immunohistochemistry. Am J Surg Pathol, 2008, 32: 433-444.

28. Varma V, Cohen C. Immunohistochemical and molecular markers in the diagnosis of hepatocellular carcinoma. Adv Anat Pathol, 2004, 11: 239-249.

29. Morrison C, Marsh WJ, Frankel WL. A comparison of CD10 to pCEA, MOC-31, and hepatocyte for the distinction of malignant tumors in the liver. Mod Pathol, 2002, 15 (12): 1279-1287.

30. Ruck P, Xiao JC, Pietsch T, et al. Hepatic stem-like cells in hepatoblastoma: expression of cytokeratin 7, albumin and oval cell associated antigens detected by OV-1 and OV-6. Histopathology, 1997, 31: 324-329.

31. Yao S, Zhang J, Chen H, et al. Diagnostic value of immunohistochemical staining of GP73, GPC3, DCP, CD34, CD31, and reticulin staining in hepatocellular carcinoma. J Histochem Cytochem, 2013, 61: 639-648.

32. Alastair Burt. MacSween's Pathology of the Liver. 6th ed. Churchill Livingstone Elsevier, ition, 2012.

33. Al-Muhannadi N, Ansari N, Brahmi U, et al. Differential diagnosis of malignant epithelial tumours in the liver: an immunohistochemical study on liver biopsy material. Ann Hepatol, 2011, 10: 508-515.

34. 冯龙海, 丛文铭. 肝细胞癌免疫组化诊断谱组合策略研究进展. 临床与实验病理学杂志, 2015, 31 (2): 186-189.

35. 丛文铭, 朱世能. 肝胆肿瘤诊断外科病理学. 上海科技教育出版社, 2002.

36. 吴秉铨, 刘彦仿. 免疫组织化学病理诊断. 北京科学技术出版社, 2007.

37. Singh S, Singh PP, Roberts LR, et al. Chemopreventive strategies in hepatocellular carcinoma. Nat Rev Gastroenterol Hepatol, 2014, 11: 45-54.

38. Llovet JM, Chen Y, Wurmbach E, et al. A molecular signature to discriminate dysplastic nodules from early hepatocellular carcinoma in HCV cirrhosis. Gastroenterology, 2006, 131: 1758-1767.

39. Boyault S, Rickman DS, de Reyniès A, et al. Transcriptome classification of HCC is related to gene alterations and to new therapeutic targets. Hepatology, 2007, 45: 42-52.

40. Nault JC, De Reyniès A, Villanueva A, et al. A hepatocellular carcinoma 5-gene score associated with survival of patients after liver resection. Gastroenterology, 2013, 145: 176-187.

41. Srivastava S, Wong KF, Ong CW, et al. A morpho-molecular prognostic model for hepatocell carcinoma. Br. J. Cancer, 2012, 107: 334-339.

42. Ji J, Shi J, Budhu A, et al. MicroRNA expression, survival, and response to interferon in liver cancer. N. Engl. J. Med, 2009, 361: 1437-1447.

43. Liau JY, Tsai JH, Yuan RH, et al. Morphological sub-classification of intrahepatic cholangiocarcinoma: etiological, clinicopathological, and molecular characteristics. Mod Pathol, 2014, 27: 1163-1173.

44. Sulpice L, Rayar M, Desille M, et al. Molecular profiling of stroma identifies Osteopontin as an independent predictor of poor prognosis in intrahepatic cholangiocarcinoma. Hepatology, 2013, 58: 1992-2000.

45. Andersen JB, Spee B, Blechacz BR, et al. Genomic and genetic characterization of cholangiocarcinoma identifies therapeutic targets for tyrosine kinase inhibitors. Gastroenterology, 2012, 142: 1021-1031.

3

46. Wang J, Li Q, Sun Y, et al. Clinicopathologic features between multicentric occurence and intrahepatic metastasis of multiple hepatocellular carcinomas related to HBV. Surg. Oncol, 2009, 18: 25-30.

47. Govaere O, Komuta M, Berkers J, et al. Keratin19: a key role player in the invasion of human hepatocellular carcinomas. Gut, 2014, 63: 674-685.

第四章

小肝细胞癌的病理学特征

第一节　小肝细胞癌的概念

小肝细胞癌（small hepatocellular carcinoma，SHCC）概念的提出可以追溯到 20 世纪 70 年代，由我国著名肝胆外科专家汤钊猷和吴孟超院士等在大宗肝细胞癌临床病例观察研究的基础上首次提出。30 多年来，有关 SHCC 的临床病理研究取得了长足进展，并由此不断更新 SHCC 病理生物学特性的理论认识。然而，目前国内外对 SHCC 的瘤体大小的诊断标准的认识仍存在较大差别，但 SHCC 病理生物学特性的深入研究必将会极大促进肝脏外科早诊早治水平的提高，并为临床提高肝癌远期疗效提供重要的理论指导依据。

一、诊断标准：直径≤5cm

20 世纪 70 年代中后期，我国汤钊猷和吴孟超等学者首次系统地提出了 SHCC 的概念，其诊断标准为肝癌直径≤5cm，在当时国际上肝癌诊疗水平普遍不高的背景下，这一概念的提出具有里程碑意义，在国际上率先将肝癌临床研究引入早期 SHCC 方向。该标准制定的临床依据主要是：约 70% 直径≤5cm 的肝细胞癌患者均为亚临床表现，即临床多无明显临床表现及体征；而>5cm 的肝癌患者常有黄疸、肝区疼痛、腹部肿块、腹水等临床表现。而且，直径≤5cm 的肝癌患者的生存期明显长于>5cm 者。同时，在第七版美国癌症联合委员会/国际抗癌联盟（AJCC/UICC）的肝癌 TNM 分期中，以直径 5cm 作为肝癌 T3a 分期的临界值。然而，随着现代影像学诊断技术的发展，目前临床上很容易发现体积更小、侵袭性较小的肝癌，而且相对于胃、肾脏、乳腺等器官的小肿瘤概念来说，以 5cm 作为 SHCC 的诊断标准，也并未反映出当今肝脏外科的肝癌早诊早治水平，因而在进入 21 世纪以来，以瘤体直径≤5cm 作为 SHCC 的体积标准呈现出明显弱化的趋势。

二、诊断标准：直径≤3cm

1979 年，中国肝癌病理协作组于国际上首次将瘤体直径≤3cm 的肝细胞癌单独作为

SHCC 病理分型。此后，1986 年，日本学者 Ebara 等报道了 22 例均未行任何治疗的直径≤3cm 的微小肝细胞癌（minute HCC），他们发现这些患者血清 AFP 含量均为阴性，因此，对肝癌的诊断没有辅助作用；但随着肿瘤体积的增大，特别是当直径大于 3cm 以后，血清 AFP 水平具有逐渐增高的趋势，进而提出了将直径≤3cm 作为 SHCC 的诊断标准。

　　自 1988 年起，第二军医大学东方肝胆外科医院病理科率先开展了小肝细胞癌病理生物学特性的系列研究，发现大多数瘤体直径≤3cm 肝细胞癌的 DNA 以二倍体为主，具有良性生物学行为特征，包括：癌组织分化好、肿瘤边界清楚、可有完整的纤维包膜、肿瘤周边几乎没有卫星灶和微血管浸润，容易行根治性手术切除，而且预后较佳。相比较而言，瘤体直径>3cm 的肝细胞癌则出现 DNA 异倍体和明显的恶性肿瘤行为特征，如癌组织分化差、包膜侵犯、癌周常有卫星灶、癌栓形成，不易行根治性手术切除以及预后较差等特点，由此为将≤3cm 作为 SHCC 的瘤体积标准提供了重要的理论依据。2011 年，我们对 618 例 HCC 患者按瘤体直径≤1cm、1.1~2cm、2.1~3cm、3.1~5cm、>5cm 分为 5 组进行对照研究，结果显示，除≤1cm 组以外、1~3cm 组之间以及>3cm 组之间在主要病理学参数和手术预后无明显统计学差异；但若以 3cm 为界分为 SHCC 和大肝癌（LHCC）两组，则病理学参数和临床预后的差异十分显著（图 4-1-1 和图 4-1-2）。因此，肝细胞癌肿瘤生长至 3cm 左右大小，是其病理学特征和生物学行为特性改变的重要转折点，瘤体直径≤3cm 可能是诊断 SHCC 的最佳标准。

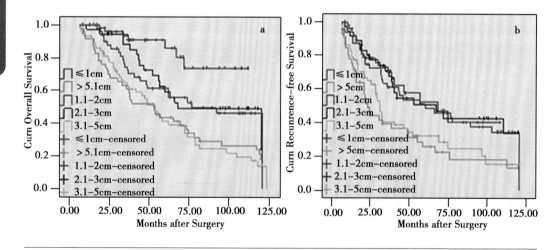

图 4-1-1　5 组 HCC 患者的预后情况

　　近期国外学者研究表明，直径≤3cm 的 SHCC 中 APC，GSTP1 和 CFTR 基因的所有 CpG 岛，相对于其周边正常肝组织更容易发生甲基化修饰（$P<0.05$），RASSF1A，CCND2 和 APC 在高分化肝细胞癌、直径<3cm 的 SHCC 及 I 级和 II 级肝细胞癌组织中多呈阳性表达。值得注意的是，RASSF1A，CCND2 和 SPINT2 三项标志物组合对 SHCC 的诊断具有极高的敏感性（89%~95%）和准确性（89%~97%）。同样，Llovet 等发现 GPC3，survivin 和 LYVE1 在异型增生结节、SHCC［（2±0.6）cm，范围 0.9~3cm］和晚期肝癌组织中逐

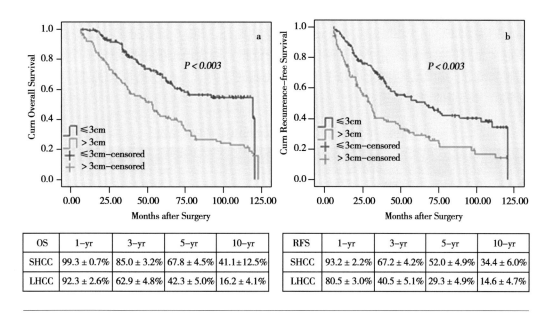

OS	1–yr	3–yr	5–yr	10–yr
SHCC	99.3 ± 0.7%	85.0 ± 3.2%	67.8 ± 4.5%	41.1 ± 12.5%
LHCC	92.3 ± 2.6%	62.9 ± 4.8%	42.3 ± 5.0%	16.2 ± 4.1%

RFS	1–yr	3–yr	5–yr	10–yr
SHCC	93.2 ± 2.2%	67.2 ± 4.2%	52.0 ± 4.9%	34.4 ± 6.0%
LHCC	80.5 ± 3.0%	40.5 ± 5.1%	29.3 ± 4.9%	14.6 ± 4.7%

图 4-1-2　SHCC 组和 LHCC 组预后的比较

步升高，这三种基因组合诊断的准确性为 94%。上述研究也进一步支持 SHCC 在多阶段生长演进过程中，具有相对独特的基因组变异特征。

此外，大量文献资料显示瘤直径≤3cm 的肝细胞癌预后明显好于直径>3cm 的肝细胞癌。因此，1999 年提出的巴塞罗那肝癌分期系统（BCLC）、2001 年中国抗癌协会提出的肝癌分级系统、2010 年日本肝病研究会提出的肝癌治疗共识以及中国《原发性肝癌规范化病理诊断指南（2015 年版）》均将直径≤3cm 作为 SHCC 的诊断标准，在 2011 年中国卫生部（现国家卫生计生委）提出的肝癌诊疗规范中，提出将肝癌瘤体直径≤1cm 作为微小癌，≤3cm 作为 SHCC。

三、诊断标准：直径≤2cm

在第四版（1987）和第五版（1997）肝细胞癌 TNM 分期系统中，将直径≤2cm 作为 T1 期肝细胞癌的分期标准，但多数学者认为，此两版的分期系统缺乏预后评估价值。现行的第七版 TNM 分期系统中，T1 期肿瘤被重新定义为没有出现微血管侵犯的肝细胞癌，且不论肿瘤大小。同时，日本肝癌研究会基于 2cm 诊断标准的基础上，重新修订了 TNM 分期系统。目前，使用最为广泛的 BCLC 肝癌分期系统中，将直径<2cm 肝癌定义为极早期肝癌或原位癌。但从对目前报道≤2cm SHCC 文献的分析不难发现，几乎所有相关报道都是基于小样本临床资料分析（表 4-1-1），如 Arii 等报道了来自日本全国 800 多家医疗机构在 6~10 年期间收治的 1318 例≤2cm 肝癌，虽然样本量绝对数较大，但时间跨度及所涉及的医疗机构数量甚多，平均每家机构每年<2cm 的 SHCC 不足 1 例。意大利肝癌研究组 Farinati 等研究显示，仅约 3% 的肝癌患者肿瘤直径小于 2cm，若以 2cm 作为 SHCC 的诊断标准，则样本量太少，无法进行对照研究，该分期缺乏实际临床意义。因此，他们仍旧建议以 5cm 作为 SHCC 的诊断标准。在 2007 年和 2011 年，东方肝胆外科

医院分别手术治疗了 2459 例和 3092 例肝癌患者，其中直径≤2cm 和直径≤3cm 患者的比例分别为 9.3% vs. 19% 和 10.3% vs. 31.4 %。此外，BCLC 肝癌分期系统将直径<2cm 肝癌定义为原位癌尚缺乏肝癌病理学上的理论依据，因为原位癌主要还是一个显微镜下的细胞学概念，而不是肉眼上的结节性占位性病变，而且，至今还没有关于<2cm 肝癌生物学行为特点的研究报道。

表 4-1-1　文献中关于≤2cm SHCC 的研究情况

作者	年份	例数	收集年限	单位数量
Kondo F，et al.	1987	15	10 年	2 个
Nagao T，et al.	1992	23	9 年	1 个
Nakashima O，et al.	1995	27	8 年	1 个
Takayama T，et al.	1998	80	9 年	2 个
Arii S，et al.	2000	1 318[†]	8 年	≈800 个（LCSGJ）
Vauthey JN，et al.	2002	57	18 年	4 个
Inoue K，et al.	2004	70	9 年	2 个
Ikai I，et al.	2004	2 320	10 年	≈800 个（LCSGJ）
Wu FS，et al.	2005	45	17 年	1 个
Ando et al.	2006	91[†]	6 年	1 个
Minagawa M，et al.	2007	2 767	6 年	829 个（LCSGJ）
Forner A，et al.	2008	60[†]	>3 年	4 个
Livraghi T，et al.	2008	218（RFA 治疗）	≈11 年	5 个
Farinati F，et al.	2009	65[†]	18 年	10 个（ITA. LI. CA）
ICGHN	2009	23（2002）[§]	?	3 个
		22.（2004）[§]	?	?
Takayama T，et al.	2010	1 235	3 年	≈800 个（LCSGJ）
Di Tommaso L，et al.	2011	47（肝穿刺证实）	4 年	2 个
Yamashita Y，et al.	2012	149	16 年	2 个

注：LCSGJ：日本肝癌研究组；ICGHN：国际肝细胞肿瘤共识组；[†]部分病例有病理证实；[§]包括肝异型增生结节；RFA：射频消融；ITA. LI. CA：意大利肝癌研究组

四、肝细胞癌病理分期

目前国际上有多个版本的肝细胞癌病理分期（表 4-1-2），涉及对相关概念的不同理解，如：SHCC 的概念通常是一个瘤体积和形态学的概念，从概率上讲，肝癌瘤体越小，癌细胞分化越好，侵袭行为的发生率就越低，反之，随着肝癌瘤体的增大，各种侵袭行为的发生率就越高。而早期肝细胞癌（early hepatocellular carcinoma，EHCC）的概念应是指处于早期阶段，生物学行为相对良性的肝细胞癌，组织病理学上以癌细胞呈高度分化（Ⅰ级），无微血管侵犯和肝内外转移，因宿主机体局部免疫反应还不健全，肿瘤周边常缺乏纤维组织包裹，癌组织与邻近肝小梁之间呈移行过渡，边界难以确认为主要特点，术后预后较佳。日本肝病研究会将 EHCC 定义为边界不明的高分化肝细胞癌；Llovet 等将 EHCC 定义为肿瘤直径≤2cm，伴有微血管侵犯或卫星灶者；或直径 2～5cm 的中-高分化肝癌，不伴有血管侵犯和卫星灶者；或 2 或 3 个高分化肝癌，但总直径<3cm 者；而直径≤2cm，但不伴有微血管侵犯或微星灶者，被重新定义为极早期肝细胞癌（very early hepatocellular carcinoma）。然而，BCLC 协作组报道：约 60% 的<2cm 的肝癌组织呈中-低度分化。日本学者 Sakamoto 和 Hirohashi 将 EHCC 定义为高分化肝癌（Edmondson 分级为Ⅰ级或Ⅰ级伴有少量Ⅱ级成分），且血管造影检查肿瘤区域为阴性，不论肿瘤大小。在意大利肝癌研究组（ITA. LI. CA）的分级系统中，EHCC 的定义为直径≤5cm 的肝癌，这是因为≤2cm 的肝癌比较少见。另有部分学者指出，EHCC 应与其他器官的原位癌概念相对应，但从肿瘤病理学理论的角度上来说，要做这样的类比，需要十分慎重和严谨。

表 4-1-2　文献中关于 SHCC 和 EHCC 的标准

分期系统	年份	指数/分期	瘤体直径
中国抗癌协会	2001	Ⅰa 期	≤3cm
肝癌专业委员会		Ⅰb 期	≤5cm
		Ⅱa 期	≤10cm
		Ⅱb 期	>10cm
巴塞罗那临床	2003	极早期 HCC	<2cm（原位癌）
肝癌分期		早期 HCC	1 个 HCC，或 3 个结节，≤3cm
国际肝胰胆协会	2003	T1	≤2cm
日本东京医院指数	2005	指数 0	<2cm
		指数 1	2～5cm
		指数 2	>5cm
Llovet，et al.	2006	极早期 HCC	≤2cm，高分化，血管/卫星灶（-）
		早期 HCC	≤2cm 血管/卫星灶（+），或 2～5cm，高/中度分化，血管/卫星灶（-）
日本肝癌研究组	2007	T1	≤2cm，血管（-）
美国癌症联合委员会第 7	2009	T1	任何大小，微血管（-）
版 TNM 分期		T2	任何大小，微血管（+），或多结节 ≤5cm
		T3a	多结节，>5cm
		T3b	任何大小，大血管（+）

4

续表

分期系统	年份	指数/分期	瘤体直径
美国肝病学会	2009	极早期 HCC	< 2cm
		早期 HCC	1 个 HCC，或 3 个结节，≤3cm
国际肝细胞肿瘤共识组	2009	早期 HCC	< 或 >2cm，高分化
意大利肝癌研究组	2009	早期 HCC	< 5cm
日本肝病学会	2010	早期（SHCC）	≤3cm，高分化

总结前期的研究成果和认识，我们将肝癌的生长演进的病理过程大致分为 4 个阶段：分别对应 4 种生长方式，即：微小癌期（直径 ≤1cm，无包膜期）：此期肿瘤与周边肝组织界限不清，存在移行过渡区域→SHCC 期（直径 1~3cm，包膜形成期）：此期肿瘤以单结节生长为主，边界清晰，多有完整的包膜，少有包膜侵犯→中肝癌期（直径 3~5cm，生长加快期）：此期癌周卫星灶和微血管侵犯逐渐增多→大肝癌期（直径>5cm，恶性演进期）：以多灶性浸润性生长为主，包膜侵犯、微血管癌栓和卫星结节易见（图 4-1-3）。

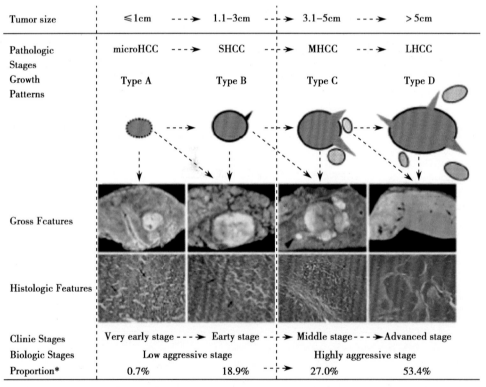

图 4-1-3　HCC 生长演进的形态学分期示意图

总体上，SHCC 与 EHCC 分别是以肿瘤体积大小和生物学行为特征为基础的概念，中国《原发性肝癌规范化病理诊断指南（2015 年版）》明确指出：SHCC 是一个肿瘤体积概念，并不完全等同于生物学意义上的早期肝癌；有些 SHCC 甚至微小癌也可以出现分化差、侵袭性生长、MVI 和卫星结节形成等恶性生物学行为，提示这类 SHCC 已较早进入恶性演进阶段。

第二节　小肝细胞癌的病理学特点

一、SHCC 大体特点

SHCC 多指 ≤3cm 的单发肿瘤，尽管有学者以及 BCLC 肝癌临床分期将 ≤3 个癌结节，每个癌结节 ≤3cm 列为早期肝癌或 SHCC，但此类肝癌存在因微血管侵犯导致的肝内转移的极大可能，因而不宜作为生物学意义上的 SHCC。SHCC 在切面上呈灰白色，胆汁淤积时，可呈墨绿色，肿瘤组织均匀致密，可有纤细的放射状纤维分隔；肿瘤与周边肝组织或有移行过渡区域（特别是直径 ≤1cm 的 SHCC），或与周边肝组织界限清楚，形成挤压性边界，或有成熟的纤维包膜分隔肿瘤与周边正常肝组织（图 4-2-1）；包膜可完整或间断不连续，提示包膜形成是肿瘤生长和瘤体增大过程中，机体出现的一种局部防御反应。

Nakashima 等学者将直径小于 3cm 的 SHCC 分为边界不清模糊结节型、单结节型、单结节伴结节外生长型和多结节融合型等 4 种基本类型。其中，肿瘤与周边肝组织边界不清的 SHCC 罕见肝内转移或门静脉侵犯，原因尚未明晰。我们推断，在肝癌发展的早期阶段，患者可能缺乏有效的免疫应答或防御能力，而 SHCC 患者的周边肝组织可能已处于早期或肝硬化的前期阶段，因此导致肿瘤周边缺乏纤维包裹。日本肝癌研究组（LCSGJ）和国际肝细胞肿瘤共识组（ICGHN）认为，这种肿瘤边界模糊不清是肝癌早期阶段的肉眼特点。

小肝癌肿瘤周边亦可见到散在分布的卫星灶和（或）血管癌栓等肿瘤恶性生物学行为特征。一般而言，肿瘤体积越大，这些恶性生物学行为就越明显。

二、SHCC 组织病理学特点

（一）分化与分级

Edmondson-Steiner 四级法仍被普遍采用，SHCC 组织病理学可呈不同程度分化表现，以分化 I 级和 II 级为主，少数 SHCC 可出现分化 III 级和 IV 级。Sasaki 等学者根据组织分级，将直径 ≤3cm 的肝癌分为早期肝癌，高分化肝癌和中-低度分化肝癌。研究表明，组织分化程度与预后生存密切相关，这三组患者的五年生存率逐步降低，分别为 100.00%、60.00% 和 27.00%。

（二）组织学类型

肝癌组织学主要有细梁型、粗梁型、假腺管型、致密型、硬化型、紫癜型、硬化型等多种类型，这些组织类型均可呈现于 SHCC。其中，细梁型多见于 SHCC 或 EHCC，癌组织排列成 1~3 层细胞厚度的梁索状结构，类似正常肝细胞板（图 4-2-2）；梁索之间肝血窦已毛细血管化，CD34 染色可见弥漫均为分布的微血管腔隙；肿瘤周边可有包膜或无包膜，癌组织可与周边正常肝组织有移行过渡区域，高分化肝细胞癌需要与高度异型增生结节相鉴别。

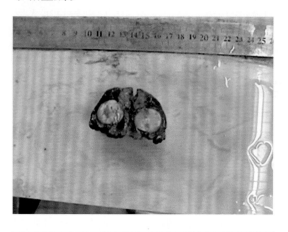

图 4-2-1　小肝细胞癌。切面灰白色，癌周无包膜，边界清晰，周边肝组织无明显肝硬化

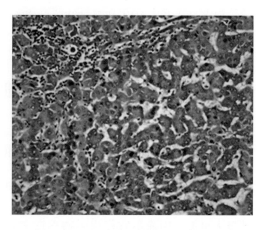

图 4-2-2　SHCC，细梁型，Ⅰ~Ⅱ级，梁索厚度以 1~2 层为主，细胞异型性较小，似正常肝细胞，可见假腺管结构，腺管腔内有胆栓淤积

三、异型增生结节与小肝细胞癌

肝癌癌前病变主要包括低度异型增生结节（low grade dysplastic nodule，LGDN）和高度异型增生结节（high grade dysplastic nodule，HGDN）两类，HGDN 是肝癌癌前病变逐步发展演变成肝细胞癌过程中最为重要的过渡环节，其组织病理学改变同高分化 SHCC（well differentiated SHCC，WD-SHCC）相似，鉴别诊断较为困难。

（一）基本概念

异型增生结节（dysplastic nodule，DN）DN，既往称之为腺瘤样增生（adenomatous hyperplasia），指肝脏组织中形状、颜色、质地等特征与周边正常肝组织明显不同的增生性结节性病变，病灶直径大于 1mm，一般不超过 15mm，切面膨出于切缘，病肝常有肝硬化背景改变，是现在唯一明确的肝癌癌前病变。根据结节内组织细胞分化水平差异，又分为 LGDN 和 HGDN。LGDN 组织细胞呈低度异型特点，从形态学上难以同既往所谓的大再生结节（large regenerative nodules，LRN）区别，现已将 LRN 纳入 LGDN 范畴。HGDN 组织细胞结构呈中度和（或）高度异型，但尚不足以诊断为肝细胞癌，具有极高癌变率，在实际临诊断工作中我们发现，约 40% 手术切除的 HGDN 病灶已有局部癌变。

（二）HGDN 的组织病理学特点

1. **细胞异型性**　呈散在分布的小细胞变，可伴（或不伴）大细胞变；核轻-中度异常；核深染，胞核不规则，核/质比增大；核聚集，偶见核分裂（图 4-2-3）；胞质嗜碱性增强；部分结节内可见均一透明变性、脂肪变性和无铁质沉积的细胞巢，有人将这种细胞巢称为克隆样细胞群（clone-like foci），这种改变可能体现了一种亚结节性（subnodule）生长形式。

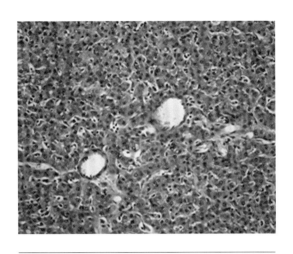

图 4-2-3　HGDN 组织，小细胞变，细胞异型性较
小，可见无胆管伴行的孤立动脉

2. **组织结构异型性**　细胞密度增大（1.3~2 倍于周围肝组织）；肝板增厚（≤3 层），
肝细胞呈不规则小梁状排列；可见少量假腺管结构；散在分布少量新生动脉（unpaired
artery），这些动脉血管均无相应的胆管伴行；肝血窦出现毛细血管化（免疫组化 CD34 染
色可呈阳性）；肝组织内部分网状支架缺失；结节内见少量汇管区，汇管区内无间质浸润。

3. **结节内结节**（nodule in nodule）　HGDN 可出现所谓的结节内结节，即在 HGDN
内形成新的结节病灶，新生结节呈膨胀性生长，并逐渐替代周边高度异型增生的肝组织。
新生结节内细胞增生更加活跃，异型性也更加明显，可伴脂肪变性，Malloy 小体聚集，
铁/铜沉积等病理改变。结节内结节是 HGDN 组织内高度异型增生的肝细胞去分化过程，
提示 HGDN 已局部癌变，但结节内结节并非是 HGDN 的特异性病理表现，早期肝细胞癌
组织内也可以出现结节内结节，有学者将此类肝细胞癌称为结节内结节型肝细胞癌。

（三）WD-SHCC 的组织病理学特点

WD-SHCC 这一概念同 Tommaso 所描述的早期肝细胞癌组织病理特点具有一致性，癌
组织均呈高度分化的特点。约 60% 的 SHCC 呈 I ~ II 级高分化表现，其中在我院 3000 例
SHCC 中，单结节生长型 SHCC Edmondson-Steiner 为 I 级者，仅 30 余例（约 1%）。日本学
者与西方病理学家对于这种病变的诊断尚存在争议：日本学者诊断为 SHCC 的患者，西方
病理学家多认为是肝脏高度异型增生结节（HGDN）。

1. **细胞异型性**　小细胞变，轻度异型性，核浆比增大，胞质嗜酸染色增强。

2. **组织结构异型性**　细胞密度增大（约为周边组织 2 倍）；肝细胞排列呈不规则的薄
层小梁网状，部分呈假腺管型排列；弥漫性脂肪变，约发生于 40% 的 WD-SHCC 组织，多
由癌组织脂质代谢异常和血供不足引起，脂肪变的程度与肿瘤大小、肿瘤分级和新生动
脉血管发展程度有关；无胆管伴行的新生动脉较 HGDN 明显增多，一个高倍镜视野下有
时可见 2~3 根这种动脉；肝血窦毛细血管化进一步增强（CD34 染色更易阳性），肝血
窦血管化程度在一定程度上反映了癌组织去分化的程度；病灶内可见汇管区（少于周围
正常组织的 1/3），因此，癌组织除接受新生动脉血供外，还接收门静脉血供，具备双

重血供系统；网状支架减少或不规则缺失；结节内结节较 HGDN 更常见，新生结节内组织细胞呈中度分化，周边包绕高分化癌组织；出现间质浸润（Stromal invasion），所谓间质浸润指肿瘤细胞不同程度地侵犯结节内汇管区、纤维间隔等组织结构，可通过维多利亚蓝或 CK7/19 免疫组化染色辅助诊断，这一特点也是 WD-SHCC 与 HGDN 最具有鉴别诊断价值的线索（图 4-2-4）。

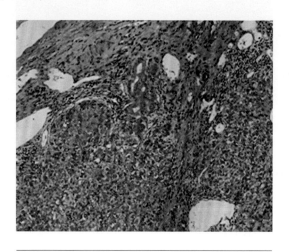

图 4-2-4 WD-SHCC 组织，小细胞变，癌组织侵犯至周边汇管区，呈现间质浸润特点

（四）HGDN 与 WD-SHCC 的鉴别诊断
1. 组织病理学鉴别诊断要点（表 4-2-3）

表 4-2-3 HGDN 与 WD-SHCC 的组织病理学鉴别诊断要点

组织病理学特征	HGDN	WD-SHCC
细胞学特点		
小细胞变	+	+
大细胞变	±	−
均一克隆样病灶（透明变/脂肪变）	+	+
组织结构特点		
细胞密度	1.3~2 倍	>2 倍
肝板厚度	<3 层	≥3 层
假腺管结构	±	+
结节内结节	−	±
病灶内门管区	+	±
无胆管伴行的孤立动脉	±	+
肝血窦毛细血管化	±	+
网状支架损伤	±	+
间质浸润	−	+

注：−：缺失；+：经常；±：可能

目前认为网状支架损伤和间质浸润的鉴别诊断 HGDN 与 WD-SHCC 价值最高。然而，在回顾分析东方肝胆外科医院病理科逾 30 000 例肝脏标本的基础上，我们发现结节内汇管区结构多出现在异型增生结节中，汇管区或肝脏纤维组织结构处的间质浸润可出现在 WD-SHCC 中，但并不常见。具有肝硬化背景基础的结节性病变，只要结节直径大于 3cm，应当高度怀疑为肝细胞癌，因为，此种情况下的良性病变极为罕见。

2. **免疫组化标志物的鉴别诊断价值**　肝细胞癌诊断相关的免疫组化标志物主要有 AFP、Hep-1、CD34、GPC3、HSP70、膜联蛋白 A2 等，单一应用时，这些标志物缺乏足够的诊断敏感性和（或）特异性，在实际中的应用价值受限，多种标志物联合检测，组建免疫组化诊断谱，可有效弥补这一不足，新近探究的标志物诊断谱有以下五种（表 4-2-4）。

表 4-2-4　HGDN 与 WD-SHCC 诊断相关的免疫组化谱及诊断评价[26-31]

免疫组化标志物	敏感性（%）	特异性（%）	阳性率（%）	阴性率（%）	诊断意义
HSP70+GPC3+GS	71.9	100	100	71.0	HGDN 与 eHCC-G1
HSP70+GPC3+GS*	49.1	100	100	63.3	HGDN 与 WD-HCC
HSP70+GPC3+GS*	33.3	100	100	51.6	HGDN 与 HCC-G1#
HSP70+GPC3+GS+CHC*	50.0	100	100	44.4	HGDN 与 HCC-G1#
ACY1+SQSTM1+CD34	96.1	98.0	89.3	96.0	DN 与 SHCC
ACY1+SQSTM1+GPC3	93.8	95.2	96.8	90.9	HGDN 与 WD-SHCC
SUOX+AKR1B10+CD34	93.8	95.2	96.8	91.9	HGDN 与 WD-SHCC

注：* 肝脏穿刺活检组织；# 肿瘤直径≤2cm；HSP70：热休克蛋白 70；GPC3：磷脂酰胺醇蛋白聚糖 3；GS：谷氨酰胺合成酶；CHC：网格蛋白重链；ACY1：氨基酰化酶-1；SQSTM1：P62 蛋白；SUOX：亚硫酸盐氧化酶；AKR1B10：正醛酮还原酶家族 1B10

HSP70、GPC3 和 GS 三者均是早期肝细胞癌的重要标志物，又是鉴别诊断 HGDN 与 WD-HCC 的经典标志物。国外学者对手术切除标本、肝穿刺活检组织已进行多次临床验证，均认为此 3 项标志物中至少 2 者阳性时，诊断效果最佳，此时，该谱的诊断敏感性波动于 33.3%~71.9%，准确率波动于 56.5%~83.3%，但特异性均为 100.0%。因此，特异性高，敏感性和准确性不稳定是该谱鉴别诊断 HGDN 与 WD-HCC 的重要特点，也是其主要缺陷。临床实践及研究表明 GPC3 表达水平与肝细胞癌分化程度相关，分化越低，其表达水平越高，高分化肝细胞癌中，GPC3 阳性率不高，敏感性较低，GPC3 的在高分化肝癌组织内的低表达，制约了该谱的诊断效力，而正醛酮还原酶家族中单分子醛糖还原酶 AKR1B10，可弥补这一不足，在显著提高了诊断敏感性和敏感性的同时，并没有降低诊断特异性（表 4-2-5）。然而，表达 GPC3 的 HGDN 组织，多已处于癌前病变的晚期阶段。

表 4-2-5 HSP70、GPC3、GS 和 AKR1B10 鉴别诊断 HGDN 与 WD-SHCC 的效果评估

免疫组化谱 亚组分型	WD-SHCC （n＝32）	HGDN （n＝16）	敏感性 （%）	特异性 （%）	阳性预测 值（%）	阴性预测 值（%）	准确率 （%）
1 项标志物							
HSP70+	26	5	81.25	68.75	83.87	64.71	77.08
GPC3+	8	2	40.00	87.50	80.00	36.84	45.83
GS+	21	3	65.63	81.25	87.50	54.17	70.83
AKR1B10+	24	3	75.00	81.25	88.89	61.90	77.08
2 项标志物							
HSP70+和 GPC3+	8	0	40.00	100.00	100.00	40.00	50.00
HSP70+和 GS+	17	2	53.13	87.50	89.47	48.28	64.58
GPC3+和 GS+	5	0	15.63	100.00	100.00	37.21	43.75
HSP70+和 AKR1B10+	20	1	62.50	93.75	95.24	55.56	72.92
AKR1B10+和 GS+	17	1	53.13	93.75	89.47	50.00	66.67
HSP70+GPC3+GS							
3 项全阳性	5	0	15.63	100.00	100.00	37.21	43.75
至少 2 项阳性	20	2	62.50	87.50	90.91	53.85	70.83
至少 1 项阳性	30	8	93.75	50.00	78.95	80.00	79.17
HSP70+AKR1B10+GS							
3 项全阳性	14	1	43.75	93.75	93.33	45.45	60.42
至少 2 项阳性	26	2	81.25	87.50	92.86	70.00	83.33
至少 1 项阳性	31	8	96.88	50.00	77.49	88.89	83.33

我们在 WD-SHCC 病理诊断相关系列研究中，应用 iTRAQ-2DLC-ESI-MS/MS 技术筛选出 ACY1、SQSTM1、SUOX 等相关免疫标志物，并先后提出 "ACY1+SQSTM1+CD34"、"ACY1+SQSTM+GPC3" 和 "SUOX+AKR1B10+CD34" 三种新型免疫组化诊断谱。三种组合的诊断效果均优于经典免疫组化组合 "HSP70+GPC3+GS"。其中，"SUOX+AKR1B10+CD34" 三者联合诊断 WD-SHCC 的敏感性和特异性为最佳，分别为 93.8% 和 95.2%，整体准确率（Overall accuracy）为 94.2%，是目前诊断评价效果最佳的 HGDN 与 WD-SHCC 鉴别诊断谱；该研究还发现 SUOX 可以作为肝细胞癌患者总生存期（Overall survival）和复发时间（Time to recurrence）的独立预后指标。

3. 微卫星检测技术的应用 除构建免疫组化标志物诊断谱外，应用微卫星标记的基因杂合性丢失（Loss of Heterozygosity，LOH）检测技术，对 HGDN 和 WD-SHCC 的诊断研

究亦有突破：D17S960、D17S1796、D9S1749 等基因位点的杂合性丢失仅发生在 HGDN 组织中，WD-SHCC 组织阴性；D4S415、D1S507 和 D9S1752 等基因位点的 LOH 常发生于 50% 以上的 WD-SHCC 组织，HGDN 组织中阴性。因此，上述六种分子标志可作为 HGDN 和 WD-SHCC 鉴别诊断的一线分子标志；D9S1748、D17S921 和 D17S520 等基因位点在 WD-SHCC 中 LOH 发生率为 40%~50%，HGDN 组织中为阴性，可作为二线分子标记。该测方法简单易行，敏感度高，极具临床应用价值。

第三节　小肝细胞癌生物学特征与侵袭性生物学行为

一、生物学特征

第二军医大学东方肝胆外科医院病理科曾提出 SHCC 的病理生物学特性，主要表现为：①DNA 以二倍体为主；②生长相对缓慢；③以单结节局限性生长为主；④以细梁型组织学类型多见，癌组织分化程度相对较高；⑤有或无纤维包膜，边界清楚；⑥少有微血管侵犯和卫星灶形成，且多发生在切缘 0.5~1cm 范围肝组织内；⑦术后远期生存率高以及复发率低等基本特点。但若瘤体积超过 3cm，则上述病理生物学指标开始转向恶性演进期 LHCC 的特点，如包膜和微血管侵犯率、卫星灶发生率和术后复发率等明显增加。

二、SHCC 生长方式与侵袭性生物学行为

SHCC 的生长方式多种多样，其多样化的生长方式和侵犯方式直接反映了 SHCC 的生物学行为特征。主要的侵犯性生长方式有以下几种类型：

（一）包膜侵犯

包膜是机体对肿瘤的防御性反应，根据 SHCC 周边包膜的完整程度，可分为癌周无包膜、部分包膜和完整包膜，肿瘤对包膜可有不同程度侵犯，根据肿瘤是否突破包膜可将其分为两大类，突破型包膜和非突破型包膜，前者肿瘤生长至周边正常肝组织或汇管区；后者肿瘤侵犯包膜但尚未与周边正常肝组织相接壤（图 4-3-1）；有些肿瘤，可看到癌组织反复突破包膜但又反复被包膜包绕的现象。包膜是否突破，与 SHCC 的预后密切相关。

（二）移行过渡

SHCC，特别是 EHCC 与周边肝组织之间缺乏成熟包膜，癌组织与周边肝组织常有移行过渡区域，肿瘤呈替代性生长方式逐渐破坏周边正常肝组织结构，两者之间无明显界限，仅能从细胞质着色和小梁宽度等微小差异分辨出来（图 4-3-2）。

（三）血管侵犯

SHCC 可有血管侵犯，包括微血管侵犯（MVI）和肉眼癌栓两种基本类型。根据中国《原发性肝癌规范化病理诊断指南（2015 年版）》的标准：MVI 主要指在显微镜下于内皮细胞衬覆的血管腔内见到癌细胞巢团（图 4-3-3）。MVI 多见于癌旁肝组织内的门静脉小分支（含肿瘤包膜内血管），肝静脉分支作为肝癌次要的出瘤血管也可发生 MVI，偶可见肝癌侵犯肝动脉、胆管以及淋巴管等脉管小分支；可选用 CD34（血管内皮）、SMA（血管壁平滑肌层）、弹力纤维（微小血管壁弹力纤维层）以及 D2-40（淋巴管内皮）染色等区分

这些脉管的性质。

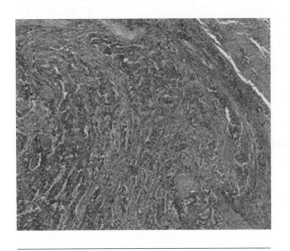

图 4-3-1　SHCC，肿瘤突破周边包膜，侵犯周边正常肝组织

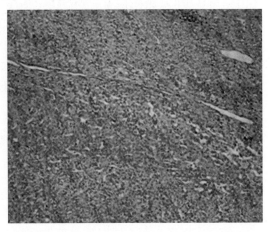

图 4-3-2　SHCC，癌周无包膜，肿瘤与周边肝组织有移行过渡

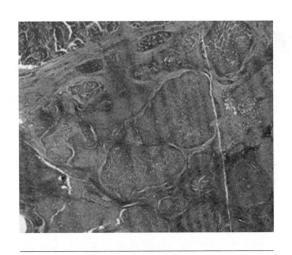

图 4-3-3　肿瘤周边肝组织内出现较多微血管癌栓与卫星结节，两者有时难以区别

　　MVI 与肝癌患者的不良预后相关，是肝癌术后复发风险的重要预测指标，也是临床肝癌术后抗复发治疗的重要病理学指征。可显著增加 SHCC 患者复发风险、降低远期生存率。Roayaie 等报道 MVI 发生血管壁肌层侵犯以及 MVI 数量在 5 个以上时与术后复发率显著相关，MVI 发生于癌旁肝组织>1cm 范围与术后生存率显著相关。Sumie 等根据 MVI 的数量分为无 MVI 组、轻度 MVI 组（1~5 个 MVI）和重度 MVI 组（>5 个 MVI），结果显示 MVI 分组越高，患者的疾病特异性生存期和无复发生存期越短。因此，侵犯血管的数量、距离肿瘤的远近是影响预后的重要组织病理学因素，中国《原发性肝癌规范化病理诊断指南（2015 年版）》由此提出了 MVI 诊断评分系统（表 4-3-1）。

表 4-3-1 MVI 预后风险分级评估系统 ［原发性肝癌规范化病理诊断指南（2015 年版）］

风险分级	MVI 组织病理特点	预后评估
M0	未发现 MVI	低风险
M1	≤5 个 MVI，且发生于近癌旁肝组织区域（≤1cm）	中风险
M2	>5 个 MVI，或 MVI 发生于远癌旁肝组织区域（>1cm）	高风险

（四）卫星结节

根据中国《原发性肝癌规范化病理诊断指南（2015 年版）》标准，卫星结节又称为"子灶"或"卫星灶"主要是指主瘤周边近癌旁肝组织内出现的肉眼或显微镜下小癌灶，与主瘤分离，两者的组织学特点相似。卫星灶多起源于 MVI，但也有部分为新生癌灶（图 4-3-4）。

（五）多结节融合或多灶性生长

伴有肝硬化背景的肝癌可呈多结节性生长，此类 SHCC 可能来自多克隆或多中心起源；伴有 MVI 和卫星结节形成，呈多灶性生长的 SHCC 则可能来自单克隆或单中心起源（图 4-3-5）。当癌结节距离主瘤较远时，该病灶既可能来源于肝内转移，也可能是新生癌灶，组织形态学通常难以区分，此时可做分子克隆检测以明确起源性质。

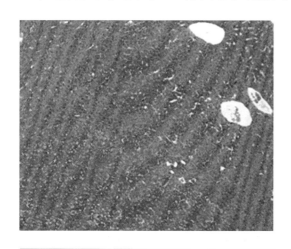
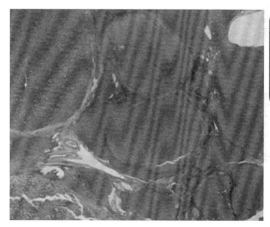

图 4-3-4 SHCC 主瘤旁镜下小癌灶，小癌灶周边无纤维包膜包裹，与正常肝组织移行

图 4-3-5 SHCC，肿瘤呈多灶性生长

（六）双表型肝细胞癌（dual phenotype of hepatocellular carcinoma，DPHCC）双表型肝细胞癌是肝细胞癌组织中较为特殊的类型，该肿瘤形态学可表现为典型的肝细胞癌，但同时表达肝细胞癌和胆管癌的上皮标志物。SHCC 也可呈双表型特征（图 4-3-6）。研究表明，此类肿瘤更具有侵袭性，预后较差。

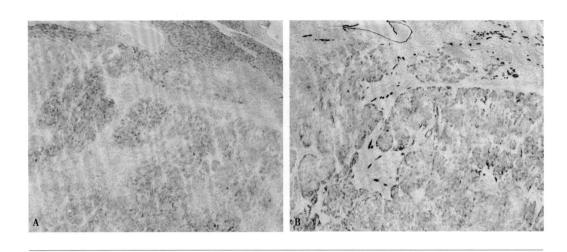

图 4-3-6　肿瘤区域免疫组化染色：肝细胞标志物 Arginase 呈弥漫阳性表达；同时，肿瘤区域胆管上皮标志物 CK19 也呈弥漫阳性表达

（七）神经侵犯

肝细胞癌神经侵犯少见，SHCC 更为罕见，我们见到 1 例 SHCC 患者中发生广泛神经侵犯，且为肝癌术后 4 年后复发型 SHCC，提示肝细胞癌可以沿神经鞘广泛扩散（图 4-3-7）。

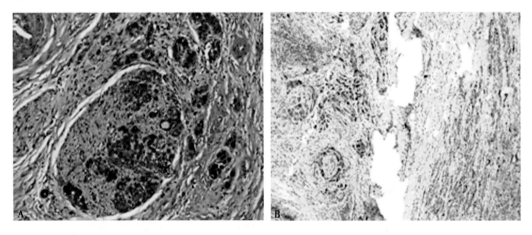

图 4-3-7　神经侵犯 肿瘤侵犯神经组织，形成假腺管结构，免疫组化肝细胞标志物 Hep-1 呈阳性

（八）多种组织结构混合性生长

即在肝细胞癌组织中常可以见到两种及两种以上不同组织学类型或细胞学类型，或不同分化程度的癌组织混合存在。这种现象是肝细胞癌异质性的组织学表现之一，可能提示肿瘤组织内存在多种不同克隆来源的肿瘤细胞群体成分，常见的主要混合成分有"粗梁型+细梁型"、"粗梁型+假腺管型"和"富脂型+透明细胞型"等（图 4-3-8、图 4-3-9）。

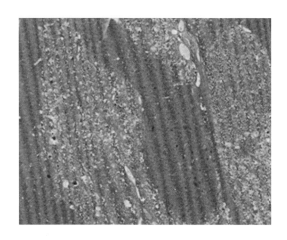

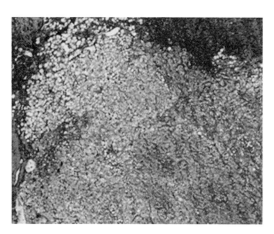

图 4-3-8　SHCC"粗梁型+透明细胞型"肿瘤组织排列呈粗梁结构，部分透明变性，两种成分明暗相间，瘤巨细胞易见

图 4-3-9　SHCC"肝细胞型+富脂型+透明细胞型"肿瘤组织由三种基本成分构成：肝细胞型肝癌（右上）、富脂型肝癌（左上）和透明细胞型肝癌（右下）

（丛文铭　冯龙海）

参考文献

1. Zhaoyou T, Yeqin Y, Zhiying L, et al. Small hepatocellular carcinoma: clinical analysis of 30 cases. Chin Med J (Engl), 1979, 92 (7): 455-462.

2. Tang ZY, Yu YQ, Yang BH. Subclinical Hepatocellular Carcinoma: Springer Berlin Heidelberg, 1987.

3. Wu MC, Chen H, Zhang XH, et al. Primary hepatic carcinoma resection over 18 years. Chin Med J (Engl), 1980, 93 (10): 723-728.

4. Primary liver cancer in Japan. Clinicopathologic features and results of surgical treatment. Liver Cancer Study Group of Japan. Ann Surg, 1990, 211 (3): 277-287.

5. Pawlik TM, Delman KA, Vauthey JN, et al. Tumor size predicts vascular invasion and histologic grade: implications for selection of surgical treatment for hepatocellular carcinoma. Liver Transpl, 2005, 11 (9): 1086-1092.

6. 中国抗癌协会肝癌专业委员会，中华医学会肝病学分会肝癌学组，中国抗癌协会病理专业委员会，等. 原发性肝癌规范化病理诊断指南（2015年版）. 中华肝胆外科杂志，2015，21（3）：145-151.

7. Livraghi T, Bolondi L, Buscarini L, et al. No treatment, resection and ethanol injection in hepatocellular carcinoma: a retrospective analysis of survival in 391 patients with cirrhosis. Italian Cooperative HCC Study Group. J Hepatol, 1995, 22 (5): 522-526.

8. Llovet JM, Bruix J, Fuster J, et al. Liver transplantation for small hepatocellular carcinoma: the tumor-node-metastasis classification does not have prognostic power. Hepatology, 1998, 27 (6): 1572-1577.

9. Vauthey JN, Lauwers GY, Esnaola NF, et al. Simplified staging for hepatocellular carcinoma. J Clin Oncol, 2002, 20 (6): 1527-1536.

10. Ryder SD. Guidelines for the diagnosis and treatment of hepatocellular carcinoma (HCC) in adults. Gut,

2003，52（Suppl 3）：iii1-8.

11. Nathan H，Hyder O，Mayo SC，et al. Surgical therapy for early hepatocellular carcinoma in the modern Era：a 10-year seer-medicare analysis. Ann Surg，2013，258（6）：1022-1027.

12. Edge SB，Compton CC. The American Joint Committee on Cancer：the 7th edition of the AJCC cancer staging manual and the future of TNM. Ann Surg Oncol，2010，17（6）：1471-1474.

13. Ebara M，Ohto M，Shinagawa T，et al. Natural history of minute hepatocellular carcinoma smaller than three centimeters complicating cirrhosis. A study in 22 patients. Gastroenterology，1986，90（2）：289-298.

14. Kanai T，Hirohashi S，Upton MP，et al. Pathology of small hepatocellular carcinoma. A proposal for a new gross classification. Cancer. 1987 15，60（4）：810-819.

15. Cong WM，Wu MC. Significance of clinicopathology in quantitative measurement of DNA content in hepatocellular carcinoma. J Med Coll PLA，1988，3：153-156.

16. Cong WM，Wu MC. The biopathologic characteristics of DNA content of hepatocellular carcinomas. Cancer，1990，66（3）：498-501.

17. Ng IO，Lai EC，Ho JC，et al. Flow cytometric analysis of DNA ploidy in hepatocellular carcinoma. Am J Clin Pathol，1994，102（1）：80-86.

18. Moribe T，Iizuka N，Miura T，et al. Methylation of multiple genes as molecular markers for diagnosis of a small，well-differentiated hepatocellular carcinoma. Int J Cancer，2009，125（2）：388-397.

19. Hu RH，Lee PH，Chang YC，et al. Prognostic factors for hepatocellular carcinoma < or = 3 cm in diameter. Hepatogastroenterology，2003，50（54）：2043-2048.

20. Shimozawa N，Hanazaki K. Longterm prognosis after hepatic resection for small hepatocellular carcinoma. J Am Coll Surg，2004，198（3）：356-365.

21. Wu FS，Zhao WH，Liang TB，et al. Survival factors after resection of small hepatocellular carcinoma. Hepatobiliary Pancreat Dis Int，2005，4（3）：379-84.

22. Marelli L，Grasso A，Pleguezuelo M，et al. Tumour size and differentiation in predicting recurrence of hepatocellular carcinoma after liver transplantation：external validation of a new prognostic score. Ann Surg Oncol，2008，15（12）：3503-3511/.

23. Cong WM，Wu MC. Small hepatocellular carcinoma：current and future approaches. Hepatol Int，2013，7（3）：805-812.

24. Llovet JM，Bru C，Bruix J. Prognosis of hepatocellular carcinoma：the BCLC staging classification. Semin Liver Dis，1999，19（3）：329-338.

25. Chinese Society of Liver Cancer. Clinical diagnosis and staging of primary liver cancer. Chin J Hepatol，2001，9：324.

26. Kudo M，Izumi N，Kokudo N，et al. Management of hepatocellular carcinoma in Japan：Consensus-Based Clinical Practice Guidelines proposed by the Japan Society of Hepatology（JSH）2010 updated version. Dig Dis，2011，29（3）：339-364.

27. Sobin LH，Hermanek P，Hutter RV. TNM classification of malignant tumors. A comparison between the new（1987）and the old editions. Cancer，1988，61（11）：2310-2314.

28. Sobin LH，Fleming ID. TNM Classification of Malignant Tumors，fifth edition（1997）. Union Internationale Contre le Cancer and the American Joint Committee on Cancer. Cancer，1997，80（9）：1803-1804.

29. Izumi R，Shimizu K，Ii T，et al. Prognostic factors of hepatocellular carcinoma in patients undergoing hepatic resection. Gastroenterology，1994，106（3）：720-727.

30. Staudacher C，Chiappa A，Biella F，et al. Validation of the modified TNM-Izumi classification for hepatocellular carcinoma. Tumori，2000，86（1）：8-11.

4

31. Chiappa A, Zbar AP, Podda M, et al. Prognostic value of the modified TNM (Izumi) classification of hepatocellular carcinoma in 53 cirrhotic patients undergoing resection. Hepatogastroenterology, 2001, 48 (37): 229-234.

32. Kudo M, Chung H, Osaki Y. Prognostic staging system for hepatocellular carcinoma (CLIP score): its value and limitations, and a proposal for a new staging system, the Japan Integrated Staging Score (JIS score). J Gastroenterol, 2003, 38 (3): 207-215.

33. Arii S, Yamaoka Y, Futagawa S, et al. Results of surgical and nonsurgical treatment for smallsized hepatocellular carcinomas: a retrospective and nationwide survey in Japan. The Liver Cancer Study Group of Japan. Hepatology, 2000, 32 (6): 1224-1229.

34. Kondo F, Hirooka N, Wada K, et al. Morphological clues for the diagnosis of small hepatocellular carcinomas. Virchows Arch A Pathol Anat Histopathol, 1987, 411 (1): 15-21.

35. Takayama T, Makuuchi M, Hirohashi S, et al. Early hepatocellular carcinoma as an entity with a high rate of surgical cure. Hepatology, 1998, 28 (5): 1241-1246.

36. Minagawa M, Ikai I, Matsuyama Y, et al. Staging of hepatocellular carcinoma: assessment of the Japanese TNM and AJCC/UICC TNM systems in a cohort of 13, 772 patients in Japan. Ann Surg, 2007, 245 (6): 909-922.

37. Forner A, Vilana R, Ayuso C, et al. Diagnosis of hepatic nodules 20 mm or smaller in cirrhosis: prospective validation of the noninvasive diagnostic criteria for hepatocellular carcinoma. Hepatology, 2008, 47 (1): 97-104.

38. Farinati F, Sergio A, Baldan A, et al. Early and very early hepatocellular carcinoma: when and how much do staging and choice of treatment really matter? A multi-center study. BMC Cancer, 2009, 9: 33.

39. Henderson JM, Sherman M, Tavill A, et al. AHPBA/AJCC consensus conference on staging of hepatocellular carcinoma: consensus statement. HPB (Oxford), 2003, 5 (4): 243-250.

40. International Consensus Group for Hepatocellular Neoplasia. Pathologic diagnosis of early hepatocellular carcinoma: a report of the international consensus group for hepatocellular neoplasia. Hepatology, 2009, 49 (2): 658-664.

41. Kondo F. Histological features of early hepatocellular carcinomas and their developmental process: for daily practical clinical application: Hepatocellular carcinoma. Hepatol Int, 2009, 3 (1): 283-293.

42. Di Tommaso L, Destro A, Fabbris V, et al. Diagnostic accuracy of clathrin heavy chain staining in a marker panel for the diagnosis of small hepatocellular carcinoma. Hepatology, 2011, 53 (5): 1549-1557.

43. Park YN. Update on precursor and early lesions of hepatocellular carcinomas. Arch Pathol Lab Med, 2011, 135 (6): 704-715.

44. Di Tommaso L, Sangiovanni A, Borzio M, et al. Advanced precancerous lesions in the liver. Best Pract Res Clin Gastroenterol, 2013, 27 (2): 269-284.

45. Yamashita Y, Tsuijita E, Takeishi K, et al. Predictors for microinvasion of small hepatocellular carcinoma B2 cm. Ann Surg Oncol, 2012, 19 (6): 2027-2034.

46. Kojiro M. Focus on dysplastic nodules and early hepatocellular carcinoma: an Eastern point of view. Liver Transpl, 2004, 10 (2 Suppl 1): S3-8.

47. Kojiro M. Diagnostic discrepancy of early hepatocellular carcinoma between Japan and West. Hepatol Res, 2007, 37 Suppl 2 (S121-124).

48. Bolondi L, Gaiani S, Celli N, et al. Characterization of small nodules in cirrhosis by assessment of vascularity: the problem of hypovascular hepatocellular carcinoma. Hepatology, 2005, 42 (1): 27-34.

49. Bruix J, Sherman M. Management of hepatocellular carcinoma. Hepatology, 2005, 42: 1208-1236.

50. Lu XY, Xi T, Lau WY, et al. Pathobiological features of small hepatocellular carcinoma: correlation between tumor size and biological behavior. J Cancer Res Clin Oncol, 2011, 137: 567-575.

51. Lu XY, Xi T, Lau WY, et al. Hepatocellular carcinoma expressing cholangiocyte phenotype is a novel subtype with highly aggressive behavior. Ann Surg Oncol, 2011, 18: 2210-2217.

52. Bruix J, Sherman M. Management of hepatocellular carcinoma: an update. Hepatology, 2011, 53: 1020-1022.

53. Sakamoto M. Early HCC: diagnosis and molecular markers. J Gastroenterol, 2009, 44 (Suppl 19): 108-111.

54. Llovet JM, Fuster J, Bruix J. The Barcelona approach: diagnosis, staging, and treatment of hepatocellular carcinoma. Liver Transpl, 2004, 10: S115-20.

55. Sasaki Y, Imaoka S, Ishiguro S, Nakano H, Kasugai H, Fujita M, et al. Clinical features of small hepatocellular carcinomas as assessed by histologic grades. Surgery, 1996, 119: 252-260.

56. Desmet VJ. East-West pathology agreement on precancerous liver lesions and early hepatocellular carcinoma. Hepatology, 2009, 49: 355-357.

57. Park YN. Update on precursor and early lesions of hepatocellular carcinomas. Arch Pathol Lab Med, 2011, 135: 704-715.

58. Jin G. Z, Li Y, Cong W. M, et al. iTRAQ-2DLC-ESI-MS/MS based identification of a new set of immunohistochemical biomarkers for classification of dysplastic nodules and small hepatocellular carcinoma. J Proteome Res, 2011, 10 (8): 3418-3428.

59. Jin G. Z, Dong H, Yu W. L, et al. A novel panel of biomarkers in distinction of small well-differentiated HCC from dysplastic nodules and outcome values. BMC Cancer, 2013, 13: 161-171.

60. Jin G. Z, Yu W. L, Dong H, et al. SUOX is a promising diagnostic and prognostic biomarker for hepatocellular carcinoma. J Hepatol, 2013, 59 (3): 510-517.

61. Dong H, Cong W. M, Xian Z. H, et al. Using loss of heterozygosity of microsatellites to distinguish high-grade dysplastic nodule from early minute hepatocellular carcinoma. Exp Mol Pathol, 2011, 91 (2): 578-583.

62. 丛文铭. 肝胆肿瘤外科病理学. 北京. 人民卫生出版社, 2015.

4

第五章

影像学在小肝癌诊断与疗效评价的应用

肝细胞癌是全世界的常见恶性肿瘤之一，在我国占恶性肿瘤病死率的第二位，仅次于肺癌。对于发现早的小肝癌（small hepatocellular carcinoma，SHCC）患者积极采取各种治疗能明显提高 5 年生存率，其预后远远优于大肝癌，因此，早期诊断 SHCC，对于患者治疗和预后都具有十分重要的意义。

我国 80% 以上的 SHCC 在慢性肝病基础上发生，临床上多无明显症状，或仅表现为相应的肝功能损害，早期监测主要依靠 AFP 及常规超声对肝癌高危人群的普查与随访。目前临床上仍以肝穿刺病理组织学检查作为诊断 SHCC 的金标准，然而因其属有创性检查，且活检样本不能代表整个病灶，并有可能导致癌细胞的转移，所以对于临床诊断明确或者可完整手术切除者不提倡进行肝穿活检。大多数情况下临床上可通过现代影像学技术，结合病史和血清学检查已基本可以实现 SHCC 的定性和精确定位诊断。SHCC 的影像学特征具有较多的不典型性，尤其在肝硬化背景下诊断 SHCC，容易与多种局灶性病变发生混淆。超声、CT、MRI、DSA、PET 显像等技术在 SHCC 和微小肝癌（直径≤1cm）的诊断中均发挥重要作用，动态增强在超声、CT、MRI 这 3 种技术中均应被重视和强调。近年来随着分子影像学技术的不断进步，各种新的影像学对比剂和成像技术不断被研发出来，使得 SHCC 的发生机制及病理演变过程逐步呈现，检出率也日益提高，并能根据其血流动力学特点判断其病理分级，预测预后，从而能够做出更早期、更准确、更具特异性的诊断。本章节将分别阐述 CT、MRI、DSA、PET 显像在小肝癌诊断和疗效评价的应用价值。

第一节　螺旋 CT 在小肝癌诊断与介入疗效评价的应用

计算机断层扫描（computed tomography，CT）是临床上诊断肝癌的主要手段。随着普通 CT、螺旋 CT、多层螺旋 CT 的不断技术改良，CT 扫描实现了更快的采集与重建速度、更便捷和多样的重建处理，从而 CT 诊断小肝癌的准确性不断提高。

一、小肝癌的常见螺旋 CT 表现

（一）平扫

由于我国小肝癌多数由肝硬化再生结节演变而来，因此，外观上多呈结节状，平扫病灶多为低密度小结节，边缘清楚或者不清楚，较小的病灶（尤其是直径<1cm）密度多数均匀（图 5-1-1A），随着病灶的增大，其内可见散在更低密度区，部分小肝癌瘤灶内含脂肪成分，可测得脂肪密度 CT 值，主要见于高分化小肝癌或者透明细胞亚型小肝癌。少数小肝癌（尤其是直径<1cm）平扫呈等密度，可能是其分化较好，故与周围肝硬化结节密度接近；也可能是周围肝实质脂肪变性（图 5-1-2A），使得肝实质密度下降与肿瘤组织密度接近，脂肪肝严重时，肝实质密度进一步下降，此时，小肝癌可呈高密度。当小肝癌内合并出血，病灶亦呈高密度表现。

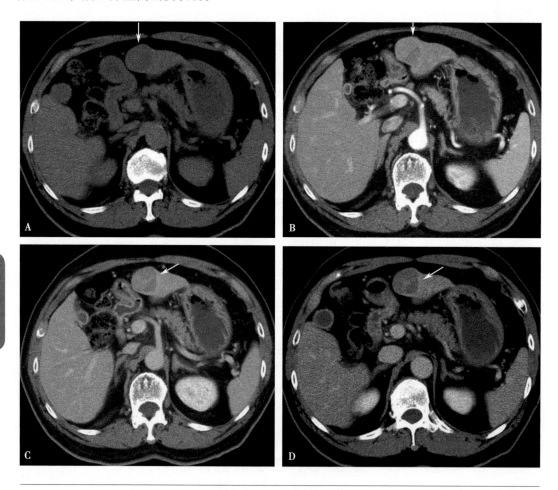

图 5-1-1　肝 S3 小肝癌

A. CT 平扫呈低密度小结节，边缘清楚；B. CT 动脉期不均匀强化，高于肝实质低于同层主动脉密度；
C、D. CT 门脉期或延迟期强化减退呈低密度，周边见不完整环状强化"假包膜"影（白箭）

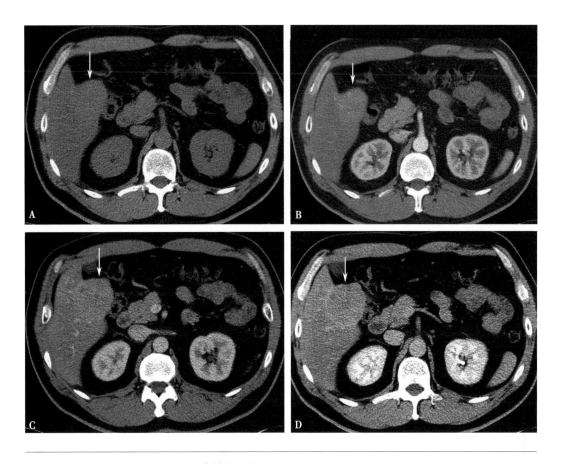

图 5-1-2 脂肪肝背景下肝 S5 小肝癌持续强化

A：CT 平扫呈等~稍高密度结节，边缘不清；B、C：CT 动脉期及门脉期不均匀强化，高于肝实质低于同层主动脉密度，内见更低密度区；D：CT 延迟期仍持续强化，周边见完整环状强化"假包膜"影（白箭）。

（二）增强扫描

众所皆知，肝脏为双重血供，75%~80% 来自门静脉，20%~25% 来自肝动脉，而 90% 以上的 SHCC 由肝动脉供血，CT 增强主要依赖病灶的动脉血供，SHCC 三期增强扫描典型表现为对比剂"快进快出"的特点，即动脉期高强化，动脉期多量对比剂经肝动脉分支进入癌灶使其迅速强化呈高密度，高于肝实质低于同层主动脉密度（见图 5-1-1B、图 5-1-3A），快出的本质是门脉期或延迟期肝癌灶内对比剂较周围肝实质少，这并不是字面意义上的癌灶内对比剂廓清较周围肝实质快，而是由于肝细胞癌内部多发动-门脉瘘，由于动脉内压力高，导致门脉血液无法进入癌灶内部，使得癌灶内持续动脉血流灌注，门脉期或延迟期时，癌灶周围肝实质可以接收含对比剂的门脉血，而癌灶内只能接收含相对很少量对比剂的动脉血，导致产生门脉期或延迟期低密度（见图 5-1-1C、图 5-1-3B），是螺旋 CT 诊断小肝癌的一个重要依据。动脉期和延迟期对病灶的检出率最高，必须指出，螺旋 CT 诊断小肝癌一定要结合动脉期、门脉期及延迟期病灶密度变化的相互关系。病灶强化密度比较均匀，可见小灶性更低密度区，提示病灶内小灶性坏死（见图 5-1-2C、

5

图 5-1-2D、图 5-1-3B）。

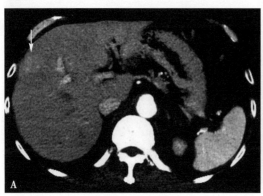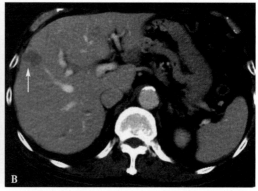

图 5-1-3 肝 S8 小肝癌快进快退

A：CT 动脉期不均匀强化，高于肝实质低于同层主动脉密度；B：CT 门脉期强化明显减退呈低密度，内见更低密度区，周边见不完整环状强化"假包膜"影，局部凹陷中断（白箭）。

（三）假包膜

假包膜是小肝癌的另一重要征象，表现为增强扫描门脉期，特别是延迟期呈低或相对低密度病灶周围见完整或不完整的环状或半环状强化影（见图 5-1-1B ～ C、图 5-1-2C ～ D、图 5-1-3B），而该结构在平扫或动脉期的表现可以多种多样，有文献报道小肝癌的病理特征之一是具有不同程度的假包膜，一般呈双层结构，内层为纤维组织，外层为丰富的受压小血管或新生的胆管，内层比外层薄。增强早期包膜不强化，增强的晚期及延迟期因包膜内的微血管密度较高，细胞外间隙较大，病灶周边被挤压的肝实质内的血窦受压，对比剂扩散和滞留的时间长，而病灶内的对比剂已开始排出，故包膜呈欠规则的环形高密度带。

二、小肝癌的少见螺旋 CT 表现

（一）少见的强化方式

1. 动脉期和门脉期肿瘤都呈全瘤范围强化，强化密度都高于肝实质。

此类强化方式形成原因较多，认为病灶多为肝动脉、门静脉双重供血，或者肿瘤的细胞外间隙较大，对比剂滞留时间较长或者与肿瘤血管相连的肿瘤流出血管不够通畅，而排除延迟，另外如果病灶内纤维成分较多或病灶内肿瘤血管异常丰富亦可使病灶于门脉期持续强化，致使肿瘤呈富血供表现（图 5-1-4A ～ C）。还有部分病例呈持续强化表现，是因为患者有脂肪肝，肝实质本身强化密度减低（见图 5-1-2B ～ D）；或是肝硬化的产生使门静脉内的部分血流转流入侧支血管，肝内血供减少，对比剂经门静脉进入肝内也相应减少，使肝实质强化密度减低，或者患者血流缓慢，正常的门静脉期采集时间刚好落在动脉晚期。

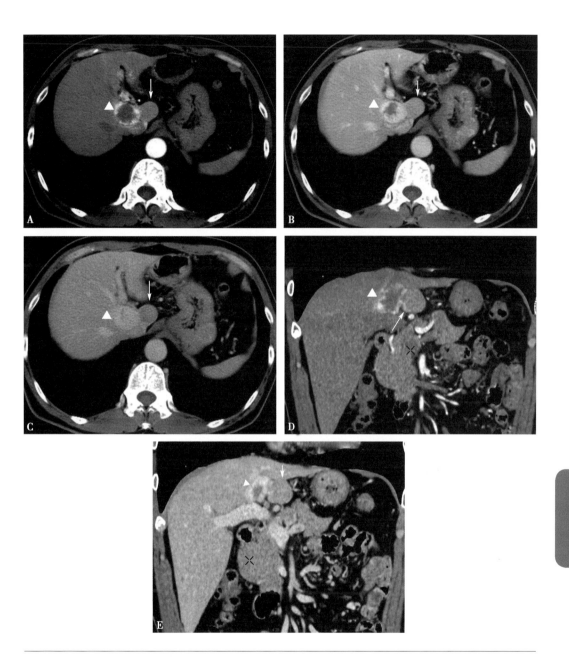

图 5-1-4　肝 S1 外生型小肝癌并小血管瘤

A~B：CT 外生型小肝癌动脉期及门脉期不均匀强化，高于肝实质低于同层主动脉密度（白箭），其右缘小血管瘤动脉期边缘呈结节状强化，接近同层主动脉密度，门脉期强化范围扩大（三角）；C：CT延迟期外生型小肝癌强化减退呈低密度，周边见环形强化影（白箭），其右缘小血管瘤呈全瘤强化（三角），接近同层主动脉密度；D：CT 冠状面重建动脉期：示小肝癌右缘见肝动脉分支供血（白箭）；E：CT 冠状面重建门脉期：小肝癌（白箭）；血管瘤（三角）。

　　这种强化形式的小肝癌应该与海绵状血管瘤鉴别，鉴别要点一是海绵状血管瘤瘤体的强化密度与同层主动脉接近，要点二是延迟期的密度，小肝癌的延迟期密度会降至低于肝实质，而海绵状血管瘤则始终与同层主动脉密度接近，稍高于肝实质密度（见图 5-1-4A～C）。

　　还应该与肝局灶性结节增生鉴别，鉴别要点主要包括：局灶性结节增生动脉期强化明显、门脉期仍呈稍高密度、中央瘢痕延迟强化、病灶内无坏死、延伸至病灶中央的粗大畸形供血动脉（图 5-1-5、图 5-1-6）。

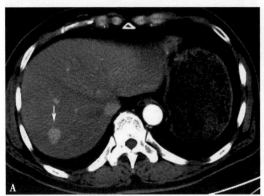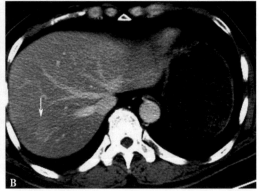

图 5-1-5　肝 S8 局灶性结节增生
A：CT 动脉期均匀强化，病灶内无坏死；B：CT 门脉期呈稍高密度，周边无环形强化影。

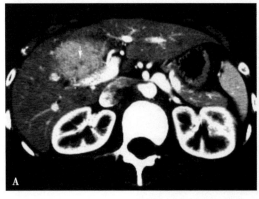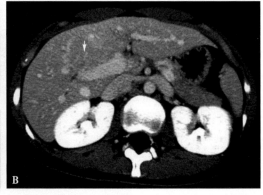

图 5-1-6　肝 S4 局灶性结节增生
A：CT 动脉期均匀强化，内见延伸至病灶中央的粗大畸形供血动脉及分支，并见数个小片状低密度区（瘢痕）；B：CT 延迟期呈稍低密度，原数个小片状低密度区延迟强化（瘢痕）。

　　2. 动脉期肿瘤强化密度高于正常肝实质且接近同层主动脉强化密度，门脉期肿瘤密度迅速下降低于正常肝实质。

　　这种表现形式的小肝癌应该与肝局灶性结节增生鉴别，鉴别要点除上述外，肝局灶性结节增生门脉期一般呈稍高密度，不会迅速低于肝实质密度。还要与血管平滑肌脂肪瘤鉴别，瘤内有脂肪的要考虑血管平滑肌脂肪瘤的可能，瘤周、瘤内血管影的显示对两者鉴别有帮助，周边无假包膜（图 5-1-7、图 5-1-8）。

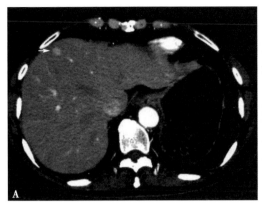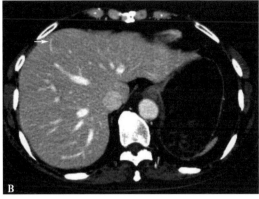

图 5-1-7　肝 S4 上皮样血管平滑肌脂肪瘤

A：CT 动脉期均匀强化，内见细小瘤内血管影；B：CT 门脉期呈稍低密度，细小瘤内血管影仍呈高密度，周边无环形强化影。

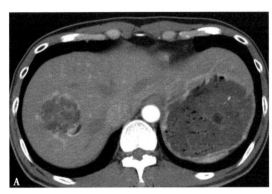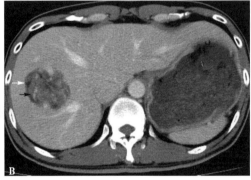

图 5-1-8　肝 S8 血管平滑肌脂肪瘤

A：CT 动脉期不均匀强化，内见多发脂肪密度区，见多发瘤周及瘤内血管影；B：CT 门脉期呈低高混杂密度，瘤周及瘤内血管影仍呈高密度（黑箭），内见多发脂肪密度区（白箭）。

3. 肿瘤呈边缘环形强化。

CT 增强动脉期肿瘤边缘呈高密度环形强化，最常表现为强化环不完整、环壁厚薄不一和环壁附近出现小结节状强化，同时边缘强化环的强化呈"快进快退"。文献报道其病理基础可能如下：肿瘤边缘部的血管多于中央部，即肿瘤边缘部的血供较中央部丰富；肿瘤假包膜强化；中央部的坏死灶或缺血灶导致中央部不强化或者强化程度低于边缘部，边缘部的坏死灶与肿瘤实质交错存在导致边缘部强化环不连续及出现壁上小结节（图 5-1-9）。

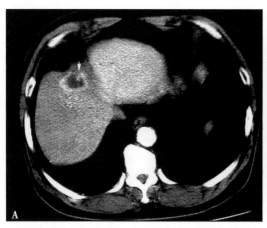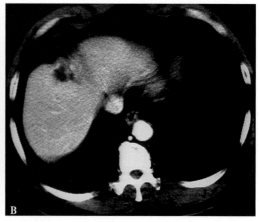

图 5-1-9　肝 S8 小肝癌环形强化

A：CT 高密度环形强化，强化环不连续，环壁厚薄不一，出现附壁小结节状强化（白箭）；B：CT 边缘强化环的强化呈"快进快退"，强化环不连续，出现附壁小结节。

小肝细胞癌表现为边缘强化时，需与其他表现为边缘强化的病变鉴别，这些表现为边缘环形强化的病变常见的有：①肝转移瘤：该病常多发，动脉期的高密度强化环多较完整，门静脉期密度不一定减退，环壁厚薄一致，常有原发癌的病史。②肝脓肿：肝脓肿动脉期出现的边缘部环形强化常延续至门静脉期，且强化环周围常同时出现由水肿引起的低密度环，病灶内往往呈多房多分隔表现。③肝炎性假瘤：部分肝炎性假瘤常表现为动脉期病灶周边不规则形态的环形强化，病灶中央部未见强化，门静脉期时环形强化密度降为等或稍高密度，而且这类肝炎性假瘤强化环多比较完整，其周边有纤维包膜形成，增强扫描门脉期和延迟期病灶边界显示清晰而且有缩小的感觉，同时在动脉期病灶周围肝实质内尚有炎性充血反应引起的边界欠清的片状强化区，且因病灶内为完全坏死组织，故无强化，这些均有助于与小肝细胞癌鉴别。

4. 动脉期及门脉期肿瘤强化密度都低于正常肝实质。

CT 增强表现动脉期、门脉期均呈轻度强化，低于肝实质，同时病灶内密度不均匀，见多个小斑点状密度更低区为特征。其病理基础为肿瘤坏死、脂肪变性、透明细胞型肝癌等导致血供较少，或者瘤灶内或瘤灶周围的血管内癌栓阻塞供应瘤灶的血管，或者大量纤维组织导致对比剂在病灶内的滞留时间长，排泄慢（图 5-1-10）。

增强后呈低密度的小肝癌应与以下肝内病变鉴别：①肝转移瘤：少血供的肝转移瘤在双期增强扫描时亦呈低密度改变，常见于鼻咽癌肝转移等，但肝转移瘤常多发结节，瘤灶中央因缺血坏死而出现中心性密度更低区，瘤灶边缘部因坏死不彻底，常残留一轮廓不规整的瘤壁，此瘤壁的密度低于邻近的肝实质密度而高于瘤灶的中心坏死区。②肝炎性假瘤：肝炎性假瘤的病理改变中，有一类病变主要是局灶性炎性坏死组织，这类炎性假瘤在双期增强扫描的动脉期和门静脉期病灶也不强化，而呈低密度改变，但此低密度病灶以病灶内均匀性低密度为特征，病灶内无多个小斑点状密度更低区，同时在增强扫描的动脉期病灶周围肝实质可出现楔形或小片状强化带，此强化带为炎性病灶周围肝实质炎性充血所

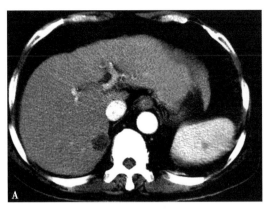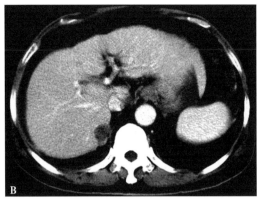

图 5-1-10　肝 S7 小肝癌持续低密度

A、B：CT 动脉期及门脉期肿瘤强化密度都低于正常肝实质，病灶内密度不均匀，见多个小斑点状密度更低区。

致。③肝结核：结节型肝结核病灶内的干酪坏死可表现为肝内局限性小结节状低密度灶，偶可见小斑点状或泥沙状钙化时，密度多较均匀，更低密度区少见。肝门区、门腔间隙可见肿大淋巴结，呈花环状强化。④硬化性血管瘤：即海绵状血管瘤大部分区域发生血管的玻璃样变性，因其内大部分为纤维组织和增生的小胆管，血管网或称之为血窦分布范围较小，被大量的纤维组织所分割开来，动静期强化并不明显，而延迟期对比剂方才进入瘤体的血管中，呈延迟强化。⑤增生结节：低级别不典型增生结节血供大多数与正常肝脏或邻近肝实质相仿，故动态增强扫描的各期均为等密度，不易显示，少数的较大的低级别不典型增生结节在增强扫描的三期中均呈略低密度，类似于少血供的小肝癌，但是，其瘤内密度均匀，而且没有包膜征显示。

（二）少见的生长部位

1. 原发性外生性肝癌　原发性外生性肝癌是原发性肝癌的一种特殊类型，可能起源于肝脏的副叶，该肿瘤有明显的瘤蒂，内含结缔组织、血管和胆管。癌肿主要向外生长，且肿块的最大径应在肝外或者肝外部分大于肝内部分，肝实质较少累及或基本不累及，有宽蒂与肝脏相连或直接贴附于肝脏，属于原发性肝癌的特殊类型，易误诊，常侵犯肝脏周围组织和器官，难以与肝外肿瘤侵犯肝脏鉴别。当尾状叶发生肿瘤时只能向肝外生长，进入门腔间隙、胰头上胃窦十二指肠圈、小网膜囊，形成不规则肿块，CT 显示肿块与肝脏有一定的延续性，其密度结构也和肝类似，增强扫描也和常见的肝癌表现相差无几（见图 5-1-4A～C）。外生型小肝癌的主要诊断依据是肿瘤有蒂与肝脏相连或紧邻肝表面和肿瘤相应的 CT 表现，多层螺旋 CT 薄层重建可显示病灶的供血动脉来自肝固有动脉的分支（见图 5-1-4D～E）。

2. 异位肝癌　异位肝的原发性肝癌十分罕见，异位肝虽有血液供养其本身组织，但其肝管与外界无联系，以致发育不全或功能消失，在病理上可见肝细胞变性，结缔组织增生，假小叶形成和间质性炎症等肝硬化样变化，故易于癌变。常见于腹腔的膈下区域、肠系膜区域等，由于其不存在双重供血，其 CT 增强表现不呈快进快退，诊断困难（图 5-1-11）。

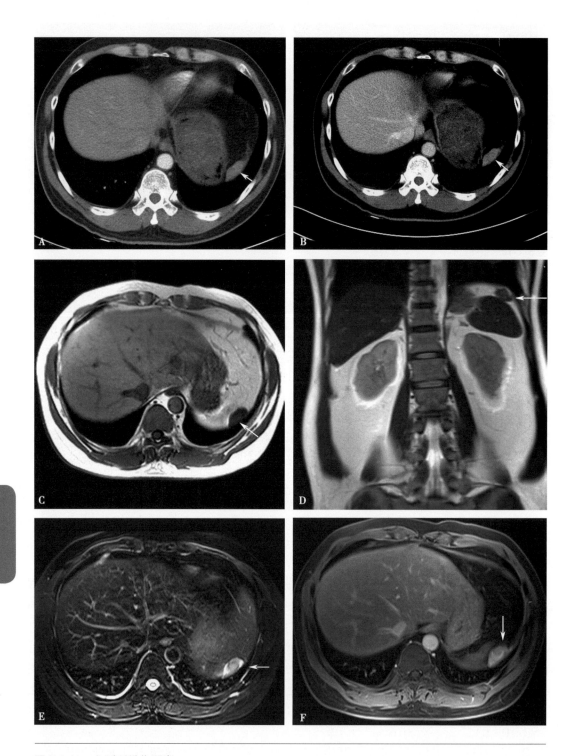

图 5-1-11　左膈下异位肝癌

A、B：CT 动脉期及门脉期均匀强化；C：MRT1WI 呈低信号；D、E：T2WI 呈稍高信号；F：MR 增强后均匀强化。

三、CT 新技术对小肝癌诊断的价值

（一）CT 多平面重建（multiple planar reconstruction，MPR）

多层螺旋 CT 真正实现各向同性，明显提高了容积扫描速度，可在很短的时间内完成大范围的扫描，极大提高了纵轴的分辨率，减少图像伪影，使应用后处理技术重建图像的质量明显提高。临床上最常用的是 MPR：多层螺旋 CT 扫描后利用三维采样获得的数据可重建任意方向的断层图像。通过高质量的 MPR 成像法可以任意平面、任意角度并全面准确地评价小肝癌与肝内血管及周围组织的关系，显示小肝癌的供血动脉，区分微小肝癌（直径<1cm）与血管截面影，鉴别外生性肝癌还是肝外病变侵犯肝（见图 5-1-4D~E）。

（二）肝脏的 CT 灌注成像（CT perfusion imaging，CTP）

CTP 技术已逐渐成熟，CT 灌注成像是静脉注射对比剂的同时对选定的层面进行连续多次扫描，获得该层面内每一像素的时间-密度曲线（TDC），根据该曲线利用不同的数学模型计算出血流量（BF）、血容量（BV）、对比剂的平均通过时间（MTT）、毛细血管血管通透性（PS）和肝动脉指数（HAF）等参数，来评价组织器官的灌注状态，反映出活体内肿瘤血管新生的微血管变化，能对肿瘤的微血管生理情况和组织的代谢功能做出量化评价。肝脏病变所致的灌注改变可通过灌注扫描得以体现，而这种灌注改变常早于形态学改变，小肝癌病灶的 BF、HAF、BV 值均较显著高于肝脏正常组织和肝硬化实质。总之，肝脏多动态增强和肝脏 CT 灌注成像联合扫描对 SHCC 的诊断发挥着越来越大的作用，为 SHCC 及肝硬化背景下小肝癌的早期诊断提供丰富的数据参考。但是，灌注成像扫描剂量过高限制了其在临床的广泛应用。

（三）能谱 CT 成像（gemstone spectral imaging，GSI）

GSI 是近年来 CT 成像领域中发展起来的一项新技术，在不增加患者扫描剂量的前提下，通过瞬时进行高能量与低能量的数据采集，使 CT 由原来依靠 CT 值的单参数成像变为多参数成像，由原来的混合能量成像变为单能量的谱成像；通过比较获得的碘基物质密度、有效原子序数、不同 keV 水平下的 CT 值等定量参数，从而放大不同组织来源的细微差别。其在小肝癌诊断的应用主要包括以下两方面：一方面，能谱 CT 有利于消除硬化伪影，提高图像对比噪声比，特别是 70keV 单能量图像可以在不降低图像质量的前提下显著提高小肝癌病灶的对比噪声比，提高组织对比度，有利于小肝癌的检出。另一方面，测定病灶的碘基物质密度和病灶相对于肝实质的碘基物质密度变化率对小肝癌、小血管瘤和局灶性结节增生的鉴别具有较高的敏感性和特异性。

四、螺旋 CT 对小肝癌经射频消融术
（radiofrequency ablation，RFA）后的评价

RFA 治疗肝癌已得到人们的广泛关注，目前已公认为治疗小肝癌的有效方法，可与手术切除疗效相媲美。但是由于部分小肝癌边缘不规则、邻近大血管散热作用等因素可导致局部肿瘤残留及复发。因此，适当、及时的术后影像学评价对于 RFA 疗效监测、预后评价及成功再治疗均有着至关重要的作用。

（一）螺旋 CT 增强扫描对 RFA 术后形态改变的评价

1. 肿瘤完全坏死区　CT 上往往呈圆形或椭圆形不强化的低密度区，邻近肝内分支大

血管处可由于血流散热效应而变得不规则，增强后病灶内未见强化。此外，凝固坏死区内可见小圆形或椭圆形气泡，为消融过程中组织液沸腾所致，需与术后感染及脓肿形成相鉴别，随着时间推移会消失。坏死灶范围早期略有增大，后期逐渐缩小。少部分消融灶中央呈高密度：表现为在消融低密度区中央局部高密度灶，增强后未见强化。中央高密度影形成的原因说法不一，有观点认为是中央区域高温脱水炭化引起局部密度增高引起，也有观点认为是射频针穿破血管导致出血局限在中央区域，但是，平扫高密度区不影响疗效评价（图 5-1-12）。

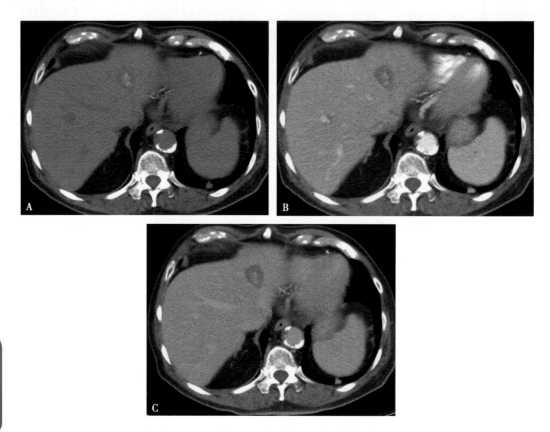

图 5-1-12　肝 S2 小肝癌 RFA 术后
A：CT 平扫肿瘤完全坏死区呈椭圆形低高混杂密度区，边界清，中央见局部高密度灶；B、C：CT 增强后动脉期及门脉期未见明显强化。

2. 消融区周边表现　凝固坏死灶周边通常出现薄壁或环状外周增强带，为凝固性坏死灶周边肝脏组织短暂充血及炎症反应所致，一般 1 个月后消失。正常情况下，周边充血环通常表现为包绕消融灶的厚度一致的动脉期均匀强化灶，门静脉期和平衡期呈稍高或等密度（图 5-1-13A、B）。然而较小残余肿瘤可能会被此充血环掩盖。消融灶周围还可因肝脏小血管热损伤而出现动脉-门静脉瘘（图 5-1-13A），表现为楔形强化灶，通常在术后 2~4 个月消失，无特殊临床意义。

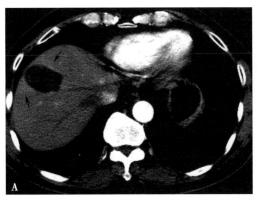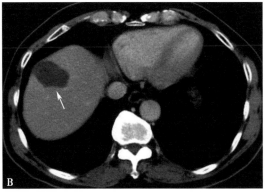

图 5-1-13　肝 S4 小肝癌 RFA 术后

A：CT 动脉期消融灶周边肝实质出现楔形强化区（黑箭）；B：CT 门脉期消融灶周边出现薄壁或外周增强带，厚薄均匀（白箭）。

3. 残余肿瘤/局部肿瘤复发表现　病灶残存时消融区边缘出现局灶性或结节性强化，CT 显示消融范围没有完全包括术前病灶的范围，部分少血供残余瘤也可表现为消融灶周边光滑内面出现局灶性不连续或边缘不清。局部复发表现为先前认为之前证实消融完全的病灶内出现局灶性结节样强化，可表现为环周型、结节型、结节并消融区增大等。需要与消融区周边肝实质炎性充血带鉴别。鉴别要点在于病灶强化的形态及其动态强化特点。炎性充血带的强化特征为消融区边缘厚度一致的包裹样强化，门脉期及平衡期病灶仍保持强化，表现为高或等密度；而残存或复发的肿瘤在形态上为局部不规则形态的强化，门脉期及平衡期病灶表现为低密度，呈快进快退（图 5-1-14）。如果病灶是乏血供的，则表现为消融灶光滑内面出现变形、模糊及消融区增大。

（二）术后增强 CT 随访方案

对于 RFA 术后的随访时间窗至今尚无统一标准，较公认的方案为治疗后 1 个月进行第一次随访，若结果显示消融取得技术成功，则此后每 3 个月随访一次，以评价肿瘤复发情况。绝大多数小肝癌在术后 1 个月的随访中表现为消融灶体积大于消融前肿瘤体积，因此对于消融灶体积小于消融前肿瘤体积的病例需密切随访。随时间推移，肿瘤周边纤维化形成，可使病灶体积逐渐缩小；但病灶缩小并不一定意味着消融成功，需经反复随访及对比消融灶本身及周边的变化加以证实。

（三）消融后并发症的 CT 征象

1. 胆源性肝脓肿　常发生于术后几天至数周不等，消融后早期病灶内表现为散在斑点状、裂隙样或较多不规则含气影，并不代表发生脓肿，感染含气量继续增多形成脓肿，典型的肝脓肿见环靶征，即增强脓肿周边呈现单环、双环及三环的强化征象，其外环为低密度水肿带或者明显强化的充血组织，中环为中等或明显强化的由炎性肉芽组织构成的脓肿壁，内环为不强化的坏死液化组织构成的脓肿腔，腔内可有气体或者气液平面，多因产气菌或病灶与胆道相通，以致气体进入脓腔所致（图 5-1-15）。但是早期的脓肿没有发生液化坏死时，要和肝内复发灶鉴别。

5

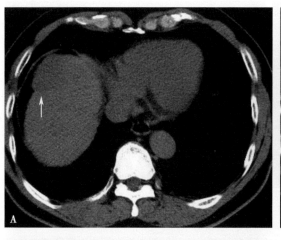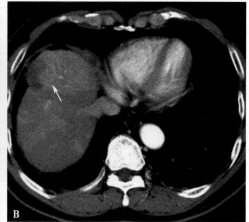

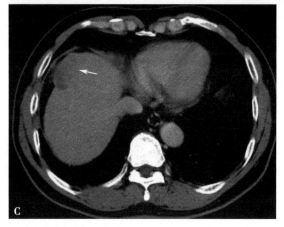

图 5-1-14　肝 S4/8 交界处小肝癌 RFA 术后局部复发

A：CT 平扫显示消融灶边缘模糊；B：CT 动脉期消融灶边缘见局部不规则形态的强化结节；C：CT 门脉期周边强化结节减退为低密度，呈快进快退。

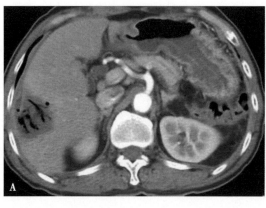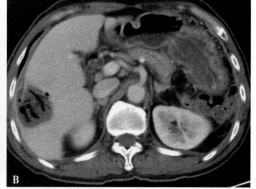

图 5-1-15　肝 S5 小肝癌 RFA 术后胆源性肝脓肿

A、B：CT 动脉期及门脉期显示消融灶内有多发气体，呈点状、分支状。

2. **胆汁瘤** 目前一般认为是 RFA 时热损伤胆管或损伤了胆管的供血小动脉，从而导致局部胆管受损膨胀，部分可能由于射频针直接穿透胆管引起肝内胆汁漏引起。CT 图像上出现征象之一的诊断为胆汁瘤：类圆形，孤立或多发的囊样病灶伴或不伴局部肝内胆管的扩张，其大小因时间不同而变化；沿 Glisson 鞘的分支样低密度区与胆管扩张表现相似；肝包膜下与胆汁密度相似的液性低密度区。按胆汁瘤病程的进展可分为：①早期改变~首先是胆管损伤，胆管水肿、扩张，甚至胆管周围肝梗死，可表现为门静脉旁的线状或树枝状低密度区。②进展期改变~随着时间推移，胆汁经坏死胆管漏向肝实质，少量胆汁沿坏死胆管壁集聚，形成柱状胆汁瘤。③后期改变~胆汁集聚成囊状，形成典型的胆汁瘤，CT 表现为边缘光滑或稍模糊的水样密度影（图 5-1-16）。

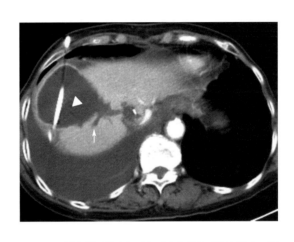

图 5-1-16 肝 S8 小肝癌 RFA 术后胆汁瘤
CT 门脉期肝包膜下囊性灶（三角），边界清，与邻近扩张的胆管相通（白箭）。

五、螺旋 CT 对小肝癌经肝动脉化疗栓塞术（transcatheter arterial chemoembolization，TACE）后的评价

螺旋 CT 平扫及动态增强扫描是目前临床上作为小肝癌 TACE 治疗疗效评价及术后随访最为普遍的影像学检查方法。CT 图像可以简单、直观地反映出病灶内碘油的分布及沉积情况，同时还可以观察小肝癌 TACE 术后的病灶形态及血供。

（一）瘤灶内碘油沉积的 CT 评价

根据小肝癌 TACE 治疗后碘油在肿瘤结节中的分布特点，将其分为 4 型：①密实型：碘油分布与肿瘤范围一致、沉积均匀，CT 密度为高密度（平均 CT 值>330HU），周边几乎无低密度区（图 5-1-17）。②缺损型：碘油沉积区同密实型，但在肿瘤局部存在碘油缺如，CT 表现为低密度（平均 CT 值<30HU）。③簇集型：碘油在肿瘤内分布不均匀，呈斑片样聚集，肿瘤内碘油潴留累计不少于 30%。④稀少型：碘油在肿瘤内无或呈点状分布，累计病灶碘油沉积面积少于 30%（图 5-1-18A）。

一般认为肿瘤结节中的碘油沉积部分即是肿瘤已经缺血坏死部分，有研究通过将原发性肝癌 TACE 治疗后手术切除的病理切片与 CT 影像表现行对照研究发现：原发性肝

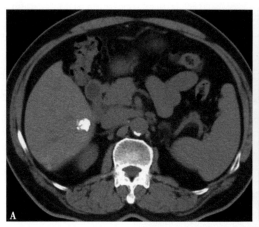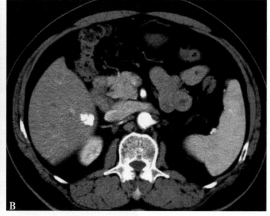

图 5-1-17　肝 S5 小肝癌 TACE 后碘油沉积密集

A：CT 平扫病灶内碘油沉积均匀，周边几乎无低密度区；B：动脉期病灶未见明显强化。

癌结节经 TACE 治疗后影像学上的碘油潴留区与肿瘤坏死区有很好的相关性，影像学上肿瘤结节内完整且致密的碘油沉积灶或增强扫描后那些结节内无强化的区域，其肿瘤结节坏死率就明显升高。正是基于碘油的这种选择性滞留、充填肿瘤的特性及肿瘤结节内碘油分布与肿瘤坏死的相关性，使 TACE 后螺旋 CT 增强扫描能够直观且有效地反映肿瘤的大小和形态的变化，为临床判断 TACE 疗效提供了一个很好测评方法和手段。但是，虽然碘油沉积情况是判断 TACE 治疗疗效的重要指标，但由于碘油的高密度，CT扫描时易产生硬化伪影而在一定程度上降低了增强 CT 扫描对残留或新生肿瘤组织的判断能力。

正常肝组织内亦可见碘油沉积，呈不定形弥散分布，一般在 2~4 周廓清，因此，判断病灶内的碘油沉积，在栓塞治疗后 4 周进行 CT 检查征象较可靠（图 5-1-18A、B）。

（二）TACE 术后残余肿瘤/肿瘤复发的 CT 评价

1. 瘤内和瘤周肿瘤存活的表现　CT 尚不能完全判定碘油缺损区域是肿瘤的残存或复发。有研究认为，TACE 术后病灶内部低密度区可能为肿瘤坏死或纤维化伴有存活或复发的肿瘤组织，CT 增强主要通过观察碘油沉积不全的低密度区的动态增强强化规律来评价肿瘤是否存活。动脉期存活的肿瘤强化密度高于肝实质，门脉期强化密度低于周围肝实质，强化形式与栓塞前肿瘤的强化形式相似，呈快进快退（见图 5-1-18B~C），如果增强后病灶内未见明显强化，则认为肿瘤缺血、坏死或纤维化。

2. 肝内新发转移灶　小肝癌 TACE 术后较少出现这种情况。其 CT 表现与原发肿瘤相似。

（三）TACE 术后并发症的 CT 表现

1. 胆汁瘤　CT 表现为在已有碘油化疗药充填的病灶周围出现边缘较清楚的囊状水样密度阴影，实际上是胆管缺血损伤的表现（图 5-1-19）。其影像学表现请参考 RFA 术后并发症的 CT 表现。

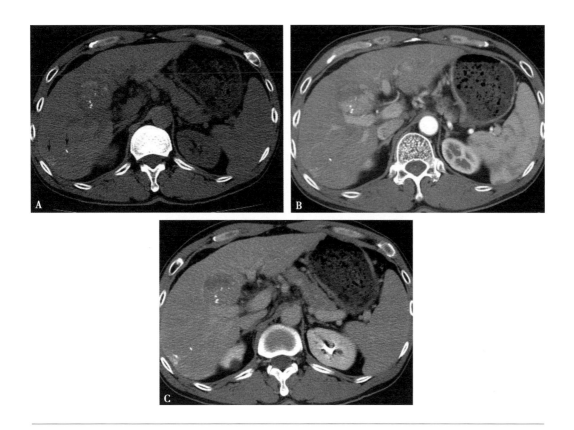

图 5-1-18　肝 S4 小肝癌 TACE 后碘油沉积稀少

A：CT 平扫碘油在肿瘤内呈散在斑点状分布，累计病灶碘油沉积面积少于 30%，右叶见散在斑点状碘油沉积（黑箭）；B：CT 动脉期病灶呈不均匀明显强化；C：CT 延迟期病灶强化减退。

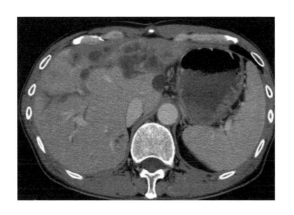

图 5-1-19　TACE 术后胆汁瘤形成

肝内见多发囊样低密度区伴或不伴局部肝内胆管的扩张，沿 Glisson 鞘分布，边缘光滑或稍模糊。

5

2. 门静脉血栓　CT 表现为增强扫描显示腔内或偏一侧出现充盈缺损，多为不全性栓塞，向上顺血流方向生长，血管短轴面呈新月形偏心性充盈缺损，很少导致受累血管局部扩张，血栓内缘和血管外缘尚光整，此充盈缺损未见强化（图 5-1-20）。

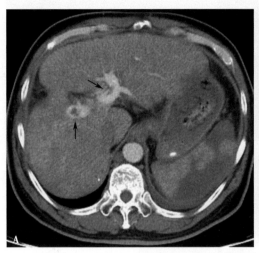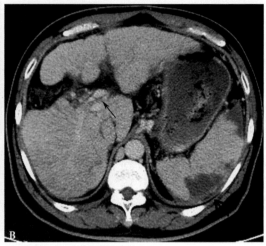

图 5-1-20　TACE 术后门静脉血栓形成

A：CT 动脉期门静脉腔内见条状充盈缺损（黑箭）；B：CT 门脉期门静脉腔内见条状充盈缺损（黑箭），脾脏边缘见多发片状密度减低区，边界清。

第二节　磁共振在小肝癌诊断与介入疗效评价的应用

磁共振成像（magnetic resonance imaging，MRI）具有较高的软组织分辨率，多序列、多参数成像，可以通过不同的信号特征来反映结节性病变的组织成分。同螺旋 CT 相比，MRI 在检测和鉴别 SHCC 上，尤其是在鉴别肝硬化的增生结节与肝硬化基础上发生的 SHCC 上拥有更多的优势，包括更高的软组织对比度、血管内对比剂的敏感性、更多类型的序列特别是动态快速扫描多序列成像，实现 SHCC 的早期定性诊断。

一、小肝癌的 MRI 征象

（一）小肝癌 MRI 平扫征象

1. T_1WI 征象　MRI 的 T_1WI 解剖分辨力最好，能够显示病变的形态及与周围组织的关系，小肝癌的 T_1WI 信号高、等、低均有（图 5-2-1A、图 5-2-2A、图 5-2-3A、5-2-4A）。大部分小肝癌 T_1WI 呈低信号（图 5-2-2A），少部分肿瘤 T_1WI 高信号常表示肿瘤分化较好（图 5-2-1A），合并脂肪变性、透明细胞样变、细胞内糖蛋白增加、铜沉淀或者少量出血（图 5-2-3A、图 5-2-4A）。脂肪变性是小肝癌的特征性征象之一，多发生在 1.5cm 左右的小肝癌，被认为是肝癌进展的一个早期阶段，伴随早期肿瘤供血由门脉转向肝动脉，瘤内缺氧产生脂肪化生，分为：肿瘤细胞内局灶性脂肪（占肿瘤50%以内），MRI T_1WI 同相位图像呈斑点状、小片状高信号，反相位呈低信号（图5-2-3A、B）；肿瘤细胞内弥漫脂肪（占肿瘤50%以上），T_1WI 呈高信号，T_1WI 压脂成像后呈不均匀低信号（图5-2-4A、B）。

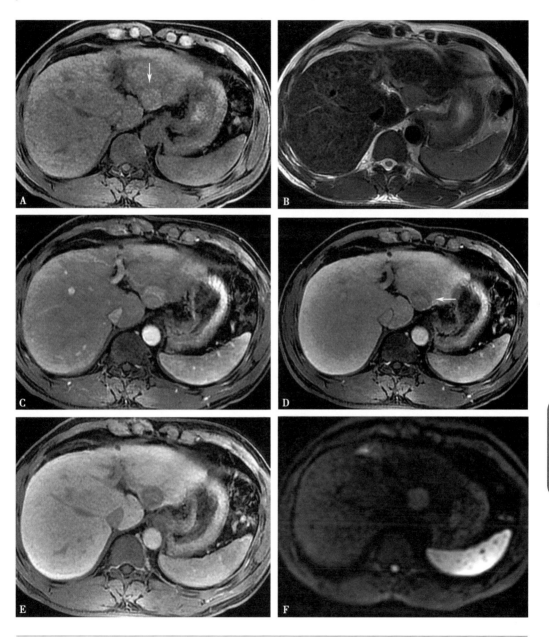

图 5-2-1　肝 S2 小肝癌

A：T1WI 呈均匀稍高信号；B：T2WI 呈均匀稍高信号；C：动脉期明显强化；D：门脉期强化减退，周边见环形强化影~假包膜（白箭）；E：延迟期呈低信号；F：DWI 呈高信号。

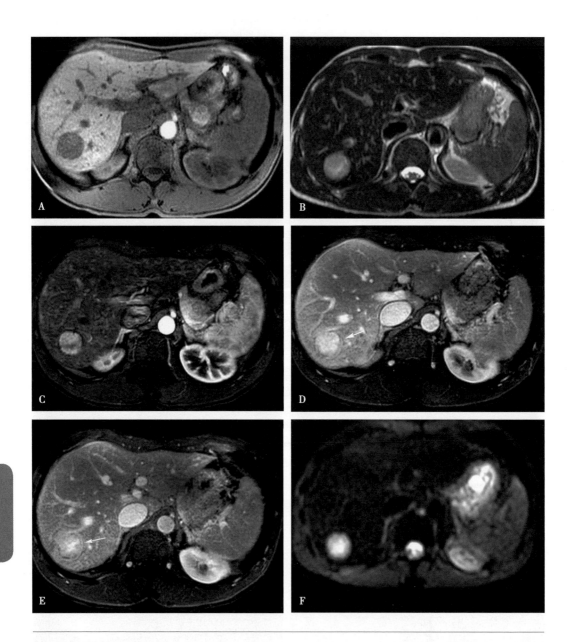

图 5-2-2　肝 S8 小肝癌

A：T1WI 呈均匀低信号；B：T2WI 呈不均匀稍高信号，周边见环形低信号影；C：动脉期不均匀强化；D：门脉期仍呈高信号，周边见环形强化影~假包膜（白箭）；E：延迟期仍呈高信号；F：DWI 呈高信号。

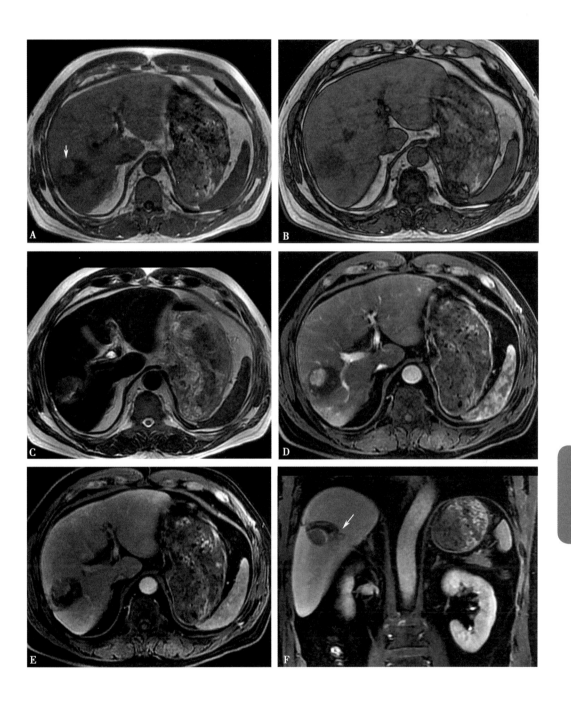

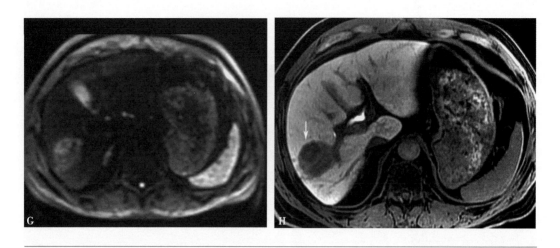

图 5-2-3　肝 S8 小肝癌

A：T1WI 呈不均匀低、高信号，右前份见结节状高信号灶（白箭）；B：T1WI 反相位呈低信号；
C：T2WI呈不均匀稍高、高混杂信号，即"镶嵌征"；D：动脉期不均匀强化；E：门脉期强化减退，
周边见不连续环形强化影～假包膜（白箭）；F：冠状面强化减退，可见小结节突破假包膜（白箭）；
G：DWI 呈高信号；H：肝细胞期呈明显低信号，边界清。

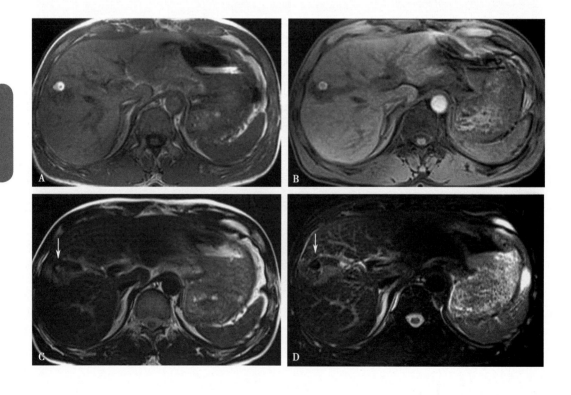

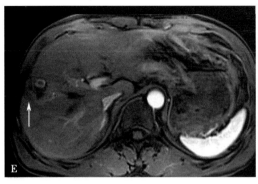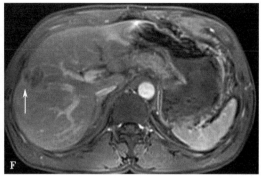

图5-2-4　肝S5/8小肝癌（透明细胞亚型）

A：T1WI呈不均匀低、稍高、高混杂信号，前份见结节状高信号灶，后份见小片状稍高信号灶；B：T1WI压脂后份呈低信号；C：T2WI不压脂呈不均匀稍高、高混杂信号，即"镶嵌征"；D：T2WI压脂：不均匀低、稍高混杂信号，前缘见结节状低信号灶；E：动脉期不均匀强化（白箭）；F：门脉期强化减退，周边见不连续环形强化影~假包膜（白箭）。

2. **T$_2$WI 征象**　肝癌在 T$_2$WI 以稍高信号为主，较小的结节信号均匀（图5-2-5A），随着结节的增大，信号呈不均匀（图5-2-1B、图5-2-2B），"马赛克"征是肝癌 T$_2$WI 序列的特征性信号，细分为不同的亚型：①"结中结"，即富铁高级别不典型增生结节（high grade dysplastic nodule，HGDN）内出现局灶性癌变，可单发或多发，表现为大部分区域 T$_2$WI 低信号，结节内见高信号灶（图5-2-6A ~ C）。②"镶嵌征"（mosaic sign）：是肝癌 T$_2$WI 序列的特征性信号，病理上为肿瘤内融合的有活力的结节被薄层的纤维分隔所致，病灶的大小与镶嵌征的出现比率有关，越大越容易出现，或与肿瘤包膜、坏死和脂肪变有关，表现为大结节为数个相对独立的小结节融合而成，各个小结节 T2WI 信号不同，也可表现为病灶内见数个不规则形高信号分隔影（图5-2-3C、图5-2-4C ~ D）。

（二）小肝癌 MRI 动态增强征象

MRI 三维容积快速薄层扫描的问世明显提高了 MRI 的扫描速度、信噪比，大大改善 MRI 的图像质量，使得 MRI 动态增强成为现实。该序列相对于 MDCT 的三期扫描能更及时地抓住早期强化的图像，可实现双动脉期扫描，避免了 CT 动脉期采集时间过早或者过晚而错过病灶强化峰值时间。

1. **小肝癌的典型动态增强表现**　肿瘤在 MRI 增强动脉期明显强化，呈高信号，高于肝实质而低于同层大血管（见图5-2-1C、图5-2-3D、图5-2-4E），而正常肝实质仅轻度强化或尚未开始强化；门脉期时肝实质的强化达到峰值，而肝细胞性肝癌则下降为等或低信号（见图5-2-1D、图5-2-3E、图5-2-4F）；延迟期病灶的信号进一步下降为低信号，这反映了小肝癌速升速降的强化特征（见图5-2-1E、5-2-3F）。其原因是原发性肝癌内可见较多动脉新生血管而缺少门静脉血流，供血血管主要为肝动脉。

2. **肿瘤在 MRI 动脉期及门脉期持续强化**　部分分化良好的早期小肝癌表现为动脉期轻度强化，门脉期强化程度增加，延迟期强化程度又下降，其原因从不典型增生结节到早期肝癌，经历了由肝门静脉供血为主→肝门静脉新生动脉性血管同时供血→主要由肿瘤新

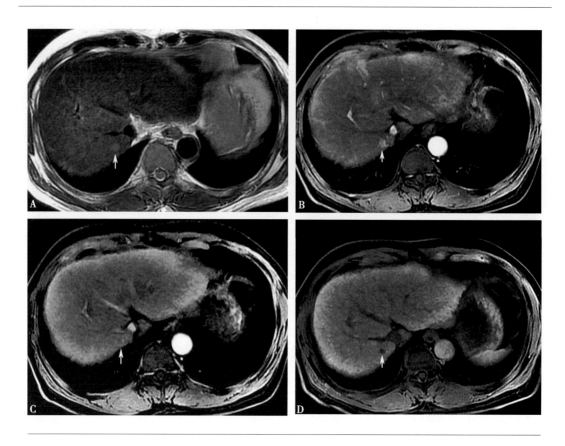

图 5-2-5　肝 S7 小肝癌

A：T2WI 呈均匀稍高信号；B：动脉期均匀强化；C：门脉期强化减退，周边未见环形强化影；D：肝
细胞期呈明显低信号，边界清。

生动脉性血管供血的转变过程，高分化肝癌新生血管的增加可能不明显，动脉血供增加，
但仍有较多的门脉供血，呈双重供血；或者表现肝细胞癌动脉期及门脉期均呈等信号，仅
在延迟期中显示，呈稍低信号，可能的原因是这些病灶肝动脉血供有轻度增加，还不足以
使病灶在动脉期扫描呈高信号，而在门脉期由于病灶肝动脉血供轻度增加补偿了门脉血供
的轻度减少，使病灶在门脉期亦呈等信号，而在延迟期由于门脉血供的减少呈稍低信号
（图 5-2-6D～E、图 5-2-7A～C）。

3. **肿瘤延迟强化**　还有少部分小肝癌延迟期呈等或高信号（见图 5-2-2C～E），原因
为：①病灶由肝动脉与门静脉双重供血，血供丰富或肿瘤细胞外间隙大，对比剂滞留时间
较长，病灶可持续强化；②血管扩张型肝癌因有异常丰富的血管，门静脉期和延迟期持续
强化；③肝硬化患者血液循环较慢，致门脉期及延迟期时肝动脉内对比剂含量仍然较高，
病灶呈高信号；④扫描时间及技术因素导致病灶延迟期呈高信号。以上不典型表现给小肝
癌的诊断带来一定困难。在肝硬化背景上，这种不典型的小肝癌要与不典型增生结节及其
他富血供肿瘤相鉴别。

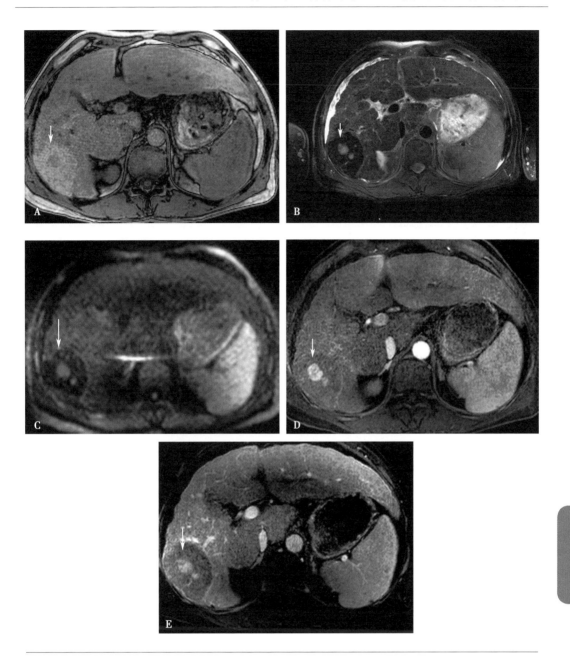

图 5-2-6　肝 S5/6 不典型增生结节局灶癌变

A：T1WI 反相位大部分区域呈高信号，中央夹杂低信号灶（白箭）；B：T2WI 大部分区域呈低信号，中央见结节状高信号，即"马赛克征"；C：DWI 大部分区域呈低信号，中央见结节状高信号；D：动脉期大部分区域不强化，中央结节均匀强化，高于肝实质（白箭）；E：门脉期结节仍强化（白箭）。

（三）假包膜

SHCC 的一个特征性表现是假包膜，而 MRI 对其的敏感性是 CT 的两倍，T1WI 为环绕高信号结节的低信号结构，常易在脂肪抑制 3D T_1WI 上出现（见图 5-2-1A），T_2WI 像上呈内层低信号外层高信号的双环影，病理上内层为纤维组织，外层为丰富的受压小血管或新

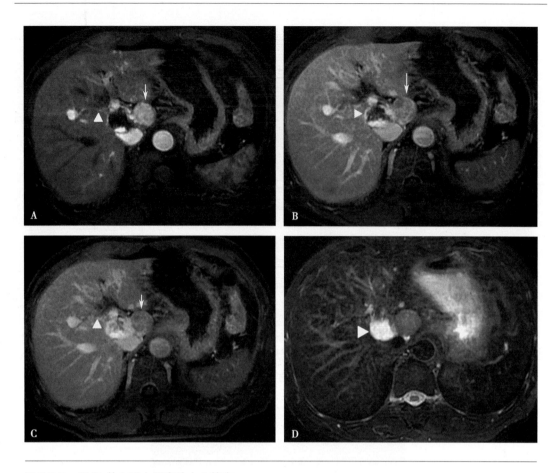

图 5-2-7 肝 S1 外生型小肝癌并小血管瘤

A：外生型小肝癌动脉期均匀强化，高于肝实质低于同层主动脉信号（白箭），其右缘小血管瘤动脉期边缘呈结节状强化，接近同层主动脉信号（三角）；B：外生型小肝癌门脉期仍呈高信号，可见更低信号灶，周边见环形强化影（白箭），其右缘小血管瘤门脉期强化范围扩大（三角）；C：延迟期外生型小肝癌强化减退呈稍低信号，周边见环形强化影（白箭），其右缘小血管瘤呈进一步强化（三角），接近同层主动脉信号；D：T2WI 显示小肝癌呈稍高信号（白箭）；血管瘤呈明显高信号，似"灯泡征"（三角）。

生的胆管，内层比外层薄。增强后该结构动脉期的信号表现多样，因包膜内微血管密度较高，细胞外间隙较大，病灶周边被挤压的肝实质内血窦受压，导致对比剂扩散和滞留的时间长，而病灶内对比剂已开始排出，病变表现为门脉期或延迟期病灶周围的环形高信号环（见图 5-2-2C~E），较大病灶的环部分区域不连续，可见结节突出环外，即肿瘤突破假包膜（见图 5-2-3E~F）。当小肝癌动态增强表现不典型时，假包膜环状强化可以帮助明确诊断。但是，对于直径<1cm 的微小肝癌，影像往往缺乏纤维假包膜（见图 5-2-5C），同样，病理上显示癌组织与非癌变肝组织之间无纤维组织间隔呈交替生长、无分界，微小癌灶缺乏假包膜除体积因素外还可能与早期癌灶的生长、形成方式有关。

（四）MR 弥散成像（diffusion weighted imaging，DWI）对小肝癌的诊断价值

1. DWI 原理 DWI 与常规 MRI 成像原不同，它是检测组织水分子弥散强度的序列，是目前唯一能在活体上进行水分子扩散测量与成像的影像学技术，属于功能成像。当组织

发生病变时，其细胞功能和代谢会发生改变，此时水分子的扩散运动受限而被 DWI 序列检出。实际工作中常用表观弥散加权系数（apparent diffusion-weighted coefficient，ADC）来描述活体弥散成像上所观察到的表观作用。ADC 值的大小与所选的表观扩散敏感系数 b 值有关。b 值较小时，测得的分子运动主要来自运动较快的血液运动，当 b 值增加到一定程度，水分子布朗运动对 DWI 信号影响逐渐加重，而血液灌注运动已超出一个体素范围，这时 DWI 所反映的主要是组织内水分子的布朗运动。由此可知 b 值越大，b 值差越大，测得的 ADC 值越精确，能更好地反映病变组织内水分子的扩散运动，肝脏 MRDWI 成像 b 值一般选择在 500~800。

2. **DWI 对小肝癌的诊断原理及应用**　部分小肝癌病灶体积小，T_1WI 及 T_2WI 信号不典型，部分分化好的小肝癌动态增强不典型，均可导致 MRI 漏诊。但是小肝癌肿瘤细胞增殖导致细胞板层增厚、组织细胞间隙缩小、细胞密度增加、肝脏血窦毛细血管化以及细胞器和细胞内大分子物质的增加，均会限制水分子的运动，导致扩散受限。因此，大部分小肝癌在 DWI 高 b 值图像上呈高信号（见图 5-2-1F、图 5-2-2F、图 5-2-3G、图 5-2-6C、D），另外，在 DWI 图像上，肝实质受扩散运动快的影响呈较低信号，胆管、腹腔脂肪及血管呈明显低信号，使 DWI 具备了很好的背景抑制效果。因此，DWI 具备很高的对比度和信噪比，可以使病灶较明显的显示，减少漏诊。而且，ADC 值可作为鉴别的良恶性占位的量化指标。部分小肝癌在 DWI 图像上呈稍高信号，其原因可能是肝硬化患者肝脏实质的 DWI 信号会增高，肿瘤本身因素和肝硬化肝脏实质会导致周围肝与 SHCC 病灶之间的对比降低而表现为略高信号，从而影响 DWI 的检测能力，而且肝硬化程度越严重，影响可能会越大，但是，目前暂未见文献报道 DWI 高 b 值图像上呈等信号的小肝癌。因此，联合 DWI 明显有助于提高小肝癌的诊断，尤其不典型动态强化小肝癌的诊断和鉴别诊断水平。

（五）特殊病理类型的小肝癌 MRI 征象

1. **硬化型肝癌**　是指癌细胞束被大量的纤维结缔组织隔离并包绕的一种特殊类型的肝细胞癌，组织学肿瘤细胞束被纤维结缔组织所包绕，内部为血窦样增生结构，周边可有呈放射状纤维瘢痕束向肿瘤中心延伸。肿瘤很少有包膜形成，多有淋巴细胞浸润和广泛的玻璃样变性。$MRIT_1WI$ 肿瘤可表现为低~轻度高信号或混杂信号，多数内部可见更低信号区，T_2WI 同样表现为混杂信号，但信号特点与 T_1WI 相反，内部的更低信号表现为高信号，而内部的稍高信号为低信号。增强 MRI 动脉期病变内部可见不均匀强化，但病灶内部始终存在无强化的低信号区，而静脉期内部这种不强化的低信号区反而强化，表现为轻度~明显强化的高信号，并延迟强化的倾向。

2. **透明细胞型肝癌**　是肝细胞癌的一种特殊细胞类型，癌细胞胞质内因富含糖原而呈透明状，而且透明细胞的数值占癌细胞总数的 50% 以上。在 MRI T1WI 上病灶多呈稍高信号，加用脂肪抑制后病灶内的高信号有不同程度的下降。这可能与透明细胞富含糖原和存在一定的脂质成分有关。此外，透明细胞也可以缩短组织的 T1 值，从而使肿瘤的 T_1 信号增高，病灶在 MRI T_2WI 上多为混杂高信号，则是由于肿瘤细胞胞质丰富，液性成分增多所致，增强后动脉期病灶均呈现不同程度强化，门静脉期多数病灶为相对低信号，少数病灶呈等信号，延迟期缓慢退出，呈慢进慢出的强化特点（见图 5-2-4A~F），原因可能与肿瘤分化较好有关。

二、普美显（Primovist）在肝硬化结节癌变及
肝细胞癌早期诊断中的应用

MRI 非特异性细胞外间隙对比剂钆-喷替酸葡甲胺（Gd-DTPA）的临床应用已有近 40 年，是目前应用最为广泛的磁共振对比剂。钆塞酸二钠（Gd-EOB-DTPA）是一种新型肝细胞特异性磁共振对比剂，商品名为普美显，具有能被正常功能的肝细胞所摄取的特性。因此，该对比剂对早期或小 HCC 都有较高的发现率与确诊率，对于鉴别肝硬化结节多步癌演变的过程，也具有独特的作用和优势，对临床有较大的应用价值。

（一）普美显的作用机制

普美显具有独特的化学结构，决定了其特有的生物学行为：一方面具有与普通对比剂（Gd-DTPA）类似的生物学特性，即低蛋白结合率和低相对分子量的亲水化合物，静脉注射后经血液到达肝脏，快速渗透肝内毛细血管网而分布于细胞外间隙内并迅速达到平衡状态，由于分子中 Gd+ 的存在，通过增加 T1 弛豫率而缩短组织 T1 弛豫时间，可用作非特异性细胞外间隙对比剂，并通过肾脏排泄，与普通的钆剂具有相同的动态增强效果，从而能有效的观察肝脏病变的动态增强方式，总之，在注射普美显后 1.5 分钟之内的动态期成像与 Gd-DTPA 相似，更有利于病灶的血供研究；另一方面，通过联结亲脂的 EOB 基环，该对比剂可通过肝细胞膜表面的有机阴离子转运系统进入具有正常功能的肝细胞内，在细胞内可滞留数小时，人对于普美显的肝细胞吸收率约为 50%，从而为磁共振检查提供了一个相当长的扫描时间窗，实现肝细胞靶向磁共振成像，临床研究证实，在注射普美显后 5~45 分钟的宽时间窗的静态期更利于对病灶的细胞水平研究。而对胆系而言，普美显通过主要位于胆道面的肝细胞膜上多耐药蛋白载体排泄入胆道系统。之后排泄入胆道，胆道功能正常者 20 分钟即实现整个胆道显影。

（二）普美显对于小肝癌的诊断应用

典型的小肝癌，则常规对比剂与普美显磁共振检查并无明显区别，但部分患者由于具有明显肝硬化的背景、肝硬化结节的形成，肝实质信号不均，整个肝脏背景 T1WI 可呈高低混杂信号，动态增强后动脉期肝包膜下常可见中度强化的小结节灶，此时即与早期或小 HCC 难以有效鉴别，特别针对乏血供或门脉期及延迟期呈等信号的病灶，无论检出率还是确诊率都明显下降。普美显作为正常肝细胞特异性摄取对比剂，已被临床证实，能明显提高早期或小 HCC，尤其直径 <1cm 的微小肝癌的发现率和诊断准确率。在肝胆特异期（即注射对比剂后 10~20 分钟），90% 小 HCC 由于不摄取对比剂呈低信号，而周围正常肝实质由于摄取对比剂，呈高信号，提高肝实质背景-病灶对比度，因此，小肝癌病灶表现为明显低信号，且病灶边界显示更为清晰，易于明确诊断（见图 5-2-1E、图 5-2-3H、图 5-2-5D）。另外约 10% 小 HCC 肝胆特异期可呈相对等或稍高信号，其分子机制可能为病灶中肝细胞膜表面有机阴离子转运系统的表达，也有文献报道：肝胆特异期表现为等或稍高信号的早期或小 HCC，病理结果显示其肿瘤分化程度高于表现为低信号的早期或小 HCC，但目前仍有争议。

（三）普美显对于 HCC 多步癌变中肝硬化结节的良恶性鉴别

慢性肝病肝硬化基础上的 HCC 实际上是一个连续的、多步骤进展的癌变病理过程，即再生结节（regenerative nodule，RN）、低级别不典型增生结节（low-grade dysplastic nodule，LGDN）、高级别不典型增生结节（high-grade dysplastic nodule，LGDN）、不典型增生结节癌变、小肝癌、肝癌的多步演变过程。研究显示当 HCC 直径>2cm 时肿瘤特征性的动脉血供增加，周围微血管浸润和卫星结节发生概率明显增加，这往往是 HCC 治疗后复发的重要因素，提高非创伤性对直径≤2cm 的早期小 HCC 结节的正确诊断率，对于临床治疗和改善预后具有重要意义。

在肝硬化背景下，RN 直径多<1.0cm，T_1WI 呈等或稍高信号，T_2WI 呈低信号为主，由于 RN 内不伴有孤行动脉，仍以门静脉供血为主，动态增强后 RN 没有明显的异常强化，肝胆特异期由于 RN 内含有正常的肝细胞，因此呈相对等信号，该表现与 DN 及早期 HCC 有明显的区别。

DN 是较 RN 大的结节，在肝硬化背景下，其直径多>1.0cm。DN 在 T_1WI 上呈高信号，其可能与铜沉积、细胞脂肪变性及透明细胞改变有关；在 T_2WI 上呈等、低信号，DWI 呈等信号，LGDN 与 HGDN 病理上主要的区别在于：前者仍以正常肝细胞、门静脉供血为主，而后者细胞异型性明显增多，逐步过渡到以动脉供血为主，除此以外，孤行动脉的数量后者要明显高于前者。动态增强后动脉期 LGDN 可有轻度强化或无明显强化，门脉期及延迟期呈相对等信号，而肝胆特异期由于 LGDN 仍以正常肝细胞为主，因此呈相对等信号。HGDN 较 LGDN 有更多的动脉供血及孤行动脉，因此动脉期 HGDN 多呈中度异常强化，门脉期及延迟期呈等、低信号，由于 HGDN 仍含有部分的正常肝细胞，在肝胆特异期呈等、稍低信号（见图 5-2-6A～E、图 5-2-8A～F）。

早期 HCC 在 T_1WI 上多呈等、低信号，但有时也可呈稍高信号；在 T_2WI 上大多呈稍高信号，DWI 呈高信号，而 DN 大多呈等、低信号，这是鉴别 DN 还是早期 HCC 的两个重要特征（见图 5-2-6A～C、图 5-2-9A～B），在 HCC 的肿瘤发生的初始阶段，病灶首先开放了低血供的动脉而门静脉的血供仍然存在，接着，动脉和门静脉血供均减少，然后，病灶的动脉血供增加呈现为等血供模式，最后发展为富血供的模式，因此动态增强后常表现为"快进快出"，但也有部分 HCC 结节三期增强呈现不典型强化特点（请参考一、（二）小肝癌 MRI 动态增强表现），而在肝胆特异期，早期 HCC 内不含有正常的肝细胞，从而呈明显的低信号，如果病灶出现间质浸润，则早期 HCC 的诊断明确（图 5-2-9C、图 5-2-6A～E）。

（四）普美显的不足之处

普美显磁共振增强检查也存在一定的不足：①注射普美显 1 分钟后，肝细胞就开始出现对普美显的吸收，这会导致平衡期周围肝实质信号增高而使得病灶信号相对降低，无真正的平衡期，这种平衡期成像机制的改变或许会使一些具有延迟强化的特征的肿瘤征象出现改变。②普美显的 T1 弛豫率是常规钆剂的 2 倍，但其用量仅为钆剂的 1/4，因此理论上富血供病变强化程度较一般钆剂降低一半。③肝功能异常或高胆红素血症患者，肝实质强化程度降低。④对于非肝细胞来源的非肿瘤病变及良性肿瘤性病变，在肝胆特异期也表现为强化缺失，不要误诊为小肝癌，要结合常规 MRI 征象。

总之，普美显肝胆期扫描明显提高了对于 Gd-DTPA 强化方式不典型小肝癌病灶的定性诊断信心，普美显动态增强结合肝胆期扫描是不典型小肝癌增强检查的重要方法之一，特别是对于慢性肝炎背景下高度怀疑肝癌而多排螺旋 CT 或者 MRIGd-DTPA 增强检查病灶表现不典型而不能确诊时，可选择普美显增强扫描作为有效的补充手段，从而提高不典型小肝癌的检出率和定性诊断的准确率，具有较高的临床价值。

5

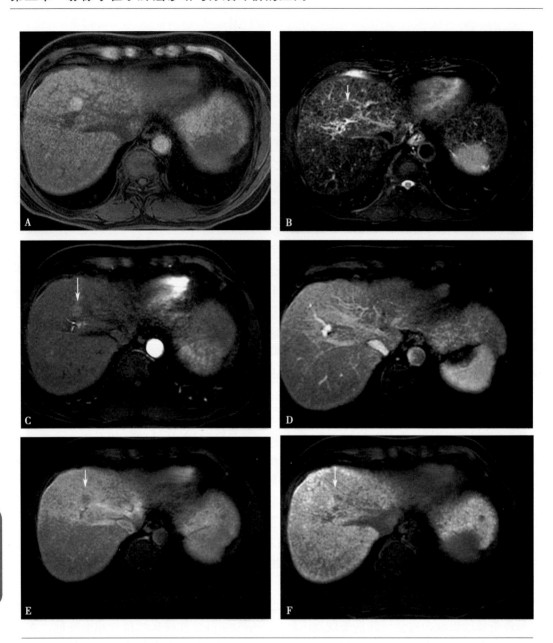

图 5-2-8　肝 S8 不典型增生结节

A：T1WI 压脂呈均匀高信号；B：T2WI 呈均匀低信号；C：动脉期未见明显强化；D：门脉期呈等信号；E：延迟期呈稍低信号（白箭）；F：肝细胞期呈稍低信号（白箭）。

三、MRI 鉴别诊断小肝癌与其他肝内占位的价值

（一）肝血管瘤

肝血管瘤典型表现为圆形、类圆形结节，边缘清楚、锐利，在 T_1WI 上病灶多呈均匀的低信号，在 T_2WI 上一般呈均匀高信号，并随回波时间的延长病灶信号强度随之增高，

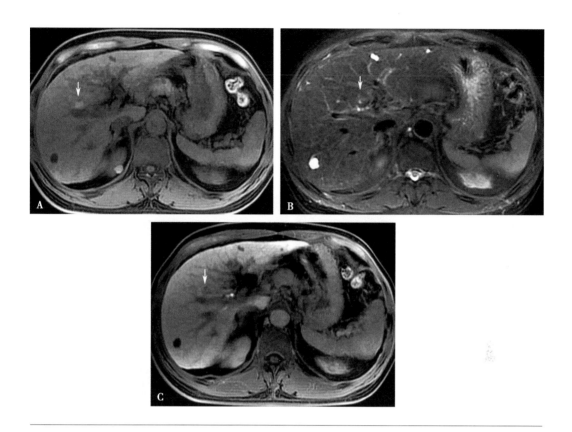

图 5-2-9　肝 S5 不典型增生结节内局灶癌变

A：T1WI 压脂大部分区域呈高信号，前份见斑点状低信号；B：T2WI 大部分区域呈不均匀等低信号，前份见斑点状高信号；C：肝细胞期大部分区域呈高信号，前份见斑点状低信号（白箭）。

表现为特征性的"灯泡征"（见图 5-2-7A~D），这是肝血管瘤特征性 MRI 表现，不同于小肝癌的稍高信号。Gd-DTPA 增强扫描动脉期部分病灶边缘呈结节状强化，门静脉期病灶强化范围扩大，延迟后强化区逐步向病灶中心推进，直至基本充填与肝实质相比呈略高信号，即"快进慢退"，部分病灶始终呈全瘤强化，这也是本病的另一重要特征性 MRI 表现，不同于小肝癌的快进快退（见图 5-2-7A~C）。当瘤内有纤维瘢痕或血栓囊变部分时，可伴有无强化的更低信号区，普美显肝胆期则由于没有肝细胞成分呈低信号。

（二）肝局灶性结节增生（focal nodular hyperplasia，FNH）

FNH 是一种肝脏少见的良性占位性病变，女性好发，发病年龄较轻，病变边界较清，直径<3cm 的病灶往往无包膜，T_1WI 等或者稍低信号、T_2WI 呈等或者稍高信号，一般无出血及囊变坏死，无脂肪变性，DWI 呈等或者稍高信号，ADC 值大于恶性肿瘤。①经典型 FNH 增强扫描动脉期均呈明显强化，部分病灶内部可见粗大的畸形供血动脉和/或周边见迂曲血管影，门脉期呈等、稍高信号，延迟后强化程度下降为等或略低信号，中央多见星状瘢痕呈裂隙状，在 T_2WI 呈高信号，于门脉期开始强化，并延迟强化（图 5-2-10A~D）。②非经典型则可表现为强化不显著、无中心瘢痕、中心瘢痕不强化或延迟期假包膜样强化等，常规 MRI 诊断存在困难。

　　绝大多数 FNH 肝细胞期呈均匀性高信号、不均匀高信号、等信号、中央低信号-边缘环形高信号（图 5-2-10E）。不同的强化方式与病变内胆管类型、各种类型胆管的比例、分布以及纤维化、炎性细胞浸润的程度有关。FNH 内的胆管有 3 种：与周围肝组织类似的胆管、增生的胆管和肝细胞化生的胆管，前两者分化程度较高，可摄取和排泄普美显，可解释肝细胞期高信号；后者功能较差且与小胆管沟通不充分，可解释肝细胞期低信号。当病变中央由纤维血管组织、炎性细胞、肝细胞胆管化生组成，边缘由高分化的胆管结构组成时，表现为中央低信号-边缘环形高信号；当病变内高分化胆管结构和炎症、淋巴细胞、纤维血管组织交错存在时，表现为不均匀高信号。

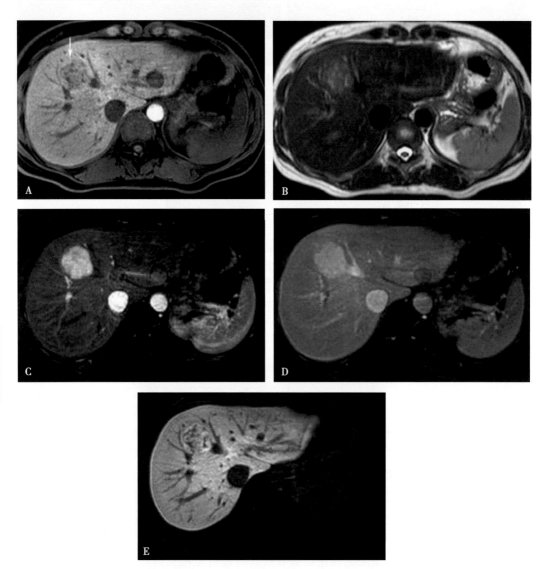

图 5-2-10　肝 S8 局灶性结节增生

A：T1WI 呈稍低信号，内见多发条状低信号；B：T2WI 呈不均匀稍高信号；C：动脉期明显强化；D：门脉期仍呈高信号；E：肝细胞期呈高信号，内见散在条状低信号（白箭）。

（三）肝腺瘤

大部分肝腺瘤病灶 MRI 信号不均匀，T_1WI 及 T_2WI 呈不均匀低等混杂高信号，高信号的病理学基础是发生出血、脂肪变性，也有文献认为富含糖原成分也是 T_1 高信号的原因，采用脂肪抑制技术可检测病灶内含中等或大量的脂肪组织，化学位移成像（正反相位图像）可检测病灶内少量或微量的细胞内脂质成分。T_2WI 表现为不均匀等或低信号可能与病灶陈旧性出血有关。

绝大多数肝腺瘤动脉期中等或明显强化，具有富血供特点，其病理基础是其具有丰富的外周供养大血管，其来源于肝动脉，环绕瘤周形成包膜外滋养动脉，并发出分支跨经包膜进入瘤内供应肿瘤组织，瘤体内血管很丰富，存在扩张的血窦，门脉期强化没有明显减退。文献报道 30%~66% 的肝腺瘤有包膜征象，在病理上对应于被压迫的肝实质和轻度纤维化所形成的假包膜，一般在 T_1WI 为低信号，T_2WI 可表现为多种信号特点，并在门静脉期和延迟期强化明显。随着分子病理学发展，HCA 可分为肝细胞核因子肝细胞核因子 1α 突变型，炎症性，β-连环蛋白突变型，其分别对应于弥漫的肿瘤内脂肪沉积，T_2WI 和增强显示病灶周围一圈"环礁征"和病灶内模糊的瘢痕 MRI 征象。而且炎症性肝腺瘤往往合并严重脂肪肝。对于没有肝硬化背景基础上发生的肝内富血供肿块，且伴有出血、囊变坏死和包膜征象，往往提示肝腺瘤诊断。但是脂肪变性及包膜征象对于肝腺瘤与小肝癌的鉴别价值不大，这两种征象可出现于小肝癌，特别是脂肪变性在高分化 HCC 不少见。

（四）肝脏血管平滑肌脂肪瘤（hepatic angiomyolipoma，HAML）

HAML 为一种罕见的肝脏间质性肿瘤，由于 HAML 主要由畸形血管、平滑肌细胞和成熟的脂肪细胞等三种成分组成，三种成分可以按不同比例存在，所以形态具有多样性，影像上也表现不同。①脂瘤型主要由分化成熟的脂肪细胞组成，脂肪成分≥70%，肿瘤周边或其间可见少量畸形厚壁血管和梭形平滑肌细胞，MRI 平扫在短 T_1、长 T_2 脂肪信号内出现条索状、斑片状稍长 T_1、稍长 T_2 信号。增强扫描脂肪成分无明显强化，其内软组织结构强化明显。肿瘤内存在较多脂肪是脂瘤型 HAML 的特征性表现之一，表现为 T_1WI 反相位见信号减低区，压脂见信号减低区，脂相见高信号（图 5-2-11A~C）。②血管瘤型由大量的畸形血管及平滑肌细胞组成，脂肪成分较少，影像学上往往见不到，MRI 呈长 T_1、稍长 T_2 信号，钙化在 $MRIT_1WI$、T_2WI 上均呈低信号。肿瘤动脉期明显均质强化，门静脉期信号仍高于同期肝实质，但较动脉期强化有所减退，延迟期呈低信号。③肌瘤型主要由平滑肌成分组成，脂肪成分≤10%，混合型（经典型）病理上表现为实性成片的肌样细胞混以片状脂肪细胞，其间穿插着不规则的厚壁血管。这两型因平滑肌含量较多，常呈实质性软组织肿块，MRI 平扫 T1WI 呈稍低、稍高混杂信号，T2WI 呈稍高信号，信号常较混杂，这与肿瘤内成分分布的混杂程度有关，增强扫描肿瘤动脉期强化较明显，门静脉期仍有强化，呈稍高或等于同期肝实质信号，瘤内可见血管影（图 5-2-11A~F、图 5-2-12A~D）。此型需与肝细胞性肝癌等相鉴别，肝细胞肝癌少数可合并脂肪变性，但脂肪成分很少，动态增强扫描也呈"快进快出"的特点，但动脉期多为明显强化，门静脉期及平衡期强化不明显而呈低于同期肝实质密度或信号。这是因为肝细胞性肝癌的血管发育较差，管壁较薄，且多不完整，对比剂进入和退出肿瘤实质迅速，而 HAML 的畸形血管壁较厚，且较完整，对比剂进入肿瘤实质速度较慢，因而门静脉期仍呈稍高于同期肝实质信号，这是 HAML 特征性的强化方式。此外，1/3 的肝癌可见肿瘤包膜，而 HAML 则无此特征。需要强调一点，无论哪一型，病灶内见"中心血管影"是该病的重要征象（图 5-2-11D ～ E、图 5-2-12C）。

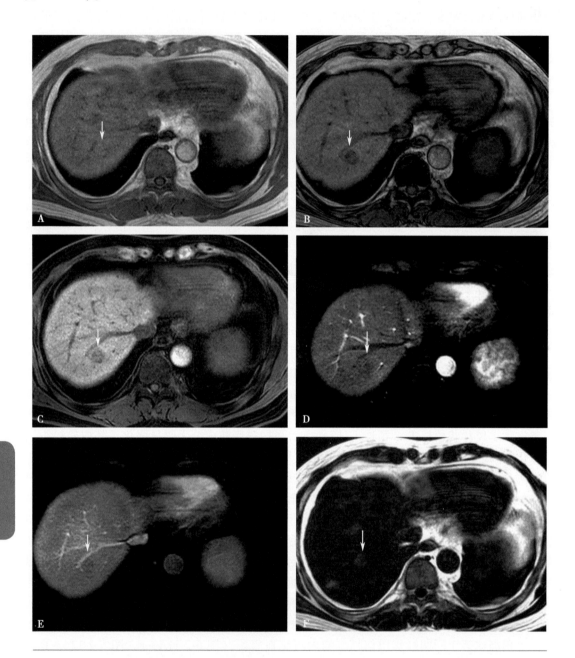

图 5-2-11　肝血管平滑肌脂肪瘤（含较多脂肪）
A：T1WI 同相位呈不均匀高信号；B：T1WI 反相位见散在信号减低区；C：T1WI 压脂呈不均匀低信号；D：动脉期病灶不均匀强化，可见瘤内血管（白箭）；E：门脉期：仍呈不均匀强化及瘤内血管；F：脂相病灶呈高信号表现。

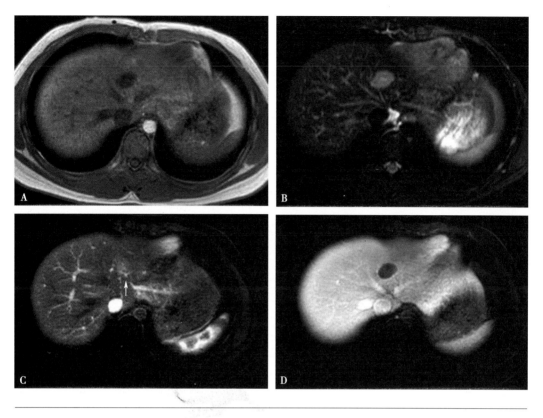

图 5-2-12　肝血管平滑肌脂肪瘤（不含脂肪）
A：T1WI 压脂呈均匀低信号；B：T2WI 见均匀高信号；C：动脉期病灶均匀强化，可见瘤内血管及瘤周血管（白箭）；D：门脉期强化明显减退呈低信号。

四、MRI 对小肝癌 RFA 后的评价

　　MRI 显示病灶较为直观，具有很好的组织分辨率及敏感度，在 RFA 术后疗效评估方面（尤其对于小病灶的显示），MRI 较 CT 敏感，对于 RFA 术后病灶大小的估价，MRI 较 CT 准确，与病理相比误差小于 2mm，在 RFA 术后的预后及疗效评估中广为使用。

　　（一）RFA 术后早期 MRI 征象（2 个月内）

　　1. 肿瘤完全坏死的 MRI 征象　如果肿瘤完全坏死，T_1WI 上表现为高信号，T_2WI 上表现为均匀一致的等或低信号（图 5-2-13A～B），是因为肿瘤组织发生凝固性坏死、脱水，自由水含量减低，T_2 缩短所致，有时在 T_2WI 上低信号中心区亦可见高信号（接近水的信号），为这可能为 RFA 后局部区域内存在少量液化性坏死、出血或蛋白样物质沉积或胆汁瘤，但此高信号的强度远大于残存肿瘤在 T_2WI 上的高信号。一般认为，在 T_2WI 上能可靠地判断肿瘤术后的凝固性坏死，但判断肿瘤是否存残留比较困难，原因是存活的肿瘤难以与出血、液化坏死及炎性病变等鉴别。在消融 48 小时内，T_1WI 还可见消融灶周围见环状低信号，T_2WI 呈环状高信号带，周围环状低信号为水肿带或炎性反应（图 5-2-14A～B）。DWI 对肝脏病变检出的敏感度较常规 T_2WI 序列高，一般认为，在消融后 16 小时，坏死组

织 ADC 值达最低，主要是因为炭化组织、凝固蛋白质、凝固性坏死所致脱水等使水分子减少、消失。SHCC 射频消融治疗后 3~7 天，坏死组织、肉芽组织的 ADC 值逐渐升高；中心坏死区 ADC 值增高，是由于部分凝固蛋白质液化，弥散受限减轻；肉芽组织、充血水肿组织 ADC 值高，是因为射频消融后早期病灶周边细胞发生肿胀、变性、坏死，细胞膜崩解、水分子弥散加快，同时周围组织血供增加。增强扫描各期无强化，或坏死灶周围出现一层薄（<1mm）而均匀一致的环形强化影（图 5-2-13D），通过病理对照，表明存在血管炎性反应及肉芽组织形成，不能诊断为再生肿瘤；有时在动脉期邻近 RFA 区可见正常肝组织出现楔形强化，是由于针穿刺或热损伤造成的周边动静脉分流所致，也可能是RFA 区周围毛细血管外渗所致，这种异常灌注大部分在射频消融术后 30 天左右消失，不能误认为是强化的肿瘤组织（图 5-2-13C~D）。

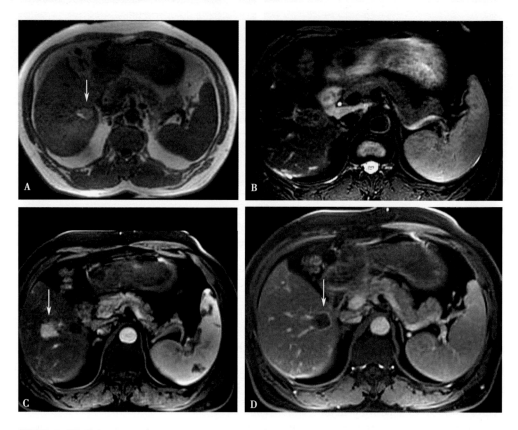

图 5-2-13　小肝癌 RFA 术后
A：T1WI 消融灶呈均匀高信号，周围见环状低信号（白箭）；B：T2WI 消融灶呈不均匀等低信号，中央见条状极低信号~针道，周边见环状高信号带（白箭）；C：动脉期消融灶内未见明显强化，右缘肝实质见楔形强化区；D：门脉期消融灶内未见强化，周边见均匀一致的环形强化影。

　　2. 肿瘤残留的 MRI 征象　　如果肿瘤成分残留，在 MRI 的典型表现为射频消融区边缘不规则增厚（≥4mm）或结节，在 T_1WI 上呈不均匀的等低混杂信号，在 T_2WI 上呈稍高信号，DWI 呈高信号，强化方式为动脉期明显强化，并门静脉期和延迟期持续强化（见图

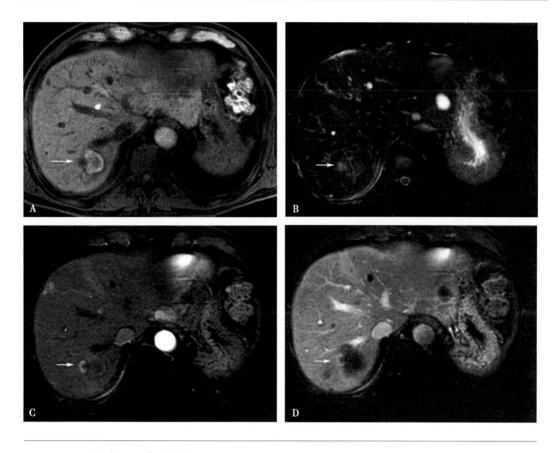

图 5-2-14　小肝癌 RFA 术后残留

A：T1WI 消融灶大部分区域呈均匀高信号，周围见环状低信号，右缘见一小结节状低信号灶（白箭）；
B：T2WI 消融灶大部分区域呈不均匀等低信号，右缘见一结节状高信号灶（白箭）；C：动脉期消融灶
内未见明显强化，右缘见一结节状强化高信号灶（白箭）；D：门脉期右缘结节持续强化（白箭）。

5

5-2-14A～D），与一般治疗前小肝细胞癌强化方式不同，推测持续强化可能为射频消融导
致肿瘤区静脉受破坏，静脉回流障碍有关。肿瘤残留有时与短期射频消融区的边缘强化鉴
别困难，借助术前肿瘤范围能帮助鉴别。

　　（二）RFA 术后长期随访（>2 个月）

　　1. 完全消融灶的 MRI 征象　　完全消融灶的影像学表现稳定，T_1WI 高信号为主、T_2WI
低信号为主，长期随访无变化或范围缩小，并且其边缘为长 T_1、短 T_2 低信号带，可能是
由于术后纤维增殖，DWI 信号多样化，可能是病灶内含液化坏死灶或炎性反应，增强扫描
不强化或表现为边缘平衡期轻度强化。

　　2. 肿瘤复发灶的 MRI 征象　　消融后的复发灶多数位于原癌灶的边缘部分，呈结节状
或者不均匀增厚，其 T_1WI 信号低于消融坏死灶，尤其在 RFA 术后的边缘出现稍长 T_2 信
号灶往往提示复发（图 5-2-15A～B），DWI 呈高信号（图 5-2-15C），动态增强扫描可见快
进快出表现（图 5-2-15D～E），随着随访时间延长复发病灶范围会增大，如果在动脉期出
现均匀强化，门脉期和延迟期均为等信号，但是出现包膜环状强化，也可以确定诊断，做
普美显增强扫描，肝胆特异期残留灶与复发灶均呈明显低信号。

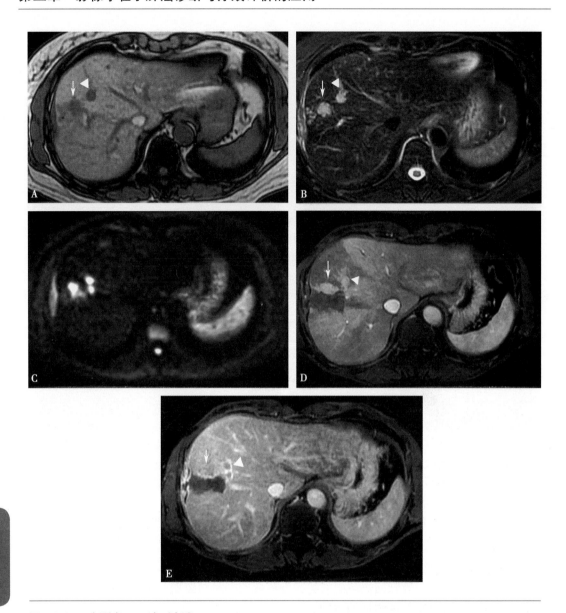

图 5-2-15 小肝癌 RFA 术后复发

A：T1WI 消融灶大部分区域呈高信号，前缘见结节状低信号灶（白箭），邻近门静脉管腔增宽（三角）；B：T2WI 消融灶大部分区域呈不均匀等低信号，前缘见一结节状高信号灶（白箭），邻近门静脉管腔增宽，内见高信号灶（三角）；C：DWI：消融灶大部分区域呈低信号，前缘结节及门静脉分支管腔内结节呈高信号；D：动脉期前缘结节（白箭）及门静脉管腔内结节（三角）强化，呈高信号；E：动脉期前缘结节（白箭）及门静脉管腔内结节（三角）强化减退，呈低信号。

3. RFA 术后 MRI 第一次随访时间建议 由于射频消融术后早期存在炎症反应，容易与存在活性的肿瘤混淆，一般认为手术后有急性炎症而不可以立即进行成像检查，复查时间可以定在 1~3 个月，此时急性炎症逐渐消退、纤维增生，在 T_1WI 及 T_2WI 序列均是低信号，增强门静脉期及延迟期可以强化，而肿瘤细胞 T_2WI 序列为稍高信号、动脉期明显强化、ADC 值下降。

五、MRI 对小肝癌 TACE 后的评价

（一）MRI 平扫

小肝癌 TACE 治疗后，患者肝脏内可见结节状异常信号影，凝固性坏死区域在 T_1WI 上信号多变，可表现为低、等或高信号，在 T_2WI 上均表现为低或等信号，DWI 呈低信号。活瘤性节在 T_1WI 像上呈低信号，在 T_2WI 像上呈高信号，DWI 呈高信号。液化坏死组织和炎性细胞浸润可表现 T_1WI 上低或者等信号，T_2WI 呈高信号区，DWI 信号多变，所以 T_2WI 高信号不一定是肿瘤存活区，但对凝固坏死的判断十分可靠（图 5-2-16A～C）。

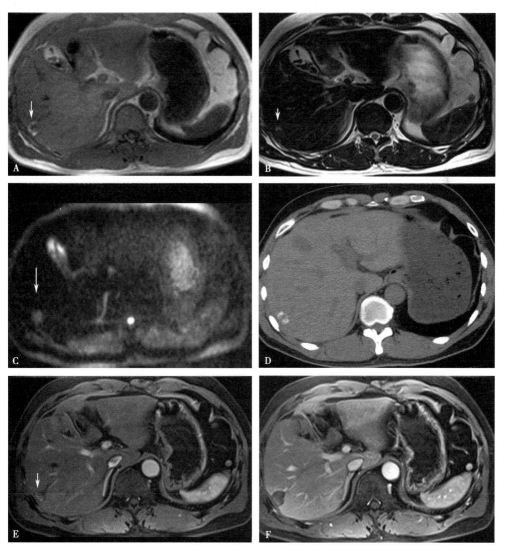

图 5-2-16 小肝癌 TACE 术后

A：术区 T1WI 呈不均匀高信号，中央见小片状低信号（白箭）；B：术区 T2WI 呈不均匀低信号，中央见小片状高信号（白箭）；C：术区 DWI 呈不均匀高信号；D：CT 平扫：术区大部分区域见碘油沉积，中央见无碘油沉积区；E、F：术区动脉期及门脉期未见强化，边界清。

5

（二）MRI 动态增强

由于碘油在 MRI 上不产生信号，没有碘油信号的干扰，也没有 CT 碘油硬化伪影的干扰，因此 MRI 增强扫描能够更精确地显示病灶的血供情况，在评价小肝癌 TACE 治疗后具有独特的优势，能准确显示 TACE 术后肿瘤的残存和坏死（见图 5-2-16E ~ F）。小肝癌大多数是富血供的，因此存活的肿瘤组织在动脉期可有强化表现，均匀或不均匀，增强晚期多数病灶强化程度下降成为低信号，也有少数病灶可持续强化，坏死组织无强化表现。故动脉期强化对于肿瘤的存活更为准确，而在增强晚期强化可以是肿瘤组织，也可以是炎性细胞的浸润，二者的鉴别有一定的困难。总之，若增强扫描病灶呈现动脉期的持续强化，病灶周围出现 "快进快出" 的特征样强化时，提示病变的复发或新生病灶的形成。但是，对无强化的病灶，应结合 $FSET_2WI$，若 $FSET_2WI$ 为高信号同时病灶周围无完整纤维包膜，则不能除外乏血供肿瘤可能。

（三）同 CT 对比，MRI 在评价 TACE 术后疗效方面的优缺点

1. 不能直观显示碘油在病灶内的沉积情况　CT 可以直观显示病灶内碘油沉积情况，判断病灶内碘油分布情况，MRI 确难以明确显示碘油沉积情况（见图 5-2-16D）。

2. 消除 CT 硬化伪影的干扰　由于碘油为致密高密度影，有时和增强后肿瘤的强化难以区分，而且 CT 扫描碘油产生的硬化伪影也影响对肿瘤残存的观察，而 MRI 则不受碘油信号的影响。碘油栓塞后病灶周围可形成纤维包膜。包膜形成和完整与否与 TACE 疗效密切相关，完整的包膜可限制肿瘤的生长、阻断侧支循环形成并使肿瘤缩小，MRI 在显示病灶包膜的能力明显优于 CT，对 TACE 疗效的判断更为准确。

3. MR 提供的信息更丰富　MRI 对组织分辨率高，为多参数成像，CT 只是与组织的 X 线衰减有关，较 CT 有更多信息，同时多序列扫描可充分反映病灶的内部结构，如脂肪变性、出血坏死等特征，但是，由于 MRI 对组织改变反映敏感，病灶内的炎性组织及病灶周边胆管炎有时会对判断有无肿瘤活性灶产生干扰。

第三节　DSA 在小肝癌诊断与介入疗效评价的应用

小肝癌多为富血性肿瘤，主要接受肝动脉供血。癌结节内部有丰富的肿瘤血管，常伴有动-门脉、动静脉短路，因此，肝癌肝动脉造影具有比较特异性的改变，在肝癌的诊断中占有重要位置。血管造影可以确定肝癌的形态、分型、大小、分布和数目，显示肝血管的解剖和血供情况，明确静脉系统有无受累等，为介入治疗方案的设计提供必不可少的资料。

一、富血供小肝癌的 DSA 造影表现

DSA 可分辨 2mm 的肿瘤染色，特别在直径≤10mm 的富血供病灶的诊断中与其他影像学检查相比有更高的敏感度，是诊断小肝癌准确而有效的方法。只要有确切的肿瘤染色，DSA 便可做出明确的诊断。

1. 肝动脉期　①肿瘤供血动脉增粗。小肝癌在 DSA 动脉期肝动脉增粗并不明显，多数仅显示肝动脉分支轻度增粗，肿瘤血管走行异常、迂曲、扩张、移位和包绕（图 5-3-1）。

②动脉血管侵蚀：表现为血管管腔不规则变窄，管壁毛糙，僵直，严重者呈锯齿状，串珠状，甚至中断等。③动静脉瘘引起静脉早期显影：动静脉瘘以肝动脉-门静脉瘘多见，小肝癌常表现为周围型，表现为在动脉期出现与动脉平行的门静脉分支，称"双轨征"。

2. 毛细血管期　①肿瘤血管湖：表现动脉后期至毛细血管期肿瘤内对比剂呈"湖样"或"池样"积聚，在动脉期开始出现，消失较慢，在动脉内的造影剂排空后仍可见到，但不能持续显影达静脉期，常见于肿瘤坏死区及其周围，为扩张的肿瘤血管或瘤血管之间的异常交通。②肿瘤血管：肿瘤血管表现为动脉后期至毛细血管期见迂曲，扩张，不规则，杂乱无章的新生血管。③肿瘤染色：由于肿瘤内的毛细血管通透性强而收缩功能差，所以当正常毛细血管内的造影剂已消失时，肿瘤毛细血管内的造影剂仍然存留，表现为浓密的结节，称之为"肿瘤染色"，并可清晰地显示出肿瘤的形状、大小和位置（图5-3-2）。该征象对小肝癌的诊断尤其重要，即使肿瘤血管不明确，只要有确切的肿瘤染色，便可做出诊断。肿瘤染色类型与肿瘤生长速度有关，生长慢者染色均匀，反之不均，不均匀染色区病理改变为肿瘤内部的凝固性坏死、液化坏死、纤维化及脂肪变性。

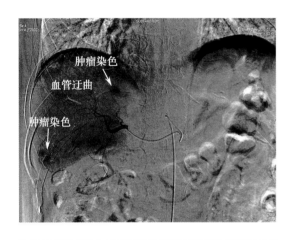

图 5-3-1　富血供小肝癌 DSA 造影肝动脉期表现
微导管超选至肝右动脉造影，动脉期示：肝右动脉增粗、迂曲，小病灶内可见排列不均、排列紊乱的肿瘤血管（箭头）

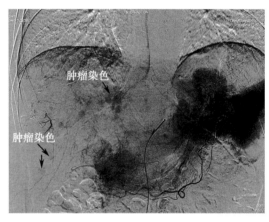

图 5-3-2　富血供小肝癌 DSA 造影毛细血管期
腹腔干造影毛细血管示：肝右动脉僵硬、走行不规则，病灶内可见团状肿瘤染色（箭头）。

二、乏血供小肝癌的 DSA 造影表现

乏血供病灶在肝动脉造影动脉期几乎不显示增粗的肝动脉分支及肿瘤血管，在 DSA 实质期仅有少部分病灶可显示肿瘤染色，其肿瘤染色较浅淡，边界模糊（图 5-3-3）。

乏血供小肝癌的 DSA 的漏诊率较高，其检出率亦明显低于富血供型病灶，与以下因素有关：①虽然 DSA 对小病灶显示的敏感度较高，但对于乏血供型病灶，DSA 可不显示肿瘤血管和肿瘤染色，从而缺乏肿瘤血管及肿瘤染色的特征性改变，使病灶检出受到明显影响；②DSA 图像属于二维平面图像，图像的上下层重叠导致对比度及分辨力降低，再加上患者屏气不好所产生的呼吸运动伪影亦会影响图像质量，当病灶的肿瘤血管稀疏及肿瘤染色较浅淡而造成病灶显影不清时，DSA 很容易漏诊。

小肝癌由于很少侵犯门静脉及肝静脉，在 DSA 静脉期（肝实质期）往往无门静脉及肝静脉分支异常表现。

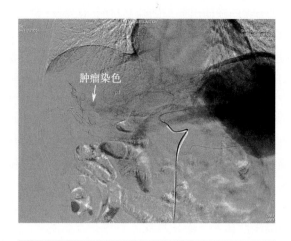

图 5-3-3 乏血供小肝癌 DSA 造影

毛细血管期表现腹腔干动脉造影毛细血管期示显影粗大的门静脉，可见团状肿瘤染色，染色较浅淡，边界模糊（箭头）。

（沈静娴 张天奇）

第四节 PET 显像在小肝癌的应用

正电子发射断层显像术（positron emission Tomography，PET）是一种基于体内示踪原理显示机体内生物分子功能代谢分布的一种分子医学影像技术。目前 PET 显像多是利用正电子放射性核素（如^{18}F、^{11}C、^{13}N、^{15}O、^{68}Ga、^{64}Cu、^{124}I 等）标记葡萄糖、氨基酸、脂类胆碱或乙酸、核苷酸、受体的配基及血流显像剂等作为显像剂，根据病变组织细胞摄取放射性药物的特性和能力，测定并显示病灶摄取显像药物的程度和分布，研究分析机体病灶的功能代谢状态。PET/CT 和 PET/MR 是基于形态结构的分子影像技术。它是分别将 CT 或 MR 形态结构信息与 PET 的功能代谢数据有机融合在一起。PET/CT 和 PET/MR 是目前 PET 临床应用常见形式。

PET/CT 和 PET/MR 在小肝癌诊断方面除了可以提供形态、解剖定位及分期等宏观信息外，还能提供分子代谢水平的微观信息，因而对于小肝癌的基础及临床研究具有重要的应用价值。

一、PET/CT 应用于小肝癌

PET/CT 是目前临床应用最普遍的 PET 显像设备。^{18}F-氟脱氧葡萄糖（18F-fluorode-oxyglucose，^{18}F-FDG）是目前临床最常用的 PET/CT 显像药，对多种实体瘤的诊断、分期、疗效评价及预后评估效果良好。对于大多数中低分化的肝细胞肝癌和胆管细胞癌有重要诊断价值；^{11}C-醋酸盐（^{11}C-Acetate）是另外一种可能对高中分化肝细胞肝癌诊断有重要意义的正电子显像剂。以下介绍这两种模态的 PET/CT 的显像原理及临床使用。

（一）^{18}F-FDG PET/CT

^{18}F-FDG 是一种葡萄糖代谢示踪剂，它在人体内的代谢途径与葡萄糖相似。在静脉注射入体内后，^{18}F-FDG 由位于细胞膜外表面的易化葡萄糖转运蛋白（facilitative glucose transporter，GLUT）以速率介导跨膜进入细胞液内。GLUT 表达多少是^{18}F-FDG 摄取的限速因素（rate-controlling factor）之一。进入细胞液的^{18}F-FDG 也会像天然葡萄糖一样在己糖激酶（hexokinase）的作用下以速率磷酸化成为 6-磷酸-^{18}F-FDG，但由于它的结构与天然 6-磷酸-葡萄糖存在差异，不能被磷酸己糖异构酶催化转变为 6-磷酸氟代果糖，乃不能进一步进入糖酵解过程；由于类似的原因和机制，也不能转变为糖元和进入葡萄糖戊糖代谢旁路。细胞中的葡萄糖-6-磷酸酶可以速率将 6-磷酸-^{18}F-FDG 去磷酸化为 18F-FDG，再由位于细胞膜内表面的 GLUT 介导以速率向细胞外运转。但大部分利用葡萄糖较多的组织中葡萄糖-6-磷酸酶含量较低，使得 6-磷酸-18F-FDG 的反向转变和离开细胞的速率和很低，导致^{18}F-FDG 得以 6-磷酸-^{18}F-FDG 的形式沉积在细胞内，标记核素^{18}F 所发射的正电子可被正电子探测器捕获而显影，所示影像反映外源性葡萄糖在细胞及组织中的沉积。

大多数实体瘤的葡萄糖摄取及代谢增高，呈^{18}F-FDG 高代谢。但对于肝细胞癌，特别是分化程度高的肝细胞癌细胞而言，葡萄糖的摄取及代谢水平可能相似甚于正常肝细胞。Okazumi 等将肝细胞癌分为三类，第一类对^{18}F-FDG 的摄取能力高于正常肝组织；第二类对^{18}F-FDG 的摄取能力与正常肝组织相似（图 5-4-1）；第三类对^{18}F-FDG 的摄取能力低于正常肝组织。一般而言，分化程度较低的肝细胞癌对^{18}F-FDG 摄取能力较强，并且葡萄糖-6-磷酸酶在分化程度较低的肝细胞癌内少表达或不表达，因此大量^{18}F-FDG 以 6-磷酸-^{18}F-FDG 的形式沉积在肿瘤细胞内，PET 显像为高代谢病灶（图 5-4-2）；分化程度较高的肝细胞癌由于肿瘤细胞内含有较高水平的葡萄糖-6-磷酸酶，可将进入肿瘤细胞并经己糖激酶催化生成的 6-磷酸-^{18}F-FDG 水解，去磷酸化变回^{18}F-FDG，^{18}F-FDG 可通过细胞膜的葡萄糖转运蛋白运出细胞外，因此对于分化程度较高的肝细胞癌，PET 显像可以不出现明显的^{18}F-FDG 浓聚灶，与正常肝组织不易区别，导致假阴性结果出现（图 5-4-3）。多数晚期肝细胞癌病例的原发灶和转移灶（包括淋巴结转移和其他器官转移）的^{18}F-FDG 摄取程度明显增高，这提示着转移性的肝癌病理类型通常属于低至中分化型。研究资料表明，^{18}F-FDG PET/CT 对于肝细胞癌转移灶的检测敏感度高达 82%。Yuri Cho 等把 457 例肝细胞肝癌患者的增强 CT 扫描与^{18}F-FDG PET/CT 显像进行对比分析，以欧洲肝病研究协会的 BCLC 分期为标准，发现^{18}F-FDG PET/CT 显像改变了 7 例患者的临床分期诊断，其中 6 例 A 级（早期）改为 C 级（晚期），1 例 B 级（中期）改为 C 级（晚期），这些临床分期的改变对于那些准备行手术切除或移植的肝癌患者意义重大。

^{18}F-FDG PET/CT 显像对于评估预测肝细胞癌患者治疗后的预后状况亦有重要临床价值。Hatano 等把 31 例 HCC 患者肝脏病灶与正常肝组织的 SUVmax 比值和预后进行了相关性分析，结果表明有 23%（7/31）患者的肿瘤/正常肝脏 SUVmax 比值>2，当以此为诊断界值时，低比值组的 HCC 患者肝脏病灶切除术后 5 年生存率显著高于高比值组。国内有临床研究运用^{18}F-FDG PET/CT 显像评估接受 TACE 治疗的肝细胞癌患者预后，通过术前

1~15天行^{18}F-FDG PET/CT 全身显像和术后 27~45 天再次复查^{18}F-FDG PET/CT 全身显像，对比前后病灶 SUV 值的变化，发现术后 SUV 值明显下降的患者比那些 SUV 值下降不明显的患者的总体生存率要明显提高。

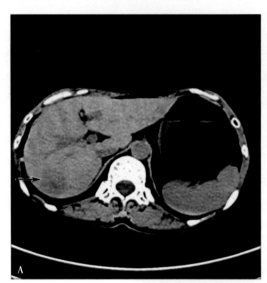
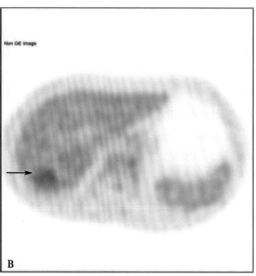
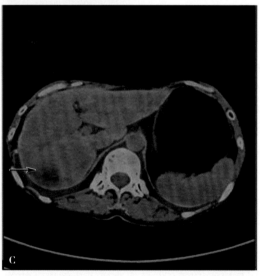

图 5-4-1　中分化肝细胞肝癌 PET/CT 呈稍高摄取

A、B、C 分别为 CT 平扫、PET、PET/CT 融合图，病灶位于肝右后叶，直径约 3cm，SUVmax 值约 3.7。（此图由中山大学肿瘤防治中心核医学科提供）

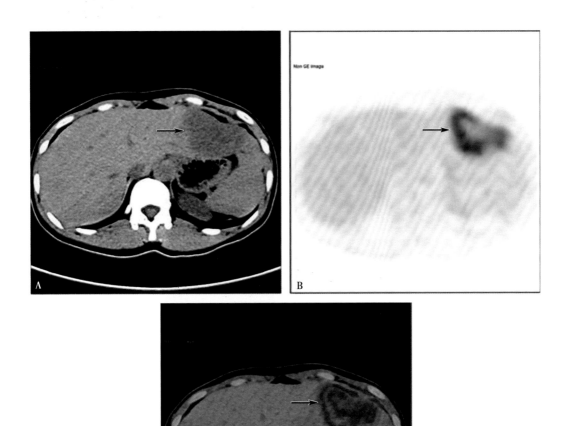

图 5-4-2　低分化肝细胞肝癌 PET/CT 呈明显高摄取

A、B、C 分别为 CT 平扫、PET、PET/CT 融合图，病灶位于肝左外叶，直径约 6cm，SUVmax 值约 8.8。（此图由中山大学肿瘤防治中心核医学科提供）

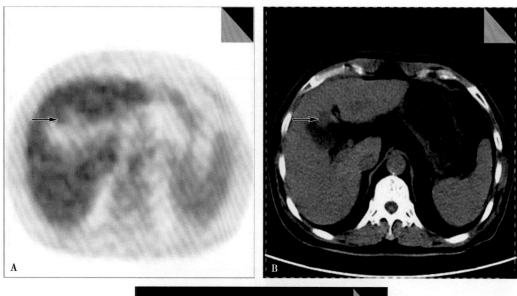

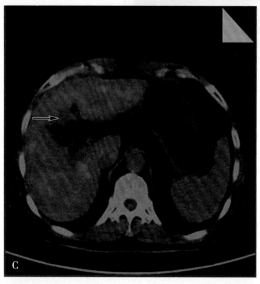

图 5-4-3　中分化肝细胞性肝癌 18F-FDG PET/CT 等摄取

A、B、C 分别为 PET、CT 平扫和 PET/CT 融合。病灶位于 S4，病灶 18F-FDG 摄取与周围正常肝组织相似。(此图由广州军区总医院核医学科提供)

(二) ^{11}C-Acetate PET/CT

^{11}C-Acetate 作为氨基酸及甾醇合成的前体，可用于肿瘤的诊断，但其在肿瘤细胞中的浓聚机制尚不完全清楚。存在以下几种可能性：①^{11}C-Acetate 在肿瘤组织中的浓聚主要与肿瘤组织中脂肪合成增加有关，细胞摄取 11C-Acetate 的量与脂肪合成和磷脂膜形成呈正相关，^{11}C-Acetate 可参与游离脂肪酸的合成，即酯化成乙酰辅酶 A 作为脂肪酸 β 氧化的主要前体，或者通过枸橼酸参与胆固醇合成。当肿瘤细胞生长时，其细胞内的脂肪代谢活跃，因此^{11}C-Acetate 可在肿瘤组织中浓聚，成为肿瘤组织合成代谢中重要的一环；②^{11}C-Acetate 通过参与三羧酸代谢循环（TCAC）被转化为二氧化碳，反映细胞内有氧代谢的情

况，低度恶性、生长缓慢的肿瘤细胞以有氧代谢为主，因此，恶性程度低的肿瘤可用[11]C-Acetate显像；恶性程度高的肿瘤细胞以有氧酵解（葡萄糖代谢）为主，所以恶性程度高的肿瘤可用[18]F-FDG 显像；③还有一种代谢途径是与甘氨酸结合生成血红素。在上述几种可能的代谢途径中，参与脂肪酸合成可能是其标记肿瘤细胞的主要原理。

有研究证明[11]C-Acetate 对于肝细胞癌的检测灵敏度高达 87%，而且[11]C-Acetate 的摄取水平和肝细胞癌的分化程度也直接相关。[11]C-Acetate 的 SUV 值在高度分化、中等分化和低度分化这三种不同分化程度的肝细胞癌之间呈现显著差异。当 SUV 值较高时，诊断为高度分化肝细胞癌的可能性较大；当 SUV 值较低时，诊断为低度分化肝细胞癌的可能性较大（图 5-4-4A～C）。而[18]F-FDG 的摄取规律与[11]C-Acetate 的摄取规律正好相反，分化程度越低的肝细胞癌[18]F-FDG 的摄取水平越高，而分化程度越高的肝细胞癌[18]F-FDG 的摄取水平越低。而对于中等分化程度的肝细胞癌来说，则[11]C-Acetate 和[18]F-FDG 显像表现均为阳性摄取。因此，[18]F-FDG 和[11]C-Acetate 联合应用于 PET/CT 显像可明显提高早期肝细胞癌（小肝癌）的诊断灵敏度。综上所述，[18]F-FDG 和 11C-Acetate 的 PET/CT 显像存在互补性，对肝细胞癌的诊断、分期及疗效监测方面具有重要临床使用价值。

肝海绵状血管瘤、肝囊肿、肝硬化、肝腺瘤、肝脂肪浸润等肝内良性病变一般不会出现[18]F-FDG 高摄取，所以，对于[18]F-FDG PET/CT 显像阳性的肝脏原发病灶，基本上可诊断为肝癌；而阴性者则需要进一步进行[11]C-Acetate PET/CT 显像，以排除高分化肝细胞癌的可能（见图 5-4-3、图 5-4-4）。[11]C-Acetate 对肝细胞癌特异性较高，其他常见肝脏占位性病变例如肝血管瘤、胆管细胞癌（没有肝细胞癌成分的）、胃肠道来源的转移瘤、乳腺来源的转移瘤、肺来源的转移瘤和类癌均为[11]C-Acetate 阴性。这些特征对诊断不明性质肝占位病变具有重要价值。如果[18]F-FDG 和 11C-Acetate 显像均为阳性或单一[11]C-Acetate 阳性，高度提示肝细胞癌的可能性。反之，如果仅 18F-FDG 阳性而[11]C-Acetate 阴性，则应考虑低分化肝细胞癌或其他恶性肿瘤的可能性。如果两种示踪剂均为阴性，则良性肝占位性病变的可能性更大。肝局灶性结节性增生（focal nodular hyperplasia，FNH）的[11]C-Acetate PET/CT 显像也可能呈阳性，而[18]F-FDG PET/CT 显像呈阴性，与早期小肝癌显像相似。有研究发现，[11]C-Acetate PET/CT 双期显像有助于鉴别 FNH 与早期小肝癌，即在静脉注射[11]C-Acetate后立即采集肝脏 PET/CT 图像（第 1 期），11～18 分钟后采集全身 PET/CT 图像（第 2 期），对比前后两期病灶的 SUV 值变化，SUV 升高的为小肝癌，SUV 下降的为 FNH。

二、PET/MR 应用于小肝癌

PET/MR 与 PET/CT 比较，只是提供形态结构信息的 CT 与 MR 发生的互换。MR 的优势主要表现在：软组织分辨率好；没有电离辐射，不产生射线；能够进行多参数多序列成像；不必注射碘化造影剂。初步研究结果显示 PET/MR 在肿瘤疾病、心血管系统疾病、神经系统疾病的诊断及临床研究等方面有自己独特的优势。既降低 PET 显像辐射剂量，又可以提供 MR 多序列软组织解剖及功能显像（如 T_1、T_2、DWI 等）和细胞组织代谢相关的 PET 分子影像图像。PET/MR 可进行 PET 与 MRI 数据同时采集，信息时空的高度匹配，从而能够达到最佳的图像融合和显示。Di Martino M 等对 140 例原发性肝细胞癌合并肝硬化患者进行超声、CT 及 MR 检查，发现 MR 对 1～2cm 小肝癌的诊断准确率、敏感性及特异性明显优于其他两种检查方式。PET/MR 整合 PET 与 MR 的临床应用优势，因此可以提

5

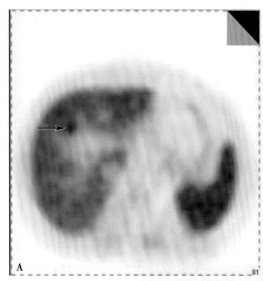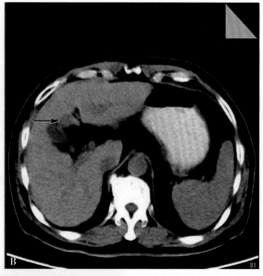

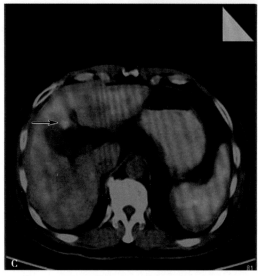

图 5-4-4 中分化肝细胞性肝癌 11C-Acetate 高摄取（与图 5-4-3 同一患者）

A、B、C 分别为 PET、CT 平扫和 PET/CT 融合。病灶位于 S4，病灶 11C-Acetate 摄取高于周围正常肝组织。（此图由广州军区总医院核医学科提供）

高诊断早期原发性肝癌的准确率、敏感性及特异性，同时有助于评估原发性肝癌的生物学活性、治疗效果及预后。

（李沅桦　樊卫）

参考文献

1. Rhee H，Kim MJ，Park MS，et al. Differentiation of early hepatocellular carcinoma from benign hepatocellular nodules on gadoxetic acid-enhanced MRI. Br J Radiol，2012，85（1018）：e837-e844.

2. 杨晓波，赵海涛，桑新亭. 肝细胞性结节与小肝细胞性肝癌-病理学与影像学鉴别诊断. ONCOLOGY

PROGRESS，2013，11：16-21.

3. 郑可国，许达生，沈静娴. 少血供小肝癌的螺旋 CT 表现并与病理对照. 中华放射学杂志，2003，37：930-934.

4. 郑可国，许达生，沈静娴. 小肝细胞癌边缘强化的螺旋 CT 表现与病理对照研究. 中华放射学杂志，2003，37：413-416.

5. 周梅玲，严福华，李清海. 原发性透明细胞型肝癌的 CT 和 MRI 诊断. 中华放射学杂志，2010，44：950-953.

6. 王成林. 肝脏少见类型癌病理、CT 和 MRI 诊断（一）. 中国 CT 和 MRI 杂志，2006，4（1）：48-50.

7. 谭晔，王向阳，王蕊. 肝血管平滑肌脂肪瘤的 CT 及 MRI 表现. 医学影像学杂志，2008，18：622-625.

8. 李骞，韩萍. 肝癌射频消融术后疗效的 CT 形态学和功能学评价. 中国医学影像技术，2013，29：314-317.

9. 王承恩，孙成建，解玲玲. 不同影像学类型巨块型肝癌 TACE 疗效分析. 中国普外基础与临床杂志，2014，21：1254-1258.

10. Brancatelli G，Federle M P，Vullierme M P，et al. CT and MR imaging evaluation of hepatic adenoma. J Comput Assist Tomogr，2006，30（5）：745-750.

11. Liu Q Y，Li H G，Gao M，et al. Primary clear cell carcinoma in the liver：CT and MRI findings. World J Gastroenterol，2011，17（7）：946-952.

12. Ng C S，Chandler A G，Wei W，et al. Reproducibility of CT perfusion parameters in liver tumors and normal liver. Radiology，2011，260（3）：762-770.

14. Lee V T，Magnaye M，Tan H W，et al. Sclerosing haemangioma mimicking hepatocellular carcinoma. Singapore Med J，2005，46（3）：140-143.

15. Veit P，Antoch G，Stergar H，et al. Detection of residual tumor after radiofrequency ablation of liver metastasis with dual-modality PET/CT：initial results. Eur Radiol，2006，16（1）：80-87.

16. Yu J S，Chung JJ，Kim JH，et al. Detection of small intrahepatic metastases of hepatocellular carcinomas using diffusion-weighted imaging：comparison with conventional dynamic MRI. Magn Reson Imaging，2011，29（7）：985-992.

17. 程伟中，曾蒙苏. 新型多功能磁共振对比剂 Gd-EO-DTPA 在肝胆系统病变中的应用. 临床放射学杂志，2005，24：1107-1110.

18. 丁莺，曾蒙苏. 普美显在肝硬化结节多步癌变及肝细胞癌早期诊断中的应用. 临床肝胆病杂志，2013，29：736-739.

19. 黄海东，曾蒙苏，丁玉芹. Gd-EOB-DTPA 磁共振成像在慢性肝炎背景下小肝癌诊断中的应用. 临床放射学杂志，2015，34：1085-1089.

20. 梁碧玲，李勇，陈建宇. 小肝癌的磁共振平扫及动态增强特征. 中国 CT 和 MRI 杂志，2007，5：25-28.

21. 罗琳，王劲. 肝硬化结节自然病程的磁共振功能成像研究进展. 国际医学放射学杂志，2009，32：245-249.

22. 袁振国，杨金永，赵斌. DCE-MRI 联合 DWI 诊断小肝癌的临床价值. 医学影像学杂志，2012，22：1696-1698.

23. 杨景震，王成健，霍英杰. 3. 0TMR 在早期强化的非肿瘤结节与微小肝癌的诊断与鉴别诊断. 中国临床医学影像杂志，2013，24：505-508.

24. 张涛，陆健，梁宏伟. Gd-EOB-DTPA 对 Gd-DTPA 延迟期等高信号小肝癌的诊断价值. 放射学实践，2014，29：545-548.

25. Choi Y S，Rhee H，Choi J Y，et al. Histological characteristics of small hepatocellular carcinomas showing

5

atypical enhancement patterns on gadoxetic acid-enhanced MR imaging. J Magn Reson Imaging, 2013, 37 （6）：1384-1391.

26. Park MH, Rhim H, Kim YS, et al. Spectrum of CT findings after radiofrequency ablation of hepatic tumors. Radiographics, 2008, 28 （2）：379-390, 390-392.

27. Sun H Y, Lee J M, Shin C I, et al. Gadoxetic acid-enhanced magnetic resonance imaging for differentiating small hepatocellular carcinomas （< or = 2 cm in diameter） from arterial enhancing pseudolesions：special emphasis on hepatobiliary phase imaging. Invest Radiol, 2010, 45 （2）：96-103.

28. Bruegel M, Holzapfel K, Gaa J, et al. Characterization of focal liver lesions by ADC measurements using a respiratory triggered diffusion-weighted single-shot echo-planar MR imaging technique. Eur Radiol, 2008, 18 （3）：477-485.

29. Chen ML, Zhang XY, Qi L P, et al. Diffusion-weighted images （DWI） without ADC values in assessment of small focal nodules in cirrhotic liver. Chin J Cancer Res, 2014, 26 （1）：38-47.

30. Choi JW, Lee JM, Kim S J, et al. Hepatocellular carcinoma：imaging patterns on gadoxetic acid-enhanced MR Images and their value as an imaging biomarker. Radiology, 2013, 267 （3）：776-786.

31. Golfieri R, Renzulli M, Lucidi V, et al. Contribution of the hepatobiliary phase of Gd-EOB-DTPA-enhanced MRI to Dynamic MRI in the detection of hypovascular small （</= 2 cm） HCC in cirrhosis. Eur Radiol, 2011, 21 （6）：1233-1242.

32. Goshima S, Kanematsu M, Watanabe H, et al. Gadoxetate disodium-enhanced MR imaging：differentiation between early-enhancing non-tumorous lesions and hypervascular hepatocellular carcinomas. Eur J Radiol, 2011, 79 （2）：e108-e112.

33. Hogemann D, Flemming P, Kreipe H, et al. Correlation of MRI and CT findings with histopathology in hepatic angiomyolipoma. Eur Radiol, 2001, 11 （8）：1389-1395.

34. Holzapfel K, Bruegel M, Eiber M, et al. Characterization of small （< or = 10 mm） focal liver lesions：value of respiratory-triggered echo-planar diffusion-weighted MR imaging. Eur J Radiol, 2010, 76 （1）：89-95.

35. Inchingolo R, De Gaetano A M, Curione D, et al. Role of diffusion-weighted imaging, apparent diffusion coefficient and correlation with hepatobiliary phase findings in the differentiation of hepatocellular carcinoma from dysplastic nodules in cirrhotic liver. Eur Radiol, 2015, 25 （4）：1087-1096.

36. Kanki A, Tamada T, Higaki A, et al. Hepatic parenchymal enhancement at Gd-EOB-DTPA-enhanced MR imaging：correlation with morphological grading of severity in cirrhosis and chronic hepatitis. Magn Reson Imaging, 2012, 30 （3）：356-360.

37. Katabathina VS, Menias CO, Shanbhogue AK, et al. Genetics and imaging of hepatocellular adenomas：2011 update. Radiographics, 2011, 31 （6）：1529-1543.

38. Kim SK, Lim HK, Kim YH, et al. Hepatocellular carcinoma treated with radio-frequency ablation：spectrum of imaging findings. Radiographics, 2003, 23 （1）：107-121.

39. Kim YK, Park G, Kim CS, et al. Diagnostic efficacy of gadoxetic acid-enhanced MRI for the detection and characterisation of liver metastases：comparison with multidetector-row CT. Br J Radiol, 2012, 85 （1013）：539-547.

40. Marin D, Brancatelli G, Federle MP, et al. Focal nodular hyperplasia：typical and atypical MRI findings with emphasis on the use of contrast media. Clin Radiol, 2008, 63 （5）：577-585.

41. Park HJ, Kim YK, Park MJ, et al. Small intrahepatic mass-forming cholangiocarcinoma：target sign on diffusion-weighted imaging for differentiation from hepatocellular carcinoma. Abdom Imaging, 2013, 38 （4）：793-801.

42. Park MJ, Kim YK, Lee M H, et al. Validation of diagnostic criteria using gadoxetic acid-enhanced and diffu-

5

sion-weighted MR imaging for small hepatocellular carcinoma（<= 2.0cm）in patients with hepatitis-induced liver cirrhosis. Acta Radiol，2013，54（2）：127-136.

43. Park MJ，Kim YK，Lee MW，et al. Small hepatocellular carcinomas：improved sensitivity by combining gadoxetic acid-enhanced and diffusion-weighted MR imaging patterns. Radiology，2012，264（3）：761-770.

44. 蕾曲，陈晓飞，王淑艳. 小肝癌射频消融治疗后早期 MR 表现. 医学影像学杂志，2014，24：1327-1329.

45. Kim YS，Rhim H，Lim HK，et al. Coagulation necrosis induced by radiofrequency ablation in the liver：histopathologic and radiologic review of usual to extremely rare changes. Radiographics，2011，31（2）：377-390.

46. Lim HK，Choi D，Lee WJ，et al. Hepatocellular carcinoma treated with percutaneous radio-frequency ablation：evaluation with follow-up multiphase helical CT. Radiology，2001，221（2）：447-454.

47. Lu DS，Yu NC，Raman SS，et al. Radiofrequency ablation of hepatocellular carcinoma：treatment success as defined by histologic examination of the explanted liver. Radiology，2005，234（3）：954-960.

48. Furuse J，Maru Y，Yoshino M，et al. Assessment of arterial tumor vascularity in small hepatocellular carcinoma. Comparison between color Doppler ultrasonography and radiographic imagings with contrast medium：dynamic CT，angiography，and CT hepatic arteriography. European Journal of Radiology，2000，36（1）：20-27.

49. 黄军祯，王大健，罗耀昌，等. MRI 与 DSA 对小肝癌的诊断价值比较. 放射学实践，2015，30（1）：49-53.

50. 曾燕，赵建农. 小肝癌的数字减影血管造影、计算机 X 线体层扫描和磁共振成像诊断进展. 中华肝脏病杂志，2003，11（9）：572-573.

51. Okazumi S，Isono K，Enomoto K，et al. Evaluation of liver tumors using fluorine-18-fluorodeoxyglucose PET：characterization of tumor and assessment of effect of treatment. J Nucl Med，1992，33（3）：333-339.

52. 2. Chou R，Cuevas C，Fu R，Devine B，Wasson N，Ginsburg A，et al. Imaging Techniques for the Diagnosis and Staging of Hepatocellular Carcinoma. Rockville（MD）：Agency for Healthcare Research and Quality（US），2014.

53. Cho Y，Lee DH，Lee YB，et al. Does 18F-FDG positron emission tomography-computed tomography have a role in initial staging of hepatocellular carcinoma? PLoS One，2014，9（8）：e105679.

54. Hatano E，Ikai I，Higashi T，et al. Preoperative positron emission tomography with fluorine-18-fluorodeoxyglucose is predictive of prognosis in patients with hepatocellular carcinoma after resection. World J Surg，2006，30（9）：1736-1741.

55. Ma W，Jia J，Wang S，et al. The prognostic value of 18F-FDG PET/CT for hepatocellular carcinoma treated with transarterial chemoembolization（TACE）. Theranostics，2014，4（7）：736-744.

56. Yoshimoto M，Waki A，Yonekura Y，et al. Characterization of acetate metabolism in tumor cells in relation to cell proliferation：acetate metabolism in tumor cells. Nucl Med Biol，2001，28（2）：117-122.

57. Soloviev D，Fini A，Chierichetti F，et al. PET imaging with 11C-acetate in prostate cancer：a biochemical，radiochemical and clinical perspective. Eur J Nucl Med Mol Imaging，2008，35（5）：942-949.

58. Ho CL，Yu SC，Yeung DW.[11]C-acetate PET imaging in hepatocellular carcinoma and other liver masses. J Nucl Med，2003，44（2）：213-221.

59. Huo L，Dang Y，Lv J，et al. Application of dual phase imaging of 11C-acetate positron emission tomography on differential diagnosis of small hepatic lesions. PLoS One，2014，9（5）：e96517.

60. Di Martino M，De Filippis G，De Santis A，et al. Hepatocellular carcinoma in cirrhotic patients：prospective comparison of US，CT and MR imaging. Eur Radiol，2013，23（4）：887-896.

5

第六章

超声技术在小肝癌诊断与治疗中的应用

目前对小肝癌（small hepatocellular carcinoma，sHCC）的诊断主要依赖于实验室血清学和各种影像学检查，常规超声以其无创伤性、无放射性、性价比高等优点成为临床医生及病人的首选检查方法，作为解剖形态学成像的二维超声对小肝癌的定位诊断方面可与CT、MRI媲美，但定性诊断方面不及增强CT和MRI，其诊断的敏感性和特异性仍受到一定的限制。近年来，彩色多普勒、能量多普勒、超声造影等技术的发展及超声引导下穿刺活检的开展，明显提高了超声诊断小肝癌的准确率。

第一节　常规超声对小肝癌的诊断

一、慢性肝炎和病毒性肝硬化的声像图

肝细胞癌多在慢性肝疾患基础上发生，在超声图像上肝脏可以呈现慢性肝炎或不同程度的病毒性肝硬化图像。

肝炎病症较轻者，纤维化仅局限于汇管区，声像图可无明显改变；病情进展至中、重度时，除了汇管区周围发现纤维化外，肝纤维结缔组织增多，肝被膜也相应增厚，回声增强，较多纤维间隔至小叶结构紊乱，门静脉管壁增厚，门静脉末梢支或肝静脉显示欠清晰，肝门区淋巴结肿大。

随着病程的进一步发展，肝实质广泛破坏，纤维化加重，正常肝小叶结构逐渐变成假小叶和再生结节，肝被膜出现明显增厚。早期肝硬化肝脏大小正常或轻度肿大；至中晚期，肝右叶逐渐缩小，左叶或尾状叶代偿性增大；至晚期，肝脏萎缩变小，剑突下正中切面，左叶前后径≤5cm、长径≤7cm。肝边缘变得圆钝，肝脏各叶形态不规则，肝硬化中晚期时，肝脏表面凹凸不平，伴有腹水时肝表面包膜线不平整。肝脏内部的回声随着间质增生而出现回声的改变，肝内回声不均匀，可增粗、增强，可见局限性回声增强区或者肝内可见不连续的细线状强回声。不均匀的增强回声的肝内可见散在低回声或高回声结节，结节直径可达10mm。病毒性肝硬化肝内血管韧带结构也出现相应的变化，肝静脉走行不

自然，早期肝硬化门静脉主干及左右支出现扩张，门静脉主干内径>13mm，左支矢状部增宽，内径>12mm。肝内韧带结构增粗，不平整。胆囊的位置和形态也可能出现变化，胆囊壁增厚，可达5mm以上，呈双层或三层结构。胆囊形态可不规则。肝硬化中晚期脾脏不同程度增大，厚径>4.5cm，上下径>11cm。

二、常规二维超声对小肝癌的诊断应用

肝细胞癌常经历肝硬化再生结节、低度异型增生结节、高度异型增生结节、包含肝癌中心的异型增生结节到高分化肝细胞肝癌直至低分化肝细胞肝癌的逐步演变过程。由于临床多无症状，或仅表现为相应的肝功能损害，早期监测主要依靠实验室血清学及常规超声对肝癌高危人群的普查与随访。

二维灰阶超声图像显示病灶周围的肝脏实质粗糙，回声增强，分布欠均匀，血管走行欠清晰多呈肝硬化图像。小肝癌多呈类圆形，单发，可表现为低回声（图6-1-1），等回声或高回声结节（图6-1-2，图6-1-3），Kim报道，直径小于2cm的肝癌中，66%为低回声，5%为等回声，14%为高回声，14%为混合回声。常规二维超声诊断小肝癌的特异性低，不同研究报道的诊断准确率差异大，很大程度上取决于操作者的经验和超声仪的分辨力。

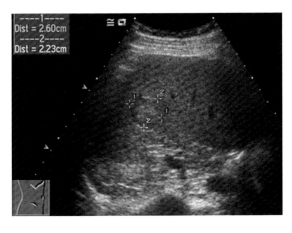

图6-1-1　低回声小肝癌

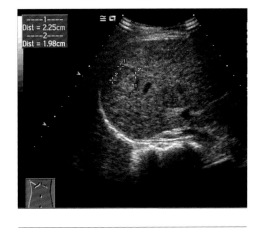

图6-1-2　等回声小肝癌

小肝癌的回声水平与病理类型及肿瘤的分化程度有关，由于肿瘤的体积小，其内坏死成分少，组织成分较均匀，多数表现为境界清晰的低回声结节，肝细胞癌的病理类型为小梁型时也多表现为低回声结节。小肝癌常伴外周低回声声晕，声晕是小肝癌膨胀性生长的一个重要特征，当肿瘤向周围浸润性生长时，会表现为形态不规则，边界不清。当肝癌细胞癌内部结构紊乱，出现脂肪变性时，病灶的回声逐渐向等回声、高回声转变，也可以出现结中结的表现（图6-1-4）。

常规的二维超声有助于及时发现可疑性肝脏占位性病变，可以作为一种普查手段，尤其是针对有乙型肝炎病史的高危人群的定期筛查手段。在肝硬化的背景下探及到实性小结节时采用常规超声进行随诊，肝硬化结节多无明显增大，而肝癌会逐渐增大。肝硬化背景下直径<1cm的结节恶性的可能性小，参照AASLD指南，可以每三个月进行一次追踪复

6

查；当结节直径为 1~2cm 时，HCC 的发生率达到 66%；直径为 2~3cm 的肝内结节，HCC的发生率增加至 80%；>3cm 的肝内结节为肝癌的概率达到 92%~95%。对 1~3cm 的小肝癌的早期诊断存在困难，需进一步结合彩色多普勒超声检查，或者进行超声造影检查，在部位过深或腹腔内气体积聚等情况下而掩盖图像病灶时，需要 CT 或 MRI 检查以提高早期诊断的准确率。

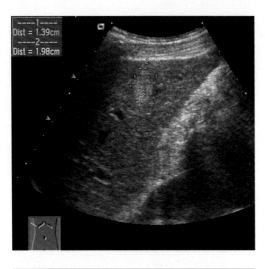

图 6-1-3　高回声小肝癌　　　　　　　　　　图 6-1-4　小肝癌呈现结中结征象

三、彩色多普勒超声和能量多普勒超声的应用

彩色多普勒超声（colour doppler flowing imaging，CDFI）通过检出肿瘤内彩色血流信号及对血流参数的检测，明显提高灰阶超声诊断小肝癌的准确性。由于恶性肿瘤呈浸润性生长并且不断有肿瘤新生血管生成，肝细胞癌的新生血管具有独特的生物学和形态学特点：独立地非限制性生长；新生血管网扭曲、紊乱地分布在肿瘤边缘，并放射状侵入肿块内部；肿瘤内的血管数量丰富，这些新生血管壁薄，缺乏平滑肌层，其内层常常不连续或仅有一些结缔组织，甚至由肿瘤细胞覆盖；在肿瘤的边缘可以看到动静脉瘘，动门脉瘘。肝细胞癌的彩色多普勒超声特点与上述血供特点相关，大多数肝癌内可探及到血流信号，并能检测到动脉血流频谱，频谱多普勒在 80% 以上的肝癌内检出动脉血流频谱，动脉型血流频谱的阻力指数（RI）常较高，一般 ≥0.60（图 6-1-5）。对于 1~2cm 的肝细胞癌并不具备典型的肝细胞癌的血供特征，可能是乏血供结节，CDFI 不能显示出结节内部的血流信号，而且 CDFI 对小肝癌及低速血流，尤其是微血管的探查仍存在着局限性，较之增强 CT/MRI 其灵敏度低，特异性差，此外 CDFI 受操作水平、仪器性能的影响。

彩色多普勒能量图（colour doppler energy，CDE）不受声束和血管夹角的影像，显示血流信号的敏感性较传统的 CDFI 高，显示肿瘤血供的连续性和完整性，能将肿瘤内粗细不一，扭曲绕行的滋养血管显示出来，达到近似血管造影的效果。

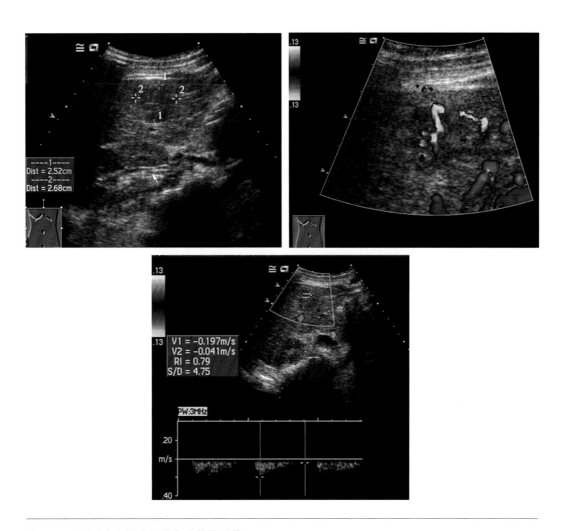

图 6-1-5　低回声小肝癌的彩色多普勒图像

第二节　超声造影技术在肝癌诊断与疗效观察中的应用

在肝硬化合并肝内小占位病变的诊断中，确认早期肝癌是影像诊断的重要课题。超声造影被称为继灰阶超声及彩色多普勒之后的第三次革命，特别是实时超声造影技术可在低机械指数下观察整个增强过程，显示肿瘤内微小血管的血流灌注情况，大大提高了肝内肿瘤的检出率，随着超声造影技术的发展及新型超声造影剂的出现，目前对 sHCC 检出的敏感性与特异性均已显著提高，而且肝脏超声造影已经能够从定性进入到定量研究，并将逐渐从诊断扩展到治疗方面。

一、超声造影及超声造影剂

超声造影（contrast enhanced ultrasonography）：利用与人体软组织回声特性明显不同，或声特性阻抗显著差别的物质注入体腔内、管道内或血管内，增强对脏器或病变的显示以及血流灌注信息，该物质即超声造影剂（ultrasound contrast agents）。造影剂注入体腔内或管道内为非血管性超声造影成像，注入血管腔内为血管性超声造影成像。

血管性超声造影成像的造影剂通过静脉注入，随着血液分布到全身，以血流的示踪剂形式反映了正常和异常组织的血流灌注情况。将超声造影剂与特殊的显像技术相结合，能够有效地增强心肌、肝、肾、颅脑等器官的血流多普勒信号和增强灰阶图像的对比分辨率，提高超声诊断的灵敏性和特异性。

血管性超声造影剂的发展分为三个阶段，经历了三类产品。目前临床应用于肝脏诊断的为以下三类：

SonoVue®（磷脂包裹的六氟化硫微泡注射剂），Bracco SpA，Milan，Italy，2001年产品上市，在欧洲、中国内地、印度、韩国、中国香港、新西兰、新加坡、巴西注册使用。

Definity®/Luminity®（全氟丙烷脂质微球混悬型注射剂），Lantheus Medical，Billerica，MA，USA，2001年产品上市，加拿大和澳大利亚注册使用。

Sonazoid®（磷脂包裹的十氟丁烷微泡注射剂），Daiichi-Sankyo，GE Tokyo，Japan，2007年产品上市，在日本和韩国注册使用。

上述超声造影微泡均是壳膜包裹某种气体的复合体，微泡直径与红细胞相似，小于$8\mu m$，能通过肺-体微循环中的毛细血管，在组织和血循环中充当"动散射子"，能明显增强背向散射回声强度。造影非线性成像利用入射声波使造影微泡谐振而获得倍频散射回声成像。低声压条件下（MI≤0.3），微泡振动产生稳定的非线性信号，而且破裂少；如入射声压增大，微泡破裂，产生高能量、宽带的非线性信号。目前临床应用的低机械指数成像技术MI控制在0.2以内，使得相应微泡的谐振能力好，破坏少，在循环中持续时间较长（4~6分钟），实现了实时超声造影成像。

二、肝脏超声造影分析方法

（一）肝脏超声造影的血管时相

肝脏是受双重供血的脏器，肝动脉的血流占总血供的25%~30%，门静脉的血流占总血供的70%~75%。造影剂由肘静脉注射入体内后进入腹主动脉，一部分造影剂直接进入肝动脉入肝，引起肝动脉系统灌注增强，从而形成动脉相增强。剩下的造影剂通过两条途径汇入门静脉，其一是造影剂经腹主动脉进入腹腔动脉，然后依次进入脾动脉、脾静脉，最后汇入门静脉，其二是造影剂经腹主动脉进入肠系膜上动脉，然后进入肠系膜上静脉，最后汇入门静脉。经门静脉入肝的造影剂引起引起门静脉系统灌注增强，从而形成门脉相增强。由于肝动脉占肝供血的1/4，门静脉占供血的3/4，因此早期动脉相入肝微泡少，肝实质增强程度弱，门脉相入肝微泡多，肝实质增强程度强。具体血管时相划分如下：

动脉相，提供肝动脉供血程度和形式的信息，通常起始于注射造影剂的 10~20 秒，持续至 30~45 秒。该时相表现为肝内动脉血管迅速显影，呈条状强回声，未明显增强的肝实质与增强的肝动脉呈强烈的对比。

门脉相，继动脉相后持续至造影剂注射后的 2 分钟。该时相表现为门静脉主干及其一、二级分支内充盈造影剂，血管呈条状较强回声，肝实质逐渐增强。

延迟相，起于注射造影 2 分钟后至造影剂微泡消失（4~6 分钟）。该时相表现为肝组织均匀性增强，至增强信号完全消失时结束，期间血管结构不显影。门脉相和延迟相提供肿瘤与周围肝组织的对比，超声造影剂从病变中清除的信息。

使用 Sonazoid® 作为造影剂的超声造影存在枯否细胞相（Kupffer phase），指的是注射造影剂 10 分钟后，可持续至 1 小时以上。

（二）肝脏超声造影的图像解析

注射造影剂后，解读动态增强影像从以下几方面分析：

1. **增强的时相**　区分动脉相、门脉相及延迟相、血管后期或枯否氏细胞相（Sonazoid®）分析病灶的增强。

2. **增强的部位**　即造影出现的部位，如病灶的中央或周边。

3. **增强的强度**　即造影剂进入感兴趣区域的回声强度，与周围肝实质比较，回声高于周围肝实质为高增强，等同于周围肝实质为等增强，低于周围肝实质为低增强，无造影剂进入称为无增强。

4. **增强的动态改变**　在整个增强过程中，该病变的增强强度和增强模式的动态变化。将快进、快出、慢进、慢出做如下定义：①快进：动脉相早期病灶呈高增强；②快出：动脉相晚期或者门脉相早期病灶呈低增强；③慢进：动脉相晚期仍未全部被造影剂充填，呈低增强；④慢出：门脉相病灶仍被造影剂充填，呈稍高增强或等增强。如原发性肝癌的增强变化常在动脉相快速增强而在门脉相快速消退，特征性的表现为"快进快出"，对原发性肝癌的诊断具有一定的价值。

三、肝脏超声造影检查的适应证

参照世界超声与生物医学联合会-欧洲超声与生物医学联合会（WFUMB-EFSUMB）关于超声造影在肝脏中的临床应用指南，肝脏超声造影检查的适应证包括：

1. 非肝硬化背景下定性诊断常规超声偶然发现或不能明确诊断的肝内肿块。

2. 定性诊断慢性肝炎或肝硬化基础上的常规超声发现的结节性病灶。

3. 定性诊断肝硬化追踪复查时发现的结节性病灶。

4. 肝硬化背景下检出肝内病灶，当常规超声与增强 CT 或增强 MRI 结果不一致，或者增强 CT 或 MRI 结果不明确时。

5. 肝硬化背景下肝内存在多个结节或者结节的增强模式不一致时，指导穿刺活检靶病灶的选择。

6. 监测肝硬化背景下肝内结节的大小和增强模式的变化。

7. 鉴别诊断门脉栓子的性质。

8. 可疑的肝外伤患者需明确肝内损失情况。

9. 对治疗前的转移性肝癌或肝细胞性肝癌患者明确肝内病灶的血供情况，作为增强

6

CT 或 MRI 的辅助手段排除或明确肝内有无其他病灶，并进行临床分期和评估。

10. 引导常规超声显示不清晰的病灶进行穿刺定位。

11. 肝肿瘤进行局部治疗（如射频消融）后进行即时的疗效评价。

12. 对有增强 CT 和增强 MRI 禁忌证者，可作为监测肿瘤复发的长期随访监测手段。

四、超声造影在小肝癌诊断中的应用

（一）肝癌的病理演变过程及血流动力学特征

90% 的肝细胞癌经历肝硬化再生结节、低度异型增生结节、高度异型增生结节、包含肝癌中心的异型增生结节到高分化肝细胞肝癌直至低分化肝细胞肝癌的逐步演变过程。肝硬化再生结节由门静脉和肝动脉双重供血，以门静脉供血为主；在由肝硬化再生结节向肝癌转变以及肝癌生长的过程中，门静脉血供逐渐减少，肝动脉血供逐渐增多并最终成为肝癌的主要滋养血管。在这一过程中伴随着病灶内肝窦的毛细血管化和新生血管生成。随着肿瘤的生长，低分化肿瘤组织也逐渐生长并替代高分化肿瘤组织。不同分化程度肝癌血供不同，影响着肿瘤的生长、浸润和转移。而且中低分化肝癌主要由肝动脉供血，肿瘤常合并动静脉瘘，较少含有血窦，而高分化肝癌以门静脉供血为主或由肝动脉和门静脉双重供血，癌细胞多呈梁状或索状排列，血窦丰富。肿瘤分化越差，肿瘤组织和血管结构越紊乱。这些血流动力学变化是解析超声造影鉴别诊断肝硬化背景下肝内结节的关键。

（二）小肝癌的超声造影特征

应用超声造影剂 SonoVue 提高超声检测血流信号的敏感性已经不少学者研究证实，可灵敏获得肝内结节的血管灌注特征，有助于对肝硬化背景下的小肝癌作出早期诊断。实时超声造影能够清楚显示病灶内部及周边的细小血管分布和血流灌注状态的变化，病灶周边粗大的滋养动脉，病灶内"垂柳状"或"蛛网状"的丰富血管构架对肿瘤的定性诊断有较大的意义（图 6-2-1，视频 6-1）。相对于肝硬化再生结节在动脉相、门脉相及延迟相均呈等增强而言（视频 6-2），小肝癌多数动脉期快速增强，即呈现"快进"特点，呈现高增强（图 6-2-2A），门脉相周围肝实质增强，而肿瘤内造影剂逐渐廓清时，肿瘤内回声强度等于或低于周围肝组织（图 6-2-2B），延迟相呈更低增强，"快进快出"是小肝癌具特征性的增强模式。根据肿瘤的分化程度及组织类型不同，超声造影上小肝癌呈 3 种不同的增强模式，即快进快出（图 6-2-3A~D，视频 6-3）、快进慢出（图 6-2-2A~B，视频 6-4）、慢进慢出。当肝内小肿瘤仅有少量动脉血供或门脉血供时，多表现为缓慢、短暂、轻微的动脉期门脉期高增强，此外，部分高分化小肝癌时不仅有滋养动脉血流供应，也接受门静脉供血，表现为"慢出"，门脉相呈等增强，甚至延迟期呈等或低增强，而对于中—低分化小肝癌更多地表现为典型的超声造影增强模式。以肝肿瘤在动脉期呈高回声，延迟期呈低回声作为诊断肝癌的指标，则超声造影诊断肝癌的敏感性、特异性及准确性可分别达到 95%、100% 和 97%。

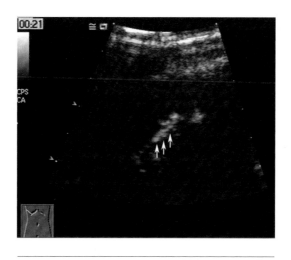

图 6-2-1　超声造影显示小肝癌的供血动脉

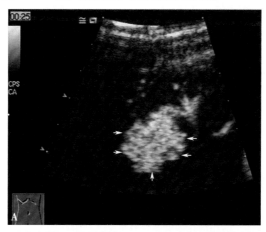

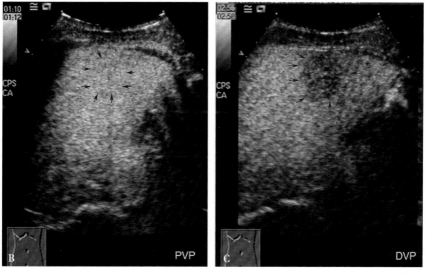

图 6-2-2　小肝癌"快进慢出"的超声造影增强模式

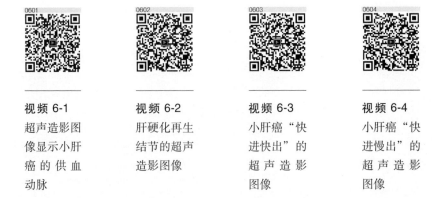

图 6-2-3　小肝癌"快进快出"的超声造影增强模式

视频 6-1
超声造影图像显示小肝癌的供血动脉

视频 6-2
肝硬化再生结节的超声造影图像

视频 6-3
小肝癌"快进快出"的超声造影图像

视频 6-4
小肝癌"快进慢出"的超声造影图像

超声造影灌注参数，增强时间、达峰时间、峰值强度、消退时间等，与病理分化的相关性的研究显示，不同分化程度的肝细胞癌造影剂开始增强时间、峰值强度差异无统计学意义，而造影剂消退时间差异有统计学意义；不同分化程度的肿瘤只在延迟相的增强水平差异有统计学意义，分化好的肿瘤可呈高增强或等增强，分化差的肿瘤均呈低增强，并且肿瘤分化程度与肿瘤增强变低时间呈线性相关。除了血流灌注的改变外，肝细胞癌内缺乏枯否氏细胞，从高分化肝癌至中分化、低分化肝癌，肿瘤内枯否氏细胞的缺失更为显著。因此使用 Sonazoid® 进行超声造影检查可在枯否细胞相表现为增强的缺失，呈现无增强的黑洞征。

五、术中超声造影的应用

最近文献报道使用不同的造影剂开展的术中超声造影研究表明，在手术中判断手术切除方式的选择方面，超声造影比术中常规超声，CT 或 MRI 更有价值，甚至可改变 30% 的手术方式。因此对于肝细胞癌手术切除的患者，适宜应用术中超声造影对肝硬化背景下结节进行定性诊断，尤其针对术中常规超声发现的新生结节。对于开腹进行消融治疗的结节，进行术中超声造影也能有利于治疗的精准定位。

六、超声造影在肝癌消融治疗中的应用及进展

超声造影在肝脏癌消融治疗中的应用，极大地提高了肝癌消融治疗准确性和有效性，已成为消融治疗不可缺乏的工具，其作用主要包括如下几个方面：① 病灶定性诊断；②微小病灶的定位；③肿瘤边界的评判；④肿瘤消融穿刺的引导；⑤即时评估消融的效果；⑥并发症的发现和判断；⑦辅助肝癌 TCAE-RFA 联合治疗；⑧消融后疗效的追踪和随访。

（一）病灶定性诊断

根据肝癌超声造影表现为"快进"的特点，超声造影可以较准确地判断肝内结节新病灶的性质，对准确选择治疗靶结节，鉴别结节良恶性，有较大的帮助。

（二）微小病灶的位置

对于 2cm 以上肝内占位性病变，常规超声方便识别和定位，但对于呈等回声的病灶，直径在 2cm 以下的病灶、消融治疗后的残留灶、复发灶，常规超声难以准确识别和诊断。利用肝脏恶性病变具有早增强的特点，超声造影能精准地显示病灶的位置、大小及与周围的结构的关系，而且能准确判断肝内病灶的数量，为精准消融治疗提供可行性依据（图 6-2-4、图 6-2-5）。

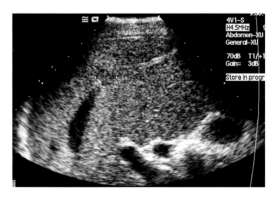

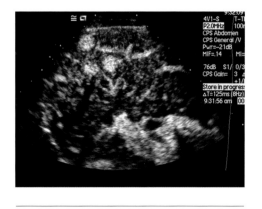

图 6-2-4　肝癌患者，灰阶超声显示一个病灶，最大径为 1cm

图 6-2-5　超声造影动脉相显示肝内多个病灶

6

（三）肿瘤边界的评判

肿瘤的边界的判识是保证消融疗效的重要步骤。一般常规超声能清楚显示肿瘤的边界，但对部分肿瘤的微浸润和微癌栓，超声造影能提供更好的帮助。

（四）肿瘤消融的穿刺引导

超声实时引导穿刺具有简便、准确的优势，广泛应用于临床。对等回声肿瘤、残存肿瘤和局部进展肿瘤的追加治疗，常规超声难以定位。超声造影能清晰显示病灶，精确引导穿刺（图 6-2-6～图 6-2-8）。

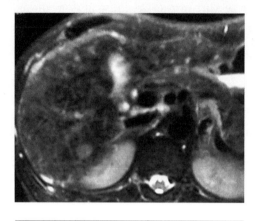

图 6-2-6　MRI 显示肝 S7 小肝癌，直径 2cm

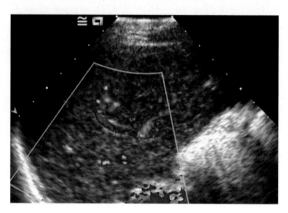

图 6-2-7　彩色多普勒超声未能显示病变

有研究表明，由于肝癌组织缺少枯否氏细胞，选择枯否细胞相的超声造影剂，无增强的病灶在增强的肝实质背景下显得非常清晰，持续时间长至 1 小时，提供了足够的时间进行操作，对目标病灶的精确布针有帮助。

（五）即时评估消融的效果

肝癌热消融治疗过程中产生高回声的气体，气体完全消失需要 15～30min，极不利于常规超声对肿瘤局部情况的观察，CDFI 的敏感性也有限。超声造影则通过观察肿瘤内是否出现动脉相、门脉相的增强及增强范围来判断肿瘤的治疗

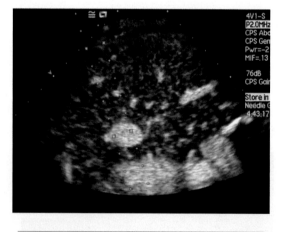

图 6-2-8　超声造影显示病灶，并引导消融针植入

效果，消融完全的肿瘤动脉相、门脉相及延迟相均呈无增强，类似"黑洞征"，边缘光滑（图 6-2-9～图 6-2-11，视频 6-5）。对于消融治疗可疑残存的区域进行动态观察，判断肿瘤是否完全坏死。动脉相呈现结节状或不规则形高增强，门脉相、延迟相该区域逐渐呈现低增强时，提示病灶消融不完全（视频 6-6）。此时超声造影也能引导穿刺，进行即时的补充治疗。

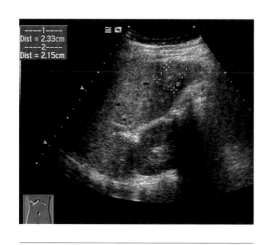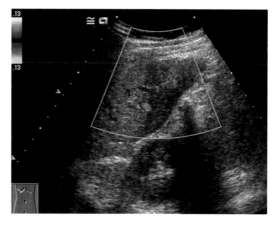

图 6-2-9　小肝癌射频消融后的灰阶超声图像　　　图 6-2-10　小肝癌射频消融后的彩超图像

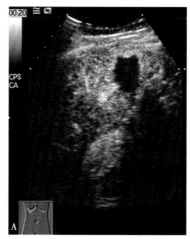

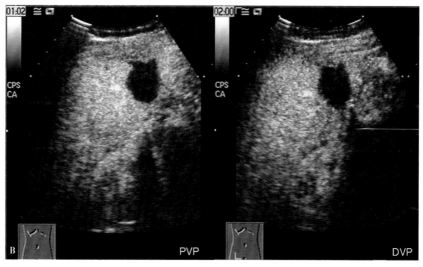

图 6-2-11　小肝癌射频消融后的超声造影图像

视频 6-5
小肝癌射频
消融完全

视频 6-6
小肝癌射频
消融不完全

（六）并发症的发现和判断

与消融治疗操作相关的并发症包括：出血、胆漏、血管损伤、胆管损伤等。超声造影对活动性出血、血管损伤所致的肝组织缺血有快速的诊断作用，为并发症的处理提供快速准确的依据（图 6-2-12、图 6-2-13）。

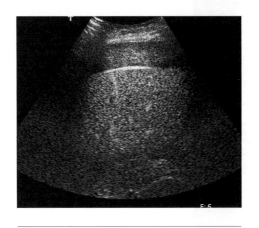

图 6-2-12　肝脏穿刺活检处针道出血，超声造影见针道处造影剂外溢

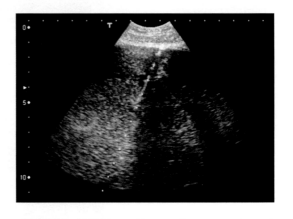

图 6-2-13　沿造影剂外溢窦道进行射频针植入和消融，局部肝组织无增强，针道出血停止

（七）辅助肝癌 TACE-RFA 联合治疗

临床上对于直径大于 3~5cm 的肝癌，常采用肝动脉化疗栓塞（transcatheter arterial chemoembolization，TACE）和射频消融或微波消融联合治疗方式，但是，对于 TACE 后何时射频消融或微波消融并没有统一的规定，对于如何精准地对 TACE 后的残存灶进行消融也有一定的困难。超声造影不仅可以通过定量分析，找到 TACE 后肿瘤血供低谷，即最佳消融窗口期，把热沉效应降为最低，达到最好的消融效果。超声造影还可实时显示 TACE 后的残留肿瘤部位，引导精准穿刺和消融（图 6-2-14、图 6-2-15）。

（八）消融后的追踪和随访

肝癌消融后需密切追踪复查，运用影像技术进行消融后疗效评估对检出肿瘤残留及复发，指导再次治疗，评估预后有重要意义。增强 CT、MRI 是肝癌消融治疗后的疗效判断的金标准，但并不适宜在治疗后短期内反复多次使用。常规超声因不能显示组织微血流灌注，难以判断肿瘤是否坏死或存活，故不能准确评价消融疗效。CEUS 能实时显示组织的微血流灌注，赋予超声类似增强 CT/MR 的显像功能，其准确性接近增强 CT/MR，已成为评估肝癌消融疗效的重要方法。而且 CEUS 无辐射、造影剂副作用发生率极低、操作简便、可在术中应用，进行即时疗效评估，及时指导治疗，也可作为常规复查方法，对及早发现残留灶、复发灶以及新病灶的筛查非常有用。有研究表明，在评价 HCC 的射频消融治疗效果中，使用三维超声造影能有效评价 HCC 的消融效果，与三维增强 CT 结果相一致。但是超声造影评价肿瘤消融效果基于肿瘤的血流供应，适用于多血供的肝癌，对于乏血供的肝癌的疗效评价价值有限，每次观察的病灶数目也是受限的。

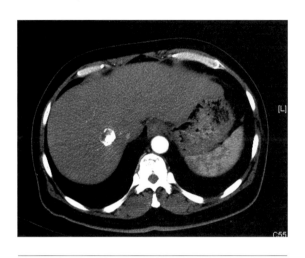

图 6-2-14　肝癌经 TACE 治疗后，CT 显示病灶部分碘油沉积不满意

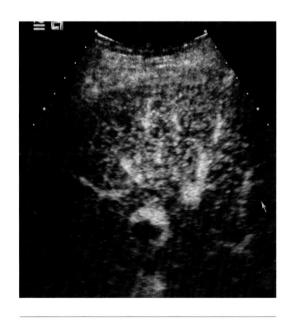

图 6-2-15　超声造影显示病灶边缘有活性，为射频消融进行精准定位

6

七、超声融合成像技术在肝癌消融治疗中的应用及进展

近年来超声造影技术的发展，虽然提高了超声的诊断能力，但常因动脉相高增强持续时间短，不利于从容地进行引导穿刺，门脉相、延迟相部分肝癌病灶消退不明显，病灶显示不清，而且超声造影无法克服声波衰减、气体遮挡等影响，临床应用受到一定限制。超声融合成像是近几年逐步发展起来的新型影像融合技术，该技术以三维重建和磁定位技术为核心，实现了超声与 CT/MR 的实时融合匹配，它成功地将 CT/MR 良好的空间分辨力与超声良好的实时性、便利性结合起来，进行优势互补，已成为超声介入领域的研究热点之一，在肝癌局部消融治疗，特别是以下领域中显示出独特的优势：

1. CT/MR-超声融合成像引导肝癌困难病灶消融　当出现下列情况使得超声引导消融治疗的肝癌成为难题：①部分肝癌在超声图像上呈"等回声"，与周围肝组织回声相似，常规超声难以辨认；②肝硬化背景下肝实质回声杂乱或合并脂肪肝时回声衰减，使小肝癌边界模糊或显示不清；③TACE 治疗术后及消融术后局部复发，手术灶局部回声杂乱或不均匀，病灶难以辨认；④病灶受肺气、肠气、肋骨等遮挡难以显示。

研究表明，融合成像使上述难以进行超声引导操作变为可能，此外，融合成像还可与超声造影联合应用，确认困难病灶的位置，进一步提高超声定位的准确性，甚至对 CT/MR 诊断不明确者，通过超声造影观察其微血流灌注特点，可进一步明确诊断，确定消融治疗适应证。

2. 超声融合成像与超声造影联合精准评估肝癌消融疗效　由于术中超声造影评估消融疗效对检查者经验依赖性较大，受到多种客观因素的影响，存在不足之处：①消融灶早期周边组织的反应性充血可能干扰残留灶的诊断；②乏血供肝癌以及消融前曾行 TACE 治疗的病灶动脉期高增强常不明显，其残留灶检出存在困难；③部分病灶动脉期高增强消退迅速，超声造影可因扫查切面局限而漏诊残留病灶。

消融是否达到安全边界是术后发生肿瘤局部进展的独立影响因素之一。融合成像可实现消融术后与术前图像精确对位融合，重新定位原肿瘤位置，使评估消融安全边界成为可能。在肝癌消融术中及时评估疗效，并对肿瘤残留或消融安全边界不充分的部位进行及时补充消融，减少局部肿瘤进展可能，提高消融疗效。Makino 等利用 CT/MR-US 融合成像在肝癌消融术前对病灶及消融安全边界进行预设，术中以普通超声显示消融灶高回声有无覆盖消融安全边界来判断疗效，如发现病灶残留或未达消融安全边界及时补充消融，术后以增强 CT 为金标准，结果显示肿瘤完全消融率约 95.7%（22/23）。但普通超声难以准确判断消融灶坏死范围。

CT/MR-超声融合成像与超声造影联合，即 CT/MR-CEUS 融合成像，通过超声造影实时观察组织微血流灌注，并与术前 CT/MR 图像融合，不仅能准确评估肝癌消融是否完全，而且能准确评估肝癌消融术后安全边界，有利于评估患者预后［图 6-2-16］。Li 等采用 CT/MR-CEUS 融合成像，判断造影无增强区有无覆盖肿瘤病灶及其安全边界，及时指导补充消融，结果显示：CT/MR-CEUS 融合成像能够在不显著增加手术时间的前提下，及时地指导补充消融，肿瘤完全消融率可达 99.2%。CT/MR-CEUS 融合成像技术有望成为消融术中客观、准确、便捷评估肝癌消融疗效，特别是安全边界的新方法。

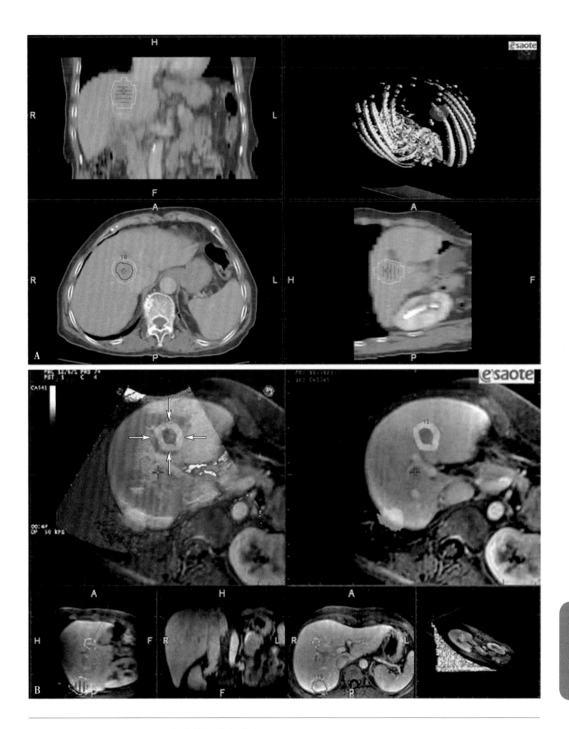

图 6-2-16　CT/MR-CEUS 融合成像评估操作方法

A. 消融前导入 CT/MR 图像，分别在横断面、矢状面、冠状面 CT/MR 图像上勾勒病灶范围（蓝色），并设置 5mm 安全边界（黄色）；B. 按计划消融结束后约 10 分钟，采用"内定标法"进行图像配准，然后注射超声造影剂，将 CEUS 图像与 CT/MR 图像叠加显示，CEUS 无增强区已完全覆盖原肿瘤及其安全边界（箭头）

第三节　超声弹性成像在小肝癌诊疗中的应用

一、超声弹性成像的概念和基础

超声弹性成像（ultrasonic elastography）是从力学角度分析生物组织的弹性信息，以直接或间接的方式对目标器官组织给以激励，组织遵循弹性力学、生物力学等规律产生一个响应，出现位移、应变、速度的改变，利用特定的数字信号或数字图像处理技术，获得组织内部的弹性模量等力学属性的差异的成像方法称为超声弹性成像。

目前临床应用的弹性成像方法有以下两种：

1. 基于应变的静态法　利用探头或者探头-挤压板装置，沿着探头的纵向（轴向）压缩组织，使组织产生一个微小应变。由于不同组织的弹性模量不同，受外力或交变振动后其应变（主要为形态改变）也不同，收集被测体某时间段内的各个信号片段，利用复合互相关方法对压迫前后反射的回波信号进行分析，估计组织内部不同位置的位移，计算出组织的变形程度，再以灰阶或彩色编码成像。近年发展的实时组织弹性成像（real time tissue elastograph，RTE）即将受压前后回声信号移动幅度的变化转化为实时彩色图像，弹性系数（反映组织抵抗弹性变形的能力）小的组织受压后位移变化大，显示为红色；弹性系数大的组织受压后位移变化小，显示为蓝色；弹性系数中等的组织显示为绿色；以色彩对不同组织的弹性编码，借其反映组织硬度。

2. 基于剪切波的动态法　剪切波是横波，在生物体内传播速度为 $1\sim10\mathrm{m/s}$。声辐射力脉冲（acoustic radiation force impulse，ARFI），利用调制的聚焦超声波束在生物黏弹性组织内产生声剪切波，然后用特定的电子系统采集组织内剪切波信号，由于聚焦区外辐射力迅速衰减，剪切波只局限于组织内部区域，因此可以获得感兴趣区域的低频剪切波的传播速度，进而通过检测剪切波传播进行组织弹性模量估计。此外，法国 SuperSonic Imagine 公司的科学家研发出一种新的剪切波成像法即实时剪切波弹性成像（shear wave elastography，SWE），是通过发射声辐射叩击组织施加激励，利用"马赫锥"原理，可在组织中产生足够强度的剪切波；通过达 20000 帧/s 的超高速成像系统捕获、追踪剪切波，使所测剪切波速度的精确度达到 $1\mathrm{mm/s}$，以彩色编码技术实时显示出组织弹性图。

二、超声弹性成像的在小肝癌诊治中的应用及进展

ARFI 是近期推出的无创评估肝组织弹性的超声成像技术，多项研究表明 ARFI 技术可以无创地评价慢性乙型肝炎肝纤维化的程度，能可靠地诊断显著的肝纤维化（F≥2）和肝硬化。而且 SWE 和 ARFI 技术评价肝纤维化的效果一致可靠。

超声弹性成像已经被应用于甲状腺、乳腺、宫颈的良恶性病灶的诊断中，早期的研究认为超声弹性成像可以非侵犯性诊断早期肝癌，但是对于弹性成像在肝内良恶性病变的鉴别诊断中的价值尚存在争议。动物实验研究表明弹性成像对于发现射频消融治疗后复发的肿瘤有确切的价值，消融区域硬度高，能非常清晰地与周围非消融区区别开来，消融区域的显示与病理切片或者 MRI 成像显示的范围吻合好。三维 SWE 弹性技术能将

消融中心，消融周围带及非消融区的硬度测量出来，以 kPa 值表示，实验中大鼠消融中心，消融周围带及非消融区的硬度三者分别为（13.1±1.5）kPa，（59.1±21.9）kPa，和（4.3±0.8）kPa，消融的容积与病理有很好的相关性。有临床研究也证明弹性超声与超声造影对肿瘤消融疗效的评估有良好的一致性（图 6-3-1～图 6-3-3）。

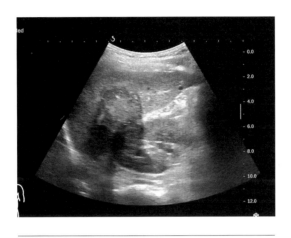

图 6-3-1　肝癌射频消融后的常规超声图像

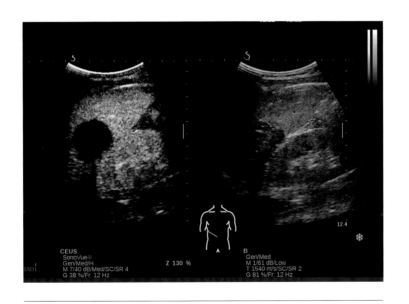

图 6-3-2　肝癌射频消融后的超声造影图像

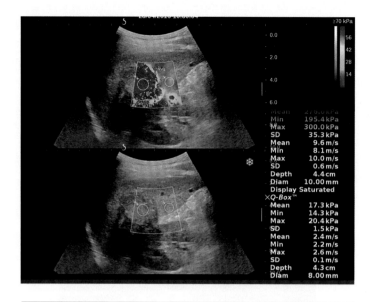

图 6-3-3　肝癌射频消融后的弹性图像

（裴小青　谢晓燕　郑荣琴　苏中振）

参考文献

1. 陈敏华. 消化系统疾病超声学. 北京出版社，2003：29-44.

2. Kim KA，Lee WJ，Lim HK，et al. Small hepatocellular ccarcinoma：ultrasonographic findings and histopatho-logic correlation. Clin Imaging, 2003，27：340-345.

3. Bruix J，Sherman M. Management of hepatocellular carcinoma：an update. Hepatology 2011，53：1020-1022.

4. Forner A，Vilana R，Ayuso C，et al. Diagnosis of hepatic nodules 20mm or smaller in cirrhosis：Prospective validation of the noninvasive diagnostic criteria for hepatocellular carcinoma. Hepatology, 2008，47：97-104.

5. Bolondi L，Gaiani S，Celli N，et al. Characterization of small nodules in cirrhosis by assessment of vascularity：the problem of hypovascular hepatocellular carcinoma. Hepatology, 2005，42：27-34.

6. Kojiro M，Roskams T. Early hepatocellular carcinoma and dysplastic nodules. Semin Liver Dis，2005，25：133-142.

7. 徐金锋，吴瑛，佘志红，等. 彩色多普勒能量图对小肝癌滋养血管的诊断研究，中华超声影像学杂志，2003，12（3）：149-151.

8. Claudon M，Dietrich CF，Choi BI，et al. Guidelines and Good Clinical Practice Recommendations for Contrast Enhanced Ultrasound（CEUS）in the Liver-Update 2012：A WFUMB-EFSUMB Initiative in Cooperation with Representatives of AFSUMB，AIUM，ASUM，FLAUS and ICUS. Ultrasound in Medicine & Biology，2013，39：187-210.

9. International Consensus Group for Hepatocellular Neoplasia. Pathologic diagnosis of early hepatocellular carcino-ma：a report of the international consensus group for hepatocellular neoplasia. Hepatology，2009，49：658-664.

10. Jang JY，Kim MY，Jeong SW，et al. Current consensus and guidelines of contrast enhanced ultrasound for the characterization of focal liver lesions. Clin Mol Hepatol，2013，19：1-16.

6

11. 陈敏华，戴莹，严昆，等. 超声造影对肝硬化合并小肝癌的早期诊断价值. 中华超声影像学杂志 2005，14（2）：116-120.

12. 王文平，丁瑞雪，丁红齐，等. 肝肿瘤实时造影的时相分析. 中国医学影像技术，2003，19（12）：1682-1684.

13. Pei XQ，Liu LZ，Liu M，et al. Contrast-enhanced ultrasonography of hepatocellular carcinoma：correlation between quantitative parameters and histological grading. Br J Radiol，2012，85（1017）：e740-e747.

14. Torzilli G，Del Fabbro D，Palmisano A，et al. Contrast-enhanced intraoperative ultrasonography：a valuable and not any more monocentric diagnostic technique performed in different ways. Ann Surg，2007，245：152-153；author reply 153.

15. Qiang L，Yan L，Chao-Xin Y，et al. Value of contrast enhanced intraoperative ultrasound for cirrhotic patients with hepatocellular carcinoma. A report of 20 cases. World J Gastroenterol，2008，14：4005-4010.

16. Kudo M，Hatanaka K，Maekawa K. Newly developed novel ultrasound technique，defect reperfusion ultrasound imaging，using sonazoid in the management of hepatocellular carcinoma. Oncology，2010，78（Suppl 1）：40-45.

17. Luo W，Numata K，Morimoto M，et al. Role of Sonazoid-enhanced three-dimensional ultrasonography in the evaluation of percutaneous radiofrequency ablation of hepatocellular carcinoma. Eur J Radiol，2010，75（1）：91-97.

18. Min Woo Lee. Fusion imaging of real-time ultrasonography with CT or MRI for hepatic intervention. Ultrasonography，2014，33（4）：227-239.

19. Ji Hye Min，Hyo Keun Lim，Sanghyeok Lim，et al. Radiofrequency ablation of very-early-stage hepatocellular carcinoma inconspicuous on fusion imaging with B-mode US：value of fusion imaging with contrast-enhanced US. Clin Mol Hepatol，2014，20（1）：61-70.

20. Kwon HJ，Kang MJ，Cho JH，et al. Acoustic radiation force impulse elastography for hepatocellular carcinoma-associated radiofrequency ablation. World J Gastroenterol，2011，17：1874-1878.

21. Gerber L，Kasper D，Fitting D，et al. Assessment of Liver Fibrosis with 2-D Shear Wave Elastography in Comparison to Transient Elastography and Acoustic Radiation Force Impulse Imaging in Patients with Chronic Liver Disease. Ultrasound Med Biol，2015，41（9）：2350-2359.

22. Friedrich-Rust M，Buggisch P，de Knegt RJ，et al. Acoustic radiation force impulse imaging for non-invasive assessment of liver fibrosis in chronic hepatitis B. J Viral Hepat，2013，20（4）：240-247.

23. Gheorghe L，Iacob S，Iacob R，et al. Real time elastography- a non-invasive diagnostic method of small hepatocellular carcinoma in cirrhosis. J Gastrointestin Liver Dis，2009，18：439-446.

24. Heide R，Strobel D，Bernatik T，et al. Characterization of focal liver lesions（FLL）with acoustic radiation force impulse（ARFI）elastometry. Ultraschall Med，2010，31：405-409.

25. Makino Y，Imai Y，Igura T，et al. Usefulness of the extracted-overlay function in CT/MR-Ultrasonography fusion imaging for radiofrequency ablation of hepatocellular carcinoma. Dig Dis，2013，31：485-489.

26. Li K，Su ZZ，Xu EJ，et al. Improvement of ablative margins by the intraoperative use of CEUS-CT/MR image fusion in hepatocellular carcinoma. BMC Cancer，2016，16（1）：277.

27. Makino Y，Imai Y，Igura T，et al. Utility of computed tomography fusion imaging for the evaluation of the ablative margin of radiofrequency ablation for hepatocellular carcinoma and the correlation to local tumor progression. Hepatol Res，2013，43（9）：950-958.

28. Su ZZ，Li K，Zheng RQ，et al. A feasibility study for determining ablative margin with 3D-CEUS-CT/MR image fusion after radiofrequency ablation of hepatocellular carcinoma. Ultraschall Med，2012，33（7）：E250-E255.

6

29. 鞠金秀，李凯，郑荣琴，等. 术中CT/MR-超声造影融合成像与常规超声造影评估肝癌消融疗效的比较. 中华超声影像学杂志，2015，24（6）：508-511.

30. Sugimoto K, Oshiro H, Ogawa S, et al. Radiologic-pathologic correlation of three-dimensional shear-wave elastographic findings in assessing the liver ablation volume after radiofrequency ablation. World J Gastroenterol，2014，20（33）：11850-11855.

31. 田文硕，吕监尧，谢晓燕. 实时剪切波弹性成像评价肝脏肿瘤射频消融的临床研究. 中华医学超声杂志（电子版），2014，11（12）：13-17.

6

第七章

小肝癌的外科手术切除

目前，外科手术切除仍然是小肝癌最主要的治疗方式，手术切除后 5 年生存率为 60%~80%，是小肝癌主要治愈方法之一。由于大多数肝癌发生发展过程存在肝炎感染背景，肝炎肝硬化对肝脏的损害影响肝脏手术的进行。近年来，精准外科的理念与手段已被普遍应用于肝癌的手术治疗，尤其对小肝癌提出了更加严格的要求，在提高肝癌患者手术成功率和生存获益的同时也需要进一步改善患者围术期的管理。肝癌外科手术治疗的成功有赖于对肝脏临床解剖学的深入了解、术前全面临床评估、恰当手术方式的选择、围术期良好管理以及术后复发防治等各个方面，本章节将对上述内容进行深入的探讨。

第一节　肝癌外科治疗的历史

肝癌外科治疗发展离不开对肝脏解剖的深入认识。1654 年，Glisson 在他的《肝脏解剖》一书中最早描述了肝内的结构情况。1888 年，Rex 用注射腐蚀法研究了哺乳动物的肝脏。他发现门静脉左、右干的分布范围和肝表面左、右叶的划分不相符合。1891 年 Cantlie 提出将肝脏划分为左、右两半的真正平面，即后来人们所称的 Cantlie 线，或正中线（裂）。

1872 年，Langenbeck 为一例肝肿瘤患者施行了肝左叶切除术。由于当时对肝脏解剖认识不全面，肝切除术仅应用于切除带蒂的肿瘤。肿瘤的蒂越宽，病人因出血而死亡的概率越大。有史记载 1886 年 Lius 为一例 67 岁女患者施行了肝左叶带蒂的"腺瘤"切除术，肿瘤直径为 15.5cm×13cm×11cm，术中因为发生难以控制的出血，患者于术后 6 小时死亡。1887 年，德国外科医生 Langenbuch 首次为一位 30 岁女病人成功施行了肝脏实体肿瘤切除。当时肿瘤位于肝左叶，带蒂、重约 370g。术后当天发生大出血再次手术，虽然经历了长时间的恢复过程，但标志着肝脏肿瘤手术切除第一次获得成功。1892 年，美国的 Keen 为一例肝右叶边缘部约 3.5 英寸的囊性肿瘤施行了切除术。随后，他又于 1897 年为一例肝血管瘤施行了切除术，1899 年为一例原发性肝癌施行了切除术。Keen 为肝脏外科建立了一些非常实用的原则。尤其是在施行肝血管瘤切除时，他利用一根橡皮管缩扎血管瘤蒂的基底部，并尽可能将肿瘤外置，6 天后在缩扎的瘤蒂处切除肿瘤，这样不至于发生大出血。

有关肝切除的早期著作都与止血技术有关。Kousnetzoff 和 Pensky（1896）所从事的具有创始性的工作，很长一段时期内对外科医生是有影响的。他们为缝合肝脏设计了可曲性钝性弯针，并建议用褥式缝合法缝合肝的切缘。肝部分切除后残肝断面处随即用纱布填塞，并将纱布从切口引出。有时因某种原因不适于采用这种方法时，建议将肝组织作楔形切除，并用碘仿纱布填塞肝创面，采用连续缝合法缝合肝断面的肝包膜边缘。纱布从伤口引出，10~15 天后取出。1897 年，Auvray 对其缝合方法作了改进，使每针缝线能控制更多的肝脏。由于肝脏组织脆性较大，Payr 和 Marfina（1903）推荐在肝脏的切缘上放置镁片以支撑缝线，使其不切割肝脏包膜。1905 年 Stature 为了同一目的而建议采用牛犊肩甲骨的软骨片代替镁片。1907 年 Garre 主张钝性解剖仔细识别肝内血管，并逐一用丝线结扎，然后在肝脏上缝一排 2 号羊肠线，以减少张力，Garre 报告了 6 例肝切除，无一例死亡。

在控制肝脏创面出血方面最有意义的进展，是 1908 年 Pringle 提倡应用的以示指和拇指捏紧肝十二指肠韧带控制出血法，这一方法一直沿用至今。1908 年至 1950 年的 40 多年中，临床肝切除术并无重大进展。1951 年 Ogilvie 为一例直肠类癌肝转移施行了肝切除术，并在钝性分离肝实质方面做了大量工作。他强调用血管钳分离肝实质，所遇到的血管予以钳夹、切断。他形容用血管钳断离肝实质就像是切割黄油一样容易。同年，Wangenstein 根据解剖学的原则，为一例患者施行了镰状韧带右侧所有肝组织的切除术，即肝右三叶切除术。然而，真正按肝内血管解剖并预先在第一肝门部结扎病侧肝的血管、胆管支（即半肝）行肝切除术者，是 Lortat-Jacob 和 Robert。1982 年 Starzl 还证实了临床肝左三叶切除术也是可行的，同年 Bismuth 系统报告了肝段切除术。

1952 年 Lortat-Jacob 用解剖肝门技术做大肝癌的规则性切除。在此期间，对不能切除的肝癌也开展了肝动脉结扎和插管化疗灌注。肝癌的化学治疗与放射治疗也在这一期间用于临床。1963 年 Starzl 成功进行了首例肝移植术，但其在肝癌治疗中的地位直至 20 世纪 90 年代才得到肯定。

20 世纪 50 年代以前，国内未见有肝切除术的报告。直到 1958 年，夏穗生、裘法祖报告了肝部分切除术，孟宪民等报告了肝脏广泛切除术，黄志强等报告了肝部分切除术治疗肝内胆管结石，开辟了我国肝脏外科的新纪元。1959 年，管汉屏、黄萃庭、李家忠等又作了有关肝切除术的报告。到 1960 年 7 月，国内已施行各类肝切除术 197 例，发展相当迅速。这些手术，大都是根据 Lortat-Jacob 的方法而施行的规则性肝切除。吴孟超对肝切除手术技术作了许多改进，简化了操作，便于推广。王成恩、李国材报告了原位肝切除，以使其更适应于肿瘤学的治疗原则。李国辉报道了非规则性肝切除术，更适应于合并肝硬化的肝癌。汤钊猷、余业勤在小肝癌的肝切除治疗方面做出了卓有成效的工作，尤其是 70 年代初将 AFP 用于普查，开展了小肝癌的临床研究，使小肝癌的局部切除效果得到了大幅提高，并填补了对早期肝癌发展、诊断、治疗等方面认识的空缺。1984 年复旦大学肝癌研究所在国际上报道了早期发现亚临床期复发性肝癌，并证实再切除对进一步提高根治性切除后的疗效有重要作用。吴在德等在临床上用接触式 Nd-YAG 激光刀切肝获得成功。上海长征医院及王宇先后报告了超声吸引刀（CUSA）切肝的经验。陈孝平、吴在德、裘法

7

祖和彭淑牖等同时在国内系统性报告了肝段切除术。陈孝平、吴在德、裘法祖等和陈汉、吴孟超等又报告了术中超声指导肝切除术的经验。此方法不仅能提高手术的精度，而且可增加切除率和减少手术死亡率。

20世纪80~90年代肝癌外科技术进一步发展。如难切部位肝癌的一期切除（Ⅷ段、Ⅰ段或"围下腔静脉肝癌"）、局限性门静脉癌栓的外科切除。由于对局部治疗和综合治疗的重视，出现了"不能切除肝癌降期后切除"的治疗方法，使一部分不能切除的肝癌有了根治的希望。目前，我国肝切除总例数居全球第一位，肝切除围术期死亡率已降到1%以下。

纵观肝癌外科的发展历程，肝癌的手术切除历史大致经历了以下阶段：20世纪前半世纪相对缓慢发展阶段；50年代开始大肝癌规则性切除；60年代开展肝移植术并获成功；70年代提出小肝癌的概念；80年代提倡局部切除代替规则性半肝切除，大大提高手术切除率并降低手术死亡率；90年代提倡手术为主导的肝癌综合治疗；21世纪以来的精细化肝切除和微创技术在肝切除的应用。

总之，随着肝脏外科学的发展，尤其是影像技术的进步和手术器械的改进，肝癌手术已由原来的不可能切除，发展到现在肝癌外科切除已无禁区可言。在提倡肝癌多学科综合治疗的大趋势下，肝切除术将继续发挥其在肝癌治疗中的重要地位。

第二节　肝脏外科治疗的解剖学基础

自从1654年Glisson撰写《肝脏解剖》一书以来，人类开始了对肝脏内部结构进行探索和研究。20世纪50年代开始，肝脏解剖的研究开始着眼于从肝脏外科手术观点出发，为临床肝脏外科手术的进步和发展奠定了基础。通过对肝内脉管系统分支、走向的深入分析，提出了肝脏分叶、分段的论点，在此基础上，划定了肝叶切除的界线和切除范围，并进一步阐述了肝内结构在术中如何处理。1952年，Lartot-Jacob第一次在第一肝门处预先结扎病肝侧血管、胆管支后进行半肝切除术，并获得成功，成为现代肝脏解剖学研究真正应用于临床肝脏外科手术治疗的典范，揭开了现代临床肝脏外科新的发展里程。

一、肝脏临床解剖学基础

（一）肝脏的位置、大小和形态

肝脏是人体最大的实质性器官，也是最大的腺体器官，一般成人肝脏重量1200~1500g，约占体重的2%。在胚胎和新生儿时期，肝脏的重量比例比成人大，约占体重的5%。正常肝脏的外观呈红褐色，质地厚实而脆嫩，形态为不规则楔形，右侧钝厚而左侧扁窄。肝脏在体表大部分被右侧下胸廓所遮盖，外力打击致肝破裂损伤时，往往伴有右侧肋骨骨折。

肝脏大小形态在体表的投影在右侧肋骨内呈三角形：最高点位于右锁骨中线第5肋间，最下点位于右腋中线第11肋下（平肋下缘），左侧点位于正中线左旁5cm，第6肋软骨处。肝脏在体表的的投影随人体形态差异而略有不同。正常情况下，体检时右肋缘下无法触及肝下缘，在剑突下1~2cm可触及肝下缘。儿童由于左外叶较大，剑突下3cm可触

7

及肝左外叶。

　　肝脏表面光滑，呈弧形隆凸状，外观上可分为膈面（前面观）和脏面（下面观）（图 7-2-1）。

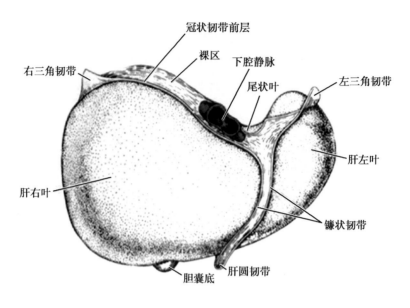

冠状韧带前层

裸区

下腔静脉

右三角韧带

尾状叶

左三角韧带

肝左叶

肝右叶

镰状韧带

胆囊底

肝圆韧带

膈面

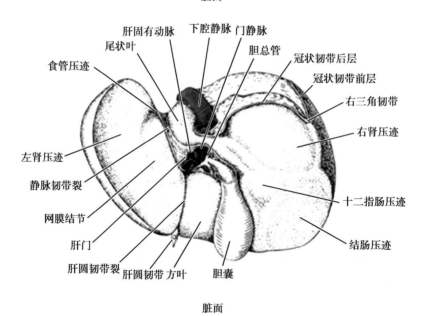

肝固有动脉

下腔静脉 门静脉

尾状叶

胆总管

食管压迹

冠状韧带后层

冠状韧带前层

右三角韧带

右肾压迹

左肾压迹

静脉韧带裂

网膜结节

十二指肠压迹

肝门

结肠压迹

肝圆韧带裂

肝圆韧带 方叶

胆囊

脏面

图 7-2-1　肝脏的膈面和脏面

　　1. 膈面　肝脏的凸面，大部分紧贴膈肌，故肝上界在胸前壁的投影与膈肌是一致的。膈面在临床外科治疗时主要有以下结构需注意：

（1）下腔静脉肝上段：位于肝膈面顶部中央、肝镰状韧带与右冠状韧带的移行部，局部略有凹陷，称腔静脉窝。此处是肝脏流出静脉汇入下腔静脉处，临床上称之为第二肝门。此外有时膈静脉在此处也汇入下腔静脉。因此，第二肝门是肝脏外科手术中非常重要的结构和解剖标志。

（2）肝冠状韧带：位于肝脏凸面与膈肌之间，上下两层相距较远，因此肝后面形成一无腹膜覆盖的肝脏裸区（bare area of liver），手术行右半肝切除时，需切断冠状韧带后充分游离此区域，利于肝脏手术视野的暴露。

（3）肝左右三角韧带：肝冠状韧带左右两端，右三角韧带为一短小的 V 形腹膜皱襞，连于肝右叶外后面与膈肌之间，手术行右肝切除时，需离断此韧带；左三角韧带为肝左叶与膈肌之间，内含有新生儿特有的肝残留物，包括肝管及血管等结构。

（4）肝镰状韧带：肝膈面的中央偏左与膈肌相连，呈矢状位，其下端游离缘为肝圆韧带。镰状韧带为肝左内叶及左外叶分界标志。

（5）肝圆韧带切迹与胆囊切迹：在肝下缘肝圆韧带处有一凹陷是肝左内叶、左外叶在肝下缘的分界标志。右侧肝下缘胆囊处有一切迹称为胆囊切迹，与肝顶部腔静脉左缘之连线为肝的正中线（也称 Cantlie 线），此线将肝脏分为左、右半肝。在行肝脏手术时，肝圆韧带切迹与胆囊切迹可以作为解剖性肝切除的解剖标记。

2. 脏面　与腹腔脏器相贴触面为肝的脏面，表面有许多压迹，凹凸不平，主要结构为有一横沟和两纵沟构成的"H"形结构。

（1）右纵沟：由胆囊窝和腔静脉窝组成，其上端为第二肝门所在，即肝静脉汇入下腔静脉处，右纵沟为左右半肝在脏面的分界线。

（2）左纵沟：由脐静脉窝和静脉韧带组成，是肝左外叶与左内叶在肝脏面的分界线。

（3）横沟：横沟连接两纵沟之间，是肝脏外科中最重要的解剖区域之一即第一肝门，在横沟内有门静脉左、右干，左、右肝管和肝动脉的分支。

肝脏脏面的"H"形结构可将肝脏分为 4 个区域：右纵沟的右侧为肝右叶（右半肝），左纵沟的左侧为肝左外叶，横沟的下方为肝左内叶下段，横沟的上方为左内叶上段和尾状叶。由于肝脏表面标志的区域与肝内部结构将肝脏划分的区域大致相同，因此，行肝叶或肝段切除时，基本按这些表面标记划分肝脏的叶和段。

此外肝的脏面既然与腹腔脏器相贴，必然有韧带与之相连。主要有以下结构：①肝胃韧带：位于胃小弯与肝脏面之间，由两层腹膜汇合而成，起于胃小弯，止于肝脏面的静脉韧带，又称小网膜。韧带内有胃左和胃右动脉、胃冠状静脉、迷走神经的肝支、胃神经丛分支、胃上区淋巴结等，有时从胃左动脉分出一支动脉经该韧带内进入肝脏供应肝左叶，称副肝左动脉，也称迷走肝左动脉。②肝结肠韧带：位于肝脏的右下缘与结肠肝曲之间，右肝切除时应切断此韧带。③肝肾韧带：即后腹膜脏层在右肾和右肾上腺前面的腹膜向上反折到达肝的脏面，其反折处形成肝肾韧带，向内侧于肝下腔静脉的前壁移行形成下腔静脉浆膜。由于此韧带后方即是右肾上腺及其血管，内侧即为下腔静脉，行右肝切除分离时，注意勿损伤相应的重要结构。④肝十二指肠韧带：位于肝脏的横沟与十二指肠之间，左侧连于小网膜，右侧为游离端，此韧带内走行有肝固有动脉、门静脉、胆管、淋巴结和淋巴管以及神经丛等，又称为肝蒂，是第一肝门的重要组成部分。一般情况下，左、右肝管在前，肝固有动脉左、右支居中，肝门静脉左右支在后。左、右肝管的汇合点最高，紧

7

贴横沟；肝门静脉的分叉点稍低；而肝固有动脉的分叉点最低，相当于胆囊管与肝总管汇合部的水平。在韧带下段，一般胆管位于右前方，肝固有动脉位于左前方，门静脉主干位于两者后方。在肝脏手术时，通过阻断此韧带，控制术中出血，对于肝脏外科手术具有重要意义。

二、肝门部解剖结构与外科治疗

进出肝脏的管道系统构成了肝门结构，在临床中分为第一、二、三肝门，在外科手术中，对于肝门结构的熟练掌握是顺利进行高难度肝脏手术的前提和基础。对于预防各种并发症及避免手术失败，具有重要的临床意义。

（一）第一肝门

肝脏的脏面"H"结构中的横沟及其肝十二指肠韧带即构成第一肝门（图7-2-2），该区域为血液流入、胆汁流出肝脏的管道的聚集汇合处。在肝脏手术时，用示指和中指（或以器械暂时阻断肝蒂）即可使进肝血流暂时阻断，这就是 Pringle 技术，即肝门阻断术，该方法一直沿用至今。

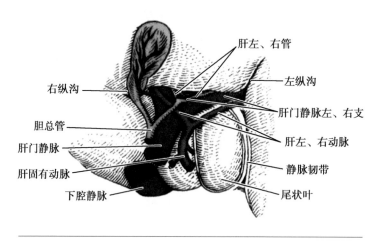

图 7-2-2　肝脏第一肝门示意图

1. **左肝的肝门结构**　横沟的左半侧和肝圆韧带窝（脐静脉窝）区域为左肝门，此处为进入左半肝的血管和来自左半肝的肝管汇合处。该侧的肝门较表浅，将左内叶与左外叶间的肝桥切断，切开覆盖在肝门前缘的包膜，便可显露横沟内左侧的管道结构。门静脉左干（横部、矢状部和囊部）位于横沟和脐静脉窝内。在门静脉横部的起始部，尾状叶左段门静脉支常由此发出。左肝管位于门静脉左干横部的上方，由致密结缔组织包绕，位置较深，沿左纵沟分开结缔组织即可显露门静脉左干的角部、矢状部和囊部。充分暴露此处，则可见左内叶门静脉从矢状部及囊部的内侧分出，左内叶动脉和肝管与其伴行。在角部和囊部的外侧分别分出门静脉左外叶上段和下段支。左内叶动脉的起点较低，多数经门静脉左干横部的浅面向前于矢状部的内侧深面进入肝实质。而左外叶动脉经门静脉角部的门静脉左外上段支的浅面（或深面）分为上下段支，进入肝左外叶的上段和下段。左肝管的位置最深，左外叶的上下段肝管多在左叶间裂（脐裂）左侧汇合成左外叶肝管。左内叶肝管

（1~3支）在门静脉角部凹侧或矢状部的深面汇入左外叶肝管而成左肝管，然后行于方叶和门静脉横部之间至方叶尖处与右肝管汇合成肝总管。左内、外叶肝管位置深，手术时很难显露，但扩张的左肝管在术中可显露。

解剖分离左侧肝门结构是肝和肝内胆道手术时经常进行的手术步骤，由于结构的变异较多、复杂，对其常见的变异类型的认识具有非常重要的意义。例如左门静脉横部可发出右前叶门静脉支，或右前叶上段分支也可发出到左内叶、尾状叶的分支等，也有来自这些部位的肝管汇入左肝管，如右前叶肝管或右前叶上、下段的肝管汇入左肝管等变异，因此，在行肝脏手术时，为避免不必要的管道损伤，必须在横沟及左纵沟内仔细解剖出这些管道，看清其来去关系，准确判断后方可结扎。

2. 右肝的肝门结构　肝门含横沟的右半侧和右纵沟（右切迹），包括胆囊三角区域称为右肝门。该处有门静脉右主支、肝右动脉、右肝管和胆囊等。其结构的一般位置为：右肝管在前，门静脉右支在后，肝右动脉在胆囊管上方进入肝门内，在门静脉右干和右肝管之间走行。门静脉右支较短，位于肝门右切迹内，其后壁大部分被尾状突掩盖，该处常发出1~2支静脉到尾状突。行右半肝切除时，在肝外切除胆囊，结扎切断肝右动脉和右肝管后就可显露出门静脉右支。有时，门静脉右支在入肝前分出右前和右后支。肝右动脉在右肝门区分出尾叶右动脉，右前叶、右后叶动脉，右前叶动脉在同名门静脉内侧伴行，向右前方分布于肝右前叶，右后叶动脉则跨过右前叶门静脉起始点的浅面到右后叶与同名门静脉伴行。右前叶和右后叶肝管在右肝门汇合成右肝管。右肝管较短，右前叶肝管与同名门静脉支走行一致，而右后叶肝管则经过右前叶门静脉的内侧，在其深部与右后叶门静脉伴行。右后叶肝管开口的变异最为常见，肝门处的三叉型肝管的汇合类型较为常见，此时则无右肝管。右前叶肝管是肝总管和右肝管向上的延续，在肝门处探查和分离，如肝总管切开后进行探查右前叶肝管相对较容易，而右后叶肝管位置较深，且呈水平方向，在肝门处显露和探查较困难。

胆囊三角区，即 Calot 三角，这是第一肝门区内的重要区域之一。该三角区由下边为胆囊、胆囊管，左边为肝总管，上边为肝的脏面所围成。在该三角区内有胆囊动脉经过（90%），肝右动脉经过（82%），此外还可能有迷走肝右动脉、副肝管经过此三角内。在肝胆手术中由于解剖变异，易损伤肝动脉及肝管，因此仔细解剖分离，弄清楚此区域的解剖变异对于预防术后并发症的发生具有重要临床意义。

（二）第二肝门

第二肝门（图 7-2-3）作为三条肝静脉汇入下腔静脉的部位，位于肝的膈顶，包括腔静脉窝及其上端向左扩展的横行沟。手术过程中确定第二肝门解剖位置：分离肝左右冠状韧带后，在膈顶部中央部有一凹窝即腔静脉窝，是肝静脉汇入下腔静脉处。从肝后面观，第二肝门与第一肝门相隔很近，中间是尾状叶的尾状突将下腔静脉与门静脉相隔开。下腔静脉窝是一条纵沟，下腔静脉嵌合在其内，在腔静脉窝的上端有下腔静脉韧带（马库奇韧带）将腔静脉与肝脏固定，行右半肝切除时预先结扎肝右静脉时，需先离断下腔静脉韧带后才能暴露肝右静脉后结扎处理。在腔静脉窝的上口处，左、中、右三条主肝静脉汇入下腔静脉，三条肝静脉汇入下腔静脉的解剖变异较多，多数情况是肝左静脉与肝中静脉在肝内形成合干，再汇入下腔静脉。肝左静脉、肝中静脉分别汇入下腔静脉的占16%。在行半肝切除时，通常解剖第二肝门以阻断出肝血流，因此，熟练掌握第二肝门解剖，对于肝癌

7

手术切除特别是行半肝切除时，具有重要意义。

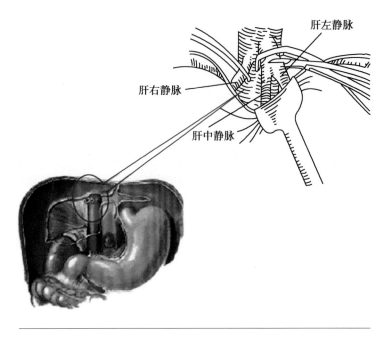

图 7-2-3　肝脏第二肝门示意图

（三）第三肝门

第三肝门（图 7-2-4）在肝脏解剖中，没有具体的范围，主要是集中在肝后下腔静脉的下 1/2，由数支肝短静脉回流并汇接于下腔静脉的右、左前壁（主要集中在右侧壁），组成肝后静脉回流系统。在肝后段下腔静脉前壁左侧覆盖着尾状叶，此处有尾状叶的数支

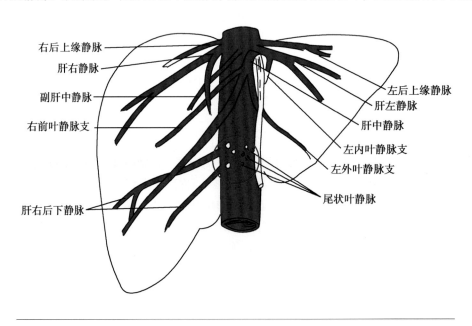

图 7-2-4　肝脏第三肝门示意图

静脉回流至下腔静脉，下腔静脉的右侧被肝右后叶和尾状突所覆盖，右后叶和尾状突的回流小静脉，汇接于腔静脉右前侧壁，其中有一较粗大的静脉称为右后下静脉，这些分布在肝后下腔静脉的肝短静脉构成了临床上所谓的第三肝门。第三肝门的临床意义在于施行半肝切除或尾状叶切除时，先离断肝短静脉，可避免大量出血。此外，右肾上腺静脉也在此处汇接于下腔静脉，有时会有肝短静脉先汇入肾上腺静脉，后进入下腔静脉。此静脉在分离时易导致撕裂出血，需仔细操作避免其损伤。

三、肝脏外科手术的肝区域划分

肝脏，作为一个实质性的器官，其表面光滑，并无区域划分的表面标志，但根据肝内管道的走行、分布规律进行区段划分，即肝内分布的动脉、门静脉、静脉、胆管有规律地供血、回流和引流某一区域，构成相对独立的管道系统，具有独立的功能区，这便是肝脏解剖学中叶和段的划分依据。从解剖学和生理学的观点，叶和段是一个器官中具有独立的血管、神经、引流系统和一定生理功能的相对独立单位。在肝脏外科学上，根据叶或段划分进行手术切除可以最大限度地避免不必要的组织功能损伤和出血。目前国际上存在多种不同的肝脏分叶、分段的方法，如 1953 年 Healey 根据肝内胆管系统解剖的分叶标准，1954 年 Couinaud 提出的 8 个功能段的分段标准，1955 年 Gam 、1959 年 Hobsley 按门静脉分叶标准，以及 1960 年中华外科学会第七届全国会议提出的五叶四段的分叶标准等。这些不同的分叶、分段方法从形态学上看大致相同，只是命名上的差异。至今国际上尚没有对肝脏分叶、分段的统一命名标准，容易给临床工作带来概念上的混乱。现就国内外临床应用最多的 Couinaud 八段分区介绍如下：

Couinaud 八段分区是根据门静脉系统分支和走行确定把肝脏分为八个功能性段，以罗马字母 Ⅰ~Ⅷ 表示（图 7-2-5），具有很好的外科实用价值。因其简便、临床实用性强，目前已被大多数国家所普遍采用。Couinaud 提出肝脏八段分区法的解剖学基础是由肝左、中、右静脉将肝脏分隔为 4 个扇面体和三大肝静脉根部与腔静脉之间的相对独立的一部分（尾状叶），共 5 部分，每一部分都有相应的门静脉支供血，称门静脉蒂，也有称叶蒂，含门静脉蒂的裂隙称为肝裂。含肝静脉走行的线称为门裂。

1. **主门裂（即 Cantlie 线）** 表面标记为胆囊切迹中点与肝上腔静脉左壁之连线。在肝脏面以胆囊窝和腔静脉窝为界，将肝脏分成左、右两个半肝。Cantlie 线内有肝中静脉走行。左、右半肝再由各自的门裂各分两个区域。

2. **右门裂（右叶间裂）** 该裂起于腔静脉窝上口右缘，弯向右下方止于胆囊切迹与肝外缘的外、中 1/3 交界处，转至肝脏面沿右前下角达第一肝门横沟右端，向上行于腔静脉窝中央与正中裂汇合。此裂将右半肝分为前后叶，内有右肝静脉主干走行。

3. **左门裂（左段间裂）** 在膈面起自肝左静脉与上腔静脉的汇合点，向左下方弯行，抵于肝左缘的后中 1/3 交界处，此裂将左半肝分为左前、左后两个区域，裂内有肝左静脉支走行。左前区域又被左门静脉叶间支及镰状韧带分为外、内两个段（Ⅲ、Ⅳ 段），而左后区只有一个段（Ⅱ 段）。

Ⅰ 段（尾状叶）：第一肝门横沟的上方，借背裂、正中裂与其他四部分（四个肝叶）相隔，从理论上此叶被正中裂化分为左、右两部分，但尾叶的门静脉支半数以上来自门静脉左干的横部，而且左、右段之间的血管分布多为互相交错，而肝静脉回流都是通过肝短

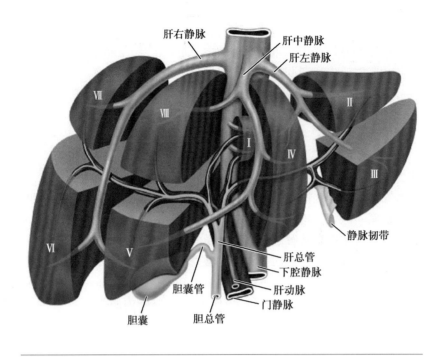

肝右静脉　肝中静脉　肝左静脉

Ⅶ　Ⅷ　Ⅰ　Ⅱ　Ⅳ　Ⅲ

Ⅵ　Ⅴ

静脉韧带

肝总管
下腔静脉
肝动脉
门静脉

胆囊管
胆囊　胆总管

图 7-2-5　Couinaud 肝脏分段示意图

静脉直接汇入下腔静脉，很难区分左右，故从外科手术角度上自成 I 段。尾状叶的右段位于肝中静脉、肝右静脉、肝门板的背侧，尾状叶切除有高位背侧切除和经肝开放切除两种，在离断面可见到肝右静脉、肝中静脉、肝门板和下腔静脉。

　　Ⅱ 段（左外叶上段）：肝左静脉支将肝左外叶分为（上、下）两部分，外后侧部分（即上段）称 Ⅱ 段，其血供是门静脉左外叶上段支及其他附加血管和肝动脉左外叶上段支。在手术切除时，在门静脉左支矢状部的左侧结扎该段的 Glisson 鞘后切除该段，在离断面可见到肝左静脉。

　　Ⅲ 段（左外叶下段）：肝左静脉支走行，这一区域的血供是门静脉左外叶下段支和同行的肝左动脉的左外叶下段支。在手术切除时，在门静脉左支矢状部的左侧结扎该段的 Glisson 鞘后切除该段，在离断面可见到肝左静脉。

　　Ⅳ 段（左内叶）：主门裂将肝脏分为左、右两半肝，左半肝内又由左门裂划分为内、外（前、后）两部分，内侧部被镰状韧带（脐切迹，左纵沟）分为左内侧与左外侧两部分，左外侧为 Ⅲ 段（左外叶下段），左内侧为 Ⅳ 段。其形状呈上窄下宽的扇面体。在肝的脏面，横沟以下也可另称为肝方叶，以上为背裂面，被尾叶所覆盖Ⅳ段的供血主要是左门静脉矢状部及囊部向右侧发出数根分支及其相伴的肝动脉支。由于该区域供血的血管支数目多而不恒定，方位也欠规则，且上、下之间交叉分布较多，因此与其他肝叶不同，此叶不能形成一个搭配均匀而整齐的段间裂，故 Couinaud 将此区独立为Ⅳ段。Ⅳ段作为脐静脉裂与肝中静脉之间的区域，可于结扎门静脉左支矢状部右侧的 Glisson 鞘，后切除该段。在离断面可以见到肝左静脉。

Ⅴ段与Ⅷ段（右前叶下段和右前叶上段）：主门裂与右门裂之间的区域（即肝右前叶），根据门静脉供血门静脉右干分出右前叶门静脉支，后很快又分成向上、向下两组门静脉支，每组1~3支不等，同时伴行有相应的右肝动脉支。一组走向前下方分布于肝右前叶下方区域称为Ⅴ段。另一组走向后上方，分布于（肝右前叶）后上区域，称为Ⅷ段。在切除Ⅴ段后，在Ⅳ段离断面可以见到肝中静脉，在Ⅵ段离断面可以见到肝右静脉；切除Ⅷ段后，在离断面可见到肝中静脉、肝右静脉和肝上下腔静脉。

Ⅵ段与Ⅶ段（右后叶下段与右后叶上段）：右门裂外后侧呈扁椭圆形的区域，外侧分较厚，内侧分较薄。膈面较小，脏面较大，类似柑橘瓣形的扇面体。其门静脉供血是从门静脉右干或直接从门静脉主干发出的一支粗大的门静脉右后叶支并立即分成上下两个分支，一支走向右后下方，分布于Ⅵ段，即右后叶下段区；另一支走向右后上方，再弯向内上方，呈"C"形走行，伸向肝右静脉汇入下腔静脉处，此支分布于肝的Ⅶ段，即右后叶上段区域。切除该两段，在离断面可以见到肝右静脉。

目前国内外科界普遍采用肝脏五叶四段和八段两种分区法。其实这两种分区方法，从肝内解剖和肝脏外科手术实用角度而言大同小异，都具有临床实用价值，但从目前肝脏手术趋于以局限性切除代替广泛性肝叶或联合肝段切除而言，肝脏的八段分区法显得更加细致和精确，逐渐被临床广泛采用。

根据上述肝叶的分区范围及命名，又命名相应的各手术名称，如左半肝切除术，右半肝切除术，左外叶切除术，左外叶下段切除术等。左半肝加右前叶切除称为左三叶切除术，右半肝加左内叶切除术侧为右三叶切除术，肝脏的三叶切除又称为肝极量切除术，左内叶和右前叶同时切除称为中肝叶切除术。

四、肝脏脉管解剖学基础与外科治疗

肝脏是一个供血极其丰富的器官，包括两套供血和一套回流共三套血管系统，从主干到末梢相互交错，密如蛛网。肝动脉和门静脉主干分为左、右两大支入肝，然后逐步分支，最后在肝小叶周围形成小叶间静脉和小叶间动脉，再进入肝血窦中（即肝毛细血管），汇入中央静脉，注入肝静脉，最后进入下腔静脉。上一部分提到，根据这些分支在肝内的不同供血区域划分了肝脏的分叶、分段。每个叶和段都有相对独立的、与之相应的管道（供血、引流和回流），因此，每个叶或段都可以作为一个独立单位进行肝叶或肝段的手术切除。正常肝脏血液供应70%~80%来自门静脉，20%~30%来自肝动脉。但对肝脏的供氧则相反，肝动脉供氧量占全肝的60%~80%，门静脉的供氧量仅占20%~40%。

（一）肝脏内部血管系统的分布规律

入肝（供血）血管系统包括肝动脉和门静脉，它们（包括引流的肝胆管）在肝内分支都是相伴走行的，每一属支均共同包裹在同一结缔组织鞘内，称 Glisson 系统。Glisson系统内，门静脉支粗大，手术中易于辨认，而相应肝动脉和肝管支较细小。

（二）门静脉系统

1. 门静脉的组成及特点　门静脉是由肠系膜上静脉、肠系膜下静脉、脾静脉、胃冠状静脉等几条主要属支（和其他一些较小分支）汇合组成的，其汇合点在胰腺头部和颈部交界的后方，相当于第3腰椎水平，形成门静脉总干，然后斜向右上方，经十二指肠第一部的后方，到达肝十二指肠韧带内，在小网膜孔前方胆总管和肝动脉的后方上行至第一肝

7

门，分成左右两干入肝（图 7-2-6）。门静脉干的解剖位置较恒定，变异较少。而门静脉的主要属支如胃冠状静脉、肠系膜下静脉的发出部位、脾静脉与肠系膜上静脉分支的解剖类型等常常有变异，这在外科手术如施行门体静脉分流或阅读门静脉系统造影片时常有重要临床意义。

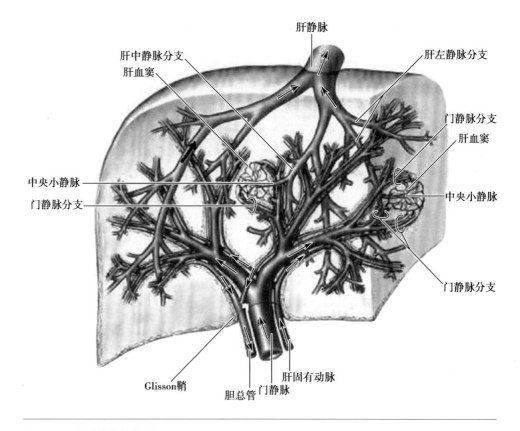

图 7-2-6　肝脏脉管结构图

　　门静脉系统与全身各血管系统比较有着突出的不同点：①门静脉系统的两端（腹腔内脏网与肝内门静脉末梢—肝血窦）均为毛细血管网，因而构成机体内独立的循环系统。②门静脉系统与体循环系统有 4 组交通支。即胃冠状静脉与食管下端静脉丛吻合经奇静脉入上腔静脉、肠系膜下静脉到直肠上、下静脉与肛门静脉丛吻合，经阴部内静脉入下腔静脉、脐旁静脉与体静脉的属支腹壁上、下深静脉相吻合，分别注入上、下腔静脉；在腹膜后，肠系膜静脉分支和下腔静脉分支相吻合，进入下腔静脉。这些吻合支平时均很细小，血流量很小，临床意义不大。在门静脉高压情况下，则吻合支扩大，大量门静脉血经过这些吻合支而进入体静脉，其中的食管下端和胃底黏膜下吻合支，由于静脉内压力增大，管壁变薄凸向食管和胃腔内，容易引起破裂大出血，因此，临床具有重要意义。③门静脉内无静脉瓣膜，血液可以逆流，因此，当肝硬化门静脉血流进肝阻力增大而逆流至上述门体静脉吻合区，导致严重并发症。或逆流至腹腔内脏，表现为肠道淤血等。也可利用脾静脉或肠系膜上静脉与体静脉做分流手术，而达到门静脉减压作用。④临床及动物实验的资料证明，门静脉的血液有分流现象，即肠系膜上静脉的血液大部分流经门静脉的右干进入右肝，而肠系膜下静脉和脾静脉的血液大部分流经门静脉左干进入左肝内，这与临床上某些疾病的病理特征有一定关系。

2. **门静脉的分支**　门静脉的主干位于十二指肠韧带内胆总管的后方，其左前方有肝动脉，右前方有胆总管，主干抵达肝门处立即分成左右两大支入肝。门静脉的主干入肝时的分支有 3 种类型，分为左、右两大主干者占 82%，分为 3 支者占 18%。也有研究资料发现，门静脉右前叶干是由左干分出的约占 4.2%。门静脉左、右干之间大多数构成 180°角，呈"T"形，占 74%。在门静脉主干上有数支分支，这些分支包括胃冠状静脉、胃幽门静脉和胆囊静脉以及不恒定的胰十二指肠静脉，其中胃冠状静脉临床意义最重要。门静脉分叉处与其最高一个静脉支之间的门静脉（即门静脉主干上无分支段）长度，在临床上常被用来作吻合治疗某些疾病，故又称为外科长度，但这段主干的长度变异很大。因此，可利用的长度常受限制。

（1）门静脉左干及其分支：门静脉左干（在肝门部）由主干分出后，在肝门横沟内左行至左纵沟急转向前上方进肝并向前行（矢状方向）于脐静脉窝内，止于和肝圆韧带相接处，形成囊状盲端。根据其走行和方向，可将门静脉左干分为横部、角部、矢状部和囊部 4 部分：①横部：横部近端发出数个小门静脉支至尾状叶左半称尾状叶左段支，有半数以上全部尾状叶均由横部发出的门静脉分支所分布。只有 14.6% 的小分支从横部近端分出后，分布于尾叶右半或尾状突。在横部的远端发出有 1~3 支小门静脉支到肝左内叶脏面，称门静脉左内叶支，也有约 8% 的小分支分布于肝右前叶。在行肝尾状叶切除或左半肝切除时，尤应重视这些门静脉小支的处理。②角部：是门静脉左干在左纵沟外端急转向前上方而呈矢状部的一段，长 1~1.5cm。在角部的凸侧发出左外叶上段支，呈扇形分布于左外叶的上段，称左外叶上段支（Ⅱ段）。有时从角部发出的 1~2 支到左外叶上段的上后缘，称为左外叶左后上缘支，在行肝左外叶切除时应加注意，有的从角部的凹侧发出小支向右上或右下走行，分布于左内叶的上段或下段；③矢状部：位于脐静脉窝内，分支有门静脉左内叶支，是从矢状部的右侧壁发出，2~4 支，矢状部的左侧或靠近左外叶上段或左外叶下段也有分支发出，分布于肝左外叶上段或下段区域（Ⅱ、Ⅲ段）。④囊部：是矢状部末端的膨大部分，与肝圆韧带相连。从囊部的外侧发出一支粗大的分支呈扇形分布于肝左外叶下段称左外叶下段支。从囊部前壁或右侧壁发出分支向右上或右下走行，分布于肝左内叶或镰状韧带的右侧，即门静脉左内叶支，因门静脉左干的矢状部和囊部行走于左叶间裂内，分别向左内叶和左外叶两个方向发出门静脉支，因此，在施行肝左外叶切除时，肝切线应在镰状韧带左侧和左纵沟的外侧，以免伤及矢状部或囊部而影响左内叶区域的供血。

（2）门静脉右干及其分支：门静脉右干粗大而短，自主干分出后，在横沟内向右走行，在横沟右侧端进肝，分布于右半肝。门静脉右干长 1~2cm，但右干的分支类型变异较多：①典型分支，右干分为右前支和右后支，占 74.4%~76.9%；②右前叶支型，右干延续成右前叶门静脉支，而右后叶支无主干，即右后上段支及右后下段支均从右干发出，占 19.5%~20.0%；③右后叶支型，右干延续成右后叶门静脉，右前叶上、下段支均从右干发出，右前叶无主干，占 3.6%~5.1%。

右前叶门静脉：自右干发出后很快分成两组门静脉支，每组 1~3 支不等，一组向右后上方分布于右前叶的上部区域，另一组走向前下方，分布于右前叶下区域，胆囊旁静脉

7

一般来源于右前叶门静脉。

右后叶门静脉：在右前叶门静脉起点的外侧，或右门脉干的延续，立即分成两支，即右后叶上段支和下段支，分布于右后叶上段和右后叶下段。

（3）尾状叶门静脉支：尾状叶门静脉分左右两组，每组1~3支不等，左组支起自门静脉左干的上侧壁，多在横部的近侧发出，分布于尾叶左半部，很少从横部的中央段发出，因此，门静脉横部中段被认为是手术分离的安全部位。右组支起自门静脉右干的上侧壁或门静脉左右干交界处，分布于尾叶的右半部，故尾叶的门静脉支虽然细小，但在肝切除中有实际意义。

（三）肝动脉系统解剖

腹主动脉在相当于第1腰椎平面处分出腹腔干，腹腔干又分出三大支动脉即胃左动脉、脾动脉和肝总动脉。肝总动脉位于网膜囊后壁，沿胰腺上缘向右行至十二指肠第一段上后缘处，先后分出胃右动脉和胃十二指肠动脉，此后本干即称为肝固有动脉，在肝十二指肠韧带内的左缘上行，在近肝门处分为左右两支肝动脉（肝左、右动脉）。在肝十二指肠韧带内，肝固有动脉位于胆总管的左侧、门静脉的左前方。肝固有动脉在相当于胆囊管与胆总管汇合的平面上下，分为肝左动脉和肝右动脉，肝左动脉直接向左上方于左肝门处进入肝脏，肝右动脉向右上方行走，在肝总管后方（或前方）交叉后于右肝门处进入肝内，在外科手术中需注意这一解剖关系，行右肝动脉分离时注意勿伤及肝总管或右肝管。

1. 肝左动脉　肝左动脉分支走行变异较多，由肝固有动脉分出后，行走于左门静脉横部和左肝管的浅面，其叶、段分支大部在肝外分出。肝左动脉典型分支是分为左内叶动脉和左外叶动脉，左外叶动脉又分为上段、下段支分别分布于左外叶的上段和下段。这种典型分支只占半数左右。

（1）左内叶动脉：肝左动脉在肝门处分出左内叶动脉，行走并到达门静脉矢状部的内侧，左肝管的外侧，左内叶动脉的变异也较多，起源于肝左动脉的仅占半数，其余可发自肝右动脉、肝固有动脉或其分叉处。

（2）左外叶动脉：肝左动脉发出左内叶动脉后基本延续为左外叶动脉，在经左门静脉角部之浅面在相当于左叶间裂平面分为左外叶上段支、下段支，分布于肝左外叶上段和下段区域。

（3）左尾状叶动脉：起源于肝左动脉近侧，多为一支，分布于尾叶的左半部。

2. 肝右动脉　起源于肝固有动脉者占43%，另约31%起源于肝总动脉，迷走肝动脉主要起源于肠系膜上动脉，占8%~12%，肝右动脉自肝固有动脉发出后向右上走行，多数经肝总管后方进入胆囊三角内（80%），少数走行于肝总管前面（20%），于胆囊三角内肝右动脉分出胆囊动脉。在右肝门内，肝右动脉走行于右门静脉和右肝管的浅面，并分出右尾状叶动脉、右前叶动脉和右后叶动脉。

（1）右前叶动脉：通常为2支，多位于同名门脉支（右前叶门静脉支）的内侧，一支分布于右后叶后上区，另一支分布于右前叶下部。

（2）右后叶动脉：自肝右动脉分出后，绕行于右后叶门静脉浅面，分为上段和下段2支，分布于右后叶上区和右后叶下区。

（3）右尾状叶动脉：一般始于肝右动脉，也有起源于肝左动脉、右前叶动脉、肝固有动脉分叉处等，多为一支分布于尾叶的右半。肝动脉及其分支的变异相当多见，有许多不同类型，在肝脏及上腹部手术时应予注意。此外肝固有动脉除分成左、右肝动脉外，有时还分出肝中动脉（约有27%），起源左、右肝动脉各占45%。

（四）肝静脉系统解剖

进入肝脏的有两套供血系统（肝动脉和门静脉系统）。完成肝脏血液回流的是肝静脉系统。肝静脉系统包括左、中、右三大支主干静脉和从肝实质直接开口于下腔静脉的分散的小肝静脉，称肝短静脉。肝静脉系统变异较少，对外科肝切除手术十分重要。

1. **肝左静脉** 在正常情况下，肝左静脉引流肝左外叶的静脉血，其主干不在左叶间裂内，而是与该裂呈锐角交叉，在该裂内仅是它的一个小属支（左叶间裂支）。肝左静脉起源于左外叶前下缘，向后上方行走，行程中收集、接纳3~4支小静脉，最后在左叶间裂偏左侧汇聚成干开口于下腔静脉，约半数以上与肝中静脉汇合后进入下腔静脉。

2. **肝中静脉** 该静脉起始于肝左内叶前下缘和右前叶前下缘，其主干行走于正中裂内，由左右两大支汇合而成，收集左内叶与右前叶静脉血，有时肝中静脉的右前叶支收集部分右后叶下段血液回流。左、右两大分支静脉在门静脉分叉点的下方1~2cm处汇合成主干，其中右前叶支较粗大。可视其为延续的主干，主干的前壁及两侧壁都有多个属支注入。主干在肝深部斜向左后上方行走，最终与肝左静脉汇合注入下腔静脉。

3. **肝右静脉** 肝右静脉主要收集右前叶部分和右后叶的静脉血，一般有2~3支静脉沿途汇入其主干。主干走在右叶间裂内，开口于第二肝门处下腔静脉的右前壁。在进入下腔静脉前，常有一支来自右后叶上缘的静脉（85%的出现率）称为右后叶上缘静脉汇入主干，肝右静脉是肝静脉中最粗大的一支主肝静脉。术中当分离右冠状韧带近腔静脉窝时易伤及此静脉。由于外科手术的需要，在右半肝切除时，常在其与腔静脉入口处结扎肝右静脉。

综上所述，三大支肝静脉的属支分支类型有主干型和分散型两种类型。主干型有一粗大主干，在行程中有大小不同的属支注入。分散型的主干短，由几支粗细相近的分支汇合成主干。肝右静脉和肝中静脉以主干型占多数，肝左静脉以分散型多见。因此，在肝叶切除时应掌握这一规律，注意肝静脉主干的位置及所收集的范围。

4. **肝短静脉** 在肝的背侧，有数支直接注入肝后下腔静脉左前壁和右前壁的小静脉，称肝短静脉。一般有4~8支，有报道最多达31支，可分为两组：①开口于下腔静脉左前壁组，主要收集尾状叶静脉回流，均较短小；②开口于下腔静脉右前壁组，主要收集右后叶脏面静脉回流，其中常见一支较粗大的静脉，由肝的右后下外侧，紧贴肝的脏面之浅层，在肝实质内向内上方行走，在肝后腔静脉下段的右侧汇入腔静脉右前壁，称为右后下静脉，在行右半肝切除时应将其切断，注意术中易误伤该静脉而引起大出血。

（五）胆道系统解剖

胆道系统是将肝脏代谢中所产生的胆汁进行排泄、引流的管道系统。它起始于肝内的毛细肝胆管，经过不断汇合形成区域肝胆管段、叶间胆管，最终汇合为左、右肝管-肝总管-胆总管，开口于乏特壶腹（Water壶腹）。为便于掌握与应用，一般将胆道系统分为肝

7

内、肝外两部分。小肝癌手术切除主要涉及肝内胆管系统。在肝实质内肝胆管与门静脉、肝动脉三者同包绕在结缔组织鞘内伴行，其分支的命名，按肝脏的分叶、分段来命名。即左、右肝管（半肝一级分支），左内叶、左外叶、右前叶及右后叶肝管（二级支），各段支肝管（三级支）。

（1）左半肝内的肝胆管引流左半肝的胆汁，由左外叶肝管和左内叶肝管汇合成左肝管（有尾叶肝管汇入）。左肝管是汇总左半肝胆汁引流的总干（第一级分支），它位于肝门横沟左侧，左门静脉横部的深面，它在与右肝管汇合前还接纳 1~2 支来自尾状叶的小肝管，左肝管长。左肝管是由左内叶肝管和左外叶肝管汇合而成的，其汇合方式多有变异，文献报道有左肝管者占 86.6%~95.1%，其汇合类型有：①规则型（多数，占 73%），左外叶肝管走行在门静脉矢状部内侧达横部深面与左内叶肝管汇合成左肝管。而左外叶肝管由左外叶下段支与左外叶上段支在门静脉矢状部外侧深面汇合成左外叶肝管。②左内叶肝管与左外叶下段肝管汇合（在矢状部深面），再与左外叶上段肝管汇合，占 19.2%。③左外叶上、下段肝管与左内叶肝管在同一点汇合（门静脉横部深面），占 7.8%。④无左肝管型，即左内叶肝管与左外叶肝管直接汇于右肝管，占 13.4%。

（2）右半肝内的肝胆管引流右半肝胆汁，由右前叶和右后叶肝管汇合成右肝管（并有尾叶右段的肝管汇入）。右肝管较短，变异较左肝管多。有右肝管者为 69.9%~73.3%，无右肝管者为 26.7%~30.1%，无右肝管者的汇合变异较为复杂。右肝管的汇合类型：①规则型，由右后叶肝管与右前叶肝管汇合而成。右前叶肝管方向朝上，为右肝管的延续，它由右前叶上部和下部肝管汇合而成，右后叶肝管呈水平方向，它由右后叶上部和下部肝管在右后叶门静脉的深面汇合，然后绕过右前叶门静脉，在其起始点的深面与右前叶肝管汇合成右肝管（91%）；②右后叶肝管与右前叶肝管在右门静脉起始点浅面汇合成右肝管者为数较少；③二支右前叶肝管分别与右后叶肝管汇合而成右肝管；④二支右后叶肝管分别与右前叶肝管汇合而成右肝管。无右肝管的汇合类型：①右前叶肝管与右后叶肝管同时在一点汇入总肝管时形成右肝管，也称为分裂型（最常见，占 62.5%）；②右前叶肝管在门静脉深面与左肝管汇合；③右后叶肝管与左肝管汇合；④右后叶肝管与左肝管的段间支汇合后再注入左肝管。

（3）尾状叶肝管位于肝门横沟的后面，1~5 支不等肝管均较细小。尾状叶的左、右段肝管分别开口于左右肝管者占 70%，均注入左肝管者占 20%，均注入右肝管者近 10%。

第三节　小肝癌手术治疗的术前评估

小肝癌的外科手术切除作为目前临床应用最广泛的治疗手段，其围术期的管理是手术治疗成功与否的关键。由于小肝癌的发病主要是伴随肝炎、肝硬化，因此对其术前的各项评估（包括全身状况评估和肝脏评估）是手术切除成功开展的第一步。术前评估有助于制定正确的治疗方案，并直接影响术后恢复情况。本节就小肝癌术前的全身、肝脏及肿瘤评估做一简要概述。

7

一、全身评估

（一）一般健康状态评分

评价患者的体力活动状态（performance status，PS），即从患者的体力来了解其一般健康状况和对治疗的耐受能力。肝癌通常也采用美国东部肿瘤协作组（ECOG）评分系统，具体如下：

0分：活动能力完全正常，与起病前活动能力无任何差异。

1分：能自由走动及从事轻体力活动，包括一般家务或办公室工作，但不能从事较重的体力活动。

2分：能自由走动及生活自理，但已丧失工作能力，日间不少于一半时间可以起床活动。

3分：生活仅能部分自理，日间一半以上时间卧床或坐轮椅。

4分：卧床不起，生活不能自理。

5分：死亡。

ECOG PS评分系统是评估肿瘤病人全身状况的常用评价标准，对于小肝癌病人行手术切除，PS评分可以初步评价病人的全身状况，了解肿瘤对于全身的影响和全身状况对于手术切除的耐受性。一般情况下，PS评分为0~1分病人，疾病对于全身状况的影响的较小，在排除其他手术禁忌情况下，全身状况估计可以耐受手术的进行。

（二）术前营养状况管理

术前的营养状态与术后并发症的发生有密切的关系。由于肝癌病人大多数合并有肝病情况，有时评价比较困难。通过反复测量患者的体重、BMI、血清总蛋白、白蛋白及凝血酶原时间及肝储备功能来进行评价。术前营养状况欠佳病人往往合并有其他疾病的存在（如高血压、糖尿病及慢性肺部疾病史）。对于合并有糖尿病病人，术前应停止口服药而改用胰岛素控制血糖稳定；对于慢性阻塞性肺疾病病人，术前给予高蛋白饮食以改善其呼吸肌功能及免疫功能。对于营养状况较差病人，在补充营养方式上，首选经口进食，而非采用静脉营养。对于有肝功能损害且可以行肝切除术的病人，也可以联合肠内营养。术前避免长时间禁食可以改善肝功能、预防细菌移位及术后尽快进食等方面均有益处。对于血氨升高的病人，可考虑在口服乳果糖的同时，给予低蛋白饮食或使用支链氨基酸制剂。

二、肝脏评估

小肝癌的肝切除要求在完整切除肿瘤病灶的同时，确保剩余肝脏解剖和功能体积正常化，并最大限度控制术中出血及全身创伤性侵袭，最终使病人获得最佳治愈效果。肝脏功能性评估是决定病人术后肝脏功能代偿和手术安全的关键因素之一，肝脏储备功能的评估对于判断患者是否耐受手术、耐受何种程度的手术有重要意义。临床上导致肝脏储备功能不全的原因很多，病毒性肝炎导致的肝硬化是肝脏功能不全的主要原因。近年来，肝脏储备功能评估对于临床价值日益凸显，一方面外科医师试图克服解剖学和肿瘤体积的限制以提高手术切除率，但同时要避免肝衰竭的发生；另一方面通过选择性门静脉栓塞（selective portal vein embolization，SPVE）、二步肝切除（associating liver partition and portal vein ligation for staged hepatectomy，ALPPS）等技术在大范围肝切除前提高预留肝脏储备功

7

能的方法逐渐普及，但如何有效评价剩余肝脏功能至今仍是一个令人棘手的问题。现有评估肝脏功能的指标主要分为四大类：肝脏血清生化检查（转氨酶、胆红素及白蛋白等）、肝脏摄取与排泄功能定量试验（吲哚氰绿试验、氨基比林呼吸试验等）、肝脏体积测量（CT、MRI 检查得到的肝脏物理体积和核医学检查得到的功能性肝脏体积）、综合评分系统（Child-Pugh 评分、MELD 终末期肝病模型评分）。

（一）常规血清学肝功能检查

常规的血清学肝功能检查是临床上基本的快速检查肝脏功能的方法，也是其他许多评估肝功能系统的基础，通过常规的酶学（如 ALT、AST）、血清白蛋白、前白蛋白、总胆红素、胆碱酯酶、凝血酶原时间等测定可以了解肝细胞损害情况及肝脏代谢、合成、分泌功能。尽管如此，肝脏生化检查的大多数指标都不能全面特异地反映肝脏功能，例如，AST 除肝脏外，在心肌、骨骼等均有分布；白蛋白易受到外源性补充的干扰等。

（二）肝脏储备功能检查

肝脏储备功能检查比常规肝功能检查更能确切地反映在行肝脏手术切除时肝脏对手术的耐受性。常用的储备功能测定方法有口服葡萄糖耐量实验、胰高血糖素负荷试验、吲哚靛氰绿储留率（indocyanine green，ICG）试验、利多卡因代谢试验、动脉血酮体比率、氨基比林呼吸试验等，目前临床最常使用的是 ICG 试验。

ICG 是一种有机染料，静脉注入体内后能与体内血清蛋白（脂蛋白、白蛋白等）结合，色素不沉于皮肤，也不被其他组织吸收，进入人体内的 ICG 随血液循环迅速分布于全身血管内，高效率、选择地被肝细胞摄取，又从肝细胞以游离形式排泄到胆汁中，经胆道排入肠道，随粪便排出体外，且不参与肠-肝循环，无淋巴反流，也不从肾脏等其他肝外脏器排泄。当肝脏病变时，即肝有效血流量和肝细胞总数降低时，血浆 ICG 消除率 K 值降低，血中 ICG 滞留率 R 值升高。一般以注射后 15 分钟血中 ICG 储留率 ICG_{R15} 或 ICG 最大清除率 ICG_{Rmax} 作为衡量肝脏储备功能的一个指标，尤其是 ICG_{R15} 近年来在肝切除术前肝脏储备功能评估中得到越来越多的重视，成为临床上较可靠的评估肝脏储备功能的指标。ICG_{R15} 允许安全的多量肝切除的临界点是 14%。实际上，ICG_{R15} 的肝脏手术安全临界点可以被放宽到 17% 甚至是 22%，特别对于那些肝脏切除量相对较少的手术，而局部肝切除 ICG_{R15} 的值甚至可以高达 40%。ICG 试验的主要问题是检查结果受肝脏血流的影响很大，此外 ICG 试验不适合有黄疸的病人。

而对于其他的肝脏储备功能检查，在预测肝切除术后的手术结果方面并不比 Child-Pugh 评分更好。另外，这些检查实施起来较为复杂，因此更多的是用于临床研究，而没有作为常规检查在临床应用。

（三）肝脏体积测量

1. 标准肝体积的计算　标准肝体积公式不只是对肝脏体积大小一种估算的方式，应用于外科手术的评估，特别对于有慢性肝病的病人，它能更多反映肝脏体积的变化。根据标准肝体积计算出标准残肝体积，为小肝癌能否施行精准肝切除划定了一条界线，为尽量减少术后肝衰竭发生的可能发挥重要作用。基于不同的人群，国内外建立了不同的标准肝体积公式，国内肝脏体积计算公式：LV（cm^3）= 613×BSA+162.8（BSA 为体表面积）。国外基于各自的人群都建立了相应标准肝体积公式，如 Urata 日本公式 ［标准肝体积公式（ESLV）= 706.2×BSA+2.4］，Vauthey 欧美公式 ［liver volume = 18.51×body weight（BW）+191.8］。

2. 影像学方法计算肝脏体积

（1）超声及 MR 检查：超声作为一种可实时显像又相对便宜的检查，常应用于肝脏疾病的初步诊断。应用超声去测量肝脏体积是将超声断层图像行计算机分析后得出肝脏体积，该技术发展较早，但准确性较高地依赖于操作者的熟练程度及图像清晰度等，目前多用于小儿。近年来随着三维超声的出现，三维超声体积自动测量技术也逐步成长起来，可能为超声测量肝脏体积的广泛应用带来积极影响。同时还可利用超声检测肝纤维化程度，肝纤维化程度越重有功能的肝细胞数就越少，肝脏的储备功能就越差。MR 对于软组织的分辨率高于 CT，成像后肝脏边界会更加清晰、准确，且避免了 X 线辐射等影响。但扫描时间长、容易因呼吸产生测量误差及费用较高等原因制约了 MR 用于肝体积测量领域的进一步发展。

（2）CT 检查：在测量肝脏体积方面有其无可替代的优势，尤其是螺旋 CT，以其无创、扫描速度快、多期、显示肝脏轮廓及叶段清晰、测量可重复性好、准确性较高等优点得到临床医生的广泛重视。目前 CT 测量肝脏体积的方法有手工测量及半自动测量。研究表明，半自动法所测的肝脏体积对实际肝体积的相关性比 CT 手动法要更好。近几年来，在临床上受到越来越广泛重视及应用。肝脏 CT 影像解读分析系统就是一种利用 CT 影像信息进行半自动测量的新型软件系统，它能更加准确地测量肝脏体积，同时对肝脏血管进行三维重建分析并模拟肝脏切除等，帮助临床医师制定及调整手术方案，使肝脏手术具有更好的安全性及可控性。

3. 利用 TcGSA 显像技术进行功能性肝脏体积的测量

去唾液酸糖蛋白受体在哺乳动物中仅表达在肝细胞表面，去唾液酸糖蛋白类似物半乳糖化人血清白蛋白（Tc-GSA），其具有化学性质稳定、保存期长、非特异性结合少等优点。静脉注射后，可以快速与受体结合然后被肝细胞摄取。GSA 的特点是仅由肝脏摄取；在肝脏内快速摄取；不仅是血液清除，肝脏的摄取也可被评估可以获得连续的时间活性曲线。因此可利用 TcGSA 对肝脏功能进行量化的动态评估。该技术的优点是可以测量区域肝脏的功能，对外科手术肝切除规划的制定有重要的参考价值。TcGSA 显像技术逐渐得到广泛使用，在日本已经作为一个常用的工具，作为 ICG_{R15} 的补充预测肝脏切除短期预后的参考。但和 ICG 相似，该技术同样受肝脏血流的影响。此外，目前功能性肝体积的测定采用的是图像轮廓提取技术，其基准值在不同的文献中有一定的差异。

（四）临床综合评分系统

1. Child-Pugh 评分

1973 年 Pugh 在 Child 分级的基础上，以凝血酶原时间延长代替营养状况，并以综合评分的方式评价肝功能，即 Child-Pugh 分级（表 7-3-1）。Child-Pugh 评分是目前临床上最为常用的肝功能评估指标，该分级包括总胆红素、白蛋白及凝血酶原时间三个生化指标和腹水、肝性脑病两个临床指标。A 级提示病人对手术的耐受性较好；B 级可耐受部分小范围肝切除术但风险相对增加；C 级病人一般不建议行肝切除。Child-Pugh 评分简易明了，在临床上应用比较广泛，但仍不能准确、量化地反映肝脏储备功能。用量化的肝功能检查进行分析时可以发现，Child-Pugh 评分 A 级病人之间的肝脏储备功能存在很大差别；另一方面，Child-Pugh 评分 C 级病人间的肝硬化严重程度也有较大不同。因此，将 Child-Pugh 评分结合其他指标，往往能获得更加可靠的临床价值，如与 ICG_{R15} 等结合，对判断肝切除手术耐受范围有更加积极的作用。

7

表 7-3-1　Child-Pugh 评分系统

临床生化指标	1 分	2 分	3 分
肝性脑病（级）	无	1~2	3~4
腹水	无	轻度	中重度
总胆红素（μmol/L）	<34	34~51	>51
白蛋白（g/L）	>35	28~35	<28
凝血酶原时间延长（秒）	<4	4~6	>6

分级：A 级：5~6 分；B 级：7~9 分；C 级：≥10 分

2. 终末期肝病模型（model for end stage liver disease，MELD）　MELD 评分公式为：$3.8 \times \ln$［胆红素（mg/dl）］$+11.2 \times \ln$（INR）$+9.6 \times \ln$［肌酐（mg/dl）］$+6.4 \times$（病因：胆汁性或酒精性为 0，其他为 1）。MELD 评分最初用于弥补 Child-Pugh 评分在判断经颈静脉肝内门腔静脉分流（transjugular intrahepaticportosystemic shunt，TIPS）术后患者预后的不足。但目前最主要被广泛用于判断终末期肝病病人肝移植的先后顺序。目前使用 MELD 评分预测非移植病人的手术风险也获得了很好的结果。临床证据表明，肝切除术后恢复较好的患者一般需 MELD 评分<10，这些病人无术后死亡或者术后肝衰发生，并且极少出现术后并发症；如果 MELD 评分超过 10，则术后并发症发生率会明显升高（可高达 50%）。MELD 评分不足之处在于 MELD 分级中使用的血清肌酐、胆红素、INR 等指标容易受非肝病因素的影响，这将直接影响判断真实的肝病病情。此外，MELD 评分目前纳入的观察指标不够全面，腹水、出血、肝性脑病等肝硬化门脉高压重要指标并未包括在内。尽管如此，MELD 评分在评价肝病严重程度、判断预后方面仍有重要的临床价值。

三、基于全身及肝脏评估的手术方案设计

在肝癌切除术前判断病人能否耐受手术方案、保证足够的剩余肝脏体积对于手术成功有着极为重要的意义。合理准确的评估能够指导肝切除手术安全顺利地开展，且能尽可能地避免术后肝衰竭的发生及减少患者死亡率。在排除一般的肝脏切除手术的禁忌证（如全身营养状况差、心肺肾严重器质性疾病、肝癌肝内外多发转移等）后，对于如何根据肝脏功能评估指导肝脏手术方案实施是临床一项重要课题。国内学者综合 ICG_{R15} 及 Child-Pugh 评分后提出以下建议：对于 Child-Pugh 评分 A 级病人，如 $ICG_{R15}<10\%$，则可耐受半肝甚至更大范围的手术；ICG_{R15} 为 10%~19%，则只能耐受两个肝段切除；ICG_{R15} 为 20%~29% 则只能行一个肝段或者亚肝段切除；ICG_{R15} 为 30%~39%，只能行局部剜除术；$ICG_{R15} \geq$ 40%，不建议行任何形式的肝切除，局部消融可能是比较好的选择。对于 Child-Pugh 评分 B 级病人，即使 $ICG_{R15}<10\%$，最多也只能切除两个肝段。对于 Child-Pugh 评分 C 级病人，无论 ICG_{R15} 高低，均不建议行肝脏手术。除 ICG 试验及 Child-Pugh 评分外，还有其他一些判断肝脏可切除性及切除范围的方法，如 OGTT（oral glucose test）曲线、动脉血酮体比率（arterial ketone body ratio），但临床上应用相对较少。

排除肝脏手术的禁忌证，根据术前肝脏酶学检查、ICG 试验、Child-Pugh 评分等确定肝脏手术的安全切除范围，在可以保证足够的剩余肝体积基础上合理选择肝脏切除方式，力求完整切除病灶、减少术中大血管损伤及出血、减少肝门阻断时间等。对于合并不同程

7

度肝硬化的小肝癌病人，肝功能往往较差，因此对剩余肝脏体积的要求比正常肝脏要高。

目前，肝脏三维重建系统在临床上已经得到较为广泛的应用。利用患者影像学资料（主要是 CT 图像），在计算机上以相关软件进行处理就可以得到肝脏的三维结构，在此基础上可以测得肝脏的体积，了解肿瘤与肝内结构的空间关系及肝内血管解剖变异等。对重建的肝脏行模拟切除，选择切除面，模拟切除后可以计算剩余肝脏体积，与根据标准肝体积公式计算得到的标准残肝体积比较，就可以预测术后肝衰竭发生的可能性。如果剩余肝体积不够，则需修改切除曲面，减少切除肝体积以满足标准残肝体积需要。同时，根据三维图像所显示的肿瘤及血管的关系，修改肝切除曲面，在尽可能完整切除肿瘤的同时减少对重要血管及结构的损伤。相关临床研究证明，三维重建所获得的肝脏体积及肝脏内管道系统能较真实地反映实际情况。

当然，成功的小肝癌手术切除，除了术前充足的肝功能评估，还需要术中精细的肝断面处理技术，对肝脏出血及缺血的控制，同时麻醉需控制好中心静脉压以减少手术出血，围术期需加强监护及营养支持、保肝治疗等，及时监测术后肝脏功能各项指标变化及残肝再生情况，尽早发现并处理术后并发症等。当前腹腔镜肝切除术的普及以及各种新技术如达芬奇机器人手术系统的出现，预示了今后外科手术将沿着更精准、微创和规范化的方向推进，因此，术前评估对于手术方案设计的意义将进一步得到人们的重视。相信随着术前肝功能评估手段的进步，小肝癌的切除手术将变得越来越安全。

第四节　小肝癌的手术切除方式选择和原则

由于小肝癌病人的全身状况、肿瘤病灶位置、数目以及肝硬化程度存在很大差异，为确保手术方案的顺利进行，在临床中采用何种手术方式，需结合患者具体情况综合考虑。一般总原则遵循肿瘤根治与手术安全相结合，在保证手术安全的前提下，获得最佳治疗效果，同时兼顾微创。

一、开腹手术切除与腹腔镜手术切除

微创外科以其手术切口小、出血少、术后恢复快及全身反应轻等特点，将成为未来外科发展的主流方向。以腹腔镜为代表的微创外科逐渐被人们所接受，尤其是在腹部外科领域已得到广泛应用。自 1991 年美国 Reich 等率先报道腹腔镜下肝脏良性肿瘤切除术以来，腹腔镜技术在肝脏疾病中的应用日渐广泛。2009 年 Nguyen 等统计文献已报道了 2804 例腹腔镜肝切除术，其病种包括肝脏良恶性肿瘤，肝切除范围亦由局部切除、楔形切除逐步扩大至半肝切除，有部分医疗中心报道采用腹腔镜施行供肝的切取。近年来，我国开展腹腔镜肝切除术（图 7-4-1）的中心越来越多，作为肿瘤专科医院的中山大学附属肿瘤医院肝胆科近年来也成功开展腹腔镜下的肝癌手术切除，现每年有超过 100 例的病人是采用腹腔镜进行肝癌切除。

小肝癌开腹下手术近年来发展迅速，先后经历了肝脏小病灶楔形切除、规则性肝叶切除、不规则肝部分切除、半肝或扩大肝切除、精准解剖性肝切除。作为肿瘤外科领域，腹腔镜因实施的困难性及存在的问题，一直是国内外肿瘤科专家争相研究的热点。其主要原

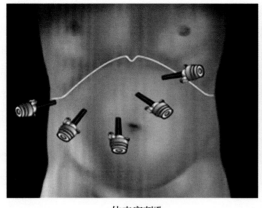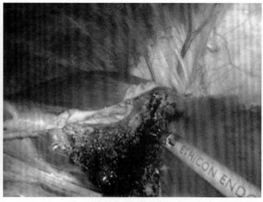

体表穿刺孔　　　　　　　　　　　　　　超声刀离断肝实质

图 7-4-1　腹腔镜肝切除术示意图

因有：①腹腔镜下难以控制的出血是限制其发展的最大难点，也是中转开腹的主要原因；②在开腹手术中应用很好的技术在腹腔镜手术中实施仍有困难，例如血管阻断、压迫、缝合、止血等；③理想的腹腔镜切肝器械还比较缺乏；④CO_2气腹所带来的高碳酸血症及潜在引起腹腔播散种植、Trocar 种植可能；⑤同开腹手术相比，无开阔的视野和手感。尽管如此，腹腔镜手术现已成为肿瘤外科一项不可或缺的部分，在广泛普及中，在现代医学技术发展中不断体现着其相应的价值。

（一）腹腔镜肝切除术适应证

目前腹腔镜肝切除术的主要适应证是在符合开腹手术切除指征的前提下，又具备如下条件的肝癌病人：

1. 肝硬化程度不重，无明显门静脉高压症。

2. 肿瘤最大直径≤10cm。

3. 肿瘤尚未侵犯肝门，且无肝静脉、门静脉及胆管癌栓。

4. 肿瘤尚未侵犯膈肌及邻近脏器，无破裂出血者。

5. 位于肝脏边缘或局限于肝脏某一叶、段的直径<5cm 的单发病灶，是腹腔镜肝切除较好适应证，而直径>5cm 的单发病灶，只要病变与切缘及预留肝脏的主要结构尚有安全距离，可行腔镜半肝或扩大半肝切除。

6. 对于多发转移结节，只要病灶相对局限，并能确保切缘阴性，也可以选择腔镜切除。

（二）腹腔镜肝切除术类型

腹腔镜肝切除术的类型包括：①全腹腔镜肝切除。所有操作完全在腹腔镜下完成肝切除；②手助腹腔镜肝切除。以腹腔镜为主，将手通过腹壁切口伸入腹腔，辅助腹腔镜手术操作，完成肝切除。③腹腔镜辅助肝切除术，以手操作切肝为主，腹腔镜辅助下行肝切除术。在腹腔镜或手辅助腹腔镜下完成肝切除术的部分操作，而肝切除的主要操作通过腹壁小于常规的切口完成。

上述 3 种肝切除术亦可在机器人手术系统辅助下完成。机器人肝切除术有以下优势：

①具有三维立体图像。②放大倍数高，成像清晰。③包含机械臂和机械腕，可以进行精细操作，避免人的主观判断错误。但是由于价格昂贵，采用机器人手术系统行肝切除术目前仍难以普及。

（三）腹腔镜手术禁忌证

1. 不适合开腹手术切除的病人不考虑腹腔镜手术切除。

2. 病灶过大、毗邻重要大血管、腔镜操作困难、易导致瘤体破裂、难以获得阴性切缘者也应放弃腔镜手术而改为开腹手术。

有国内专家建议肝肿瘤病灶位于Ⅱ、Ⅲ、Ⅳa、Ⅴ、Ⅵ段表浅的局限性小病灶及局限于左肝外叶的恶性病变，是腹腔镜肝脏切除术的最佳适应证，而腹腔镜左外叶解剖性肝切除有望成为肝左外叶手术的金标准。

（四）腹腔镜肝切除技术及肝脏断面处理

腹腔镜目前最为常用的离断肝实质器械为超声刀。首先确定肝脏的预切除线，用电刀沿预切除线切开肝包膜，然后用超声刀等器械逐步由前向后、由浅入深离断肝实质。由于距肝脏表面1cm范围内的肝实质内无大的脉管结构，可一次性离断较多肝实质，而离断至肝脏深部后则需小心，一次性离断肝实质不宜过多。对于直径≤3mm的脉管结构可以直接凝固切断，对于直径>3mm的脉管应用钛夹或生物夹夹闭后予以切断。对于直径>7mm的脉管结构，应用丝线结扎或切割闭合器处理。使用切割闭合器时，必须保证切割组织内的大血管完整离断。大的脉管结构和肝蒂的处理建议使用切割闭合器以确保手术的安全。

肝切除术后肝脏断面处理的目的是止血和防止胆汁漏。可采用双极电凝或氩气刀喷凝止血。对于细小血管和胆管可采用电凝封闭。经过反复电凝止血后出血仍未停止，应仔细观察创面，寻找出血点，进行缝扎止血，如脉管直径>3mm，需用钛夹妥善夹闭。肝脏断面处理完毕后需用生理盐水冲洗，确认无出血和胆汁漏，局部创面可覆盖止血材料，肝脏断面下放置1~2根引流管。

（五）腹腔镜局部肝切除基本手术步骤

1. **游离肝脏**　先离断肝圆韧带、镰状韧带，然后根据病灶部位游离肝脏。病灶位于肝Ⅱ段、靠近左三角韧带和冠状韧带者，需离断上述韧带；病灶位于肝Ⅵ段者，需离断肝肾韧带、右三角韧带及部分右冠状韧带。

2. **离断肝实质**　距病灶边缘1~2cm标记肝切除线，由前向后，由浅入深采用超声刀等器械离断肝实质。对于直径>3mm的脉管，钛夹夹闭远近端后再予超声刀离断，直至完整切除病灶。

3. **肝脏断面处理**　对于肝脏断面渗血可用氩气刀或双极电凝止血，肝脏断面活动性出血宜采用3-0或4-0无损伤缝线缝合止血，肝脏断面覆盖止血材料并放置腹腔引流管。

4. **标本的取出**　标本装入一次性取物袋中，体积较小的标本直接扩大脐部切口取出，体积较大的标本可从肋缘下的2个穿刺孔连线作切口或下腹部另作横切口取出。

（六）腹腔镜手术并发症

文献报道腹腔镜肝癌手术切除存在并发症主要有气体栓塞、胆漏、肝衰竭、腹腔积液或脓肿、胃肠损伤等。加强腹腔镜操作的熟练程度是避免并发症发生的主要措施。

总之，腹腔镜肝癌手术的开展，为小肝癌外科治疗提供了一种理想的微创治疗手段。特别是肝左外小肝癌，肝左外叶具有体积小、便于游离的解剖学特点，给腹腔镜下的手术

7

提供了很好的解剖学基础，相对于开腹肝左外叶切除更能体现"微创"的魅力。在不久的将来，腹腔镜下手术有望成为肝左外叶切除的"金标准"。

二、解剖性肝切除与局部肝切除

解剖性肝切除（anatomic resection）即规则性肝切除（图7-4-2），是指按照荷瘤肝段门静脉供应范围进行肝脏切除，理论上可减少肿瘤早期门静脉分支播散的微转移灶，从而减少术后肿瘤复发。解剖性肝切除的做法是通过解剖第一肝门，分离出拟切除肝叶、段的供血管道（相应的肝动脉、门静脉分支）和引流胆管，逐一进行结扎（或切断），此时拟切除肝叶与保留肝叶之间出现明显分界线，即可沿此分界线作为切肝平面，切除该范围的肝组织。此外，也可在切肝前于第二肝门处处理相应的肝静脉分支。

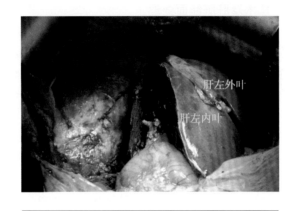

图7-4-2 解剖性右半肝切除术

局部肝切除即非规则性肝切除，包括肝脏部分切除或肿瘤剜除术，前者常不涉及肝门大血管及胆管，只是将通向病变部位的血管分支和胆管切断结扎，常用于病变较小位于肝脏周边或数个肝段交界处，而又不需要作肝叶或半肝切除者；肿瘤局部剜除术多用于肿瘤小、位置深或紧邻肝门部大血管，且合并严重肝硬化无法行扩大肝切除术的患者，因其手术并发症少，操作简单，在我国得到广泛应用，特别适合肝硬化背景下肝功能储备差病人的肿瘤切除。

临床实践中解剖性肝切除与非解剖性肝切除孰优孰劣，如何选择？考虑出发点主要是基于肿瘤根治与手术安全考虑。虽然国内外有研究显示：非解剖性肝切除的局部复发率高于解剖性肝切除，是影响肝癌病人总生存率和无瘤生存率的独立危险因素之一。但是进一步发现，小于2cm的肿瘤病灶较少出现门静脉分支侵犯，而大于5cm的肿瘤可能已有较大门静脉分支侵犯，前者与局部肝切除比较优势不明显，后者即便采用解剖性肝切除术，效果亦较差，因此解剖性肝切除仅在部分患者（如：肿瘤单发、直径2~5cm、肿瘤边界不清、呈结节型肝癌伴局部包膜突破多结节融合型或浸润型）中具有明显改善预后的优势。另外，解剖性肝切除术操作复杂，需分离更多肝组织，占用更长手术时间，对于肝硬化较重，肿瘤位于肝Ⅳ、Ⅶ、Ⅷ段者仍较为困难，因该区域血管供应复杂，有时难以显示清晰且整齐的肝段边界。因此术者在运用何种切除方式时需综合考虑肿瘤大小、数目、位置、肝硬化程度及术者切除经验决定。

此外，对于局部肝切除，肿瘤切缘问题一直以来存有争议。切缘太近（<1cm）可导致切缘复发率增加，切缘太大可能损失更多正常肝组织，增加术后肝衰竭风险，尤其对于肝硬化较重的患者，临床中常需在最佳切缘和保留足够有功能肝实质之间权衡。至少1cm的肿瘤切缘目前为大多数外科医生认可，但需根据肿瘤具体特征具体判断。有研究显示：对于无血管癌栓、子灶的肝癌切除病人，小于1cm的切缘亦可达到接近100%的微转移灶切除率；而对于伴有肉眼癌栓或子灶的小肝癌病人，需大于1cm的切缘方可达到最大限度的无瘤切缘效果。因此局部肝切除的切缘问题在临床中需根据肿瘤病灶的具体情况具体分析。术后复发率高的因素除了切缘距离外，切缘阳性、肿瘤无包膜、伴有子灶或血管癌栓等可能更有预测价值。

三、肝切除术中出血的合理解决方案

手术出血与肝切除术后并发症发生及术后死亡密切相关，输血还可能影响患者的免疫功能，导致术后肿瘤复发。因此，有效、安全、迅速控制出血是小肝癌手术切除顺利安全实施的前提。肝切除技术的发展，其主要内容也是围绕如何控制术中出血。随着技术的熟练、方法的改进和新器械的应用，肝切除正逐步由出血手术转向不出血手术。

（一）肝脏游离过程中出血的控制

切肝前须充分游离肝脏，以获得良好的手术野显露。在肝脏游离过程中可发生较多出血，有时肝切除术中出血的主要环节不在断肝过程，而是在肝脏游离过程。游离肝脏发生出血的常见原因有严重粘连、右肾上腺静脉、肝短静脉、主肝静脉出血以及肿瘤或膈肌破裂出血。

1. 右肾上腺静脉出血　在做右肝切除分离肝裸区时可分破右肾上腺静脉发生出血，尤其当右后叶肿瘤侵犯右肾上腺时更易发生。一旦发生出血很难在切除病灶前准确缝扎止血，如盲目缝扎或钳夹，常使破口越来越大。甚至会损伤下腔静脉，使出血变得失去控制。因此，在遇到右肾上腺静脉破裂出血时切勿盲目强行止血，可先用纱布垫填压暂时止血，按切肝程序照常切肝，待移去病灶后，充分暴露出血点，在直视下处理止血。

2. 肝短静脉出血　肝短静脉出血通常发生在游离右肝的过程中。将右肝向左上方翻起时撕破肝短静脉，或在离断肝短静脉时将其分破，均可造成肝短静脉出血。肝短静脉损伤后表现为肝后下腔静脉壁上的破口，如损伤的肝短静脉较粗大，则出血凶猛。此时可先用手指压迫出血点，吸尽积血，如出血点可显露，可在直视下用无损伤缝线修补止血。如出血点无法显露，处理方法则同右肾上腺静脉出血，即先用纱布垫压迫暂时止血，待切除病肝后再做止血处理。

3. 主肝静脉出血　在游离右肝或左肝时，如过度翻转、牵拉肝脏，可撕破右肝或左肝静脉造成大出血。这种出血多异常凶猛，处理起来较为棘手，最好的处理方法是预防。一旦遇到肝静脉破裂大出血，切忌惊慌而盲目钳夹、缝扎，以免损伤下腔静脉造成更大的出血。正确的方法立即用手指压迫出血点，如已做全肝血流阻断准备，此时可阻断肝下、肝上下腔静脉，完成切肝后再做血管修补止血，出血凶猛常规止血无效又未做全肝血流阻断准备，则应分离并阻断肝上、下腔静脉，然后行切肝、血管修补。

4. 肿瘤破裂出血　肿瘤较大时常侵犯膈肌、侧腹壁等，在游离过程中可分破肿瘤引起出血。一般情况下，用纱布垫压迫破裂口即可止血而不影响继续游离若在纱布垫压迫后仍有较多出血，应做肝门阻断控制出血，在肝门阻断下继续完成游离。

此外少数情况下，因肿瘤巨大、与周围组织脏器粘连紧密，如强行游离可引起较多出血。此时可采取前入路切肝法，先行断肝，待病灶完全离断后。再做肝周韧带游离，可减少游离过程的出血。

（二）肝脏血流阻断技术的合理选择

1. 入肝血流阻断法（Pringle 法） 目前仍然是国内外最常采用的方法，操作简单，术中除了肝静脉系统反流的静脉性出血外，肝创面控制出血效果确切，但是存在对残肝的缺血再灌注损伤。对于肝硬化较重、肝储备功能差，估计阻断时间较长的患者，可采用间歇性入肝血流阻断方法，即首次阻断 15~20 分钟，松开 5 分钟后行再次阻断，可显著减少持续阻断引起的内脏淤血水肿和残肝的缺血再灌注损伤。

2. 选择性入肝血流阻断 包括半肝血流阻断和肝段血流阻断技术，理论上对于残肝储备功能较差的患者，可更好的预防残肝缺血再灌注损伤的发生，有利于术后肝功能早期恢复，在解剖性肝切除术中有一定优势。但另一方面，由于增加了肝门解剖时间，在未阻断的肝脏创面仍会有持续的出血存在，因此目前有临床研究指出与入肝血流阻断相比，其在保护肝功能、降低术后并发症方面并无明显优势。

3. 选择性门静脉干阻断 此法可为肝脏保留肝动脉血流，减少肝脏切除过程中缺血再灌注损伤的发生，但是也应当看到，在肝脏创面出血较多，阻断前需费时进行门静脉的解剖分离，目前尚没有临床证据支持其大规模应用。

4. 全肝血流阻断技术 全肝血流阻断（图 7-4-3）即联合入肝血流阻断法以及肝上钳夹下腔静脉和肝下肾静脉上方钳夹下腔静脉，实现全肝血流阻断。尤其适用于复杂肝切除术中肿瘤侵犯肝腔静脉结合部或肝后下腔静脉或伴有下腔静脉癌栓的病人。但该方法对血流动力学影响显著，可使心脏指数降低 50%，平均动脉压降低 10%，心率增快 50%。如平均动脉压难以维持在 80mmHg 以上（或下降>30%），提示病人难以耐受腔静脉阻断（发生率 10%~20%），或由于预期阻断时间长，为防止肠道淤血和心血管系统不稳定，也可采用选择性全肝血流阻断方法，即选择肝外分离阻断肝静脉而不阻断下腔静脉，减少对全身血流动力学的干扰。有研究显示该改良法与全肝血流阻断技术比较，术中出血量差异无统计学意义，但术后并发症发生率和住院天数明显减少。尽管如此，肝外进行主要肝静脉阻断风险较大，一旦静脉撕裂，可能并发大出血和空气栓塞，而且当肿瘤侵犯肝静脉腔静脉汇合部时，该法应用受到限制。此外，如存在较大的尾状叶静脉，或异位肝动脉，或肿瘤侧支血管或因腰静脉回流等因素时，全肝血流阻断技术可出现阻断不完全导致的术中反流性静脉出血或肝脏淤血。

总之，无论采取哪种肝血流阻断技术，均可不同程度地降低术中出血量，但也带来了肝细胞缺血再灌注损伤，每种方法都有其最佳适应证。近年来，随着外科技术提高和先进断肝设备的应用，在断肝时而未行肝血流阻断，不仅可以做到出血量少，输血率低，并且对正常肝脏损伤小。表明无血流阻断下的肝切除亦安全可行。因此，术中决定是否行肝血流阻断以及采用何种阻断方式，需结合患者肝硬化程度、肿瘤局部情况、术者对于肝血流阻断技术的掌握及熟练程度、麻醉师的技术水平等综合考虑。随着新手术器械的应用，在无血流阻断下分离肝断面，遇到大血管或出血较多的复杂部位时才阻断血流，这样既保证

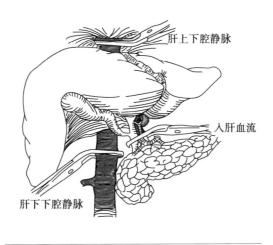

肝上下腔静脉

入肝血流

肝下下腔静脉

图 7-4-3　全肝血流阻断示意图

安全，又可减少血流阻断时间，是临床最为常用的方法。在某些复杂肿瘤的切除过程中，有时还需序贯采用多种阻断方法最终完成安全的肝切除术。

四、断肝技术的合理应用

肝离断是肝切除术中的最主要和最基本的操作。没有最好的断肝技术，最好的技术掌握在术者的手中，不同的技术在不同术者手中所起的作用不同。因此根据手术医师的熟练程度选择自己适合的断肝方法是做好肝离断的基础。

（一）手法、钳夹、刮吸和手术刀柄分离断肝

术者左手握住预被切除的肝脏，在肝表面的预切线上用手术刀切开肝包膜，然后沿肝切面分次用血管钳钳夹部分肝组织（包括其内的管道），肝实质被钳夹夹碎，其中未被压轧离断的管道，在钳夹的患侧剪断，将健侧一端结扎或缝扎。也可在切开肝包膜后，术者左手托起并控制肝断面，右手采用刀柄或指捏法在肝切面上行钝性刮扫、分离和推开肝实质，此处便显露出未能被刮断的肝内管道，然后钳夹、切断、结扎，这样沿着肝切面分次进行断肝，由浅入深，最后将病灶侧肝脏完全断离，也可采用金属头的吸机一边刮开肝组织一边吸走碎肝组织，显露管道给予结扎。此方法实际是手捏、刀柄、钳夹、刮吸等断肝方法的配合使用，安全、易掌握，是目前临床肝切除术中应用最普遍的方法。

（二）基于各种解剖器械的断肝

1. 超声抽吸器（CUSA）断肝　超声抽吸器切肝起于 20 世纪 70 年代末，此技术原理是采用磁控振荡器，将电能转变为 23000/s 振荡，即产生每秒 23kHz 频率的纵向振动，范围 100μm，这种极高速的超声振荡破坏细胞层厚度为 25～30μm，能选择性地粉碎肝组织和细小的毛细血管，直径 1～2mm 的肝内管道即不被切断而保留，使肝内稍大的管道即被保留呈骨骼化，以便于分别钳夹、切断和结扎。CUSA 的刀头上集中了仪器三大系统功能，即振荡粉碎、喷水冲洗（使术野清晰）、负压吸引清除被打碎被冲刷下来的组织碎末。通过超声刀的逐步切割，肝实质内可打出 0.5～1cm 宽的切割沟，1～2mm 以上的管道即清晰可见，并逐一钳夹、切断、结扎，直至切除病侧肝脏。CUSA 的优点是安全，稍大的肝内

7

血管即不被割断，出血少，特别对危险部位的肝肿瘤进行切除不会发生大血管损伤。应用过程要注意手法，尽量平行管道的走向左右摆动逐层分离，以免损伤管道尤其是肝静脉。如果掌握好技巧，切肝速度并不慢，而且管道显露比较清楚，易辨别需要结扎的管道。但对肝纤维组织多（如严重肝硬化）的肝脏，CUSA 切割效果较差，因此对有明显肝硬化的病例不宜采用。

2. 刮吸解剖刀（PMOD）断肝法　近年由彭淑牖教授研制并应用于临床，PMOD 斜面的刀头具有刮碎肝组织、通电后进行电刀钝切及电凝，以及吸引积血等功能，手术中只用一把器械即可完成上述（除缝合以外）的各种功能，包括游离肝周韧带等。术中先用手术刀沿肝切线切开肝包膜然后用 PMOD 沿肝切面肝实质内进行刮扫，由浅入深分离，对分离出来的管道行电凝或切断、结扎处理，同时吸引积血和肝组织碎末，这样逐次断肝，直至完全断离肝脏。术中，遇有<2mm 的肝静脉血管即可电凝切断，<1mm 门静脉（包括动脉及胆管）也可电凝切断而不必结扎，其他较大管道均需切断结扎处理。在采用 PMOD 断肝过程中，应在分次暂时肝门阻断下进行。PMOD 的优点是术中所采用的（除缝合以外）的基本操作功能均可以完成、安全、断肝速度快、术野解剖清晰，但对此操作不熟练者术中出血量较多。

此外，还有水压分离器（Hydro-Jet，水刀）等，亦有采用联合肝实质离断与血管胆管封闭于一体的技术如 Tissue Link、结扎束血管闭合系统（LigaSure）等进行肝切除，术中失血少切肝速度明显加快，但费用仍高，对肝硬化肝脏离断有困难，对直径>5mm 的管道闭合效果不肯定，术后胆漏发生率稍有增加。此外还有报道采用微波或射频技术预先凝固切除面肝实质后再行肝实质离断的方法（如 Habib4X 设备），主要的优势是减少失血、切除速度快，不足之处是实用性差，肿瘤距离重要结构较近时切除线不精确。

简单、有效是每一项外科技术发展并被最终认可的主要原则，选用术者最为擅长的断肝技术是完成肝切除术的最佳选择。

（三）肝后下腔静脉前隧道绕带捆扎断肝技术

2001 年由法国学者 Belghitl 首先创用。方法是：术中切断肝圆韧带，游离患侧半肝，解剖肝上腔静脉窝，分离出该处右肝静脉和肝左、中静脉合干与腔静脉的汇接处，并在两者之间用钝头血管钳或圆头弹性导尿管沿腔静脉前壁和肝之间的潜在的狭窄间隙向下方小心纵向分离，并逐步试插推进。同时在肝十二指肠韧带下方显露肝下腔静脉并紧贴肝脏（此处是右尾状叶）将腹膜反折切开（入口）沿着腔静脉前壁向上分离（有时需切断、结扎 2~3 支肝短静脉），上下口交替分离推进直至会师即建立肝后隧道。将二根弹性阻断带穿过隧道，分别置于肝正中裂的两侧，将绕肝带提拉扎紧。此技术 Belghiti 称为 Liver hanging maneuver，实际是一种便捷、安全的半肝切除中的断肝技术。2006 年国内有学者对肝后下腔静脉间隙进行过解剖研究，腔静脉前壁之肝短静脉多分布于左、右前侧壁上，并多集中于隧道下 1/2 区域，当分离至该处时须耐心仔细。此方法的优点是绕带可将肝中线提拉起与肝后下腔静脉分开，保证半肝切除中切面最薄，且有压迫止血作用并充分显露肝深面的管道，明视下处理深处的肝中、肝短静脉，减少损伤血管大出血和气栓的危险，提供了半肝切除中断肝的便捷和安全性。但此方法操作复杂，并且半肝切除术中为减少术中出血需加做肝门或半肝血流阻断法。盲目分离打通隧道有导致"洞孔"内损伤血管大出血的危险。Kokudo 等报道，术中肝短静脉损伤大出血的发生率为 4%~6%。日本学者

Hirai 报道，此法在操作中肝短静脉损伤率可高达 27.3%，因此，对肝解剖和肝切术经验不多的外科医生要慎用。

五、肝断面处理及腹腔引流

手术切除病变肝叶、肝段以后，放松肝门阻断，需对肝断面进行妥善处理，防止术后肝断面的继发出血、胆漏或积血感染等并发症，目前对肝叶切除后肝断面处理方法较多。

传统处理方法有以热盐水纱垫压敷肝断面，1~2 分钟后，肝断面上小出血会自行止血，而对于较大的出血点须缝合止血，也可用电刀、氢气刀、激光刀等止血，然后再用盐水纱垫反复填压，反复观察，不能遗留活动性出血点。肝断面的胆漏是一种严重的并发症，应特别仔细检查和处理，尽量避免发生。在肝断面彻底止血后，再用清洁的白纱垫摊平盖压肝断面数秒钟，然后取下纱垫观察有无黄绿色的胆汁印迹，如有，则应在肝断面可疑有胆汁漏的部位进行仔细缝合。必要时，采用肝门阻断下，挤压胆囊使胆汁向肝内胆道加压反流，肝断面如有胆漏可明确显现，以便缝合处理，直至再无胆汁溢出。经反复缝合处理，仍不满意时，为不至术后发生胆漏，可行胆总管 T 形管引流，胆道减压，肝断面处放置双套引流管持续吸引。如仍有小的胆漏，术后也会很快愈合，不会造成持续胆漏。

利用新的设备如 Tissue Link 或美敦力射频止血系统对创面进行处理（图 7-4-4），这些设备的原理是利用从刀头流出的水滴经电流作用，使局部温度升高至 100℃ 左右，使胶原质收缩以达到永久性止血的目的，固化厚度可达组织表面下 0.8~1.0cm。这样形成的凝固层不容易脱落，而且凝固的组织相当于延长手术切缘，有利于消灭肿瘤旁边的微转移病灶，减少复发转移的机会。

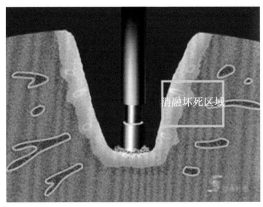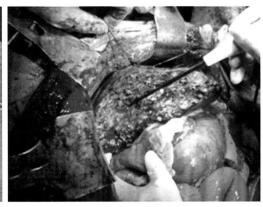

消融坏死区域

图 7-4-4　Tissue-link 对肝脏创面的止血处理

肝断面经彻底止血、缝合后，后续有两种方式进行处理：①取游离或带蒂大网膜贴盖在肝断面上，周边及中央部均以小针细线缝合固定（术后网膜会与肝创面黏合），旁边放置一双套引流管。此方法术后创面可能较多渗出液，但是只要肝断面止血彻底，不会发生继发性出血。②将肝断面间断对拢缝合，彻底消除肝创面，缝合面旁边放置引流管。肝断面对拢缝合法的优点是消除了术后肝创面与邻近器官粘连，特别是术后止血牢靠，减少创

7

面渗血，术中甚至肝断面上有少量难以处理的渗血（如肝硬化、凝血功能较差），经对拢缝合后，也能得到有效的控制，此方法目前临床应用较多。但是，采用对拢缝合肝断面应该在切肝时术者就设计好，将肝切面形成嘴唇样，以便使肝断面上下或前后对拢，并不致造成肝局部太高的张力，或因血管扭曲导致局部肝缺血，否则术后会加重肝功能损害。位于第二肝门区的肝断面对拢缝合尤应注意，缝合张力过高易压迫肝静脉甚至肝上的下腔静脉，造成肝静脉流出道的梗阻。近年来，临床上越来越多使用新型止血材料喷涂或覆盖肝断面，但对于肝断面有明显渗血或活动性出血时，这些方法多无显效，应予注意。有时临床上会遇到肝断面无法止血的情况。此时可用干纱布条填塞止血，术后分次拔除。切肝手术后，肝断面及膈下一定要有通畅的引流，否则会因腹腔积血，继发感染而造成更复杂而严重的并发症。一般情况下，肝切除术后在膈下肝断面旁放置一根双套引流管行持续负压吸引，但在肝切除量较大，术中渗血、出血较多的病例，除放置上述一根双套引流管外，有时还需在肝下第一肝门处放置一根引流。

随着外科手术技术发展以及对肝内解剖的熟练掌握、仔细的手术操作和新型外科止血材料及止血手段的应用，小肝癌围术期出血发生率已明显降低。而且，在国内较大中心，肝切除术后放置引流管已不再成为必需的手术步骤。

第五节　小肝癌切除术后并发症的处理

由于小肝癌肝切除手术技术的提高，围术期准备措施的日臻完善，选择性肝切除手术的并发症和手术死亡率日渐降低，但是，术中及术后并发症仍时有发生。分析原因可能与手术适应证选择、术前准备、术中处理以及术后的监护等因素有密切关系。小肝癌手术切除在围术期常见并发症有出血、肝衰竭、胆漏、肝静脉流出道梗阻、健侧肝门损伤、气胸、膈下感染以及发热、术后黄疸和心肺并发症等。对手术并发症的预防和正确地处理是降低死亡率、提高手术疗效的重要措施。

一、术中大出血

术中大出血是紧急而严重的并发症，处理不当将直接危及病人生命。尽管随着现代麻醉、影像学发展和出血控制技术的不断改进，术中大出血已明显减少，但由于各种因素的影响此并发症仍时有发生。

（一）术中大出血的基本原因

由于肝脏的内部结构复杂，血管走行错综复杂、变异较多，肝脏质地脆嫩，肝硬化者凝血功能异常，特别是当肿瘤巨大，肝切除量多，失血多时易造成凝血功能的紊乱，如果病变部位处于肝脏深在部位，紧贴肝门大血管等情况，术中容易损伤大血管造成术中大出血。

（二）术中大出血的直接原因

1. 术野显露困难、牵拉肝脏过程大血管撕破　受切口选择限制，游离肝周韧带时危险部位的显露不良，特别是肝膈顶或右后叶肝病变，或由于肿瘤巨大遮挡住危险部位的视野，操作困难。术者牵拉或翻转肝脏过程大血管撕裂等原因引起难以控制的大出血。此种情况常发生于右半肝、右三叶、右后叶肝肿瘤切除术，发生破裂的大血管常见有肝短静脉、右肾上腺静脉，肝右静脉等。

2. 肝内解剖不清晰伤及大血管　由于肿瘤巨大、挤压和推移肝内血管移位，手术操作过程管道辨认不清楚，肝断面的界限难以掌握等，尤其在行广泛肝切除术过程中极易伤及大血管，导致术中大出血。常发生于肝右三叶、右半肝及中肝叶肿瘤切除术。常损伤的肝内血管有肝静脉、下腔静脉或肝短静脉等。

3. 术野粘连严重，手术操作有困难　有过肝手术史、肿瘤破裂史、肝动脉化疗栓塞史或右肝顶部巨大肿瘤并伴中心坏死的病例，常有肝脏或肿瘤与膈肌、后腹膜的广泛而致密粘连，当术者在探查或分离这些粘连时，容易将瘤体捅破或将血管撕破造成大出血。此种情况常发生于右膈顶部。肝右后叶腔静脉旁、左半肝等肿瘤切除术。易伤及的血管有肝左、右后上缘静脉、肝左、肝右静脉、肝短静脉等。

4. 肝创面出血　由于肝创面结扎线结脱落，肝硬化严重、凝血功能异常，或由于多次 TACE 后，肝组织脆嫩止血困难等情况，常会造成肝创面的广泛渗、出血不止，虽然术中经仔细缝合止血，有时仍难以控制这种广泛的渗血，处理颇为棘手。

（三）肝切除术并发大出血的紧急处理

肝切除术并发大出血多属突发性意外，术者应保持镇静和沉着，这是一个素质好、有经验的外科医生应具备的心理素质，也是应付突然变化和处理紧急大出血成功的关键。正确判断大出血的可能来源，果断采用有效止血方法迅速控制出血。

1. 肝短静脉或下腔静脉出血　肝短静脉是肝后下腔静脉壁上的数根从肝侧回流至下腔静脉的细小血管，数目不定，当肿瘤位于右半肝右后叶或腔静脉旁，做右肝切除术时易伤及这些静脉，此时应避免慌乱钳夹或用填塞纱布，术者用手指压住破口，同时吸净术野积血，在直视下用无损伤血管缝线直接缝合修补，也可用辛氏钳将下腔静脉破口纵向夹住，行仔细缝合、修补。如破口较大。出血凶猛，则立即用小辛氏钳分别夹住肝下和肝上的下腔静脉，在全肝血流阻断下修补损伤血管。

2. 肝右静脉损伤出血　肝右静脉主干粗、短、管壁薄，其根部汇入下腔静脉处与肝左、肝中静脉同在一个险要区域即第二肝门，肝右静脉一旦损伤破裂，出血量很大，往往会使血压骤然下降，导致休克。此时应立即用手指捏住或压住血管破口处，加快输血维持血压，吸净术野积血，在直视下进行缝合止血。如伴腔静脉损伤，难以缝扎时，应当机立断行全肝血流阻断术。若第二肝门被肿瘤遮挡，肝上腔静脉难以阻断，则应在局部压迫止血同时紧急开胸，术者左手伸入膈后，将肝后腔静脉向前顶压，减少出血，直视下行缝合或修补下腔静脉。

3. 肝中静脉损伤出血　肝中静脉主干走行于肝中央区肝实质深部，在第二肝门处多与肝左静脉合干汇入腔静脉左前壁，其主干粗大，管壁菲薄。当行左半肝或左内叶上部肿瘤切除时，在分离过程中容易撕裂该静脉。此时最感困难的是血管破口位置深、肿瘤遮挡、显露困难。难以做到有效地止血处理。紧急处理方法是：①指压出血处，清除积血，在直视下用小针细线行血管破口缝补，如能基本止血，继在创面处填塞止血纱布或明胶海绵，也可用小块游离网膜填塞压迫创面并行创面对拢缝合。②若局部切口小，显露困难，无法直接缝合，可用纱垫压迫局部止血，或行全肝血流阻断暂时止血，快速扩大肝创面切口，敞开术野，在直视下用无损伤血管缝线缝合或修补血管破口。

7

4. **肝创面、手术分离区渗血**　常发生于伴重度肝硬化、凝血功能异常、TACE 术后或多次手术粘连较严重的病例。处理方法：①对出血点逐一仔细缝合止血，再用止血纱布或止血海绵等贴在创面上，最后用一块游离网膜或镰状韧带贴压并敷盖在创面上；②经缝合止血处理后，将肝断面对拢缝合多可达到止血目的；③伴有凝血功能异常者应同时输新鲜血及凝血药物；④以上措施仍无效时也有学者采用气囊止血双套引流管充气压迫，或采用纱布垫填塞压迫止血法，多能达到理想的止血效果，术后 3~4 天分次将纱垫拔除。

（四）预防术中大出血的措施

1. **术野显露要充分**　目前肝切除术多采用以患侧为主的肋缘下切口，一般均可使术野达到最大限度地显露。肝右后叶膈顶部巨大肿瘤。或紧贴下腔静脉的肿瘤，右侧切口可弧形向后上方延长，切断部分膈肌，必要时行胸腹联合切口，可使肝后段下腔静脉区域得到充分显露。在行肝深部肿瘤切除时，如采用局部根治性切除，则切肝时应口大底小呈楔形切除。切忌侧"挖井"式挖出或掏出肿瘤，一旦底部大出血，止血非常困难。

2. **熟悉肝内解剖，操作细致**　术者的切肝手术经验、技术水平与术中的细致操作是完成高难度肝手术的基本条件。对肝内大血管因受压移位要有充分的估计，必要时行术中超声协助探查防止伤及大血管。

3. **合理选择止血方法**　一般肝切除采用肝门阻断方法完全可以达到术中控制出血的目的。对高难度手术应备好全肝血流阻断，断肝时采用肝内血管断扎法，止血牢靠。

4. **妥善处理肝创面，防止术后继发出血**　肝断面（包括后腹膜粗糙面的缝合）止血彻底是关键，采用肝断面对拢缝合可减少创面渗出。术野区的充分引流，可使积血积液及时引出，有利肝断面愈合。

5. **严格掌握手术适应证，重视围术期处理**　严重肝硬化、肝功能不稳定的病例，术中一旦发生大出血，容易导致凝血障碍，术后肝、肾衰竭或上消化道大出血，危险性极大，不宜行高难度大手术。对手术难度大、肝切除量多的病例，应选择年龄不大、无肝硬化或肝硬化不严重、肿瘤包膜完整、无中度以上食管胃底静脉曲张和全身情况好的病例，其手术成功率高。此外，术前改善肝功能治疗和术中好的麻醉与严密监护都是预防术中大出血的重要措施。

二、术后继发出血

肝切除术后继发大出血，二次手术止血的病例临床并非少见，应当引起外科医生的注意。术后继发出血的部位大多为肝断面，其次是肝裸区、后腹膜创面尤其是肝脏与肾上腺分离的区域、肝门区的血管、游离肝周韧带断端和术中分离过的粘连如网膜、肠系膜等处。

（一）肝切除术后腹内继发大出血的主要原因

1. 术中止血不彻底，结扎线结脱落。

2. 术中遗留过多无血供肝组织，术后坏死、溃烂。

3. 术后引流不畅、继发感染、创面溃烂、结扎血管开放。

4. 肝硬化严重，凝血功能异常。

（二）术后继发大出血的发现与确诊

对手术过程出现术中大出血的病例，除术中应仔细操作妥善处理外，术后应严密观察

7

和特殊监测与护理。

1. 术后发现继发出血的时间，一般在术后 3~5 小时，多在 24 小时内，36~48 小时或以上者少见。

2. 腹腔引流管内持续引出大量新鲜血，并且每分钟的引流量在递增。

3. 病人有血容量不足并加重趋势，如脉搏快，一般超过 120 次/分，脉压缩小，尿少，尿比重高，病人舌干、皮肤干燥，呈脱水状等。

4. 病人有早期失血性休克表现，如烦躁，脉搏快，皮肤、口唇及睑结膜苍白，血红蛋白下降，血压偏低。

5. 病人有腹内出血体征，如腹部膨隆、腹膜刺激征、腹穿抽出不凝鲜血。若出现典型上述表现，则可确认腹内有继发性出血，也可利用床边超声对腹腔内的积液情况进行判断和监测。

（三）术后继发性出血再手术指征

确诊腹内有继发性出血后，是继续保守治疗，进一步观察，还是应立即开腹止血，有时很难选择。应密切观察病情变化，根据出血量多少、出血速度快慢，经积极治疗后病情能否稳定等判断出血能否停止，决定是继续治疗观察或需要立即手术止血，不宜等待太长时间，若病人血压明显下降后再被动地匆忙手术，因缺血时间太长组织器官缺氧，容易导致肝、肾衰竭，上消化道大出血，凝血功能紊乱等严重并发症。当出现以下情况时应立即再探查手术止血：①术后短时间内经引流管吸出大量鲜血，每小时超过 200~300ml，引流瓶内吸出的血液滴数在 30 滴/分以上。并有逐渐加快的趋势。②持续快速补液和大量输血（估计应基本补足），但仍有尿少、血红蛋白持续下降等明显血容量不足的表现。③脉搏持续增快，120~140 次/分，脉压缩小。④病人全身状况渐差，烦躁或淡漠，甚至出现失血性休克等，除去心脏疾患、血容量没补足、脱水、电解质及酸碱平衡紊乱等其他因素外，应立即手术探查。对于虽确诊有腹内继发出血，但病人全身状况好，经积极治疗后，病情逐渐趋于稳定，未达到上述各种指标的病例，可以在严密监测和做好随时手术准备的情况下行积极的非手术治疗。

（四）术后继发出血的非手术治疗

1. 输新鲜血液、血小板和冷沉淀，止血药物如注射用血凝酶、凝血酶原复合物、纤维蛋白原等。

2. 以往也有从引流管内注入凝血酶等局部抗凝血药物的处理方法。

3. 补充血容量，适当补充胶体，维持水、电解质平衡和防止酸碱平衡紊乱。

4. 保肝和全身支持治疗防止肝衰竭。合并门脉高压的病人应给予制酸药物和垂体加压素等药物，预防上消化道大出血的发生。

三、肝　衰　竭

肝衰竭是肝切除术后的严重并发症，是造成病人术后死亡的重要原因。近年肝切除术后肝衰竭的发生率已明显下降，死亡率也明显降低。术后肝衰竭与肝硬化程度、术前肝功状态、术中肝门阻断时间、肝切除量、术中出血量等有密切关系。术后急性肝衰竭往往在术后立即出现，临床表现为病人烦躁不安、高热（肝细胞大量坏死）、脉搏快、呼吸急促、白蛋白迅速下降、白/球比值倒置、凝血酶原时间延长，出现黏膜出血倾向，总胆红素快

7

速升高，而转氨酶则一度升高后即迅速下降，出现胆酶分离，病人逐渐出现精神症状，进而进入昏迷，严重者可在 36~48 小时内死亡。慢性肝衰竭多发生在术后数日或数周内，临床表现同上述但程度较轻而发展缓慢，出现进行性黄疸、腹水、下肢水肿，最后导致肾衰竭而死亡。预防术后发生肝功能代偿不全或衰竭，应严格掌握手术指征。术前准备充分，合理掌握肝切除量。减少术中出血量，缩短肝门阻断时间，术后积极保肝及全身支持治疗。

一旦发生肝衰竭，应迅速积极救治和严密监护。每天给予足够热量，减少组织蛋白分解和促进氨与谷氨酸合成谷氨酰胺，有利于降低血氨。充足的氧吸入，提高肝组织氧的供应。保护重要器官的功能。静脉输入支链氨基酸保护肝脏和减少周围肌肉组织蛋白分解。有肝性脑病（肝昏迷）先兆者，每天给予谷氨酸钠、谷氨酸钾或精氨酸，口服左旋多巴和乳果糖以及乳果糖灌肠导泻。也可给予利胆药物如腺苷蛋氨酸和肝细胞解毒药物门冬氨酸鸟氨酸注射液、谷胱甘肽等。此外，还可给予预防出血的药物和大量维生素 B、维生素 C、维生素 K，注意利尿保护肾功能和维持水、电解质平衡，给予抗生素防止并发感染。

四、胆　漏

肝切除术后部分病例会有少量胆汁渗出，只要腹腔引流通畅，胆道下端无梗阻，多能自愈，不会引起严重后果。若引流的胆汁样腹液逐渐增多，提示肝创面有较大胆管漏存在，此时应保持通畅的腹腔引流。对无胆汁性腹膜炎体征，无发热、腹痛、白细胞总数及中性粒细胞升高等腹腔感染表现者，可观察治疗，多数病例在 1~2 周左右逐渐引流量减少而自愈。

发生胆漏的原因有：

1. 肝断面有遗留开放的小胆管。

2. 术后引流不畅，肝创面积血感染，创面溃烂，肝断面上的胆管开放。

3. 第一肝门胆管损伤缝合引起胆管狭窄，造成胆汁引流不畅（超声示肝内胆管扩张），胆道内压增高，导致肝创面的小胆管溢出胆汁。

临床观察一旦发现引流出的胆汁量较多，最重要的应保证腹腔引流管通畅，使漏入腹腔的胆汁充分引流到体外。有胆道梗阻症状的尽早行 ERCP 检查，明确胆漏的部位，了解胆道梗阻情况，必要时可行鼻胆管引流或胆道内放置支撑管，使胆道减压，减少胆汁向腹腔内溢出。若病人出现明显胆汁性腹膜炎和严重腹腔感染症状，则应尽早手术探查，术中对漏口缝合，局部及腹腔置引流管充分引流，防止膈下感染，必要时行胆总管切开"T"形管引流胆道减压。给予生长抑素减少胆汁分泌，同时应给予全身支持、抗感染等措施促进漏口愈合和康复。

五、健侧肝门损伤

肝叶切除术并发健侧肝门损伤是指余下的肝脏第一肝门的门静脉左或右侧干或一级胆管的损伤，临床较为少见，也是比较严重的并发症。

在进行病肝切除过程中导致健侧肝门损伤的原因有：

1. 肝肿瘤与第一肝门解剖关系密切，压迫推移肝门使健侧肝门移位，术中辨认不清健侧肝门管道的走向而切断或损伤健侧肝门。

2. 当行半肝或三叶肝切除术时，特别是出现术中意外大出血的情况下，钳夹或缝扎止血时伤及健侧肝门的管道。

3. 第一肝门部肿瘤切除后，肝创面缝合止血或缝合胆管破口引起血管或胆管狭窄或封闭。

4. 第一肝门的肝断面对拢缝合造成管道受压或扭曲。

肝门损伤的病例，术中会出现健侧肝血供明显减少，肝脏颜色变暗而无光泽，同时由于门静脉的受损狭窄导致胃肠道及网膜的淤血，肠管颜色变暗肿胀，肠系膜血管变暗紫色。若余肝门静脉主干损伤狭窄不严重，术中不容易被发现，术后则表现为腹腔内很快出现顽固性腹水，病人腹胀明显，脾脏增大较快，出现门脉高压一系列表现。肝功能轻度或中度损害，与大量腹水表现不相符合。超声和 MR 血管成像可显示肝门部门静脉血流受阻或中断。

术中健侧肝门损伤一旦发现，应立即拆除缝线，重新修复，解除门静脉的狭窄，恢复血流通畅。术后发现肝门损伤，应通过影像检查，确定损伤部位，并分析、判断损伤原因，拟定处理方案，一般需尽快行手术探查，术中解除门静脉或胆管的狭窄，恢复门静脉血流或胆道通畅。

当确诊肿瘤位于第一肝门时，术前应行影像胆道及血管成像检查，有条件可行三维重建，详细了解门静脉、肝门部胆管与肿瘤的密切关系，全面评估肿瘤能否切除。在切除肿瘤过程中，应从远离肝门一侧紧贴肿瘤包膜进行分离，当接近第一肝门，左、右门静脉干及左、右肝管时，应仔细操作，认清包绕肿瘤和进出病肝的较大的管道，尤其要辨认清楚左、右门静脉干分叉处，保护好健侧门静脉支，如有损伤应立即用 4-0 或 5-0 血管缝线进行修补。

当肿瘤与门静脉关系密切，分离困难时，也可以先将大部分肿瘤切除敞开术野。余下很小部分的肿瘤组织则容易从门静脉壁上分离下来，以保护好门静脉。必要时也可在局部门脉血流阻断下将门静脉分叉处被肿瘤浸润的部分门静脉壁切除（但必须估计切除后修补不引起门静脉腔狭窄）。用 5-0 血管线缝合修补，恢复门静脉血流。有条件的单位可将肿瘤连同受侵犯的门静脉部分切除，并行人工血管置换术。

正常的肝门部胆管较细小，手术中必须仔细辨认清楚，术中伤及或缝闭不容易被发现。若术前发现肝门肿瘤与胆管解剖关系密切，可术中切开胆总管，置入胆道探条，在金属探条的支撑下作为肝门胆道走行的标志，在切肝时容易辨认胆管（包括伴行的门静脉）不致受损伤。

六、胸腔积液与气胸

胸腔积液是肝叶切除术后常见并发症之一，右侧肝切除术后的发生率更为多见。胸腔积液发生的原因有：

1. 右膈顶、肝裸区存在创面，或肝断面处的积液，刺激右侧胸腔的膈面胸膜发生渗出性积液。

2. 右膈下引流不畅积液甚至发生感染，可导致胸腔积液。

3. 术中广泛游离右膈面，局部淋巴管损伤回流不畅。

4. 术后低蛋白血症。

少量或中等量胸腔积液多无临床症状或仅轻微胸闷，对日常活动无明显影响，无须处理，仅有低热的可用退热药对症处理，一般均能自行吸收。胸腔积液量较多者，如出现明显胸闷、气促、发热（有些病例体温可在 39℃ 以上）时，应在无菌操作下行超声引导胸腔穿刺抽液，同时行全身支持疗法。经此反复处理后，胸腔积液会逐渐减少，吸收而痊愈，极少数病例会反复再生，胸腔积液不减少，可行胸腔闭式引流。

术后气胸并发症也偶有发生，发生原因是在分离右侧肝周韧带或粘连时，或是对膈肌、右后侧腹膜缝合止血时刺破膈肌而发生胸腔进气。一般在术中多可发现膈肌松弛，随呼吸摆动，有些少量进气者至术后方能发现。术中发现有气胸时，如进气量少，仅将膈肌破口处严密缝合即可，术后胸腔积气会自行吸收。如膈肌破口大，胸腔内积气量多，则术毕时置胸腔闭式引流管，局部破口严密缝合。

七、膈下积液感染

肝切除术后尤其是右半肝以上切除，创面渗液多，有时伴有胆汁渗漏，造成膈下积液较为常见，如引流不畅，引流管拔除过早，将导致继发感染形成膈下脓肿。病人术后持续高热，常伴畏寒、脉搏增快、白细胞增高、中性粒细胞常在 90% 以上。有时伴频繁呃逆、腹胀气，全身中毒症状明显，病人右肋部肿痛。感染灶近腹壁时，右上腹肌紧张，右下胸部叩击痛及肋间有局部压痛，肝浊音界升高等。行胸部 X 线摄片右膈肌抬高，活动受限，可见液平面。超声可早期发现膈下积液，显示膈下局部液性暗区。一旦确诊后，应尽早行以下处理：①超声引导下穿刺抽液（或脓）并注入生理盐水或抗生素液冲洗，部分局限性积液可经反复穿刺、抽液、注射后痊愈。②如脓腔较大，可穿刺置管，每天经此引流管冲洗脓腔，待脓腔闭合临床症状消失后拔除。③如经上述方法仍不能控制症状和消除积液积脓，尤其是当脓腔内分隔或脓腔壁厚，穿刺及置管均难显效时，可考虑手术治疗，吸净脓液，充分引流。④针对脓液培养结果选择敏感的抗生素。⑤全身支持和对症治疗。

其他并发症还有消化道出血、切口感染、肺部感染等，这些并发症的发生均与术前病人是否有肝硬化合并门脉高压，食管胃底静脉曲张，原有糖尿病、慢性肺部疾病、肺功能低下等因素有关。外科医生应特别注意术前的手术适应证选择和充分的术前准备，减少这些并发症的发生。

第六节　小肝癌切除术后复发的防治

尽管小肝癌的外科手术切除取得了令人鼓舞的临床效果，但根治性手术后 5 年复发率仍然较高。如何降低复发率是进一步提高肝癌病人生存率的关键，因此肝癌切除术后复发转移的预测及防治是临床实践中的关键，目前仍有诸多问题亟待解决。

一、小肝癌根治术后复发的特点

1. **复发时间**　肝癌根治术后复发最早可在术后 2 个月以内，肝癌根治术后 1 年时，复发率达到峰值。因此，目前以 1 年为界，将肝癌复发类型分为早期复发和晚期复发。也有学者将术后 2 年作为区分早期复发和晚期复发的界限。

2. **复发部位**　肝癌根治术后复发病例约90%为肝内复发，最为常见，而肝外转移的发生率约为9.7%~25.8%，其中38%伴肝内复发。肝外转移部位，肺部占55%，其他依次为腹腔淋巴结（41%）、骨（28%）及肾上腺（11%），其他部位包括口腔、颌骨、筛窦、蝶窦、睾丸、卵巢、胃、脑等。

3. **复发原因**　肝癌根治术后复发的主要原因是多中心起源和肝内转移。早期复发多为肝内转移，晚期复发则应考虑为多中心起源。多中心性起源类型的肝内复发，其预后要显著优于肝内转移类型的复发。

二、小肝癌手术切除后复发高危因素的预测

以往的研究多集中在临床病理水平，如肿瘤大小、包膜、卫星结节（多灶性）、门脉癌栓、切缘距离、微血管密度、伴发病毒性肝炎感染、肝硬化程度、围术期肝功能等。Cox模型多因素分析显示肿瘤大小、门脉癌栓及卫星结节（多灶性）是影响小肝癌根治术后无瘤生存的危险因素，而术前肝功能分级对术后无瘤生存则无影响。对小肝癌切除术后标本进行病理大切片分析肝癌微转移分布的研究发现，约90%的微转移发生在切缘1cm以内，手术切缘≥1cm与<1cm组的术后复发率差异明显。亦有研究证实以门脉血流方向远端距离肿瘤2cm、近端距离肿瘤1cm为标准的肝癌手术范围可比较合理的延长患者术后无瘤生存时间。国内学者将年龄、性别、肝硬化程度、肿瘤大小、包膜、肿瘤分化程度、HBsAg状态、AFP水平、肿瘤微血管密度等因素纳入Cox多因素模型显示在行根治性切除的肝癌患者中，肿瘤大小是影响术后无瘤生存的唯一因素；而在小肝癌中，肿瘤微血管密度是影响术后无瘤生存的唯一因素；日本学者根据肝炎病毒感染情况将肝癌根治术后患者分为正常肝组、慢性迁延性肝炎组、慢性活动性肝炎组及肝硬化组，并分析其与复发的关系，结果显示慢性活动性肝炎组比慢性迁延性肝炎组及肝硬化组无瘤生存率明显较低，提示活动性肝炎病毒感染情况是影响复发的重要指标。

由于肝癌的复发转移是一个多步骤多环节的过程，因此诸多环节都可用来研究预测指标，干预其中某些环节可能预防或延缓肝癌的复发转移。近年来有文献报道对与肿瘤转移侵袭有关的诸多指标进行探索，控制肿瘤血管（一是抗肿瘤血管生成，二是阻断已生成的肿瘤血管）越来越受到各国学者的关注。在抗肿瘤血管生成方面，最有希望的可能是angiostatin和endostatin；在阻断已生成的肿瘤血管方面，有报道用抗体-组织因子复合物可使靶区肿瘤血管栓塞。

传统的肝癌病理诊断分类分型方法（TNM分期、Edmondson分级等）主要是依据肿瘤大小、数目、分布、血管侵犯、淋巴结和远处转移情况以及显微镜下肿瘤组织细胞类型、分化程度等组织细胞学特征而得出的，并以此为依据来推断肿瘤的生物学行为如肿瘤进展、转移潜能、预后等。从20世纪80年代起，科研工作者从临床到基础，从细胞水平到分子水平进行了一系列研究，发现一些与肝癌侵袭转移相关，具有潜在应用价值的临床规律和分子指标，如用端粒酶活性、AFP mRNA及E-cadherin表达水平来预测肝癌转移复发等。但这些研究大多为单因素研究模式，无法全面了解整个基因组、蛋白组的变化。而肝癌复发转移是一个包括肿瘤细胞黏附、细胞外基质降解、迁移、增殖、血管形成等的复杂过程。因此，应进一步采用多因素结合（基因群）的方法从分子及基因水平对肿瘤的生物学特性进行更深入的研究。国内学者报道利用基因芯片技术发现了一种在分子水平将肝癌

重新分类（高低转移倾向）并进行预测的方法，在国际上首次建立了一个以基因表型为基础的肝癌转移分子预测模型。

三、小肝癌手术切除后复发的监测和预防

小肝癌术后定期随访是肝癌疾病管理的一项重要内容，影像学检查（超声、CT、MRI等）是肝癌术后随访计划中不可缺少的检查内容，肝内复发是肝癌术后最常见复发类型，因此术后定期影像学检查检测可以了解肿瘤复发情况，为肝癌复发早期治疗争取更有利的时机。一般情况下，在两年内，每3个月进行一次影像学检查可以密切跟踪肿瘤变化情况，两年后，每4~6个月行影像学检查。小肝癌术后复发的及时检出对于肝癌病人获得长期生存起很重要的作用，影像学检查发现肿瘤复发后给予及时有效的治疗可以明显延长病人的生存时间。

此外，AFP检测也是肝癌术后复发检测的重要内容之一。但有些复发性肝癌患者首次AFP阳性，复发时却可为阴性，因此，完整的术后随访监测还应包括肝功能、超声和胸片。一般在术后2年内每3个月对患者进行前3项检查（AFP阳性患者每月复查一次），6个月加一次X线胸片检查；2年后适当延长，如有疑问则给予进一步检查，如CT、MRI、肝血管造影或CT合并肝血管造影（CTA）。

关于应用干扰素预防肝癌根治术后复发的随机对照临床试验结果，虽然5个临床试验所纳入的研究人群病毒感染类型、疾病分期以及干扰素使用剂量各异，但结果均显示干扰素对于预防肝癌根治术后复发或提高术后总生存率方面有肯定疗效。其中3项研究结果证实干扰素可降低术后早期复发率，另外2项结果则证实了其在降低晚期复发率方面的疗效。

关于肝癌根治术后免疫治疗的报道，亦显示了其在预防复发方面所起的作用，日本学者报道在一项前瞻性随机对照研究中，在肝癌病人行肝癌根治性切除术后，输注自身CD3及HLA-DR等免疫细胞行过继性免疫治疗，结果显示过继性免疫治疗组较对照组根治术后无瘤生存率明显升高，且3、5年复发率明显减低。在^{131}I标记碘油内放射治疗预防肝癌术后复发的作用方面，有学者报道肝癌患者根治术后6周内接受一次1850MBq的^{131}I标记碘油内放疗，结果显示术后^{131}I标记碘油内放疗能够降低患者术后复发率，提高生存率。对于术中使用无水乙醇处理残端的方法预防术后复发方面，有学者研究结果显示能有效降低残端复发率。

目前，辅助性肝动脉栓塞化疗术（TACE）对于肝癌根治术后复发的作用亦有较多报道。李锦清等学者对94例肝癌术后患者行辅助性TACE的前瞻性随机对照研究。结果表明，辅助TACE组47例中复发者11例，而对照组47例中复发者25例，差异显著；随后，针对217例高危复发患者行辅助性TACE并进行研究，结果表明：辅助TACE组139例术后5年总复发率为27.5%，1、3、5年生存率分别为89.1%、61.2%及53.7%，而对照组86例术后5年总复发率为56.3%，1、3、5年生存率分别为75.4%、42.4%及30.5%。结果表明术后辅助性TACE可以减少患者术后复发率，延长生存期。对于有术后危险因素（如肿瘤≥5cm、多结节、血管侵犯）的患者术后联合TACE可以延长患者生存期，而对于无危险因素患者，术后TACE并不能延长患者生存期。

抗病毒治疗在预防肝癌术后复发中的作用是目前研究比较热门的课题。抗病毒治疗可

以长期抑制病毒对肝脏的损害，有研究表明抗病毒药物拉米夫定可以延长患者疾病无进展时间和 5 年长期生存率。最近台湾有研究指出：核苷类似物可以有效降低肝癌病人的 6 年复发率及改善病人的长期生存。抗病毒治疗已成为目前预防肝癌复发的重要治疗方法。

另外其他治疗手段，如生物免疫治疗、维生素 K_2、中医中药等治疗方法也有报道可以预防肝癌术后复发。但都缺乏级别较高的循证医学证据，需要进一步的临床研究证实。

关于肝癌术后的辅助性治疗方法，目前有多种手段在尝试，如何在临床实践中根据不同临床特征去选择有效的治疗是很重要的。一般情况下，临床对于有复发高危因素者（多结节，病理提示脉管有癌栓），建议可以选择行 1~2 次辅助性 TACE 治疗，但应注意 TACE 会引起肝功能损害；而对于长期有肝炎背景且肝炎活动（HBV-DNA 指标高或 HCV-RNA 阳性）的病人可以选择干扰素或抗病毒药物来降低术后复发。其他治疗方法由于目前临床证据不多，无法肯定其疗效，需要进一步确定其治疗价值。

四、小肝癌术后复发的多学科治疗

针对术后复发的治疗，选择合理恰当的治疗方式决定着复发病人能否获得长期生存。目前对于复发性肝癌的治疗，主要有手术再切除、肝移植、局部治疗以及全身系统治疗等，具体治疗方法及选择请参见本书第十章。

总体而言，肝癌术后复发的治疗方式选择多样，集合了外科治疗、介入治疗、化疗等多种学科，为复发性肝癌病人获得长期生存提供了更多保证，各种治疗都有其最佳的适应证，针对不同病人的肝脏情况、全身状况以及肿瘤复发情况选择不同治疗手段，可以显著提高病人的生存时间。然而目前，对于复发性肝癌的临床治疗，还有很多需要探讨的情况，在肝癌总体疗效没有明显进展的情况下，规范复发性肝癌的治疗原则，为肝癌术后复发制定合理的治疗方案，相信可以显著提高肝癌病人的总体生存状况。因此，开展各项关于复发性肝癌的临床研究，寻找复发性肝癌治疗的循证医学证据是目前重要的课题，可以为将来肝癌临床治疗提供更好的治疗方案。

（高恒军　郭荣平）

参考文献

1. Tang ZY, Wu MC, Xia SS, et al. Primary liver cancer. Beijing：China Acad Pub, Berlin：Springer, 1989, 1-495.
2. Lin TY, Lee CS, Chen KM. Role of surgery in the treatment of primary carcinoma of the liver. A 31-year experience. Br J surg, 1987, 74 (9)：839-842.
3. Bismuth H. Surgical anatomy and anatomical surgery of the liver. World J Surg, 1982, 6 (1)：3-9.
4. StarA TE, Koep LJ, Weid R Ⅲ, et al. Rightt trisegmentectomy for hepatic noeplasms. Surg Gynecol Obstet, 1980, 150 (2)：208-214.
5. 余业勤, 汤钊猷, 周信达, 等. 大肝癌的分阶段治疗. 中华外科杂志, 1983, 21 (2)：92-93.
6. Tang ZY, Yu YQ, Zhou XD, et al. Cytoreduction and sequential resection：A hope for unreseetable primary liver cancer. J Surg Oncol, 1991, 47 (1)：27-31.
7. Tang ZY, Yu YQ, Zhou XD, et al. Treatment ofunresectable primary liver cancer：with reference to cytoreduction and sequential resection. Word J Surg, 1995, 19 (1)：47-52.

8. 吴孟超，陈汉，姚晓平，等. 原发性肝癌的外科治疗. 中华外科杂志，1996，34（12）：707-710.

9. Tang ZY, Zhou XD, Lin ZY, et al. Surgical treatment of hepatocellular carcinoma and related basic research with special reference to recurrence and metastasis. Chin Med J, 1999, 112（9）：887-891.

10. Starzl TE, Demetris AJ. Liver transplantation：A 31 year perspective. Part I in Current Problem in Surgery, Chiacago：Year Book Med Pub, 1990.

11. Tang ZY. Subchnical hepatocellular carcinoma, Beijing：China Acad Pub, Berlin：Springer, 1985, 1-366.

12. Tang ZY, Yu YQ, Zhou XD, An important approach to prolonging survival further after radical resection of AFP positive hepatocellular carcinoma. J Exp&Clin Cancer Res, 1984, 3（4）：359-366.

13. Yu YQ, Tang ZY, Ma ZC, et al. Resection ofthe primary liver cancerofthe hepatic hilus. Cancer, 1991, 67（5）：1322-1325.

14. Yu YQ, Tang ZY, Ma ZC, et al. Resection of segment Ⅷ of liver for treatment of primary liver cancer. Arch Surg, 1993, 128（2）：224-227.

15. Yamaoka Y, Kumada K, Ino K, et al. Liver resection for hepatocelhlar carcinoma（HCC）with direct removal of tumor thrombi in the main portal vein. Word J Stag, 1992, 16（6）：1172-1176.

16. Tang ZY, Yu YQ, Zhou XD, et al. Cytoreduction and sequential resection for surgically verified unresectable hepatocellular carcinoma--evaluation with analysis of 72 patients. World J Stag, 1995, 19（6）：784-789.

17. Yu YQ, Xu DB, Zhou XD, et al. Experience with liver resection after hepatic arterial chemoembolization for hepatocellular carcinoma. Cancer, 1993, 71（1）：62-65.

18. 马曾辰，吴志全. 实用肝胆肿瘤外科学，上海：复旦大学出版社，2001.

19. 黄萃庭. 肝脏外科解剖. 北医学报，1959（1）：125-130.

20. 姚家庆. 肝脏分叶分段解剖学. 安医学报，1960（3）：33-40.

21. 黄志强. 肝部分切除术治疗肝内胆管结石. 中华外科杂志，1958（6）：1221-1223.

22. 孟宪民. 肝广泛切除术. 中华外科杂志，1958（6）：1094-1096.

23. 韩德五. 肝脏病理生理学，太原：山西高校联合出版社，1992.

24. 丁家明，李惠君. 肝门蒂及其内容的应用解剖. 中国临床解剖学杂志，2000，18（2）：151-152.

25. 刘允怡，迟天毅. 肝脏Ⅸ段. 中华外科杂志，2002，40（5）：342-343.

26. 侯东生，钟世镇，丁自海，等. 尾状叶切除应用解剖学研究. 中国临床解剖学杂志，2006，24（6）：612-615.

27. 金武男，杨香，车成日. 门静脉的解剖与变异. 中国临床解剖学杂志，2006，24（2）：157-159.

28. 裘法祖，王健本，张枯曾主编. 腹部外科临床解剖学. 济南：山东科学技术出版社，2001.

29. 黄志强主编，肝脏外科手术学. 第2版. 北京：人民军医出版社，2007.

30. 管文贤. 肝癌围手术期肝脏储备功能检测进展. 国外医学外：科学分册，1992，19：28-29.

31. 戴朝六. 肝脏储备功能的评估. 中国实用外科杂志，2005，25（12）：708-710.

32. Ercolani G, Grazi GL, Ravaioli M, et al. Liver resection for hepatocellular carcinoma on cirrhosis：univariate and multivariate analysis of risk factors for intrahepatic recurrence. Ann Surg, 2003, 237：536-543.

33. Matsuda M, Fujii H, Kono H, et al. Surgical treatment of recurrent hepatocellular carcinoma based on the mode of recurrence：repeat hepatic resection or ablation is good choices for patients with recurrent multicentric cancer. J Hepatobiliary Pancreat Surg, 2001, 8（4）：353-359.

34. Poon RT, Fan ST, Lo CM, et al. Intrahepatic recurrence after curative resection of hepatocellular carcinoma：long-term results of treatment and prognostic factors. Ann Surg, 1999, 229：216-222.

35. Minagawa M, Makuuchi M, Takayama T, et al. Selection criteria for repeat hepatectomy in patients with recurrent hepatocellular carcinoma. Ann Surg, 2003, 238：703-710.

36. Wu CC, Cheng SB, Yeh DC, et al. Second and third hepatectomies for recurrent hepatocellular carcinoma

7

are justified . Br J Surg, 2009, 96：1049-1057.

37. Nagano Y, Shimada H, Ueda M, et al. Efficacy of repeat hepatic resection for recurrent hepatocellular carcinomas. ANZ J Surg, 2009, 79：729-733.

38. Zhou Y, Sui C, Li B, et al. Repeat hepatectomy for recurrent hepatocellular carcinoma：a local experience and a systematic review. World J Surg Oncol, 2010, 8：55.

39. Mazzaferro V, Regalia E, Doci R, et al. Liver transplantation for the treatment of small hepatocellular carcinomas in patients with cirrhosis. N Engl J Med, 1996, 334：693-699.

40. Hwang S, Lee SG, Moon DB, et al. Salvage living donor liver transplantation after prior liver resection for hepatocellular carcinoma. Liver Transpl, 2007, 13：741.

41. Vennarecci G, Ettorre GM, Antonini M, et al. First-line liver resection and salvage liver transplantation are increasing therapeutic strategies for patients with hepatocellular carcinoma. Transplant Proc, 2007, 39：1857.

42. Kim BW, Park YK, Kim YB, et al. Salvage liver transplantation for recurrent hepatocellular carcinoma after liver resection：feasibility of the Milan criteria and operative risk. Transplant Proc, 2008, 40：3558-3561.

43. Li HY, Wei YG, Yan LN, et al. Salvage liver transplantation in the treatment of hepatocellular carcinoma：A Meta-analysis. World J Gastroenterol, 2012, 21：18（19）：2415-2422.

44. Soejima Y, Taketomi A, Yoshizumi T, et al. Biliary strictures in living donor liver transplantation：incidence, management and technical evolution. Liver Transpl, 2006, 12：979-986.

45. Tsujino T, Isayama H, Sugawara Y, et al. Endoscopic management of biliary complications after adult living donor liver transplantation. Am J Gastroenterol, 2006, 101：2230-2236.

46. Gondolesi GE, Varotti G, Florman SS, et al. Biliary complications in 96 consecutive right lobe living donor transplant recipients. Transplantation, 2004, 77：1842-1848.

47. Liu CL, Lo CM, Chan SC, et al. Safety of duct-to-duct biliary reconstruction in right lobe live-donor liver trans-plantation without biliary drainage. Transplantation, 2004, 77：726-732.

48. Sugimachi K, Maehara S, Tanaka S, et al. Repeat hepatectomy is the most useful treatment for recurrent hepatocellular carcinoma. J Hepatobiliary Pancreat Surg, 2001, 8：410-416.

49. Forner A, Llovet JM, Bruix J. Hepatocellular carcinoma. Lancet, 2012, 379（9822）：1245-1255.

50. Chen MS, Li JQ, Zheng Y, et al. A prospective randomized trial comparing percutaneous local ablative therapy and partial hepatectomy for small hepatocellular carcinoma. Ann Surg, 2006, 243（3）：321-328.

51. Taura K, Ikai I, Hatano E, et al. Implication of frequent local ablation therapy for intrahepatic recurrence in prolonged survival of patients with hepatocellular carcinoma undergoing hepatic resection：an analysis of 610 patients over 16 years old. Ann Surg, 2006, 244：265-273.

52. Choi D, Lim HK, Rhim H, et al. Percutaneous radiofrequency ablation for recurrent hepatocellular carcinoma after hepatectomy：long-term results and prognostic factors. Ann Surg Oncol, 2007, 14：2319 -2329.

53. Liang HH, Chen MS, Peng ZW, et al. Percutaneous radiofrequency ablation versus repeat hepatectomy for recurrent hepatocellular carcinoma：a retrospective study. Ann Surg Oncol, 2008, 15（12）：3484-3493.

54. Ho CM, Lee PH, Shau WY, et al. Survival in patients with recurrent hepatocellular carcinoma after primary hepatectomy：comparative effectiveness of treatment modalities］. Surgery, 2012, 151（5）：700-709.

55. Zhang YJ, Liang HH, Chen MS, et al. Hepatocellular carcinoma treated with radiofrequency ablation with or without ethanol injection：a prospective randomized trial. Radiology, 2007, 244（2）：599-607.

56. Chen MS, Zhang YJ, Li JQ, et al. Randomized clinical trial of percutaneous radiofrequency ablation plus absolute ethanol injection compared with radiofrequency ablation alone for small hepatocllular carcinoma. Zhonghua Zhong Liu Za Zhi, 2005, 27（10）：623-625.

7

57. Qian GJ, Wang N, Shen Q, et al. Efficacy of microwave versus radiofrequency ablation for treatment of small hepatocellular carcinoma: experimental and clinical studies. Eur Radiol, 2012, 22 (9): 1983-1990.

58. Chen HW, Lai EC, Zhen ZJ, et al. Ultrasound-guided percutaneous cryotherapy of hepatocellular carcinoma. Int J Surg, 2011, 9 (2): 188-191.

59. Choi JW, Park JY, Ahn SH, et al. Efficacy and safety of transarterial chemoembolization in recurrent hepatocellular carcinoma after curative surgical resection. Am J Clin Oncol, 2009, 32 (6): 564-549.

60. Zhao JD, Xu ZY, Zhu J, et al. Application of active breathing control in 3-dimensional conformal radiation therapy for hepatocellular carcinoma: the feasibility and benefit. Radiother Oncol, 2008, 87 (3): 439-444.

61. Zeng ZC, Tang ZY, Fan J, et al. Consideration of role of radiotherapy for lymph node metastases in patients with HCC: retrospective analysis for prognostic factors from 125 patients. Int J Radiat Oncol Biol Phys, 2005, 63 (4): 1067-1076.

62. He J, Zeng ZC, Tang ZY, et al. Clinical features and prognostic factors in patients with bone metastases from hepatocellular carcinoma receiving external beam radiotherapy. Cancer, 2009, 115 (12): 2710-2720.

63. Huang WY, Jen YM, Lee MS, et al. Stereotactic Body Radiation Therapy in Recurrent Hepatocellular Carcinoma. Int J Radiat Oncol Biol Phys, 2012, 84 (2): 355-361.

64. Llovet JM, Ricci S, Mazzaferro V, et al. Sorafenib in advanced hepatocellular carcinoma. N Engl J Med, 2008, 359 (4): 378-390.

65. Cheng AL, Kang YK, Chen Z, et al. Efficacy and safety of sorafenib in patients in the Asia-Pacific region with advanced hepatocellular carcinoma: a phase III randomised, double-blind, placebo-controlled trial. Lancet Oncol, 2009, 10 (1): 25-34.

66. Peng ZW, Zhang YJ, Liang HH, et al. Recurrent hepatocellular carcinoma treated with sequential transcatheter arterial chemoembolization and RF ablation versus RF ablation alone: a prospective randomized trial. Radiology, 2012, 262 (2): 689-700.

第八章

腹腔镜技术在小肝癌治疗中的应用

随着肝脏外科技术和腹腔镜技术的不断发展和成熟，腹腔镜在肝癌治疗中的应用越来越广泛。腹腔镜肝癌切除和腹腔镜局部消融治疗是腹腔镜技术在肝癌治疗中应用的两个最主要方面。

近些年我们见证了腹腔镜技术的快速发展，腹腔镜肝切除技术在治疗各种类型以及不同部位的肝脏病变上已经愈发成熟，并被广泛认可和接受。从最早的边缘病灶的局部切除，到"金标准"的肝左外叶切除，再到左半肝、右半肝切除，甚至是最近的腹腔镜ALPPS手术，腹腔镜肝切除基本上突破了肝切除的各个禁区，在经验丰富的单位，腹腔镜肝切除已经达到了与开腹肝切除相近的水平。由于其切口小，创伤小，恢复快等优势，腹腔镜肝切除在肝癌，特别是小肝癌治疗中的应用越来越受到重视。

腹腔镜辅助下的局部消融治疗虽然目前临床应用并不广泛，但是对于某些特殊部位的病灶，在难于手术切除和经皮消融治疗时，腹腔镜消融治疗往往可以达到根治性的治疗；而且相对于常用的经皮局部消融治疗，腹腔镜局部消融治疗可以在直视下操作，并可对周边器官进行保护，具有其特别的优势。

第一节　腹腔镜肝切除的历史与发展

肝脏血运丰富，既往是外科手术的"禁区"，即使传统开腹手术也风险颇大，腹腔镜技术一直到 20 世纪末期才开始应用于肝脏外科领域，而最早也仅仅是开展腹腔镜肝脏活检，1991 年 Reich 等最早开始应用腹腔镜进行肝切除，但仅应用于切除肝脏边缘的良性肿瘤，自 1993 年 Wayand 等率先完成腹腔镜下肝脏Ⅵ段转移癌局部切除开始，腹腔镜技术才开始应用于治疗肝脏恶性肿瘤。腹腔镜肝切除技术的开展主要有以下几个特点：首先，腹腔镜肝脏切除术对于手术者要求较高，既要有丰富的开腹肝切除术经验，又要具备腔镜视野下的操作技巧，最重要的是要充分掌握手术及中转开腹的指征，腹腔镜肝脏外科医生的培养难度较大，成长曲线较长，因此早期腹腔镜肝切除出血量较多，手术时间较长。其次，腹腔镜肝切除对器械的依赖程度较高，止血器械与断肝器械对手术的重要性不言而喻，腹腔镜技术开展早期由于器械单一，一旦出现术中出血情况往往难以及时控制，这是造成早期腹腔镜手术中转率高的主要因素。综上分析可见腹腔镜肝切除技术开展早期相较于开腹肝切除技术并无明显优势。近年来随着腹腔镜肝切除技术的广泛开展，相应配套的器械也应运而生，如超声刀、力加速（Ligasure）、切割闭合器、连发钛夹等器械的出现使得在分离肝实质，处理脉管系统方面更加迅速便捷，而双极电凝、ERBE百克钳等止血器械的出现使得外科医生在腔镜下处理出血更加得心应手，同时高清腹腔镜尤其近年来出现的 3D 腹腔镜等显示技术，让腹腔内情况更加形象具体，为复杂的外科操作提供便利。随着外科器械的进步，外科医生在腹腔镜肝脏外科不停地进行尝试和突破，从最早期的肝脏边缘楔形切除，到解剖性肝段切除，肝脏左外叶切除，甚至左右半肝切除，乃至复杂的肝中叶切除和扩大半肝切除等，可以说目前腹腔镜肝脏切除已无禁区。然而不同类型的肝脏切除，不同肝段的切除难易有别，例如 S7 段肝切除相较于其他肝段来说由于位置靠后腹腔镜操作难度较大，目前大多数的外科医生往往更倾向于开腹手术，同时腹腔镜肝脏左外叶切除由于解剖结构比较明确，手术操作比较便利，腹腔镜优势明显，因此有成为肝脏左外叶病灶治疗"金标准"的趋势。因此，不同类型不同部位的肝切除采用腹腔镜还是开腹手术值得商榷。综合文献报道，腹腔镜肝切除在治疗小肝癌上具有重要的临床价值，腹腔镜比传统开腹手术的手术时间、住院时间更短，出血量更少，术后的白细胞及 C 反应蛋白等结果更佳，可以说腹腔镜在治疗小肝癌上是一种安全有效，微创的治疗方式，已经与开腹肝切除，肝移植，射频消融等一起作为小肝癌的一线治疗方式。

腹腔镜肝切除术的类型包括：①全腹腔镜肝切除，所有操作完全在腹腔镜下完成；②手助腹腔镜肝切除，以腹腔镜为主，将手通过腹壁切口伸入腹腔，辅助腹腔镜手术操作，完成肝切除。③腹腔镜辅助肝切除术，以手操作切肝为主，腹腔镜辅助下行肝切除术，在腹腔镜或手辅助腹腔镜下完成肝切除术的部分操作，而肝切除的主要操作通过腹壁小于常规的切口完成。上述 3 种肝切除术亦可在机器人手术系统辅助下完成。机器人肝切除术有以下优势：①具有三维立体图像。②放大倍数高，成像清晰。③包含机械臂和机械腕，可以进行精细操作，避免人的主观判断错误。但是由于价格昂贵，性价比不高，采用机器人手术系统行肝切除术目前难以普及。完全腹腔镜肝切除治疗是目前主流的腹腔镜治疗肝脏病变的方式，随着技术进步在肝癌治疗上的作用与价值愈来愈得到专家的认可，而小肝癌的治疗是腹腔镜肝切除治疗中的重要组成部分，其肝脏的相关解剖知识、术前影像检查、肝功能检查、术后管理、复发后的多学科治疗等与开腹肝切除基本一致，在此不做赘述。然而腹腔镜小肝癌治疗与传统的大范围肝切除、左右半肝切除等不同，肝脏实质切除少，治疗要体现其微创性，同时做到完整切除肿瘤，降低复发，因此其治疗策略有其特殊性，下面将就腹腔镜肝切除在小肝癌治疗中的策略，小肝癌手术后的围术期结果与长期预后方面的价值进行阐述。

第二节　腹腔镜肝切除治疗小肝癌的方法及应用

腹腔镜小肝癌的治疗是腹腔镜肝切除的重要组成部分，其手术适应证，禁忌证，手术前评估，手术后管理，乃至手术器械大多一致。

一、小肝癌腹腔镜切除的临床操作

根据我国腹腔镜肝切除专家指南 2013 版，可将小肝癌的临床操作总结如下。

1. **腹腔镜小肝癌切除手术适应证**　建议适用于主要管道未被侵犯且直径<3cm 的病灶，数目一般少于 3 个。肝储备功能 Child A 或 Child B 级。病灶部位远离第一和第二肝门，无大血管侵犯或远处转移。

2. **腹腔镜小肝癌切除术禁忌证**　任何开腹肝脏切除禁忌证；难以耐受气腹病人；腹腔内致密粘连；病变过于接近大血管；病变影响第一和第二肝门暴露和分离，无法安全进行腹腔镜下操作。

3. **手术前准备**　①对患者全身状况进行全面评估，了解心、肺、肝、肾等重要脏器功能情况，明确有无手术禁忌证。②通过影像学（CT、MRI、超声）检查，了解病变的大小、范围和位置，明确能否行腹腔镜肝切除术以及需要切除的肝脏范围。若怀疑恶性肿瘤，需明确有无远处转移、肝门部侵犯以及门静脉癌栓。③纠正贫血、低蛋白血症和水电解质酸碱代谢失衡，改善患者营养状态。④所有腹腔镜肝脏切除术前都需做好中转开腹准备，术前向患者及家属说明中转开腹的可能性。

4. **手术人员配备**　手术者必须具有娴熟的腹腔镜技术和丰富的开腹行肝脏、胆道手术经验。要求腹腔镜肝脏手术主刀与助手配合默契，建议手术组人员固定，建立一致的学习曲线。麻醉医师应当具备相当的肝脏外科麻醉经验。

5. **手术设备与手术器械**　①常规设备：高清晰度摄像与显示系统，全自动高流量气腹机，冲洗吸引装置，录像和图像储存设备，超声设备及腹腔镜可调节超声探头。免气腹拉钩因影响操作空间不建议应用于腹腔镜肝切除术。②腹腔镜常规手术器械：气腹针、5~12mm 套管穿刺针（trocar）、分离钳、无损伤抓钳、单极电凝、双极电凝、剪刀、持针器、腹腔镜拉钩、一次性施夹钳及钛夹、生物蛋白胶、止血纱布及一次性取物袋。③分离和断肝器械：可选用包括 Harmonic scalpel，LPMOD，CUSA，Ligasure，Microwave tissue coagulators，Water jetdissector，TissueLink floating ball，Argon beamcoagulator 等及内镜下切割闭合器，各单位可根据自身条件、已有手术经验选择断肝器械。④常规准备开腹手术器械。

6. **术中腹腔镜超声探查**　建议术中常规使用腹腔镜超声探查：①定位肿瘤的位置及边界，避免肿瘤不全切除；②明确肿瘤毗邻肝内血管及胆道的走向和关系，减少出现难以控制大出血及胆漏的风险；③病灶切除后探查有无肿瘤残留及余肝血液供应情况（肝静脉是否通畅）。

7. **肝门血流阻断**　目前无成熟、简单易行的腔镜下肝门阻断器械，腹腔镜肝切除常采用精准肝切除的模式，行解剖性肝切除，不推荐常规进行腹腔镜下全入肝血流阻断。如无把握建议转开腹手术。

8. **肝实质的分离**　肝实质的分离，应当由浅入深，逐步分离，"翻书样"打开肝实质，暴露脉管，结扎处理后，再往深层次进入，切不可贪快，贪多，以免造成无法控制的出血，如果遇到难以处理的脉管系统，可先搁置，待分离其周边邻近组织后再处理时往往会更加容易。断肝的器械选择因人而异，对于肝硬化肝脏，建议联合使用多种器械断肝。使用内镜下切割闭合器切肝（例如肝左外叶切除时，肝左静脉及 Glisson 鞘的处理）往往可以简化操作流程，缩短手术时间。

9. 肝创面的处理　主要为止血、防止胆漏。细小血管、胆管用电凝即可封闭；经过反复电凝止血后出血仍未停止，应仔细观察创面，寻找出血点，用钳夹止血，创面处理完后须再冲洗创面，确认无出血和胆漏。腹腔镜处理边缘病灶，行局部挖除术后的凹陷型创面可予明胶海绵或止血纱填塞止血。

10. 中转开腹　①如出血难以控制、出血量>800ml 或出现患者难以耐受气腹情况应立即中转开腹或扩大切口进行手术。②行全腹腔镜肝脏切除术时，如因暴露不佳、病灶位置较深等情况切除困难，可转为手助腔镜切除或直接中转开腹切除。③中转开腹应视为术中转换手术方式，不视为并发症。

11. 术后观察与处理　①密切观察病人生命体征，引流物的性质和量。②维持水电解质酸碱代谢平衡，术前给予预防性抗生素以减少术后感染。③术后 24~48 小时拔除胃肠减压管，局部手术后部分患者可术后返回病房即予以拔除，给予流质饮食并逐渐过渡到普通饮食。

12. 并发症　①气栓：罕见但致命，术中应尽量避免损伤肝静脉。②出血：术后出现腹腔引流出大量鲜血，应尽早行腹腔镜下探查、止血，必要时转开腹手术。③胆漏：漏胆量少且局限，则保持引流管通畅或行穿刺抽液；如漏胆量大，或者胆汁弥漫到全腹腔；需行腹腔镜或开腹探查。④肝衰竭：应做好术前肝功能评估，有条件单位建议常规进行吲哚氰绿排泄试验。⑤肿瘤腹腔及腹壁种植：注意无瘤操作技术、降低气腹压力，应用标本袋等可有效降低肿瘤种植和转移的发生率。⑥肠管损伤、肠瘘：多由术中操作不当引起，发现后应立即行手术修补。⑦腹腔积液或积脓。

二、小肝癌腹腔镜切除的治疗策略

与开放手术不同，肿瘤部位是决定腹腔镜肝切除难易程度的一个决定性因素，例如，对于肝脏左外叶的病灶，由于肝脏左外叶解剖的特殊性，腹腔镜切除逐渐成为肝左外叶切除的"金标准"；但是对于肝尾状叶、S7、S8、S4a 段的病灶，其腹腔镜切除难度仍然较大。以下就目前处理小肝癌的两种主流的腹腔镜肝切除类型进行细述。

（一）肝脏边缘小肝癌的腹腔镜治疗策略

腹腔镜肝切除最早即应用于处理肝脏边缘病灶，例如肝肿瘤位于Ⅱ、Ⅲ、Ⅴ、Ⅵ段表浅的局限性小病灶，其安全性、有效性、微创性已得到认可，因此在术中注意手术操作的轻柔，避免肿瘤的播散应该是此类手术更应该关注的问题。

术前准备：一般采取仰卧位和头高足低位。气腹压力建议维持在 12~14mmHg，应避免较大幅度的气腹压变化。关于患者双下肢是否需要分开，术者站位可根据自身经验、习惯决定。对于肝边缘较小病灶者常采取三孔法切肝，如手术困难，可根据需要增加至 4 或 5 孔。观察孔位于脐上或脐下，操作孔位置依待切除的肝脏病灶所处位置而定，一般情况下病灶与左右手操作孔位置间遵循等腰三角形原则，且主操作杆要与肝断面呈一定夹角。主操作孔应尽可能接近病变部位，病变在右肝者取剑突下，病变在左肝者取左锁骨中线肋缘下，总的原则是利于手术操作。

手术步骤：①游离肝脏：先离断肝圆韧带、镰状韧带，然后根据病灶部位游离肝脏。病灶位于肝脏第 2 段，靠近左三角韧带和冠状韧带者，需离断上述韧带。病灶位于肝脏第

6段者，需离断肝肾韧带、右三角韧带及部分右冠状韧带。②离断肝实质：距病灶边缘1~2cm标出肝切除线（图8-2-1A），由前向后，由浅入深采用超声刀等断肝器械离断肝实质，遇直径>3mm的管状组织，钛夹夹闭远近端后再予超声刀离断，直至完整切除病灶（图8-2-1B）。③肝断面处理：肝断面彻底止血（图8-2-1C），渗血可氩气刀或双极电凝止血，活动性出血宜采用3/0~4/0无损伤缝线缝合止血。肝断面覆盖止血材料，放置腹腔引流管（图8-2-1D）。④标本的取出：标本装入一次性取物袋中，小的标本直接扩大脐部切口取出，大的标本可从肋缘下的2个穿刺孔连线切口取出。

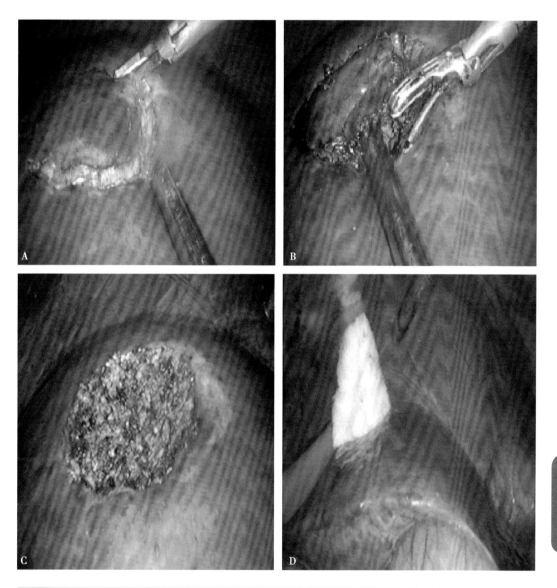

图8-2-1　腹腔镜肝边缘病灶切除
A. 沿肿瘤边缘划出预切线；B. 切除过程；C. 切除后创面；D. 放置引流管及止血纱布

8

术后管理：肝脏边缘小病灶行腹腔镜肝切除术后并发症一般较少见，偶有患者出现少量胆漏或渗血等，予对症治疗后多数可以解决。手术后肝衰竭发生率相对较低，但患者术前、术后的肝功能评估仍是十分必要的，由于常合并肝硬化背景，也有腹腔镜肝脏边缘局部挖除术后肝衰竭的病例报道，一旦发现肝功能情况恶化，需及早进行干预，补充白蛋白，凝血物质等，必要时行人工肝替代治疗。

（二）肝脏左外叶小肝癌的治疗策略

腹腔镜肝脏左外叶切除是处理肝脏左外叶深部小肝癌的主流治疗方式，已经有成为治疗左外叶病灶金标准的趋势，也可以说是成为腹腔镜肝脏外科医生行肝叶切除的"入门"手术。

1. 术前准备　一般采取仰卧位和头高足低位。气腹压力建议维持在 12~14mmHg，应避免较大幅度的气腹压变化。患者双下肢分开，术者位于中间，中山大学孙逸仙纪念医院常采用4孔法切肝，视术中情况酌情增加孔位。观察孔位于脐上或脐下，操作孔位置依待切除的肝脏病灶所处位置而定，一般分布在左右肋缘下锁骨中线位置，和左侧腋中线，遵循等腰三角形原则，且主操作杆要与肝断面呈一定夹角。主操作孔应尽可能接近病变部位有利于手术操作。

2. 手术步骤　①用超声刀依次离断肝圆韧带、镰状韧带、左三角韧带和左冠状韧带，左三角韧带内有较大血管者，需先于近膈肌侧上钛夹后再离断。②于肝圆韧带及镰状韧带左侧 1cm 处肝缘开始，用超声刀离断肝实质（图 8-2-2A），由浅入深，由前向后进行，小的渗血可电凝处理（图 8-2-2B）。遇直径>3mm 的管状组织，钛夹夹闭远近端后再予超声刀离断。③分离肝实质接近 2、3 段 Glisson 鞘时，只需将其前方及上下肝组织稍加分离后，直接采用血管切割闭合器夹闭即可（图 8-2-3C）。④继续向肝实质深部分离，至接近肝左静脉时，沿肝脏膈面切开肝实质约 1~2cm，采用血管切割闭合器离断肝左静脉及肝实质（图 8-2-4D）。至此肝左外叶完全切除。⑤将切下来的包括病变的肝组织用一次性取物袋装好从脐孔拉出，若标本太大可适当延长脐孔或经耻骨上小切口取出标本。⑥冲洗断面，确认无明显出血或胆漏后，可喷洒生物胶和覆盖止血纱布，于肝断面下放置橡胶引流管一根自原右侧肋缘下腹直肌旁辅助操作孔引出（视频8-1）。

视频 8-1
腹腔镜肝
左外叶切
除术

3. 术后管理　腹腔镜左外叶切除后给予常规护肝、抗炎、营养支持治疗，由于解剖相对简单，有经验的外科医生术后并发症相对较低，少数患者出现胆漏等，给予对症治疗腹腔冲洗即可，部分胆漏引起胆汁积聚，给予超声引导下穿刺引流冲洗往往能解决问题。手术后肝衰竭发生率相对较低，但患者术前、术后的肝功能评估十分必要的，合并肝硬化的患者，需密切观察肝功能指标的变化，一旦发现肝功能情况恶化，需及早进行干预，必要时行人工肝替代治疗。

（三）其他部位的小肝癌的治疗策略（视频 8-2，8-3，8-4)

其他部位的小肝癌，这里是指位于Ⅰ段（尾状叶）、Ⅶ、Ⅳb 段等位置的一些小病灶，由于其解剖位置的特殊性，行腹腔镜肝切除难度较高，往往行开腹手术或腹腔镜下消融等治疗进行替代。随着技术的进步，国内部分医学中心也已经开展了这些部位的腹腔镜小肝

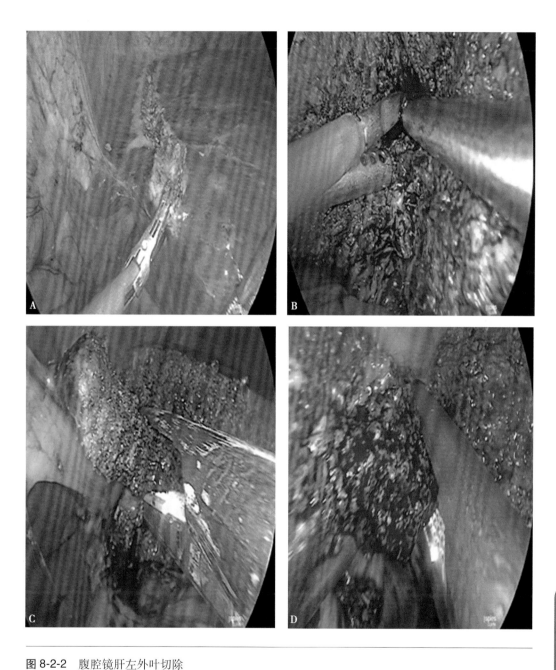

图 8-2-2　腹腔镜肝左外叶切除

A. 沿镰状韧带左侧划出预切线；B. 电凝处理出血；C. 切割闭合器处理 Glisson 鞘；D. 切割闭合器处理肝左静脉

癌切除治疗，病例数较少，其效果获益尚不明确，而且由于的手术难度高，往往需要在不阻断肝门的情况下行解剖性的单段肝切除，因此，此类手术仅限于熟练的腹腔镜外科中心开展，一旦发生术中不可控制的出血，应当立即中转开腹。此处分享一例我中心的腹腔镜

8

尾状叶解剖性肝切除治疗尾状叶的小肝癌病例。

1. **患者资料**　患者，男，59 岁，因"右上腹隐痛不适 10 余天"入院。既往有 HBV 病史。AFP：446ng/L。MR 提示：肝硬化，肝 I 段 21×26mm 结节，考虑尾状叶小肝癌（图 8-2-3）。术前诊断：①尾状叶小肝癌；②乙肝肝硬化　肝功能 Child-Pugh A 级。

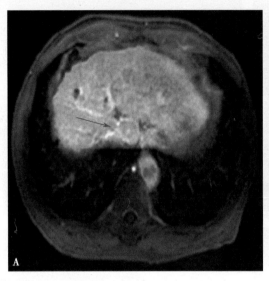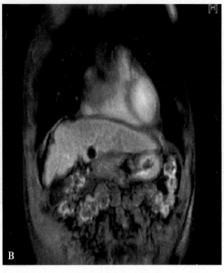

图 8-2-3　术前 MR 检查
A. 横断面；B. 冠状面

2. **手术过程**　患者常规全身麻醉后，取仰卧位，术者和第二助手站在患者左侧，第一助手站在患者右侧。以气腹针建立 CO_2 人工气腹，压力维持 12~14mmHg。采用四孔法，脐上 10mm Trocar 置腹腔镜镜头，右腹部两个 5mm Trocar 作为助手操作孔。左肋缘下为 12mm Trocar 作为主操作孔（图 8-2-4A）。常规腹腔探查，用超声刀分离肝镰状韧带、左三角韧带、左冠状韧带、肝胃韧带，托起左肝，暴露尾状叶（图 8-2-4B），明确尾状叶肿瘤与下腔静脉及第一肝门的解剖关系，必要时予术中腹腔镜超声检查。助手托起左肝，小心推拨尾状叶。术者以超声刀自下腔静脉前方游离尾状叶端，分离肝短静脉（图 8-2-4C），用可吸收夹或钛夹结扎后离断；因右侧分离难度大，首先处理左侧及头侧。左侧游离后，小心推拨下腔静脉至右侧缘暴露。头侧游离时，注意保护肝中静脉背侧。使用刮吸法断肝技术离断尾状叶与其他肝组织的连接，并电凝止血。在离断过程中，牵拉尾状叶至左侧，小心分离，见左肝动脉的分支为肿瘤的主要供血动脉，分离后予钛夹结扎并离断，继续依次夹闭尾状叶肝蒂。移去尾状叶标本，创面用电凝烧灼止血（图 8-2-4D）。尾状叶标本装入标本袋中，在左腹两个 5mm 切口连线间做一约 5cm 的切口，取出标本。肝脏切面旁放置引流管一根，从腹壁切口引出，关闭其余腹壁操作孔，结束手术。

8

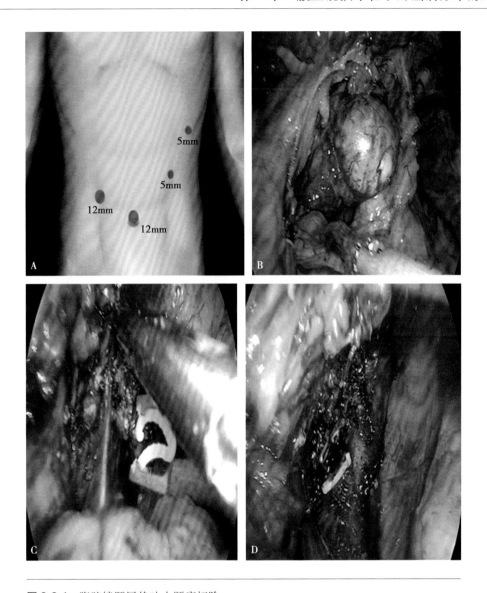

图 8-2-4 腹腔镜肝尾状叶小肝癌切除

A. Trocar 的位置；B. 暴露尾状叶肿瘤；C. 可吸收夹处理肝短静脉；D. 切除肿瘤后裸露的下腔静脉

视频 8-2
腹腔镜肝尾
状叶切除术

视频 8-3
腹腔镜左半
肝切除术

视频 8-4
腹腔镜右半
肝切除术

8

第三节　腹腔镜肝切除与开腹肝切除治疗小肝癌的比较

　　腹腔镜肝切除的手术效果与传统开腹肝切除的比较一直是研究的热点，国内外大量前瞻性以及回顾性的研究比较了腹腔镜肝切除与开腹肝切除的优缺点，这一类研究显示了腹腔镜肝切除在围术期的优势，腹腔镜手术组通常拥有较少的出血量，较少的术后并发症，较短的术后住院时间。然而同一时期的另外一些研究显示腹腔镜肝切除与开腹肝切除对比并无明显优势，一些专家认为，由于外科医生选择不同手术方式时存在个人偏好，针对不同位置的肿瘤，选择腹腔镜还是开腹手术每一个外科医生的偏好都可能不同，往往对于较难掌控位置的肿瘤切除外科医生倾向选择更熟悉的手术方式，很多研究的大量病例是腹腔镜肝脏边缘病灶的楔形切除或肝脏表面非规则局部切除，不能反映腹腔镜肝切除的整体价值，对位于肝脏深部的小肝癌病灶涉及较少，因此这类研究普遍存在选择偏倚，其结果的真实性值得商榷。这类研究比较结果存在差异既与上述的选择偏倚有关，也与不同中心的腹腔镜肝切除技术水平有关，首先，腹腔镜肝切除技术非常依赖手术器械，而不同手术中心的手术器械的配置往往不同，例如断肝器械的配置不同往往影响手术决策和手术时间，而止血器械的配备差异往往造成出血量的差异，其次，不同水平的外科医生也是影响手术效果的重要因素。因此类研究结果往往反映的是该研究中心的水平和应用现状，虽不一定具备共性，然而依然有很多问题值得探讨和分析。

　　中山大学肿瘤防治中心的研究发现针对肝脏边缘病灶，采用腹腔镜肝切除技术较传统开腹手术拥有较少的术中出血量以及较短的术后住院时间，同时术后第一天的引流量腹腔镜组患者明显少于开腹组，可能与腹腔镜更好地保存了腹壁的完整结构以及更小的肝脏创伤有关，同时由于双极电凝以及超声刀在肝脏表浅组织的优异表现，使得出血量低于开腹手术组，而术后住院时间短于开放组往往与术后伤口的恢复情况有关，腹腔镜组伤口小，普遍愈合良好，愈合速度快，术后渗液及术后伤口感染的情况明显少于开腹手术组，因此大大缩短了住院时间，然而由于肝脏边缘病灶本身切除肝脏创伤较小，患者术后的并发症普遍较少，因此两组间的对比未见明确差异。目前在腹腔镜下进行肝脏边缘表面病灶的小肝癌切除术已经被广泛接受为安全、可靠、微创的手术方式。

　　Lesurtel M 等于 2003 年发现腹腔镜左外叶切除术的手术时间较开腹肝脏左外叶切除时间长，而 2008 年与 2009 年的两项研究显示腹腔镜左外叶的手术时间与开腹基本一致，而 2013 年发表的一篇文章显示腹腔镜左外叶手术的时间已经明显少于开腹组，这与我们研究的结果基本一致，从此时间轴我们可以看出随着腹腔镜技术的进步，腹腔镜肝切除的适应证也在不断的发生变化，而腹腔镜左外叶切除由于解剖相对简单，操作相对容易，已经被逐渐认为是肝脏左外叶病变治疗的"金标准"。

　　然而针对肝脏深部的小肝癌病灶，特别是对靠近大血管的病灶需要进行标准的肝段切除时腹腔镜手术并不具备上述优势，最新的文献报道提示腹腔镜肝脏大范围切除与开腹大范围肝切除相比在出血量以及手术时间，输血率，术后住院时间、术后并发症等指标上并无明显差异，提示在复杂的肝切除手术中，控制深部出血、处理深部脉管结构等方面腹腔镜手术较开腹手术的优势尚不明显，两者的围术期结果基本相当，而且腹腔镜手术对术者的要求相当高。腹腔镜在处理深部的小肝癌时，其疗效与手术者的水平密切相关，且行腹腔镜左半、右半切除往往代价太大，手术经验不足者不建议利用腹腔镜处理深部病灶，尤其是与大血管关系密切的病灶，可采用开腹手术或微波消融的方式予以替代。

　　肝脏的每一段切除都有其特殊性，腹腔镜在肝脏不同段的应用千差万别，笼统的一概而论腹腔镜在小肝癌治疗上的优缺是不可取的，细化到肝脏的每一段进行研究与探讨，才具有重要且实际的临床指导价值。当然，随着腹腔镜技术的进一步发展，腹腔镜肝切除的应用范围也在不断的发生变化，有理由相信，随着科技与器械的进步，腹腔镜肝切除在小肝癌的治疗上扮演的角色也会越来越重要。

　　近年来的研究发现肿瘤的复发进展与循环血中肿瘤细胞的存在，特别是肿瘤干细胞的存在是密切相关的，循环血肿瘤细胞被认为是判断肿瘤患者预后的可靠的生物学标记物。Fan ST 等最近的研究发现肿瘤循环血干细胞与肝癌术后的复发率密切相关，循环血癌细胞水平，肿瘤的分期，肿瘤大小是预测术后无复发生存期的独立因素，中山大学孙逸仙纪念医院借鉴了此种方法来检测不同手术方法对循环血中癌细胞水平的影响程度。研究结果提示，腹腔镜组患者与开腹组患者术前外周血的癌细胞水平基本一致，而经过外科操作以后两组患者的术后癌细胞水平都较术前明显升高，而腹腔镜手术相较于开腹手术期其手术期间释放入外周循环的血液中循环肿瘤干细胞的数目少。显然肿瘤细胞受到操作的影响会释放入血促进循环血肿瘤细胞的水平升高，而这一点也得到在动物模型上的研究支持，Juratli 等发现在小鼠模型上，肿瘤的触摸搬动，挤压，以及，电灼烧，切割治疗都会引起肿瘤细胞释放进入循环系统（图 8-3-1）。

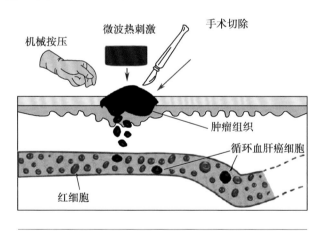

图 8-3-1　循环血癌细胞与外科操作的关系

　　同样，在人体研究上发现，结肠癌的患者在接受了外科肿瘤切除以后恶性的肿瘤细胞会释放进入血液循环。Akiyoshi 以及 Wind 等的研究进一步发现在结肠癌患者中，腹腔镜手术与开腹手术相比能够减少肿瘤细胞的释放从而减少复发转移的风险。此类研究结果与我们的研究结果基本一致，基于以上的研究结果，我们认为开腹手术的手术操作可能会导致肿瘤细胞的播散释放，而腹腔镜手术，由于其微创操作，较少挤压肿瘤，"非接触性"的肿瘤切除可能从某种程度上降低了肿瘤复发转移的风险。

8

第四节　腹腔镜局部消融在小肝癌
治疗中的应用

除腹腔镜肝切除以外，腹腔镜辅助下的局部消融治疗也在小肝癌的治疗中起着重要作用。虽然经皮超声/CT 引导是目前局部消融治疗的主要模式，但是对于某些特殊部位的病灶，腹腔镜引导不仅安全性更高，而且疗效更好。特别是近年来，随着外科医师对局部消融治疗的兴趣逐渐增加，腹腔镜辅助下的局部消融治疗应用也越来越多。腹腔镜辅助下的局部消融治疗在适应证、禁忌证、疗效、影响因素等方面与经皮消融治疗大体相近，但是也有其不同的特点。

腹腔镜辅助下局部消融治疗适应证与经皮局部消融治疗相近，主要是各种不宜/不能手术切除的小肝癌，尤其适用于肿瘤位于肝包膜下，或者邻近胆囊、胃肠等，或者超声/CT 显示不清或难于经皮穿刺准确定位者；主要包括：①肝脏表面的肝癌，腹腔镜便于更好地观察；②肝癌邻近第一、第二肝门，经皮消融治疗处理不当容易损伤肝门部管道系统出现严重并发症；③肝脏顶部肝癌，便于观察、定位，防止膈肌损伤；④合并其他疾病，如胆囊结石、胆囊炎可行腹腔镜下胆囊切除等；⑤靠近胆囊、胃肠道的肝癌，可防止邻近的胃肠、胆囊等脏器损伤；⑥多发性肝癌，便于更准确地定位，并发现可能的遗留病灶；⑦手术后复发的肝癌。其禁忌证主要有：①全身情况较差，难以耐受麻醉及气腹者；②心、肺、肝、肾功能严重障碍者；③凝血机制严重障碍者；④晚期肝癌患者，出现大量腹水、黄疸等并发症。

腹腔镜辅助下局部消融治疗的手术步骤大体如下：

1. 常规麻醉、建立气腹后置入腹腔镜探查，了解肝脏的一般情况，大致明确病灶部位、大小以及数量。

2. 腹腔镜超声仔细探查肝脏。可明确肿瘤部位及与周围血管的关系，探查是否有多发肝内肿瘤，以及有无腹膜、腹腔内其他脏器转移，对可疑病灶在腹腔镜超声引导下进行安全有效的穿刺活检，还能对肝癌进行分期。

3. 分离并隔离保护周围正常组织器官；将局部消融电极经皮穿刺入腹，并在腹腔镜直视下或者腹腔镜超声引导下将电极针插入肿瘤内，按预定方案布针，消融治疗；消融过程中可（应用止血钳等器械）分离开胃肠、胆囊等器官，并可间断、多次阻断入肝脏血流，以提高消融效率，增加消融范围。

4. 局部消融治疗结束后，仔细检查术野有无渗血，邻近脏器有无损伤，检查无误后，撤气腹。

腹腔镜辅助下的局部消融治疗是一种新颖的微创手术方法，具有定位准确、消融彻底的优点；特别是对于小肝癌，相对于经皮局部消融治疗，具有如下优点：①腹腔镜局部消融治疗不仅保留了局部消融治疗的微创性，也保留了腹腔镜手术的可视性，使得穿刺进针在直视下进行；②在腹腔镜的辅助下，术中可以对操作区进行游离，充分暴露，避免了邻近组织器官的损伤，最大程度地减少了并发症的发生；③腹腔镜超声的辅助可以避免气体等因素干扰，显像更清楚，还可发现术前未发现的微小病灶，提高了消融治疗的准确性和消融效果；④气腹可降低门脉血流速度，且腹腔镜下可用器械阻断入肝血流，减少热流失效应，扩大消融范围；⑤患者处于全麻状态，不受患者耐受程度及呼吸程度的限制，保证了消融程度与范围；⑥利用腹腔镜可以对腹腔进行探查，对腹腔情况进行全面的了解，还可以同时行腹腔镜其他手术，如腹腔镜下胆囊切除术。

腹腔镜辅助局部消融治疗的应用在一定程度上也扩大了局部消融治疗的适应证，比如：①肿瘤位于肝脏表面靠近大血管、胆囊、膈肌、胃肠等脏器；②单个肿瘤直径>5cm或多发病灶，需要反复多针消融治疗；③同时需要联合其他治疗者；这些经皮局部消融治疗的相对禁忌证在腹腔镜辅助下均可以安全顺利地进行。

自 1997 年 Siperstein 等完成了腹腔镜射频消融（RFA）治疗肝转移癌并获得成功以来，多国学者也在有选择性地开展腹腔镜 RFA 治疗肝细胞癌，但是目前仍缺乏较为大宗病例的报道。Cillu O 等在 2013 年报道了采用腹腔镜消融治疗肝细胞癌 169 例，其中 RFA 103 例，MCT 8 例，PEI 58 例，平均肿瘤大小 25mm（范围 10~68mm），治疗后病人中位生存时间 33 个月，术后 1、3、5 年生存率分别为 79%，49% 和 40%；无围术期死亡，并发症发生率为 25%，主要是术后肝功能不全导致的腹水（19%）；疗效令人满意。Sakoda M 等则比较了腹腔镜 RFA 和开腹 RFA（23 例 vs. 32 例）治疗小肝癌的疗效，结果发现：腹腔镜 RFA 组术中出血少、手术时间短、术后住院时间短，而两组在总生存、无瘤生存、局部复发率等方面均没有明显差异，从而认为腹腔镜 RFA 优于开腹 RFA 治疗。国内陈楷等报道了腹腔镜 RFA 治疗肝细胞癌 32 例，结果发现：腹腔镜 RFA 组术后出现并发症 4 例（12.5%），包括气胸 1 例，胸腔积液 1 例，术后肌红蛋白尿 2 例；相对于经皮 RFA 组和开腹切除组，3 组术后 6、12、18、24 个月的肝内复发率、无瘤生存率和总生存率差异无统计学意义，生存曲线分析发现，经皮 RFA 组肝内无复发生存率、无瘤生存率略低于腹腔镜 RFA 组和手术切除组；腹腔镜 RFA 组的总生存率高于经皮 RFA 组和手术切除组。因此他们认为：腹腔镜 RFA 治疗 HCC 兼具腹腔镜和射频消融的优点，术后肝功能和 AFP 的恢复程度与经皮 RFA、手术治疗方法相当。该方法有助于患者术后疼痛缓解，并发症少，肝内复发率低，无瘤生存率、总生存率高，是一种安全微创、疗效确切的肝癌治疗方法，值得临床广泛推广。

腹腔镜辅助局部消融治疗的疗效、影响因素等，与经皮局部消融治疗相似，请参考相关章节。

（李闻达　陈亚进　张耀军）

参考文献

1. Reich H, McGlynn F, DeCaprio J, et al. Laparoscopic excision of benign liver lesions. Obstet Gynecol, 1991, 78 (5 Pt 2)：956-958.

2. Wayand W, Woisetschlager R. Laparoscopic resection of liver metastasis. Chirurg, 1993, 64 (3)：195-197.

3. Cai X, Li Z, Zhang Y, et al. Laparoscopic liver resection and the learning curve：a 14-year, single-center experience. Surg Endosc, 2014, 28 (4)：1334-1341.

4. Kluger MD, Vigano L, Barroso R, et al. The learning curve in laparoscopic major liver resection. J Hepatobiliary Pancreat Sci, 2013, 20 (2)：131-136.

5. Vigano L, Laurent A, Tayar C, ea al. The learning curve in laparoscopic liver resection：improved feasibility

and reproducibility. Ann Surg, 2009, 250（5）: 772-782.

6. Tranchart H, O'Rourke N, Van Dam R, et al. Bleeding control during laparoscopic liver resection: a review of literature. J Hepatobiliary Pancreat Sci, 2015, 22（5）: 371-378.

7. Otsuka Y, Kaneko H, Cleary SP, et al. What is the best technique in parenchymal transection in laparoscopic liver resection? Comprehensive review for the clinical question on the 2nd International Consensus Conference on Laparoscopic Liver Resection. J Hepatobiliary Pancreat Sci, 2015, 22（5）: 363-370.

8. Vigano L, Tayar C, Laurent A, et al. Laparoscopic liver resection: a systematic review. J Hepatobiliary Pancreat Surg, 2009, 16（4）: 410-421.

9. Morise Z, Ciria R, Cherqui D, et al. Can we expand the indications for laparoscopic liver resection? A systematic review and meta-analysis of laparoscopic liver resection for patients with hepatocellular carcinoma and chronic liver disease. J Hepatobiliary Pancreat Sci, 2015, 22（5）: 342-352.

10. Nguyen KT, Gamblin TC, Geller DA. World review of laparoscopic liver resection-2, 804 patients. Ann Surg, 2009, 250（5）: 831-841.

11. Okuda Y, Honda G, Kurata M, et al. A Safe and Valid Procedure for Pure Laparoscopic Partial Hepatectomy of the Most Posterosuperior Area: The Top of Segment 7. J Am Coll Surg, 2015, 220（3）: e17-21.

12. Coles SR, Besselink MG, Serin KR, et al. Total laparoscopic management of lesions involving liver segment 7. Surg Endosc, 2015, 29（11）: 3190-3195.

13. Dokmak S, Raut V, Aussilhou B, et al. Laparoscopic left lateral resection is the gold standard for benign liver lesions: a case-control study. HPB（Oxford）, 2014, 16（2）: 183-187.

14. Belli G, Fantini C, D'Agostino A, et al. Laparoscopic left lateral hepatic lobectomy: a safer and faster technique. J Hepatobiliary Pancreat Surg, 2006, 13（2）: 149-154.

15. Rao A, Rao G, Ahmed I. Laparoscopic left lateral liver resection should be a standard operation. Surg Endosc, 2011, 25（5）: 1603-1610.

16. Hirokawa F, Hayashi M, Miyamoto Y, et al. Short- and long-term outcomes of laparoscopic versus open hepatectomy for small malignant liver tumors: a single-center experience. Surg Endosc, 2015, 29（2）: 458-465.

17. 陈孝平. 中华医学会外科学分会肝脏学组. 腹腔镜肝切除术专家共识（2013 版）. 中国肿瘤临床, 2013,（6）: 303-306.

18. Allard WJ, Matera J, Miller MC, et al. Tumor cells circulate in the peripheral blood of all major carcinomas but not in healthy subjects or patients with nonmalignant diseases. Clin Cancer Res, 2004, 10（20）: 6897-6904.

19. Belli G, Fantini C, D'Agostino A, et al. Laparoscopic versus open liver resection for hepatocellular carcinoma in patients with histologically proven cirrhosis: short- and middle-term results. Surg Endosc, 2007, 21（11）: 2004-2011.

20. Morino M, Morra I, Rosso E, et al. Laparoscopic vs open hepatic resection: a comparative study. Surg Endosc, 2003, 17（12）: 1914-1918.

21. Yin Z, Fan X, Ye H, et al. Short- and long-term outcomes after laparoscopic and open hepatectomy for hepatocellular carcinoma: a global systematic review and meta-analysis. Ann Surg Oncol, 2013, 20（4）: 1203-1215.

22. Croome KP, Yamashita MH. Laparoscopic vs open hepatic resection for benign and malignant tumors: An updated meta-analysis. Arch Surg, 2010, 145（11）: 1109-1118.

23. Nguyen KT, Marsh JW, Tsung A, et al. Comparative benefits of laparoscopic vs open hepatic resection: a critical appraisal. Arch Surg, 2011, 146（3）: 348-356.

8

24. Franken C, Lau B, Putchakayala K, et al. Comparison of short-term outcomes in laparoscopic vs open hepatectomy. JAMA Surg, 2014, 149 (9): 941-946.

25. Cai XJ, Yang J, Yu H, et al. Clinical study of laparoscopic versus open hepatectomy for malignant liver tumors. Surg Endosc, 2008, 22 (11): 2350-2356.

26. Biehl TR. A comparison of laparoscopic vs open hepatectomy: good try, but we still have selection bias. JAMA Surg, 2014, 149 (9): 947.

27. Jensen EH, Vickers SM. The maximally invasive hepatobiliary surgeon: A dying breed?: Comment on "Laparoscopic vs open hepatectomy for benign and malignant tumors". Arch Surg, 2010, 145 (11): 1118.

28. Lesurtel M, Cherqui D, Laurent A, et al. Laparoscopic versus open left lateral hepatic lobectomy: a case-control study. J Am Coll Surg, 2003, 196 (2): 236-242.

29. Abu Hilal M, McPhail MJ, Zeidan B, et al. Laparoscopic versus open left lateral hepatic sectionectomy: A comparative study. Eur J Surg Oncol, 2008, 34 (12): 1285-1288.

30. Carswell KA, Sagias FG, Murgatroyd B, et al. Laparoscopic versus open left lateral segmentectomy. BMC Surg, 2009, 9: 14.

31. Dokmak S, Raut V, Aussilhou B, et al. Laparoscopic left lateral resection is the gold standard for benign liver lesions: a case-control study. HPB (Oxford), 2014, 16 (2): 183-187.

32. Lau B, Franken C, Lee D, et al. Short-term Outcomes of Laparoscopic versus Open Formal Anatomical Hepatectomy: A Case Matched Control Study. Am Sur, 2015, 81 (10): 1097-1100.

33. Polignano FM, Quyn AJ, de Figueiredo RS, et al. Laparoscopic versus open liver segmentectomy: prospective, case-matched, intention-to-treat analysis of clinical outcomes and cost effectiveness. Surg Endosc, 2008, 22 (12): 2564-2570.

34. Ishizawa T, Gumbs AA, Kokudo N, et al. Laparoscopic segmentectomy of the liver: from segment I to VIII. Ann Surg, 2012, 256 (6): 959-964.

35. Cho JY, Han HS, Yoon YS, et al. Feasibility of laparoscopic liver resection for tumors located in the posterosuperior segments of the liver, with a special reference to overcoming current limitations on tumor location. Surgery, 2008, 144 (1): 32-38.

36. Cho JY, Han HS, Yoon YS, et al. Experiences of laparoscopic liver resection including lesions in the posterosuperior segments of the liver. Surg Endosc, 2008, 22 (11): 2344-2349.

37. Lin S, Hoffmann K, Schemmer P. Treatment of hepatocellular carcinoma: a systematic review. Liver Cancer, 2012, 1 (3-4): 144-158.

38. Huang MT, Wei PL, Wang W, et al. A series of laparoscopic liver resections with or without HALS in patients with hepatic tumors. J Gastrointest Surg, 2009, 13 (5): 896-906.

39. Simillis C, Constantinides VA, Tekkis PP, et al. Laparoscopic versus open hepatic resections for benign and malignant neoplasms--a meta-analysis. Surgery, 2007, 141 (2): 203-211.

40. Chen XP, Zhao H, Zhao XP. Alternation of AFP-mRNA level detected in blood circulation during liver resection for HCC and its significance. World J Gastroenterol, 2002, 8 (5): 818-821.

41. Aselmann H, Wolfes H, Rohde F, et al. Quantification of alpha 1-fetoprotein mRNA in peripheral blood and bone marrow: a tool for perioperative evaluation of patients with hepatocellular carcinoma. Langenbecks Arch Surg, 2001, 386 (2): 118-123.

42. Chaffer CL, Weinberg RA. A perspective on cancer cell metastasis. Science, 25 2011, 331 (6024): 1559-1564.

43. Fan ST, Mau Lo C, Poon RT, et al. Continuous improvement of survival outcomes of resection of hepatocellular carcinoma: a 20-year experience. Ann Surg, 2011, 253 (4): 745-758.

8

44. Li W, Zhou X, Huang Z, et al. Laparoscopic surgery minimizes the release of circulating tumor cells compared to open surgery for hepatocellular carcinoma. Surg Endosc, 2015, 29 (11): 3146-3153.

45. Juratli MA, Sarimollaoglu M, Siegel ER, et al. Real-time monitoring of circulating tumor cell release during tumor manipulation using in vivo photoacoustic and fluorescent flow cytometry. Head Neck, 2014, 36 (8): 1207-1215.

46. Park SY, Choi GS, Park JS, et al. Influence of surgical manipulation and surgical modality on the molecular detection of circulating tumor cells from colorectal cancer. J Korean Surg Soc, 2012, 82 (6): 356-364.

47. Akiyoshi S, Mimori K, Sudo T, et al. Laparoscopic surgery minimizes the surgical manipulation of isolated tumor cells leading to decreased metastasis compared to open surgery for colorectal cancer. Surg Today, 2013, 43 (1): 20-25.

48. Wind J, Tuynman JB, Tibbe AG, et al. Circulating tumour cells during laparoscopic and open surgery for primary colonic cancer in portal and peripheral blood. Eur J Surg Oncol, 2009, 35 (9): 942-950.

49. Tai LH, de Souza CT, Belanger S, et al. Preventing postoperative metastatic disease by inhibiting surgery-induced dysfunction in natural killer cells. Cancer Re, 2013, 73 (1): 97-107.

50. Wang SW, Sun YM. The IL-6/JAK/STAT3 pathway: potential therapeutic strategies in treating colorectal cancer (Review). Int J Oncol, 2014, 44 (4): 1032-1040.

51. Bachelot T, Ray-Coquard I, Menetrier-Caux C, et al. Prognostic value of serum levels of interleukin 6 and of serum and plasma levels of vascular endothelial growth factor in hormone-refractory metastatic breast cancer patients. Br J Cancer, 2003, 88 (11): 1721-1726.

52. Benoy IH, Salgado R, Van Dam P, et al. Increased serum interleukin-8 in patients with early and metastatic breast cancer correlates with early dissemination and survival. Clin Cancer Res, 2004, 10 (21): 7157-7162.

53. Taniguchi K, Karin M. IL-6 and related cytokines as the critical lynchpins between inflammation and cancer. Semin Immunol, 2014, 26 (1): 54-74.

54. Leibovich-Rivkin T, Liubomirski Y, Bernstein B, et al. Inflammatory factors of the tumor microenvironment induce plasticity in nontransformed breast epithelial cells: EMT, invasion, and collapse of normally organized breast textures. Neoplasia, 2013, 15 (12): 1330-1346.

55. Fisher DT, Appenheimer MM, Evans SS. The two faces of IL-6 in the tumor microenvironment. Semin Immunol, 2014, 26 (1): 38-47.

56. Aminsharifi A, Salehipoor M, Arasteh H. Systemic immunologic and inflammatory response after laparoscopic versus open nephrectomy: a prospective cohort trial. J Endourol, 2012, 26 (9): 1231-1236.

57. Lacy AM, Delgado S, Castells A, et al. The long-term results of a randomized clinical trial of laparoscopy-assisted versus open surgery for colon cancer. Ann Surg, 2008, 248 (1): 1-7.

58. Stanzer S, Dandachi N, Balic M, et al. Resistance to apoptosis and expansion of regulatory T cells in relation to the detection of circulating tumor cells in patients with metastatic epithelial cancer. J Clin Immunol, 2008, 28 (2): 107-114.

59. Larson CJ, Moreno JG, Pienta KJ, et al. Apoptosis of circulating tumor cells in prostate cancer patients. Cytometry A, 2004, 62 (1): 46-53.

60. Smerage JB, Budd GT, Doyle GV, et al. Monitoring apoptosis and Bcl-2 on circulating tumor cells in patients with metastatic breast cancer. Mol Oncol, 2013, 7 (3): 680-692.

8

第九章

肝脏移植治疗小肝癌

第一节　肝脏移植治疗肝癌的历史进程

1963 年 3 月初，美国 Starzl 等在丹佛市首次为一位 3 岁的先天性胆道闭锁症患儿实施了原位肝移植术，是人类历史上第一次同种异体肝移植，具有划时代意义。在接下来的 10 年时间里，世界范围内共施行了 200 多例肝移植，其中半数以上是由 Starzl 教授领导完成的。Starzl 及其同事逐步探索总结出了肝移植的基本手术技术，包括胆道重建、凝血支持及供者肝切取等技术的完善，奠定了现代肝移植概念和基本操作流程。1983 年，美国国家卫生研究机构正式承认肝移植是终末期肝病的一种治疗方法，成为肝移植发展的里程碑。

事实上早期开展肝移植时，肝癌就是肝移植的主要适应证之一。世界上最初的 11 例临床肝移植（1967 年以前），其中 8 例是肝癌，而我国第一阶段（90 年代前）的 57 例肝移植，52 例也是肝癌。虽然随着时间的推移，肝移植的适应证逐渐转变为以良性肝病为主，但肝癌仍是主要适应证，占我国肝移植的 40%~50%。1967 年 7 月，1 名患有肝癌的 19 岁女孩接受了肝脏移植手术，她是当时世界上第 10 例肝移植受体，虽然术后 3 个月肝癌复发，生存了 400 天，最终死于肿瘤全身广泛转移，但她是第 1 例成功存活的肝移植患者。随后 40 年间，对于肝移植治疗肝癌的热情时盛时衰。当时许多移植中心已可以成功完成肝移植手术，其中主要是肝癌患者，人们欣喜的认为对肝癌患者尤其是不能切除的肝癌患者，又发现一个根治性的治疗方法，但术后效果却不尽如人意，肝移植确实改善了患者的生存时间，但术后早期的高复发率使人们对肝癌肝移植的热情急剧下降。根据当时（美国）器官共享联合网络（United Network for Organ Sharing，UNOS）的数据，肝癌肝移植 5 年生存率低于 30%~40%。Ringe 等报道 20% 的肝癌肝移植患者获较长时间生存，其余大部分 2 年内死于肝癌复发。Renn 分析了 365 例肝癌受体的生存情况，5 年的生存率只有 18%，2 年的无瘤生存率仅为 9%。这使得人们不得不对肝移植治疗肝癌的价值产生怀疑，以至于许多学者在相当长一段时间内对采用如此昂贵的移植手术治疗肝癌这种方法持消极甚至否定态度，导致肝癌肝移植占移植总数的比例明显下降，也正因为如此，当时美国卫生与公共服务部决定禁止对肝癌患者进行肝脏移植。20 世纪 80 年代末和 90 年代初出现了许多新的肿瘤靶向治疗药物和辅助化疗药物，改善了许多晚期肿瘤和不能切除的肿瘤患者的生存时间，而移植中心由于器官短缺，等待供肝的时间往往超过 1 年以上，已经超过了肝癌患者平均生存期的 2 倍。所以，人们认为肝脏移植治疗肝癌这种方案不切实际。因此出现多种局部区域性治疗包括肝动脉栓塞化疗术（TACE）、无水乙醇（酒精）注射治疗、冷冻手术和射频消融治疗（RFA）。

20 世纪 80 年代末、90 年代初以来，新一代免疫抑制剂的开发与应用和器官保存液的研制成功对肝移植的发展产生深远的影响，肝移植总例数迅猛增加，总体疗效也不断提高。1978 年，环孢素应用于临床，1989 年，日本的 FK506（普乐可复）应用于临床，肝移植受体 1 年生存率达到 90%，5 年生存率达到 80%。此外，OKT3、吗替麦考酚酯（骁悉）、CD25 单克隆抗体已经广泛地应用于临床。1988 年，UW 液（University of Wisconsin solution）的发明使肝脏低温保存的时间延长至 16~24 小时，同时期欧洲研制的 HTK 液也能获得相当满意的效果。经过 50 年艰苦不懈的探索，肝移植成了一种治疗终末期肝病的有效手段，累计完成肝移植手术 10 万余例，并每年以 1 万例次的速度递增。

同样于 20 世纪 90 年末期，随着肝移植整体技术的发展，医学界认为如果对肝癌肝移植受体进行严格筛选，移植术后的效果可以得到很好的改善，特别是合并有肝硬化的小肝癌接受肝移植治疗，5 年生存率可达 70% 以上。随着这种说法的出现，肝移植治疗肝癌的热情也再次上升，同时这些病人的优先权也发生了改变，大多数病人等待肝移植的时间也减少到 90 天或更少。1996 年，意大利的 Mazzaferro 教授提出了严格选择的米兰（Milan）标准，即单个肿瘤直径≤5cm，或多个肿瘤不超过 3 个，每个直径≤3cm；Milan 标准从选择肝癌肝移植受体的角度出发，限制为仅对小肝癌病灶进行移植。严格选择下的肝癌肝移植后远期存活率大幅提高，对器官分配政策影响巨大，也成为评价随后出现并应用于临床的其他肝癌肝移植临床病理学标准的金指标。同时对肝癌肿瘤生物学认识的不断加深亦使许多学者逐渐恢复肝癌肝移植的信心，并开始认同肝移植在治疗肝癌中的独特优势：①由于受到肝脏功能的限制，肝部分切除术常常不能有效地根除肿瘤；②80% 的肝癌合并有肝硬化，肝硬化被认为是肿瘤复发转移的一个危险因素，而肝移植可以切除全部硬化的肝脏；③由于肝癌多中心生长的特性，全部切除病变肝脏更有助于控制肝癌复发；④移植技术的提高，使合并有肝硬化的肝癌患者围术期的死亡率并不高于肝部分切除术；⑤长期存活者的生活质量优于肝部分切除术。

经过多年的临床实践，肝癌肝移植指征的进一步严格和合理，对肝癌肝移植的认识趋于理性化，目前临床对肝癌肝移植的一些基本问题已达成共识，认为肝移植在原发性肝癌的治疗中仍占着独特的地位。在合理选择病例，严格掌握适应证的前提下，认真预防和治疗移植术后各种并发症，积极开展围术期辅助治疗，肝癌肝移植可以获得满意的疗效和较高的生活质量。然而，当前紧缺的供肝资源和肝移植术后肿瘤复发是影响肝癌肝移植开展的主要障碍。因此，应有选择地实施肝癌肝移植以达到供肝资源的最合理利用。

第二节　肝脏移植治疗肝癌适应证的变迁

肝移植为肝癌和肝硬化患者提供了长期存活的机会。但是，由于供肝严重缺乏，在多数中心器官是基于患者预后作出的分配选择。肝移植治疗肝癌能最大限度地切除病变，避免残肝内的肿瘤遗漏或再生，同时去除了肝硬化及病毒性肝炎等潜在危险疾病。原位肝移植治疗肝癌有其无法替代的优势，现已成为治疗肝癌的有效手段。一般认为，那些有着不能切除的病灶或者肝脏严重功能障碍的患者，肝移植是唯一可能根治肝癌的治疗方法。然而肿瘤复发是一个令人担心的问题，受体选择标准是影响肝癌患者肝移植术后远期预后的重要因素。肝癌肝移植的受者选择标准涉及医学、社会、伦理等多方面问题。截至目前，国际上还没有统一的选择标准。

一、肝癌肝移植标准的演变

1963 年 Starzl 施行全球首例肝移植。由于在 HCC 病人的选择上没有合适的标准，最初的肝移植预后非常差，5 年存活率仅为 18%。围绕如何选择合适的病人行肝移植这一难题，移植领域进行了大量的探索和研究，以下为近年来国际上较常见的肝癌肝移植病人的选择标准。

（一）Milan 标准与 Up-to-Seven 标准

1996 年，意大利的 Mazzaferro 等率先提出选择合并肝硬化的小肝癌患者进行肝移植，建立了著名的 Milan 标准，改变了肝癌患者的肝移植选择方式，具体为：①单肿瘤结节，直径≤5cm，或多肿瘤结节，结节数目≤3 个，最大直径≤3cm；②无大血管浸润，无淋巴结或肝外转移。按照此标准进行肝移植，术后 4 年生存率及无瘤生存率分别为 85.0% 和 92.0%，但超出这一标准的小肝癌患者仅有 50.0% 的 4 年生存率，差异显著。在 Mazzaferro 提出 Milan 标准后，多项临床研究亦证实符合此标准的患者术后 5 年生存率可达 60.0%～80.0%，已接近接受肝移植的良性肝病病人。因此其在国际上得到认可并迅速推广，逐渐成为世界上应用最广泛的肝癌肝移植筛选标准。Milan 标准的制定和实施对临床肝移植的开展具有里程碑的作用，有效地利用了宝贵而稀缺的供肝资源，显著提高了肝癌肝移植术后生存率，降低了术后肿瘤复发率。

但是，随着全球范围内肝癌肝移植数量的逐渐增多，Milan 标准也逐渐显出其局限性：①肝癌发病率逐渐提高，而 Milan 标准又过于严格，它把许多超出 Milan 标准、无大血管侵犯、无淋巴结及肝外转移的肝癌患者排除在外，使得这些本可通过肝移植获得良好疗效的肝癌患者失去了获得供肝的机会；②它仅强调了肿瘤的大小和数目，而忽略了如血管侵犯等与肿瘤复发及预后密切相关的生物学特性；③Milan 标准是针对尸体肝移植提出的，由于尸体供肝相对稀缺，属于公共资源，必然要求在供肝分配时要基于公平的分配机制和相对严格的筛选标准，而活体肝移植技术的发展在一定程度上缓解了供肝相对稀缺的问题，并缩短了等待时间，同时由于活体肝移植供肝由特殊选定的供者自愿捐献，属于非公共资源，即使受者在一定程度上已经超出了 Milan 标准，供者也希望捐献肝脏以拯救所指定的受者，显然肝癌活体肝移植的纳入标准应与 Milan 标准有所差异；④对于中、晚期肝癌降期治疗后肝移植受体的选择，Milan 标准也难以适用。

近年来许多移植中心开始尝试更宽泛的肝癌肝移植标准，其中也包括 Mazzaferro 团队本身。2009 年，Mazzaferro 等进行了一项包括 36 家移植中心、1556 例肝癌肝移植病例的研究，尝试对 Milan 标准进行扩展，并提出了 Up-to-Seven 标准。具体为：①无微血管侵犯；②肿瘤数目及最大直径之和≤7（例如：单个肿瘤时，最大直径为 6cm；2 个肿瘤时，最大直径为 5cm，依此类推）。该标准在限制肿瘤的大小及数目的同时，把微血管侵犯作

9

为肝移植的禁忌。Mazzaferro 回顾性分析了 283 例超出 Milan 标准而满足 Up-to-Seven 标准的肝癌肝移植患者，术后 5 年存活率达到 71.2%，而满足 Milan 标准的 444 例患者，5 年存活率为 73.3%，两者无明显差异。在其他移植中心的研究中，其结果也验证了 Up-to-Seven 标准的有效性及其作为肝癌肝移植纳入标准的可靠性。Up-to-Seven 标准扩大了 Milan 标准的适应范围，又不减少总体存活率，是有积极意义的。但其局限性在于此研究为回顾性研究，尤其是该标准所提出的无微血管侵犯，就目前医学条件而言，往往无法在术前准确判断，常需要通过术后病理证实。尽管从该标准诞生到现在已多年，且已经被多个移植中心验证，但其仍未能如 Milan 标准一样被广泛接受。基于 Up-to-Seven 标准，于是 Milan 团队又再次提出了 Metroticket 预测标准，其主要运算参数为肿瘤最大直径和肿瘤数量。该标准最主要的功能是在于其通过术前影像学检查测量出肿瘤最大者直径与肿瘤个数，通过函数可计算出其单个病例的预期 3 和 5 年的生存可能。在其提出后的第 3 年，Raj 等对 Metroticket 预测模型的有效性进行了评估，结果发现其预测的 3 及 5 年生存率为 76.3% 和 69.7%，而实际观察到的生存率为 83% 和 74%。

（二）Pittsburgh 改良 TNM 标准

2000 年，美国 Pittsburgh 大学 Marsh 等提出了 Pittsburgh 改良 TNM 标准，根据血管侵犯、肝叶分布、肿瘤直径、淋巴结受累及远处转移情况将肝癌分为 Ⅰ、Ⅱ、ⅢA、ⅢB、ⅣA、ⅣB，共 6 期。不论肿瘤大小及分布情况，凡出现大血管侵犯归为ⅣA 期，有远处和/或淋巴结转移归为ⅣB 期，Ⅰ-ⅢB 符合肝移植标准，ⅣA 及ⅣB 期作为肝移植禁忌证，被排除在肝移植之外。Pittsburgh 改良 TNM 标准仅将大血管侵犯、淋巴结受累或远处转移三项中出现任一项作为肝移植禁忌证，而不将肿瘤的大小、个数及分布作为排除的标准，显著扩大了肝癌肝移植的适用范围，从而使更多的肝癌患者受益于肝移植，长期生存率近 50%。但其也存在缺陷，一是在术前很难对肝门部等处的肿大淋巴结作出准确定性，需术中冷冻切片病理检查才能确定是炎性病灶或恶性转移，而且其对微血管或肝段分支血管侵犯这一影响预后的关键因素考虑不足；二是在供肝短缺矛盾日益突出的今天，过度扩大肝癌肝移植指征，将减少了良性肝病患者得到供肝的机会，并会降低肝移植的总体生存率。

（三）加州大学旧金山分校（UCSF）标准

2001 年，Yao 等提出了 UCSF 标准。具体为：①单个肿瘤，直径≤6.5cm，或多个肿瘤，数目≤3 个，最大肿瘤直径≤4.5cm，累积肿瘤直径≤8cm；②无肝内大血管浸润，无肝外转移。符合 UCSF 标准患者肝移植术后 1 年及 5 年存活率分别为 90% 及 75.2%，与符合 Milan 标准患者肝癌肝移植术后存活率相比差异无统计学意义，其中超越 Milan 标准但符合 UCSF 标准的肝癌肝移植术后 2 年存活率为 86%，效果满意，而超越 UCSF 标准患者肝癌肝移植术后 5 年存活率（<50%）则显著低于前两组。与 Milan 标准相比，UCSF 标准一定程度上减少受者丢失率，扩大了肝癌肝移植适应证范围，而术后存活率并未显著下降，显示出较 Milan 标准更高的价值，逐渐被世界各大移植中心所认可和采用。但同样也存在争议，比如最初该标准是建立在回顾性研究基础上，使用了术后病理学分级而非术前影像学检查去进行分级，而其提出的淋巴结转移、肿瘤微血管侵犯在术前较难确定。为回应这些批评，Yao 等在 2007 年又用术前影像资料重新验证了该标准，结果证实其术后 5 年生存率可达 64.0%（平均随访时间 6.6 年）。而且同 Milan 标准类似，UCSF 标准单纯以肿

瘤体积、数目为依据的肝癌肝移植选择标准上具有局限性，同时，这些标准未能反映肝脏疾病背景，未对肝癌生物学特性等影响预后的重要因素进行综合考量，会导致预后判断出现较大偏差。

（四）（美国）器官共享联合网络（UNOS）标准

2002 年，美国 UNOS 基于终末期肝病模型（Model for End-stage Liver Disease，MELD）评分系统对终末期肝病病人分配供肝。给予 T1 期（单个肿瘤，直径<2cm）和 T2 期（单个肿瘤，直径为 2~<5cm，或多肿瘤，数目<3 个，最大直径<3cm）的肝细胞肝癌患者接受尸体供肝的优先权。MELD 评分 $R = 9.6 \times \ln$［肌酐（μmol/L）×0.011］+3.8×ln［总胆红素（μmol/L）×0.058］+11.2×ln（INR）+6.4。MELD 评分越高肝病越重，供肝分配越优先。T1 期的肝癌患者 MELD 评分为 20 分，T2 期为 24 分，等待供肝时间每延长 3 个月加 1 分（如肿瘤生长超过 T2 期标准则剔除）。采用此标准分配供肝后，病人等待尸体供肝的时间缩短，其接受肝移植的机会也相应增加。我国目前的器官分配系统，中国人体器官分配与共享计算机系统（COTRS）制定的器官分配原则就参考了 UNOS 标准。移植中心必须为每位肝移植等待者登记相应的临床检验项目结果，以获取医疗紧急度状态评分（以 PELD/MELD 评分的基础的评分系统），等待者在等待名单中的先后顺序依据医疗紧急度状态评分的分值高低排序，按血型分类，同血型同评分等待者依据等待时间长短排序。移植中心还应为肝癌等待者填写肝癌生物标记物检测或肿瘤影像学报告结果，以便完成"HCC 特例"申请，通过"HCC 特例"申请的可获得医疗紧急度评分加分，而通过特例申请的标准与 UNOS 标准的 T1、T2 期类似。这一标准使得小肝癌患者等待供肝的时间明显缩短，避免了小肝癌的进展和等待者的丢失。

（五）Turkey 标准

Haberal 等选取 2004—2006 年行肝移植的 26 例 HCC 病人，其中 13 例超越 Milan 标准，包括肿瘤直径达 7cm 和 11cm 的患者，且至少 6 例患者肿瘤数目>10 个，其余均符合 Milan 标准。所有超越 Milan 标准病人术中未发现肝外转移和大血管侵犯，腹水细胞学检查未发现癌细胞。术后平均随访 16.5 个月（1~31 个月），所有病人移植肝功能良好，1 例术后 4 个月复发 HCC。故提出 Turkey 标准：①无肝外转移侵犯；②无大血管侵犯；③腹水中无癌细胞。该研究认为全身循环中癌细胞的载量比肿瘤的局部状况更重要，大血管侵犯和肝外转移能够预示肿瘤细胞在全身的播散，在选择肝移植病人时可以不考虑肿瘤的大小和数量因素。该标准扩大了肝癌肝移植适应证范围，但由于术后随访时间有限以及样本数较少，更远期的效果有待进一步验证。

（六）Berlin 标准

2007 年 Jonas 等提出 Berlin 标准，具体为：①无血管侵犯；②单个肿瘤不考虑直径；③多个肿瘤，总直径≤15cm，最大直径≤6cm。该研究分析了 21 例行活体肝移植的 HCC 病人，其中 8 例符合 Milan 标准，其余均符合 Berlin 标准（超越米兰标准），两组术后平均存活时间差异无统计学意义。该标准扩大了肝癌肝移植的适应证范围，Berlin 标准的特点在于单个肿瘤不考虑直径，这将许多单个大肝癌的病人纳入了可行肝移植的范围。但是该项研究同样由于入组病例数较少，其效果有待于更多病例数佐证。

（七）京都标准

2007 年，Ito 等报道了 1999—2006 年行活体肝移植的 125 例 HCC 病人，其中 66 例

HCV 抗体阳性，42 例乙型肝炎表面抗原阳性，根据术前肿瘤大小和数目将 125 例患者分为 3 组：符合 Milan 标准组（n＝70）；肿瘤数目≤10 个、肿瘤总直径≤5cm 组（n＝30）；肿瘤数目>10 个、肿瘤总直径>5cm 组（n＝25）。三组 5 年复发率分别为 9.7%、7.3%、73.9%，前两组差异无统计学意义，而后一组显著高于前两组（P<0.01），同时作者还发现甲胎蛋白（AFP）>400ug/L 和维生素 K 缺乏或拮抗剂诱导的蛋白-Ⅱ（protein induced by vitamin K absence or antagonist-Ⅱ，PIVKA-Ⅱ）>400mAU/mL 是肿瘤高复发的两个重要因素。多因素分析证实肿瘤数目≥11 个、肿瘤总直径>5cm 和维生素 K 缺乏或拮抗剂诱导的蛋白-Ⅱ（protein induced by vitamin K absence or antagonist-Ⅱ，PIVKA-Ⅱ）>400mAU/ml 是肝移植术后肿瘤复发的独立危险因素。据此该研究提出了京都标准，即：肿瘤数目≤10 个，肿瘤最大直径≤5cm，PIVKA-Ⅱ≤400mAU/ml。符合京都标准的 78 例病人 5 年复发率为 4.9%，5 年生存率为 86.7%，超越京都标准者 5 年复发率则高达 60.5%，5 年生存率仅为 34.4%，两组相比差异有统计学意义。京都标准的特点在于除了肿瘤数目与大小的扩展，还加入了肿瘤分子标记物 PIVKA-Ⅱ。

（八）东京 5-5 标准

2007 年，东京大学的 Sugawara 等提出东京 5-5 标准，即：肿瘤数目≤5 个，最大肿瘤直径≤5cm。该研究选择 1996—2005 年行活体肝移植的 HCC 病人，以 HCV 感染者为主，符合东京 5-5 标准的病人 3 年无瘤生存率显著高于超越此标准者，但是该研究病例较少，其临床推广价值同样有待于更多病例数的研究佐证。

（九）Asan 标准

2008 年，韩国 Lee 等提出 Asan 标准，即：肿瘤数目≤6 个，最大肿瘤直径≤5cm；无大血管侵犯。该研究回顾性分析了 221 例行肝移植的 HCC 病人，发现符合 Milan 标准的病人术后 1、3 和 5 年复发率为 6.6%、13.6% 和 15.9%，超越 Milan 标准但符合 Asan 标准的病人术后 1、3 和 5 年复发率为 0、9.1% 和 9.1%，两者相比差异无统计学意义（P＝0.554）。符合 Milan 标准的病人 1、3 和 5 年生存率分别为 86.6%、79.4% 和 76.0%，超越 Milan 标准但符合 Asan 标准的病人 1、3 和 5 年存活率为 100.0%、88.9% 和 80.0%，二者比较差异无统计学意义；符合 Asan 标准的病人 1、3 和 5 年生存率为 88.1%、81.9% 和 76.3%，超越此标准者为 65.7%、34.1% 和 18.9%，二者差异有统计学意义。韩国乙型肝炎病毒的感染比较多，乙型肝炎后肝硬化引起的肝癌是终末期肝病的主要原因，与中国的情况十分相似。Asan 标准虽然是对 Milan 标准的扩展，但仍局限于在形态学方面如肿瘤数量和大小进行扩展。

（十）TTV 标准

按文献提出 TTV 标准，即：TTV（肿瘤总体积）≤115cm³、AFP≤400μg/L。该研究选取 2002—2008 年行肝移植的 HCC 成年病人，发现符合该标准病人术后 3 年存活率与符合 Milan 标准及 UCSF 标准者比较差异均无统计学意义。

（十一）巴塞罗那标准

著名的巴塞罗那标准也提及了肝癌肝移植的纳入标准，其不仅考虑肿瘤大小，并且纳入了肝功能、Okuda（奥田邦雄）分级系统、Child-Pugh 评分系统及病情评分（PST），指出肿瘤只有在巴塞罗那分期为 A 期（BCLC A）时：单发或多发肿瘤直径<3cm，数量≤3个，PST 为 0 分，且无伴发疾病时方可行肝移植治疗。巴塞罗那标准的最大意义在于：

9

①其纳入参考因素不仅仅局限于肿瘤自身特征，其同时纳入了肝功能指标、患者体力指数等其他相关指标；②其不仅仅是单纯的肝癌肝移植纳入标准，其综合多方面因素进行分级，并给出了每个等级病例的指导性治疗方案，为肝癌的临床综合性治疗给出了方向，或说其为肝癌治疗指南也不为过。虽然该标准的提出也受到了一些质疑，但目前国内外多数专家仍认可巴塞罗那标准是肝癌治疗中最有效的方案。

（十二）中国标准

中国肝癌人群基数庞大，且大多数病人诊断时已为中晚期，并合并乙肝、肝硬化，根治性肝切除率低且术后复发率高，肝移植可能是唯一的希望。肝癌肝移植占我国肝移植总量的44%，该比例远超欧美国家。相对于我国居高不下肝癌发病率，米兰标准和UCSF标准都被认为过于严格。因此，迫切需要建立适合我国国情的肝癌肝移植适应证标准，在保证治疗效果的同时扩大受体人群。国内学者结合国情和各自经验，提出了一些扩大的肝癌肝移植指征：

1. **上海复旦标准**　2006年，樊嘉等根据上海复旦大学中山医院251例肝癌肝移植的经验，提出复旦标准，具体为：①单个肿瘤，直径≤9cm；或多发肿瘤，数目≤3个且最大肿瘤直径≤5cm，癌灶直径总和≤9cm；②无大血管侵犯、淋巴转移及肝外转移。按此标准实施的251例肝癌肝移植患者，术后1、2、3年总体生存率为88.0%、80.0%、80.0%，无瘤生存率为90.0%、88.0%、88.0%。与米兰标准、UCSF标准的3年生存率及无瘤生存率差异均无统计学意义，但入组患者显著增加。

为了对上海复旦标准进行多中心、大样本临床验证，上海七家主要的肝移植中心在2008年成立了上海肝癌肝移植协作组，在分析了2001年至2007年上海地区948例肝癌肝移植病例的基础上，拟将上海复旦标准扩大为整个上海的一项共识标准（上海标准）。按照这一标准筛选肝癌肝移植病例，其术后4年生存率及无瘤生存率分别达到63.9%及70.4%，与最严格的米兰标准相比（65.8% vs.74.1%）差异无统计学意义，上海复旦标准较米兰标准入组病例数多出50.1%，被米兰标准剔除但符合上海复旦标准的185个病例与符合米兰标准的病例有同样满意的术后生存率及无瘤生存率。上海复旦标准在不降低术后生存率及无瘤生存率的情况下，显著扩大了肝癌肝移植的适应证范围，能使更多的肝癌患者因肝移植受益。

2. **杭州标准**　移植领域研究人员一直在努力探索更好的肝癌肝移植标准，关注的重点已不仅仅局限于肿瘤形态学。研究表明，作为肝癌诊断指标之一的肿瘤标记物如AFP可以预测病人术后肿瘤复发及存活情况。2008年，浙江大学医学院附属第一医院郑树森院士团队结合10余年的研究成果提出了肝癌肝移植杭州标准，具体为：①无大血管侵犯和肝外转移；②肿瘤结节直径之和≤8cm，或肿瘤结节直径之和>8cm，但满足术前AFP≤400μg/L，且组织学分级为高、中分化。根据此标准对195例肝癌肝移植受者的回顾性分析显示，符合杭州标准组术后1、3、5年生存率为92.8%、70.7%、70.7%，无瘤生存率为83.7%、65.6%、62.4%，符合Milan标准组术后1、3、5年生存率为94.3%、78.3%、78.3%，1、3、5年无瘤生存率为87.3%、74.0%、69.7%，两组相比差异无统计学意义。而超越杭州标准组术后1、3、5年生存率和无瘤生存率则为49.9%、27.0%、18.9%和25.8%、12.5%、4.7%，显著低于符合杭州标准组。杭州标准较Milan标准入组病例数增加了37.5%，被Milan标准剔除但符合杭州标准者与符合Milan标准者一样获得满意的术

9

后生存率及无瘤生存率。

杭州标准将肿瘤分子标记物和病理学特征引入移植标准中，这是对以往肝移植标准只关注肿瘤数目和大小这一局限的突破，此理念得到了国际移植界的认同，为肝移植病人选择标准带来了全新视野，有力推动了我国肝移植事业的发展。2014年，中华医学会器官移植学分会正式颁布了《中国肝癌肝移植临床实践指南》，指出杭州标准是可靠的肝癌肝移植选择标准，符合杭州标准的肝癌病人接受肝移植可获得良好的术后生存率。杭州标准已经成为中国肝癌肝移植标准并逐步迈向世界。

3. 华西标准　四川大学华西医院严律南等研究发现门静脉主干癌栓是影响肝癌肝移植术后疗效的关键因素，据此提出华西标准，具体为：①无门静脉主干癌栓；②小肝癌及尚可切除的肝癌并重度肝硬化或肝功能不全者；③无法切除的大肝癌，不伴有门静脉主干癌栓或远处转移者。

（十三）预治疗性标准

正如上所述，肝癌肝移植术后复发的危险因素有很多，且目前仍有很多危险因素尚未被发现，因此，制定一个简单的标准试图把所有的因素均纳入是非常困难的，也是不现实的。因此有学者认为，既然有太多的因素无法统一，那么就抛弃这些指标，尽管这些指标都是反映肿瘤生物学活性的一些指标。考虑通过术前预治疗的结果来评估肿瘤的生物学活性，将这一类归纳为肝癌肝移植的预治疗性纳入标准。早在2006年Otto等就已经提出可以将选择性肝动脉化疗栓塞术（TACE）作为肝癌肝移植的生物学纳入标准，并且他们将TACE预治疗性标准与米兰标准的效果进行了比较，发现肿瘤对TACE治疗的敏感性作为纳入标准要比单纯使用肿瘤大小或数量作为纳入标准要好得多。目前，在肝癌肝移植纳入标准中的肿瘤预治疗方案包括：切除（开腹或腹腔镜下）、射频消融术（腹腔镜下或经皮）、TACE等。而目前被公认最有效、最合适的预治疗手段为TACE，TACE作为预治疗的优势在于：①其手术创伤小，不会给患者带来太大的手术风险；②患者术后恢复快；③治疗费用相对较低；④不直接进腹，不会给未来肝移植带来手术麻烦；⑤术后更容易评估肿瘤对治疗的反应情况。对于预治疗后的效果评价，目前一致认为采用影像学评估的mRECIST标准：完全有效、部分有效、病情稳定、疾病进展。一般认为，肿瘤对预治疗的反应好，即完全有效或部分有效，则肿瘤的生物学活性可能较低，移植术后肝癌复发的可能性较低，反之亦然。因此，该标准抛弃了之前常用的可能相关危险因素：大小、个数、AFP、基因等，通过预治疗来评判肿瘤的生物学活性将更加有效、准确，更有说服力。

但是，预治疗性标准作为肝癌肝移植纳入标准也受到相关学者的质疑，特别对于使用肝切除后影像学评估有几点问题需要解决：①肝切除往往风险较大，包括手术并发症或死亡率；②肝切除后腹腔内粘连，将增加术后肝癌肝移植的手术难度；③肝切除后肿瘤组织的缺失，将增加准确再次评估的难度。尽管TACE被认为是作为预治疗的最佳选择，但TACE对肝动脉内膜的损害将增加肝移植术后动脉并发症发生率。

二、边缘性供肝在肝癌受者中的应用

虽然目前国内外对于肝癌患者进行肝移植没有统一标准，但扩大供肝来源的努力也在进行当中。目前，可以接受的尸体供肝标准仍待确定。随着近几年我国公民逝世器官捐献工作的大力开展，影响尸体供肝质量的相关因素越来越受到重视，如何评估尸体供肝质量是目前移植界探索研究的热点。也正因如此，一个严格的边缘性供肝的界限还有待进一步确定。一般认为，一个原发性功能障碍或者原发性无功能的危险性增加的供肝可能称为边缘供肝。那些支持使用边缘供肝的专家们认为，这些尸体供肝虽不是最理想的，但患者如果不接受这些肝脏就有可能在等待中死亡，因此这些肝脏应该用在合适的患者身上。和原发性无功能及原发性功能障碍相关的一些因素包括：较大的年龄、较长的缺血时间、低血压、性别、供者心脏停搏及脂肪变等。

许多移植中心都已经报道了这种应用边缘器官的经验。来自巴西的 Rocha 和他的同事们提供的一组施行了 148 例尸体原位肝移植的资料。其中有 61.5% 器官是边缘性器官。这些供者的年龄>55 岁，AST>150IU/L，胆红素>2mg/dl，血清钠为 150mEq/L，存在心搏停止，ICU 时间>5 天，有中度到重度的脂肪变性。这些接受边缘器官的受者的 6 个月生存率是 81%，而接受理想器官的受者的 6 个月生存率是 70.7%。这些差别并不是很大。其他研究组已经证实了这些发现。这就意味着边缘供肝也可以安全地用在最适合的情况下。

也有一些研究支持肝癌患者应用扩大的供肝标准。欧洲的 Sotiropoul 和他的同事们报道了为肝细胞癌患者移植没有人愿意用的肝脏的成功率。三年间，他们接收并为患者移植了 10 例无心搏的尸体供肝，这些器官被其他移植中心拒绝了 40 次之多。接收这些器官的受者中位随访时间是 12 个月（范围 5~36 个月），截至发稿时间没有患者死亡。所有这些患者的肿瘤都小于 T3，50% 的患者超过了 Milan 标准。作者显然既是对边缘尸体供肝的使用进行挑战，同时也是对肝癌患者行肝移植的选择标准的扩大进行挑战。由于使用了边缘性尸体供肝，患者的等待时间缩短了（中位等待时间为 63 天），移植物原发性功能障碍的发生率在可接受的范围内（20%），而患者和移植物在短期随访时间内 100% 存活。因此，在他们的经验看来使用边缘性尸体供肝的收益和风险相比是值得的。

我国肝癌患者绝大多数具有病毒性肝炎和肝硬化背景，且大部分患者在就医时已处于进展期，总体治疗效果欠佳。晚期肝癌患者进行肝移植术后，大部分短期内有较高的生存质量，能满足患者及家属的心理需求，但患者的远期疗效较差，影响患者生存的主要问题为肿瘤复发和转移。由于供肝资源短缺，此类患者行肝移植术对有限的医疗资源造成了浪费。对于这些非适应证的肝癌患者使用边缘性供肝亦不失为一种有益的尝试。

回溯以上肝癌肝移植适应证的变迁，肝移植治疗肝癌的优势和地位已经得到共识，但受体的选择标准是决定肝移植术后长期疗效的关键。国内外移植中心对受体选择标准的不断的探索和实践，目的均是为了合理扩大肝癌肝移植的适合人群，但对于小肝癌，尤其是合并肝硬化的小肝癌，进行肝移植治疗是无可争议的，而且多年来大量的临床实践证实肝移植治疗小肝癌，其术后长期存活率和无瘤存活率，相对于其他治疗方法来说，具有无法替代的优势。随着近几年多肝癌多学科综合治疗的发展，腹腔镜肝切除、消融治疗等微创外科技术的提高，拯救性肝移植策略的再认识，小肝癌肝移植的认识趋于理性化，在原发性肝癌的治疗中占有着独特的地位。

第三节　肝移植治疗小肝癌的技术与方法及并发症

对合并肝硬化的小肝癌实施肝移植，无瘤生存期及长期生存率均优于肝切除，尤其对严重肝硬化失代偿的小肝癌病人，肝移植可能是唯一根治手段，肝移植能完整切除肿瘤及硬化的肝脏，消灭了肝癌多中心发生的土壤。随着现代麻醉学的发展，对病人心肺功能、血流动力学及凝血功能精准监测和调控，移植手术器械及血管吻合技术改进，移植数量不断增加，在世界各大移植中心，肝移植技术已日益成熟，成为常规手术应用于临床。

一、肝移植治疗小肝癌的围术期处理

（一）手术时机

原则上，对合并严重肝硬化的小肝癌来说，由于移植后远期疗效良好，因此应尽早实施肝移植手术，以免肿瘤进展导致移植效果变差，甚至出现远处转移而丧失移植机会。研究表明：一期小肝癌肝移植和肝癌切除术后复发小肝癌做二期肝移植（拯救性肝移植）的病人预后相当，因此，肝癌切除后复发的小肝癌病人也应该把握时机，尽早考虑接受二期肝移植。当然，移植前病人不能有禁忌证存在，包括无法耐受移植手术的心、肺、脑疾病、全身严重感染、肝外肿瘤存在等。同时需要患者及家人对肝移植治疗肝癌的疗效与风险有充分了解，并在心理上对这种特大手术做好准备。在供体的选择上，考虑到小肝癌移植后可以获得长期生存，等同于良性肝病肝移植，乙型或丙型肝炎病毒标志物阳性的边缘供肝，因为移植后受体存在较大的肝炎复发风险，尽量不要移植给小肝癌受者。因此，小肝癌病人接受肝移植前必须进行以下评估：

1. 肿瘤状况评估　通过超声超声、CT、MR、PET/CT 等影像学检测，了解肿瘤大小、数目、有无脉管侵犯、淋巴及远处转移。结合甲胎蛋白、肿瘤穿刺活检等肿瘤生物学特性，明确病人符合 Milan 标准、UCSF 标准还是国内的杭州标准，争取在肝移植注册登记系统中获得供体等待加分。

2. 肝脏状况评估　了解肝脏功能、凝血功能状况，肝硬化、门脉高压程度，是否合并肝肾、肝肺综合征等。若胆红素过高需要人工肝支持。有肝炎病毒感染者术前开始抗病毒治疗。肝脏评估的另一项内容是基于 CT 薄层扫描及血管胆管重建技术的肝脏解剖学评估。包括病肝及胸廓大小，以确定能接受供肝的最大容积；了解上腹部手术、肝癌射频次数及肝周组织粘连程度，门静脉血栓、癌栓的范围，门静脉海绵样变性及门-体分流情况，门脉内有无 TIPPS 金属支架及其长度，从而对手术难度有初步预判；了解肝血管、胆管有无狭窄、变异、血栓、癌栓，肝动脉/脾动脉/胃十二指肠动脉的管径粗细比例等，选择合适的供肝植入管道重建方式。

3. 全身状况评估　包括评估心、肺、肾、脑、胃肠等重要脏器能否耐受肝移植手术；病人的营养状态、内分泌检查；有无全身感染、结核病、艾滋病等；病人及家属的社会心理状态，对肝移植手术的了解程度，手术风险、经济压力、同种异体器官植入体内的心理承受能力等，这一方面在我国肝移植临床实践中易被忽视。

（二）术前准备

肝癌肝移植前的等待期，在肝功能许可的前提下，需要对肿瘤进行"控制性治疗"。包括 TACE、射频、无水酒精注射、服用分子靶向药物等方法控制肝癌的进展，同时给予核苷类药物降低肝炎病毒载量，胸腺肽等增强机体免疫力。改善病人营养状况，必要时置入肠内营养管输注营养素。做体液培养，找出机体感染灶和微生物种类，积极抗感染治疗，去除感染源，否则病人会因为感染而导致移植失败。一旦获得供体消息，应通过补充凝血因子、血浆、血小板、红细胞等快速纠正贫血、凝血功能障碍、低蛋白血症等问题，保证手术顺利进行。

（三）术后肿瘤复发

对肝癌肝移植病人而言，移植后的复发是面临的主要问题。免疫抑制剂的使用客观上会促进肿瘤的复发和进展，更需要严密观察肝癌复发情况。对术前甲胎蛋白（AFP）等肿瘤指标高的病人而言，术后这些肿瘤指标的变化趋势是敏感的预测复发指标。当然也有例外，有术前 AFP 高的病人术后已明确为肿瘤复发，但 AFP 仍然在正常范围，因此，定期超声、胸片、CT、MR、骨扫描等检查十分必要。广州军区总医院肝移植中心尝试通过移植前后外周血循环肿瘤细胞（CTC）数量及类型的变化来预测肝癌复发，有望成为一种新的更灵敏的预测方法。

由于小肝癌病人属于 Milan 标准内，多数移植中心对这类病人不考虑术后常规做预防性的全身化疗。肝癌移植后的复发最常见部位的是肺，其次是新肝，又称肝癌细胞的"归巢现象"。腹腔、骨、肾上腺、脑也都是常见转移部位。一旦发现肿瘤复发，应根据复发部位、大小、数量，通过再手术切除、TACE、射频、放疗、分子靶向治疗、全身化疗等，制定"个体化治疗"方案，积极处理肝癌的复发转移灶，同时减少免疫抑制剂的用量。但对肺部转移而言，由于肝癌的肺转移灶一般多发、先后出现，且进展缓慢。肺的活动度大，导致小病灶很难精确定位，可以考虑先观察肺转移灶的发展速度，待双肺病灶均呈现出来、肿瘤渐增大后再处理。

二、肝移植治疗小肝癌的手术方法

肝移植的方法按腔静脉处理方式的不同分原位经典肝移植和背驮式肝移植。按肝脏体积分全肝移植和减体积肝移植。按供肝来源分尸肝移植和活体肝移植。

（一）经典原位肝移植

1963 年，Thomas Starzl 实施的人类首次肝移植即为此种术式。即离断病肝的肝周韧带、第一肝门、肝上、肝下腔静脉，将肝后腔静脉连同病肝一起切除，供肝肝上、肝下腔静脉与受者肝上、肝下腔静脉做端端吻合。这种方法最符合肝脏的解剖位置。具体步骤包括：

1. 切口的选择　多数情况下选上腹"奔驰"切口，注意不要过于靠近肋弓。供肝小，受者胸廓大者可选反"L"切口，避免了双侧腹肌的破坏，影响腹式呼吸。接受过上腹手术者，切口的设计要尽量借助原切口。

2. 病肝的切除　由浅到深、由易到难有序进行。对肝癌病人，一般先离断肝动脉、胆管。根据肿瘤位置结扎对应侧的门静脉支，减少搬动肝脏时导致的门静脉转移。由于手术技术的成熟，目前一般不做体外门体转流。第一肝门处理完成后，离断左肝周及腔静脉左侧腹膜韧带，若肿瘤在左肝，此时可以将左肝中肝静脉共干切断。然后开始右肝的游离。若肿瘤位于右肝，尽量先游离出第二肝门的右肝静脉予以切断，再搬动右肝，游离右侧肝周韧带及肝后腔静脉。右肾上腺区易出血，可留待最后游离。若病人有手术史，可将肝周粘连最严重的部分最后游离，这些肝周游离顺序的安排都是为了减少术中出血。病肝离断顺序为门静脉—肝上腔静脉—肝下腔静脉，病肝移出腹腔后，创面需仔细止血。切除困难的病肝主要见于以下 2 种情况：①有手术史，粘连严重者，可考虑游离第一肝门、肝上腔静脉、肝下腔静脉后离断、在肝脏无血供的情况下快速游离肝周组织，逆行切除病肝。若膈肌粘连致密，连同膈肌切除，做膈肌修补。②肝门部门静脉海绵样变严重，游离肝门预计会大量出血，因此可先游离肝周韧带、肝上肝下腔静脉，病肝切除前，快速阻断切断整个第一肝门，移除病肝后，在第一肝门断面找到肝动脉、胆管、门静脉备吻合用。门静脉吻合困难者可以将供肝门静脉先吻合到受体的肝下腔静脉，即所谓"临时性腔-门半转位技术"，开放新肝血流。找到具备吻合条件的受体静脉血管（肠系膜上静脉、冠状静脉等）后，再将供肝门静脉从肝下腔静脉转移到与受体静脉做吻合。

3. 供肝植入　基本步骤包括：①供受体肝上、下腔静脉端端吻合；②门静脉吻合，开放新肝血流；③肝动脉吻合；④胆管吻合。腔静脉采用 4-0prolin 线前后壁连续缝合。技术要点是防止静脉过长、扭曲，流出道受阻，造成门脉高压。肝下腔静脉吻合时经门静脉灌注冰血浆或蛋白液，冲出供肝内的钾、空气、代谢毒物。若无肝期较长，术前病人肾功能失代偿，有学者建议肝上、肝下腔静脉吻合完毕后即可开放血流，以减轻肾损伤，维持循环稳定。门静脉吻合采用 5-0 Prolin 线，同样要防治扭曲、过长。前后壁连续缝合，吻合完毕后建议在门静脉血流充盈状态下打结，并且打结不宜过紧，要留下门静脉"生长空间"，防止吻合口狭窄。如果存在门静脉海绵样变性严重或门脉广泛血栓机化（Ⅲ~Ⅳ级），无吻合条件者，最好在离断门静脉之前，找好备吻合的受体门脉系统的血管，如肠系膜上静脉、冠状静脉等，否则会大大增加无肝期时间及手术风险。门静脉开放血流前需放血 200~300ml，避免高钾冷藏液突然进入循环导致心搏骤停。同时需要大量温水浸泡腹腔为新肝复温。肝动脉变异较多，吻合的原则是保证动脉有充足的血流和压力。一般采用供体的肝总动脉开口与受体肝固有动脉分叉口做吻合。注意保护动脉内膜，外翻吻合，防止扭曲狭窄。若受体肝动脉吻合条件差，可在肾动脉以下水平的腹主动脉或腹腔肝以上水平的腹主动脉戳孔与供肝动脉做搭桥吻合，也可继续游离肝总找到脾动脉及其分叉口做吻合。若腔静脉、门静脉吻合顺利，估计无肝期时间短，可以继续做肝动脉吻合，然后同时开放肝动脉、门静脉，避免二次热缺血损伤。胆道吻合多为端-端吻合，后壁连续前壁间断，不放置 T 管。技术要点包括：注意胆管血供的保护，吻合勿过长扭曲，过短产生张力。口径相差太大要做整形。若吻合不满意可考虑做胆肠吻合或放 T 管做支撑，3~4 个月后拔除（图 9-3-1）。

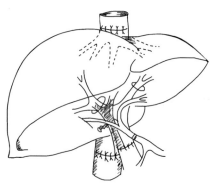

图 9-3-1　原位经典肝移植

(二) 背驮式肝移植

1989 年 Tzakis 首次实施了背驮式肝移植。该术式保留受体的肝后腔静脉。游离第一肝门及肝周韧带后，沿着肝后腔静脉将病肝从腔静脉前方掀起，一一离断结扎各肝短静脉，即第三肝门离断。游离到肝静脉汇合部后，于腔静脉前方上阻断钳，阻断肝左、肝中静脉共干并离断，与供体肝上腔静脉做端-端吻合，供肝的肝下腔静脉结扎或缝闭。若受体肝左、肝中静脉供肝口径偏小，可以连同肝右静脉一并上钳离断，修整为一个大口与供肝肝上腔静脉吻合。也可缝闭受体肝静脉并半阻断其肝后腔静脉，与供肝肝后腔静脉做大口侧-侧吻合。

该术式的主要优点是无须完全阻断受体腔静脉，减少阻断腔静脉导致的血压波动，有利于循环的稳定，减轻对肾功能的损害。由于腔静脉不需完全游离，减少了后腹膜区的出血，最大限度避免了右肾上腺和膈神经的损伤。同时，不需吻合肝下腔静脉，可缩短无肝期时间。其缺点主要是肝上腔静脉吻合口容易扭曲、狭窄导致流出道受阻，门脉高压形成。当然，受体肝后肝短静脉的离断也对术者外科技巧有较高要求。

针对该术式可能导致流出道受阻的问题，有学者建议改用"改良背驮式肝移植"。即离断第三肝门各肝短静脉后，将受体肝上肝下腔静脉阻断，移除病肝，将供受体的肝后腔静脉均修剪成倒三角形大口做吻合。该术式能确保肝流出道的通畅，缺点是仍然需完全阻断受体腔静脉（图 9-3-2）。

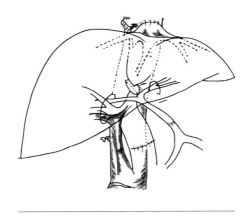

图 9-3-2　背驮式肝移植

(三) 劈离式肝移植和活体肝移植

为解决供体紧缺的问题，近年各大移植中心又开展了劈离式肝移植和活体肝移植。这些术式都属于减体积肝移植范畴。

1. 劈离式肝移植　为解决供体短缺的问题，德国 Pichlmayr 教授于 1988 年首次尝试进行劈离式肝移植。尸肝切取后，依据解剖结构将左右肝一劈为二，两部分肝都有完整的肝动脉、门静脉、肝静脉、胆道结构。临床上通常是左外叶给儿童患者，右肝给成人。"原位劈离"是指血压、呼吸维持的状态下，在脑死亡供者体内进行肝脏的劈离。在体劈离配合术中造影和超声，能更清楚显露肝脏的管道结构，是否存在变异等，有效避免误损伤，同时能缩短冷缺血时间，降低供肝的缺血性损伤，术后患者的胆道并发症、原发肝无功及出血均较离体劈离发生率低。

2. 活体肝移植　活体肝移植是指将健康人肝脏的一部分移植给终末期肝病病人，与劈离式肝移植一样，都属于减体积肝移植范畴。由巴西医生 Russell Strong 在 1988 年首次开展。国内首例活体肝移植由南京王学浩院士于 1995 年完成。实施该术式的前提是确保供者的安全和知情权，并且对受者具有高成功率，即"波士顿三原则"。小肝癌病人肝移植后多数可以获得长期存活，效果良好，因此，由患者近亲提供活体供肝是符合医学伦理的。技术上，活体肝移植的术前评估主要包括：①了解供肝质量及有无管道结构解剖变异，判断供者肝脏是否适合捐献。②精确评估供肝体积，使供者的残余肝体积>35%全肝体积；供肝体重/受体体重>0.8%，移植肝体积/受体标准肝体积>40%，否则易于发生供者肝功能不全或受体的"小肝综合征"。

活体肝移植供体的切除必须包括完整的肝动脉、门静脉、胆管和肝静脉支，对成人肝癌病人，临床常用的是使用超声外科吸引器（CUSA）劈开肝实质，将右半肝作为供肝，可包括或不包括肝中静脉。若不包括中肝静脉，如Ⅴ、Ⅷ段肝有粗大静脉支汇入中肝静脉，则应通过血管搭桥的方式将这些粗大的回流静脉与腔静脉吻合，确保Ⅴ、Ⅷ段肝回流顺畅。活体肝脏植入的动脉吻合是难点，应在显微镜下操作，减少血栓形成的概率。胆道可采用端端吻合或胆-肠吻合处理。

由于病肝的彻底切除，同时解决了肿瘤和肝硬化、门脉高压两方面的问题，肝移植治疗肝癌在临床实践中取得了良好疗效。但由于移植过程中病肝的翻动较普通肝切除更剧烈，有可能导致肿瘤挤压，癌细胞脱落入血。同时，术后免疫抑制剂的长期使用也是控制肿瘤复发的一个不利因素。在肝移植治疗肝癌的临床实践中，对上述不利因素需引起重视。

三、肝移植术后并发症

小肝癌病人由于无肝衰竭、感染、肝肾综合征、肝肺综合征等高危因素，接受肝移植手术相当安全，手术成功率已超过95%，但仍然存在围术期并发症和远期并发症。

（一）围术期并发症

1. 原发性移植物无功能（primary non-function，PNF）　PNF 是最凶险的并发症，危及生命。常发生于移植后数小时或数日内，其主要原因是使用边缘供肝。边缘供肝的定义各移植中心标准不统一，总的来说，包括老龄、脂肪变（大泡型）、ICU 停留时间长、高血钠、使用大量升压药物、肝功能受损等。若同时存在冷缺血时间过长（>12 小时）则更易发生 PNF。临床上常见的早期移植物功能不全多数可以恢复，小部分严重者也可演变为 PNF，紧急再次移植是 PNF 唯一的解决方案。

2. 感染　常常是导致病人围术期死亡的主要原因，术前肝功能失代偿、营养状况差、有肺部感染、胆道梗阻胆管炎、肠道菌群失调等都是术后感染的高危因素。经过气管插管麻醉、长时间手术、大量失血的打击，术后免疫抑制剂的使用，极易导致感染加重，脓毒血症，多器官衰竭危及生命。近年，我国肝移植供体多来自公民逝世后的器官捐献，供者往往在捐献前有严重创伤、感染、长期 ICU 治疗史，来自供肝的外源性病菌导致的术后感染也值得我们重视。

3. 移植术后外科并发症　包括出血、肝动脉血栓及狭窄、门静脉血栓及狭窄、肝静脉血栓。其中，肝动脉血栓狭窄必须及时发现并通过介入或再手术处理，否则大部分病人会继发胆道坏死，需要再次移植。

4. **胆道并发症**　移植术后比较常见，胆漏、吻合口狭窄的发生多与手术技巧有关。胆管非吻合口狭窄、胆道胆泥或结石形成则可能与肝动脉狭窄胆管缺血及免疫排斥相关。另一种少见的胆道并发症是 Oddis 括约肌功能失调，由于病肝切除导致 Oddis 括约肌失神经化，痉挛收缩，胆道压力增大。随着介入内镜技术的进步，大部分胆道并发症可以通过 ERCP、PTCD 等微创方法处理好。

肝脏被称为"免疫特惠器官"，因此，尽管不同程度的排斥反应在肝移植术后常见，但多数可以逆转，不至引起严重后果。肝移植中超急性排斥反应罕见，超过 60% 的病人在病程中会发生 1 次以上的急性排斥，排斥反应"病理三联征"包括：汇管区炎细胞浸润、小胆管内皮坏死、中央静脉内膜炎。提高免疫抑制剂浓度或使用激素冲击治疗可以逆转。慢性排斥反应又称为"胆管消失综合征"（vanishing bile duct syndrome，VBDS），多由反复急排演变，最终需要再次移植。

（二）肝移植后期并发症

肝移植后期并发症多与长期使用免疫抑制剂有关。我国肝癌病人多存在肝炎背景，在免疫低下的状况下，肝炎、肝癌等原发病容易复发，新生肿瘤的发生率也高于正常人群。长期使用他克莫司等 CNI（calcineurin inhibitors）类药物可以引起高血压、高血糖、高血脂、高尿酸等代谢性疾病，导致心脑血管意外、肾功能损害等。

第四节　小肝癌肝移植疗效及其影响因素

新近全球多中心数据显示，肝移植治疗小肝癌（Milan 标准）5 年生存率超过 70%，术后肝癌复发率低于 10%。2012 年肝癌肝移植全球专家共识明确提出肝移植是治疗小肝癌的金标准。我国肝移植注册数据，截至 2015 年 6 月全国共实施了 29 360 例肝移植，52.3% 是肝癌肝移植，其中小肝癌（Milan 标准）肝移植 5 年生存率 72.82%，与全球多中心数据一致。然而对肝移植治疗小肝癌的疗效，也有不同的评价方式，其中 ITT（intention-to-treat）研究是近年常用的方法，利用 ITT 研究比较小肝癌肝切除与肝移植在生存率、无瘤生存率和肝癌复发率等方面的差异更具有临床意义。

一、ITT 研究小肝癌肝移植疗效

虽然小肝癌肝移植疗效显著，然而受供肝匮乏、移植等待期间肿瘤进展及其他因素的影响，部分原拟肝移植的病人可能无法等到肝移植或被移出等待名单而失去肝移植机会。ITT 研究除评价已接受肝移植的病人预后外，同时还评价无法等到肝移植或被移出移植等待名单的病人预后，也即病人一旦列入拟行肝移植组之后，无论完成肝移植与否，病人的预后都计入肝移植组（以下称 ITT 肝移植组）的预后。将 ITT 肝移植组预后与肝切除组的进行比较，不仅可以客观评价肝移植与肝切除在长期生存率和无瘤生存率方面的差异，而且对小肝癌根治性治疗决策也有着十分重要的意义。ITT 研究含括了影响肝移植能否成功实施的各种因素，因此该研究被认为能够更客观地反映小肝癌肝移植的远期疗效，也更能

9

说明肝移植抑或肝切除治疗小肝癌的利弊。

美国 Leonidas G 等利用 ITT 研究比较小肝癌（Milan 标准）肝移植与肝切除疗效。研究将小肝癌分为 ITT 肝移植或肝切除两组，ITT 肝移植组 257 例，其中完成肝移植 220 例、未完成肝移植 37 例；肝切除组 106 例全部完成肝切除治疗。将 ITT 肝移植组与肝切除组疗效进行比较，前者 1、5 年生存率为 81%、53%，后者 1、5 年生存率为 94%、59%。两组生存情况并无显著性差异。德国 Foltys D 等利用配对 ITT 研究比较小肝癌（Milan 标准）肝移植抑或肝切除疗效，57 例 ITT 肝移植（完成肝移植 41 例、因肿瘤进展超出 Milan 标准而剔除移植名单 16 例）与 57 例肝切除比较，5 年生存率分别为 58.4% 和 45.1%，两组差异没有统计学意义。然而在无瘤生存率方面，两组 5 年无瘤生存率分别是 40.7% 和 17.9%，ITT 肝移植组显著高于肝切除组。美国 Marcelo E 等对 1997—2007 年肝硬化肝癌进行 ITT 研究，最终 51 例施行了肝切除、106 例列入等待肝移植名单（ITT 肝移植）。ITT 肝移植中 84 例施行了肝移植，其余 22 例因肿瘤进展而移出等待名单改其他治疗方法。移植等待时间 1~45 个月。ITT 肝移植组 1 年、4 年生存率为 78%、57%，肝切除组 1 年、4 年生存率为 82%、53%，两组统计学上没有显著性差异。符合 Milan 标准肝癌 ITT 肝移植 1 年、4 年生存率为 92%、62%，肝切除组 1 年、4 年生存率为 88%、61%，两组统计学上也没有显著性差异。但是肝切除组术后肝癌复发率显著高于 ITT 肝移植组（63% vs. 15%）。

近二十年肝外科技术的发展和围术期管理水平的提高，小肝癌肝切除死亡率显著下降，5 年生存率显著提高。2012 年发表的全球多中心数据显示，部分中心小肝癌肝切除围术期达到零死亡率，5 年生存率超过 70%，最高可达 81%。肝切除 5 年生存率已接近或达到肝移植，但无瘤生存率仍较低（5 年无瘤生存率 21%~48%），肝癌复发率仍居高不下（51%~69%）。另一方面，受到供肝匮乏、等待时间较长、肿瘤进展及其他因素影响，ITT 肝移植生存率可能会有降低。然而一旦成功实施了肝移植，术后无瘤生存率和肝癌复发率则显著优于肝切除。当今多学科诊疗时代，如何筛选出更适合肝切除抑或更适合肝移植的小肝癌，既能充分发挥肝移植与肝切除等根治性治疗方法的优势，提高长期生存率，又能改善无瘤生存率、降低肝癌复发率，要比一味地强调小肝癌肝移植更具有临床实际意义。近十余年的研究表明，小肝癌肿瘤大小、数量、微血管侵犯等生物学特性、肝硬化程度终末期肝病评分、移植等待时间以及多学科诊疗策略等，对决策小肝癌肝移植抑或肝切除或其他治疗有着十分重要的意义。

二、肿瘤大小、数量对肝癌肝移植疗效的影响

肝癌生物学特性如肿瘤大小、数量、包膜完整与否、Edmondson 分级、血管侵犯等对肝移植疗效有显著影响，其中肿瘤大小、数量和血管侵犯直接关系到肝癌肝移植标准，临床意义更为重要。1996 年意大利 Mazzaferro 等首先提出肝癌的大小、数量和血管侵犯对肝癌肝移植预后有着显著影响，研究发现符合单个肿瘤直径 ≤5cm，多个肿瘤 ≤3 个、单肿瘤直径 ≤3cm，且不合并血管侵犯和远处转移标准（Milan 标准），肝癌肝移植术后 4 年总体生存率为 85%、肿瘤复发率<10%，疗效与良性终末期肝病的类似。2011 年 Mazzaferro 等对 Milan 标准提出 15 年来全球应用情况进行分析，共检索到 1864 篇应用 Milan 标准肝癌肝移植文献，5 年生存率为 68%~78%，复发率低于 10%，与良性终末期肝病肝移植疗效相当。

2009 年 Mazzaferro 等对扩大 Milan 标准的肝癌肝移植进行研究，发现如果肿瘤数量加肿瘤直径≤7，且不合并血管侵犯和远处转移（即 up-to-seven 标准），肝癌肝移植 5 年生存率也可达到 71.2%，与 Milan 标准无显著性差异。事实上，Yao 等 2001 年也发现如果单个肿瘤直径≤6.5cm，多发肿瘤数目≤3 个、每个直径≤4.5cm、直径合计≤8cm，无大血管浸润和淋巴结转移（即 UCSF 标准），肝癌肝移植 5 年生存率可达到 81%，与 Milan 标准疗效相似。我国郑树森等发现如所有肿瘤结节直径之和≤8cm，或所有肿瘤结节直径之和>8cm、但术前 AFP<400ng/ml，且组织学分级为高、中分化，不合并血管侵犯和远处转移，肝移植术后 5 年生存率也达到 70.7%，与 Milan 标准比较也无显著性差异。近期我们对我国肝移植注册数据（截止时间为 2015 年 6 月 7 日）进行统计，肝癌肝移植符合 Milan 标准 5 年生存率 72.82%，超出 Milan 标准则仅为 38.19%；符合 UCSF 标准 5 年生存率 71.9%，超出 UCSF 标准仅为 34.93%；符合杭州标准 5 年生存率为 67.8%，超出杭州标准仅为 28.3%。

由此可见，肿瘤大小和数量对肝移植疗效有显著影响，然而如果在这些标准之内，这种影响则相对较小，尤其是小肝癌（Milan 标准）。相比较而言，肿瘤大小和数量对肝切除疗效的影响更大，即使是小肝癌肝切除。多学科综合诊疗时代，如何将小肝癌中适合肝移植抑或肝切除的病例挑选出来，更具有临床意义。国内复旦大学中山医院周俭等研究证实，小肝癌中如果肿瘤数量加直径≤4，肝移植与肝切除的 4 年生存率分别是 87.2% 和 74.9%，两组差异没有统计学意义；如果肿瘤数量加直径>4，肝移植 4 年生存率（89.6%）则显著高于肝切除（64.9%）。香港大学 Fan ST 等比较符合 Milan 标准小肝癌肝移植与肝切除的疗效，发现肝移植的 5 年生存率（81%）与肝切除（72.8%）没有显著性差异，然而进一步的分层研究发现，Milan 标准单结节（≤5cm）小肝癌肝切除 5 年生存率为 69.1%，与肝移植疗效相近，而多结节（2~3 个，≤3cm）小肝癌肝切除 5 年生存率仅 48.7%，显著低于肝移植。因此，西方学者多认为单结节直径相对较大的或多（2~3 个）肿瘤结节小肝癌更适合肝移植而不是肝切除，然而东方学者对此则有不同的观点。

三、合并血管侵犯对肝癌肝移植疗效的影响

多项研究证实合并血管侵犯是影响生存与复发的独立危险因素，有研究认为可使肝移植术后肝癌复发危险性增加 7.4 倍、死亡危险性增加 9.5 倍。因此目前全球肝癌肝移植的所有标准均将血管侵犯、血管癌栓列为禁忌。然而病理组织学上可将肝癌血管侵犯分为两种情形，即镜下微血管侵犯（microscopic vascular invasion）和肉眼血管侵犯（macroscopic vascular invasion）。研究发现随着肝癌直径增大，镜下微血管侵犯和肉眼血管侵犯都随之增多，但不成比例。当肿瘤直径≤2cm 时，约 20% 可能发生镜下微血管侵犯；肿瘤直径≤3cm时，约 25% 有镜下微血管侵犯，肉眼血管侵犯则不超过 2%；肿瘤直径 3.1~5.0cm，约 40% 有镜下微血管侵犯，肉眼血管侵犯约 3%；肿瘤直径 5.1~6.5cm，约 55% 病人有镜下微血管侵犯，肉眼血管侵犯约 10%；肿瘤直径>6.5cm，约 63% 病人有镜下微血管侵犯，肉眼血管侵犯可超过 15%；晚期肝癌镜下微血管和肉眼血管侵犯可达到 60%~90%。肿瘤直径≤5cm，合并镜下微血管侵犯约 31%，显著低于肿瘤直径 5.1~6.5cm（55%）。然而，如果肿瘤是单个结节且直径≤5cm，镜下微血管侵犯率为 27%，显著低于直径 5.1~6.5cm

的镜下微血管侵犯率（41%）。

目前已公认肝癌合并肉眼血管侵犯的肝移植疗效较差，不主张肝移植治疗。然而对小肝癌合并镜下血管侵犯的观点则不确定甚至相反。2009 年 Mazzaferro V 等报告 444 例符合 Milan 标准的小肝癌肝移植 5 年生存率为 73.3%、10 年生存率为 69.6%，其中 361 例不合并微血管侵犯，5 年生存率 76.1%、复发率 3.3%，44 例合并微血管侵犯，5 年生存率 71.6%、复发率 12.8%。2011 年香港大学 Chan SC 等报告对符合 up-to-7 标准（肿瘤数量加肿瘤直径≤7）的肝癌肝移植进行研究，不合并血管侵犯 60 例、合并微血管侵犯 17 例，两组 5 年生存率分别为 85.1% 和 88.2%，5 年无瘤生存率分别为 86.4% 和 88.2%，没有显著性差异。同期也对 274 例符合 up-to-7 标准的肝癌肝切除进行研究，其中不合并血管侵犯的 5 年生存率 81.2%，与肝移植疗效相当，但无瘤生存率则相对较低（61.0%），显著低于肝移植组，而合并微血管侵犯行肝切除的 5 年生存率和无瘤生存率均较低（50.0% 和 41.2%），显著低于肝移植组和肝切除组。国内周俭等也证实合并抑或不合并微血管侵犯的小肝癌肝移植 4 年存活率没有显著性差异（87.5% vs. 89.6%），然而合并微血管侵犯的小肝癌肝切除 4 年存活率（60.8%）显著低于肝移植。

四、移植等待时间及过渡治疗对小肝癌肝移植疗效的影响

移植等待时间对肝癌肝移植疗效有显著影响。加拿大多伦多大学 Shah SA 等利用 ITT 研究比较符合 Milan 标准小肝癌肝移植与肝切除疗效并了解影响小肝癌肝移植疗效的独立危险因素。261 例小肝癌中 140 例列入肝移植等待名单、121 例计划行肝切除，最终 110 例完成肝移植、121 例完成肝切除。ITT 肝移植（140 例）5 年生存率为 64% 与肝切除（121 例）5 年生存率（56%）没有显著性差异，然而移植等待时间短于 4 个月的肝移植（64 例）5 年生存率达到 73%，疗效显著优于肝切除。多因素分析显示，移植等待时间>4 个月是影响小肝癌肝移植疗效的独立危险因素。美国 SQUIRES MH 等也利用 ITT 研究比较 Milan 标准小肝癌肝移植与肝切除疗效。176 例符合 Milan 标准小肝癌中 131 例列入肝移植等待名单，45 例行肝切除治疗。131 例均在 55 天内完成了肝移植，没有病人被移出等待名单。术后 5 年生存率为 65.7%、无瘤生存率为 85.3%，均显著高于肝切除（43.8%、22.7%）。总体来说，对小肝癌肝移植而言，当移植等待时间短于 2~4 个月，肝移植疗效不会受到影响，但移植等待时间超过 4 个月，肝移植疗效将会受到明显影响。因此，如何缩短小肝癌肝移植等待时间，一直是器官分配与共享政策关注的问题。

2010 年 12 月卫生部（现国家卫生计生委）制定了我国器官分配与共享基本原则和相关政策，2011 年 4 月开始试运行中国人体器官分配与共享系统（COTRS），2013 年 8 月国家卫生计生委颁布人体捐献器官获取与分配管理规定，要求所有肝肾移植受者必须提前录入移植等待名单，所有捐献器官必须通过 COTRS 进行分配。肝移植等待者依据终末期肝病模型（MELD）/小儿终末期肝病模型（PELD）评分由高到低排序。其中为了缩短部分小肝癌肝移植等待时间，明确规定凡符合 Milan 标准且单发肿瘤直径在 2~5cm 或多发肿瘤不超过 3 个病灶且最大病灶直径≤3cm 的肝细胞肝癌（HCC）可以获得 HCC 特例评分，即获得 MELD 评分 22 分（≥12 岁）或 PELD 评分 32 分（<12 岁）的加分。肝癌肝移植等待者可使用 MELD/PELD 评分或 HCC 特例评分这两者的最高分值

9

作为当前的状态评分。肝癌肝移植等待者每 3 个月进行一次 HCC 特例评分续期，续期成功还可再获得额外增加 10% 的 MELD/PELD 评分，以提高小肝癌病人早期获得肝移植手术概率。

小肝癌肝移植等待期间可以采用 TACE、局部消融甚至肝切除等方法进行过渡性治疗。TACE 是最常用的方法，可以使肿瘤坏死、缩小以达到控制肿瘤生长的作用，甚至可以起到降期作用。Graziadei 等前瞻性研究，41 例 Milan 标准肝癌移植前行 TACE，术后 1、2、5 年生存率分别为 98.0%、98.0% 和 93.0%，仅有 1 例患者出现肿瘤复发。然而，也有研究报道认为，对移植前等待平均时间为 4.2 个月的小肝癌，术前 TACE 对移植后 5 年存活率没有影响。局部消融也是常用的方法，由于对肝功能影响较小，尤其适用于肝功能 Child-Pugh B、C 级的小肝癌病人，但缺少严格的对照实验证实它对移植术后存活率和肿瘤复发率的影响。我中心的经验是对超 Milan 标准的病人尽可能先行 TACE 治疗，但治疗时要特别注意使用微导管保护肝固有动脉，以防损伤肝动脉内膜。对 Milan 标准内的小肝癌，估计等待供肝时间不超过 2 个月的病人，则无须进行任何过渡性治疗。

五、小肝癌肝移植术后随访管理

肝癌肝移植手术创伤大、恢复时间相对长、术后需终身服用免疫抑制剂。移植受者出院后一方面需要定期了解免疫抑制剂浓度、观察有无排斥反应以及随访各时期可能发生的并发症；另一方面又要了解肿瘤复发或长期免疫抑制状态下感染、新发肿瘤情况，此外还要了解免疫抑制剂药物毒副作用带来的其他器官损害并及时调整免疫抑制方案。

对肝癌肝移植受者术后随访一般指派专门机构或专人进行，主要内容是：①定期随访动态观察肝移植受者康复情况、心理状态和用药情况，给予必要的健康教育和指导。②及时发现和处理移植术后各种可能发生的并发症，提高移植受者生活质量、延长生存期。③对移植肝或其他部位有无可能发生肿瘤转移抑或长期存活受者有无可能新发肿瘤等问题进行密切观察，及时发现和处理可能存在的肿瘤复发和新发肿瘤。④定期了解移植受者健康状况、复查情况和病情变化，并对康复及生活中注意事项进行指导。⑤完整地收集移植受者信息，为临床和科研提供所需要的各种数据。

随访具体指标如下：①移植受者健康状况评估，包括睡眠质量、饮食结构、生活自理能力、心理心态状况、有无身体不适、是否按时服药等，重点了解有无身体不适、饮食是否正常、有无大小便异常等。②血清学检查，包括血常规、生化全套、免疫抑制剂浓度、乙肝病毒相关指标、巨细胞病毒感染指标、甲胎蛋白等，重点观察有无骨髓抑制、肝肾功能异常、血药浓度不稳定、乙肝复发、巨细胞病毒感染和肿瘤复发等。③影像学检查，包括移植肝超声超声、CT、MRI、MRCP、骨骼 ECT 或 PET-CT 等，重点了解肝脏血流、胆管情况、肿瘤复发转移、肺部感染等情况。

随访时间一般术后 3 个月内每周随访一次，术后 4~6 个月至少每 2 周随访一次，术后 7~12 个月至少 1 个月随访一次，术后 1 年以后要每 2 个月随访一次。如果检查结果异常或身体不适，要增加随访频率。

随访方法一般有以下几种：①门诊随访，肝癌肝移植受者术后按照随访要求定期到移植门诊接受医生问诊、检查和调整治疗方案，这种方式可以早期发现肿瘤复发或其他问

9

题，给予及时处理。但随访的内容要规范，随访前要了解移植受者肝脏肿瘤病理情况，例如肿瘤大小、数量、有无微血管侵犯、移植等待时间、术前有无过渡治疗等。②电话随访，往往用于外地或者没按要求门诊随访的移植受者。随访人员通过电话联系了解受者情况并记录移植受者随访档案中，给予必要的健康教育和指导，尤其是嘱咐受者在当地医院按照要求和规范进行相关检查并将检查结果发送回来。③网络随访，目前部分移植中心创办了移植网站或微信随访平台，不仅简化了随访流程也降低了移植受者随访的成本和时间，也使得随访、交流、沟通、指导更加便捷。④电子邮件和普通信件随访，对于无法采用上述随访方式的移植受者，要尽可能通过电子邮件和普通信件与移植受者和家属取得联系，尽可能地避免移植受者失访。

第五节　拯救性肝移植治疗小肝癌

肝移植治疗小肝癌的同时还解决了肝硬化和门静脉高压症问题，5 年生存率超过 70%，肝癌复发率低于 10%，显著优于其他治疗方法，欧美学者认为肝移植是治疗肝硬化小肝癌的金标准。然而由于供肝匮乏限制了肝移植的应用，临床上肝切除仍是肝癌根治性治疗的主要方法。为了在供肝匮乏情况下更好地发挥肝移植治疗肝癌的作用，近 10 多年来有主张采用拯救性肝移植策略。

一、拯救性肝移植概念

拯救性肝移植目前广泛接受的概念是：对无肝硬化或肝硬化不严重肝功能良好的可切除小肝癌（单个肿瘤直径≤5cm；多个肿瘤≤3 个、最大肿瘤直径≤3cm，Milan 标准）先行肝切除，术后发生肝衰竭或术后出现肝癌复（符合 Milan 标准）时再行肝移植治疗，又称补救性肝移植、挽救性肝移植或二期肝移植。该策略最早由 Majno 等于 2000 年提出，初衷是充分发挥肝切除和肝移植两种肝癌根治性方法的作用，既降低了肝移植等待期间肿瘤进展的风险，又减少了不必要的肝移植治疗，可以缓解供肝匮乏压力，同时肝切除术后病理还可提示肿瘤生物学特性和微血管侵犯情况，为肝移植决策提供依据。拯救性肝移植是小肝癌多学科综合治疗的一个重要组成部分，对进一步提高小肝癌综合治疗的远期疗效有着十分重要的意义。

近年来随着肝癌微创治疗技术的发展和成熟，射频或微波消融也逐渐被认为是早期小肝癌根治性治疗手段。2012 年 NKontchou 等对 203 例 Child-Pugh A 级肝硬化合并 Milan 标准肝癌患者先行射频消融治疗，术后出现肝癌肝内复发或出现肝衰竭时再行肝移植，作者将此类肝移植也称为拯救性肝移植。然而更多学者仍将射频或微波消融治疗视为小肝癌肝移植等待时期的过渡治疗。这两种情形的区别是：前者是将射频或微波消融作为根治性治疗方法，如果不发生术后肝衰竭或不出现术后肝癌复发，病人无须接受肝移植治疗。只有发生肝衰竭或术后肝癌复发（Milan 标准）时才施行拯救性肝移植治疗；后者只是将射频或微波消融作为过渡治疗，无论术后肝癌复发与否都按计划施行肝移植治疗。总之拯救性肝移植概念也不是一成不变，随着根治性治疗方法的发展，拯救性肝移植概念也将发生随之改变。

二、拯救性肝移植在术后复发小肝癌中的应用情况

拯救性肝移植目前主要用于可切除小肝癌。新近一项 meta 分析发现自 2000 年以来关于拯救性肝移植的英文文献超过 130 篇，主要用于符合 Milan 标准的无肝硬化或肝硬化不严重肝功能良好的小肝癌。数据显示：小肝癌术后中位复发率达 54%，中位复发时间 21.4月，其中约 58% 为肝内单个复发癌灶；约 41% 的复发小肝癌接受了拯救性肝移植，中位死亡率 5%；移植术后 1、3、5 年中位生存率为 89%、80%、62%，1、3、5 年无瘤生存率分别为 86%、68%、67%。研究表明拯救性肝移植治疗可切除小肝癌的疗效与一期肝移植没有显著性差异。Fuks 等对 138 例符合 Milan 标准小肝癌采用先肝切除、复发再行拯救性肝移植的策略，与同期 191 例小肝癌一期肝移植比较，5 年生存率分别为 77% 和 60%，两组并无显著性差异。Gaudio 等报道 80 例小肝癌肝切除术后约 39 例肝内复发，其中 27 例（69%）符合 Milan 标准，16 例施行了拯救性肝移植，全组 5 年生存率达 66%，与同期 147例小肝癌一期肝移植疗效（5 年生存率 73%）相近。Guerrini 等报道 72 例小肝癌肝切除，术后 22 例肝癌肝内复发（符合 Milan 标准），另有 4 例术后出现肝功能失代偿、2 例存在肝癌复发高危因素，均施行了拯救性肝移植，全组 5 年无瘤生存率达 80.6%，与同期 198例小肝癌一期肝移植比较无显著差异。

超 Milan 标准可切除大肝癌，肝切除术后复发的肝癌（Milan 标准或 UCSF 标准），可否施行拯救性肝移植，文献报道的相对较少。国外主要是个案报告。英国 Goldsmith等报道 1 例可切除大肝癌合并右门静脉癌栓行右三叶肝切除联合门静脉切除重建，术后9 个月发现残肝第Ⅲ段门静脉分支癌栓复发但未发现残肝癌灶，经 MDT 讨论于术后 14个月施行了拯救性肝移植，移植后无瘤生存 5.5 年仍健在。国内 Liu 等报告 200 例超Milan 标准但符合 UCSF 标准（单个肿瘤直径≤6.5cm；多个肿瘤≤3 个、最大肿瘤直径≤4.5cm、总直径≤8cm）的可切除大肝癌先行肝切除治疗，术后随访发现 86 例（43%）肝癌复发，其中 71 例（82.5%）符合 UCSF 标准，经多学科诊疗团队（MDT）讨论，39 例接受了拯救性肝移植，全组 1、3、5 年生存率为 77%、62%、52%，虽然低于同期 180 例符合 UCSF 标准的一期肝移植（90%、81%、72%），然而 39 例拯救性肝移植的 5 年生存率与一期肝移植比较（61% vs. 72%）无显著性差异。霍枫等报道 30 例拯救性肝移植，其中 13 例肝切除术前符合 Milan 标准、17 例肝切除术前符合杭州标准（肿瘤直径≤8cm；直径>8cm、肿瘤组织病理学Ⅰ或Ⅱ级、AFP≤400ng/ml），肝切除术后复发肝癌均为小肝癌（Milan 标准），两组 1、3 年生存率分别为：83.1%、62.3% 和87.8%、75.3%，无显著性差异。

三、拯救性肝移植在小肝癌多学科治疗中作用和地位

受到供肝短缺、费用昂贵以及观念认识不足等因素影响，我国肝移植还不能作为小肝癌常规治疗方法。小肝癌根治性治疗仍以肝切除和局部消融作为主。Inoue 等报告肝癌肝切除术后 5 年复发率超过 50%，Lencioni 等报告射频消融 5 年累积复发率最高可达 80%。即便切除或消融术后辅以抗病毒或干扰素等辅助治疗，5 年累积复发率仍高达 50%。因此进一步提高复发肝癌的预后是提高肝癌整体疗效的关键。目前认为拯救性肝移植、肝切除、局部消融都是解决复发小肝癌的有效方法。香港大学 Chan 等对 87 例复发小肝癌分别

9

采取拯救性肝移植（19 例）、再次肝切除（24 例）和射频消融（44 例）等治疗，5 年生存率分别是 60%、48% 和 10.9%，研究认为拯救性肝移植疗效显著高于再次肝切除和射频消融，应作为术后复发小肝癌的首选方法。2010 年国际肝病和肝移植领域十余家学会（协会）在瑞士苏黎世召开了肝癌肝移植多学科专家共识会议，会议对全球肝癌肝移植相关研究进行了充分讨论，最终确定由 9 位非移植领域专家在循证医学基础上建立肝癌肝移植全球多学科专家推荐指南，该指南不仅明确提出肝移植是治疗肝硬化小肝癌的金标准，其中第 16 条还明确推荐对肝切除术后肝内复发肝癌要施行拯救性肝移植、第 18 条推荐肝癌降期治疗成功的病例应接受肝移植治疗。

小肝癌多学科综合治疗应重视拯救性肝移植策略。如何更好地应用拯救性肝移植策略，目前认为应把握好以下三个原则：第一，对复发肝癌要有拯救性肝移植治疗的意识，即对符合 Milan 标准的复发小肝癌要推荐拯救性肝移植。Poon 等对 135 例小肝癌肝切除术后随访 48 个月，发现 65 例术后肝癌复发，其中 79% 仍符合 Milan 标准。Cha 等对 36 例小肝癌肝切除术后密切随访，发现约 85% 的复发是肝内单个肿瘤，其中 80% 仍符合 Milan 标准。Chan 等报道 532 例小肝癌分别接受了肝切除或射频消融作为初始治疗，术后 288 例肝癌复发，其中 160 例（56%）完全符合 Milan 标准。由此可见，肝切除术后只要严密观察随访，复发肝癌多数符合拯救性肝移植治疗标准。第二，对有高危复发因素的病例要早行拯救性肝移植，即对术后病理证实有高危复发因素病例，要争取及早施行拯救性肝移植。研究表明微血管侵犯、肿瘤直径 >3cm 或 >6.5cm、卫星结节、肿瘤分化差和肝硬化程度重等都是肝癌复发的独立危险因素，Fuks 等认为如果上述独立危险因素数量 ≥3，应及早施行拯救性肝移植，而无须等到肿瘤复发时再考虑拯救性肝移植。及早施行拯救性肝移植可改善这些病人的预后。第三，可切除肝癌要有拯救性肝移植预案，即对可切除肝癌进行多学科讨论时就要将拯救性肝移植纳入治疗方案。以往的做法多将肝移植作为最后的"稻草"，直到各种方法已无法"回天"时，再建议病人去试试肝移植。Hu 等报告中国肝移植注册（CLTR）肝癌拯救性肝移植的 5 年生存率为 45.8%，明显低于欧美国家，其原因多在于此。现今在肝癌多学科综合诊疗时代，拯救性肝移植完全有可能在多学科讨论伊始即作为重要内容参与其中，拯救性肝移植的参与不仅可以促使重视肝癌复发独立危险因素的诊断、促使密切随访早期发现复发小肝癌，而且可以为术后发生肝功能失代偿或肝衰竭行拯救性肝移植治疗提前做好准备。此外，拯救性肝移植作为预案，可以让病人和家属提前对肝移植有充分的认识，在心理上做好充分的准备。拯救性肝移植是多学科治疗中能显著改善肝癌整体疗效的重要举措和方法。

四、外科技术发展与拯救性肝移植

由于拯救性肝移植的病人先经历了肝切除创伤打击，术后可能存在腹腔严重粘连、门脉高压加重，甚至肝功能不全，这些因素不仅增加肝移植手术难度和风险，也可能增加肿瘤播散机会，因此关于拯救性肝移植的安全性及术后生存率曾一度存在争议。Adam 等曾报告 17 例拯救性肝移植手术死亡率为 28.6%，显著高于一期肝移植（2.1%）；5 年生存率为 41%，显著低于一期肝移植（61%）。国内邵卓等报告 15 例拯救性肝移植术后 1 月内死亡率 6.7%，也显著高于一期肝移植（1.6%）。然而近 10 年来外科技术发展和围术期处理方案的完善，使拯救性肝移植在手术时间、失血量、输血量、ICU 监护时间、围术期死亡率、住院时间、

9

术后并发症发生率及术后生存率等方面与一期肝移植相比已无显著性差异。

近年来，随着微创外科技术的发展与成熟，越来越多可切除肝癌开始采用腹腔镜手术切除、腹腔镜下消融或超声引导射频消融等治疗方式。腔镜肝切除、腔镜下射频消融或介入超声射频消融不仅可以减少手术创伤、降低术后肝功能不全风险，而且可以最大限度减少腹腔粘连，降低后续拯救性肝移植的手术难度和出血量。Laurent 等对 12 例小肝癌先行腹腔镜肝切除后再行拯救性肝移植，术中发现腹腔粘连明显较少，与同期 12 例先开腹肝切除后拯救性肝移植比较，病肝切除时间明显缩短（2.5 小时 vs. 4.5 小时）、移植手术出血量和输血量明显减少（1200ml、3U vs. 2300ml、8U）。Panaro 等对 12 例肝硬化小肝癌先进行腹腔镜下超声引导射频消融治疗，先后消融了 23 个癌灶，术后 6 周 CT 复查显示 19 个癌灶（82.6%）获得彻底消融，所有病人均接受了拯救性肝移植，均获得疗效满意，术后病理显示 17 个癌灶（74%）完全坏死。

总之，可切除肝癌进行多学科诊疗，要重视拯救性肝移植预案、重视腹腔镜等微创外科技术应用、重视复发高危因素和复发小肝癌诊断、重视病人和家属对拯救性肝移植的了解。拯救性肝移植是小肝癌多学科综合治疗的一个重要组成部分，也是显著改善肝癌整体疗效的重要方法。

第六节　肝移植治疗小肝癌的发展与展望

肝移植治疗小肝癌 5 年生存率超过 70%，复发率低于 10%，显著优于肝切除和其他治疗方法，尤其是对合并慢性乙型肝炎、严重肝硬化、门静脉高压症的患者，更能显示肝移植治疗的优势。然而供体器官严重短缺、移植治疗观念不普及、移植费用昂贵以及存在畏惧移植的心理等因素，限制小肝癌肝移植的临床应用。如何更好地发展小肝癌肝移植，一是探讨更合理更符合国情的小肝癌肝移植指征，充分利用好有限的肝移植资源；二是早期诊断和预测小肝癌微血管侵犯，充分发挥好小肝癌肝移植根治性作用；三是大力推动公民逝世后器官捐赠工作，最大限度缓解供肝匮乏问题。

一、探讨更合理更符合国情的小肝癌肝移植指征

据 2012 年世界卫生组织国际癌症研究机构（IARC）统计，全球新发肝癌病例约 74.8 万例，其中美国 2 万例、我国 40 万例。同年，美国和我国分别施行了肝移植 6069 例和 2077 例，其中肝癌肝移植分别为 1656 例和 1052 例，各占肝移植总数的 27.3% 和 50.6%。新发肝癌人群中，美国和我国接受肝移植治疗的机会分别是 8.3% 和 0.3%。相比较而言，我国新发肝癌接受肝移植治疗机会较之美国要低得多，是美国的 1/27。尽管近年来，国家卫生计生委和红十字会总会积极推动公民逝世后器官捐献工作，但受传统观念、政策法规和组织机构等因素的影响，估计短时间内器官供体难有很大程度的缓解。也就是说，今后一段时期，我国新发肝癌接受肝移植治疗机会难有大的提高。如何在新发肝癌病人接受肝移植治疗机会极低的情形下充分发挥好有限的肝移植优势，是我们面临的极大挑战。解决问题的关键是要依照我国国情建立小肝癌肝移植受者标准，同时要进一步提高多学科领域对肝癌肝移植的认识，形成更加合理的肝癌肝移植方案、更加合理地选择肝癌肝移植病人，

9

使有限的供肝资源能够得到更好的应用。

在供肝非常紧缺、新发肝癌患者接受肝移植治疗机会极低的国情下，我国小肝癌肝移植标准应如何掌握？我们认为，我国肝癌肝移植应首选合并严重肝硬化肝功能失代偿（Child-Pugh C、ICG15≥40%）、且肝癌大小、数目符合 Milan 的病人。这类病人由于不能耐受肿瘤切除、栓塞化疗和局部消融等治疗，只能选择肝移植手术抑或药物对症治疗。肝移植可使这类病人的 5 年生存率达到 75% 以上。其次是小肝癌切除术后出现肝内复发或肝功能失代偿。这类病人 56%~78%% 仍符合 Milan 标准，肝移植 5 年生存率超过 70%，这种先行肝切除后行肝移植策略称作拯救性肝移植，在我国不失为一种切实可行的策略。第三才是合并轻度肝硬化或不合并肝硬化、符合 Milan 标准且技术上可切除也可以采用肝移植的病人。这类病人可以采用肝切除治疗，也可以采用肝移植治疗。此外，MELD 评分在决策小肝癌肝切除抑或肝移植决策上也有十分重要意义。研究证实，MELD 评分>8 分之后，随着评分的增加，肝切除术后不可逆肝衰竭发生率、围术期死亡率和 1 年死亡率也随之显著增加。如果 MELD 评分>10 分，任何形式的肝切除术后不可逆肝衰竭发生率>15%。因此当小肝癌病人 MELD 评分>10 分，更适合肝移植而非肝切除。

二、早期诊断和预测小肝癌微血管侵犯，充分发挥好肝移植根治性作用

新近一项 meta 分析纳入了 2002—2012 年间发表的 11 项关于肝癌微血管侵犯的临床研究，评估微血管侵犯对肝癌肝切除术后无瘤生存率的影响，结果显示微血管侵犯显著影响肝切除术后 3 年和 5 年的无瘤生存率。此外，多项研究也证实，微血管侵犯对 5 年总体生存率也有着显著影响。然而小肝癌合并微血管侵犯行肝移植治疗的 5 年存活率和无瘤生存率均显著高于肝切除，因此肝移植更适合用于合并微血管侵犯的小肝癌。问题是如何才能早期诊断或预测小肝癌微血管侵犯。有研究认为，根据肿瘤大小、数目、血清甲胎蛋白和异常凝血酶原（DCP）、MRI、PET/CT 以及放射基因学检查等可以对小肝癌微血管侵犯进行早期诊断和预测。日本学者对 63 例日本小肝癌肝切除患者的临床病理学指标进行分析，筛选出显著预测因素，建立预后评分系统，并在另外 34 例肝癌肝切除患者中进行验证。研究发现微血管侵犯的独立危险因素是肿瘤直径≥3.6cm、血清 DCP 水平≥101mAU/ml、PET-CT 检查 SUV_{max}≥4.2 等，微血管侵犯评分方法是：如果存在上述危险因素，则每项记 1 分，如果不存在上述情形则记 0 分。凡评分≥2 分则微血管侵犯可能性为 90%，该方法特异性 100%、敏感性 90.9%。目前还没有很好的方法能够术前准确诊断或预测小肝癌微血管侵犯。韩国首尔大学则在 2008 年 1 月到 2012 年 10 月期间利用在肝移植术前做过普美显增强 MRI 和 ^{18}F-FDG PET/CT 患者（n=287）的资料进行微血管侵犯研究，多因素分析显示瘤周异常血流灌注、肿瘤组织 SUV_{max}/正常组织 SUV_{mean}≥1.2 等与微血管侵犯有显著相关性。然而，也有认为目前尚没有更好的方法可以早期诊断和预测小肝癌微血管侵犯。因此早期诊断与发现微血管侵犯研究对确定小肝癌肝移植抑或肝切除策略有着十分重要的意义。

三、大力推动公民逝世后器官捐赠，进一步增加供体肝脏来源

为了规范我国人体器官移植、解决供体器官短缺问题，国家 2007 年颁布了《人体器官移植条例》、2010 年 3 月启动了人体器官捐献试点工作并印发了《中国人体器官分

配与共享基本原则和肝脏与肾脏移植核心政策》、2013 年 8 月印发了关于人体捐献器官获取与分配管理规定，要求各省直辖市成立器官获取组织（OPO）。目前已初步建成由人体器官捐献、捐献器官获取与分配、器官移植、数据科学登记及行政监管等五大部分组成的国家人体器官捐献与移植体系。据统计 2010 年试点工作以来，全国公民逝世后器官捐赠已逾 5000 例，公民逝世后器官捐赠数量逐年增多，2014 年全年器官捐赠已达 1699 例，绝对数量已位居全球器官捐赠数量第三位，仅次于美国和巴西。2015 年 1 月开始停用死囚器官，公民自愿器官捐献是器官移植的唯一合法来源。2015 年截止到 9 月底器官捐赠已逾 2000 例，全年有望超过 2600 例。人体器官捐献工作的进展对肝癌肝移植有着极大的推动作用。2015 年肝癌肝移植数量也显著增加。然而由于我国公民逝世后器官捐献工作还处于起步阶段，公民逝世器官潜在捐赠者因脑死亡或不可逆脑损伤多存在循环不稳定、"交感风暴"，内环境紊乱、贫血、低蛋白血症甚至感染、肝肾功能受损等问题，可能会严重影响供体肝脏利用率，据统计，目前我国公民逝世后器官捐赠肝脏利用率仅 70%，约 30% 的供体肝脏由于种种原因未能获取或弃用。未能获取或弃用的原因，既有上述问题、也有供肝热缺血损伤过长以及严重脂肪肝等肝脏本身问题等。因此，在大力推动公民逝世后器官捐献的同时，要有针对性地开展潜在器官捐赠者评估与维护研究，尤其是开展供体肝脏质量评价与保护研究。目前国际上对供体肝脏保护研究的热点就是开展常温或低温下机械灌注处理，不仅可以延长供肝保存时间，而且可以达到对损伤的供肝进行修复的作用。研究认为离体肝脏机械灌注方法可以提高边缘供肝的利用率，使得边缘供肝移植后肝功能恢复情况与非边缘供肝质量相近。此外，也有利用体外膜肺氧合（ECMO）技术开展在体供体肝脏常温灌注实验和临床研究。ECMO 技术不仅可以改善脑死亡潜在器官捐赠者微循环，还可以改善供体肝脏的损伤，可以提高脑死亡潜在器官捐赠者器官肝脏成功率和肝脏利用率。

随着供体肝脏来源的增多，移植等待时间的缩短，小肝癌肝移植治疗观念的普及，相信小肝癌肝移植将会改变我国肝癌治疗的总体格局，也将会显著改善肝癌的总体疗效。

（霍 枫 汪邵平 郑于剑）

9

参考文献

1. Mazzaferro V, Bhoori S, Sposito C, et al. Milan criteria in liver transplantation for hepatocellular carcinoma: an evidence-based analysis of 15 years of experience. Liver Transpl, 2011, 17 (suppl 2): S44-S57.

2. Majno P, Sarasin F, Mentha G, et al. Primary liver resection and salvage transplantation or primary liver transplantation in patients with single, small hepatocellular carcinoma and preserved liver function: an outcome-oriented decision analysis. Hepatology, 2000, 31 (4): 899-906.

3. Chen MS, Li JQ, Zheng Y, et al. A prospective randomized trial comparing percutaneous local ablative therapy and partial hepatectomy for small hepatocellular carcinoma. Ann Surg, 2006, 243 (3): 321-328.

4. N'Kontchou G1, Aout M, Laurent A, et al. Survival after radiofrequency ablation and salvage transplantation in patients with hepatocellular carcinoma and Child-Pugh A cirrhosis. J Hepatol, 2012, 56 (1): 160-166.

5. Chan DL, Alzahrani NA, Morris DL, et al. Systematic review of efficacy and outcomes of salvage liver transplantation after primary hepatic resection for hepatocellular carcinoma. J Gastroenterol Hepatol, 2014, 29 (1): 31-41.

6. Fuks D, Dokmak S, Paradis V, et al. Benefit of initial resection of hepatocellular carcinoma followed by transplantation in case of recurrence: an intention-to-treat analysis. Hepatology, 2012, 55 (1): 132-140.

7. Del Gaudio M, Ercolani G, Ravaioli M, et al. Liver transplantation for recurrent hepatocellular carcinoma on cirrhosis after liver resection: University of Bologna experience. Am J Transplant, 2008, 8 (6): 1177-1185.

8. Guerrini G, Gerunda G, Montalti R, et al. Results of salvage liver transplantation. Liver Int, 2014; 34 (6): e96-e104Liu F, Wei Y, Wang W, Chen K, et al. Salvage liver transplantation for recurrent hepatocellular carcinoma within UCSF criteria after liver resection. PLoS One, 2012, 7 (11): e48932.

9. Goldsmith P, Toogood G, Lodge J, et al. Salvage transplantation for stage IVa hepatocellular carcinoma, what are the guidelines?. Clin Transplant, 2009, 23 (5): 581.

10. Inoue K, Takayama T, Higaki T, et al. Clinical significance of early hepatocellular carcinoma. Liver Transpl, 2004, 10 (suppl 1): S16-S19.

11. Lencioni R, Cioni D, Crocetti L, et al. Early-stage hepatocellular carcinoma in patients with cirrhosis: long-term results of per- cutaneousimage-guidedradiofrequencyablation. Radiology, 2005, 234 (3): 961-967.

12. Chan AC, Chok KS, Yuen WK, et al. Impact of antiviral therapy on the survival of patients after major hepatectomy for hepatitis B virus- related hepatocellular carcinoma. Arch Surg, 2011, 146 (6): 675-681.

13. Singal AK, Freeman DH Jr, Anand BS. Meta-analysis: interferon improves outcomes following ablation or resec- tion of hepatocellular carcinoma. Aliment Pharmacol Ther, 2010, 32 (7): 851-858.

14. Chan AC, Chan SC, Chok KS, et al. Treatment strategy for recurrent hepatocellular carcinoma: salvage transplantation, repeated resection, or radiofrequency ablation?. Liver Transpl, 2013, 19 (4): 411-419.

15. Clavien P, Lesurtel M, Bossuyt P, et al. Recommendations for liver transplantation for hepatocellular carcinoma: an international consensus conference report . Lancet Oncol, 2012, 13 (1): e11-22.

16. Poon RT, Fan ST, Lo CM, et al. Long-term survival and pattern of recurrence after resection of small hepatocellular carcinoma in patients with preserved liver function: implications for a strategy of salvage transplantation. Ann Surg, 2002, 235 (3): 373-382.

17. Cha CH, Ruo L, Fong Y, et al. Resection of hepatocellular carcinoma in patients otherwise eligible for transplantation. Ann Surg, 2003, 238 (3): 315-321.

18. 黄金球，彭民浩，邹全庆，等. 原发性肝癌切除术后早期复发高危因素分析. 中国实用外科杂志，2009, 29 (5): 418-420.

19. Sala M, Fuster J, Llovet JM, et al. High pathological risk of recurrence after surgical resection for hepatocellular carcinoma: an indication for salvage liver transplantation. Liver Transpl, 2004, 10 (10): 1294-1300.

20. Hu Z, Zhou J, Xu X, et al. Salvage liver transplantation is a reasonable option for selected patients who have recurrent hepatocellular carcinoma after liver resection. PLoS One, 2012, 7 (5): e36587.

21. B. Belghiti J, Durand F. Hepatectomy vs. liver transplantation: a combination rather than an opposition. Liver Transplant, 2007, 13 (5): 636-638.

22. Adam R, Azoulay D, Castaing D, et al. Liver resection as a bridge to transplantation for hepato- cellular carcinoma on cirrhosis: a reasonable strategy?. Ann Surg, 2003, 238 (4): 508-18; discussion 518-519.

23. 邵卓，卢军华，杨宁，等. 原发性肝癌切除术后复发病人的补救性肝移植治疗疗效分析. 第二军医大学学报，2008, 6 (29): 600-605.

24. Laurent A, Tayar C, Andréoletti M, et al. Laparoscopic liver resection facilitates salvage liver transplantation for hepatocellular carcinoma. J Hepatobiliary Pancreat Surg, 2009, 16 (3): 310-314.

25. Panaro F, Piardi T, Audet M, et al. Laparoscopic ultrasound-guided radiofrequency ablation as a bridge to liver transplantation for hepatocellular carcinoma: preliminary results. Transplant Proc, 2010, 42 (4): 1179-1181.

9

26. Casaccia M，Andorno E，Santori G，et al. Laparoscopic approach for down-staging in hepatocellular carcinoma patients who are candidates for liver transplantation. Transplant Proc，2013，45（7）：2669-2671.

27. DiBenedetto F，Tarantino G，Montalti R，et al. Laparoscopic radiofrequency ablation in the caudate lobe for hepatocellular carcinoma before liver transplantation. J Laparoendosc Adv Surg Tech A，2012，22（4）：400-402.

28. 霍枫，汪邵平，李鹏，等. 公民心死亡器官捐献肝移植. 中华消化外科杂志，2012，11（1）：69-72.

9

第十章

复发性小肝癌的多学科治疗

随着肝癌早期诊断率的不断提高、外科手术技术和围术期处理的进步、新治疗手段的出现和肝癌多学科治疗水平的提高，肝癌患者能够获得根治性治疗的比例越来越高。然而，治疗后复发仍然是肝癌治疗失败的主要原因。日本 Arii S 等的研究表明肝癌根治性切除术后 2 年复发率为 70%；中国黄洁夫等报道肝癌根治术后 3 年复发率可高达 57%~81%，即使小肝癌根治术后 5 年内复发率亦在 50% 以上；中国复旦大学肝癌研究所的资料显示肝癌根治性切除后 5 年复发率为 54.1%~61.5%，小肝癌也达 43.5%。即便是符合 Milan 标准的肝癌患者，肝移植术后复发率也达到 30%~40%。因此，术后复发是影响肝癌患者长期生存的最主要因素，对复发性肝癌采取合理恰当的治疗，能够进一步提高肝癌患者的长期生存率。

肝癌术后复发的时间最短可在 2 个月以内，一般认为，术后 1 年内复发与术后 1 年后复发治疗效果不同，建议以术后 1 年为界，也有学者建议采用术后 2 年为界划分早期和晚期复发。根据复发来源的不同，一般认为可以分为两种类型：一类为起源于原肿瘤的肝内转移性肝癌，通常为早期复发；另一类则是由于长期肝病背景的存在引起的多中心发生的复发性肝癌，往往为晚期复发。对于多中心发生的肝癌，由于是新生肿瘤的产生，此类肿瘤治疗效果较理想；而对于转移性的复发性肝癌，在肿瘤转移病灶发现的同时，有可能还存在影像学检查无法探及的微小转移灶，这类复发性肝癌预后较差。

就复发部位而言，肝内复发最为常见，为 90% 左右，肝外转移的发生率约为 9.7%~25.8%，其中 38% 伴肝内复发。肝外转移最常见的分别为肺、腹腔淋巴结、骨、肾上腺，分别占 55%、41%、28% 和 11%。这里仅对肝内复发进行讨论。

对于已经明确术后复发的患者，采用正确的、积极有效的治疗措施是提高生存率的重要保证。有研究指出，将可切除的复发性肝癌进行再次肝切除，可达到与初发肿瘤相近的疗效。由于复发性肝癌的病情多较为复杂，临床上常采用多学科联合治疗的策略。

第一节　肝癌术后复发的原因、 预测与诊断

一、术后复发的原因

根据复发来源的不同，肝癌复发的主要原因可分为多中心发生（Multicentric Occurrence，MO）和肝内转移（Intrahepatic Metastasis，IM）两种，部分复发的患者也可能是由两种机制共同作用所致，区分两种机制主要通过分子遗传学检查和组织病理学观察。

MO 更常见于慢性肝炎肝硬化基础的患者。有学者报道，HCV 引起的肝硬化有着更高的多中心癌发生概率，这也许是因为 HCV 感染导致更为严重，也更加持续的慢性炎症，进一步导致肝细胞的持续坏死与再生，增加 DNA 的不稳定性及肝癌的发生率。MO 复发的肿瘤往往为小肝癌，且较少合并血管侵犯及肝外转移。

IM 多是手术后残留在肝内的肿瘤细胞，原发癌灶通过肝内微血管向肝内其他部位播散，复发肿瘤多出现较早，且与原发肿瘤多在同一肝段，且可能存在卫星灶，其病理类型更多为分化较差的低分化癌或中分化癌，肿瘤表现出更强的侵袭能力。

MO 与 IM 因为除了其病理组织学特征的不同，临床特征也有所区别，其在肿瘤大小、肿瘤分布、肝硬化比例及血管侵犯比例中也不相同。其中，最重要的区别因素为肝硬化及血管侵犯情况。MO 往往伴随着肝硬化，但较少见血管侵犯，相反的，IM 表现出更强的侵袭能力，多伴随有卫星灶或者血管侵犯。在复发时间上，IM 的复发时间短于 MO。而在预后方面，MO 因其肿瘤分化程度较高，较少伴有血管侵犯，经积极治疗后，其无瘤生存率、总生存时间均优于 IM。Masanori 等研究 288 例行根治性切除的原发性肝癌术后生存状态表明：复发性肝癌 MO 及 IM 第一次根治术后 1、3、5 年生存率分别为 100%、94.1%、82.4% 和 100%、57.1%、14.3%，结果显示 MO 组术后生存明显优于 IM 组；不仅如此，在根治术后复发行二次切除术后生存方面，MO 组仍优于 IM 组，与无复发组无明显差异。因此，有学者提倡，对于 MO 的治疗应该更积极主动，更多地考虑手术切除或局部消融，甚至肝移植等根治性措施，其治疗效果甚至可以接近初发肿瘤的治疗效果。

二、术后复发的预测

对术后复发进行预测一直是各国学者一直致力研究的热点。然而，影响预后的因素众多，不同学者所得出的结论也不尽相同。同时，对早期复发及晚期复发的患者分别进行分析，发现影响其复发的因素也各不相同，但总体上可归为以下几类：

（一）肿瘤相关因素

术前肿瘤的进展程度是影响肿瘤复发的最主要因素，包括有肿瘤大小、数目、包膜、血管侵犯情况、肿瘤分化程度、肿瘤微血管密度、甲胎蛋白等。许多学者对上述因素与术后无瘤生存期（Disease Free Survival，DFS）进行相关性分析，总结出影响术后复发率的因素。

吴福生等研究报道经 Cox 模型多因素分析显示肿瘤大小、门脉癌栓及卫星结节（多灶

10

性）是影响小肝癌根治术后 DFS 的危险因素。孙惠川等研究表明将年龄、性别、肝硬化程度、肿瘤大小、包膜、肿瘤分化程度（Edmondson 分级）、HBsAg 状态、AFP 水平、肿瘤微血管密度（MVD）等因素纳入 Cox 多因素模型显示在行根治性切除之肝癌患者中，肿瘤大小是影响术后 DFS 的唯一因素，而在小肝癌中，肿瘤微血管密度（MVD）是影响术后 DFS 的唯一因素；Shimul 等对 193 例行肝癌切除术的患者进行回顾性分析，提出术前影像学诊断的血管癌栓、术后病理诊断的脉管癌栓、中低分化程度肿瘤、肿瘤大小及肿瘤数目可对术后 DFS 进行有效的预测。Shuji Sumie 及 Lim 等则通过各自的研究，认为术后病理证实的微血管癌栓是导致术后复发的重要危险因素。

（二）肝功能及肝炎肝硬化情况

术后残余肝脏的炎症情况及其肝功能情况也是影响复发的重要因素，包括常见的 HBV/HCV 感染、肝硬化程度等。Poon 等学者认为肝癌患者的肿瘤因素与根治术后早期复发有关，而非肿瘤的肝功能状态与后期复发有关；Malcolm M 等通过对 145 例肝癌术后 DFS 超过 5 年的患者进行回顾性分析，发现肝纤维化程度更低的患者有着更长的 DFS，提示慢性肝脏疾病是导致肿瘤晚期复发的主要因素。可能是与肿瘤复发的原因不同，具有慢性肝炎及肝硬化背景的患者，其复发的原因更可能是 OM，肿瘤复发的时间往往较晚。

Saiko 等则根据肝炎病毒感染情况将肝癌根治术后患者分为正常肝组、慢性迁延性肝炎组、慢性活动性肝炎组及肝硬化组，并分析其与复发的关系，结果显示慢性活动性肝炎组比慢性迁延性肝炎组及肝硬化组 DFS 明显较低，提示活动性肝炎病毒感染情况是影响复发的重要指标；Kazuhiro 等学者的研究也表明伴 HBV/HCV 感染的肝癌患者根治术后 DFS 比无伴 HBV/HCV 感染者明显较低，然而 Pawlik 等及 Takenaka 等学者则认为 HBV/HCV 感染虽能预测肝癌患者根治术后肝功能情况，但尚不足以作为预后指标。

（三）治疗方式的影响

具体的治疗方案、手术切缘距离、围术期输血情况也是影响复发的重要因素。

解剖性肝切除被认为可以降低术后复发率，早在 1999 年，Hiroshi Imamura 等就通过对 138 例肿瘤直径小于 5cm 的肝癌患者进行分析，认为行解剖性肝切除能够有效延长 DFS。Eguchi S 对日本多达 72744 例肝癌切除术的手术方式进行分析，认为行解剖性肝切除与非解剖性肝切除的患者相对比，其 DFS 要更长，对肿瘤大小进行分层后，认为肿瘤直径在 2~5cm 之间时解剖性肝切除可明显延长 DFS，而两组之间术后肝功能的损伤没有明显差异。

手术中出血量及术后输血也对术后复发率有一定影响，Steven C 等则认为术中出血大于 2000ml 是术后肿瘤复发的独立危险因素。Yamamoro 等对 252 例行肝癌根治术的患者进行随访并行多因素分析显示，围术期输血组的复发率为 74.3%（55/74），明显高于未输血组的 50%（89/178），提示围术期输血可明显促进术后复发。

部分学者认为较大手术切缘距离可减少肿瘤的复发。徐立等认为，以门脉血流方向远端距离肿瘤 2cm、近端距离肿瘤 1cm 为标准的肝癌手术范围可比较合理地延长患者术后 DFS。王悦华等认为术后复发和转移是与根治切除的程度密切相关的，并提出"病理性根治"的概念，即肿瘤与肝组织之间有明确的纤维性包膜或小肝癌与正常肝组织之间虽无包膜但界限清楚，在切除的标本上未见任何癌卫星结节，血管或胆管无肿瘤侵犯，切缘最少要有 1cm 以上的肝实质距离。但也有学者认为，扩大手术切缘并不能有效降低术后肿瘤复发率，Tang YH 等对 5 个临床研究结论进行 meta 分析，其结果提示手术切缘大于 1cm 者与切缘小于 1cm 者相比，其复发率、1 年生存率、3 年生存率的差别均无统计学差异，也没有足够的证据证明手术切缘为 2cm 者比手术切缘为 1cm 者的预后更好。

（四）分子指标

许多学者针对不同的分子指标进行了大量的基础研究。但目前仍没有一个得到临床医生广泛认可的指标应用于临床来评估复发的风险。

近年来有文献报道对与肿瘤转移、侵袭有关的诸多指标进行探索，包括血液和切除标本，在层次上既包括传统的病理水平，更涉及了细胞水平和分子水平。周信达等的研究初步发现，与肝癌侵袭转移性呈正相关的因素有：p16（CDKN2）突变、p53 突变、p21、H-ras、C-erb B2、mdm2、转化生长因子 α（TGFα）、表皮生长因子受体（EGFR）、血管内皮生长因子（VEGF）及其受体（KDG）mRNA、尿激酶型纤溶酶原激活剂（uPA）及其受体 uPA-R 与抑制剂（PAI-1）等；呈负相关的因素：血栓调节蛋白（Thrombomodulin）、nm23-H1 基因、Kai-1 基因、金属蛋白酶组织抑制剂-2（TIMP-2）等。另某些黏附分子与肝癌侵袭性呈正相关，如基质金属蛋白酶（MMP-2）、细胞间黏附分子-1（ICAM-1）、E-选择素和 sLex；而有些则呈负相关，如上皮钙黏蛋白（E-cadherin）、整合蛋白 α5（Integrinα5）。血清 ICAM-1、MMP-2、肝癌组织中 p53、血 DNA 微卫星标记等，可望应用于临床监测。

Han 等通过芯片技术，在人类的 904 个 miRNA 中筛选出了其中 168 个在肝移植术后复发与不复发病人中表达不同的，随后通过 qRT-PCR 进一步筛选出了 6 个 miNRA 与移植术后复发相关，分别为 miRNA147、miRNA19a、miRNA886-5p、miRNA126、miRNA223、miRNA24。其中，miRNA147 在复发者的组织中表达是明显上调的，而其余 5 个 miRNA 则表现为明显下调。随后，将这 6 个 miRNA 组合成为一个预测复发风险的模型，将患者分为高风险组及低风险组，统计结果提示低风险组有更长的 OS（$P = 0.002$）和 DFS（$P < 0.001$）。到目前为止，学者们发现与肝癌复发相关的 miRNA 远不止上述几个，还有 miR-NA100、miRNA99a、miRNA99b、miRNA96、miRNA451 等。但尽管发现了许多个与肿瘤复发相关的 miRNA，但目前仍很难将 miRNA 的测定应用于临床。

三、术后复发的早期发现与诊断

术后定期复查无疑是早期发现肝癌复发的有效举措。所以应该动态观察患者的症状、体征及辅助检查（主要为 AFP 及影像学检查），但由于肝癌起病隐匿，特别是术后复发的小肝癌，患者往往无自觉不适，所以血清学检查及影像学检查尤其重要。一般认为，随访频率应该为：治疗后 1 年内每 2~3 个月 1 次，治疗后 2~3 年每 3~4 个月 1 次，3~5 年期间，每 4~6 个月 1 次；5 年后依然正常，可考虑延长至 6~12 个月 1 次。

鉴于肝癌根治术后 1 年内是复发的高峰，术前术后 AFP 定量检测和动态观察是监测复发的有效手段。即使无影像学发现，AFP 动态升高仍可能提示肝癌复发，一般在超声、CT 确定复发前 3~7 个月 AFP 已有动态升高。

但有些患者初发时 AFP 阴性，或者复发性肝癌患者初发时 AFP 阳性，复发时 AFP 却可为阴性，所以监测时影像学检查是最重要的复查手段。影像学检查可供选择的有超声、超声造影、多排 CT 动态增强及 MR 动态增强，上述几种影像学方法各有优缺点，应根据病人的具体情况灵活选用。

超声是一种方便、经济、普及的影像学检查方式。典型的复发肝细胞癌（HCC）病灶多为圆形或类圆形低信号结节，边界较清楚，周边有暗环，较大肿瘤可为高低混杂不均匀信号。但超声受操作者的主观影响较大，且对于肝顶部的肿瘤显示不清，容易被遗漏。在超声不能完全确定术后肝内占位性质时，可采用超声造影进一步明确诊断。典型的复发性HCC超声造影表现为病灶动脉相增强早于或同步于肝实质以及门静脉期消退。

肝细胞癌绝大多数由肝动脉供血，CT多期增强扫描典型表现为动脉期造影剂快速通过肝动脉进入病灶内使其迅速强化呈高密度，门静脉期由门静脉供血的肝实质迅速强化，而病灶中造影剂迅速退出而呈低密度，延迟期肝实质造影剂分布较均匀，而病灶中低密度改变更明显，呈现对比剂快进快出的特点。有研究显示多期动态螺旋CT扫描对小肝癌的诊断敏感度达到了97.5%～97.6%，而对微小肝癌（直径≤1cm）的诊断敏感度为90%～95%。

MRI具有较高的软组织分辨率，多序列、多参数成像能够对病变进行更多分析，得到更多信息。再加上MRI增强多期扫描成像，在小肝癌的检出率及诊断和鉴别诊断方面MRI拥有比CT检查更多的优势。典型HCC在MRI检查中表现为：平扫期T_1WI呈稍低信号或等信号，少数病灶为混杂信号，肿瘤周围可见线样环状低信号即假包膜征，亦是HCC常见表现之一，T_2WI上多数病灶呈高信号。动态增强扫描期典型的HCC结节表现为动脉期明显强化，门静脉期强化不同程度减退，延迟期与肝脏相比呈明显低信号。

上述几种检查方式各有优缺点，复发性肝癌的诊断与初发肝癌一样，往往需要以上几种方式相结合才能诊断。当综合多种影像学方式仍不能诊断时，有时甚至需要手术探查方可确诊。

第二节　肝癌术后复发的预防

术后复发是导致肝癌治疗失败的最主要原因。因此，在对复发高危因素进行预测的基础上，研究人员还在手术后尝试不同的治疗方案预防术后复发，其常见的方式有下面几种。

一、肝动脉栓塞化疗（transcatheter arterial chemoembolization，TACE）

术后预防性TACE已经在临床上被许多人所使用，并有许多临床研究对其作用及适应证进行探讨，但其预防效果仍未能得到广泛的认可。支持术后预防性TACE的学者认为，术前已经存在或者因手术中的挤压所致的肝癌微血管癌栓或者肿瘤侵袭形成的微卫星灶是导致术后早期复发的重要危险因素，手术切除不能将肉眼无法判断的残留肿瘤细胞完全清除，因此术后预防性TACE可以通过清除这一部分的肿瘤细胞达到减少复发、延长生存时间的作用。而不支持术后预防性TACE的学者则认为，术后TACE并不能预防复发，仅对术后肝内残留的病灶起到早期治疗的作用，而术后患者免疫功能低下，术后进行TACE可能会引致胆管坏死等严重副作用，进一步打击患者的免疫系统并对肝功能造成一定的影响。

对于术后预防性 TACE 时机的选择、用药方案均没有一个标准的方案。但大多数学者选择在术后 4~8 周内进行预防性 TACE。对有术后残存灶危险因素的患者，TACE 可使高浓度化疗药首先集中作用于肝，然后作用于肺，全身作用较少，在术后 4 周左右，肝功能及免疫功能基本恢复，而可能存在残癌及癌前病变仍处于快速增殖阶段，此时开始 TACE 最为有利；而在术后 4~8 周左右，如有癌细胞向组织浸润定位着床，必先有肿瘤血管生成，形成显微镜下浸润，这时进行第二次 TACE 能起到阻断肿瘤血供、杀灭肿瘤细胞、预防肿瘤复发的作用。

李锦清等对 94 例肝癌术后患者行辅助性 TACE 的前瞻性随机对照研究结果表明，辅助 TACE 组 47 例中复发者 11 例（23.4%），而对照组 47 例中复发者 25 例（53.2%），差异显著，结果表明术后辅助性 TACE 可以减少患者术后复发率，延长生存期；Izumi 等的研究则证明，虽然术后 TACE 能够延缓 DFS 时间，但是其 1 年存活率和 3 年存活率与对照组却没有明显差异。但是，Lai 等报道肝癌根治术后行 3 次 TACE 者与对照组相比复发率和肝转移复发率反而增高，3 年无瘤生存率低于对照组，总生存率下降。

术后 TACE 针对的是由原发癌灶进行肝癌播散的微卫星灶及微血管浸润，而对没有术后残存灶危险因素的患者行 TACE 对预防复发的价值并不大，甚至会加重肝功能损害，缩短生存期。而且术后 TACE 的主要作用在于抑制可能存在的微转移和未能切除干净的微小病灶，起早期治疗复发的作用，同时亦可及早发现和治疗残癌和复发灶，但不能有效预防多中心发生的癌灶。

二、抗病毒治疗

病毒性肝炎感染导致的慢性肝脏炎症、肝纤维化和肝硬化是导致肝癌的发生和肝癌复发的重要危险因素。多项研究指出，HBeAg 阳性及高 HBV DNA 载量是肝癌复发的高危因素，HBeAg 阳性的患者其复发风险可达 HBeAg 阴性者的 6 倍。而尽管术前 HBV DNA 阴性者，也可能因为手术的打击而引起 HBV 的再激活。因此，对肝炎相关性肝癌的患者，特别是 HBeAg 阳性及病毒载量较高者，术后进行抗病毒治疗是延缓术后复发、降低术后复发率的有效措施，其作用已经得到认可，并在临床中被广泛采用。

到目前为止，已经有不少学者对肝癌术后抗病毒治疗的效果进行研究，Zhou Y 等对近 10 年来的 20 篇相关文章进行 meta 分析，其结果提示在纳入分析的 8024 例进行根治性切除的乙肝相关肝癌病例中，高病毒载量者有更高的复发风险，更低的 DFS 以及更差的总生存率，而抗病毒治疗可以有效地降低复发的风险（HR=0.69），延长 DFS 和总生存时间。而 Wong JS 的一项 meta 分析则认为抗病毒治疗者肝癌复发的风险比未抗病毒治疗者降低 41%。Lee TY 等则回顾性地分析 850 名行根治性 RFA 术的患者的资料，将抗病毒治疗者和非抗病毒治疗者进行配对分析，发现抗病毒治疗组的 2 年复发率显著低于非抗病毒治疗组的（41.8% vs.54.3%）；进一步进行 Cox 回归分析，结果显示抗病毒治疗是能够降低 RFA 术后复发率的保护因素，在亚组分析中，其结果也是如此。Hie-Won Hann 等报道的一项随访长达 22 年的研究中，25 名患者选择射频消融作为其初次治疗方式，术后证实病灶完全消融，进行抗病毒治疗的 16 名患者的中位生存时间为 80 个月（15~151 个月），远长于 9 名未进行抗病毒治疗的患者的中位生存时间 16 个月（3~36 个月）。

抗病毒治疗是通过抑制肝炎病毒活性，减轻肝脏炎症以及延缓肝硬化进程而发挥预防复发作用的。其主要作用是减少多中心发生的复发肿瘤，减少术后复发率，特别是远期复发率。对于术后已经存在的微卫星灶或微血管侵犯所致的早期复发，其作用仍有待考证。因此，对于 HBV/HCV 相关性肝癌患者，若其病毒载量较高，应该在术后及时开始抗病毒治疗，降低术后复发风险。

三、免疫治疗

肝癌术后进行辅助性免疫治疗，如干扰素、过继免疫治疗等，可以在一定程度起到调节免疫，预防复发的作用。但是其确切的效果仍有待考证，需要进行更多高质量的临床研究，进一步明确其在肝癌防治中的真正作用。

干扰素在防止肝癌术后复发可能有以下几方面的作用：①抑制病毒复制；②调节免疫；③间接抑制癌细胞的生长。日本学者 Ikeda K 等的一项随机对照研究显示，β-干扰素对丙型肝炎相关肝癌在切除或经皮乙醇注射后减低复发有帮助，在中位随访 25 个月时，治疗组有 1 人（10%）复发，对照组则有 7 人（70%）复发。随后，Kubo S 等的研究也得出了相似的结论，并进一步分析了治疗组的 5 年生存率明显高于对照组（78% vs 48%）。而我国学者孙惠川等的研究结果则提示，α-干扰素可以提高乙肝相关肝癌切除术后的总生存率，但治疗组的中位无瘤生存期和对照组的中位无瘤生存期之间的差异却无统计学差异。Chen LT 等将 268 例患者的资料纳入分析，发现 IFN α-2b 组的中位无瘤生存期为 42.2 个月，对照组的中位无瘤生存期为 48.6 个月，其差异亦没有统计学意义。Mazzaferro 等则认为干扰素不能降低总体的复发率，但是对于减少晚期复发却有一定的帮助。

过继免疫治疗，即从患者体内分离出淋巴细胞，在体外培养，使其增殖并保持其活性，然后再回输到患者体内，通过大量的淋巴细胞捕杀患者体内的癌细胞。日本学者 Takayama T 的一项研究显示，过继免疫治疗可改善肝癌切除后的无瘤生存率，在中位随访 4.4 年时，治疗组的肝癌复发率为 45%，而对照组则有 57%，而总体的无瘤生存率则为：治疗组 37%，对照组 22%。遗憾的是，两组间的总生存率却无明显差异。随后，翁德胜等也通过研究证实，微创治疗（TACE 或 RFA）后的肝癌患者，输注自体 CIK 细胞（cytokine-induced killer cells）可降低 1 年及 18 个月复发率。Lee JH 等则将 230 名肝癌切除术后的患者纳入研究，其结果提示 CIK 治疗组及对照组的中位 RFS 分别为 44.0 个月和 30.0 个月，并且治疗组的总 OS 优于对照组。

还有其他免疫治疗应用于临床，并取得一定的疗效。如主动免疫治疗，通过注射自体的有抗原性的肿瘤疫苗，启动人体免疫系统发挥抗肿瘤细胞性免疫反应，有研究指出，此治疗方式可以推迟第一次复发的时间。胸腺肽等免疫调节药物也可用于术后辅助治疗，通过对 T 淋巴细胞的免疫调节作用，达到一定抗肿瘤复发的作用。

四、靶向药物

靶向药物治疗是近年来治疗恶性肿瘤的一种新手段，目前，通过临床试验确定的能延长晚期肝癌患者生存期的药物只有索拉非尼。但目前为止，索拉非尼的疗效只在延缓晚期肿瘤进展，延长晚期肿瘤患者的生存时间上得到认可，对于预防肝癌切除术后、肝癌局部消融后及肝移植术后复发的作用很多学者进行了探索。

台湾学者 Shen-Nien Wang 等将 31 名有复发高危因素（病理证实低分化、微血管侵犯和/或微卫星病灶）的肝癌切除术患者纳入研究，其中治疗组的 14 名患者术后应用索拉非尼预防肿瘤复发，对照组的 17 名患者则未应用索拉非尼治疗。其结果显示：治疗组的复发时间显著晚于对照组（21.45 个月 vs.13.44 个月），两组的复发率分别为 29.4% 和 70.7%，证明索拉非尼对于高危患者有一定的预防复发作用。然而，此项研究不是随机对照研究，其是否应用索拉非尼治疗取决于患者的主观愿望，而且病例数也不足够。而 Siegel AB 等进行了一项多中心临床研究，14 名具有复发高危因素（超出米兰标准、血管侵犯及低分化肿瘤）的肝癌患者肝移植术后口服索拉非尼治疗，随后对患者进行随访，其中位随访时间为 953 天，有 1 例死亡，4 例复发，其患者无瘤生存时间与历史对照对比有一定的优势。

然而，一项针对根治性切除或消融术后肝细胞癌患者的大规模（入组患者 1114 例）国际多中心前瞻性临床随机对照研究（STORM 研究）结果却表明：索拉非尼较安慰剂并不能有效地延长患者无复发生存期及总生存期，且不良反应更为明显。因此索拉非尼在预防肝癌的复发方面的作用需要在有选择的患者中开展更多高质量的临床随机对照研究来确定。

五、全身性化疗

肝细胞癌对大多数传统的化疗方法都产生耐药性，无论是单一或者联合用药，化疗客观的有效率普遍偏低，约为 10%~30%。同时，许多肝癌患者均伴有慢性肝炎甚至肝硬化，化疗药物的毒副作用往往会进一步加重肝脏的损伤，同时引起其他的并发症，因此对于全身性化疗在预防肝癌术后复发的作用的研究不多。Yamamoto M 等对术后口服卡莫氟（HC-FU）化疗在预防肝癌复发的作用进行探讨，在治疗组中，仅有较轻肝功能损伤者接受化疗后总生存及无瘤生存率有所提高，但中度肝损伤者上述两项治疗均与对照组无明显差异。而且，超过 40% 的患者由于出现严重的并发症而未能完成疗程。

较早以前就有学者对肝癌术后全身联合区域辅助性化疗的作用进行探讨，但不同学者得出的结果不完全相同，甚至会得出完全相反的结论。香港学者 Lai EC 等的一项随机性研究中，30 人术后接受全身性表柔比星化疗及 L-TAC（碘化油-肝动脉顺铂化疗），另外 36 人只接受肝切除治疗。其统计发现治疗组明显有较多的肝外转移，治疗组的无瘤生存率也对照组差（术后 1、2、3 年无瘤生存率分别为 50%、36%、18% 和 69%、53%、48%）。Ono T 等的一项随机性研究比较对照组（未行辅助性化疗）和 3 个不同化疗方案的对照组，4 组患者的无瘤生存率没有差异，但对照组的总体生存率明显地较其他治疗组好。在亚组分析中，肝硬化患者接受辅助治疗的总生存率及无瘤生存率明显更差。

全身性辅助化疗在预防术后复发中的作用不明确，而且存在严重并发症的风险，特别是多次化疗对肝功能的损害，以及化疗可促使乙肝病毒激活，因此目前在临床中，全身性辅助化疗应用极少，也罕见有相应的临床研究发表。

六、其 他 方 法

除了上述几种方法外，尚有其他药物及治疗方法可预防肝癌术后复发的报道。如在肝动脉栓塞治疗的基础上，利用 [131]I 碘化油代替传统碘化油，进行肝动脉内放射栓塞治疗。Lau WY、Partensky C、Boucher E 通过各自的研究均证实了该治疗方法比未进行预防性治

10

疗者的无瘤生存期和总生存期有所提高。

此外，我国的传统医学也可一定程度上发挥作用。赵建军等选择可切除的原发性肝癌患者 91 例，分为治疗组和对照组，治疗组在术后加用槐耳颗粒冲剂，对照组不再用其他同类药物，比较 2 组生存率发现槐耳颗粒可降低肝癌术后复发率，提高治疗组的累计生存率。而除了槐耳颗粒外，相类似的报道可见于华蟾素、灵芝孢子等中成药物。

第三节　肝癌术后复发的多学科治疗

目前应用于复发肝癌治疗的手段主要有：手术再切除、肝移植、局部消融治疗、介入治疗、靶向治疗以及全身化疗等治疗手段。由于复发性肝癌的病情多较为复杂，临床上常采用多种方法的联合或者序贯治疗。

一、再次肝切除

（一）适应证

对于肝癌术后复发行再次肝切除的适应证目前没有统一的标准，不同国家的学者通过自己的临床研究结果及个人经验提出不同的标准。尽管细节上有些出入，但其基本原则确是一致的，现总结如下：①具有良好的肝功能，一般要求肝功能在 Child A 级或 B 级；②余肝有不同程度的代偿性增生，再次手术后残肝体积足够；③复发肿瘤单发，多发结节应局限于一叶或一肝段内，无肝门主要血管及胆管侵犯；④若伴单发或较局限的肝外转移病灶，可手术切除者，肝内病灶符合上述标准者，亦可考虑同时切除；⑤无严重心、肺、肾等重要功能障碍，预计可耐受手术。

（二）手术方式

再次肝切除手术方式的选择，应综合考虑肿瘤数目、部位、肝功能等因素，争取在完整切除肿瘤的前提下，尽量保存更多的正常肝组织。在肝癌的术式选择方面，包括有局部切除、肿瘤剜除术、肝段切除或肝叶切除术。局部切除及肿瘤剜除术的主要优势在于可以保存更多的正常肝组织，特别是对于肿瘤数目为多发，且不在同一肝段上者，局部切除及肿瘤剜除术对于正常肝组织的保护程度更明显，且此类手术操作上更加简单易行，在复发性小肝癌的应用中也比较广泛。肝段切除或肝叶切除术可以根据血管的分布进行解剖性的肝切除，可以更大程度地切除沿微血管播散的肿瘤细胞，但其切除的肝组织更多，对于复发性肝癌的患者来说，可能会合并有一定程度的肝硬化及肝功能受损，切除太多的肝组织很可能引起术后肝功能严重不全甚至肝衰竭，但以下情况可以考虑行肝段切除或肝叶切除术：肿瘤复发部位为左外叶者，多发肿瘤或巨大肿瘤局限于某一肝叶或肝段者。此外，对于肿瘤数目为多发，局部切除难度较大且损失肝组织较多者，可考虑在切除主要病灶的基础上，对中央型的小病灶可酌情采用术中局部消融治疗。

（三）疗效

手术再切除目前仍然被很多人认为是复发肝癌的标准治疗手段，部分患者仍然可以达到治愈目的。众多文献报道复发性肝癌再切除术后中位长期生存时间在 23～56 个月，5 年生存率在 25%～87% 之间，而对于肿瘤单发、没有血管侵犯、复发时间超过 1 年者其疗效更优。郭荣平等对 57 例再次肝切除的患者进行长期随访，发现其二次切除后 10 年生存率为 16.2%；Masami Minagawa 等报道的二次切除后 1、3、5 年无瘤生存率可达 50%、21%、17%；而 Toshiyuki Itamoto 报道的 1、3、5 年无瘤生存率则分别为 56%、25%、10%。因此，总体来说再次肝切除在复发性肝癌的治疗中的疗效是值得肯定的，但是仍有较高的复发率，特别是对于第二次切除后再复发的患者，若行第三次，甚至第四次肝切除，其复发率更高。

（四）优缺点

作为一种根治性的治疗方式，再次肝切除在复发性肝癌的治疗中占有举足轻重的地位，其疗效已经得到了验证，在肝储备功能许可的情况下，对于可切除的复发性肝癌仍是首要选择，其安全性也得到了证实，有报道称围术期死亡率为 0~8.1%，其手术时间、手术出血量及术后严重并发症的比例与初次肝癌切除术者并无明显差异。

然而，复发肝癌的再切除也存在很多问题：①再切除率低，术后复发适合再切除的病人仅仅占 7%~30%，主要原因在于病人肝硬化进一步加重、肿瘤复发病灶的多发性以及剩余正常肝脏体积不能耐受再次手术等；②手术风险高，第一次手术所致的腹腔粘连、肝脏血管解剖发生改变、门静脉高压、肝脏体积缩小等因素，使手术难度进一步加大，手术风险进一步提高；③疗效并不理想，特别是对于肝内原来肿瘤引起的转移性肝癌，通常手术切除的效果较差，主要原因在于肝内通常存在潜在的微小转移灶，再次手术后复发率高，预后差。

因此我们建议：对于在首次切除术后一年内复发的肝癌，应先行肝动脉造影或栓塞治疗后，根据造影或栓塞治疗的情况再考虑下一步是否行手术切除；而对于一年后复发的肿瘤，同时肿瘤有获得根治性切除的可能，在保证手术安全，肝功能允许的情况下可考虑直接行手术切除。

二、挽救性肝移植（Salvage liver transplantation，SLT）

对于术前无肝硬化或肝硬化不严重肝功能良好的可切除小肝癌先行肝切除，术后出现肝癌复发（符合肝移植标准）者，可考虑再次行肝移植，又称补救性肝移植、挽救性肝移植或二期肝移植，可以使部分患者受益。

肝移植的标准并不是单一的，在不同情况下，术者选择的肝移植标准可能有所不同。目前国际上常用的标准有：①Milan 标准：单个肿瘤直径 ≤5cm；多个肿瘤 ≤3 个、最大肿瘤直径 ≤3cm，无大血管浸润，无淋巴结或肝外转移。按照此标准进行肝移植，其预后已接近接受肝移植的良性肝病病人。但 Milan 标准又过于严格，导致一些本可通过肝移植获得良好疗效的肝癌患者失去了获得供肝的机会；②Up-to-Seven 标准。具体为：无微血管侵犯、肿瘤数目及最大直径之和 ≤7（例如：单个肿瘤时，最大直径为 6cm；2 个肿瘤时，最大直径为 5cm，依此类推），Up-to-Seven 标准扩大了 Milan 标准的适应范围，又不减少总体存活率，是有积极意义的。但其局限性在于此研究为回顾性研究，尤其是该标准所提出的无微血管侵犯，就目前医学条件而言，往往无法在术前准确判断；③其他标准：除上述 2 个标准，不同的国家的学者也提出了不同的标准，如加州大学旧金山分校（UCSF）标准、联合器官分配网络（UNOS）标准等，我国的学者也根据我国实际提出了不同的标准，如上海复旦标准、杭州标准、华西标准等。

挽救性肝移植的方法与普通肝移植的方法并无明显差别（详见第九章），但由于术后复发的病人常存在着腹腔粘连、术后肝功能受损等情况，因此肝移植手术的难度和风险更

10

大，可能增加术中的出血及术后并发症的发生率，甚至围术期死亡率也会更高。但随着手术技术的发展及围术期处理方案的完善，挽救性肝移植在手术时间、失血量、输血量、ICU 监护时间、围术期死亡率、住院时间、术后并发症发生率及术后生存率等方面与一期肝移植相比已无显著差异。

有学者对多项选择 Milan 标准作为移植标准的研究进行统计，发现小肝癌术后中位复发率达 54%，中位复发时间 21.4 个月，其中约 58% 为肝内单个复发癌灶；约 41% 的复发小肝癌接受了拯救性肝移植，中位死亡率 5%；移植术后 1、3、5 年中位生存率为 89%、80%、62%，1、3、5 年无瘤生存率分别为 86%、68%、67%。研究表明拯救性肝移植治疗可切除小肝癌的疗效与一期肝移植没有显著性差异。国内 Liu 等报告 200 例超 Milan 标准但符合 UCSF 标准（单个肿瘤直径≤6.5cm；多个肿瘤≤3 个、最大肿瘤直径≤4.5cm、总直径≤8cm）的可切除大肝癌先行肝切除治疗，术后随访发现 86 例（43%）肝癌复发，其中 71 例（82.5%）符合 UCSF 标准，经多学科诊疗团队（MDT）讨论，39 例接受了拯救性肝移植，全组 1、3、5 年生存率为 77%、62%、52%，虽然低于同期 180 例符合 UCSF 标准的一期肝移植（90%、81%、72%），然而 39 例拯救性肝移植的 5 年生存率与一期肝移植比较（61% vs. 72%）无显著性差异。霍枫等报道 30 例拯救性肝移植，其中 13 例肝切除术前符合 Milan 标准、17 例肝切除术前符合杭州标准（肿瘤直径≤8cm；直径>8cm、肿瘤组织病理学 I 或 II 级、AFP≤400ng/ml），肝切除术后复发肝癌均为小肝癌（Milan 标准），两组 1、3 年生存率分别为：83.1%、62.3% 和 87.8%、75.3%，无显著性差异。

挽救性肝移植在治疗复发性肝癌中的疗效要优于再次肝切除或局部消融，若复发性肝癌符合肝移植标准者，应首选考虑肝移植治疗。对于术后复发者行挽救性肝移植，既降低了肝移植等待期间肿瘤进展的风险，又减少了不必要的肝移植治疗，可以缓解供肝匮乏压力，同时肝切除术后病理还可提示肿瘤生物学特性和微血管侵犯情况，为肝移植决策提供依据。挽救性肝移植是小肝癌多学科综合治疗的一个重要组成部分，对进一步提高小肝癌综合治疗的远期疗效有着十分重要的意义。

但是，挽救性肝移植也存在着明显的缺陷：肝源紧缺、费用昂贵、手术操作难度大、术后并发症发生率高仍是限制肝移植在临床中应用的重要因素。而对于肝移植的标准的探讨也一直在进行着，如何筛选出更适合肝切除抑或更适合肝移植的小肝癌，既能充分发挥肝移植与肝切除等根治性治疗方法的优势，提高长期生存率，又能改善无瘤生存率、降低肝癌复发率，要比一味地强调小肝癌肝移植更具有临床实际意义。

三、局部消融治疗

由于受肝癌多中心复发特点与肝癌患者肝储备功能欠佳等因素的影响，复发性肝癌再次手术切除率非常低，仅为 10.4%~31.0%。因此，非手术治疗手段逐渐成为新的治疗肝癌切除术后复发的手段，其中，局部消融治疗对患者肝功能影响较小，对于合并严重肝硬化、肝功能不全的复发患者亦能施行，因此局部消融治疗对复发性小肝癌的作用日益受到重视。

局部消融以物理热消融、冷冻消融以及化学消融为主要消融形式，来达到彻底消灭肿瘤的目的。对于小肝癌的局部消融治疗，已经被国内外学者广泛认同，成为继肝移植、手术切除之后的第三种根治性治疗手段。局部消融的应用范围主要在直径≤3cm的肿瘤病灶，肿瘤大小成为决定病灶是否消融完全的主要影响因素之一。肝癌术后复发在患者肝硬化进一步加重、肝脏储备功能进一步下降以及再次手术难度加大等诸多因素影响下，二次手术切除的效果虽好，但手术切除在术后复发的临床应用中受到很大限制。射频消融（RFA）作为一种微创治疗手段，在最大限度保留正常肝脏组织的同时，最大程度的消灭肿瘤，达到治愈疾病的目的。因此局部消融治疗成为复发性肝癌很好的治疗选择。国外多项研究证实了射频消融在复发性肝癌治疗中的价值，指出RFA对于病灶较小的肝内复发肿瘤，可与再切除一样得到相似的根治效果。

RFA用于治疗复发性小肝癌有以下优势：①多数肝癌切除术后的患者由于接受术后密切随访观察，复发的癌肿一般较小，容易通过局部消融取得完全灭活；②RFA属于经皮微创治疗，具备微创性和简便性，可反复多次施行，适合肝癌需要反复治疗的特点；③RFA对患者肝功能影响较小，对于合并严重肝硬化、肝功能不全的复发患者亦能施行，也更为安全。鉴于以上优势，目前已有一些RFA治疗复发性肝癌的报道，5年生存率为18.0%~51.6%，完全消融率超过90%，说明RFA治疗复发性肝癌疗效确切。我们曾通过病例对照研究分析了射频消融与再次手术切除治疗复发性肝癌的疗效，在对于直径≤5cm，复发肿瘤≤3个病灶的复发性肝癌病人中，其再切除与射频消融治疗后5年的总体生存率分别为27.6%，39.9%，两者之间并无统计学差异。而在治疗相关并发症方面，再切除治疗引起的出血、肝腹水、肝衰竭等远远高于射频治疗。国内外多个分析报道也得出了相同的结论。

RFA用于治疗复发性小肝癌的适应证与禁忌证：复发肿瘤直径越小，预后越好，但由于射频消融产生的消融范围有限，单针消融范围一般为3~5cm，因而肿瘤越大，布针准确性要求越高，需要取得完全消融的难度越大，越可能出现不全灭活的情况，因而其疗效较小肿瘤差。复发性癌肿大小与数目是主要的参考因素，即：①单发肿瘤，最大直径≤5cm；或者肿瘤数目≤3个，最大直径≤3cm；随着设备的改进及经验的积累，对较大肝癌的疗效也得到了提高，适应范围达到了≤5cm的小肝癌。②无脉管癌栓、邻近器官侵犯。③年龄较大，全身情况欠佳，不能耐受化疗和放疗以及不愿意接受手术者。④肝功能差不能耐受手术者，肝实质内深在或靠近大血管的小肝癌手术切除有困难者，肝癌术后复发再次手术有困难者。⑤对无手术指征的大肝癌，如果全身情况尚好，也可分区多次射频治疗或结合肝动脉化疗栓塞（TACE）治疗以尽可能减少瘤负荷，减轻肿瘤对机体的影响。⑥等待供体的肝移植病人以局部控制肿瘤并阻止其进展。最理想的适应对象为肿瘤直径<3cm，且不在肝门区，完全由肝实质包绕，位于肝包膜下1cm或深部，离开大的肝脏血管或胆管1cm或更远。而对于较大的复发性肝癌（肿瘤最大径>5cm）是否适合接受RFA治疗，目前仍存在争议。RFA治疗肝癌的禁忌证为：严重肝、肾功能障碍、脓毒血症、不能纠正的凝血障碍、巨大肝癌或弥漫性肝癌、肝硬化门脉高压食管胃底静脉曲张有严重出血倾向者。

RFA治疗复发性小肝癌的局限性及改进方法：当肿瘤位于血流量大的结构如大血管或心脏附近时，射频消融产生的热量会被血流带走，致使疗效减弱，肿瘤易于残留，但同时也保护血管壁不受热损伤。当肿瘤靠近肝包膜及胃、肠、胆囊等脏器时，为避免损伤就无法遵从毁损范围覆盖肿瘤边缘5~10mm的原则，致使治疗不彻底。对较大的肿瘤，虽然通

10

过变换电极插入的角度及深度可扩大凝固范围，但在三维上可能出现漏空而致病灶凝固坏死不完全。另外，当电极变得很热后，组织会炭化，使其阻抗增加，影响热量的进一步传递。此外血流具有灌注调节冷却效应，故通过应用氟烷等血管活性药物，钳夹血管或用明胶海绵、碘化油及气囊栓塞肝动脉或门静脉以减少靶组织的血流灌注，由此减少由组织血流灌注所带走的热量，也可扩大凝固性坏死的范围。Yamasaki 等报道 31 例肝癌患者，用气囊阻断肝总动脉后射频 12 例，常规射频 19 例，病灶凝固坏死范围平均长短径前者均明显大于后者（36.6mm vs. 26.7mm；30.1mm vs. 23.1mm，P< 0.001）。RFA 的另一个潜在的问题是肿瘤种植，其高危因素包括高 AFP 的肿瘤、低分化肿瘤以及包膜下肿瘤等，针道消融可以减少种植的发生，特别对等待肝移植的射频病人尤为重要。难以确切评价凝固坏死的范围也是射频治疗存在的另一个问题。肿瘤组织发生热凝固坏死后，细胞膜发生变性，只是细胞外钠离子自由进入细胞内而发生细胞肿胀，加之加热时组织内体液的汽化使肿瘤组织膨胀以及随之发生的对瘤周组织淋巴管、胆管及血管产生的挤压作用可能使肿瘤周围的水肿加重，这些病理改变使 CT 难以分辨肿瘤组织和瘤周水肿，仅表现为肿瘤增大。目前多采用术后超声造影观察射频后病灶有无残余血流，以及动态增强 CT 观察术后肿瘤中无强化低密度区的大小、病灶周围有无增强效应来评价射频的近期疗效及有无残留组织存活。

四、放 射 治 疗

随着肝细胞肝癌放射生物学观念的改变，肝细胞癌目前被认为是一种放射敏感性肿瘤。传统放射治疗由于其并发症——放射相关性肝病（Radiation-induced liver disease, RILD）发生率高，限制了其在肝癌临床治疗中应用。近年来，放疗技术发生了飞速发展，三维适形放疗、调强适形放疗、立体定向放疗甚至四维适形放疗在临床中已经广泛应用，大大降低了各种肝癌放疗并发症的发生，放疗已在肝癌治疗中得到进一步发展。目前以三维适形放疗应用最为广泛，采用主动呼吸控制技术以减少呼吸运动对肝癌放疗的影响。肝细胞肝癌淋巴结转移放射剂量 54Gy 可以达到 90% 的缓解率，60Gy 可以达到完全缓解。肝癌骨转移放疗，疼痛缓解率为 98.7%，患者中位生存期 7.4 月。

对于肝癌术后肝内复发的放射治疗，目前研究较少，主要在回顾性分析总结疗效阶段。Huang 等回顾性分析 cyber-knife 立体定位放射治疗（Stereotactic Body Radiation Therapy，SBRT）在复发性肝癌的疗效，指出相对于其他非手术治疗方法，SBRT 有以下优势：①局部控制率高，与其他治疗方法疗效相当，2 年总生存率可达到 64%；②安全、创伤小、并发症少，其 RILD 发生率 5.5%；③方便简单，可不住院治疗。当然也应当看到，放射治疗仍是局部控制肿瘤，对于复发性肝癌，需要联合其他治疗方法才能进一步提高总体疗效。另外，约有 41% 病人对放射治疗不敏感，寻找放射敏感性的生物标记物可以对不同病人采取个体化治疗从而提高临床效果，延长总体生存时间。

五、肝动脉栓塞化疗（TACE）

经肝动脉血管介入治疗是目前肝癌治疗中应用最广泛的治疗手段，主要有肝动脉灌注化疗（Transarterial infusion，TAI）、肝动脉栓塞术（Transarterial embolization，TAE）、肝动脉栓塞化疗（Transarterial chemoembolization，TACE）以及肝动脉放射栓塞（Transarterial radioembolization，TARE）。其中，TACE 是一种动脉内化疗和栓塞联合的肝内局部治疗方式，在导致肿瘤坏死上具有协同作用，是目前肝癌中应用最广的治疗方法，适用于多发性肿瘤或肿瘤较大不宜手术切除者，成为中期肝细胞肝癌的首选治疗手段，在复发性肝癌中的作用同样明显。

由于复发性肝癌多为多发病灶，特别是对于首次切除 1 年内发生的转移性复发肝癌（IM），在肿瘤转移病灶发现的同时，大部分隐藏了影像学检查无法探及的潜在微小转移灶，这类复发性肝癌手术或局部消融难以获得较好的疗效。而经皮肝动脉栓塞化疗（TACE）作为一种全肝治疗方法，对于此类病人，较之手术切除和局部消融，有明显优势，可以达到良好的效果。文献报道，复发肝癌经 TACE 治疗后，1 年生存率达 64%～88%，2 年为 24%～57%，3 年为 5%～45%；Choi 等分析了 TACE 治疗复发性肝癌的安全性及疗效，结论提示：对于多发、肿瘤较大且肝功能不能耐受手术的病人，TACE 可以显著改善此类病人的预后，5 年生存率可以达到 30%；而肿瘤复发间隔时间是影响预后的主要因素之一。

六、全身药物治疗

肝癌的全身系统药物治疗目前主要是以索拉非尼为代表的分子靶向治疗和含奥沙利铂/5-FU 的全身化疗。SHARP 研究及 ORIENTAL 研究确立了索拉非尼在进展期肝细胞癌中的地位，成为晚期肝癌标准的一线治疗方案。近年来各种新药的出现成为肝癌临床研究的主力军，有望在进展期肝癌的治疗中得到进一步突破。复发性肝癌患者多为肝内多发复发，常还合并肝外转移，上述的外科和非外科治疗方法均是针对肝内病灶，虽然目前还没有关于全身系统性药物治疗肝癌术后复发的相关研究，但药物治疗在控制肿瘤进展中却发挥了不可替代的作用。但也应当看到，分子靶向治疗虽然为肿瘤个体化治疗带来了一线曙光，单纯的药物治疗在肝癌术后复发的治疗中仍是疗效有限，我们仍需要把手术切除、局部消融、血管介入等治疗放在首要位置，当这些治疗仍不能控制肿瘤进展时，药物治疗可以发挥其治疗作用。

多年来，化疗一直未被作为常规应用于肝癌的治疗，这是因为疗效有限，且毒副作用较多，迄今，化疗有效率的报道虽有不同，但多不超过 20%，1 年生存率仅 5.4%。对严重肝硬化患者，化疗效果更加有限。化疗效果差的原因主要是因肝癌的多药耐药基因高表达，如 p-糖蛋白、谷胱甘肽-S-转移酶、热休克蛋白及 p53 基因的变异等，降低了化疗药物的作用；此外，肝功能明显减退者，对化疗药耐受剂量减小，难以承受化疗。对于肝功能严重失代偿，或预计生存期较短者，或是合并消化道出血、肝性脑病、肝肾综合征，白细胞或血小板明显减少，一般状况差者均不适合化疗。目前化疗主要用于中晚期肝癌，肝癌切除或肝移植术后的预防性化疗，以及合并癌性胸、腹水者的局部治疗。化疗药物的选择常根据动物实验、临床试验，以及药物敏感试验等来确定。

5-FU、多柔比星是肝癌化疗最为常用的药物。单药化疗，常选用毒副作用较少，应用途径较方便者（如卡培他滨及小剂量多柔比星等），年龄较大或相对虚弱者也可应用。联合化疗对晚期肝癌可能有一定作用，但应注意肝功能状态，PIAF 联合方案，阿霉素与顺铂，顺铂与吉西他滨适合于肝功能代偿的年轻患者，5-FU 和醛氢叶酸对有轻度黄疸或肝功能减退者也可考虑应用。

七、免疫治疗

目前免疫治疗对临床已生长的肿瘤或实体瘤的消除能力十分有限，对大量的肿瘤细胞也难以奏效，因此临床上多用于：①临床常规手术、栓塞等方法清除大量肝癌细胞后再使用生物学治疗方式清除，杀伤少量的残留或扩散的肿瘤，以提高和巩固肝癌治疗的效果，减少肝癌的复发；②不能耐受化疗的病人或辅助化学治疗；③临床上不能手术切除的原发肝癌或肝转移癌的病人，以缓解症状，延长生存时间。

肝癌免疫治疗的机制：①通过激发、增强或恢复宿主的特异性、非特异性抗肿瘤免疫的效应机制或去除对机体有害的生物学反应来增强宿主的防御能力；②使机体对肿瘤细胞的防御更敏感；③直接作用于肿瘤细胞或改变肿瘤细胞所处的微环境，使其增殖、侵袭、转移能力降低；④抑制恶性转化或促使肿瘤细胞分化、成熟或逆转；⑤提高宿主对肿瘤常规治疗的耐受力或加速损伤修复等。

目前肝癌免疫学治疗方法有如下几种。

（一）细胞因子及非特异免疫增强剂

包括白细胞介素 2（IL-2）、干扰素、肿瘤坏死因子、OK-432，以上各因子体内应用可激活 NK 细胞、巨噬细胞、中性粒细胞，引起 T 淋巴细胞增殖、抗肿瘤增殖、诱导分化，增强淋巴细胞对肿瘤抗原的敏感性，促进造血干细胞和各种祖细胞增殖和分化作用。但由于单独应用毒性大，效果不满意，现多与 LAK 细胞 TIL 细胞及化疗等联合应用

（二）主动免疫

1. 肝癌肿瘤疫苗：将自身或异体同种肝癌细胞经过物理因素（照射、高温）化学因素（酶解）以及生物因素（病毒感染、基因转移等）的处理，改变或消除其致瘤性，保留其免疫原性，输入体内，刺激机体产生特异性抗肿瘤免疫，以达到治疗肝癌、预防肝癌转移和复发的目的。近年来，肿瘤免疫学研究取得了一些突破性进展，其中具有里程碑意义的进展是人类肿瘤免疫排斥抗原的发现。

2. 树突状细胞疫苗（DC）：DC 疫苗是目前研究非常活跃的细胞疫苗，与肿瘤疫苗相比，DC 疫苗有更大的优越性。DC 是功能最强的、职业抗原呈递细胞（APC），表达 MHC 分子的水平是巨噬细胞的 50 倍，表达其他黏附分子及共刺激分子的水平也明显高于其他 APC。细胞因子或肿瘤疫苗主要是通过激活局部的 DC 细胞而间接激活细胞毒 T 细胞的，因此直接采用 DC 疫苗更受人们的关注。动物实验显示，疫苗治疗手术后的微小肿瘤病灶的效果明显比肿瘤细胞疫苗的效果好。

（三）过继免疫

1. 淋巴因子激活的杀伤细胞（LAK）：LAK 细胞是用高浓度 IL-2 激活肿瘤患者自体或正常供者的外周血单个核细胞，LAK 细胞在体外有广谱的抗自体及异基因肿瘤的活性，为 MAC 抗原非限制性杀伤。LAK 细胞与瘤细胞接触可直接溶解、杀伤瘤细胞。日本 Komatsu T 报道，用 LAK 细胞加 IL-2 联合肝动脉灌注，治疗 13 例肝癌（9 例肝细胞癌，4 例转移癌），其中 1 例获得部分缓解，3 例获得微小缓解，同时 8 例术前 AFP 升高的病人治疗后观察到血清 AFP 下降。

2. 肿瘤浸润的淋巴细胞（TIL）：TIL 细胞是肿瘤组织分离出的淋巴细胞经 IL-2 培养而产生的，其肿瘤杀伤活性为 MHC 限制性，即为自体肿瘤特异性杀伤细胞。在体外同

样数量 TIL 细胞的抗肿瘤作用比细胞增加 100 倍，但在人体抗肿瘤作用并未比之明显增加。第二军医大学长海医院报道，12 例新鲜切除肝癌标本分离出的 TIL 细胞与 IL-2 共育激活、扩增。10 例患者接受 TIL 细胞注射，（3 例动脉灌注，7 例外周静脉灌注），8 例早期肝癌获手术切除的病人 16 个月随访仅 1 例复发，6 个月/12 个月复发率显著小于未接受 TIL 细胞治疗的病人。说明 TIL 细胞回输对于提高患者机体免疫力、减少术后复发不失为一种有效的方法。

3. 细胞毒 T 细胞（CTL）：CTL 细胞为特异性多肽抗原体外诱导单核细胞克隆。CTL 细胞需第一信号系统（MHC，TCR）和第 2 信号系统（共刺激分子如 B7）激活，具有肿瘤杀伤特异性，活化的 T 淋巴细胞具有增殖能力、肿瘤杀伤效应及细胞因子分泌功能。其释放的 IL-2、IFN-γ、GM-CSF、TNF-α 等辅助性细胞因子可直接杀伤肿瘤细胞或进一步激活 CTL、巨噬细胞、NK 细胞、嗜中性粒细胞、APC 细胞，并使其向肿瘤部位趋化。日本 Haruta I 比较 LAK 细胞与 CTL 细胞治疗晚期原发性肝癌，CTL 组 18 例病人，3 例完全缓解，2 例部分缓解，3 例微小缓解，平均存活 21 个月，1 例完全缓解病人存活超过 6 年。LAK 组 8 例病人，4 例微小缓解，平均存活 2 个月，没有存活超过 27 个月的病人，说明对晚期肝癌 CTL 比 LAK 治疗更有效。

4. 细胞因子诱导的杀伤细胞（CIK）：CIK 为 MabCD3（抗 CD3 单抗）、IL-2、IFN-γ、IL-1 培养的正常人外周血淋巴细胞。来源于 CD3+CD56-T 淋巴细胞，具有广谱的抗肿瘤作用，在裸鼠体内试验证明对于治疗淋巴瘤注射 CIK 组优于 LAK 组。

八、多学科联合治疗

与其他的癌症一样，肝癌不但是发生于肝脏中的局部病变，更是一个全身性疾病，理论上任何单项治疗都无法根治肝癌。多种治疗手段联合应用的综合治疗是当前提高疗效的唯一途径。目前比较常用的联合治疗方式有：TACE 联合外科治疗、TACE+局部消融、RFA+无水酒精注射、TACE+放疗、TACE+生物治疗、TACE+分子靶向治疗等。

（一）TACE 联合外科治疗

在进行复发肝癌再次手术切除或者挽救性肝移植之前，先行 TACE 治疗，一方面可以发现肝内潜在的影像学检查未能发现的复发病灶，另一方面可以获得一定的时间，观察复发病灶的生物学特性。如果在行 TACE 治疗后，肿瘤在短期内病灶数目明显增多，增大，则避免了无谓的高风险的再次手术或者肝移植治疗。如果在一定时间内肿瘤数目和大小没有明显变化，则认为肿瘤生物学特性较好，可以考虑再次手术或者肝移植治疗。特别是对于 1 年内复发的病例，在外科治疗前应考虑先行 TACE 治疗。

（二）TACE+局部治疗

主要有 TACE+局部消融、RFA+无水酒精注射、TACE+放疗等。其中，TACE 联合局部消融治疗的策略是目前最为常用的治疗模式。TACE 可以栓塞肿瘤供血血管，减少肿瘤内血液流动，降低"热流失效应"，提高后续局部消融治疗的效果；同时 TACE 是对全肝有效的治疗，通过全肝加局部的组合，可望最大限度地杀灭肿瘤细胞。陈敏山等最近一项前瞻性临床随机对照试验研究了 TACE 联合 RFA 与单纯 RFA 治疗复发性肝癌的疗效。结果发现，TACE 联合 RFA 治疗射频消融适应证内的复发性肝癌效果好于单纯 RFA 治疗，5 年生存率分别为 45.6% 和 35.9%。在亚组分析中，对于肿瘤直径在 3-5cm 或复发时间少于一年的病人中，联合治疗的优势更加明显；而对于直径≤3cm，复发时间大于一年的病人，TACE 联合 RFA 与单纯 RFA 治疗疗效并无明显差异。

（三）TACE+系统性治疗

对于弥漫性肝内复发，或者合并肝外转移的病例，TACE 联合靶向药物治疗也是比较理想的治疗模式，以索拉非尼为例，TACE 可以暂时阻断肿瘤血供，导致肿瘤坏死；然而长时间后，存活的肿瘤为了生存会生成更多的肿瘤血管来满足其营养。作为具有血管生成抑制作用的索拉非尼联合 TACE 抑制肿瘤血管生成，可增强肿瘤控制效果。虽然联合治疗对于复发性肝癌的相关临床研究目前较少，但各种治疗方式的选择及联合应用为我们临床治疗肝癌术后复发提供了不同选择。

在科学迅速发展的今天，特别是多学科的发展，治疗计划的设计应该依靠多学科集体的力量。随着大规模随机临床研究的开展，各国学者已认识到应避免任何单学科或单方面的治疗决策，应推广和建立包括肿瘤外科、肿瘤内科、消化内科、放射诊断、病理、麻醉、营养支持等学科在内的多学科协作诊断和治疗模式。欧洲的一些国家（如英国、法国、比利时和西班牙等）已经立法：所有的癌症患者在接受治疗前，必须首先接受多学科团队（MDT）的讨论。为了使 MDT 能够有效地管理肝癌患者，这个团队必须对患者开展一系列特定的评估。如肿瘤的扩散程度，并为此制定最佳治疗方案。同时要求分析每一种治疗手段（外科切除、射频、全身化疗、局部放化疗和靶向治疗）所扮演的角色及治疗中应用的顺序。

在我国，由于其分科体系的缺陷，导致了多学科综合治疗仍处于单一治疗手段之下的综合治疗旧模式，缺乏科学、合理、有效的多学科协作机制。如何才能使得多学科综合治疗成为治疗肝癌的行之有效的治疗模式？目前比较成熟的做法是成立肝癌多学科诊治团队（MDT），其核心学科包括肝脏外科、肿瘤内科、放疗科、消化内科、感染科、放射影像科、介入科、病理科等。对于收治的肝癌病人首先经过 MDT 讨论后再决定其下一步诊治方案。这种多科联合的诊疗模式打破原有科室壁垒，为患者提供早期诊断和合理有效的综合治疗，使患者在相应的治疗时间窗内获得及时的手术、化疗、放疗或生物靶向治疗。同时，还可通过建立共同的患者信息平台，为相关学科建立详细的数据库，对学科发展奠定基础。总之，对于肝癌的治疗，依据患者的身体状况、病理分期和分型以及基因表达等情况，合理科学地运用外科治疗、内科治疗（化疗、放疗、分子靶向治疗）、姑息治疗等方法进行多学科协作的综合治疗模式已经是共识。但其在临床实践中的推广普及仍比较缓慢，应尽快地转变传统诊断和治疗思维，真正地做到以患者为中心，提高医疗服务质量和水平、减少医疗差错，最终达到改善患者预后及提高生命质量的目的。

综上所述，肝细胞癌切除术后复发的治疗方式选择多种多样，有外科治疗、介入治疗、消融治疗、靶向药物治疗等，为复发性肝癌病人获得长期生存提供了更多保证。针对不同病人的肝脏情况、全身状况以及肿瘤复发情况选择不同治疗方法以及联合治疗方式，可以显著提高病人的生存时间。然而目前对于复发性肝癌的临床治疗，还有很多不确定的情况，通过规范复发性肝癌的治疗原则，为肝癌术后复发制定合理的防治方案，相信可以显著提高肝癌病人的总体生存状况。因此，开展各项关于复发性肝癌的临床研究，寻找复发性肝癌防治的循证医学证据是目前重要的课题之一，有望为进一步提高肝癌疗效提供更好的突破点。

（陈健聪　陈锦滨　张耀军　陈敏山）

参考文献

1. Arii S, Teramoto K, Kawamura T, et al. Characteristic of recurrent hepatocellular carcinoma in Japan and our surgical experience . J Hepatobiliary Pancreat Surg, 2001, 8（5）：397-399.

2. 黄洁夫. 肝脏胆道肿瘤外科学. 北京：人民卫生出版社, 1999：681.

3. Tang ZY, Ye SL, Liu YK, et al. A decade's studies on metastasis of hepatocellular carcinoma. J Cancer Res Clin Oncol, 2004, 130（4）：187.

4. 杨世忠，董家鸿. 肝癌肝外转移复发的临床研究进展. 中华普通外科杂志, 2004, 19（1）：56.

5. Masanori Matsuda, Hideki Fujii, Hiroshi Kono, et al. Surgical treatment of recurrent hepatocellular carcinoma based on the mode of recurrence：repeat hepatic resection or ablation are good choices for patients with recurrent multicentric cancer. J Hepatobiliary Pancreat Surg, 2001, 8：353-359.

6. 吴福生，赵文和，梁廷波等. 影响 3cm 以下小肝癌患者术后生存因素的观察. 中华外科杂志, 2005, 43（9）：579-583.

7. 孙惠川，汤钊猷，马曾辰. 影响肝癌根治性切除后复发率的因素. 中华肝胆外科杂志, 2000, 6（1）：7-9.

8. Shah SA, Greig PD, Gallinger S, et al. Factors Associated with Early Recurrence after Resection for Hepatocellular Carcinoma and Outcomes. Journal of the American College of Surgeons, 2006, 202（2）：275-283.

9. Lim KC, Chow PK, Allen JC, et al. Microvascular Invasion Is a Better Predictor of Tumor Recurrence and Overall Survival Following Surgical Resection for Hepatocellular Carcinoma Compared to the Milan Criteria. Ann Surg, 2011, 254（1）：108-113.

10. Poon RT, Fan ST, Ng IO, et al. Different risk factors and prognosis for early and late intrahepatic recurrence after resection of hepatocellular carcinoma. Cancer, 2000, 89（3）：500-507.

11. Sumie S, Kuromatsu, Okuda K, et al. Microvascular Invasion in Patients with Hepatocellular Carcinoma and Its Predictable Clinicopathological Factors. Ann Surg Oncol, 2008, 15（5）：1375-1382.

12. Ko S, Nakajima Y, Kanehiro H, et al. Influence of Associated Viral Hepatitis Status on Recurrence of Hepatocellular Carcinoma after Hepatectomy. World J. Surg, 1996, 20（8）：1082-1086.

13. Pawlik TM, Poon RT, Abdalla EK, et al. Hepatitis serology predicts tumor and liver-disease characteristics but not prognosis after resection of hepatocellular carcinoma. J Gastrointest Surg, 2004, 8（7）：794-804.

14. Takenaka K, Yamamoto K, Taketomi A, et al. A comparison of the surgical results in patients with hepatitis B versus hepatitis C-related hepatocellular carcinoma. Hepatology, 1995, 22（1）：20-24.

15. 徐立，石明，张亚奇，等. 肝细胞癌手术切缘对患者术后复发与生存的影响. 中华肿瘤杂志, 2006, 28（1）：47.

16. Tang YH, Wen TF, Chen X, et al. Resection margin in hepatectomy for hepatocellular carcinoma：a systematic review. Hepatogastroenterology, 2012, 59（117）：1393-1397.

17. 汤钊猷. 复发与转移——原发性肝癌研究的一个重点（述评）. 中华肝胆外科杂志, 1999, 5（1）：3-5.

18. 周信达，刘银坤. 原发性肝癌复发转移防治的临床与基础研究. 中国肿瘤, 2001, 10（2）：65-67.

19. Tung-Ping Poon R, Fan ST, Wong J. Risk factors, prevention, and management of postoperative recurrence after resection of hepatocellular carcinoma. Ann Surg, 2000, 232（1）：10-24.

10

20. Kobayashi T, Kubota K, Takayama T, et al. Telomerase activity as a predictive marker for recurrence of hepatocellular carcinoma after hepatectomy. Am J Surg, 2001, 181（3）：284-288.

21. Ijichi M, Takayama T, Matsumura M, et al. Alpha-fetoprotein mRNA in the circulation as a predictor of postsurgical recurrence of hepatocellular carcinoma：a prospective study. Hepatology, 2002, 35（4）：853-860.

22. Huang GT, Lee HS, Chen CH, et al. Correlation of E-cadherin expression and recurrence of hepatocellular carcinoma. Hepatogastroenterology, 1999, 46（27）：1923-1927.

23. Han ZB, Zhong L, Teng MJ, et al. Identification of recurrence-related microRNAs in hepatocellular carcinoma following liver transplantation. Molecular Oncology, 2012, 6（4）：445-457.

24. 李锦清，张亚奇，张伟章，等. 栓塞化疗在肝癌切除术后的价值. 中华肿瘤杂志, 1994, 16（5）：387-394.

25. 李锦清，张亚奇，张伟章，等. 肝癌术后复发高危段病人的肝动脉栓塞化疗. 癌症, 1997, 16：35.

26. Izumi R1, Shimizu K, Iyobe T, et al. Postoperative adjuvant hepatic arterial infusion of Lipiodol containing anticancer drugs in patients with hepatocellular carcinoma. Hepatology, 1994, 20（2）：295-301.

27. Lai EC1, Lo CM, Fan ST, Postoperative adjuvant chemotherapy after curative resection of hepatocellular carcinoma：a randomized controlled trial. Arch Surg, 1998, 133（2）：183-188.

28. Zhou Y, Zhang Z, Zhao Y, et al. Antiviral therapy decreases recurrence of hepatitis B virus-related hepatocellular carcinoma after curative resection：a meta-analysis. World J Surg, 2014, 38（9）：2395-2402.

29. Wong JS, Wong GL, Tsoi KK, et al. Meta-analysis：the efficacy of anti-viral therapy in prevention of recurrence after curative treatment of chronic hepatitis B-related hepatocellular carcinoma. Aliment Pharmacol Ther, 2011, 33（10）：1104-1112.

30. Lee TY, Lin JT, Zeng YS, et al. Association between nucleos（t）ide analogue and tumor recurrence in HBV-related hepatocellular carcinoma after radiofrequency ablation. Hepatology, 2016, 63（5）：1517-1527.

31. Hann HW, Coben R, Brown D, et al. A long-term study of the effects of antiviral therapy on survival of patients with HBV-associated hepatocellular carcinoma（HCC）following local tumor ablation. Cancer Med, 2014, 3（2）：390-396.

32. Ikeda K, Arase Y, Saitoh S, et al. Interferon beta prevents recurrence of hepatocellular carcinoma after complete resection of ablation of the primary tumor - a prospective randomized study of hepatitis C virus-related liver cancer. Hepatololgy, 2000, 32（2）：228-232.

33. Sun HC, Tang ZY, Wang L, et al. Postoperative interferon alpha treatment postponed recurrence and improved overall survival in patients after curative resection of HBV-related hepatocellular carcinoma：a randomized clinical trial. J Cancer Res Clin Oncol, 2006, 132（7）：458-465.

34. Chen LT, Chen MF, Li LA, et al. Long-term results of a randomized, observation-controlled, phase Ⅲ trial of adjuvant interferon Alfa-2b in hepatocellular carcinoma after curative resection. Ann Surg, 2012, 255（1）：8-17.

35. Mazzaferro V, Romito R, Schiavo M, et al. Prevention of hepatocellular carcinoma recurrence with alpha-interferon after liver resection in HCV cirrhosis. Hepatology, 2006, 44（6）：1543-1554.

36. Takayama T, Sekine T, Makuuchi M, et al. Adoptive immunotherapy to lower postsurgical recurrence rates of hepatocllular carcinoma：a randomised trial. Lancet, 2000, 356（9232）：802-807.

37. Weng DS, Zhou J, Zhou QM, et al. Minimally invasive treatment combined with cytokine-induced killer cells therapy lower the short-term recurrence rates of hepatocellular carcinomas. J Immunother, 2008, 31（1）：63-71.

10

38. Wang SN，Chuang SC，Lee KT. Efficacy of sorafenib as adjuvant therapy to prevent early recurrence of hepatocellular carcinoma after curative surgery：A pilot study. Hepatology Research，2014，44（5）：523-531.

39. Siegel AB，El-Khoueiry AB，Finn RS，et al. Phase I trial of sorafenib following liver transplantation in patients with high-risk hepatocellular carcinoma. Liver cancer，2015，4（2）：115-125.

40. Yamamoto M，Arii S，Sugahara K，et al. Adjuvant oral chemotherapy to prevent recurrence after curative resection for hepatocellular carcinoma. Br J surg，1996，83（3）：336-340.

41. Lai EC，Lo CM，Fan ST，et al. Postoperative adjuvant chemotherapy after curative resection of hepatocellular carcinoma：a randomized controlled trial. Arch Surg，1998，133（2）：183-188.

42. Ono T，Yamanoi A，Nazmy El Assal O，et al. Adjuvant chemotherapy after resection of hepatocellular carcinoma causes deterioration of long-term prognosis in cirrhotic patients：meta-analysis of three randomized controlled trials. Cancer，2001，91（12）：2378-2385.

43. 郭荣平，李国辉，李升平. 原发性肝癌术后复发再切除问题探讨. 中华肝胆外科杂志，2000，6（6）：433-435.

44. Minagawa M，Makuuchi M，Takayama T，et al. Selection criteria for repeat hepatectomy in patients with recurrent hepatocellular carcinoma. Ann Surg，2003，238（5）：703-710.

45. Itamoto T，Nakahara H，Amano H. Repeat hepatectomy for recurrent hepatocellular carcinoma. Surgery，2007，141（5）：589-597.

46. Liang HH，Chen MS，Peng ZW，et al. Percutaneous radiofrequency ablation versus repeat hepatectomy for recurrent hepatocellular carcinoma：a retrospective study. Ann Surg Oncol，2008，15（12）：3484-93.

47. 梁惠宏，薛平，陈敏山，等. 经皮射频消融治疗复发性肝癌的预后分析. 中华外科杂志，2010，48（10）：738-742.

48. 徐立，黎鹏，陈敏山，等. 以射频消融为主的微创方式治疗肝癌术后复发. 中华外科杂志，2008，46（21）：1617-1620.

49. Marco Vivarelli，Alfredo Guglielmi，Andrea Ruzzenente，et al. Surgical Resection Versus Percutaneous Radiofrequency Ablation in the Treatment of Hepatocellular Carcinoma on Cirrhotic Liver. Ann Surg，2004；240（1）：102-107.

50. Hirano G，Iwata K，Anan A，et al. Why is radiofrequency ablation therapy applied for hepatocellular carcinoma up to 3 nodules and smaller than 3 cm in tumor size? Hepatogastroenterology，2014，61（136）：2305-2310.

51. Zhang L，Ge NL，Chen Y，et al. Long-term outcomes and prognostic analysis of radiofrequency ablation for small hepatocellular carcinoma：10-year follow-up in Chinese patients. Med Oncol，2015，32（3）：77.

52. 邹静怀，夏景林，叶胜龙. 肝癌射频消融治疗现状. 实用肿瘤杂志，2006，21（3）：272-275.

53. Lovet M，Vilana R，Bru C，et al. Increased risk of tumor seeding after percutaneous radiofrequency ablation for single hepatocellular carcinoma. Hepatology，2001，33（5）：1124-1129.

54. Poggi G，Riccardi A，Quaretti P，et al. Complications of percutaneous radiofrequency thermal ablation of primary and secondary lesions of the liver. Anticancer Res，2007，27（4C）：2911-2916.

55. Shiina S，Tateishi R，Yoshida H，et al. Local ablation therapy for hepatocellular carcinoma. From ethanol injection to radiofrequency ablation. Saudi Med J，2007，28（6）：831-837.

56. Bharat A，Brown DB，Crippin JS，et al. Pre-liver transplantation locoregional adjuvant therapy for hepatocellular carcinoma as a strategy to improve longterm survival. J Am Coll Surg，2006，203（4）：411-420.

57. 李锦清，张昌卿，张亚奇，等. 肝癌切除术后辅助肝动脉栓塞化疗的价值. 中国普外基础与临床杂志，2006，13（2）：135-137.

58. 程红岩，徐雯，徐爱民，等. 肝动脉插管化疗栓塞在预防肝癌术后复发中的应用价值. 中华肿瘤杂

10

志，2005，27（10）：626-628.

59. Ren ZG，L in ZY，Xia JL，et al. Postoperative adjuvant arterial chemoembolization improves survival of hepatocellular carcinoma patients with risk factors for residual tumor：a retrospective control study. World J Gastroenterol，2 004，10（19）：2791-2794.

60. Zhuge Y，Zhang F，Qiu Y，et al. Prognostic accuracy of staging systems in patients with primary liver cancer undergoing transarterial chemoembolization. Hepatogastroenterology，2013，60（123）：481-488.

61. 刘凌晓，王建华，王小林，等. 经皮热消融同步肝动脉化疗栓塞（TACE）治疗肝癌的临床价值. 复旦学报（医学版），2015，42（1）：1-6.

62. Hiraoka A，Horiike N，Yamashita Y，et al. Risk factors for death in 224 cases of hepatocellular carcinoma after transcatheter arterial chemoembolization. Hepatogastroenterology，2009，56（89）：213-217.

63. 谭凯，杜锡林，杨涛，等. 手术切除、肝动脉化疗栓塞、微波固化联合门静脉化疗对肝细胞癌术后复发的疗效分析. 中华肝胆外科杂志，2014，20（4）：253-257.

64. Shiozawa S，Tsuchiya A，Endo S，et al. Transradial approach for transcatheter arterial chemoembolization in patients with hepatocellular carcinoma. Nihon Shokakibyo Gakkai Zasshi，2002，99（12）：1450-1454.

65. Shim SJ，Seong J，Han KH，et al. Local radiotherapy as a complement to incomplete transcatheter arterial chemoembolization in locally advanced hepatocellular carcinoma. Liver Int，2005，25（6）：1189-1196.

66. 20. Yamanaka K，Hatano E，Kitamura K，et al. Early evaluation of transcatheter arterial chemoembolization-refractory hepatocellular carcinoma. J Gastroenterol，2012，47（3）：343-346.

67. Lencioni R，Petruzzi P，Crocetti L. Chemoembolization of hepatocellular carcinoma. Semin Intervent Radiol，2013，30（1）：3-11.

68. Woo HY，Heo J. Sorafenib in liver cancer. Expert Opin Pharmacother，2012，13（7）：1059-1067.

69. Huynh H. Molecularly targeted therapy in hepatocellular carcinoma. Biochem Pharmacol，2010，80（5）：550-560.

70. Ribatti D，Vacca A，Nico B，et al. Angiogenesis and anti-angiogenesis in hepatocellular carcinoma. Cancer Treat Rev，2006，32（6）：437-44.

71. 王建华. 肝癌的介入治疗原发性肝癌的介入治疗. 实用医学杂志，2001，17（4）：278-280.

72. 干育红，叶胜龙，任正刚，等. 不宜切除小肝癌射频与射频联合全身化疗的随机对照初步研究. 中华肿瘤杂志，2004，26（8）：496-498.

73. Kelley RK，Venook AP. Novel therapeutics in hepatocellular carcinoma：how can we make progress? Am Soc Clin Oncol Educ Book，2013.

74. Cervello M，McCubrey JA，Cusimano A，et al. Targeted therapy for hepatocellular carcinoma：novel agents on the horizon. Oncotarget，2012，3（3）：236-260.

75. 刘晨，孙德光，高振明，等. 原发性肝细胞性肝癌根治术后序贯性肝动脉化疗栓塞术的治疗进展. 肝胆外科杂志，2012，20（4）：308-310.

76. Li S，Yang F，Ren X. Immunotherapy for hepatocellular carcinoma. Drug Discov Ther，2015，9（5）：363-71.

77. 张耀军. 肝细胞癌切除术后复发的多学科治疗现状与展望. 外科研究与新技术，2013，2（4）：255-258.

78. 王捷，陈汝福，唐启彬，等. 原发性肝癌多学科治疗模式. 肝胆外科杂志，2013，21（1）：1-3，11.

79. Yopp AC，Mansour JC，Beg MS，et al. Establishment of a multidisciplinary hepatocellular carcinoma clinic is associated with improved clinical outcome. Ann Surg Oncol，2014，21（4）：1287-1295.

80. Sherman M，Burak K，Maroun J，et al. Multidisciplinary Canadian consensus recommendations for the management and treatment of hepatocellular carcinoma. Curr Oncol，2011，18（5）：228-240.

10

81. Buczkowski AK，Kim PT，Ho SG，et al. Multidisciplinary management of ruptured hepatocellular carcinoma. J Gastrointest Surg，2006，10（3）：379-386.

82. 广东省抗癌协会肝癌专业委员会、中山大学肿瘤防治中心肝胆科. 肝癌多学科联合治疗策略与方法——广东专家共识（2）. 临床肝胆病杂志，2014，30（11）：1116-1119.

83. Shimamura Y，Shimizu H，Takenaka Y，et al. Multidisciplinary therapy of hepatocellular carcinoma--TAI. TAE treatment by intra-arterial catheterization. Gan To Kagaku Ryoho，1986，13（4 Pt 2）：1596-602.

84. 叶胜龙. 重视原发性肝癌的多学科综合治疗. 中华肝脏病杂志，2013，21（5）：321-323.

10

第十一章

小肝癌局部治疗方法的选择与应用

局部治疗作为肝癌的三大治疗手段之一，按其作用原理可以分为物理消融和化学消融两大类。化学消融是最早应用于肝癌局部治疗的消融方法，它依靠液体的弥散及其化学作用直接杀灭肿瘤，主要包括有瘤内无水酒精注射（Percutaneous Ethanol Injection，PEI）、瘤内无水乙酸注射（Percutaneous Acetic Acid Injection，PAI）、瘤内热盐水注射治疗法（Percutaneous Hot Saline Injection Therapy，PSIT）、瘤内药物注射等方法；PEI 是其代表方法。物理消融是近几十年内兴起的局部治疗手段，由于其安全性和有效性，很快在临床上推广应用，目前主要有射频消融术（Radiofrequency Ablation，RFA），微波消融术（Microwave Coagulation Therapy，MCT），冷冻治疗（Cryoablation）、高功率聚焦超声（High Intensive Focused Ultrasound，HIFU）、激光消融治疗（Interstitial Laser Photocoagulation）、以及最近出现的不可逆电穿孔（Irreversible Electroporation，IRE）消融肿瘤技术等；射频消融治疗目前是肝癌局部消融治疗的代表性方法，主要应用于不能/不宜手术的肝癌或肝转移癌，特别是在小肝癌的治疗中。另外还有瘤内放射粒子植入、外放射治疗等其他局部治疗手段。相对于传统的手术切除、肝移植和介入治疗等，局部治疗具有安全、微创、操作简单易行、适应证广、对机体和肝功能影响甚微等优势。

近年来，肝癌局部治疗的各种手段不断提高和完善，新的治疗手段不断涌现，以及各种治疗手段的综合应用，使得局部治疗在肝癌治疗中的应用越来越广泛，疗效也不断提高；我国吴孟超和汤钊猷院士等肝癌研究权威都对局部治疗给予很高的评价和希望，并预言局部治疗将在肝癌整体治疗的模式和格局中占据越来越重要的地位。另外一方面，由于对新的治疗手段认识不够、适应证掌握不严，也存在错误应用、滥用、过度治疗等情况。因此，正确认识各种治疗手段的原理、适应证、疗效、副作用及其局限性等是合理、有效治疗肝癌，提高长期生存率的重要课题。

下面将就目前临床较为常用的各种局部治疗（除射频消融以外）手段分别进行阐述和比较。

第一节　小肝癌各种局部治疗方法

一、瘤内无水酒精注射（Percutaneous Ethanol Injection，PEI）

PEI 是最早应用于肝癌治疗的局部治疗手段。自 Sugiura 等 1983 年报道了 PEI 应用于肝癌的治疗以来，已经有 30 多年的历史。PEI 的原理是：无水酒精注入瘤体内后，肿瘤细胞出现脱水、细胞内蛋白凝固，同时肿瘤血管内血栓形成进一步促使肿瘤细胞坏死、纤维化。肝癌组织内细胞间结构较松散，而肿瘤周围肝组织由于肿瘤包膜的存在阻止酒精进一步扩散，使无水酒精注入后主要在肿瘤内扩散，对正常肝组织损伤小。随后的许多研究证明，PEI 能够使 ≤2.0cm 的肿瘤几乎 100% 坏死，≤3.0cm 的肿瘤 80% 坏死，3.0~5.0cm 的肿瘤 50% 坏死。所以 PEI 一般强调反复、多次的注射，较为常用的方法是 3~4 次/周，计量没有明确的规定，一般是每次注入的酒精量（ml）与肿瘤直径相当（cm），直到肿瘤完全坏死。

PEI 主要应用于 ≤5.0cm 的肿瘤，特别是对于 ≤2.0cm 的肿瘤在日本和意大利将 PEI 作为一线的治疗选择。文献报道 PEI 治疗 ≤3.0cm 小肝癌的 5 年生存率为 48%~60%，≤2.0cm 的小肝癌可以达到 78%。Ebara 等 2005 年报道了一项单中心应用 PEI 治疗小肝癌的 20 年经验，结果 3，5 年总体生存率分别为 81.6%，60.3%。不少回顾性的研究都发现 PEI 治疗小肝癌疗效与手术切除相当，2005 年 Huang 等报道了分别应用 PEI、手术治疗 38 例 ≤3.0cm 小肝癌，结果其 1~5 年总生存率和无瘤生存率均没有明显的差别，因此他们认为 PEI 和手术切除均可作为 ≤3.0cm 小肝癌的一线治疗方案。

另外，PEI 是一种非常安全的治疗手段，几乎所有报道均没有治疗相关死亡率，严重并发症发生率为 1%~3%。但是 PEI 也存在一定的缺陷：①治疗范围有限，仅对 ≤3.0cm 小肝癌疗效较好，而对于 >3.0cm 的肿瘤由于肿瘤内部的纤维间隔阻止了酒精的弥散，不可避免地存在肿瘤残留区，术后的复发率高；②PEI 由于酒精的弥散范围有限及肿瘤假包膜的存在，无法达到 1.0cm 的安全边界；③PEI 需要反复多次进行，操作要求较高。近年来，随着 PEI 注射针的改进，如伞形多极 PEI 注射针的出现，虽然部分克服了以上缺点，但是总体来说，其疗效还是不及 RFA 和 MCT。

90 年代中期 RFA 广泛应用于小肝癌的治疗后，各国学者进行了多个前瞻性的随机对照研究，结果表明：相对于 PEI，RFA 需要较少的治疗次数，获得更高的完全坏死率，更好的长期生存率和更低的局部复发率。Livraghi 等报道的临床随机对照研究比较了 RFA 和 PEI 治疗小肝癌的疗效，结果表明 RFA 组比 PEI 组完全坏死率高（90% vs. 80%），所需治疗次数少（1.2 次 vs. 4.8 次），而且 RFA 产生的凝固坏死灶大小、形态与被治疗的肿瘤大小、形态甚一致。随后的几个前瞻性随机对照研究也证明 RFA 比 PEI 治疗小肝癌预后更好。目前一致认为 RFA 优于 PEI，是局部治疗的首选治疗手段。近年来 PEI 有被代替的趋势，但是 PEI 还是有它的价值：首先对于一些特殊部位的肿瘤如肝门区、邻近胆囊、十二指肠、胃等重要器官的肿瘤，PEI 还是更为安全的局部治疗方法；其次 PEI 经济实用，在很多地区仍被广泛应用。

二、瘤内无水乙酸注射（Percutaneous Acetic Acid Injection，PAI）

PAI 是在 PEI 的基础上发展起来的局部治疗方法，由于无水酒精容易受纤维间隔的限制，弥散范围有限，而无水乙酸能够溶解纤维间隔，具有更好的弥散均一性和更大的弥散范围，所以有人采用无水乙酸代替无水酒精进行瘤内注射。Ohnishi 等 1998 年报道了 PAI、PEI 治疗小肝癌的随机对照研究，发现 PAI 较 PEI 有更好的生存率（2 年生存率 92% vs. 63%）和更低的局部复发率（10% vs. 44%）。但是在后来的应用中发现，PAI 具有更多的并发症发生率，特别是无水乙酸的肾脏毒性，限制了它的广泛应用。而 Lin 等 2005 年报道的 PAI、PEI 治疗肝癌的前瞻性随机对照研究并没有发现 PAI 的优势。总之，目前 PAI 的应用较为有限，相关研究也不多。

三、高温生理盐水/蒸馏水注射

经皮瘤内热盐水注射治疗法（Percutaneous Hot Saline Injection Therapy，PSIT）的机制是利用热效应杀灭肿瘤细胞。研究表明肝细胞在 54~60℃ 即可发生不可逆的完全性坏死，而肿瘤细胞对温度比正常细胞更敏感，更易产生坏死。Honda 等于 1994 年首先报告 20 例肝癌在超声引导下，用热生理盐水瘤内注射成功，每次生理盐水 30ml（平均 18.9ml），术后全部病例有效。该方法对肝脏的毒性小，尤其对小肿块效果较好；但该方法灭活的可控性和彻底性欠佳。何文等利用高温蒸馏水（低渗热凝剂）经皮注射治疗肝癌，低渗热凝剂具有较高温度，可使组织及肿瘤即刻发生凝固性坏死，同时由于低渗作用又进一步使细胞崩解坏死。通过实验发现低渗热凝剂一方面使肝组织即刻坏死，另外低渗作用在一周后使死区仍进一步扩大。同时机体抗体及 C3、C4 均升高，活检坏死区周围炎性细胞、淋巴细胞和吞噬细胞浸润，说明治疗后机体免疫反应增强。有病例报道其疗效与 PEI 相当；其不足之处在于瘤体内温升受推注速度影响，当推注一定剂量后，瘤体内压力升高，注入速度减慢，中心及肿瘤边缘温度减低，影响疗效。而且其操作比较复杂繁琐，临床应用甚少。

四、瘤内药物注射

瘤内药物注射是将对肿瘤有直接杀灭作用的药物注入瘤体内，既可以在瘤内保持药物的高浓度，又可以降低全身药物的浓度，减少毒副作用的发生。孔庆珍等用斑蝥素治疗瘤体>5cm 的原发性肝癌，获得较好疗效。凌昌全等用甲斑蝥素—破洛沙姆 P407 缓释剂瘤内注射治疗 54 例瘤体>3cm 的中晚期肝癌，结果疗效与 TACE 效果相仿，但在缓解临床症状提高生存质量方面具有更大的优势。此外，尚有用 TNF、IL 等瘤内注射获得成功的报道。另外还有学者将瘤内药物注射与热盐水注射相结合，进一步提高其疗效。何文等将 5-Fu 加热 80℃ 后，于 3 分钟内注射 5-Fu 250~1500mg 治疗肝癌 48 例，显示热化疗较单一热疗或化疗效果更好。吕明德等报道采用沸腾的卡铂瘤内注射治疗肝癌，获得良好的效果。但是这种方法由于其操作上的难度，以及其疗效的不稳定性，目前已经甚少应用。

五、微波消融治疗（Microwave Coagulation Therapy，MCT）

1994 年 Seki 等首次报告将 MCT 用于治疗原发性肝癌，随后，国内外学者做了大量的动物实验和临床研究，近年来发展较为迅速，无论在理论上还是实践上 MCT 都有了很大程度的提高和改善，应用逐渐广泛，治疗效果不断提高，得到国内外学者的普遍认同，为失去手术治疗机会的肝癌患者带来了新的治疗方法。

微波消融原理是在病变组织内导入天线，发出频率≥900MHz 的电磁波，在电磁场中水分子等极性分子随微波频率变化而剧烈运动，并且细胞中的带电离子及胶状颗粒也随微波震荡而运动摩擦生热，局部组织因受热引起温度升高，可在局部产生由中心向外周递减的均匀分布的温度场，中心温度可达 145℃以上，而当组织达到一定温度（45℃），细胞中的蛋白质即发生凝固性坏死，从而引起组织凝固坏死，将肿瘤组织杀灭。微波消融术治疗肿瘤就是利用热度效应，对肿瘤患者进行局部加温治疗；因肿瘤组织的耐热性下降，可选择性损伤肿瘤组织，产生彻底的凝固性坏死，同时可使肿瘤周围血管组织凝固形成一个反应带，使之不能继续向肿瘤供血并有利于防止肿瘤转移。

20 世纪 70 年代，在临床微波技术主要用于外科手术中止血和组织切割。其后，微波技术也应用于开腹术中或腹腔镜下微波针植入凝固肝肿瘤。但是，由于上述微波针形成的凝固坏死区为长柱状，最大横径<1.6cm，故不适合经皮穿刺治疗的应用，仅仅局限于开腹手术中直视下应用。90 年代后，日本和我国的微波电极技术有了很大的进展，其一是应用硬质裂隙天线，能量聚集其周围成球形热场，并且经皮直接穿刺无须引导穿刺针；其二是微波冷却电极发展较快，新一代的微波消融电极，不仅电极针的直径明显缩小，可以达到 2~3mm，而且产生的消融范围也明显的增大，目前最大的可以产生直径 7.0cm 的消融范围。我国已有水冷和气冷两种。因其降低了中心高温减少了组织炭化，有利能量传输，并且可提高应用功率，显著扩大了有效消融区。这些新技术扩展了 MCT 的临床应用。

早期由于受设备的限制，MCT 多采用术中直视下进行，随着近来新的微波探针的研制成功，目前多采用经皮穿刺进行，常用的有超声、CT 引导下进行。对于超声显示清楚，有安全穿刺途径的肿瘤，多采用超声引导下经皮肝穿刺 MCT。对于超声显示不清的病灶，可以考虑 CT 引导下进行。如果经皮途径难于实现，或者有伤及周围脏器之虞时，应该选择腹腔镜或开腹手术直视进行。由于多种原因，MCT 早期仅在日本和我国应用较为广泛，而其他地区少见相关文献报道；近年来随着 MCT 仪器在欧美地区获得批准上市，MCT 在欧美地区的应用和文献报道也逐渐增加。

Matsukawa 等的研究发现，MCT 治疗≤3.0cm 的肿瘤完全坏死率为 70%，>3.0cm 的肿瘤为 55%，开腹或腹腔镜下可以获得更高的坏死率。Yamanaka N 等报道 MCT 治疗肝癌（中位大小 3.3cm）的 3 年生存率位 86%，局部复发率为 44%，与 PEI 相比，Midorikawa T 等报道 MCT 的 5 年生存率相仿（70% vs.78%），但肝功能较差的肿瘤 MCT 具有较高的生存率（78% vs.35%）和较低的局部复发率（8% vs.41%）。Dong 等在超声引导下对 177 例肝癌患者共 265 个肿瘤灶进行 MCT，病灶直径 1.5~8.7cm，直径<5cm 的肿块能一次原位灭活，1~5 年累计生存率分别为 90.1%、76.9%、68.3%、64.2% 和 57.8%，高分化及中分化者的生存曲线均明显好于低分化者（P<0.05），中分化与高分化者之间无统计学差异。全组 1~5 年累计新生病灶率分别为 26.1%、37.8%、43.5%、48.6% 和 58.9%。

对于肝脏较大肿瘤，微波消融也显现出它的强大优势，Kuang M 等报道了 90 例肝癌患者应用水循环内冷却微波天线经皮微波消融，肿瘤大小分组为 ≤3.0cm、3.1~5.0cm、5.1~8.0cm，完全消融的成功率分别为 94.0%、91.0%、92.0%，只有 5.0% 的患者出现消融后近期的局部进展，这项研究结果也证明了微波消融对较大肿瘤消融的可行性。微波治疗虽在临床取得了较好的疗效，但缺少大样本的相关研究。Liang P 等对 13 年中 1136 例肝脏恶性肿瘤病人共计 1928 个肿瘤进行了超声引导下的经皮微波消融治疗，共计进行了 3697 次微波消融治疗（平均每例病人 1.8 次），记录死亡率和治疗相关的严重及轻度并发症，随后进行数据分析，以确定严重并发症的发生率是否与手柄类型、肿瘤的大小、部位或微波消融治疗的次数有关，结果死亡 2 例，与进行微波消融治疗无直接联系；发生严重并发症 30 例（2.6%），轻度并发症包括发热、疼痛，无症状的胸腔积液，胆囊壁增厚，动脉门静脉分流，胆管轻度狭窄和无须治疗的皮肤烧伤，得出微波消融治疗肝脏恶性肿瘤耐受性好，严重并发症的发生率低的结论。微波治疗肝癌已在临床上取得了较大的进步，近期疗效肯定，但中、长期疗效还待进一步研究。

尚未有比较 RFA 和 MCT 的 RCT 研究，为数不多的回顾性队列研究结论也存在较大差异。如中山大学附属第一医院发现 MCT 完全消融率及 4 年生存率稍高于 RFA 但无显著性差异。日本的 Ohmoto 则认为，RFA 需要的治疗次数比 MCT 少，生存率更高。近期欧洲有报道通过对两种消融方式原理对比和文献评判性分析，认为微波消融在肿瘤直径>3cm 时比射频更具优势；他们同时认为在 RFA 治疗中，当高温使周围组织炭化或液体气化后，电阻明显下降限制了射频电流作用范围的进一步扩大，而 MCT 是以微波辐射产生热量，受周围组织炭化、液体气化的影响小，单针消融范围较大，同时因为不在体内产生异常电流，治疗过程中疼痛较轻。因此，到目前为止，对 RFA 与 MCT 的比较并不能显示两者疗效有明显差别，但与 RFA 相比，MCT 因开展较晚，尚未为欧美国家广泛接受，有关 MCT 治疗肝癌的长期生存报道较少，影响长期生存的因素尚未阐明。与射频等其他局部热消融方法相比，微波具有热效率高、升温速度快、高温热场较均匀、凝固区坏死彻底、形态规则、边界清楚等优势，更有利于提高肿瘤的治疗效果；同时，由于与射频消融的工作原理不同，微波消融不会产生可能导致起搏器功能障碍的电流，因此微波消融同样适用于安有心脏起搏器的患者。

六、冷冻治疗（Cryoablation）

冷冻外科应用于治疗肝肿瘤已经有 20 余年的历史，它是通过将液氮或液氮预冷的探针插入肿瘤使肿瘤组织快速冷冻到 0℃ 下，细胞外间隙形成冰晶，使细胞脱水并破坏细胞的正常结构。冷冻治疗是使癌组织原位冻凝-融化的一个过程，它对癌组织的杀伤是无选择性的，温度在 -40℃ 以下时，所有细胞都会发生细胞内凝固。冷冻治疗造成的组织损伤分为直接和间接损伤：直接损伤包括细胞内外冰形成，细胞脱水破裂；间接损伤为细胞结构完整性的破坏、小血管损伤引起的血小板-纤维素栓子的沉积导致的组织缺血坏死。冷冻治疗彻底摧毁癌细胞取决于四个因素：最低温度、结冰温度、冷冻次数、冷冻时间。当肝肿瘤组织温度迅速下降至 -100℃ 时，冰晶迅速在细胞内外形成，其后的解冻期内胞膜的破裂及再水化作用将导致细胞死亡。因此，冷冻区域细胞死亡使细胞内外冰晶形成，电解质毒性浓缩和 pH 改变，血液淤积和微血栓形成，细胞脱水破裂，小血管破坏造成的联合作用。目前常用的氩氦刀系统可在 10~20 秒内达到 -140℃ 左右的低温，使冰晶迅速在细胞内形成，使细胞变性坏死，再通过高压氦气快速加温 30 秒内将温度升至 0℃，并随后升达 4℃，这一过程如同氩气冷冻一样对癌细胞有高度摧毁性，重复这一冷冻过程会使癌细胞坏死更加彻底。

冷冻治疗肝癌有两种方式：接触冷冻和插入冷冻。接触冷冻是指将盘形冷冻头置于肿瘤表面轻轻加压冷冻，产生离心性冷冻，其冷冻深度相当于表面冷冻范围的半径。插入冷冻是将针形冷冻头插入肿瘤内冷冻，冷冻区呈柱形，适于较深部肿瘤的治疗。冷冻范围与冷冻探头的直径大小有关，可根据肿瘤的大小选择不同直径的探头。根据引导方式的不同，肝癌冷冻可在开腹术中直视下进行，也可在腹腔镜下进行，还可在超声、CT、MRI 引导下进行操作。术中冷冻治疗开展最早，开腹能清楚的显露肝脏肿瘤部位，位于表浅的肝癌可采用盘形冷冻头接触冷冻，对位于较深部的肝癌，在术中以超声为引导，根据不同大小的癌肿选择不同型号的针形冷冻头插入瘤体内进行冷冻，同时可结合肝血流阻断术以增加冷冻效果。影像学（超声、CT、MRI）引导下经皮穿刺冷冻治疗肝癌其创伤性更小，此法对于 5cm 以下肿瘤的治疗较为理想，且定位准确。

一般认为，冷冻治疗对于 ≤5.0cm 肝癌疗效较好，但是多针联合应用也可以用于更大的肿瘤。冷冻治疗缺少大宗的病例报道，一般小宗病例报道 2 年生存率为 30%~60%。目前最为大宗的报道为周信达等报道冷冻外科治疗肝癌的 5 年生存率为 37.9%，小肝癌（≤5.0cm）为 53.1%，与肝切除的疗效相仿。文献报道其复发率较高，Pearson 等报道冷冻治疗 88 例，中位随访 15 个月，局部复发率为 13.6%。Cha 等也有类似的报道。

冷冻治疗的主要问题是较高的并发症发生率和死亡率，文献报道分别为 8%~41% 和 0~17%，较为严重的并发症有出血（包膜下，腹腔内），胆漏，邻近器官损伤，肝脓肿，以及 DIC，ARDS，急性肾衰竭等冷冻休克综合征，特别是在治疗较大的肿瘤后容易出现。Seifert 等分析了冷冻治疗肝肿瘤 2173 例，死亡率为 1.5%，冷冻休克综合征发生率为 1.0%。冷冻治疗的优势在于消融范围较大，而且可以实时超声监测控制治疗过程，避免损伤肝内胆管等。因此，对于胆管旁的小肝癌，冷冻治疗是个不错的选择。

七、高强度聚焦超声（High intensity focused ultrasound，HIFU）

HIFU 是利用一个凹形压电晶体持续发射高强度聚焦超声波，其频率一般为 1~4MHz，聚焦区高强度的声波与组织作用发生能量转化，使局部组织温度很快升高而发生凝固性坏死，而非聚焦区由于超声强度较低，对组织不会产生明显的损害。此技术最先被神经外科用于选择性破坏脑组织的研究，并进一步应用于青光眼、前列腺基本的治疗方法和泌尿系统结石的体外碎石治疗。HIFU 破坏肿瘤细胞的机制尚未完全清楚，热效应和空化作用（使气泡产生强烈的膨胀和萎缩，导致组织和细胞结构机械性破坏）可能是主要机制，滋养血管破坏致缺血性坏死也可能导致肿瘤坏死。伍峰、王智彪等分别报道 HIFU 对动物 H22 肝癌组织的急性生物效应及 HIFU 抑制 H22 肝癌生长作用的实验研究，结果表明一定声强的 HIFU 治疗后，H22 肝癌细胞超微结构有一系列不可逆损害表现。

HIFU 治疗过程如下：治疗前超声定位、麻醉、固定体位、实时超声定位及监测、超声治疗。治疗分完全覆盖和部分覆盖。瘤体直径小于5cm者采用完全覆盖，包括整个肿瘤病灶和距离肿瘤边缘2cm以内的正常肝组织。瘤体直径大于5cm、肋骨重叠、紧邻或因累及大胆管、大血管、心脏、膈顶、胆囊等原因不能行完全覆盖者行部分覆盖。

该技术目前已应用于临床，取得一定的疗效。胡兴龙等报道，32例肝癌接受HIFU治疗后临床症状和客观检查显示近期疗效肯定，总有效率81.3%；全部病人随访1年以上，6个月和1年生存率分别为90.6%和59.4%。同时发现，11例肝癌患者行HIFU治疗前已行1~4次TACE治疗，HIFU治疗的有效率为90.9%，其6个月和1年的生存率分别是100%和72.7%；高于单纯行HIFU治疗的71.4%和52.4%。据牛立等报道115例确诊为肝肿瘤的患者，其中原发性肝癌54例，病灶直径2~22cm，肝转移瘤61例，病灶直径3~15cm，行HIFU治疗后，115例中显效20例（17.4%），有效92例（80.0%），无效3例（2.6%），总有效率97.4%。54例原发性肝癌随机分组，其中25例行介入治疗后3天再行HIFU治疗，显效15例（60%），有效10例（40%），单纯行HIFU治疗29例中显效5例（17.2），有效24例（82.8%），两组间差异有统计学意义（P<0.01）。

HIFU治疗肝脏肿瘤具有以下优点：①能直接破坏癌组织，焦斑可沿肿瘤的三维立体形态进行运动性扫描治疗，直到肿瘤被完全覆盖。可随时调节治疗剂量和强度，并可实时评价治疗效果；②治疗区和非治疗区界限清楚，聚焦区以外组织无损伤；③可反复多次治疗，直至将肿瘤组织破坏；④HIFU治疗不需要穿刺引导，避免了穿刺对正常组织的损伤及肿瘤种植转移的风险；⑤治疗后痛苦小，恢复快，住院时间短。

HIFU治疗肝癌的并发症主要表现可分为以下几种类型：①超声通路上组织或器官能量沉积引起的热损伤，如皮肤、皮下烧伤、肌肉损伤、肝组织损害；②超声波声阻抗差异悬殊的界面，如皮肤-空气、胃肠道-空气、胆囊壁-胆囊旁结缔组织等反射引起的热损伤，如胆管、胆囊、胃肠道损伤，治疗对侧皮肤烧伤；③毗邻组织或器官损伤，如右侧胸腔积液、心包积液、右肾损害、血尿等；④超声热效应敏感组织如心电传导系统受HIFU刺激后引起的心电改变，神经热损伤出现治疗区域麻木感等；⑤超声热疗引起的全身性反应如发热、一过性肌酐升高等。

HIFU在治疗肝癌的应用上仍存在诸多限制，如虽然经肋间隙可使部分超声波进入肝组织，但肋骨反射使超声波到达靶区的能量大大减少；治疗时间过长使HIFU治疗过程中麻醉的风险增加；HIFU治疗过程中的皮肤烧伤限制了其治疗剂量的增加；HIFU治疗使肝癌组织和部分肝组织破坏增加了肝损害机会等，另外呼吸造成肝脏及其他器官的移动，增加了HIFU误伤邻近器官的风险。这些都需要进一步改进。

八、激光加热治疗（Laser induced thermotherapy，LITT）

LITT又称间质激光热凝固治疗（Interstitial laser coagulation，ILC），其概念由Bown于1983年首先提出，是一种使组织吸收波长为1064nm的铷激光（ND：YAG），并将其转化为热量的消融技术。激光通过可弯曲的光纤传导，光纤的末端是一个经过特殊设计的发射器，发射器发射出有效射程为12~15mm的激光，热量就在这一范围内传导。同时，对激光发射电极表面的冷却防止因过热导致组织炭化，从而增大输出的激光能量。近年来，随着技术的不断进步，一系列新的激光治疗仪已经投入使用，LITT治疗肝癌所能达到的范围越来越大，据Vog等的报道，LITT治疗已经能达到8cm的消融范围。

Vog 等报道，LITT 治疗 899 例转移性肝癌，术后死亡率为 0.1%（3/899），术后合并症发生率为 1.9%，较常见的并发症有肝脓肿，胆道损伤，反应性胸腔积液等。而 Pacella 等报道，对小肝癌（≤3cm），LITT 治疗后肿瘤完全坏死率为 97%，5 年局部复发率为 6%，1、3、5 年生存率分别为 99%、48% 和 15%。由上可见，LITT 治疗肝癌，尤其是小肝癌，是安全有效的。

目前 LITT 的定位方法都是在超声和 CT 引导下进行，由于 CT 和超声的相对局限性，不能进行多轴扫描，精确性稍差，如果能通过改进激光设备或定位技术，使穿刺更精确，则可使激光加热治疗疗效更佳。

九、不可逆电穿孔（irreversible electroporation，IRE）消融肿瘤技术

电穿孔是高压电场以微秒和毫秒脉冲的形式作用于细胞膜的磷脂双分子层，产生不稳定电势，在细胞膜上造成纳米级孔隙的物理现象。根据施加于细胞膜上的脉冲幅度与时间，细胞膜上的纳米级孔隙可分为暂时性或永久性，即可逆电穿孔（RE）与不可逆电穿孔（IRE）。在 RE 状况下，细胞可完全修复和生存，而 IRE 则导致细胞死亡。RE 目前已成为生物医学技术的一个重要工具，用于向细胞内介导药物、基因或进行细胞融合。而 IRE 则通过一系列电脉冲永久损害细胞膜脂质双分子层，致使细胞凋亡，促进人体免疫系统通过细胞吞噬作用清除凋亡组织，从而清除肿瘤组织。该技术具有组织消融选择性强、无热导效应、消融区边缘锐利、不损害邻近治疗区域动脉、静脉、周围神经、尿道或肝内胆管等重要结构的特点。IRE 于 2011 年 10 月获美国食品药品监督管理局（FDA）批准应用于临床，同时还通过了欧洲共同体质量（CE）认证。由于其所具有的非热细胞消融的特殊模式、不影响胶原等支撑结构、允许消融组织区域健康组织再生、无瘢痕形成等重要特性，已在肿瘤临床治疗中受到广泛重视，并形成了较为成熟的治疗手段，简称为纳米刀（NanoKnife）。

目前临床应用的 IRE 设备是美国 Angio Dynamics 公司生产的 IRE 纳米刀装置，已获美国 FDA 批准应用于临床。IRE 消融的装置包括 IRE 发动器、IRE 电极和心电监护器 AC-CUSYNC。ACCUSYNC 是一个拥有 5 个导联、能够探测心电图 R 波的装置，并能够将信号传回至 IRE 发动器。发动器在 50 微秒后（0.05 秒）的心室不应期内发射一个能量脉冲，并在两个平衡放置的电极之间形成电场。通常用于肝消融的电极暴露长度为 2cm，用于胰腺消融的电极暴露长度为 1cm。若电极暴露长度为 4cm，两个电极所能产生的最大消融范围为 4cm×3cm×2cm。对于更大的肿瘤，则需要用到平行多针，几何适形，将肿瘤包在消融计划区域内。在这种情况下，治疗过程需要两个电极间依次完成放电治疗。通常，两个电极间每次治疗释放 90 次长度为 100 微秒的电脉冲；电脉冲间期为 100~1000 毫秒。通常每次治疗的通电时间一般在 1~10 分钟，具体取决于治疗范围以及所用的电极数目。IRE 治疗可以在 CT 或超声导引下进行。根据肿瘤部位、体积及电导率适形布针，消融范围应包括肿瘤及其边缘外 1cm。可采用 2~5 个单极针或 1 个双极针；双极针主要用于穿刺困难或 <2.5cm 的肿瘤，2 个电极针之间最大距离为 2.5cm，每对电极针之间电压至少应达到 1000V/cm。每个消融周期 <2 分钟，消融次数取决于每个序列电脉冲是否出现满意的电流。若电流超过 48A，提示局部组织 IRE 已发生并导致电阻下降，此时

可停止施加脉冲。

IRE 的适应证包括：肝功能 Child-Pugh 评分 A 或 B 级；一般状况良好，ECOG 评分在 2 分或以下，没有严重疾病。IRE 的禁忌包括：患者有明确的缺血性心肌病或心衰，心律失常，治疗控制不良的高血压，不适合引流的胆道梗阻，Child-Pugh C 级的肝硬化，无法控制的腹水，最近 3 个月内发生过静脉曲张出血，血清总胆红素大于 $50\mu mol/L$，血清白蛋白低于 25g/L，INR 大于 1.5，血小板计数少于 $50\times10^9/L$，浸润性或弥漫性肿瘤，肝静脉癌栓等。

IRE 首次应用于临床治疗前列腺癌，随后在胰腺癌、肝癌、肾癌、肺癌、子宫内膜癌等病种的治疗中得到临床应用。诸多临床治疗经验表明，IRE 用于人体肿瘤消融是安全的。对于胰腺癌和前列腺癌的治疗成功率均达到 100%，但是在肺部肿瘤消融时没有取得成功，肝脏肿瘤消融的成功率参差不齐。Cheung 等报道采用 IRE 临床治疗 11 例肝细胞癌患者 18 个瘤灶，整体瘤灶完全消融率为 72%，而<3cm 的瘤灶完全消融率为 93%；平均随访（18±64）个月，局部无复发。Cannon 等报道对 44 例邻近有重要结构的肝脏恶性肿瘤实施 IRE 临床治疗，瘤灶完全消融率为 100%；术后随访观察 3 个月、6 个月、12 个月，整体局部瘤灶无复发率分别为 97.4%、94.6%、59.5%，而<3cm 瘤灶局部无复发率分别为 100%、100%、98%，未发生治疗相关死亡事件及后期胆道狭窄和门脉血栓等并发症。

虽然 IRE 临床应用中已展现出良好的应用前景，但还是暴露出一些问题，如术中出现心律失常、肌肉收缩、气胸等。IRE 治疗过程中可能出现严重的心律失常，与治疗电极与心脏的距离有关，室性心律失常大概在 25% 的病例中出现，治疗后患者收缩压可能一过性增加 20-30mmHg。在实施 IRE 时，治疗对象往往会出现肌肉收缩的情况，其原因尚未完全明了；目前治疗中一般通过注射肌肉松弛剂来减缓肌肉收缩。电极针置入有发生气胸和出血风险等。疼痛并不常见，即使出现也较为温和，一般术后 1~2 天后恢复。肝功能损害较小，一般在术后 2 周后基本恢复。

IRE 发展趋势与挑战：为了进一步提高 IRE 的治疗效果，需要不断探索 IRE 的作用机制。虽然已有仿真和实验可在一定程度上解释 IRE 现象，但对于根本的作用机制尚不完全明确。因此，需要从分子、细胞、组织以及动物多个层面进一步开展研究，以不断深化对 IRE 作用机制的认识。在临床应用方面，该技术仍存有许多不足，如电脉冲所致心律失常及肌肉强烈收缩（故须在全身麻醉下治疗）等，有待于进一步研究解决。值得注意的是，IRE 治疗的效果乃至成败与治疗计划的准确制定紧密相关。而对于治疗计划的准确制定，靶向组织准确有限元模型的建立是关键。现有的靶向组织有限元模型简单，边界条件均为理想的边界条件，这与实际组织复杂的结构、多元的参数、多变周边环境尚存在较大的差距。所以，如何借助医学成像技术、建立准确的靶向组织三维模型，如何建立不同组织（含肌肉组织、脂肪组织等）的电参数数据库、提供精确的靶向组织电特性，如何确定不同组织（含肿瘤组织、正常组织）的电穿孔阈值、提供准确的治疗计划优化目标，是未来治疗计划准确制定的前提，也是 IRE 应用推广的关键。最后，该技术临床研究中存在患者选择非随机化、样本量少等问题，尚缺乏多中心大样本量及长期随访研究。

十、瘤内放射粒子植入

放射性粒子植入近距离放射治疗恶性肿瘤是一种新的放疗手段，它是将微型放射源植入肿瘤内或肿瘤浸润组织，通过微型放射源发出持续低能量的射线使肿瘤组织遭到最大程度的杀伤。粒子植入的主要优点是肿瘤局部受到的照射剂量较高，而周围的正常组织剂量较低，可减少射线对正常组织的损伤。另外，由于剂量率的降低使氧增减比减少，克服了肿瘤乏氧细胞的放射抗拒性，而低剂量率连续照射又可持续杀伤处于不同细胞周期的肿瘤细胞。

放射性粒子植入的实施方式有两种，一是直视手术下把肿瘤切除，然后在手术区肿瘤残余部位及可能发生转移处植入放射性粒子。另一种方法是在超声、CT、MR 和腹腔镜等引导下把放射源直接植入不实施切除术的肿瘤实体内或周围组织，其具有肿瘤靶区剂量分布高度适形、均匀，周围正常组织损伤更小，操作简便而可在门诊进行，术后并发症发生率低等优点。

目前组织内植入^{125}I 粒子治疗原发性肝癌的报告越来越多。宋金龙等报道，^{125}I 粒子植入荷肝癌裸鼠肿瘤，治疗组^{125}I 粒子植入后 8 天内，与对照组相比平均肿瘤体积无明显差异，8 天后治疗组小鼠的肿瘤生长速度比对照组缓慢，21 天后治疗组和对照组小鼠平均肿瘤体积分别为（60115 ± 15411）mm^3 和（118219 ± 29616）mm^3，两组差异有显著性（$P<0.01$）。治疗组的抑瘤率为 49.2%。徐静等报道，术中组织间植入^{125}I 治疗肝恶性肿瘤 15 例，术后均无并发症发生，随访 2~12 个月，全部存活，未见肿瘤局部复发。瘤体内粒子植入者，术后随访 2 月，瘤体缩小。

粒子植入时肿瘤细胞并非立即被杀灭，将穿刺针拔出时，如果将肿瘤细胞带出，可发生针道种植转移，因此，粒子植入不宜作为小肝癌的根治性治疗手段。粒子植入并发症主要是消化道出血、胰瘘、皮肤窦道及溃疡，并发症的发生与反复多次进针及植入粒子位置表浅有关。组织间粒子植入具有创伤小，安全，操作简便，疗效确切等优点，给无法获得根治性切除和肿瘤复发患者带来新的治疗机会和希望。由于植入的粒子带有辐射及操作较为复杂，所以对设备及医护人员的要求较高，较难于广泛的开展。

十一、立体定向放射治疗（Stereotactic Radiotherapy，SRT）

随着影像学技术和放疗技术的不断提高，肝癌的外放射治疗受到越来越多的重视。从全肝放射，移动条技术，到局部肝照射，再到现在的三维适形照射，肝癌放射治疗的副作用越来越少，治疗的效果不断的提高。放射治疗正成为肝癌综合治疗的一个重要手段。

正常肝脏组织对放疗的耐受剂量低，一般认为全肝放射耐受剂量为 30Gy，而肝癌的放射敏感性认为与分化差的上皮肿瘤相似，治疗剂量为 60Gy。以前所采用的全肝放射，移动条技术等，难于达到有效的治疗剂量，所以治疗效果不理想。目前肝癌的外放射治疗多采用三维适形放射治疗（3D-CRT），治疗剂量有了很大的提高，再加上呼吸门控技术，对正常肝脏更好的保护，完全可以达到根治性的放疗。立体定向放疗为 3D-CRT 的特殊类型，分为单次分割照射的立体定向放射外科（SRS）、多次分割照射的立体定向放射治疗（SRT），其三维适形的实现是利用立体定向技术对靶区精确定位，按照三维治疗计划制定射野的数目、角度，通过多个非共面的弧形照射野对肿瘤进行聚焦照射，使高剂量分布符合 PTV 的剂量分布要求，而肿瘤边缘区剂量呈梯度锐减。该疗法疗效好，副作用轻，治疗时间大为缩短。但受肝内肿瘤的大小、数目影响较大，一般认为比较适合于小病灶的放射治疗。

目前一般认为，肝癌放射治疗的适应证主要包括 3 个方面：①全身情况较好，KPS≥60，没有严重的肝肾功能不全；②肝功能情况：Child A 或 B，对于伴有腹水或黄疸的病人，如果经过积极的护肝治疗可以好转，或者黄疸是由于肿瘤压迫、侵犯引起的，亦可以进行放射治疗；③肿瘤情况：排除肝外转移，单发肿瘤要求肿瘤小于 10.0cm，多发肿瘤一般不行放疗，但是如果肿瘤小于 3 个，单一靶区小于 10.0cm 可以包括全部肿瘤的话，也可以考虑放疗，门静脉主干癌栓为相对适应证。

对合并中重度肝功能不全或其他器官疾病及年老体弱而不能耐受手术和化疗的小肝癌患者，SRT 可有效控制肿瘤，保护肝功能，且无创伤，对中晚期患者则有明显的姑息治疗效果。陈龙华等报道了对早期和中晚期原发性肝癌患者行单纯 3D-CRT 的效果，32 例肿瘤直径≤5cm 的原发性小肝癌患者治疗后 3 年生存率达 97%，59 例Ⅲ期患者治疗后 1、2、3 年生存率分别为 68%、41%、35%，139 例Ⅳ期患者治疗后中位生存期为 13 个月，最长达 25 个月。Toshiya 等 2005 年报道了 162 例肝癌放疗的效果：5 年生存率为 23.5%，局部控制率为 86.9%，其中 50 例肝功能好，单发病灶的患者，5 年生存率达 53.5%，与手术切除疗效相近。黄频等比较了 3D-CRT 与 TACE 对中晚期肝癌患者的疗效，3D-CRT 组的肿瘤缩小率、AFP 降低率明显高于 TACE 组，骨髓抑制和肝功能下降发生率则明显降低。

放疗与 TACE 的联合应用是目前肝癌放射治疗研究的一个热点，许多学者对此进行了报道：刘孟忠等报道 TACE 加外照射治疗 54 例不能手术的原发性肝癌患者，同时选取 60 例同期治疗的单纯 TACE 患者作为对照组，结果 TACE+RT 组 1、2、3 年生存率分别为 66.5%、48.4%、37.4%，TACE 组 1、2、3 年生存率分别为 53.9%、37.2% 和 17.8%，两组相比有显著性差异（P<0.05）；Seong 等报道 158 例局部放疗合并 TACE 治疗不能手术的肝癌，放疗后 1、2、5 年生存率分别为 41.8%、19.9%、4.7%。对合并肝硬化者能否联合应用 3D-CRT 及常用 TACE 的问题，Seong 等对 50 例病人进行了分析，50% 等剂量线包括的范围中位照射剂量（50.1±8.3）Gy，有效率 66%，放疗后 3 例病人获得手术机会，肝功能改变 13 例，但没有急性反应超过 3 级者，3 年生存率 43%，认为放疗结合 TACE 对合并肝硬化的肝癌病人有效。

肝癌的外放射治疗，除了腹部放疗的一些共同并发症如：乏力、纳差、皮肤反应、消化道反应等以外，还有其特有的并发症：主要有消化道出血、放射性肝炎或放射性肝病（Radiation-induced liver disease，RILD），其中对肝左叶癌患者行 3D-CRT 时消化道出血较为多见，也易被忽视。RILD 常出现在放疗结束后二周至数月中，其主要表现为短期内肝脏增大、大量非癌性腹水、黄疸、碱性磷酸酶（AKP）升高≥2 倍，转氨酶至少升高 5 倍于正常或治疗前水平等，严重者会导致患者死亡，CT 或 MRI 可见与射野形状一致的低密度区，边界清楚。保肝、支持和对症处理可延缓 RILD 的进展。因此，在制定放射治疗的分次剂量和总剂量时，应充分考虑到肝脏的储备能力，分次量和总剂量不要太高，且放疗前、放疗中及放疗后半年内应用保肝药物是必须的。

肝癌放疗的预后因素一般认为主要包括肿瘤分期（大小、数目、癌栓），肝功能情况，治疗剂量等方面。Liu 等报道不能手术及不适合 TACE 的 44 例原发性肝细胞癌 3D-CRT 的结果及影响预后的因素，结果显示 Okuda 分期、AJCC 分期、门脉癌栓、AFP 水平、总的放射剂量与预后显著相关。Park 等报道，当放射治疗剂量分别为<40Gy、40~50Gy 和>50Gy 时，其肿瘤缓解率分别为 29.2%、68.6% 和 77.1%。单因素分析显示，肿瘤大小、有无门静脉瘤栓、放疗剂量是影响预后的因素。多因素分析显示，放疗剂量是决定生存率唯一的显著影响因素。Dawson 等用多因素分析显示，提高放疗剂量是改善无进展生存率和总生存率的独立相关因素，放疗剂量 70Gy 组患者的中位生存时间>16.4 个月（尚未随访到中位生存时间），而低剂量组患者的中位生存时间为 11.6 个月。

存在问题和展望：①放射治疗的剂量、分次、时间。目前采用的方式主要有大分割、常规分割、超分割等方式，各种方式治疗的效果及副作用发生情况目前并没有相关的对照研究和统一认识，还有待进一步的研究。②放疗增敏问题。Robertson 等采用肝动脉灌注化疗药物作为放疗增敏剂，取得良好的增敏疗效，从而认为放疗与肝动脉灌注化疗联合应用，可提高疗效；但是还有待进一步的研究证实。③减少放射性肝炎的发生率。目前肝癌放疗被迫中止，不能完成治疗，以及治疗剂量偏低导致疗效欠佳的主要原因是放射性肝炎导致肝功能异常，不能耐受治疗，如何进一步减少受照射肝脏的体积，减少对肝功能的损伤，是急待解决的问题。④呼吸控制问题。虽然目前有呼吸门控系统可以采用以控制患者的呼吸以减少受照射肝脏的体积，但是目前的呼吸门控体系还是有待于进一步的改进，而其治疗费用高、治疗时间长等问题，也是制约其广泛应用的原因之一。

第二节　小肝癌各种局部治疗方法的选择应用

随着科学技术的发展，小肝癌局部治疗的方法日益增多，新的治疗手段层出不穷；同时各种不同治疗手段在不同地区和医院均有不同程度的应用，因此正确认识各种治疗手段的原理、适应证、疗效、副作用等，同时结合病人的肿瘤和全身情况，选择合理、有效的治疗手段，是提高肝癌治疗效果的重要课题。

一般来说，肿瘤部位、大小、数目，肝功能情况，病人全身情况等，是影响治疗手段选择的主要因素。下面结合文献报道、中山大学肿瘤防治中心的经验和具体的病例，对如何选择合理的局部治疗手段进行阐述。

一、肿　瘤　部　位

肿瘤部位是影响局部治疗手段选择的最主要因素。一般认为，邻近重要器官和大血管旁是局部消融治疗的相对禁忌证，特别是对于物理消融治疗（无论是热消融还是冷消融），有损伤邻近器官造成严重并发症可能。对于这些部位病灶的处理，需要特别小心。下面就按照邻近器官的不同，我们分别进行讨论。

（一）邻近胃肠道肿瘤

如果肿瘤较小（≤2.0cm），瘤内无水酒精注射治疗（PEI）是不错的选择（图 11-2-1）。特别是对于术后复发邻近胃肠道的肿瘤，热消融治疗需要谨慎选择，具有较高的胃肠道穿孔的并发症发生率。对于这些部位的肿瘤，采取放射性粒子植入治疗，通常也可以获得满意的疗效（图 11-2-2）。

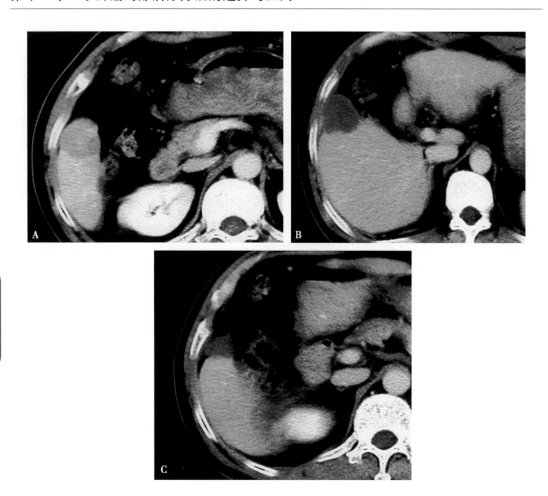

图 11-2-1　术后复发小肝癌，位于肝脏 S5 段，肿瘤大小 2.0cm，邻近结肠，物理消融有结肠损伤风险，采用 PEI 治疗，随访 3 年以上局部未见复发。A. 治疗前；B. 治疗 1 个月后；C. 治疗 3 年后

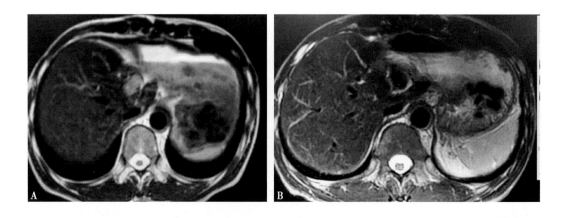

图 11-2-2　肝癌术后切缘复发，邻近胃及大网膜，肿瘤大小 1.6cm，放射性粒子植入治疗后，肿瘤完全坏死。A. 治疗前；B. 治疗后

如果肿瘤较大（≥3.0cm）且邻近胃肠道，单纯瘤内无水酒精注射治疗（PEI）通常难以达到完全消融，采用 PEI 联合 RFA 的方法，对于邻近胃肠道部位采用 PEI 治疗，而 RFA 相对远离胃肠道，既可以达到完全消融的目的，也可以降低胃肠道穿孔的风险（图 11-2-3，图 11-2-4）。

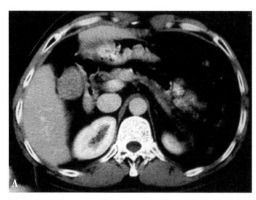
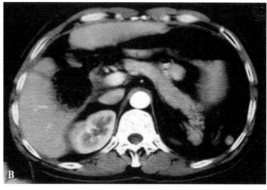

图 11-2-3　术后复发小肝癌，位于肝脏 S5 段，肿瘤大小 3.5cm，邻近十二指肠，PEI+RFA 治疗后，病灶完全消融。A. 治疗前；B. 治疗后

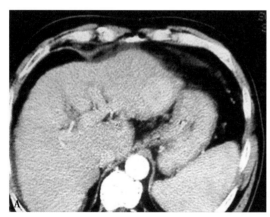
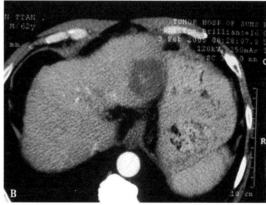

图 11-2-4　肝左外叶小肝癌，肿瘤大小 2.5cm，邻近胃壁，PEI+RFA 治疗后，病灶完全消融。A. 治疗前；B. 治疗后

（二）邻近肝脏包膜肿瘤（肝包膜下肿瘤）

对于肝脏包膜下肿瘤，直接的经皮局部消融治疗有肿瘤破裂出血甚至种植的风险，因此需要小心。对于这一类的肿瘤，手术切除反而是比较简单易行的，因此可以首选手术切除，手术难于实行时，再考虑消融治疗。在条件允许时可以优先采取腹腔镜下消融治疗，既可以术中超声彻底探查肝脏，又可以直视下完成消融治疗，还可以采取控制肝门的办法减少肝内血流速度达到增大消融范围的目的（图 11-2-5）。

瘤内无水酒精注射治疗（PEI）由于穿刺针较小，也可以应用于部分肝脏包膜下病灶的消融治疗（图 11-2-6）；较大病灶可以先行 PEI，1~2 天后再行 RFA 治疗（图 11-2-7）。

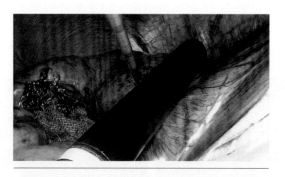

图 11-2-5　肝 S4 表面肿瘤，大小 2.5cm，行腹腔镜辅助下 RFA 治疗

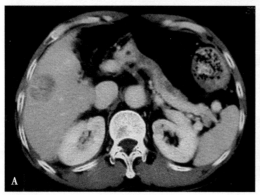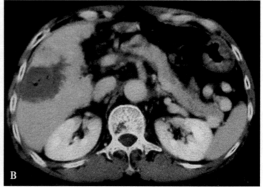

图 11-2-6　肝包膜下小肝癌，肿瘤大小 2.0cm，2 次 PEI 治疗后，病灶完全消融。A. 治疗前；B. 治疗后

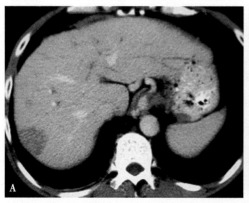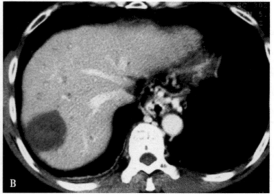

图 11-2-7　肝包膜下小肝癌，肿瘤大小 2.5cm，PEI+RFA 治疗后，病灶完全消融。A. 治疗前；B. 治疗后

需要指出的是，对于膈下的病灶，虽然邻近膈肌且位于肝脏包膜下，但是在穿刺过程中先行经过肝脏，再达到肿瘤，对于这些肿瘤，采取 RFA 或者 MCT 等消融治疗，还是比较合适的，通常能够获得满意的疗效（图 11-2-8）。

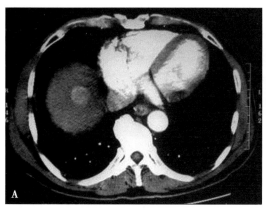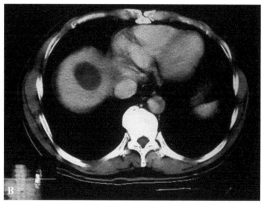

图 11-2-8　膈下小肝癌，肿瘤大小 1.5cm，RFA 治疗后，病灶完全消融。A. 治疗前；B. 治疗后

（三）邻近肝内大血管肿瘤

邻近肝内大血管的病灶，主要是指邻近肝内门静脉、肝静脉等的主干或其主要分支的肿瘤。由于其内有丰富的血流，物理消融（包括热消融和冷消融）损伤管道的风险较小，反而是伴行的胆管有热损伤之虞，需要留意（图 11-2-9~图 11-2-12）。

（四）尾状叶肿瘤

尾状叶由于其特殊的解剖部位，手术切除通常存在较大的风险，局部消融治疗由于穿刺路径中存在较多的管道（肝静脉、门静脉），也较难处理，但是对于一些特殊部位的病灶，RFA 还是可以获得满意的疗效（图 11-2-13、图 11-2-14）。

外放射治疗对于肝脏尾状叶肿瘤的治疗也是一个非常好的选择。由于肿瘤位置深在且随呼吸移动较小，肿瘤较小时，采用 SRT 放疗可以达到根治性的治疗（图 11-2-15）。

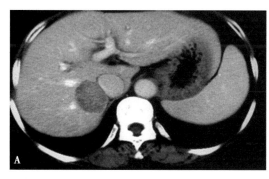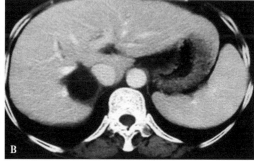

图 11-2-9　第二肝门区小肝癌，邻近肝内下腔静脉，肝右静脉，肝中静脉，RFA 治疗后，病灶完全消融。A. 治疗前；B. 治疗后

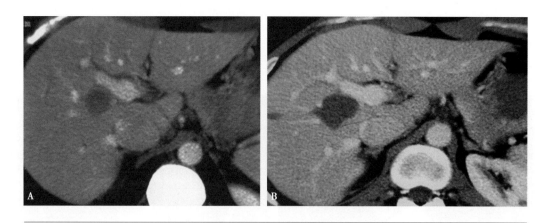

图 11-2-10　第一肝门区小肝癌，邻近肝内门静脉右支，RFA 治疗后，病灶完全消融。A. 治疗前；B. 治疗后

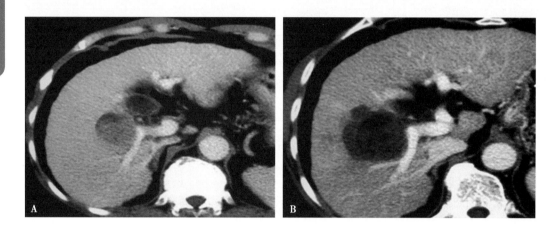

图 11-2-11　第一肝门区小肝癌，邻近肝内门静脉右支及胆囊，RFA 治疗后，病灶完全消融。A. 治疗前；B. 治疗后

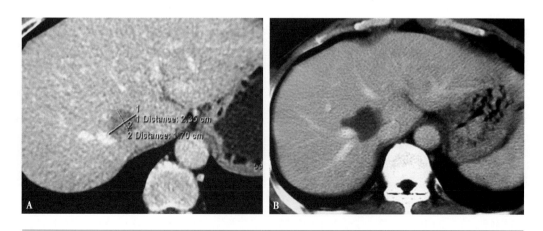

图 11-2-12　第二肝门区小肝癌，邻近肝内肝右静脉，RFA 治疗后，病灶完全消融。A. 治疗前；B. 治疗后

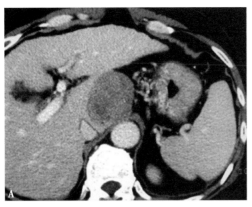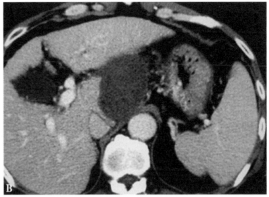

图 11-2-13　尾状叶肝癌，6x5cm，RFA 治疗后，病灶完全消融。A. 治疗前；B. 治疗后

11

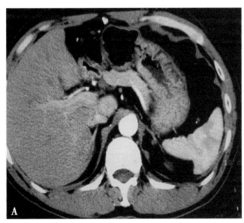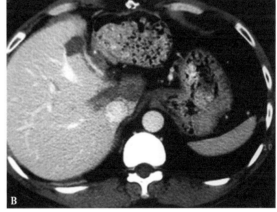

图 11-2-14　尾状叶术后复发小肝癌，RFA 治疗后，病灶完全消融。A. 治疗前；B. 治疗后

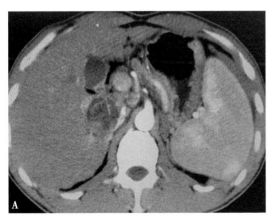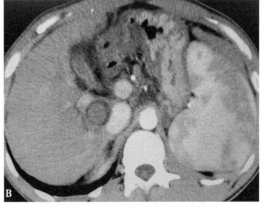

图 11-2-15　尾状叶小肝癌，大小 4.0cm，外放射治疗后，病灶完全坏死并缩小。A. 放疗前；B. 放疗后

（五）肝门区、腹膜后淋巴结

虽然肝癌较少出现肝门区、腹膜后淋巴结转移，但是由于肝门区、腹膜后存在众多重要的管道，肝门区、腹膜后淋巴结的处理通常较为棘手，外放射治疗是我们较为常规采用的方法（图 11-2-16）。放射性粒子植入治疗对腹膜后淋巴结的治疗也有其优势。对于少数位置较为特殊的淋巴结，局部消融治疗也可以尝试（图 11-2-17）。

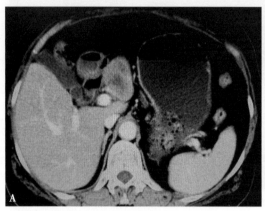
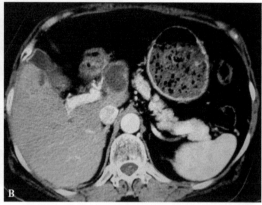

图 11-2-16　肝癌切除术后，肝门区淋巴结转移，大小 4.0cm，外放射治疗后，病灶完全坏死并缩小。A. 放疗前；B. 放疗后

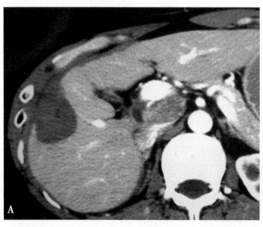
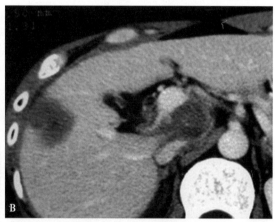

图 11-2-17　鼻咽癌肝转移 RFA 治疗后出现肝门区淋巴结转移，再次行 RFA 治疗，病灶完全消融。A. 治疗前；B. 治疗后

二、肿瘤大小

肿瘤大小是影响局部治疗疗效的最主要因素。对于局部消融治疗特别是 RFA 或者 MCT，众多的临床研究以及治疗指南均认为，对于 ≤3.0cm 的小肝癌，局部消融治疗可以达到与手术切除相近的疗效；3.1～5.0cm 的小肝癌，疗效不及手术切除；而 ≥5.0cm 的肝

癌，不推荐采取单一的局部治疗手段。Livraghi 等在一项针对 RFA 的研究中指出，随着目标肿瘤直径的增大，RFA 术后的完全消融坏死率急速下降，直径≤3.0cm 时完全消融率≥90%，肿瘤直径介于 3.1～5.0cm 时完全消融率为 71%，而对于肿瘤直径>5.0cm 时完全消融率只有 25%。我们曾报道采用经皮射频消融治疗不同类型肝癌共 183 例，按肿瘤最大直径分组，直径≤3.0cm 组的 1、2 和 3 年生存率明显高于直径为 3.1～5.0cm 组以及直径>5.0cm 组。按我国"原发性肝癌的临床诊断与分期标准"，Ⅰa 期的 1、2 和 3 年生存率分别为 97.65%、88.97% 和 76.26%；Ⅰb 期为 91.68%、62.65% 和 45.95%；Ⅱ 期为 80.28%、42.52% 和 24.97%；Ⅲ 期为 53.85%、0% 和 0%。

对于<2.0cm 的小肝癌，多个临床研究均证实：无论是采取 PEI、RFA、MCT、或者其他的局部消融治疗办法，均可以获得满意的长期疗效，与手术切除相近。Shina 等报道 140 例小肝癌（<2cm），经 PEI 治疗后，3、5、7 年生存率分别为 93%、73%、55%。Livraghi 等报道，肝内单个小肝癌，经 PEI 治疗后，1、2、3 年生存率分别为 92%、80%、63%。但是对于>2.0cm，特别是>3.0cm 的病灶，多个研究表明 RFA 和 MCT 等物理消融优于 PEI。Livraghi 等报道的临床随机对照研究比较了 RFA 和 PEI 治疗小肝癌的疗效，结果表明 RFA 组比 PEI 组完全坏死率高（90% vs. 80%），所需治疗次数少（1.2 次 vs. 4.8 次），而且 RFA 产生的凝固坏死灶大小、形态与被治疗的肿瘤大小、形态甚一致。随后的几个前瞻性随机对照研究也证明 RFA 比 PEI 治疗小肝癌预后更好。目前一致认为 RFA 优于 PEI，是局部治疗的首选治疗手段。

对于 3.1～5.0cm 的小肝癌，多数文献报道认为局部消融治疗疗效不及手术切除，也有部分文献报道疗效相近。越大的肿瘤，在局部消融治疗后的局部复发可能性也越大，为了术中扩大消融范围，可能增加消融术后并发症的风险，因此对于这部分病例在行射频消融治疗之前必须充分评估好肝功能情况，以及联合其他治疗的必要性。不仅如此，肿瘤一旦超过 3cm，癌旁出现卫星灶的概率高达 19%。因此对于这部分小肝癌病人，应该首选手术切除的根治性治疗办法；对于确实不能手术或者患者拒绝手术的病例，应该推荐采用联合治疗的办法。常用的联合治疗办法有：TACE+局部消融治疗；TACE+放疗；RFA+PEI 等；往往可以达到与手术切除相近的效果。Zhang 等的 RCT 研究结果表明，RFA 联合 PEI 可以提高 3.1～5.0cm 病灶的完全消融率，降低局部复发率（6.1% vs. 20.9%），提高 OS（5 年 OS：60.1% vs. 41.0%）。包括我们自己的 RCT 研究在内，很多研究相继证实联合 RFA 与 TACE 对于单发的、3～5cm 之间的肝癌的患者治疗效果优于 RFA 治疗（图 11-2-18）；而日本肝脏病学会已经将 RFA 联合 TACE 作为 3cm 以上肝细胞癌的标准治疗方案。

虽然有报道较大病灶经过多针多点消融，或者反复多次消融等办法，可以获得完全消融及较为理想的疗效（图 11-2-19），但是不推荐单纯的局部消融治疗作为首选的治疗。需要指出的是，在处理较大病灶时 MCT 较 RFA 等其他物理消融更具有优势。

三、肿瘤数目

肿瘤数目是决定肿瘤分期的重要因素，也是选择治疗方法的重要参考。对于单发病灶的小肝癌，手术切除、局部消融治疗、肝移植等均为一线的治疗方案，其中局部治疗方法的选择主要取决于肿瘤部位和大小，上面已经进行了阐述。对于≥2 个病灶的小肝癌，如果符合肝癌肝移植标准的话（Milan 标准，UCFS 标准等），肝移植应该是首选的治疗手

11

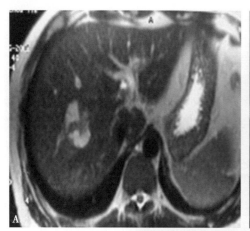
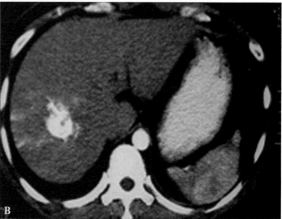
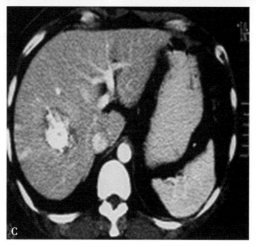

图 11-2-18　肝右叶肝癌，4.5cm，TACE+RFA 治疗后，病灶完全消融。A. 治疗前；B. TACE 术后；C. RFA 术后

段；相对于手术切除和局部消融治疗，肝移植具有更高的无瘤生存率和长期生存率。对于≥2 个病灶，不能/不宜进行肝移植的患者，我们推荐先行 TACE 治疗，一方面可以发现、标记肝内潜在病灶，明确肝内病灶数目；一方面可以控制和杀灭一些肝内微小病灶，为进一步治疗创造条件。如果 TACE 术后证实病灶数目较为局限，再联合手术切除或局部消融治疗清除肝内病灶。TACE 联合局部消融治疗是目前常用的一种联合治疗模式。多个回顾性和前瞻性的研究提示：TACE 可以减少或者阻断肿瘤血流灌注，从而减少 RFA 过程中的热流失效应（Heat sink），提高 RFA 的消融范围和完全消融率。Peng 等 2013 年报道了采用 RFA 和 TACE-RFA 治疗 189 例≤7.0cm 肝癌的 RCT 研究，结果表明 TACE-RFA 组在 OS 和 RFS 均优于 RFA 组（4 年 OS：61.8% vs.45.0%，$P=0.002$；DFS：54.8% vs.38.9%，$P=0.009$），亚组分析显示对于直径>3.0cm 或者多发的肿瘤，TACE-RFA 组优势更加明显；而对于单发≤3.0cm 的病灶，差异并不明显。

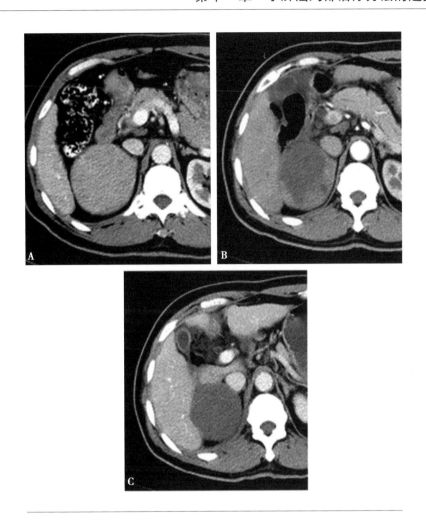

图 11-2-19：肝右叶肝癌，7cm，行两次 RFA 治疗后，病灶完全消融。
A. 治疗前；B. 第一次 RFA 术后；C. 第二次 RFA 术后

四、肝功能情况

　　我国肝癌患者中大部分有 HBV 感染背景，合并肝硬化者比例很高，患者术前的肝功能 Child-Pugh 分级与疗效明显相关。主要原因可能是：①很多患者合并严重的肝硬化，特别是 Child B 或 C 级的患者，术后可能死于肝硬化及其并发症，治疗的预后差，生存率低；②肝癌合并肝硬化与肿瘤的多中心生长有关，容易复发。对于肝功能为 Child-Pugh C 的小肝癌病人，肝移植是首选的治疗办法，目前虽然有少量文献报道局部消融治疗肝功能 Child-Pugh C 的小肝癌，但术后肝衰竭风险大，不建议推广应用。对于肝功能为 Child-Pugh B 的小肝癌病人，在肝移植不能/不宜实行时，局部消融治疗可以作为首选的治疗办法，此时推荐 RFA 或者 MCT 治疗；外放射治疗和放射性粒子植入治疗应该视为相对禁忌证。而肝功能为 Child-Pugh A 的小肝癌病人，手术切除、局部消融治疗、肝移植等均为一线的治疗方案，其中局部治疗方法的选择主要取决于肿瘤部位和大小。

五、病人全身情况

患者全身情况，例如心脏，肾脏，肺功能等情况对治疗方法的选择也存在一定的影响。对于全身情况欠佳的病人，应该首选考虑局部消融治疗，而在局部消融治疗方法里面，应该首选对全身影响小，手术时间短，治疗周期短的方法，如 RFA，MCT 等，外放射治疗，放射性粒子植入治疗等作为次选；手术切除和腹腔镜下消融治疗应该慎重选择。

第三节　总结与展望

经过近几十年来的不断发展，局部消融治疗在肝癌的治疗中起着越来越重要的作用：一方面是局部消融治疗的方法越来越多，针对性越来越强，一方面是消融治疗的疗效越来越确切，长期生存率越来越好，逐渐与手术切除接近。但是目前已有的各种局部消融治疗手段各有其优缺点和适应证，临床医生及各位操作者应该本着对不同治疗方法的深刻理解，结合患者的实际情况，选择合适的治疗方法。对于小于 3.0cm 的小肝癌，局部消融，特别是 RFA 和 MCT，其疗效与手术切除相近，可以作为手术切除的替代；而对于大于 3.0cm 的小肝癌，应该首选手术切除，局部消融治疗作为备选方案；对于多发病灶的小肝癌，建议先行 TACE 治疗，再联合手术切除或者局部消融治疗。

展望未来，肝癌局部消融治疗将在以下几个方面有更进一步的发展：

1. **新的治疗手段不断出现**　局部消融治疗从开始的化学消融，到现在的物理消融，将来可能会出现新的如电化学消融等，一方面可以提高消融治疗的疗效，一方面具有更好的安全性和可操作性，降低手术风险。

2. **消融治疗的精确性不断提高**　目前的局部消融治疗多借助超声、CT/MRI 的引导，穿刺定位需要操作者丰富的临床经验，对于一些隐蔽部位、难穿刺部位的肿瘤，常常难于获得满意的效果；新引导技术，如 3D 导航、图像虚拟导航等更加精确引导技术的出现，将有利于解决这一困难，提高局部消融治疗的精确性。

3. **消融治疗的安全性不断提高**　局部消融治疗虽然是微创的治疗手段，但是仍然会有邻近脏器、管道损伤的可能，甚至有死亡的风险。随着局部消融治疗设备的穿刺引导技术的不断改进和提高，消融治疗引起脏器损伤的风险必定会越来越小。

4. **消融治疗的范围不断扩大**　由于受仪器设备的限制和出于安全控制的考虑，目前局部消融治疗的范围都较为局限，导致了较大病灶往往难以完全消融，肿瘤易于复发。目前已经有可以产生更大消融范围的射频和微波消融设备正在研制阶段；随着精准定位的应用和新消融方法的出现，局部消融所能够覆盖的范围必定会越来越大，适应证也会不断扩宽。

5. **局部消融治疗机制的研究不断深入**　局部消融治疗除了可以在局部毁损病灶外，保留在体内的坏死组织还可以刺激机体产生免疫反应，提高机体免疫对肿瘤的杀伤能力，如何更好地利用局部消融治疗的这一特点，采取有效的辅助治疗手段，降低术后复发率，提高长期生存率，也是局部消融治疗将来研究的一个重要方向。

6. **局部消融治疗与其他方法的多学科综合治疗应用**　局部消融治疗作为微创的治疗

方法，虽然具有创伤小、恢复快等优势，但是也存在其不可克服的缺点；在肝癌多学科综合治疗时代，局部消融治疗如何与其他治疗手段，如手术切除、肝移植、经皮肝动脉栓塞化疗等科学、合理的组合应用，达到最高的疗效，是肝癌多学科综合治疗的重要课题。

随着局部消融治疗设备的不断改进和发展，局部消融治疗肝癌的疗效必定会不断提高，适应证也将越来越广，在小肝癌的治疗起着越来越重要的作用。

（张耀军　陈敏山）

参考文献

1. 吴沛宏，张福君，吴志荣，等. 肝癌微创治疗与多学科综合治疗. 北京：军事医学科学出版社，2003.
2. 刘吉斌. 现代介入性超声诊断与治疗. 北京：科学技术文献出版社，2004.
3. Lau WY, Leung TW, Yu SC, et al. Percutaneous local ablative therapy for hepatocellular carcinoma: a review and look into the future. Ann Surg, 2003, 237 (2): 171-179.
4. Tateishi R, Shiina S, Teratani T, et al. Percutaneous radiofrequency ablation for hepatocellular carcinoma—An analysis of 1000 cases. Cancer, 2005, 103 (6): 1201-1209.
5. Chen MS, Li JQ, Zheng Y, et al. A prospective randomized trial comparing percutaneous local ablative therapy and partial hepatectomy for small hepatocellular carcinoma. Ann Surg, 2006, 243 (3): 321-328.
6. 陈敏山，李锦清，梁惠宏，等. 经皮射频消融与手术切除小肝癌的疗效比较. 中华医学杂志，2005，85 (2): 80-83.
7. Livraghi T, Solbiati L, Meloni MF, et al. Treatment of liver tumors with percutaneous radio-frequency ablation: complications encountered in a multicenter study. Radiofrequency, 2003, 226 (2): 441-451.
8. 梁惠宏，陈敏山，王旭东，等. 经皮射频消融治疗不同类型肝癌的疗效分析. 中华肝脏病杂志，2004，12 (12): 756-757.
9. 陈敏山，张耀军，李锦清，等. 经皮射频消融联合瘤内无水酒精注射与单纯射频消融治疗小肝癌的疗效比较. 中华肿瘤杂志，27 (10): 623-625.
10. Yamanaka N, Tanaka T, Oriyama T et al. Microwave coagulation therapy for hepatocellular carcinoma. World J Surg, 1999, 20: 1076-1081.
11. Midorikawa T, Kumada K, Nishihagu T, et al. Microwave coagulation therapy for hepatocellular carcinoma. J Hepatobiliary Pancreat Surg, 1999, 7: 252-259.
12. Pacella CM, Bizzarri G, Francica G, et al. Analysis of factors predicting survival in patients with hepatocellular carcinoma treated with percutaneous laser ablation. J Hepatol, 2006, 44 (5): 902-9.
13. Livraghi T. Role of percutaneous ethanol injection in the treatment of hepatocellular carcinoma. Dig Dis, 2001, 19 (4): 292-300.
14. Livraghi T, Meloni F. Treatment of hepatocellular carcinoma by percutaneous interventional methods. Hepatogastroenterology, 2002, 49 (43): 62-71.
15. Wu F. Extracorporeal high intensity focused ultrasound in the treatment of patients with solid malignancy. Minim Invasive Ther Allied Technol, 2006, 15 (1): 26-35.
16. 黎建军，徐国良，罗广裕，等. 原发性肝癌经高强度聚焦超声治疗后并发症分析. 中化超声影像学杂志，2006，15 (9): 668-670.
17. 梁世雄，蒋国梁，张小健，等. 肝癌的三维适形放射治疗。中华放射肿瘤学杂志，2004，13 (1): 67-69.
18. 刘孟忠，王修身，蔡玲，等. 外照射配合肝动脉栓塞治疗不能手术切除的原发性肝癌的临床研究. 癌症，2005，24（1）：82-86.

19. 张雪哲，吴沛宏，张福君. 开展放射性粒子组织间植入治疗恶性肿瘤. 中华放射学杂志，2004，38（9）：901-902.

20. 刘荫华，王东民，于世平. 放射性粒子组织间插植在消化系统恶性肿瘤治疗中的应用. 中华外科杂志，2006，44（13）：875-877.

21. Zhou XD，Tang ZY，Yu YQ，et al. The rule of cryosurgery in the treatment of primary hepatic cancer：a report of 113 case . J Career Res Clin Oncol，1993，120：1000-1027.

22. Gage AA，Baust J. Mechanisms of tissue injury in cryosurgery . Cryobiology，1998，37：171-186.

23. 孙钢. 不可逆电穿孔技术消融肿瘤研究进展. 介入放射学杂志，2015，24（4）：277-281.

24. 余俊豪. 肝癌的经皮不可逆电穿孔治疗. 肝癌电子杂志，2015，2（1）：43-44.

11

第十二章

经皮射频消融治疗的方法与设备

射频消融（Radiofrequency Ablation，RFA）治疗是借助影像技术的引导对肿瘤靶向定位，将射频电极针准确定位于目标肿瘤病灶内，用射频产生的热能量杀死肿瘤组织；影像引导技术包括超声、CT 和 MRI 等；治疗途径有经皮、经腹腔镜手术和经开腹手术三种，经皮途径是目前射频消融治疗最主要的方式。

经皮射频消融治疗的手术过程大体如下：病人采取一定的体位（平卧位、侧卧位或者俯卧位），影像学检查（超声、CT 或 MRI）发现目标肿瘤，采取一定的麻醉方法（局部麻醉、硬膜外麻醉、静脉麻醉、或气管插管全身麻醉）获得满意的镇痛和镇静效果后，在影像学引导下将射频电极针经皮穿刺，直接定位于目标肿瘤内，启动射频消融系统，电极针发出射频波并在电极针周围转化为热能，进而使肿瘤组织凝固坏死，达到治疗的目的。因此，一次成功的经皮射频消融治疗需要满意的麻醉配合，选择适当的影像学引导方法和合适的射频消融系统。下面我们就这三个方面分别进行详细讨论。

第一节　麻醉方法的选择

经皮射频消融治疗常用的麻醉方法有：局部麻醉、硬膜外麻醉、静脉麻醉和气管插管全身麻醉。经皮 RFA 早期多数在局部麻醉下进行，但由于手术刺激，局麻患者会有憋胀、疼痛等感觉，尤其是肿瘤邻近肝被膜、膈肌及治疗时间长时更为明显。同时，由于受到操作人员的穿刺熟练程度、影像学的特点以及患者的配合程度不同的影响，射频针并非一次就可以准确抵达肿瘤组织中心，常常引起腹膜过度刺激、肝脏穿刺痛、内脏的牵拉痛等，导致患者难以耐受手术，甚至中止或放弃治疗。近年来，为了改善经皮射频消融治疗的舒适度，提高治疗的彻底性及安全性，硬膜外麻醉，静脉麻醉，甚至气管插管全身麻醉等开始应用于经皮 RFA。

经皮射频消融治疗因术中特殊的病理生理改变，有以下几个方面需要特别注意：①手术及内生热的刺激，患者会有憋胀、疼痛等感觉，肿瘤近肝被膜、膈肌及治疗时间长时尤甚，但为使射频针准确刺入瘤体，患者须屏气配合，故以嗜睡又能唤醒为度；②手术刺激、热能及凝固性坏死物质的吸收刺激交感神经系统，术中会引起血压升高，有的伴心率增快；而当肿瘤靠近胆囊和胆管时，热刺激易诱发胆心反射，出现不同程度的血压、心率减慢；③热能和坏死物质吸收入血及炎性细胞因子等可致机体发热，清醒患者诉局部或全身热感伴出汗；④射频消融治疗术后往往出现转氨酶升高、黄疸、白蛋白及前白蛋白下降、腹水等肝功受损的表现，为避免手术对病肝的进一步损害，应维持血流动力学的稳定，保证其氧供和血供，不使用有损肝功的药物；⑤肿瘤较大，消融时间较长导致大量坏死物质释放，术后可出现一过性血红蛋白尿及肾功能损伤，应注意观察尿量，保证足够输液量，维持水电解质平衡。

　　大部分的经皮射频消融治疗都是在较为简单的手术室完成的，此类手术的麻醉有其自身的特点，麻醉医师应根据所在医院的实际情况，自定合理的操作流程。通常来说应包括以下几个方面：①术前评估：同所有手术患者一样，接受镇静或麻醉的患者，需接受麻醉医师的术前评估，完善实验室检查。对有特殊用药史（如抗凝剂、阿片类药物、精神类药物等）、特殊疾病史（主要是心肺疾病如急性心肌梗死、哮喘等）的患者，手术医师与麻醉医师须密切沟通，以制定更为合理完善的治疗和麻醉方案。②设备与监护：射频治疗手术室应按照手术室内要求配置，具备供氧、监护、急救药品、复苏设备以及可完成气管内全身麻醉所需的麻醉器械和设备。应根据 ASA 指南给予标准的全身麻醉监测。③麻醉方式的选择：中度镇静仅适用于体质良好、操作简单短时的患者；深度镇静患者则需密切监护生命体征，管理气道，做好必要时气管插管的准备；而对于体位特殊、操作困难、合并症较多的患者，气管插管下的全麻仍是最为安全有效的麻醉方案。④药物的选择：用于经皮射频治疗的麻醉药物选择及配伍具有多样性，丙泊酚、阿片类镇痛药、氯胺酮、咪达唑仑、右旋美托嘧啶等静脉麻醉药常被单独或联合用；总的目的是保证患者麻醉诱导迅速、平稳，术中安全、舒适，并且恢复快。⑤麻醉后复苏：麻醉复苏原则上同于麻醉后复苏室（PACU），射频消融术后睡眠呼吸暂停、恶心、呕吐、谵妄等并发症常有发生，原则上患者应转入 PACU 监护和处理并发症。如无条件，患者术后也应由麻醉医师监护，在复苏达到出 PACU 标准时，才可返回病房。

　　1. 局部浸润麻醉　局部浸润麻醉是直接将局部麻醉药注射至手术部位，并均匀地分布到整个手术区的各层组织内，以阻滞疼痛的传导，是临床小手术常用的麻醉方法，常用药物为利多卡因。局部浸润麻醉简单，易操作，可以由手术者单独完成而不需麻醉医生协助。然而由于手术刺激，局麻患者会有憋胀、疼痛等感觉，尤其是肿瘤邻近肝被膜、膈肌及治疗时间长时更为明显；同时反复多次的穿刺和治疗，常常引起腹膜过度刺激、肝脏穿刺痛、内脏的牵拉痛等，导致患者难以耐受手术，甚至中止或放弃治疗。因此近年来局部浸润麻醉在经皮射频消融治疗中的应用逐渐减少。目前在中山大学肿瘤防治中心，仍有以下情况选用局部浸润麻醉：①对于部分伴有严重肝硬化，肝功能 Child-Pugh B 级的患者，由于担心麻醉药物的肝损害作用，可以考虑采用局部浸润麻醉；②中央型小肝癌患者，预计手术时间短，术后疼痛反应不明显的患者；③门诊经皮射频消融治疗患者。

　　2. 硬膜外麻醉　又称硬膜外间隙阻滞麻醉，即将局麻药注入硬膜外腔，阻滞脊神经根，暂时使其支配区域产生麻痹，称为硬膜外间隙阻滞麻醉，简称为硬膜外阻滞。用于硬膜外阻滞的局麻药应该具备弥散性强、穿透性强、毒性小，且起效时间短，维持时间长等特点。目前常用的局麻药有利多卡因、罗哌卡因及布比卡因。若无禁忌证，椎管内阻滞的局麻药中可添加肾上腺素（浓度不超过 5μg/ml），以延长局麻药的作用时间、减少局麻药的吸收、强化镇痛效果。理论上，硬膜外阻滞可用于除头部以外的任何手术。但从安全角度考虑，硬膜外阻滞主要用于腹部及以下的手术，包括泌尿、妇产及下肢手术。此外硬膜外麻醉还用于术后镇痛。硬膜外麻醉一段时间内曾经在中山大学肿瘤防治中心广泛应用于经皮射频消融治疗，其优势包括：①镇痛效果确切，同时病人清醒，手术过程中可以配合呼吸；②患者术后清醒快，不需麻醉后复苏；但是硬膜外麻醉也存在以下不足之处：①操作较为繁琐，术前麻醉医生需要较长的时间进行硬膜外间隙穿刺，且存在一定的穿刺失败率，特别是年轻医师较难掌握；②麻醉平面较难掌握，容易产生过高或者过低的情况；③存在发生严重并发症风险，包括神经损伤、血管损伤，甚至截瘫可能。随着静脉麻醉药物的广泛应用和疗效提高，目前本中心已经不再采用硬膜外麻醉，而大部分改为静脉麻醉。

3. 全凭静脉麻醉 仅以静脉麻醉药物完成的麻醉是谓全凭静脉麻醉。静脉麻醉是药物经静脉注入，通过血液循环作用于中枢神经系统而产生全身麻醉的方法。静脉麻醉为发挥各个药物的特点，以达到麻醉平稳、对生理扰乱轻、副作用少、苏醒快，多采取复合应用，因而又称静脉复合麻醉。静脉麻醉药为非挥发性全身麻醉药，主要由静脉注射给药。与吸入麻醉药相比，其麻醉深度不易掌握，排出较慢。一般仅适用于短时间、镇痛要求不高的小手术。须用镇静催眠药和镇痛性麻醉药物复合才能很好完成全凭静脉麻醉。而这两种药物的搭配选择是多种多样的，应根据手术、病人的特点和麻醉医师的用药经验来确定。镇静催眠药中最常用的是丙泊酚（异丙酚）、咪达唑仑、依托咪酯（乙咪酯）。丙泊酚的优点是长时间使用无明显蓄积效应，清醒仍十分迅速，可控性好而且清醒质量较高，是目前最常用药物。镇痛药物最常采用中短效的阿片类药物，以芬太尼、舒芬太尼、阿芬太尼、瑞芬太尼多用。阿片药物有很强的镇痛效果，特别是可以有效地抑制手术造成的应激反应，维持心血管功能的稳定，但要做到这点需要较大剂量，这往往会引起术后呼吸抑制。因此超短效的瑞芬太尼最适宜使用。相对于其他的麻醉方法，全凭静脉麻醉具有以下的优势：①简单易操作，术前只要建立合适的静脉通道即可；②麻醉监控简单易行，大部分时候仅需床边心电监测仪进行血压、心率、血氧等的监测即可；③易于调节麻醉深度，可以快速达到要求的麻醉深度，并能恒定地维持或根据需要调整麻醉深度；④作用时间短，麻醉后复苏快。其存在的不足之处有：①麻醉深度的掌握需要较为有经验的麻醉医师，容易产生麻醉过深或者过浅的现象；②麻醉药物大多数为经肝脏代谢药物，对肝功能较差的患者有增加肝脏负担的风险；③对于年纪较大，且有较多心血管合并症的患者，全凭静脉麻醉的风险仍较大。中山大学肿瘤防治中心目前广泛采用全凭静脉麻醉于肝癌的经皮射频消融治疗，麻醉药物多采用瑞芬太尼复合异丙酚，方法如下：术前嘱患者常规禁食、禁饮；开放前臂静脉以平衡盐液维持，面罩给氧。使用监护仪监测平均动脉压、心率、脉搏氧饱含度、呼吸频率。术前 5 分钟用微量麻醉注射泵以 0.1μg/（min·kg）速度静脉注入瑞芬太尼；手术开始时给予丙泊酚 1~2mg/kg 负荷剂量后均以微量注射泵持续输注；手术结束时停用丙泊酚及瑞芬太尼。

4. 气管插管全身麻醉 对患者同时或先后实施静脉全麻技术和吸入全麻技术的麻醉方法称之为静脉—吸入复合麻醉技术，简称静吸复合麻醉。其方法多种多样，如静脉麻醉诱导，吸入麻醉维持；或吸入麻醉诱导，静脉麻醉维持；或者静吸复合诱导，静吸复合维持。由于静脉麻醉起效快，诱导平稳，而吸入麻醉易于管理，麻醉深浅易于控制，因此静脉麻醉诱导后采取吸入麻醉或静吸复合麻醉维持在临床麻醉工作中占主要地位。气管插管全麻下行控制呼吸，可对患者进行有效的呼吸、循环管理，此外，在气管插管后行机控呼吸，并于 CT 扫描和术者进行肝脏肿瘤穿刺时于呼气末暂停呼吸，排除了全麻后保留自主呼吸时患者呼吸无法控制膈肌运动对 CT 扫描效果及精确度的影响，避免了穿刺时肝脏随膈肌运动致肿瘤位置变化而致穿刺失败、重复穿刺的可能，减小了穿刺时含气肺组织的体积从而避免气胸的发生，进而降低术后胸腔闭式引流的发生率。但是气管插管全身麻醉操作负责，设备要求高，多需要在正规的手术室执行，因此经皮射频消融治疗较少使用气管插管全身麻醉。但是对于一些合并较为复杂心血管疾病的患者，为了达到更好的麻醉管理和术中监测，必要时可以在气管插管全身麻醉下进行。而对于经腹腔镜和开腹射频消融病人，均需要气管插管全身麻醉。

总体来说，经皮射频消融治疗可以采用不同的麻醉方法，各个不同的单位有其不同经验和操作习惯，应该按照自己单位的条件、设备情况，与麻醉科积极沟通协调，选用合适、安全的麻醉方法，以达到安全、方便为目标。

第二节　经皮射频消融引导方法的选择

经皮 RFA 是在影像学方法引导下经皮穿刺进行，常用的有超声、CT、MRI 引导，或者在腹腔镜直视下经皮穿刺进行。超声引导下经皮穿刺 RFA 创伤小，恢复快，可以门诊进行，但是存在影像学显示不清、穿刺困难和伤及邻近脏器等风险。腹腔镜下、开腹手术直视下进行 RFA，可同时行术中超声检查发现更多术前没有发现的病灶，同时可以多方位进针，有利于准确穿刺和保护周围脏器，还可以同时阻断肝门，减少肝脏血流，增加消融范围，提高消融效果等，但是其创伤较大，恢复时间较长。Müller 等的 Meta 分析认为，在开腹手术直视下行 RFA 治疗可以提高完全消融率，减少局部复发率。一般认为应该根据病灶的具体情况选择合适的治疗途径，首选经皮途径，但是确实存在影像学显示不清，穿刺困难或者有伤及周围脏器之虞时，应该选择腹腔镜或开腹手术直视进行。

一、各种引导方法的操作方法及其优缺点

（一）经皮超声引导射频消融治疗

经皮超声引导射频治疗操作方法大致如下：麻醉成功后，手术区域常规消毒、铺巾；再次全面超声扫描，确定肿瘤的部位和射频治疗方案，包括进针点、进针角度和布针方案。尽量选择肋间进针，针道先经过部分正常肝脏，再进入肿瘤。用尖刀片在皮肤穿刺点上切开一小口，由此在超声引导下将电极针穿入肝肿瘤深面。对于小肝癌的射频治疗，应以根治为目的，力争达到肿瘤完全坏死。首先强调的是穿刺的准确性，针头应从肿瘤中央进入，穿过肿瘤的最大径面，达到肿瘤的最深面，并从此开始消融治疗。减少操作引起的肿瘤种植播散是达到根治目的另一个关键。因此，穿刺过程的合理操作是治疗成败的关键，操作不当会增加肿瘤种植播散的机会。以作者的经验，提倡穿刺针在穿刺过程中的三次停顿，第一次是穿刺针穿入皮肤或肝表面前作一停顿，明确进针方向；第二次是穿刺针

到达肿瘤浅面，不急于穿入肿瘤实质，应作一停顿，再次确认下一步的穿刺方向和进针深度，此时穿刺针在未进入肿瘤实质前尚可退后以调整方向。如针头已经穿入肿瘤，则不能抽回针身，以免将肿瘤带回正常肝组织中，第三次停顿是针头到达肿瘤最深面后，如针头穿过肿瘤远端包膜进入正常肝实质，亦会将癌细胞压入肿瘤后的正常肝组织中，此时切忌将针头抽回肿瘤中，应该在原位消融后，再退针重新定位，避免肿瘤种植。一般情况下，应先消融较深部位肿瘤，再消融较浅部位肿瘤。对于肝表面的肿瘤，最好能避免用粗大的射频针直接从肝包膜穿入肿瘤，这样容易导致肿瘤包膜撕裂而发生肿瘤种植播散，应选择穿刺针经过肝实质进入肿瘤的方式。参照各消融治疗仪的说明，进行消融治疗，逐点进行。为确保消融治疗的效果，消融范围应该力求达到 0.5cm 的安全边界，一针多点的重叠消融方式可以保证消融范围和减少漏空的发生；消融完成后，争取在拔针时进行针道消融，防止术后出血和肿瘤沿针道种植。治疗结束前再次超声全面扫描肝脏，确定消融范围已经完全覆盖肿瘤，力求有 0.5~1.0cm 的安全消融边界，排除肿瘤破裂、出血、（血）气胸等并发症可能。

准确的定位是射频消融治疗的关键，超声可能因为肿瘤位置的关系，在声窗较差的情况下导致肿瘤显示困难，或者是患者肝硬化较重，肝硬化结节与小肝癌鉴别困难。一项由 Kim 等的研究表明，33.1% 的病例无法在超声引导下经皮射频消融，主要原因是超声无法准确的探及肿瘤。为了克服这些困难，很多医院或中心也启用了一些新技术或设备，例如人工胸腔积液或腹水，对于改善声窗、更好的显示肿瘤是有用的。Minami 等报道采用人工胸腔积液，实现肝癌消融后 96.4% 的完全坏死率，Rhim 等使用人工腹水，完全消融率也高达 96.0%，人工腹水能最大程度的隔开肿瘤消融区域与肠、膈肌等脏器，从而减小热损伤的风险。

融合成像技术是超声引导操作时肿瘤显示困难时的一个有力工具，该技术预先获取患者的 CT 或 MRI 数据，经过格式转化后实时地与超声探头所取图像同步融合，Lee 等通过这种图像融合技术，使超声显示困难小肝癌（平均直径 1cm）消融成功率达到了 100%。Song 等采用这种技术对于术前检查超声无法探及的病灶重新进行准确定位后，对其中 53.3% 的患者进行了射频消融进行治疗。超声造影对于辨别普通超声下显示不清的病灶也有很大的帮助，早期的造影剂，例如利声显（拜耳公司）和声诺维（Bracco）可在血管成像期描绘肝肿瘤的血供情况。新型的微泡剂，Sonazoid（GE 医疗集团）甚至还可呈现肿瘤血管显像之后的库普弗细胞相期（即给药后 10~15 分钟），HCC 会在高回声背景中持续的显示无回声，利于辨认，因而更容易进行 RFA 治疗。融合影像与 Sonazoid 超声造影的组合能够进一步提高肿瘤的检出率。

经皮超声引导射频治疗是目前文献报道最常用的引导方法，其优点如下：①实时，伤害最小，手术过程所需时间最少，可以在门诊进行；②穿刺准确，可以根据消融过程中高回声区域的大小实时观察病灶消融情况；③术后恢复快，手术痛苦小，治疗后住院时间短，仅需 2~3 天，容易被患者接受；④对于超声能观测到的肿瘤，文献报道肿瘤单次完全消融率高达 92.30%。超声引导的缺点有：①存在超声盲区，如果肿瘤靠近膈顶或者病灶周围肠气较多，超声可能难以观察到肿瘤；②开机治疗后因产热导致局部微泡产生，对超声成像造成干扰从而影响再次穿刺的准确性，如果欲行多次多针治疗常需先暂停治疗，待局部微泡消失后再行穿刺；③治疗时观察到的超声影像与肿瘤是否完全坏死并不完全相关。

（二）经皮 CT 引导射频消融治疗

经皮 CT 引导射频消融也是较为常用的方法。其操作过程大致如下：病人平卧于 CT 检查床，麻醉成功后，手术区域常规消毒、铺巾。平扫 CT 全面扫描肝脏，明确肝内肿瘤部位及制定射频治疗方案，包括进针点、进针角度和布针方案等。尽量选择肋间进针，针道先经过部分正常肝脏，再进入肿瘤。用尖刀片在皮肤穿刺点上切开一小口，将射频针逐步穿刺进入肿瘤内。一般情况下，应先消融较深部位肿瘤，再消融较浅部位肿瘤。对于肝表面的肿瘤，最好能避免用粗大的射频针直接从肝包膜穿入肿瘤，这样容易导致肿瘤包膜撕裂而发生肿瘤种植播散，应选择穿刺针经过肝实质进入肿瘤的方式。参照各消融治疗仪的说明，进行消融治疗，逐点进行。为确保消融治疗的效果，消融范围应该力求达到 0.5cm 的安全边界，一针多点的重叠消融方式可以保证消融范围和减少漏空的发生；消融完成后，争取在拔针时进行针道消融，防止术后出血和肿瘤沿针道种植。治疗结束前再次 CT 全面扫描胸腹腔，确定消融范围已经完全覆盖肿瘤，力求有 0.5~1.0cm 的安全消融边界，排除肿瘤破裂、出血、（血）气胸等并发症可能。CT 能更好地显示肿瘤的情况，射频针的位置，但是在搭建消融台架需要花费很多的时间，对于肿瘤位置需要特殊角度入路时患者体位及消融针的固定不易实施，尤其是消融浅表部位肿瘤的时候。CT 和超声可同时使用，优势互补。

经皮 CT 引导射频消融较超声引导更直观，无盲区，穿刺也更准确，不受肠气干扰，创伤与经皮超声引导相近，完全消融率高。缺点：①穿刺时需反复多次扫描以确认射频针确实已经准确进入肿瘤，治疗过程耗时较长，特别是与超声引导相比明显较长；②因穿刺时肝脏随呼吸上下运动，可能影响准确穿刺；③不能实时观察穿刺过程及肿瘤消融情况，当肿瘤靠近大血管或大胆管时，有损伤肝内重要大血管或大胆管可能。

（三）经皮 MRI 引导射频消融治疗

经皮 MRI 引导射频消融是目前较为少用的方法，主要限制是必须要配备昂贵的开放式 MRI 和 MRI 兼容的射频设备。介入性 MRI 必须具备以下功能：①实时或接近实时影像显示；②立体成像；③交互式显示和立体影像数据的处理；④在手术区内导向自主；⑤结合影像进行治疗。如果完成了这些成像要求，MRI 导向使介入或外科操作变得容易。最重要的需求不在于成像的本身，而是在结合影像系统进行治疗和手术部分。组织活检和微创介入的靶区定位需要影像导向，介入性 MRI 必须可用于这一过程的每一步骤，为活检发现靶点、引导和定位并监控微创的组织消融。常规 MRI 系统的超导磁体的圆柱形结构阻碍了医生与病人的直接接触，当前新研发的开放性 MRI 采用垂直裂隙结构，适合于介入操作，允许医师充分接触到手术显示的病人的解剖部位。在磁体系统的二个"环形"静止磁体之间，外科医师可站着或坐着完成各种操作。病人在磁体内也可以取立、坐或卧位，平行或垂直于孔径的长轴。在传统的 MRI 中，病人不仅要被磁体梯度线圈所包围着，而且还要被头或躯体射频（RF）线圈所包围。而对于开放的磁体没有固定形状的体或头射频（RF）线圈，它带有一套射频线圈装置，每一线圈都是为某一特定部位特别设计的。这些射频（RF）线圈柔软、可塑，可以为某一解剖部位调整形状。它可以消毒并插入手术单内，使之达到全部影像容积。为各个特定的解剖器官设计最佳线圈能明显提高影像质量，因此，为介入性 MRI 设计的线圈具有重要的意义。

另外介入磁共振室可参照门诊手术室进行配备，同时配备计算机设备、显像装置和综合性治疗系统。介入性 MRI 设备需要一个独立的工作环境，即介入性 MRI 装置必须由一个手术室、一套介入放射设备和 MRI 设备组合而成。介入性 MRI 系统应有与常规 MRI 机同样的成像特性（静止磁场的均匀度、梯度强度和线性），图像质量必须比得上同样场强的、诊断用的磁共振机（分辨率、信噪比）。其开放性外貌，特殊的梯度线圈和可塑的射频（RF）线圈应有保证图像诊断质量的能力。然而覆盖较广的解剖器官，如：作腹部成像时，此柔软的射频（RF）线圈不能提供均一的信号强度，且在没有体线圈围绕时，不能获取整个腹部的横断层面。如果此装备主要用途是介入而不是诊断，那么这些特性就不能认为是缺点。MRI 介入操作应在一个先作整个解剖体积诊断检查之后，在组织活检或其他介入的过程中，成像应该限制在边界清楚的靶区内。把可塑射频（RF）线圈放到靶区的最佳位置或其中一部分，能为介入操作提供高分辨率的路径图像。

经皮 MRI 引导射频消融还需要一整套的 MRI 兼容的射频消融设备，如 RITA Medical Systems 的 StarBurst™ XL MRI 兼容射频电极针，然而我们目前常用的射频消融设备均是 MRI 不兼容的。经皮 MRI 引导射频消融操作过程大体如下：先行常规 MRI 扫描，确定穿刺点及路径；于 MRI 引导下逐步进针达肿瘤边缘，穿刺过程中反复进行扫描以确保进针方向正确；展开细电极，确认电极分布满意；根据病灶大小选择消融程序，以消融灶完全覆盖治疗病灶并超出病灶边缘 0.5~1.0cm 为消融完全；消融完全后行针道消融并撤针，如存在残留病灶，再行补充消融。术后行常规 MRI 平扫，评估疗效及并发症；并按需行保肝、抗感染、对症治疗。

与超声和 CT 比较，MRI 组织分辨力较高，不受骨骼、脂肪和气体影响；可显示膈顶等特殊部位及较小病灶，并具备任意方位成像能力，可显示射频电极全长，准确反映射频电极与病灶的关系。RFA 会导致组织出血及蛋白浓缩，消融灶边缘 T_1WI 呈清晰高信号，组织热损伤后产生脱水效应，使消融灶 T_2WI 呈低信号。采用 T_1WI 平扫可准确评价消融灶范围：消融后组织水肿，增强 CT 及超声造影均不能准确显示微小残留灶，而 T_1WI 上消融灶呈现典型同心圆信号，已消融肿瘤灶信号较低位于中央、消融的正常肝组织信号较高位于周边；如消融不完全，则显示为高信号环未包绕低信号瘤灶。因此，MRI 对于 RFA 术后即时疗效评价极为重要，可避免短期内再次手术。

（四）经皮腹腔镜引导射频消融治疗

经皮腹腔镜引导射频消融治疗（适用于肿瘤位于肝包膜下，或者邻近胆囊、胃肠等，或者超声/CT 显示不清或难于经皮穿刺者）：常规腹腔镜操作，必要时游离肝周韧带及组织，暴露肝脏及肿瘤；建议常规应用腹腔镜超声扫描，再次确定肿瘤数目及部位；分离并隔离保护周围正常组织器官；将射频针经皮穿刺入腹，并在腹腔镜直视下或者腹腔镜超声引导下将电极针插入肿瘤内，按术前拟定方案布针，消融治疗；消融过程中可应用止血钳等器械间断、多次阻断入肝脏血流，以提高消融效率，增加消融范围；消融完成后仔细检查，确定无活动性出血及邻近器官损伤。

腹腔镜直视下经皮射频消融创伤较小，也符合微创的原则，并发症发生率及术后死亡率均较低，肿瘤完全消融率较高，患者恢复时间及手术时间介于经皮影像学引导下穿刺与手术直视下穿刺之间。其优点是对于位于肝表面的肿瘤定位直观清楚，引导穿刺准确，可以在腹腔镜下直接和即时观察肿瘤消融情况，可以发现术前未能被影像学发现的微小病灶，对邻近肿瘤的器官如胆囊及胃肠道可以术中用器械保护以使其免受射频热量灼伤。其缺点是对位于肝实质深处的肿瘤，即使借助腹腔镜超声也较经皮超声更难定位；另外如果患者有开腹手术史，可能因腹腔内粘连较重而导致不能准确观察。此外需要气管插管全麻及腹腔镜器械的使用也会带来治疗费用的增加。

二、各种引导方法的优化选择

经皮超声引导下射频消融适用于超声能够探测到的肝内所有肿瘤，尤其适用于肿瘤位于肝实质深处时。对于位于膈顶的肿瘤，在保证患者术中呼吸功能正常的情况下，人工注入一定量的胸腔积液可以使挡住肿瘤显像的肺组织被推离从而显现穿刺径路，对于肝表面的肿瘤也可以采用人工腹水协助治疗。

CT引导下射频消融与超声引导下射频消融适应证基本相同，当超声不能检测到肿瘤时，可选择CT引导下消融。

腹腔镜下经皮射频消融适用于肿瘤位于肝脏表面或边缘、且无开腹手术史的患者。开腹直视下射频消融适用于手术之后肿瘤复发和在处理原发肿瘤（如原发于胃肠道的肿瘤）的同时对肝脏的转移灶进行消融以及肝内多个肿瘤时切除较大肿瘤后对余下的较小肿瘤进行消融。

对比各种影像学引导方式，经皮超声引导创伤小，恢复快，操作简单，费用低廉，应该是首选的引导方法。当因各种原因不能使用经皮超声引导时，应根据实际情况改用经皮CT引导、腹腔镜直视下引导或开腹直视下进行，尽量以最小的创伤取得最好的效果。

第三节 不同类型射频设备的分析与应用

一、射频消融的原理

RFA属于热疗的一种，高温的细胞毒作用主要是破坏细胞的膜结构和细胞骨架，使细胞膜的流动性和通透性增加，导致细胞内环境发生变化，妨碍经膜转运蛋白和细胞表面受体的功能，并破坏细胞形态、有丝分裂器、细胞核及其核仁等，细胞器功能同时也受到损伤而影响了细胞的代谢，促进了细胞的死亡。其次是作用于蛋白质和DNA，高温影响其合成及修复功能。由于肿瘤细胞细胞膜的胆固醇含量较正常细胞低，膜流动性较强，对高热引起的低pH敏感性高，故对热的耐受能力比正常细胞差，局部加温至39~40℃可致癌细胞停止分裂，达41~42℃即可杀死癌细胞或引起DNA损伤。射频范围的交变电流经过电极引起治疗区域肿瘤组织的离子振荡和摩擦，局部自身产生热能，温度可达到70~90℃，并传至外周组织，引起肿瘤组织中的蛋白质变性，脂质双分子层溶解，肿瘤细胞不可逆转性坏死，并使周围血管凝固，使之无法继续向肿瘤组织供血。许多实验表明：射频治疗中心区50℃以上高温即可直接引起肿细胞发生凝固性坏死，因此通过高温引起细胞的凝固性坏死是RFA治疗肿瘤的根本机制。

随着基础研究的逐渐深入，研究还发现，除了高温引起的细胞凝固性坏死以外，射频消融作用还可能与以下因素有关：①肿瘤的血管生成。肿瘤血管形成是肿瘤发生、生长、浸润和转移的重要条件，有研究发现在兔肝内移植肿瘤中VEGF及CD34均高表达，MVD

明显高于瘤旁组织；而 RFA 后除消融中央区局部肿瘤的凝固性坏死外，残存肿瘤组织内 MVD 和 VEGF 的表达也较术前明显降低。②肿瘤细胞的凋亡。细胞凋亡是体内外某种因素触发细胞内预存的死亡程序而导致细胞主动死亡的过程，国外有许多报道发现 RFA 在射频治疗中心区引起癌组织的凝固性坏死，而旁中心区的温度虽然低于中心区，但可以引起坏死周围组织包括消融不全的残癌组织的大量凋亡。因此，RFA 通过诱导高温凝固性坏死区周边细胞凋亡，进一步扩大了 RFA 的治疗范围，诱导细胞凋亡是射频治疗杀伤恶性肿瘤的一个重要机制。③机体肿瘤免疫。肿瘤发生是免疫监视功能丧失的结果，国内外研究发现：对荷瘤动物行 RFA 治疗，治疗中央区发生凝固性坏死，其周围非致死性损伤中有 HSP70 表达明显增加，这些结果意味着经过 RFA 治疗后，残存肿瘤组织内的 HSP70 增多，可以增强肿瘤细胞的免疫原性，递呈肿瘤抗原，从而诱发机体的抗肿瘤免疫功能。④机体细胞免疫。肿瘤免疫反应以细胞免疫为主，参与其中的主要有 T 淋巴细胞、自然杀伤细胞（NK）和巨噬细胞。国内外研究表明，肝癌患者细胞免疫功能明显下降，表现为肿瘤组织内外的 NK 细胞，T 细胞及巨噬细胞浸润较正常肝组织降低，外周血中 T 淋巴细胞亚群明显异常：$CD3^+$、$CD4^+$降低，$CD8^+$增高，其中$CD8^+CD28^+$下降，$CD8^+CD28^-$增高，$CD4^+/CD8$ 比例降低。但在 RFA 治疗后 1 周左右开始 NK 细胞、T 细胞及巨噬细胞浸润开始升高，2 周后达高峰；2 周后开始，患者外周血中 $CD3^+$、$CD4^+$明显上升，$CD8^+$下降，$CD4^+/CD8^+$比例升高，2 个月达到高峰，说明肝癌患者肿瘤免疫功能在 RFA 治疗后得到提高。

关于射频消融原理的基础研究目前还刚刚开始，许多治疗机制还需要进一步深入的研究。

二、射频消融治疗仪器的发展和分类

目前应用的射频消融仪，从原理上大体可以分为两类：温度控制型和阻抗控制型。温度控制型是通过监测消融电极的温度，达到目标温度（如100℃）时，射频消融仪就停止工作或者减低功率，将温度保持在一定的水平，或者待温度下降到一定程度时，再重新自动增加消融功率，使温度上升。其代表性的产品是 RITA Medical Systems 的系列产品。阻抗控制型是通过监测消融电极的阻抗，当射频消融进行到一定程度，消融区域固化，消融电极针周围组织炭化，阻抗明显上升，射频消融系统自动降低消融功率（roll-off），消融结束。其代表性的产品有 Radiotherapeutics 的系列产品。两种类型的射频消融仪各有优劣，也有的仪器同时具有测温和测阻抗的功能。射频消融仪器的更新换代较为缓慢，其改进主要体现在射频消融功率的增大、反馈监控系统的改进以及脉冲消融仪的应用等。

不同的射频消融仪器具有其固定匹配的一系列射频消融电极针。射频消融的改进更多地表现在其射频电极针的改进，目的是令单针消融范围不断扩大。按其发展过程，大体可以分为三个阶段：第一阶段是在 20 世纪 90 年代早期，Mcgahan JP 和 Rossi S 分别应用 RFA 经皮肝内局部消融，当时采用的是单电极实心射频针，产生的消融灶直径为 1.6cm 左右，难于满足肝肿瘤消融的需要，目前只是在动物实验研究中应用，已经不应用于临床。第二阶段是在 90 年代中期，各大射频消融系统均推出了其第二代的消融电极，能够产生直径 3.5 ~ 5.0cm 的消融灶，如 Radiotherapeutics 的 LeVeen 针，RITA Medical Systems 的 RITA 多电极针，以及 Radionics 的 Internally-cooled electrodes 等，使得

RFA 在肝癌的治疗中得到了广泛的应用，治疗效果不断提高，RFA 逐渐成为局部治疗的代表方法，受到越来越多的重视。第二代射频消融电极按照其原理的不同，可大体分为以下几类：

1. 可扩张电极 它是由套针和位于其内的可伸缩子电极组成，套针进入肿瘤后推动手柄推杆可使子电极张开以扩大电极表面积，从而降低电流密度，延缓组织炭化和脱水及电阻升高，延长治疗时间，增大组织灭活范围。射频治疗时，首先在每一个子电极的尖端出现凝固性坏死，然后从中央到外周逐渐融合，形成球形的凝固性区域。但各个子电极之间的融合有时是不完全的，呈四叶首蓿或雏菊样的外形。近期还有电极采用逐步打开子电极的方法，与早期当子电极在组织中完全张开后再加以电流不同，先部分打开子电极，射频电流集中在一个较小的区域，产生完全的凝固性坏死区域后再逐步打开子电极，直至完全打开，可获得更大更完全的凝固性坏死区域。其代表性的产品有：Radiotherapeutics 的 LeVeen 针，RITA Medical Systems 的 RITA 多电极针。

2. 盐水增强电极 盐水增强电极为中空电极，通过电极尖端或侧壁的小孔在治疗前或治疗同时向组织灌注无菌盐水来达到扩大组织灭活范围的目的。通过电极向靶组织中输注盐水，增强组织导电性的同时，导电的电解质溶液在金属电极周围的组织中形成"液体电极"，扩大了表面积，大大降低了电流密度；盐水本身的冷却作用可降低局部温度，延缓组织过高热，降低电阻；加上液体的盐水作为热传导介质有利于热在组织中扩散，因此在不增加金属电极的体积和创伤性的前提下可以显著地增加组织灭活范围。其代表性的产品有：德国 Berchtold 射频消融系统采用的 HITT 射频电极针。盐水增强电极存在的一个理论问题是灌注到组织的盐水有被肿瘤细胞污染的可能，可能继而导致腹膜及针道的播散，同时肿瘤组织内的压力由于盐水的灌注而升高，有可能促进肿瘤细胞通过血循环或淋巴循环进一步播散，但在临床上未见有相关的报道。

3. 中空冷却电极 它由内、外套针组成，冷却水经套针在电极内循环。中空冷却电极可以循环冷却水，降低电极末端及电极—组织界面温度，延缓组织汽化、脱水和炭化，从而增大组织灭活范围。当治疗结束立刻从组织拔除电极时，有可能将肿瘤细胞沿针道播散的可能，因此必须在退出电极时灼烧针道。其代表性的产品有：Radionics 的 Internally-cooled electrodes。目前还有集束中空冷却电极，使灭活范围有了较明显的增加：一方面由于电极表面积增大几倍，另一方面电极之间相距很近因电相干作用增加了电极的有效直径，从而增加射频能量沉积。但是集束中空冷却电极在影像设备指导下经皮在肿瘤部位准确定位有一定的困难。大部分都在开腹术中应用。

第三阶段的电极针多为复合电极针，如盐水增强-中空冷却复合电极、集束中空冷却电极、盐水增强—伞状复合电极等。如 RITA Medical Systems 的 StarBurst™ XL 射频电极针为盐水增强—伞状复合电极，集合了盐水增强电极和可扩张电极的优点，可以产生较大的消融范围。而 Olympus 的 Celon Power 等，融合了 2~3 种第二代电极针的优点，能够产生 5.0~7.0cm 的消融范围，而且应用多电极针的消融系统，还可以根据肿瘤的形状进行布针，实现"适形消融"，将会进一步提高 RFA 的治疗效果。

各种类型的消融电极具有其各自的优缺点，应该按照操作者的经验、肿瘤的具体情况等选择使用。

三、目前常用射频消融系统介绍

目前市场上较为常用，文献报道较多的射频消融系统主要有：Radionics™（Radionics Medical，Boston，MA），RITA®（Rita Medical，Mountain View，CA），Radiotherapeutics™（Radio-Therapeutics，Sunnyvale，CA），Berchtold®（Berchtold，Tuttlingen，Germany），CelonPOWER system（Celon AG Medical Instruments，OLYMPUS，Japan），Medsphere（迈德），STARmed（韩国射频消融系统），还有国产的多个产品包括为尔福、和佳HOKAI、绵阳立德、博莱德等，以下就常用的射频消融系统进行简单介绍。各种射频消融系统各有其优劣，操作者应该根据本人对该产品的熟悉和掌握程度，以及肿瘤情况，做优化选择。

（一）Radionics™ RF System

Radionics™ RF System 主要是 Cool-tip™ System（Radionics Burlington，MA），是阻抗控制型 RFA 射频系统（图12-3-1）。Radionics™射频治疗系统包括射频发生器和冷却泵，在治疗前一分钟开始向中空电极灌注冷却的生理盐水（盐水并不与组织直接接触）；射频发生器是全自动的，所有设定在生产时已调好，每12分钟为一个治疗周期，200W 的射频发生器配备"脉冲"射频能量，进一步扩大射频灭活范围，其电极尖端的热电偶在治疗结束时测量凝固性坏死区的温度。

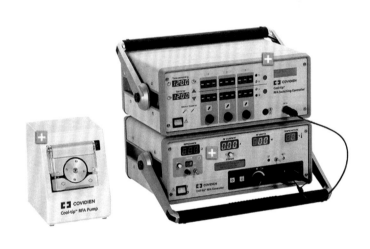

图 12-3-1　Cool-tip™ System（Radionics Burlington，MA）射频消融系统

Radionics™的射频电极针采用中空绝缘、带内冷却的电极针，针尖裸露 2~3cm，内有热电偶监测针尖附近组织的温度。电极针内有两个内腔，通过电动压力泵循环冷却水至非绝缘针尖，以降低针尖温度，防止针尖附近组织的干化、烧焦，从而得到较大范围的有效消融区域。为进一步增加消融区体积，其电极针亦设计成束状，由 3 根内冷却电极平行排列在套管针内，经 3 点穿刺同时放置于靶组织内。该仪器峰值能量 200W，治疗时将 4 个地线板置于患者腿部，单根或束状的电极针由套管引导放置于靶部位，与冷却水灌注系统连接，使无菌冷却水通过针尖反复循环。自动程序增加能量至峰值，若阻抗升高至初始的

20Ω 以上时，电流自动减小至 10W；15 秒后又自动回到峰值电流，直至阻抗再次增加。阻抗上升前，若电流强度不能维持至少 10 秒以上，那么下一周期能量发射将自动减小，以减少电阻升高，如此有序循环。射频治疗时间通常为 12 分钟。Radionics™ 的射频电极针的主要优势有：①射频消融电极采用类似于 17 号活检针的直形针状结构，且可在超声、CT 下清晰显示，以确保准确插入，减少损伤邻近重要组织的潜在性危险；②射频消融电极内部的自动冷循环可有效避免组织炭化，同时实现最大限度的射频能量积累；③在射频消融电极尖端安装有测温热电偶，可实时监测周围组织的温度，既可监测冷循环系统工作是否正常，又可在消融完成后实现可靠的针道烧灼功能；④多种长度规格，可满足经皮、术中和腹腔镜治疗的需要；⑤不同长度的消融电极裸露尖端可适应不同大小和形状的靶组织（图 12-3-2）。

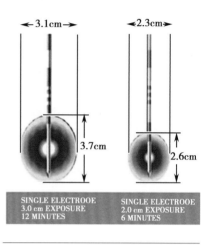

Radionics™ RF System 还有一种新型的集束冷循环射频电极，它是同时采用三根冷循环射频电极进行治疗，采用射频脉冲发送方式，三束射频尖端轮流工作，一次治疗（约 12 分钟）能够产生 4.2~7.0cm 的消融范围，适合更大病灶的治疗（图 12-3-3）。但是这种射频电极在经皮应用时存在较大难度，比较适合腹腔镜下，或者开腹术中使用。

图 12-3-2　不同型号的 Cool-tip™ 射频电极针

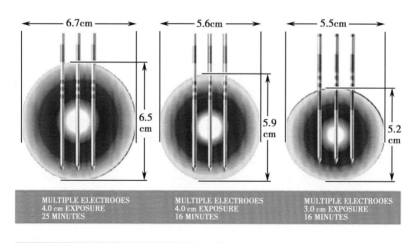

图 12-3-3　集束射频消融电极单次治疗能够产生更大的消融范围

（二）RITA® RF System

美国 RITA 射频消融肿瘤治疗系统（RITA® Medical Systems，Mountain View，CA）是目前国内外市场占有率最高的射频消融治疗系统。美国 RITA 射频消融肿瘤治疗系统的主要技术特点是：①RITA 射频发生器主机能够兼容多极电极针、单极电极针、凝固电极（射频止血凝固器）的使用和电极针针型模式选择键，这样有利于医生根据不同器官、不同病灶、不同范围和肿瘤大小、形状、部位、深度等因素来灵活选择多极电极针、单极电极针、凝固电极（射频止血凝固器），丰富了医生的治疗手段和方法。②后续产品还能用于胆管、结肠、直肠十二指肠、食管、门静脉等管道梗阻、肿瘤的射频治疗，能充分满足临床的需求。③主机温度监测范围：15~125℃，主机能实时监测到多点电极尖端的温度，并能测量电极周围组织的温度，这样使消融灶都能达到靶温，降低复发率，确保手术更安全、有效。④主机射频输出功率：0~250W，最大功率能达到250W，有利于靠近血管的肿瘤和大肿瘤的射频治疗以及同样大小的肿瘤所需要的治疗时间减少，减少病人的痛苦。⑤主机具有自动调温、控温功能，能实时监测到消融灶的真正温度；和实时监测到皮肤电极的温度，确保手术更安全、有效，同时能根据消融灶组织的温度，自动调整热能，确保整个靶区达到靶温，从而有效降低复发率。⑥主机显示功能：目标温度和消融灶的真正温度、设定功率和发送功率、计时器、射频发送时间和达到靶温后的真正消融时间、有效值、辅助热偶探头温度、皮肤电极的温度以及机器工作时状态信息显示，动态掌握手术全过程，确保手术更安全、有效。⑦标准化的操作程序，不同肿瘤和肿瘤大小不同而不同的靶温设置、消融时间设置和标准的电极针展开操作，在整个消融灶都达到靶温后，才计算消融时间，确保消融时间的真实、有效。⑧主机具有智能评估系统和显示系统，在手术结束后30秒内，根据测温点的温度，判断是否消融彻底，智能评估手术疗效。⑨主机有LCD状态提示、故障报警、自动保护功能和自检系统；具有严格的安全保护装置，确保患者的安全，在发生以下情况时主机能自动切断射频输出：①在误操作时；②在设备不正常时；③当测量到消融灶的温度高于设定的靶温时；④当测量到有效值超出系统的工作负载范围时，有多重安全保护装置，安全性高。

RITA射频消融肿瘤治疗系统（图12-3-2）配套有各种型号和规格的射频电极针，可根据不同的肿瘤情况选择不同的电极针：①RITA多极电极针是单针穿刺的、可伸展的、套管式的、锚形电极，可伸展的微电极数量≥4根；电极丝有热敏电偶，能进行多点位实时温度监测，确保手术安全、有效，逐步开针设计和注水孔设计，可以通过注水孔或者灌注泵注入生理盐水、药物等到组织，既能冷却，又能使热量输出更均匀，以增强治疗效果；锚形专利设计，确保手术中电极针不脱靶。②RITA单极电极针的裸露部分长度可调节，根据肿瘤的大小、形状、深度、位置等调节电极针的裸露长度，能实时监测消融灶的实际温度。③RITA多极电极针的电极丝分多个层面分布，单极电极针的裸露部分长度可调节，这样使所形成的消融灶更接近球形，消融更彻底和更有效。④RITA具有系列的专业射频电极针，有单针、多极针、能够弯曲的电极针和凝固电极（图12-3-4~图12-3-6），消融范围1~7cm，电极针有10、12、15、25cm等多种长度，根据消融灶的大小自主控制消融范围，针杆上有刻度，便于穿刺，有利于大肿瘤的治疗。⑤电极针都能进行针道消融，确保针道不出血和防止肿瘤在针道种植。⑥多点实时监测温度，通过温度控制射频消融功率及时间，保证肿瘤组织的完全凝固坏死，减少通过影像监测消融范围的不确定性。⑦逐步展针，使消融范围更接近球形，更不容易遗漏，减少肿瘤复发率，医生可以根据需要选择消融范围大小，最大针型一次消融范围可达7cm。⑧电极针注水孔设计，便于在手术中（手动、微泵自动）注入生理盐水，提高消融效率，也可根据需要，注入局麻药、乙醇、化疗药物等，减轻患者消融过程中的疼痛，提高治疗效果。

1500X型射频发生器是RITA最新型号的发生器，具有自动温度控制和输出功率控制功能，确保可预测、可控制的消融功能；具有三个灵活的连续端口，最大输出功率达250W；具有多个可直视的实时温度显示窗口，从而确保消融的可预测性和可控制性；可与 RITA 最新的 StarBurst 系列电极针兼容，6~15 分钟内单次单针最大消融范围达4~7cm。

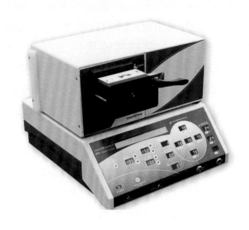

图 12-3-4　RITA Model 1500™射频消融系统

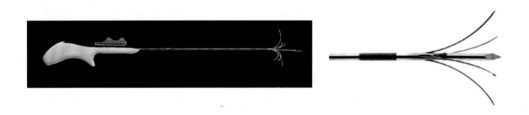

图 12-3-5　StarBurst™ XL 射频电极针

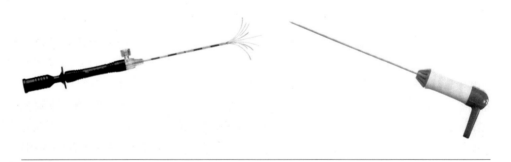

图 12-3-6　RITA®其他型号的射频电极针

（三）Radiotherapeutics™ RF System

Radiotherapeutics™的 RF3000™射频治疗系统（Radiotherapeutics，Sunnyvale，CA）是典型的阻抗控制型射频消融系统（图 12-3-7）。其输出功率为 200W，不通过植入电极针尖里的热电偶（温度传感器）来监测局部组织的温度，而是当射频能量回输到回流贴片时，来监测集束电极针周围组织的阻抗。这样，以阻抗为基础的 RF 系统会向组织内不断地输送射频能量，直到组织完全干燥变成绝缘体，从而阻止射频能量流向回流贴片（称为"衰减"或阻断）。

Radiotherapeutics 的射频电极针 LeVeen™ multitined array electrode 由 8～12 根实心可伸缩、弯曲呈伞形的电极针束组成（图 12-3-8）；射频发生器发射 100W 射频电流，用两块地线板放置于患者腿部或者腰背部。治疗时，先把射频针放置于靶区内并完全张开电极针，从 30W 开始射频治疗，系统每分钟增加 10W 直至达到峰值能量，一般需维持峰值能量 15 分钟，若出现阻断先关闭仪器，30 秒后再打开，以原先能量的 70% 开始直至再次因电阻过高阻断或达到 15 分钟治疗时间。该系统运行取决于组织阻抗而非温度，因而能量设置逐步增加以使组织烧焦炭化的情况减少。

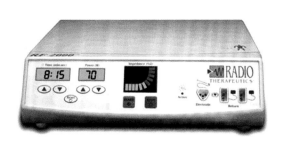

图 12-3-7 RF3000™ 射频消融系统

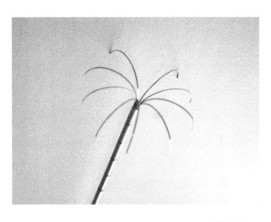

图 12-3-8 LeVeen™ 多极射频电极针

（四）Berchtold® RF System

Berchtold® 的 HiTT® 106（Berchtold，Tuttlingen，Germany）射频消融系统射频发生器（图 12-3-9）的射频频率为 375kHz，输出功率为 50W，其独特的溢水增强电极利用注射泵向靶组织灌注盐水，并且可在 MR 引导下使用，既有热电偶记录温度，又可监测肿瘤组织电解质浓度等阻抗参数，根据阻抗自动调节射频发生器的输出功率。HiTT® 的射频电极针是盐水增强中空电极，通过电极尖端或侧壁的小孔在 RF 治疗前或治疗同时向组织灌注无菌盐水来达到扩大组织灭活范围的目的（图 12-3-10）。Miao 等的研究报道：在离体肝脏组织用 5% 的高张盐水以 1m/min 的速度灌注，组织灭活的范围最大为 5.5cm。另外在功率控制模型

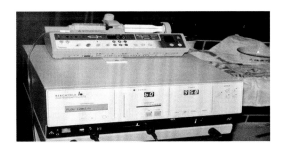

图 12-3-9 Elektrotom HiTT® 106 射频消融系统

组和温度控制模型组，即治疗过程中电极尖端温度和组织的阻抗下降，组织灭活范围分别达4.5cm 和 3.5cm，比对照组明显扩大。研究认为通过电极向靶组织中输注盐水，增强组织导电性的同时，导电的电解质溶液在金属电极周围的组织中形成"液体电极"，扩大了表面积，大大降低了电流密度，盐水本身的冷却作用降低了局部温度，延缓了组织过高热，降低了电阻，加上液体的盐水作为热传导介质有利于热在组织中扩散，因此在不增加金属电极的体积和创伤性的前提下可以显著地增加组织灭活范围。盐水增强电极存在的一个理论问题是灌注到组织的盐水有被肿瘤细胞污染的可能，继而可能导致腹膜及针道的播散；同时肿瘤组织内的压力由于盐水的灌注而升高，可能引起肿瘤细胞通过血循环或淋巴循环进一步播散，但临床尚未见有相关事件发生的报告。

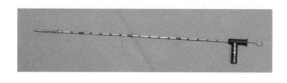

图 12-3-10　单极 HiTT® 射频电极针

（五）Celon*POWER* system

OLYMPUS-CELON POWER 射频消融系统（图 12-3-11）是射频产品中更新换代的高技术产品，是首个采用双极和多极设计技术进行肿瘤治疗的系统，不需体外置负极板，以水分丢失程度作为监测细胞死亡与否的指标，更为客观、准确。可以同时使用 1~6 个电极针，比单极集束电极而言有明显优势。该系统包括功率控制主机 Celonabpower，脉冲式冷凝泵 CelonAqaflow，和由一个灌输架及一个设备固定装置组成的系统台车 CelonMobile。具有双极和多极技术以及阻抗自动控制功率（RCAP）技术。该系统的主要特点是：①使用方便，电极针自动识别；②可显示有效与平均功率，所应用能量极操作时间；③功率范围在 1~250W 之间，可以提供高功率和高精度操作；④微处理器控制下的操作连同 3D 阻抗反馈控制可进行最理想的消融；⑤声学阻抗反馈信号有助于退针消融控制；⑥脚踏开关能单独控制消融启动；⑦多级电极针的多种组合定位，能同时兼顾解剖结构以及电极针置于肿瘤周边的精确位置；⑧ CelonPower-Monitor 监视器软件，能在电脑上显示所有相关治疗数据。Celon ProSurge 电极针可以单独使用或同时最多与三根 Celon Pro-Surge 电极针在多极模式下组合使用（图 12-3-12，图 12-3-13），其主要特点是：①双极电极配置，治疗区域外无电流通过，无须负极板，亦可适用于装有心脏起搏器的患者；② 1.8mm 的细径；③闭合式液体循环能达到高凝固效果，减少肿瘤细胞种植的风险；④锋利的套管针前端使穿透固体肿瘤更为容易。

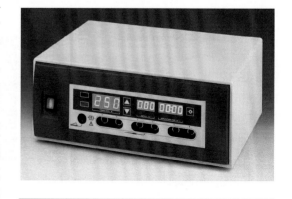

图 12-3-11　CelonLabPOWER 射频消融系统

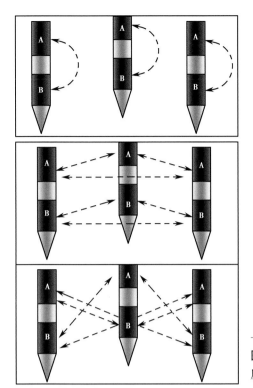

图 12-3-12 Celon*POWER* 多极模式
原理及应用示意图（1）

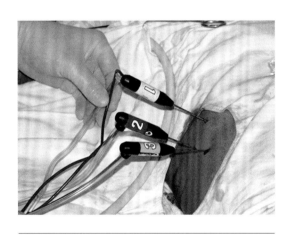

图 12-3-13 Celon*POWER* 多极模式原理及应用示
意图（2）

（六）Medsphere（迈德）

Medsphere（迈德）是与 Radiotherapeutics™ 的 RF3000™ 射频治疗系统较为相似的产品，但是在射频发生器和射频电极针方面有一些较为先进的改进，使用方法和 RF3000 基本一致。Medsphere（迈德）S-1500 肿瘤射频治疗仪（图 12-3-14）输出功率：5～150W；温度设定范围：50～120℃，温度控制精度：±3℃，阻抗测量范围：10～500Ω，电源电压：单相交流 110～230V。该产品的优势包括：①兼有温度控制、功率控制双操作模式，满足各种使用需求；②智能自检保护装置，有效保证使用安全；③实时温度、功率、阻抗数据显示；④温度、阻抗超限切断装置，切实保证手术安全；⑤可视数字操作面板，操作界面简便，易于操作；⑥时间设定、倒计时装置。

Medsphere（迈德）的肿瘤射频消融电极均为多极可扩张射频电极针（图 12-3-15），设计与 LeVeen™ 多极射频电极针相近。

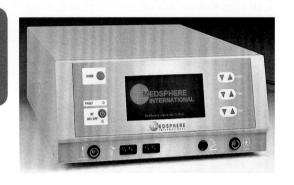

图 12-3-14　Medsphere（迈德）S-1500 肿瘤射频治疗仪

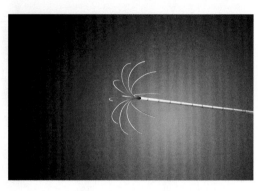

图 12-3-15　Medsphere（迈德）肿瘤射频消融电极

（七）STARmed 韩国射频消融系统

韩国 STARmed 厂家生产的射频消融系统（商品名：STARmed）是与 Cool-tip™ System 较为相似的射频消融系统。包括有主机规格型号：VRS01（图 12-3-16），射频输出功率：最大 200W；工作频率：480KHz；温度监控：5～95℃；阻抗监控：10～800omhs；还有水泵规格型号：VP01；蠕动泵。消融主机具有 3 种工作模式：①自动模式：自动设置初始功率 50W，以每分钟 10W 递增直至因高阻抗而出现第一个射频脉冲，自动计算最高输出功率进行功率自动设置和射频脉冲输出，从而减少患者痛苦，简便医生操作，在自动化的基础上使整个射频消融过程更具人性化。②通用模式：自动以初始设置功率，或依据阻抗值反馈自动进行脉冲射频消融，可在射频消融开始前预设输出功率上限值和在射频消融过程中实时调整最高输出功率上限。提高操作者可控性，增加射频消融的适用性和安全性。③连续模式：连续模式专用于针道消融和甲状腺射频消融治疗，射频消融输出功率以初始设定值连续输出直至组织的阻抗值达到 800 欧姆时停止，保障了进行甲状腺射频消融时的连续射频移动消融技术的实现。

STARmed 韩国射频消融系统最为常用的射频电极针是 Star 系列电极针（单极），该产品是常规使用单极针型，均为水冷循环，与 Cool-tip™ System 的单极射频针相近（图 12-3-17）。同时还开发出一种世界上独有单侧消融针。

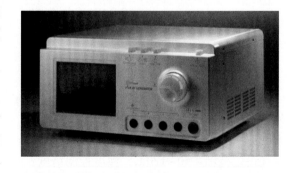

图 12-3-16　STARmed 射频发生器（主机）

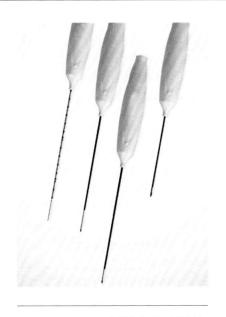

图 12-3-17　Star 系列电极针（单极）

12

（八）其他射频消融系统

目前市场上还有多种国产的射频消融系统，包括有为尔福，和佳 HOKAI，绵阳立德，博莱德等。这些产品与外国产品多有类似之处，也有部分改进。较为有代表性的是泰尚立德射频消融系统（图 12-3-18），由绵阳立德电子股份有限公司生产。它的很多技术原理与 RITA® Medical Systems 较为类似，但是也有其创新之处。泰尚立德冷循环射频消融系统首创自适应脉冲输出控制技术，能量控制更精准、智能；系统带有多种工作模式，适应用户不同需求，独有热损直径模式，消融范围大小可控；可配合能量智能适配器，改变肿瘤微创治疗原则，实现 No-Touch 技术消融智能适配器能量输出。更可应用电极阵列实时消融，实现多根电极针同时消融同一巨大病灶或同时消融多个病灶，提高肿瘤微创治疗的效能应用；还可以配合独特的单针冷循环电极，电极内部独有的冷循环水结构，可冷却邻近裸露电极的组织，从而使能量累积实现最大化，并防止组织炭化，实现更大消融范围；射频消融仪提供了功率模式、定时模式、针道模式和人工注水多种工作模式选择以及灵活的手动控制和脚控制的射频输出控制方式；同时通过温度探头可以实时监测显示病变组织的温度，让操作者在简单操控的过程中更能实时的评估治疗效果。同时匹配有不同型号和款式的电极针（图 12-3-19），满足操作者的不同需求。

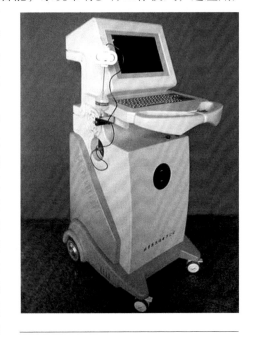

图 12-3-18　泰尚立德射频消融系统

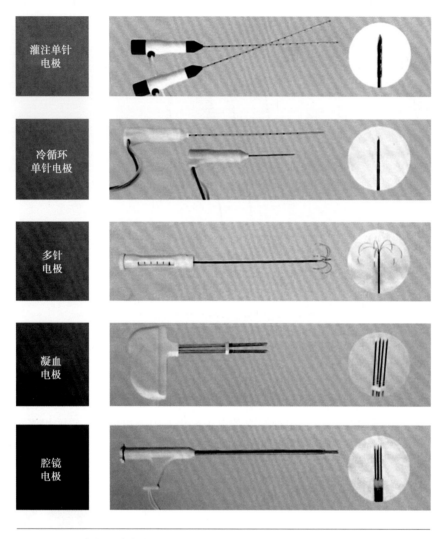

图 12-3-19　泰尚立德多种型号的射频电极针

小　结

　　射频消融设备从 20 世纪 90 年代至今经过 20 多年的发展，不管在设备的安全性、单次消融范围、可操控性等多方面都已经有了很大的进步。为了获得更好的治疗效果，各生产公司仍然在不断地更新和发展射频消融设备。主要表现在以下几个方面：①扩大单针消融范围。这是目前射频消融设备发展的焦点所在。主要改进在两个方面：一是射频发生仪的改进，如 Radiotherapeutics™ 将 RF2000 升级为 RFA3000 后，主机功率提高，单针消融范围增大；二是射频电极针的改进，如目前出现的多种复合电极针，如 Cool-tip™ System 的集束中空冷却电极、RITA Medical Systems 的盐水增强—伞状复合电极 StarBurst™ XL 射频电极针等；②开发多针消融系统。采用多针消融系统，一方面可以克服单针消融范围有限的不足，一方面可以按照不同的肿瘤形状进行不同空间结构的布阵，达到适形消融的目的，同时还可以不再需要电极板而在多针之间形成回路，完成消融治疗。因此开发多针消融系统，或许是射频消融治疗的另一个主要发展方向。目前主要是有 Olympus 的 Celon Power，Cool-tip™ 的多针消融系统；③提高射频消融的精确度。目前开发的产品多为温度控制型或阻抗控制型，均存在其缺陷，在单次消融治疗后均有可能存在局部的漏空，造成肿瘤的残留，兼有温度控制、阻抗控制双模式的新型射频消融系统，可以克服这一不足。也有公司试图对射频消融设备的反馈系统进行改进，以获得更为确切的消融效果；④提高射频消融的安全性。目前对于大血管旁、重要脏器旁的病灶，射频消融仍存在热损伤邻近器官的风险，有不少公司在这一方面进行了改进，以提高安全性。如 STARmed 韩国射频消融系统独有单侧消融针，还有扇形针等。

展望未来，随着射频消融设备的不断改进和发展，射频治疗肝癌的疗效必定会不断提高，射频消融将在肝癌的治疗中发挥越来越重要的作用。

（张耀军　陈敏山）

参考文献

1. 刘吉斌. 现代介入性超声诊断与治疗. 北京：科学技术文献出版社，2004.

2. 吴沛宏，张福君，吴志荣，等. 肝癌微创治疗与多学科综合治疗. 北京：军事医学科学出版社，2003.

3. 肝癌局部消融治疗规范的专家共识. 中国抗癌协会肝癌专业委员会，中国抗癌协会临床肿瘤学协作专业委员会，中华医学会肝病学分会肝癌学组. 肿瘤，2011，13（5）：385-388.

4. 陈敏山，李锦清，梁惠宏，等. 经皮射频消融与手术切除小肝癌的疗效比较. 中华医学杂志，2005，85（2）：80-83.

5. Lau WY，Leung TW，Yu SC，et al. Percutaneous local ablative therapy for hepatocellular carcinoma：a review and look into the future. Ann Surg，2003，237：171-179.

6. Zhen-Wei Peng，Hui-Hong Liang，Min-Shan Chen，et al. Percutaneous Radiofrequency Ablation for the Treatment of Hepatocellular carcinomas in the Caudate Lobe. European Journal of Surgical Oncology，2008，34（2）：166-172.

7. Chen MS，Li JQ，Zheng Y，et al. A prospective randomized trial comparing percutaneous local ablative therapy and partial hepatectomy for small hepatocellular carcinoma. Ann Surg，2006；243（3）：321-328.

8. Buscarini L，Buscarini E，Di Stasi M，et al. Percutaneous radiofrequency ablation of small hepatocellular carcinoma：long-term results. Eur Radiol，2001，11（6）：914-921.

9. Lencioni R，Crocetti L，Cioni D，et al. Percutaneous radiofrequency ablation of hepatic colorectal metastases. Technique，indications，results，and new promises. Invest Radiol，2004，39（11）：689-697.

10. Rossi S，Di Stasi M，Buscarini E. Percutaneous RF interstitial thermal ablation in the treatment of hepatic cancer. AJR Am J Roentgenol，1996，167（3）：759-768.

11. Zhen-Wei Peng，Yao-Jun Zhang，Min-Shan Chen，et al. Risk factors of survival after percutaneous radiofrequency ablation of hepatocellular carcinoma. Surgical Oncology，2008，17：23-31.

12. Livraghi T，Lazzaroni S，Meloni F. Radiofrequency ablation of hepatocellular carcinoma. Eur J Ultrasound，2001，13（2）：159-166.

13. Brieger J，Pereira PL，Trübenbach J，et al. In vivo efficiency of four commercial monopolar radiofrequency ablation systems：a comparative experimental study in pig liver. Invest Radiol，2003，38（10）：609-616.

14. Schmidt D，Trübenbach J，Brieger J，et al. Automated saline-enhanced radiofrequency thermal ablation：initial results in ex vivo bovine livers. AJR Am J Roentgenol，2003；180（1）：163-165.

15. Pereira PL, Trübenbach J, Schenk M, et al. Radiofrequency ablation: in vivo comparison of four commercially available devices in pig livers. Radiology, 2004, 232（2）: 482-490.

16. Brace C. Thermal tumor ablation in clinical use. IEEE Pulse, 2011, 2（5）: 28-38.

17. Livraghi T, Solbiati L, Meloni MF, et al. Treatment of liver tumors with percutaneous radio-frequency ablation: complications encountered in a multicenter study. Radiofrequency, 2003, 226（2）: 441-451.

18. 陈敏山，李锦清，张耀军，等. 射频消融在小肝癌治疗中的地位. 癌症，2007，26（5）: 449-452.

19. 黎鹏，梁惠宏，陈敏山，等. 4 种方法引导射频消融治疗肝癌 537 例报告. 实用癌症杂志，2007，22（5）: 495-498.

20. Chen MH, Yang W, Yan K, et al. Large liver tumors: protocol for radiofrequency ablation and its clinical application in 110 patients—mathematic model, overlapping mode, and electrode placement process. Radiology, 2004, 232（1）: 260-271.

12

第十三章

射频消融治疗小肝癌的疗效与展望

第一节　射频消融治疗小肝癌的历史进程

近年来，以射频为代表的局部消融治疗广泛应用于肝癌的临床治疗，由于其高效、微创和安全，已经被认为是继手术，介入治疗后肝癌的第三大治疗手段。局部消融治疗是借助影像技术的引导对肿瘤靶向定位，用物理或化学的方法杀死肿瘤组织，影像引导技术包括超声、CT 和 MRI，治疗途径有经皮、经腹腔镜手术和经开腹手术三种。局部消融治疗的特点一是直接作用于肿瘤，具有高效快速的优势；二是治疗范围局限于肿瘤，对机体影响小，可以反复应用。

局部消融治疗按其作用原理，可以分为物理消融和化学消融两大类。化学消融是最早应用于肝癌局部治疗的消融方法，它依靠液体的弥散及其化学作用直接杀灭肿瘤，瘤内无水酒精注射（Percutaneous Ethanol Injection，PEI）是其代表方法。PEI 是临床上应用时间最长，最为广泛的局部消融治疗手段，它主要是将无水酒精直接注入瘤体内，应用无水酒精引起肿瘤细胞脱水，蛋白固化和小血管栓塞而达到杀死肿瘤的目的，但是这种治疗的范围受酒精弥散能力的限制而且分布不均匀，还会被肿瘤组织内的纤维间隔所阻挡，故一般需要反复多次治疗。物理消融是近二十年来兴起的局部治疗手段，由于其安全性和有效性，很快在临床上推广应用，目前主要有射频消融术（Radiofrequency Ablation，RFA），微波凝固疗法（Microwave coagulation therapy，MCT），冷冻治疗等。射频消融治疗目前是肝癌局部消融治疗的代表性方法，主要应用于不能/不宜手术的肝癌或肝转移癌，特别是在小肝癌的治疗中，其疗效可以和手术相媲美，受到多方的重视，被认为是目前最为有效、最具前景的局部治疗手段。相对于手术治疗，射频消融治疗具有安全、微创、操作简单易行、适应证广、对机体和肝功能影响甚微等优势，尤其是对肿瘤直径小于 3.0cm 小肝癌，仅需 10 多分钟，即可对整个肿瘤进行彻底杀灭，病人不用开腹，术后半小时就可下床活动，术后死亡率为 0~1%，术后并发症发生率仅为 1%~3%。我国吴孟超和汤钊猷院士等肝癌研究权威都对射频消融治疗给予很高的评价和希望，并预言射频消融治疗所代表的微创外科将在肝癌整体治疗的模式和格局中占据越来越重要的地位。

一、历史和发展

1990 年，Mcgahan JP 和 Rossi S 几乎同时提出了射频消融应用于肝脏肿瘤治疗的可能性。他们分别采用分别应用 RFA 经皮肝内局部消融单电极实心射频针对豚鼠和猪的肝脏进行了射频消融治疗，结果发现，治疗后产生了直径约为 1.6cm 的凝固性坏死范围，经热消融的病灶被完全根除，周边可见伴有新生血管的细的环状反应带，凝固性坏死的范围与温度、治疗时间、针的长度及暴露的针道长度有关。在治疗后 30 天，消融病灶出现纤维化。鉴于此研究结果，Mcgahan JP 和 Rossi S 等得出结论：射频消融消灭肝脏内的病灶具有可行性。

经过不断的改进和经验积累，Rossi S 等于 1993 年最早报道了应用 RFA 治疗肝肿瘤的临床结果。由于当时采用的射频消融电极单针消融范围不超过 1.6cm，因此即便是 <3.0cm 的肿瘤也需要反复多针的治疗。尽管如此，RFA 开始作为一种有效的治疗手段应用于肝癌的治疗。1996 年 Rossi S 等又报道了应用 RFA 治疗肝癌的长期疗效：39 例癌结节直径 <4.0cm 的小肝癌和 11 例转移性肝癌经 RFA 治疗后中位生存期 44 个月，年平均 22.6 个月的随访中，局部复发率 <10%，该组原发性肝癌的 1、2、3、5 年生存率分别为 94%、86%、68%、40%。射频消融在肝癌治疗中的应用逐渐广泛。

以可扩张电极（Radiotherapeutics 的 LeVeen 针、RITA Medical Systems 的 RITA 多电极针）和冷凝电极（Radionics 的 Internally-cooled electrodes）为代表的第二代射频电极针的出现，使得射频消融单针的消融范围达到 3.0~5.0cm，治疗效果明显提高。Livraghi 等多位学者的多个前瞻性临床随机对照研究均证实射频消融无论在肿瘤局部控制率，还是长期生存等方面均优于传统的瘤内无水酒精注射。而相对于、冷冻治疗等其他的局部治疗手段，同时期也有多个研究发现：RFA 消融范围较大，安全性较高，疗效较好。因此，射频消融逐渐成为局部治疗的代表方法。

2006 年，中山大学肿瘤防治中心肝胆科率先在国际上报道了射频消融和手术切除治疗小肝癌的前瞻性临床随机对照研究，结果发现：对于 ≤3.0cm 的小肝癌，射频消融与手术切除疗效相近。随后，来自不同国家和地区的数个研究也证实了我们的结论，同时，越来越多的文献报道了 RFA 治疗后获得长期生存的病例。AASLD、EASL 等的权威指南已经将射频消融列为肝癌的根治性治疗手段之一。

二、射频消融治疗仪器发展

目前应用的射频消融仪，从原理上大体可以分为两类：温度控制型和阻抗控制型。两种类型的射频消融仪各有优劣，也有的仪器同时具有测温和测阻抗的功能。射频消融仪器的更新换代较为缓慢，其改进主要体现在射频消融功率的增大、反馈监控系统的改进以及脉冲消融仪的应用等。

不同的射频消融仪器具有其固定匹配的一系列射频消融电极针。射频消融的改进更多地表现在其射频电极针的改进，单针消融范围不断扩大。按其发展过程，大体可以分为三个阶段：第一阶段是在 20 世纪 90 年代早期，当时采用的是单电极实心射频针，产生的消融灶直径为 1.6cm 左右，已经不应用于临床。第二阶段是在 90 年代中期，各大射频消融系统均推出了其第二代的消融电极，能够产生直径 3.5~5.0cm 的消融灶，使得 RFA 在肝癌的治疗中得到了广泛的应用，治疗效果不断提高，RFA 逐渐成为局部治疗的代表方法。

按照其原理的不同，可大体分为以下几类：①可扩张电极；②盐水增强电极；③中空冷却电极。第三阶段的电极针多为复合电极针，如盐水增强-中空冷却复合电极、集束中空冷却电极、盐水增强-伞状复合电极等，可以产生 5.0～7.0cm 的消融范围，而且应用多电极针的消融系统，还可以根据肿瘤的形状进行布针，实现"适形消融"，将会进一步提高 RFA 的治疗效果。各种类型的消融电极具有其各自的优缺点，应该按照操作者的经验、肿瘤的具体情况等，选择使用。

三、射频消融的原理研究探索

RFA 属于热疗的一种，高温的细胞毒作用主要是破坏细胞的膜结构和细胞骨架，使细胞膜的流动性和通透性增加，导致细胞内环境发生变化，妨碍经膜转运蛋白和细胞表面受体的功能，并破坏细胞形态、有丝分裂器、细胞核及其核仁等，细胞器功能同时也受到损伤而影响了细胞的代谢，促进了细胞的死亡。其次是作用于蛋白质和 DNA，高温影响其合成及修复功能。由于肿瘤细胞细胞膜的胆固醇含量较正常细胞低，膜流动性较强，对高热引起的低 pH 敏感性高，故对热的耐受能力比正常细胞差，局部加温至 39～40℃可致癌细胞停止分裂，达 41～42℃即可杀死癌细胞或引起 DNA 损伤。射频范围的交变电流经过电极引起治疗区域肿瘤组织的离子振荡和摩擦，局部自身产生热能，温度可达到 70～90℃，并传至外周组织，引起肿瘤组织中的蛋白质变性，脂质双分子层溶解，肿瘤细胞不可逆转性坏死，并使周围血管凝固，使之无法继续向肿瘤组织供血。许多实验表明：射频治疗中心区 50℃以上高温即可直接引起肿瘤细胞发生凝固性坏死，因此通过高温引起细胞的凝固性坏死是 RFA 治疗肿瘤的根本机制。

随着基础研究的逐渐深入，研究还发现，除了高温引起的细胞凝固性坏死以外，射频消融作用还可能与以下因素有关：①肿瘤的血管生成。肿瘤血管形成是肿瘤发生、生长、浸润和转移的重要条件，有研究发现在兔肝内移植肿瘤中 VEGF 及 CD34 均高表达，MVD 明显高于瘤旁组织；而 RFA 后除消融中央区局部肿瘤的凝固性坏死外，残存肿瘤组织内 MVD 和 VEGF 的表达也较术前明显降低。②肿瘤细胞的凋亡。细胞凋亡是体内外某种因素触发细胞内预存的死亡程序而导致细胞主动死亡的过程，国外有许多报道发现 RFA 在射频治疗中心区引起癌组织的凝固性坏死，而旁中心区的温度虽然低于中心区，但可以引起坏死周围组织包括消融不全的残癌组织的大量凋亡。因此，RFA 通过诱导高温凝固性坏死区周边细胞凋亡，进一步扩大了 RFA 的治疗范围，诱导细胞凋亡是射频治疗治疗恶性肿瘤的一个重要机制。③机体肿瘤免疫。肿瘤发生是免疫监视功能丧失的结果，国内外研究发现：对荷瘤动物行 RFA 治疗，治疗中央区发生凝固性坏死，其周围非致死性损伤中有 HSP70 表达明显增加，这些结果意味着经过 RFA 治疗后，残存肿瘤组织内的 HSP70 增多，可以增强肿瘤细胞的免疫原性，递呈肿瘤抗原，从而诱发机体的抗肿瘤免疫功能。④机体细胞免疫。肿瘤免疫反应以细胞免疫为主，参与其中的主要有 T 淋巴细胞、自然杀伤细胞（NK）和巨噬细胞。国内外研究表明，肝癌患者细胞免疫力明显下降，表现为肿瘤组织内外的 NK 细胞，T 细胞及巨噬细胞浸润较正常肝组织降低，外周血中 T 淋巴细胞亚群明显异常：CD3+，CD4+降低，CD8+增高，其中 CD8+CD28+下降，CD8+CD28-增高，CD4+/CD8 比例降低。但在 RFA 治疗后 1 周左右开始 NK 细胞、T 细胞及巨噬细胞浸润开始升高，2 周后达高峰；2 周后开始，患者外周血中 CD3+，CD4+明显上升，CD8+下降，

CD4+/CD8 比例升高，2 个月达到高峰，说明肝癌患者肿瘤免疫功能在 RFA 治疗后得到提高。射频消融的基础研究目前才刚刚开始，许多原理还需要进一步深入的研究。

四、射频消融的目标适宜人群的探索

射频消融的适应证较为广泛，可应用于原发性肝癌、肝转移癌，甚至是一些肝脏良性肿瘤的治疗。理论上来说任何大小的肿瘤都可以进行射频消融治疗，因此大致上可以分为姑息性治疗和根治性治疗。

根治性治疗的适应证：由于目前应用的射频治疗仪器每次消融的范围仅为 3.0～5.0cm，因此建议肝癌射频根治性治疗的适应证为：

1. 不能或不宜手术的小肝癌。

2. 单发肿瘤，最大直径≤5cm；或者肿瘤数目≤3 个，单个最大直径≤3cm。

3. 没有脉管癌栓、邻近器官侵犯。

4. 肝功能分级 Child-pugh A 或 B。

姑息性治疗的适应证较为宽广，无手术切除指征，同时没有禁忌证的肝癌，均可进行姑息性射频消融治疗：

1. 不能或不宜手术的肝癌。

2. 肿瘤最大直径≤7cm；肿瘤数目≤5 个；联合 TACE、PEI 等其他治疗手段，可应用于相对较大的肿瘤。

3. 没有脉管癌栓或者邻近器官侵犯。

4. 肝功能分级 Child-pugh A 或 B。

肝癌射频消融的主要禁忌证为：

1. 肿瘤巨大，或者弥漫型肝癌。

2. 伴有脉管癌栓或者邻近器官侵犯。

3. 肝功能 Child-pugh C，经护肝治疗无法好转。

4. 大量腹水、严重的黄疸、严重的出血倾向。

5. 严重的伴发病，无法耐受治疗。

6. 全身情况差，或者恶病质。

以下情况为相对禁忌证：肿瘤邻近胆囊、胃肠、胆管、膈肌等部位或位于肝包膜下；第一肝门区肿瘤。伴有肝外转移的病灶不应视为禁忌，仍然可以采用射频消融控制肝内病灶情况，再进一步治疗。

五、各种射频消融引导方式优劣的探索

经皮 RFA 是在影像学方法引导下经皮穿刺进行，常用的有超声、CT、MRI 引导，或者在腹腔镜引导下经皮穿刺进行。经皮穿刺 RFA 创伤小，恢复快，可以门诊进行，但是存在影像学显示不清、穿刺困难和伤及邻近脏器等风险；腹腔镜下、开腹手术直视进行，可同时行术中超声检查发现更多术前没有发现的病灶，同时可以多方位进针，有利于穿刺和保护周围脏器，还可以同时阻断肝门，减少肝脏血流，增加消融范围，提高消融效果等，但是其创伤较大，恢复时间较长。

经皮超声引导射频治疗是目前文献报道最常用的引导方法，其优点如下：①实时，损

伤最小，治疗过程所需时间最少，可以在门诊进行；②穿刺准确，可以根据消融过程中高回声区域的大小实时观察病灶消融情况；③术后恢复快，手术痛苦小，治疗后住院时间短，仅需 2~3 天，容易被患者接受；④对于超声能观测到的肿瘤，文献报道肿瘤单次完全消融率高达 92.30%。超声引导的缺点有：①存在超声盲区，如果肿瘤靠近膈顶或者病灶周围肠气较多，超声可能难以观察到肿瘤；②开机治疗后因产热导致局部微泡产生，对超声成像造成干扰从而影响穿刺的准确性，如果欲行多次多针治疗常需先暂停治疗，待局部微泡消失后再行穿刺；③治疗观察到的超声影像与肿瘤是否完全坏死并没有联系。准确的定位是射频消融治疗的关键，超声可能因为肿瘤位置的关系，在声窗较差的情况下导致肿瘤显示困难，或者是患者肝硬化较重，肝硬化结节与小肝癌鉴别困难。为了克服这些困难，很多医院或中心也启用了很多的新技术或设备，例如人工胸腔积液或腹水，是用于改善声窗、更好的显示肿瘤是有用的。Minami 等报道采用人工胸腔积液，实现肝癌消融后96.4%的完全坏死率，Rhim 等使用人工腹水，完全消融率也高达 96.0%，人工腹水能最大程度的隔开肿瘤消融区域与肠、膈肌等脏器，从而减小热损伤的风险。融合成像技术是超声引导操作时肿瘤显示困难时的一个有力工具，该技术预先获取患者的 CT 或 MRI 数据，经过格式转化后再实时地与超声探头同步融合图像，Lee 等通过这种图像融合技术，使超声显示困难小肝癌（平均直径 1cm）消融成功率达到了 100%。Song 等采用这种技术对于术前检查超声无法探及的病灶重新进行准确定位后，对其中 53.3%的患者进行了射频消融治疗。超声造影对于显示不清的病灶也有很大的帮助，新型的微泡剂，甚至还可呈现肿瘤血管显像之后的库普弗细胞相期（即给药后 10~15 分钟），HCC 会在高回声背景中持续的显示无回声，利于辨认，因而更容易进行 RFA 治疗。融合影像与 Sonazoid 超声造影的组合能够进一步提高肿瘤的检出率。

经皮 CT 引导射频消融较超声引导更直观，无盲区，穿刺也更准确，不受肠气干扰，创伤与经皮超声引导相近，完全消融率高。缺点：①穿刺时需反复多次扫描以确认射频针确实已经准确进入肿瘤，治疗过程耗时较长，特别是与超声引导相比明显较长；②因呼吸时肝脏随膈肌上下运动，导致不能准确穿刺；③不能实时观察穿刺过程及肿瘤消融情况，当肿瘤靠近大血管或大胆管时，有损伤肝内重要大血管或大胆管可能。相对于超声而言CT 能更好地显示肿瘤的情况，射频针的位置，但是在搭建消融台架需要花费很多的时间，对于肿瘤位置需要特殊角度入路的更加不方便，消融针固定不太方便，尤其是消融浅表部位肿瘤的时候。CT 和超声可同时使用，优势互补。

经皮 MRI 引导射频消融是目前较为少用的方法，主要限制是必须要有昂贵的开放式MRI 和 MRI 兼容的射频设备。与超声和 CT 比较，MRI 组织分辨力较高，不受骨骼、脂肪和气体影响；可显示膈顶等特殊部位及较小病灶，并具备任意方位成像能力，可显示射频电极全长，准确反映射频电极与病灶的关系。RFA 会导致组织出血及蛋白浓缩，消融灶边缘 T1WI 呈清晰高信号，组织热损伤后产生脱水效应，使消融灶 T2WI 呈低信号。采用T1WI 平扫可准确评价消融灶范围：消融后组织水肿，增强 CT 及超声造影均不能准确显示微小残留灶，而 T1WI 上消融灶呈现典型同心圆信号，已消融肿瘤灶信号较低位于中央、消融的正常肝组织信号较高位于周边；如消融不完全，则显示为高信号环未包绕低信号瘤灶。因此，MRI 对于 RFA 术后即时疗效评价极为重要，可避免短期内再次手术。

经皮腹腔镜引导射频消融治（适用于肿瘤位于肝包膜下，或者邻近胆囊、胃肠等，或者超声/CT显示不清或难于经皮穿刺者。腹腔镜直视下经皮射频消融创伤也较小，也符合微创的原则，并发症发生率及术后死亡率均较低，肿瘤完全消融率较高，患者恢复时间及手术时间介于经皮影像学引导下穿刺与手术直视下穿刺之间。其优点是对于位于肝表面的肿瘤定位直观清楚，引导穿刺准确，可以在腹腔镜下直接和即时观察肿瘤消融情况，可以发现术前未能被影像学发现的微小病灶，对邻近肿瘤的器官如胆囊及胃肠道可以术中用器械推开以使其免受射频热量灼伤。其缺点是对位于肝实质深处的肿瘤，即使借助腹腔镜超声也较经皮超声更难定位；另外如果患者有开腹手术史，因腹腔内粘连较重而导致不能行腹腔镜下射频消融治疗。

开腹直视下射频消融优点与腹腔镜引导相似。但较之腹腔镜下引导，开腹直视下引导可以显露各个部位的肿瘤，从不同的角度进行穿刺消融，还可术中阻断肝血流以增大射频消融的范围，可同时合并切除肝脏肿瘤或者胃肠道的原发肿瘤，对于手术后腹腔粘连患者也可在术中充分松解粘连后再行射频治疗，亦可借助术中B超对位于肝实质深处的肿瘤进行治疗。但是手术创伤较大，病患较难接受。

各种引导方式的选择：经皮超声引导下射频消融适用于超声能够探测到的肝内所有肿瘤，尤其适用于肿瘤位于肝实质深处时。对于位于膈顶的肿瘤，在保证患者术中呼吸功能正常的情况下，人工注入一定量的胸腔积液可以使挡住肿瘤显像的肺组织被推离从而显现穿刺径路。对于肝表面的肿瘤也可以采用人工腹水协助治疗。CT引导下射频消融与超声引导下射频消融适应证基本相同，当超声不能检测到肿瘤时，可选择CT或MRI引导下消融。腹腔镜直视下射频消融适用于肿瘤位于肝脏表面或边缘、且无开腹手术史的患者。开腹直视下射频消融适用于手术之后肿瘤复发和在处理原发肿瘤（如原发于胃肠道的肿瘤）的同时对肝脏的转移灶进行消融以及肝内多个肿瘤时切除较大肿瘤后对余下的较小肿瘤进行消融。一般认为应该根据病灶的具体情况选择合适的治疗途径，首选经皮途径，但是确实存在影像学显示不清，穿刺困难或者有伤及周围脏器之虞时，应该选择腹腔镜或开腹手术直视进行。

六、寻找适宜的射频消融的疗效评价方式

目前采用的疗效评价方式主要有：①影像学判断：RFA术后行增强CT、MRI扫描，显示原肿瘤区域为消融灶所覆盖，并有一定的"安全边界"，消融灶在动脉期、门脉期均未见增强，为完全消融。还可以采用肝脏超声造影的方法，表现为消融灶没有造影剂充盈及消退的现象；②AFP：对于术前AFP升高的患者，还可以结合术后AFP转阴，来判断治疗的效果；③病理活检：曾经有人采用术后穿刺活检的办法来判断疗效，尽管可以采用多针多点穿刺活检，但是目前认为不能够反映整个肿瘤的实际情况，多不采用；④随访：术后长期的随访，影像学显示消融病灶不增大，或者有缩小，即可判断为完全消融，这是一种较为客观的方法。

影像学检查是目前最为主要的方式。推荐采取以下方式进行：治疗后一月复查超声造影，或者肝脏三期增强CT/MRI，以评价射频消融疗效。完全消融：肿瘤所在区域为低密度（超声表现为高回声），无论动脉期、门脉期均未见强化；肿瘤残留：肿瘤病灶内局部动脉期或者门脉期见有强化者，均考虑为有肿瘤残留。对治疗后有肿瘤残留者，应该进行再次射频消融治疗，若两次消融后仍有肿瘤残留，则确定为射频消融治疗失败。

局部复发：肿瘤完全消融后，在消融灶的边缘出现新的病灶，新病灶与消融灶相连。远处复发：肿瘤完全消融后，肝内出现新的病灶，新病灶距消融灶 2.0cm 以上。远处转移：出现肝外的转移灶。

随访：术后前 3 个月每月复查超声造影，或者肝脏三期增强 CT/MRI 以及肝功能、肿瘤标记物等，观察病灶坏死情况和肿瘤标记物的变化。之后每 2~3 个月复查肿瘤标记物，彩超造影，或者肝脏三期增强 CT/MRI（彩超造影和 CT/MRI 相间隔）。两年后每 3~6 个月复查肿瘤标记物，彩超造影，或者肝三期 CT/MRI（彩超造影和 CT/MRI 相间隔）。

七、如何提高射频消融的疗效的探索

1993 年 Rossi S 等首先报道采用射频消融治疗肝癌，但是开始多是作为肝癌姑息治疗的手段。到 90 年代中期，第二代射频消融电极针的出现，才使 RFA 在肝癌的治疗中受到重视，逐渐广泛应用，并被认为是小肝癌的一种根治性治疗手段。Rossi S 等 1996 年报道了 RFA 治疗小肝癌的长期生存结果：39 例≤3.0cm 的小肝癌 RFA 术后 1、3、5 年生存率分别为 97%、68%、40%，与以往的手术切除疗效相近。

随后的报道逐渐增多，国内外多个中心都报道了肝癌射频消融的长期疗效，总体来说，小肝癌射频消融的疗效较好，大肿瘤的疗效差。Lencioni 等报告了 206 例单个肿瘤病灶≤5cm 或 3 个病灶≤3cm、肝功能 Child A 级或 B 级的肝癌患者，射频消融术后 5 年生存率为 41%；其中对于单个病灶，肝功能 Child A 级者，术后 5 年生存率达到 48%。日本学者 Tateishi 等报道的一组病例中，共有 1000 个病灶的 664 例肝细胞性肝癌患者射频消融术后 5 年生存率达到 54.3%，而对于病灶直径≤2.0cm 的患者，其术后长期生存率更是取得了很好的效果；韩国学者也报道了相似的临床疗效。中山大学肿瘤防治中心回顾性分析了 803 例肝癌射频消融术后长期生存，其中原发性肝癌 672 例、转移性肝癌 131 例；肿瘤最大直径≤3.0cm 有 500 例、3.1~5.0cm 有 200 例、>5.0cm 有 103 例，结果显示：按中国抗癌协会肝癌专业委员会 2001 年通过的肝癌临床分期为 Ⅰa、Ⅰb 期的患者效果最好，5 年生存率分别达到了 61.92%、42.20%。从目前的研究结果我们可以看到，射频消融治疗肝癌的疗效已经得到肯定，尤其是在小肝癌的治疗方面。表 13-1-1 列举了 2007 年以前较为大宗的射频消融治疗小肝癌的长期生存和局部复发等情况。

表 13-1-1　射频消融治疗小肝癌的疗效（2007 年以前）

作者	病例数（例）	肿瘤大小（cm）	随访时间（月）	复发率（%）	生存率（%）
Rossi 等，1996	39	≤3.0	22.6	41%	5 年 40%
Buscarini 等，2001	88	≤3.5	34	39%	5 年 33%
Lencioni 等，2005	187	≤5.0	24	81%	5 年 48%
Tateishi 等，2005	87	≤2.0	27.8	－	5 年 83.8%
	215	2.1~5.0	27.8		5 年 45.2%
Lin S-M 等，2005	62	≤3.0	28	45%	3 年 74%
Shiina 等，2005	118	≤3.0	37.2	－	4 年 74%
Chen M-S 等，2006	71	≤5.0	27.9	－	4 年 67.9%

13

射频消融治疗大肝癌疗效稍差。我国学者陈敏华等 2006 年报道采用多面体几何模型多针多点治疗大肝癌的布针方案，可以使消融范围达到 7.0cm 以上，他们采用这种方法治疗肝癌 231 例，肿瘤大小 1.2~7.4cm，平均 4.0cm，术后 1、2、3、5 年总体生存率为 84.7%、65.4%、55.8%、40.7%，按照 AJCC 分期，Ⅰ 期为 92.9%、87.4%、80.2%、72.6%，其他期为 80.4%、63.5%、55.3%、38.5%；多因素分析显示 Child-Pugh 分级、肿瘤病理分级和治疗方案是影响预后的主要因素。Livraghi 等报道了对肿瘤病灶直径≥3.1cm 患者行射频治疗中，其一月后复查结果显示：仅有 47.6% 的病灶达到完全坏死，但是所有病灶坏死范围都在 50% 以上；结果还显示直径在 3.1~5.0cm 之间的病灶治疗成功率明显好于直径>5.0cm 的肿瘤病灶。2007 年之后随诊射频设备技术的革新、各种引导方式的优化选择，以及射频消融技术的普遍推广及各个中心射频消融经验的积累，如今，越来越多的大宗的射频消融治疗肝癌的研究被报道，其中不乏随机对照研究，而射频消融治疗肝癌的疗效也是有了较大的提高，表 13-1-2 列举了 2007 年以后较为大宗的射频消融治疗小肝癌的长期生存的情况。

表 13-1-2　射频消融治疗小肝癌的疗效（2007 年以后）

作者	病例数（例）	肿瘤大小（cm）	5 年生存率（%）
Livraghi 等，2008	218	≤2.0	68.5%
Hiraoka 等，2009	206	≤5.0	57.5%
Huang 等，2010	413	≤5.0	53.3%
Shiina 等，2011	1170	≤2.0	63.8%
Cheng 等，2012	680	≤5.0	58.7%
Japan 等，2012	5548	≤3.0	61.1%
Chen 等，2012	71	≤2.0	71.9%

八、探讨射频消融影响因素

可能影响肝癌射频消融疗效的因素有：肿瘤因素（包括肿瘤大小、部位、分期等），治疗因素（包括治疗经验、消融范围、介导途径等），患者全身状况（包括肝功能、合并症等）。主要因素包括：

1. 病灶大小　病灶大小是最主要的因素，以下几个因素可能是相关的原因：1）单次射频毁损的范围受局限。射频的热毁损范围为 3~5cm，肿瘤直径较小的情况下，单次热凝即可覆盖肿瘤及其边缘 1cm；而较大直径的肿瘤，虽然可以根据数学模型精确计算反复多点毁损，但因组织炭化或坏死过程中出现汽化干扰观察，难以准确定位。而且各个球形的毁损区间可能会留下无法重叠到的盲区，致使肿瘤毁损不彻底，局部容易复发。2）较大的肿瘤更有可能形态不规则，如果热凝仅局限于该肿瘤的大体部分，那么不规则的某个边缘可能存活肿瘤细胞。Livraghi 等在一项研究中指出，随着目标肿瘤直径的增大，完全消融坏死率急速下降，直径≤3.0cm 时完全消融率≥90%，肿瘤直径介于 3.1~5.0cm 时完全消融率为 71%，而对于肿瘤直径>5.0cm 时完全消融率只有 25%。

2. 肿瘤位置 邻近血管及其他重要组织、包膜下的肿瘤病灶 RFA 治疗效果较差，中央型病灶效果较好。肿瘤近血管，血液具有灌注调节冷却效应，治疗病灶邻近血流量大的血管时，RFA 产生的热量会被血液带走，使消融实际范围减小，从而影响消融的效果。此外，RFA 治疗时为避免对邻近血管的损伤，有时就无法遵从毁损范围覆盖肿瘤边缘 1cm 的原则，致使治疗不彻底。此外，肿瘤近血管，癌细胞易侵袭血管循血液转移也是引起肝内远处复发的因素。肿瘤位于肝包膜下是复发的又一危险因素，对于经皮射频消融治疗而言，肿瘤位于肝包膜下，为避免损伤邻近的器官、膈肌、腹壁等，热凝常不能完全覆盖肿瘤边缘 1cm 的区域，致使治疗不彻底。

3. 消融范围 射频消融能否覆盖肿瘤边缘 1cm 的区域对于治疗效果有很大的影响。肿瘤组织向周围浸润，而早期肉眼无法看到。据报道，肝细胞癌中，小肝癌（直径<3cm）向肉眼可见的边界外浸润 1cm 的发生率是 60%，而大肝癌中向肉眼可见的边界外浸润 2cm 的发生率是 67%。因此，治疗的范围至少需覆盖肿瘤边缘 1cm 的区域。足够的消融范围是获得良好治疗效果的保证。

4. 术前肝功能（Child-Pugh 分级） 我国肝癌患者中大部分有 HBV 感染背景，合并肝硬化者比例很高，射频治疗时部分患者的肝功能已发展到失代偿期，有许多研究都认为患者术前的肝功能 Child-Pugh 分级与疗效明显相关。主要原因可能是：①很多患者合并严重的肝硬化，特别是 Child B 级的患者，RFA 术后可能死于肝硬化及其并发症，治疗的预后差，生存率低。②射频治疗会对患者的肝功能产生影响，在对分级差的患者射频治疗时需避免对肝功能的过度损伤，治疗不能彻底。③肝癌合并肝硬化与肿瘤的多中心生长有关，容易复发。

5. 肿瘤分期 Cucchetti A 等的研究显示：射频治疗 TNM 分期Ⅰ、Ⅱ期与Ⅲ~Ⅳ期肝癌后的复发率之间差异有统计学意义，分期越晚，预后越差。梁惠宏等报道了一组采用经皮射频消融治疗不同类型肝癌 183 例，如按肿瘤最大直径分组，直径≤3.0cm 组的 1、2 和 3 年生存率明显高于直径为 3.1~5.0cm 组以及直径>5.0cm 组。按我国"原发性肝癌的临床诊断与分期标准"，Ⅰa 期的 1、2 和 3 年生存率分别为 97.65%、88.97% 和 76.26%；Ⅰb 期为 91.68%、62.65% 和 45.95%；Ⅱ 期为 80.28%、42.52% 和 24.97%；Ⅲ 期为 53.85%、0 和 0。

第二节 射频消融在小肝癌联合治疗中的作用

由于目前大多数应用于临床的射频治疗系统一次消融产生的坏死范围仅为 3.0~5.0cm，对于较大肝癌的治疗，往往需要反复多次的消融，操作上具有很大的难度，而且不可避免地会存在消融不完全，于是联合其他治疗手段成为提高射频消融治疗肝癌疗效的有效途径。联合治疗是通过不同原理、不同机制的治疗方式的联合，达到互相增强，相互补充的治疗作用，弥补单一治疗的不足。肝癌的射频消融联合治疗，包括局部联合局部治疗，如射频消融联合无水酒精注射（percutaneous ethanol injection，PEI）；局部联合全肝，如射频消融联合经皮肝动脉栓塞化疗术（transcatheter arterial chemoembolization，TACE）；局部联合全身治疗，如射频消融联合靶向药物治疗（如索拉非尼）。

13

一、联合瘤内无水酒精注射

PEI最早于1983年由日本学者Sugiura报道用于小肝癌的治疗，在其后较长一段时间内几乎是唯一的局部消融技术，在临床被快速推广应用，并获得良好的效果。PEI治疗是指在影像学如超声、CT等或是其他方式的引导下，经实质性脏器把细穿刺针刺入肿瘤中心，向肿瘤内局部注射无水酒精，选择性地使肿瘤组织凝固坏死的治疗方法。因其具有操作简单、适用范围广、疗效确切、并发症少、重复性好、费用低和容易被患者接受等优点，可以满足肝癌治疗上肝脏损伤小可以反复治疗的要求，因而在肝癌的非手术治疗方面得到广泛应用。

基础研究显示局部注射无水酒精后，它的脱水固定作用立即引起组织的固定坏死。给家兔肝脏注射2ml的无水乙醇，可以出现直径1~2cm的类圆形坏死区域。显微镜可以看到肝细胞的细胞核和细胞质的崩解，并出现少量的出血，1周后坏死部位的肝细胞的轮廓消失。用DAB诱发大鼠肝癌，癌组织内注射无水酒精，进行病理学观察。注射即刻癌细胞散乱、萎缩，3天后癌细胞的细胞核消失，细胞质呈嗜酸性变性，7天后癌细胞呈凝固性坏死。可以看到以中性粒细胞为主的炎性细胞浸润。注射后即刻电子显微镜可以观察到细胞器消失、细胞核崩解以及细胞坏死。因此，无水乙醇确实可以很快发挥杀死癌细胞的作用。临床上，在超声、CT或其他方式引导下，用穿刺针向肿瘤内注射无水酒精，无水酒精注入后，浸润到细胞内，使癌细胞及其血管内皮细胞迅速脱水，蛋白质凝固，细胞变性坏死，癌周血管闭塞、血栓形成，导致癌细胞缺血坏死，纤维化。由于肝癌多发生在肝硬化基础上，肿瘤相对于周围较硬的肝实质是"软"的，这有利于酒精在瘤内均匀分布，而且在酒精注入后，由于肿瘤组织周围形成的纤维膜包裹及肿瘤假包膜的限制，注入的无水酒精主要在肿瘤内弥散，不易向正常组织渗透，对正常肝组织影响较小。PEI治疗肝癌的适应证：①单发肿瘤，直径小于3cm；②多个肿瘤，肿瘤数目不超过3个；③肿瘤未侵犯大血管；④全身情况较差或伴有较严重基础疾病不能耐受手术；⑤肝硬化较重，肝功能分级Chlid-Pugh B级；⑥特殊部位的肝癌，手术切除风险较大，如肿瘤位于第一、第二肝门，紧邻大血管、胆囊等；⑦等待肝移植的肝癌患者；⑧复发性肝癌，估计难以耐受再次手术者；⑨患者拒绝手术。单个病灶、直径≤3cm，同时伴有严重肝硬化、肝储备功能不良不能手术的患者，PEI治疗可以作为首选方法之一。但对肿瘤直径>3cm，PEI单独应用疗效不佳，其原因主要是无水酒精在肿瘤中的非均质性分布，肿瘤内纤维分隔对无水酒精浸润的局限以及肿瘤丰富的血流对无水酒精的冲刷和分流，随着肿瘤结节直径的变大，PEI治疗后完全坏死率下降，疗效降低。对于复发性肝癌，再次手术切除是公认的首选治疗方法，有可能达到根治效果。但临床上仍有相当数量的病人因为各种原因而不能再次切除肿瘤。PEI对于不能手术切除的复发性肝癌具有一定疗效，尤其对于直径≤3cm的复发性肝癌疗效良好，而对肿瘤直径>3cm者，PEI单独使用疗效不佳。对于较大的手术不能切除的肝癌，采取综合序贯介入方法较单一方法有较大的优越性，也为二期肝切除术提供了条件，可根据病人的疾病情况、经济条件综合选用，如TACE+PEI，PEI+RFA等。

PEI是运用的较广的、效果较好的局部消融方法。但单纯PEI消融范围有限，最佳的对象是≤3cm的肝癌，但复发率较高，另对于>3cm以及多发肿瘤，疗效欠佳，因此增加消融范围是提高PEI疗效的关键。RFA相对于PEI具有完全消融率高、进针次数少、远期疗效好的优势。但由于射频消融单针消融范围有限，对于较大肝癌的消融能力有限，有报道对于<3.5cm 的肝癌 RFA 治疗后，局部复发率达到20%。增大 RFA 消融灶的范围也是获得长期生存率的一种办法。目前，对于 RFA 结合 PEI 治疗肝癌，不少学者进行了研究。Goldberg 等采用传统的单电极射频针，在小鼠乳腺癌模型上进行实验，研究结果表明：RFA 和 PEI 联合应用可以增加 RFA 的单针消融范围，但是只有在 RFA 前先行 PEI（PEI-RFA）才有增效的作用，而 RFA-PEI 则没有这样的效果。Kurokohchi 等随后也报道了 PEI-RFA 治疗肝肿瘤的疗效，他们的研究结果表明 PEI-RFA 可以明显提高 RFA 的消融范围［消融体积分别为（8.4 ± 5.9）cm^3 vs.（34.9 ± 15.4）cm^3，$P<0.001$］，而且 PEI-RFA 术后并没有发生严重的并发症，因此他们认为，PEI-RFA 是一种更为有效的治疗方法，值得在临床上推广应用。Zhang 等也做了类似的实验研究：RFA 前先行 PEI（PEI-RFA）可以明显提高 RFA 的单针消融范围、体积和彻底性，而且产生的消融灶形态与临床上所常见的小肝癌形态更加符合，值得在临床上推广应用；RFA 后再行 PEI（RFA-PEI）产生的单针消融范围和体积并不明显大于单纯 RFA、PEI。随后的进一步随机临床研究的结果显示：RFA 术前结合 PEI 治疗（PEI-RFA）比单纯 RFA 治疗更能获得长期生存和较好的局部控制率，RFA-PEI 组的 1、3、5 年生存率分别为95.4%、75.8%、49.3%，而单纯 RFA 组的则为89.6%、58.4%、35.9%，两组之间的差别具有显著意义（$P=0.04$），进一步的分析显示 PEI-RFA 的优势体现在对中等大小的肿瘤治疗方面（$P=0.03$），而对于小肿瘤和大肿瘤则未体现出优势。

推测 PEI-RFA 的机制可能包括以下方面：①RFA 增加了无水酒精的弥散范围。无水酒精在肿瘤内弥散的主要障碍是肿瘤内可能存在的纤维间隔，射频电极针的插入及多电极的张开，会穿破肿瘤内可能存在的纤维间隔，无水酒精就可以顺着多电极针的针道渗入到更多的先前不能达到的区域，有利于酒精的弥散；而 RFA 对肿瘤内的纤维间隔产生的破坏，也可以使酒精达到更多的区域。②注入的无水酒精延迟了电极针周围组织的炭化，有利于热能的进一步向远处传导。由于酒精的沸点（78℃）低于组织中水的沸点（100℃），酒精首先气化，而针周组织的温度则保持在78℃，直至酒精完全气化，这样就延迟了电极针周围组织的炭化，有利于热能的进一步向远处传导，从而提高了消融范围。③PEI 减少肿瘤内的血流灌注引起的热流失效应，增加了肿瘤内射频能量的沉积。Goldberg 等的实验表明血流灌注引起的热流失效应（Heat Sink）是影响消融范围的最主要因素。PEI 的主要作用机制是无水酒精引起细胞脱水，蛋白凝固变性和小血管的栓塞等，因此 PEI 术后，肿瘤内的血供必然会减少，这样就有助于减少血流的热流失效应。④RFA 加热了注入的无水酒精，加强了 PEI 的作用。在射频过程中，先行注入的无水酒精会被加热而逐渐升温，而高温的无水酒精具有更好的杀灭肿瘤的作用。另一方面，随着温度的升高，肿瘤细胞膜的通透性增加，和"无形"的消融方法相结合，相互补充，有利于保证 RFA 和 PEI 的消融效果，提高效果。PEI-RFA 的优势在于减少了肝穿刺治疗次数，从而降低可能引起的并发症和肿瘤种植的机会；可以减少无水酒精的用量，降低与酒精毒性相关副作用的发生率；另可提高中、大肿瘤的局部疗效。

目前有研究者将 RFA-PEI 用于胆囊旁、第一肝门区等邻近重要脏器和组织的病灶的治疗，并取得了较好的效果。病灶靠近肝门部胆管、胆囊、心包、胃肠等重要组织结构是 RFA 的相对禁忌证。对距离重要组织结构1cm 以内的癌组织实施 PEI，对 1cm 的癌组织采用 RFA，既减少了热消融时邻近重要组织结构受损概率，治疗安全性，又达到了有效消融的目的，拓宽了 RFA 或 PEI 治疗的适应证。有研究对第一肝门区 26 个直径≤5cm 的小肝癌行超声引导经皮肝 RFA 联合 PEI 治疗，结果治疗前 AFP 阳性者转阴率约为 76.9%，MRI 或 CT 显示第一肝门区肿瘤完全凝固性坏死率为 84.6%。半年、1 年肿瘤局部复发率为 23.1%、26.9%，1、2、3 年累积生存率分别为 92.3%、82.3%、75.0%，无胆管狭窄发生。表明对位于第一肝门区的小肝癌合理联合应用 RFA 和 PEI，只要治疗时穿刺点选择恰当、穿刺路径合理、超声监测下电极展开确切、热凝范围控制适度，可以达到安全有效的治疗。Wong 等的研究显示，相对于单纯 RFA，RFA-PEI 能提高高危病灶的完全消融率，并减少并发症的发生。

因此 PEI-RFA 是安全简便，比单种治疗方法有效的治疗方法，具有扩大消融范围，提高消融率、减少治疗次数、扩大 PEI 适应证、治疗困难部位的肿瘤、降低并发症发生率、补充治疗残留灶、改善中、大肿瘤的总体治疗疗效的作用，现越来越引起人们的关注。但是还有许多问题需待解决：对两种方法联合应用增效的原理认识还不充分，以致联合的方式各家有别，联合时间间隔不统一，对原理的解释不一。有人认为 RFA 之后联合 PEI 治疗，两者在杀肿瘤方面的协同作用与以下因素有关：RFA 后残留存的肿瘤细胞通透性增加，更有利于无水酒精的杀灭作用。并认为如果在 RFA 之前进行 PEI 治疗，酒精导致的肿瘤坏死会降低随后 RFA 时热能的传导，缩小 RFA 的消融范围；注射无水酒精后多长时间进行 RFA 最佳？有研究表明注射酒精后停留一定时间再消融可得到比注射后立即消融更大的消融范围；无水酒精注射量不统一，注射量从数毫升到数十毫升；射频消融点数和时间掌握缺乏量化标准，难以避免治疗过度与治疗不足。因此，RFA 联合 PEI 要作为一种规范的应用方法，还有许多问题要进一步研究。

二、联合放射治疗

随着影像学技术和放疗技术的不断提高，肝癌的外放射治疗受到越来越多的重视。从全肝放射，移动条技术，到局部肝照射，再到现在的三维适形照射，肝癌放射治疗的副作用越来越少，治疗的效果不断的提高。放射治疗正成为肝癌综合治疗的一个重要手段。

正常肝脏组织对放疗的耐受剂量低，一般认为全肝放射耐受剂量为 30Gy，而肝癌的放射敏感性认为与分化差的上皮肿瘤相似，治疗剂量为 60Gy。以前所采用的全肝放射，移动条技术等，难于达到有效的治疗剂量，所以治疗效果不理想。目前肝癌的外放射治疗多采用三维适形放射治疗（3D-CRT），治疗剂量有了很大的提高，再加上呼吸门控技术，对正常肝脏更好的保护，完全可以达到根治性的放疗。立体定向放疗：立体定向放疗为 3D-CRT 的特殊类型，分为单次分割照射的立体定向放射外科（SRS）、多次分割照射的立体定向放射治疗（SRT），其三维适形的实现是利用立体定向技术对靶区精确定位，按照三维治疗计划制定射野的数目、角度，通过多个非共面的弧形照射野对肿瘤进行聚焦照射，使高剂量分布符合 PTV 的剂量分布要求，而肿瘤边缘区剂量呈梯度锐减。该疗法疗效好，副作用轻，治疗时间大为缩短。但受肝内肿瘤的大小、数目影响较大，一般认为比较适合于小病灶的放射治疗。

目前一般认为，肝癌放射治疗的适应证主要包括 3 个方面：①全身情况较好，KPS≥60，没有严重的肝肾功能不全；②肝功能情况：Child A 或 B，对于伴有腹水或黄疸的病人，如果经过积极的护肝治疗可以好转，或者黄疸是由于肿瘤压迫、侵犯引起的，亦可以进行放射治疗；③肿瘤情况：排除肝外转移，单发肿瘤要求肿瘤小于 10.0cm，多发肿瘤一般不行放疗，但是如果肿瘤小于 3 个，单一靶区小于 10.0cm 且可以包括全部肿瘤的话，也可以考虑放疗，门静脉主干癌栓为相对适应证。而放疗的主要禁忌证有严重的伴发病，不能耐受放疗，肝外转移，弥漫型肝癌，多个病灶，肝功能 Child-Pugh C 级。

对合并中重度肝功能不全或其他器官疾病及年老体弱而不能耐受手术和化疗的小肝癌患者，3D-CRT 可有效控制肿瘤，保护肝功能，且无创伤，对中晚期患者则有明显的姑息治疗效果。陈龙华等报道了对早期和中晚期原发性肝癌患者行单纯 3D-CRT 的效果，32 例肿瘤直径≤5cm 的原发性小肝癌患者治疗后 3 年生存率达 97%，59 例Ⅲ期患者治疗后 1、2、3 年生存率分别为 68%、41%、35%，139 例Ⅳ期患者治疗后中位生存期为 13 个月，最长达 25 个月。Toshiya 等 2005 年报道了 162 例肝癌放疗的效果：5 年生存率为 23.5%，局部控制率为 86.9%，其中 50 例肝功能好，单发病灶的患者，5 年生存率达 53.5%，与手术切除疗效相近。黄频等比较了 3D-CRT 与 TACE 对中晚期肝癌患者的疗效，3D-CRT 组的肿瘤缩小率、AFP 降低率明显高于 TACE 组，骨髓抑制和肝功能下降发生率则明显降低。目前，关于外放射联合 RFA 的研究尚未有报道，但二者的联合治疗肝癌的疗效值得期待。

放射性粒子植入近距离治疗恶性肿瘤是一种新的放疗手段，它是将微型放射源植入肿瘤内或肿瘤浸润组织，通过微型放射源发出持续低能量的射线使肿瘤组织遭到最大程度的杀伤。粒子植入的主要优点是肿瘤局部受到的照射剂量较高，而周围的正常组织剂量较低，可减少射线对正常组织的损伤。另外，由于剂量率的降低使氧增减比减少，克服了肿瘤乏氧细胞的放射抗拒性，而低剂量率连续照射又可持续杀伤处于不同细胞周期的肿瘤细胞。

放射性粒子植入的实施方式有两种，一是直视手术下把肿瘤切除，然后在手术区肿瘤残余部位及可能发生转移处植入放射性粒子。另一种方法是在超声、CT、MR 和腹腔镜等引导下把放射源直接植入不实施切除术的肿瘤实体内或周围组织，其具有肿瘤靶区剂量分布高度适形、均匀，周围正常组织损伤更小，操作简便而可在门诊进行，术后并发症发生率低等优点。粒子植入治疗肝癌适用于：①不可切除的肝恶性肿瘤，尤其是因其他原因不耐受肝切除的患者，减轻肿瘤负荷，提高生存期及生活质量；②手术时已有肝外淋巴结转移，行姑息性治疗者；③部位特殊、术中很难做到根治性切除的肝癌患者；④术后淋巴结复发的患者。组织间粒子植入并发症主要是消化道出血、胰瘘、皮肤窦道及溃疡，并发症的发生与反复多次进针及植入粒子位置表浅有关。组织间粒子植入具有创伤小，安全，操作简便，疗效确切等优点，给无法获得根治性切除和肿瘤复发患者带来新的治疗机会和希望。

目前组织内植入^{125}I 粒子治疗原发性肝癌的报告不多。宋金龙等报道，^{125}I 粒子植入荷肝癌裸鼠肿瘤，治疗组^{125}I 粒子植入后 8 天内，与对照组相比平均肿瘤体积无明显差异，8 天后治疗组小鼠的肿瘤生长速度比对照组缓慢，21 天后治疗组和对照组小鼠平均肿瘤体积分别为（60 115±15 411）mm^3 和（118 219±29 616）mm^3，两组差异有显著性（$P <$ 0.01）。治疗组的抑瘤率为 49.2%。徐静等报道，术中组织间植入^{125}I 治疗肝恶性肿瘤 15 例，术后均无并发症发生，随访 2~12 个月，全部存活，未见肿瘤局部复发。瘤体内粒子植入者，术后随访 2 个月，瘤体缩小。^{131}I 目前被证明是肝癌的有效治疗内照射治疗方法，

其疗效已经得到肯定，而关于 ^{131}I 联合射频治疗肝癌的研究的结果也已经正式发布。Bian 等的前瞻性随机对照研究共入组了 127 例肝癌患者，其中 RFA 联合 ^{131}I 62 例，单纯 RFA 65 例，结果显示，联合组治疗后 1 年，2 年的复发率分别是 31.8%、58.5%，而单纯组的分别是 56.3%、70.9%，联合组要优于单纯组（$P=0.03$），总生存时间联合组也是优于单纯组（17 个月 vs.10 个月，$P=0.007$）。作者认为 RFA 联合 ^{131}I 治疗，相对于单纯 RFA 治疗来说具有优势，值得推荐。

三、联合肝动脉栓塞化疗术

TACE 是目前中晚期肝癌治疗的主要方式。TACE 操作简单，安全，可重复，是中晚期原发性肝癌治疗的一大进步，它可使大部分患者减轻症状，延长生命，从而达到长期"带瘤生存"的目的。但是 TACE 往往不能使肿瘤完全坏死，最终导致肿瘤进展。当前 RFA 治疗主要局限于肿瘤的体积大小，肿瘤大于 5cm 时其消融率往往不理想；TACE 虽然能使肿瘤缩小，控制肿瘤进展，但它毕竟只是姑息性的治疗方式，需结合其他方式来达到根治的目的，如 TACE 术后的二期手术切除或者 RFA。RFA 与 TACE 结合，二者可以发挥优势互补的作用，既可以扩大 RFA 的适应证到 5cm 以上的肿瘤，又可以弥补 TACE 不能根治的不足。

TACE 联合 RFA（TACE-RFA）提高肝癌治疗效果的作用机制有如下几点：首先，TACE 可以栓塞肿瘤供血血管，减少肿瘤内血液流动，同时碘油可通过胆囊静脉丛反流至门脉分支，造成肝脏一过性的缺血状态，协同降低"热流失效应"，增加消融的范围；其次，TACE 术后病灶显像及边界更加清晰，可以更加正确评估消融边界，有利于局部治疗的进行；再次，由于 TACE 是对全肝有效的治疗，可以控制一些潜在的卫星病灶，联合 RFA 可以在局部治疗最大限度的杀灭肿瘤细胞的同时，降低复发率。另外，TACE 术后可以使肿瘤缩小，减少消融次数和提高消融效果。

（一）TACE 联合射频消融术（TACE-RFA）与 TACE 的比较

如前所述，TACE 是目前对于不能手术切除的原发性肝癌应用最广泛的治疗方法，它通过碘化油或其他药物来阻断肿瘤血供，从而使肿瘤细胞缺乏营养供应而死亡，并局部注入化疗药物以增强抗肿瘤效应。但 TACE 毕竟只是姑息性手段，往往只能缩小病灶，控制病情进展；RFA 作为 TACE 的后续治疗，则有希望对肿瘤起到根治性的治疗。Kirikoshi 等回顾性报道了 144 例 TACE-RFA/PEI 联合组对比 55 例 TACE 组的疗效。联合组的入组标准为：①符合米兰标准，但是有些肿瘤超声不能发现，②单个肿瘤大于 3cm，③大于 3cm 的单个肿瘤伴 3 个以上肝内微小转移灶；TACE 组的入组标准是：①肿瘤不超过 3 个，不大于 3cm，超声都不能发现，②肿瘤多个，大小相似，都大于 3cm。生存分析显示联合组的中位生存期为 46.6 个月；6 个月、1 年、2 年和 5 年总体生存率为 100%、97.2%、86.7% 和 53.5%，TACE 单独组的中位生存期为 24.9 个月；6 个月、1 年、2 年和 5 年总体生存率为 98.2%、90.2%、55.9% 和 16.3%，联合组中位生存期和总体生存率都优于 TACE 组，差异有统计学意义。亚组分析：对于不符合米兰标准的比较，联合组的中位生存期为 37.0 个月；6 个月、1 年、2 年和 5 年总体生存率为 100%、96.6%、67.9% 和 47.2%，TACE 单独组的中位生存期为 20.8 个月；6 个月、1 年、2 年和 5 年总体生存率为 96.8%、82.8%、32.4% 和 0%。结论：对于单个肿瘤而言，不管是否符合米兰标准，

TACE-RFA/PEI 联合组的疗效明显 TACE 组。即对于单个肿瘤，不管其大小是否超过 5cm，TACE-RFA 都比单用 TACE 的疗效更好。究其原因在于 TACE 毕竟是姑息性的治疗方式，而 RFA 是可达到根治的治疗方式，因此 TACE 联合 RFA 理当比 TACE 获得更佳的疗效。

（二）TACE-RFA 与 RFA 的比较

目前 RFA 主要适用于小肝癌的治疗，大于 5cm 的肿瘤治疗效果往往不佳。肿瘤体积的大小是 RFA 治疗肝癌的主要局限。Veltri 等报道对于小于 3cm 的肿瘤，一次完全消融率可达 90% 以上；3~5cm 的肿瘤消融率是 50~70%；而大于 5cm 的肿瘤消融率还不到 30%。因此联合 RFA 和 TACE 我们希望能扩大消融范围从而能提高对大于 3cm 的肿瘤的治疗效果。中山大学肿瘤防治中心肝胆科回顾性的报道了一项病例对照研究探讨 TACE-RFA 是否优于单用 RFA。两组病例数都为 120 例，入组标准为单个肿瘤不超过 7cm；或肿瘤个数不超过 3 个，大小不超过 3cm。结果显示：联合组的 1、2、3、5 年总体生存率为 93%、83%、75%、50%，RFA 单独组的 1、2、3、5 年总体生存率为 89%、76%、64%、42%，联合组的总体生存率明显高于 RFA 单独组，差异有统计学意义；亚组分析结果显示：对于大于 5cm 的肿瘤，多个肿瘤而言，联合组的生存率明显高于 RFA 单独组，而对于肿瘤小于 5cm，单个肿瘤而言，联合组和 RFA 单独组两者的生存率无差异。因此我们认为对于肿瘤体积大于 5cm，病灶 2~3 个，TACE 联合 RFA 的治疗效果优于单独 RFA。Takaki 等报道了 RFA 联合 TACE 治疗的大于 5cm 的原发性肝癌的疗效。其病例入组标准是患者肝功能 Child-Pugh A 或 B，肿瘤个数小于 3 个，肿瘤最大径 5.1~10cm。结果显示：1、3、5 年总体生存率为 100%、62%、41%，相应的无疾病复发率为 74%、28%、14%，TACE 联合 RFA 可提高大于 5cm 肝癌的生存率。同样，Morimoto 等报道了一项关于 RFA 联合 TACE 治疗 3~5cm 肝癌疗效的随机临床实验，方法是将 37 例单个肿瘤直径为 3~5cm 的 37 名患者随机分 TACE-RFA 和 RFA 组。结果显示 2 组的 3 年总生存率分别为 93% 和 80%，差异有统计学意义；3 年的局部肿瘤进展率分别为 6% 和 39%。因此对于 3~5cm 的肝癌，TACE-RFA 较单独 RFA 能更好地降低肿瘤局部进展率，究其原因主要归功于 TACE。TACE 在缩小肿瘤获得更大消融范围的同时又可以控制一些潜在的卫星病灶，在整体上降低复发率，控制疾病进展。

对于 3~5cm 及大于 5cm 的肝癌，TACE 联合 RFA 治疗理论是可以获得治疗增益的，而事实上多个临床研究也证明了这一点。但是对于小于 3cm 的肿瘤能否达到同样的效果呢？关于这方面的报道较少。Kim 等回顾性地报道了一项有关 TACE-RFA 和单独 RFA 治疗的 2~3cm 肝癌的对比研究。TACE-RFA 和单独 RFA 的中位随访期分别是 37 个月和 38 个月，期间两组出现局部肿瘤进展率分别是 16% 和 41%，差异有统计学意义；两组 1、3、5 年无肿瘤生存时间分别是 95%、86%、38% 和 78%、61%、53%，TACE-RFA 联合组明显高于单独 RFA 组；两组 1、3、5 年总生存率相似，分别是 93%、72%、63% 和 93%、73%、53%。结果显示：对于 2~3cm 的肿瘤，TACE-RFA 联合组较单独 RFA 组更好地控制肿瘤进展，但是两者总体生存率相似。Shibata 等报道了一项关于 TACE-RFA 与单用 RFA 比较是否能提高小肝癌疗效的前瞻性随机对照研究。TACE-RFA 组 46 例患者，49 个肿瘤；RFA 组 43 例患者，44 个肿瘤，肿瘤大小 0.8~3.0cm。评估项目包括局部肿瘤进展率，无局部肿瘤生存率，总体生存率，无肿瘤相关事件生存率。结果显示两组患者以上评估指标均没有差异，提示我们 TACE-RFA 与 RFA 单用治疗小于 3cm 的肝癌疗效相当，联合 TACE 对于小于 3cm 的肝癌可能不需要。Takahashi 等也报道了一项相似的研究，得出的结论为 RFA 联合 TACE 与 RFA 单用比较，两组间的局部复发率无统计学差异。对于小于 3cm 的肝癌，TACE-RFA 未能取得理想的治疗增益，可能的原因目前报道主要有两点：第一，虽然肝癌主要是靠动脉供血，但是小肝癌在一定程度上也依赖于门脉供血，这一点也可解释为什么小肝癌的"快进快出"的影像学表现不典型。因此，TACE 栓塞肿瘤血管的效能可能不会明显。第二，随着肿瘤体积的增大，肝癌发生微小播散的可能性也逐渐增大。因此对于大于 3cm 的肿瘤，TACE-RFA 可以降低肿瘤复发率，达到更好的治疗效果。但是对于小于 3cm 的肿瘤，由于其发生微小播散的概率较小，因此联合治疗并不能明显提高治疗效果。

因此我们认为：TACE-RFA 对于 3~5cm 及大于 5cm 的肿瘤，比单用 RFA 能获得更好消融率和肿瘤局部控制率，而对于 ≤3cm 的肿瘤两者之间消融率及肿瘤局部控制率方面没有差异。

（三）TACE-RFA 与手术切除的比较

目前多个研究认为：RFA 治疗小肝癌方面疗效与手术相似，对于中央型肝癌，术后复发型小肝癌，RFA 可取代手术切除成为首选方式。但是结果也显示 RFA 组的无瘤生存率却要低于手术组，Takayama 等和 Hasegawa 也有同样的报道。RFA 术后肿瘤复发率较手术更高，虽然现在的多项研究皆证明两者得总体生存率无差异，但是如果能降低 RFA 术后的复发率，则有希望获得更好的生存率。因此 RFA 联合 TACE 旨在希望通过 TACE 降低肿瘤局部进展率，来获得更好的生存率。Yamakado 等回顾性地评价一项有关小肝癌 TACE-RFA 和手术切除的比较。分析显示对于单个、直径 ≤5cm，及 3 个、直径 ≤3cm 的肝癌，其生存率和无瘤生存率差别无显著意义：TACE-RFA 组和手术组其 1、3、5 年生存率分别为 98%、94%、75% 和 97%、93%、81%，而相应的无疾病复发率则分别为 92%、64%、27% 和 89%、69%、21%。Kagawa 等也有相同的报道证明与手术切除小肝癌相比较，TACE-RFA 能获得相似总体生存率，但是无复发生存率却高于手术切除组，其 1、3、5 年无复发生存率分别为 64.5%、40.1%、18.0% 和 75.6%、41.1%、36.4%。因此，TACE-RFA 联合治疗可以获得与手术切除相当的治疗效果，但是能否进一步降低肿瘤局部复发率，还有待多中心的以及前瞻性的研究证实。

总之，射频消融和肝动脉栓塞化疗作为目前肝癌局部治疗的两种成熟的治疗方式，两种之间的结合在肝癌多学科治疗领域中的作用日益明显，如何使其发挥 1+1>2 的作用，则需要肝胆科医生、肿瘤科医生和介入科医生共同协作努力。我们认为 RFA 联合 TACE 治疗肝癌有其实际意义，与 TACE 相比，TACE-RFA 联合治疗可在 TACE 使肿瘤缩小后获得根治性治疗；与 RFA 比较，对于大于 5cm 及 3~5cm 的肿瘤而言，TACE-RFA 联合治疗可在缩小肿瘤的同时，控制潜在的微小病灶，从而获得更好地治疗效果，而对于小于 3cm 的肿瘤，两者之间疗效相似，不提倡 RFA 术前行 TACE；与手术切除小肝癌相比，TACE-RFA 联合治疗能获得相似的生存率，但复发率是否能降低还有待进一步研究。

四、联合药物治疗

索拉非尼（Sorafenib）是第一个口服多激酶抑制剂，靶向作用于肿瘤细胞及肿瘤血管上的丝氨酸/苏氨酸以及受体酪氨酸激酶。Liu 等报道在体内外实验中，索拉非尼能抑制

PLC/PRF/5 及 HepG2 肝癌细胞系 MEK 和 ERK 的磷酸化和下调 Mcl-1 单独的抗凋亡能力，并能抑制这两种肝癌细胞系的增殖和诱导凋亡。Abou-Alfa GK 等在用索拉非尼治疗 137 个晚期肝癌患者的 Ⅱ 期临床试验中发现有 2 名（2.2%）患者出现部分缓解，8 名（5.8%）患者微缓解，46 名患者病情稳定，中位生存时间是 9.2 个月，主要副作用为身体疲乏（9.5%）、腹泻（8.0%）、手足皮肤反应（5.1%）。从临床中证实索拉非尼可有效治疗肝癌。最近发表的关于索拉非尼治疗肝癌的两项研究 SHARP 和 ORIENTAL 确立了索拉非尼在晚期肝癌治疗中的首选治疗地位。研究显示，相对于安慰剂，索拉非尼可以显著提高晚期肝癌的中位生存时间约 3 个月。继该两项研究之后，更多的研究证明了索拉非尼在中晚期肝癌中的疗效。而对于索拉非尼在根治性治疗后预防复发方面也有大型的临床研究进行了探索（STORM 研究）。STORM 研究中，900 例根治性肝癌切除术后及 214 例根治性射频消融术后的患者被随机分为两组，联合组及安慰剂组，结果显示，556 接受了联合治疗，558 例接受了安慰剂治疗，随访结束后，两组之间在无复发时间差异方面无显著意义（33.3 个月 vs 33.7 个月，$P = 0.26$），作者认为索拉非尼治疗不是一种可以有效降低肝癌治疗后复发的方式，但是失败的原因值得探讨，更多的亚组分析结果值得期待，以及基因检测结果是否能应用到预测索拉非尼的疗效中去，能否根据基因突变的结果去指导索拉非尼联合射频消融的治疗值得进一步深入的研究，在精准治疗时代，这也是未来研究开展的方向。

也有的研究尝试采用全身用药来提高 RFA 的消融范围，Poon 等进行了采用脂质体包裹的表柔比星（商品名 ThemoDox）持续静脉滴注联合射频消融对比单独射频消融治疗肝癌的 Ⅲ 期临床研究（NCT00617981 at http：//clinicaltrials. gov/）。该研究拟共入组 700 例肝癌患者，肝癌的标准是肿瘤大小介于 3~7cm 之间，肿瘤数目不多于 4 个，2013 年 2 月该研究的中期结果未显示出联合治疗的优势而提前终止。然而 2014 年 8 月的最新分析结果表明，接受 ThermoDox（脂质体多柔比星，Celsion）与优化射频消融（RFA）联合治疗的 285 例肝癌患者（研究患者的 41%）与单一接受优化 RFA 治疗的患者相比，其 OS 提高了 58%（HR = 0.63，95%CI 0.43~0.93，$P = 0.0198$），ThermoDox 与优化 RFA 的联合治疗组患者的平均存活优势大于 2 年。在此基础上 2014 年 11 月 Ⅲ 期 OPTIMA 研究在欧洲被批准，预计将要从美国、欧洲、中国及亚太地区多达 100 个临床站点纳入 550 例患者（221 例亚洲患者），用来评估 ThermoDox 与优化 RFA 联合治疗的疗效（NCT02112656 at http：//clinicaltrials. gov/），该研究结果值得期待。但是关于 ThermoDox 的研究结果（尤其是之前一个研究被迫终止）同样值得思考，肝癌是个异质性较大的癌症，目前的治疗模式应该是针对个人的个体化治疗，因此，以基因检测手段为基础，寻找对表柔比星更为敏感的个体再加以联合治疗将是精准治疗的最好体现，这样的研究也值得多多开展。

第三节　射频消融治疗小肝癌的安全性与并发症防治

RFA 作为一种局部消融治疗，具有很高的安全性。Livraghi 等 2002 年总结了意大利 41 个中心 2320 例患者 3554 个病灶［病灶大小（3.1±1.1）cm］RFA 治疗后的并发症发生情况：死亡率为 0.3%，严重并发症发生率为 2.2%，主要有腹腔内出血、肿瘤种植、肝脓肿、肠穿孔等，轻微并发症发生率为 4.7%，主要有发热、疼痛、皮肤烧伤、胸腔积液等，分析显示治疗次数是影响并发症发生率的主要因素。因此严格操作规范，准确定位，减少消融次数，是减少并发症发生率的重要途径。

一、消融后综合征

主要表现为发热、疼痛等，少见的有血尿、寒战等，具体原因不明。处理主要是术后加强监护，输液，止痛，对症处理，定期检测肝肾功能。

二、感　　染

主要有肝脓肿、穿刺点感染等。预防：严格无菌操作，术后常规应用抗生素预防感染。

三、消化道出血

主要原因是食管下段静脉曲张出血或者应激性溃疡出血。预防和治疗：伴有严重门脉高压的患者，术前先行处理门脉高压；术后常规使用制酸剂，预防应激性溃疡出血。出血后治疗：检测生命体征，禁食，积极扩容、输液、止血、输血、制酸、升压等，必要时内镜下止血。

四、腹腔内出血

主要表现为剧烈的腹痛，严重时有冷汗，血压下降及休克症状。原因主要是肿瘤较为表浅，穿刺后肿瘤破裂；或者患者凝血功能差，肝脏穿刺点出血。预防：严格掌握适应证，对于肝硬化凝血功能差的患者，纠正后再治疗；对于表浅病灶，最好采用腹腔镜下或者开腹直视下进行，经皮射频治疗时，尽量减少穿刺次数，针道消融，消融结束后应再次超声或者 CT 扫描，排除有无肿瘤破裂、出血等表现。治疗：检测生命体征，积极扩容、输液、止血、输血、升压等，必要时手术探查止血。

五、肿瘤种植

主要为反复多次穿刺造成。预防：穿刺应准确定位，避免反复多次穿刺；如果进针过深，不应直接将电极针退回，而是应该在原位消融后，再退针重新定位。

六、肝　衰　竭

主要原因是治疗前肝硬化，肝功能差，或者治疗造成严重的并发症（如感染、出血等）导致肝衰竭。预防和治疗：严格掌握适应证，肝功能 Child-pugh C、大量腹水、严重的黄疸等病例均为禁忌证；术后注意预防其他并发症的发生，预防感染，积极护肝治疗。

七、邻近脏器损伤

肿瘤邻近胆囊、胃肠、胆管、膈肌等或位于第一肝门区、肝包膜下等部位时，进行射频消融治疗容易热损伤邻近脏器或脉管。对于这些部位的肿瘤，应该尽可能采用腹腔镜下或者开腹手术直视下射频消融治疗，对邻近的脏器进行隔离保护。

第四节　射频消融治疗小肝癌的未来与展望

RFA 的研究起步仅仅二十余年，还有很多方面有待于进一步的完善和提高：①治疗不彻底和局部复发率高。目前 RFA 对于≤3.0cm 肿瘤的治疗效果已经获得了一致的认同，但是对于 3.0~5.0cm 的小肝癌，RFA 还存在消融不完全、术后局部复发、难于保证足够的"安全边界"等问题；而且 RFA 治疗肝癌术后的总体复发率较手术切除高。②RFA 术后的疗效评价。目前多采用 RFA 术后 1 个月行肝脏双期增强 CT 或 MRI 来评价疗效，但是这些影像学的检查均存在假阳性和假阴性的问题，而且这些结论并未获得病理学研究的证实；同时近年来肝脏超声造影的迅猛发展，是否能够替代 CT、MRI 等检查，还有待证实。③目前 RFA 尚缺乏统一的操作标准和治疗规范，各家报道标准不一，文献资料难于进行统一、比较。④目前文献报道多为回顾性的研究，缺乏大宗的、多中心的前瞻性的随机对照研究来评价 RFA 的疗效。⑤随着射频消融肿瘤直径的增大，治疗后并发症明显增加增大，如何对射频治疗更大肿瘤所出现并发症的预防亦将是今后非常重要的研究方向。

RFA 治疗肝癌的进一步研究方向主要有：①如何提高 RFA 的消融范围，争取一次性彻底毁损肿瘤并保证有足够的安全边界，减少局部复发率；②RFA 与其他方法的联合应用，如 RFA 与 TACE、生物治疗等其他治疗方式的联合应用及其联合的方式，选择更为有效的联合治疗和序贯治疗模式；③RFA 治疗仪器和技术的进一步改进和完善，特别是电极针的改进、精确导向定位和适形消融等技术；④RFA 操作规范的制定和疗效评价标准的统一；⑤更多的前瞻性随机对照研究等。

（彭振维　陈敏山）

参考文献

1. 汤钊猷. 现代肿瘤学. 第 2 版. 上海：复旦大学出版社，2000 年.

2. 吴沛宏，张福君，吴志荣，等. 肝癌微创治疗与多学科综合治疗. 北京：军事医学科学出版社，2003.

3. 黄洁夫. 肝脏胆道肿瘤外科学. 北京：人民卫生出版社，1999.

4. 万德森. 临床肿瘤学. 第 2 版. 北京：科学出版社，2005.

5. 刘吉斌. 现代介入性超声诊断与治疗. 北京：科学技术文献出版社，2004.

6. Bruix J，Sherman M. Management of hepatocellular carcinoma. Hepatology，2005，42（5）：1208-1236.

7. 汤钊猷. 21 世纪初肝脏外科展望. 中华肝胆外科杂志，2005，11（2）：73-74.

8. 陈敏山，李锦清，张亚奇，等. 右叶中深部小肝癌的简化手术切除. 中华肝胆外科杂志，1998，4（6）：363-365.

9. 陈敏山，李锦清，张亚奇，等. 250 例小肝癌的手术切除治疗效果. 癌症，1998，17（5）：362-364.

10. 李国辉，陈敏山，李锦清，等. 肝癌手术切除的效果与经验. 中华肝胆外科杂志，2002，8（3）：190-191.

11. Lau WY，Leung TW，Yu SC，et al. Percutaneous local ablative therapy for hepatocellular carcinoma：a review and look into the future. Ann Surg，2003，237（2）：171-179.

12. Tateishi R，Shiina S，Teratani T，et al. Percutaneous radiofrequency ablation for hepatocellular carcinoma—

An analysis of 1000 cases. Cancer, 2005, 103（6）：1201-1209.

13. Chen MS, Li JQ, Zheng Y, et al. A prospective randomized trial comparing percutaneous local ablative therapy and partial hepatectomy for small hepatocellular carcinoma. Ann Surg, 2006, 243（3）：321-328.

14. 陈敏山, 李锦清, 梁惠宏, 等. 经皮射频消融与手术切除小肝癌的疗效比较. 中华医学杂志, 2005, 85（2）：80-83.

15. Livraghi T, Solbiati L, Meloni MF, et al. Treatment of liver tumors with percutaneous radio-frequency ablation：complications encountered in a multicenter study. Radiology, 2003, 226（2）：441-451.

16. 陈敏山, 李锦清, 张耀军, 等. 射频消融在小肝癌治疗中的地位. 癌症, 2007；26（5）：449-452.

17. 陈敏山, 张耀军, 李锦清, 等. 射频消融治疗肝脏恶性肿瘤的八年经验总结（附803例报道）. 中华外科杂志, 2007；45（21）：1469-1471.

18. 彭振维, 庞雄昊, 陈敏山, 等. 多针双电极射频适形小消融治疗肝癌16例报告. 实用癌症杂志, 2007；22（2）：171-174.

19. Rossi S, Di Stasi M, Buscarini E. Percutaneous RF interstitial thermal ablation in the treatment of hepatic cancer. AJR Am J Roentgenol, 1996, 167（3）：759-768.

20. Buscarini L, Buscarini E, Di Stasi M, et al. Percutaneous radiofrequency ablation of small hepatocellular carcinoma：long-term results. Eur Radiol, 2001, 11（6）：914-921.

21. Lencioni R, Cioni D, Crocetti L, et al. Early-stage hepatocellular carcinoma in patients with cirrhosis：long-term results of image-guided radiofrequency ablation. Radiology, 2005, 234（3）：961-967.

22. 杨秉辉, 夏景林. 原发性肝癌的临床诊断与分期标准. 中华肝脏病杂志, 2001, 9（6）：324.

23. Chen MH, Yang W, Yan K, et al. Large liver tumors：protocol for radiofrequency ablation and its clinical application in 110 patients—mathematic model, overlapping mode, and electrode placement process. Radiology 2004；232（1）：260-271.

24. Livraghi T, Lazzaroni S, Meloni F. Radiofrequency ablation of hepatocellular carcinoma. Eur J Ultrasound, 2001, 13（2）：159-166.

25. 梁惠宏, 陈敏山, 王旭东, 等. 经皮射频消融治疗不同类型肝癌的疗效分析. 中华肝脏病杂志, 2004, 12（12）：756-757.

26. 陈敏山, 郑云, 张亚奇, 等. 经皮射频联合瘤内无水酒精注射治疗肝癌. 癌症 2001；20（7）：759-761.

27. 张耀军, 陈敏山, 李锦清, 等. 射频消融联合瘤内注射无水乙醇治疗肝肿瘤的实验研究. 癌症, 2006；25（9）：1092-1096.

28. 陈敏山, 张耀军, 李锦清, 等. 经皮射频消融联合瘤内无水酒精注射与单纯射频消融治疗小肝癌的疗效比较. 中华肿瘤杂志, 27（10）：623-625.

29. Zhang YJ, Liang HH, Chen MS, et al. Lau. Hepatocellular Carcinoma Treated with Radiofrequency Ablation with or without Ethanol Injection：A Prospective Randomized Trial. Radiology, 2007；244（2）：599-607.

30. 彭振维, 陈敏山. 微小肝癌的诊断与治疗进展. 中国实用外科杂志, 2007, 27（2）：166-167.

31. Peng ZW, Liang HH, Chen MS, et al. Percutaneous Radiofrequency Ablation for the Treatment of Hepatocellular carcinomas in the Caudate Lobe. EJSO-European Journal of Surgical Oncology, 2008, 34（2）：166-172.

32. Peng ZW, Zhang YJ, Chen MS, et al. Risk factors of survival after percutaneous radiofrequency ablation of hepatocellular carcinoma. Surgical Oncology, 2008；17（1）：23-31.

33. 郭荣平, 陈敏山, 林小军, 等. 小肝癌的临床治疗. 中国医学科学院学报, 2006, 28（3）：318-321.

34. 陈敏山, 张耀军, 李锦清, 等. 射频消融或联合经皮瘤内无水乙醇注射治疗小肝癌181例疗效分析.

中国微创外科杂志，2005，5（2）：105-107.

35. 陈敏山，李锦清，梁宏惠，等. 小肝癌的经皮射频微创治疗. 中华肝胆外科杂志，2003，9（12）：563-565.

36. 陈敏山，梁惠宏，李锦清. 直径小于3cm小肝癌的经皮射频微创治疗. 中国肿瘤，2002，11（4）：242-243.

37. 王艳滨，陈敏华，严昆，等. 射频消融治疗原发性肝癌的生命质量对比评价. 癌症，2005，24（7）：827-833.

38. Burns J M, Greene FL. Controversies in staging of hepatocellular carcinoma. J Hepatobiliary Pancreat Surg, 2005, 12（6）：456-462.

39. Cha C, Dematteo RP, Blumgart LH. Surgical therapy for hepatocellular carcinoma. Adv Surg, 2004, 38：363-376.

40. 石明，张昌卿，李锦清. 肝细胞癌周围微小转移分布的研究. 中华肿瘤杂志，2002，24（3）：257-260.

41. 徐立，石明，张亚奇，等. 肝细胞癌手术切缘对患者术后复发与生存的影响. 中华肿瘤杂志，2006，28（1）：47-49.

42. Shi M, Guo RP, Lin XJ, et al. Partial Hepatectomy With Wide Versus Narrow Resection Margin for Solitary Hepatocellular Carcinoma, A Prospective Randomized Trial. Annals of Surgery, 2006, 243（3）：321-328.

43. Goldberg SN, Hahn PG, Tanabe KK, et al. Percutaneous radiofrequency tissue ablation：does perfusion-mediated tissue cooling limit coagulation necrosis? J Vasc Interv Radiol, 1998, 9（1 Pt1）：101-111.

44. 梁惠宏，陈敏山，张亚奇，等. 优化射频消融术参数设置的离体猪肝实验研究. 癌症，2005，24（1）：12-18.

45. Minagawa M, Makuuchi M, Takayama T, et al. Selection criteria for repeat hepatectomy in patients with recurrent hepatocellular carcinoma. Ann Surg, 2003, 238：703-710.

46. Sugimachi K, Maehara S, Tanaka S, et al. Repeat hepatectomy is the most useful treatment for recurrent hepatocellular carcinoma. J Hepatobiliary Pancreat Surg, 2001, 8：410-416.

47. Choi D, Lim HK, Rhim H, et al. Percutaneous radiofrequency ablation for recurrent hepatocellular carcinoma after hepatectomy：long-term results and prognostic factors. Ann Surg Oncol, 2007, 14：2319-2329.

48. Choi D, Lim HK, Kim MJ, et al. Recurrent hepatocellular carcinoma：percutaneous radiofrequency ablation after hepatectomy. Radiology, 2004, 230：135-141.

49. Liang HH, Chen MS, Peng ZW, et al. Percutaneous Radiofrequency Ablation Versus Repeat Hepatectomy for Recurrent Hepatocellular Carcinoma：A Retrospective Study. Ann Surg Oncol, 2008, 15（12）：3484-3493.

50. Yang W, Chen MH, Yin SS, et al. Radiofrequency ablation of recurrent hepatocellular carcinoma after hepatectomy：therapeutic efficacy on early- and late-phase recurrence. AJR Am J Roentgenol, 2006, 186（5 Suppl）：S275-283.

51. Bruix J, Takayam T, Mazzaferro V, et al. Adjuvant sofafenib for hepatocellular carcinoma after resection or ablation（STORM）：phase 3, randomized, double-blind, placebo-controlled trial. Lancet Oncol, 2015, 16（13）：1344-1354.

52. Livraghi T, Lazzaroni S, Meloni F. Radiofrequency thermal ablation of hepatocellular carcinoma. Eur J Ultrasound, 2001, 13（2）：159-166.

53. Kudo M. Radiofrequency ablation for hepatocellular carcinoma：updated review in 2010. Oncology, 2010, 78 Suppl 1：113-124.

54. Wong SN, Lin CJ, Lin CC, et al. Combined percutaneous radiofrequency ablation and ethanol injection for hepatocellular carcinoma in high-risk locations. AJR Am J Roentgenol, 2008, 190 (3): W187-W195.

55. Zhang YJ, Liang HH, Chen MS, et al. Hepatocellular carcinoma treated with radiofrequency ablation with or without ethanol injection: a prospective randomized trial. Radiology, 2007, 244 (2): 599-607.

56. Higashihara H, Okazaki M. Transcatheter arterial chemoembolization of hepatocellular carcinoma: a Japanese experience. Hepatogastroenterology, 2002, 49 (43): 72-78.

57. Lau WY, Yu SC, Lai EC, et al. Transarterial chemoembolization for hepatocellular carcinoma. J Am Coll Surg, 2006, 202 (1): 155-168.

58. Liapi E, Georgiades CC, Hong K, et al. Transcatheter arterial chemoembolization: current technique and future promise. Tech Vasc Interv Radiol, 2007, 10 (1): 2-11.

59. Shin SW. The current practice of transarterial chemoembolization for the treatment of hepatocellular carcinoma. Korean J Radiol, 2009, 10 (5): 425-434.

60. Hou YB, Chen MH, Yan K, et al. Adjuvant percutaneous radiofrequency ablation of feeding artery of hepatocellular carcinoma before treatment. World J Gastroenterol, 2009, 15 (21): 2638-2643.

61. Kirikoshi H, Saito S, Yoneda M, et al. Outcome of transarterial chemoembolization monotherapy, and in combination with percutaneous ethanol injection, or radiofrequency ablation therapy for hepatocellular carcinoma. Hepatol Res, 2009, 39 (6): 553-562.

62. Veltri A, Moretto P, Doriguzzi A, et al. Radiofrequency thermal ablation (RFA) after transarterial chemoembolization (TACE) as a combined therapy for unresectable non-early hepatocellular carcinoma (HCC). Eur Radiol, 2006, 16 (3): 661-669.

63. Peng ZW, Chen MS, Liang H H, et al. A case-control study comparing percutaneous radiofrequency ablation alone or combined with transcatheter arterial chemoembolization for hepatocellular carcinoma. Eur J Surg Oncol, 2010, 36 (3): 257-263.

64. Takaki H, Yamakado K, Uraki J, et al. Radiofrequency ablation combined with chemoembolization for the treatment of hepatocellular carcinomas larger than 5 cm. J Vasc Interv Radiol, 2009, 20 (2): 217-224.

65. Morimoto M, Numata K, Kondou M, et al. Midterm outcomes in patients with intermediate-sized hepatocellular carcinoma: a randomized controlled trial for determining the efficacy of radiofrequency ablation combined with transcatheter arterial chemoembolization. Cancer, 2010, 116 (23): 5452-5460.

66. Kim JW, Kim JH, Won HJ, et al. Hepatocellular carcinomas 2-3cm in diameter: Transarterial chemoembolization plus radiofrequency ablation vs. radiofrequency ablation alone. Eur J Radiol, 2012, 81 (3): e189-193.

67. Shibata T, Isoda H, Hirokawa Y, et al. Small hepatocellular carcinoma: is radiofrequency ablation combined with transcatheter arterial chemoembolization more effective than radiofrequency ablation alone for treatment? Radiology, 2009, 252 (3): 905-913.

68. Takahashi S, Kudo M, Chung H, et al. Initial treatment response is essential to improve survival in patients with hepatocellular carcinoma who underwent curative radiofrequency ablation therapy. Oncology, 2007, 72 Suppl 1: 98-103.

69. Ogihara M, Wong L L, Machi J. Radiofrequency ablation versus surgical resection for single nodule hepatocellular carcinoma: long-term outcomes. HPB (Oxford), 2005, 7 (3): 214-221.

70. Takayama T, Makuuchi M, Hasegawa K. Single HCC smaller than 2 cm: surgery or ablation?: surgeon's perspective. J Hepatobiliary Pancreat Sci, 2010, 17 (4): 422-424.

71. Hasegawa K, Makuuchi M, Takayama T, et al. Surgical resection vs. percutaneous ablation for hepatocellular carcinoma: a preliminary report of the Japanese nationwide survey. J Hepatol, 2008, 49

（4）：589-594.

72. Yamakado K，Nakatsuka A，Takaki H，et al. Early-stage hepatocellular carcinoma：radiofrequency ablation combined with chemoembolization versus hepatectomy. Radiology，2008，247（1）：260-266.

73. Kagawa T，Koizumi J，Kojima S，et al. Transcatheter arterial chemoembolization plus radiofrequency ablation therapy for early stage hepatocellular carcinoma：comparison with surgical resection. Cancer，2010，116（15）：3638-3644.

74. Xu J，Shen ZY，Chen XG，Zhang Q，et al. A randomized controlled trial of Licartin for preventing hepatoma recurrence after liver transplantation. Hepatology，2007，45（2）：269-276.

75. Bian H，Zheng JS，Nan G，et al. Randomized trial of［131I］metuximab in treatment of hepatocellular carcinoma after percutaneous radiofrequency ablation. J Natl Cancer Inst，2014，106（9）.

76. Llovet JM，Ricci S，Mazzaferro V，et al. Sorafenib in advanced hepatocellular carcinoma. N Engl J Med，2008，359（4）：378-390.

77. Cheng AL，Kang YK，Chen Z，et al. Efficacy and safety of sorafenib in patients in the Asia-Pacific region with advanced hepatocellular carcinoma：a phase Ⅲ randomised，double-blind，placebo-controlled trial. Lancet Oncol，2009，10（1）：25-34.

第十四章

射频消融与外科切除治疗小肝癌的比较

第一节　外科手术切除治疗小肝癌的特点

从 1891 年 Lucke 成功切除一例肝脏恶性肿瘤以来的百余年时间里，原发性肝癌的治疗大概经历了大肝癌的规则性切除、小肝癌的局部不规则切除、"不能切除肝癌"经过综合治疗（包括介入治疗、局部治疗等）降期后的"二期切除"、肝癌的多学科综合治疗等几个阶段。手术切除、介入治疗和局部治疗是肝癌治疗的三大传统手段，其他的治疗手段包括靶向治疗、放疗、化疗、生物治疗等，在肝癌的治疗中应用相对较少。

20 世纪 50~60 年代肝脏外科解剖和肝脏生理生化的研究，为肝癌的手术切除奠定了基础，至今近 100 年的时间里，手术切除一直是肝癌根治性治疗的"标准"，也是肝癌患者获得长期生存的主要治疗手段。近年来随着手术技术的不断提高，基本实现了肝癌手术无"禁区"，围术期治疗的完善，也使得手术总体死亡率下降至 1% 以下。在我国，由于肝癌病人所伴发的肝炎肝硬化限制，肝癌手术切除多采用"不规则性肝切除术"（或称"肝癌局部切除术"），其简化了手术操作，降低了手术难度，使肝脏外科技术在我国迅速普及，肝癌手术切除可以在国内许多基层医院推广开展，不仅大大提高了肝癌的手术切除率，而且小肝癌术后 5 年生存率亦高达 50%~70%，是目前肝癌患者获得长期生存的最主要治疗手段。中山大学肿瘤防治中心肝胆科曾总结 1964—1999 年间采用不规则肝切除和简化肝切除治疗小肝癌 380 例，术后 5 年生存率为 57.13%；而日本学者 Ikai 等总结了 1990—1999 年全日本手术切除肝癌 12 118 例的疗效，其中 ≤2.0cm 的小肝癌 2320 例术后 5 年生存率为 66%，2.1~5.0cm 肝癌 5956 例 5 年生存率为 53%。同时，随着外科技术的不断提高，手术死亡率也不断下降，在经验丰富的单位，肝癌手术切除的死亡率可以达到 0~1.6%，并发症发生率也可以达到 10% 以下。

但是，在我国 87.4% 以上的肝癌患者都伴有不同程度的肝炎、肝硬化，肝脏贮备功能有限，肝癌手术切除率仅为 10%~30%，就算是小肝癌，由于伴有严重的肝硬化，或者肿瘤部位特殊（位于肝脏中央，或者邻近重要的血管、器官），难以手术切除或者难以保证根治性切除，而且手术造成的巨大创伤，使肝功能进一步恶化，严重影响了肝癌患者术后的生活质量和长期生存。同时，由于肝癌本身的生物学特性，术后复发率极高，即使是直径小于 5.0cm 的小肝癌，其术后 5 年复发率亦高达 43.5%。另一方面，肝癌的手术切除经过了上百年的发展，理论研究逐渐完善，技术手段不断改进，疗效也有了很大的提高，但是近 30 年来，肝癌手术切除的长期生存率并没有明显的提高，因此很多肝癌研究专家认为单纯依靠手术切除提高肝癌治疗效果的空间已经不大，应该寻求其他更加有效的治疗方式。

局部消融治疗与手术切除、肝移植并列为肝癌的根治性治疗手段之一，也是肝癌治疗继手术切除、介入治疗后的第三大治疗手段。我们与国内外其他学者的研究结果已经反复证明：对于小于 3.0cm 小肝癌，局部消融治疗疗效完全可以与手术切除相媲美。局部消融治疗的进步改变了手术切除是肝癌唯一根治性手段的局面，使肝癌治疗格局出现新的变化，治疗方式从以前的"单一的外科手术切除"变为"手术切除、局部治疗和肝移植相结合"的格局。

第二节　射频消融与外科切除治疗小肝癌的比较研究

由于目前广泛应用于临床的射频消融治疗系统一次消融可以产生的消融范围多为约 3.5~5.0cm，因此射频消融治疗的优势主要体现在小肝癌的治疗上，而对于较大肝癌的治疗，往往需要反复多次的消融，操作上具有很大的难度，而且不可避免地会存在消融不完全，肿瘤残留和局部复发，治疗效果尚难以与手术切除相比较。

一、射频消融治疗小肝癌的疗效

1990 年，Mcgahan JP 和 Rossi S 几乎同时提出了射频消融应用于肝脏肿瘤治疗的可能性。他们分别采用分别应用 RFA 经皮肝内局部消融单电极实心射频针对豚鼠和猪的肝脏进行了射频消融治疗，结果发现，治疗后产生了直径约为 1.6cm 的凝固性坏死范围，经热消融的病灶被完全根除，周边可见伴有新生血管的细的环状反应带，凝固性坏死的范围与温度、治疗时间、针的长度及暴露的针道长度有关。在治疗后 30 天，消融病灶出现纤维化。鉴于此研究结果，Mcgahan JP 和 Rossi S 等各自提出类似的实验结论：利用射频消融消灭肝脏内的病灶具有可行性。这一结果直接促进了肝癌治疗新方式的研究进展。经过不断的改进和经验积累，1993 年 Rossi S 等率先报道将射频消融技术用于治疗人类肝癌，由于当时采用的射频消融电极单针消融范围不超过 1.6cm，即便是<3.0cm 的肿瘤也需要反复多针的治疗，因此在这一阶段，射频消融多是作为肝癌姑息性治疗的手段。到 20 世纪 90 年代中期，第二代射频消融电极针的出现，才使 RFA 在肝癌的治疗中受到重视，逐渐广泛应用，并被认为是小肝癌的一种根治性治疗手段。Rossi S 等 1996 年报道了 RFA 治疗小肝癌的长期生存结果：39 例癌结节直径<4.0cm 的小肝癌和 11 例转移性肝癌经 RFA 治疗后中位生存期 44 个月，在平均 22.6 个月的随访中，局部复发率<10%，其中小肝癌 RFA 术后 1、3、5 年生存率分别为 97%、68%、40%，与以往的手术切除疗效相近。随后 RFA 用于治疗肝癌的报道逐渐增多，国内外多个中心先后报道了肝癌射频消融的长期疗效。2005 年，Lencioni 等报告了 206 例单个肿瘤病灶 ≤5cm 或 3 个病灶 ≤3cm、肝功能 Child A 级或 B 级的肝癌患者，射频消融术后 5 年生存率为 41%；其中对于单个病灶，肝

功能 Child A 级者，术后 5 年生存率可以达到 48%。同年，Machi 等采用经皮、腹腔镜或开放手术下对 65 例肿瘤病灶<4cm 的肝癌患者进行射频消融治疗，术后总体平均生存期为 40 个月，平均 20 个月的随访中，肿瘤复发率约 16.9%，而 5 年生存率约为 39.9%，而意大利的 Cabassa 等对其研究所内 1998—2003 年采用 RFA 治疗的 59 例患者进行回顾性分析，总结得出对于肝功能 Child A 级或 B 级，肿瘤直径<3cm 的肝癌患者，RFA 术后总体中位生存期达 25.5 个月，术后 1、3 和 5 年累积生存率分别为 94.4%、63% 和 43.1%。上述等多个研究均得出了较为一致的结论，即射频消融治疗小肝癌（<5.0cm），其 5 年生存率均在 40% 左右，提示射频消融具有稳定、确切的治疗效果，但这些研究所纳入的治疗例数较少，不多于 200 例。

2005 年，日本学者 Tateishi 等报道的一组病例中，共有 1000 个病灶的 664 例肝细胞性肝癌患者射频消融术后 5 年生存率达到 54.3%，而对于病灶直径≤2.0cm 的患者，其术后长期生存率更是取得了很好的效果；随后，Choi 等也报道了一组 570 例，肿瘤直径<5.0cm，平均直径 2.0cm，肝功能 Child A 级或 B 级肝癌的射频消融疗效，其 5 年生存率达到了 58%；最近，Shiina 等收集了近 10 年共计 1170 例符合米兰标准的原发性肝癌患者的临床资料，并对射频消融疗效进行回顾性统计分析，平均随访期限为 38.2 个月，5 年生存率高达 60.2%；此外，韩国学者也报道了相似的临床疗效，Kang TW 比较了分别把射频消融（438 例）或不规则肝切除（142 例）作为一线治疗方案的 BCLC 分期为 0 或 A 期的肝癌患者的长期疗效，经过倾向评分匹配校正后，两组治疗方式在总体生存率、肝内远处转移发生率、无病生存时间上均无统计学差异，认为对于一个分期为 BCLC 0 或 A 期（肿瘤≤3cm）的患者而言，射频消融或不规则肝切除术作为一线治疗效果相当，但射频消融具有并发症少，住院日短等优点。这些大数量的病例数据显示射频消融肝癌术后 5 年生存率超过 50%，而且与治疗肝癌的金标准——传统手术治疗相比，射频消融的长期疗效与之相近，并具有创伤性小等优势，提示射频消融可以作为肝癌手术切除治疗之外的另一选择。

中山大学肿瘤防治中心回顾性分析了国内 803 例肝癌射频消融术后长期生存资料，其中原发性肝癌 672 例、转移性肝癌 131 例；肿瘤最大直径≤3.0cm 有 500 例、3.1~5.0cm 有 200 例、>5.0cm 有 103 例，结果显示：按中国抗癌协会肝癌专业委员会 2001 年通过的肝癌临床分期为 Ⅰa、Ⅰb 期的患者效果最好，5 年生存率分别达到了 61.92%、42.20%。陈敏山等基于其中心研究结果，指出射频消融作为一线方案治疗肝功能良好的小肝癌的 10 年长期生存率达到 33.9%，且术后并发症少。特别是对于肝脏储备功能良好且凝血酶原活动度>75% 的患者其 10 年生存率更优，首先在国内提出小肝癌射频微创治疗的观点，认为射频消融治疗小肝癌是可行、安全和有效的。从近 10 年的研究结果我们可以看到，射频消融治疗肝癌的疗效已经得到肯定，尤其是在小肝癌的治疗方面。

二、射频消融与外科切除治疗小肝癌的对照研究

虽然现在已经有很多的研究表明射频消融治疗小肝癌的疗效和手术切除相近，然而尚缺乏多中心的前瞻性随机对照研究或 meta 分析等更有力的循证医学证据，射频消融治疗能否完全代替手术切除还存在很大的争议。2006 年，中山大学肿瘤防治中心报道了分别应用 RFA 为主和手术切除治疗≤5.0cm 的小肝癌 71 和 90 例（RFA 组有 21 例联合经皮无水

乙醇注射（PEI）治疗，2例联合经导管肝动脉化疗栓塞（TACE）的前瞻性临床随机对照研究，结果术后1、2、3、4年生存率分别为95.8%、82.1%、71.4%、67.9%和93.3%、82.3%、73.4%、64.0%，两组间没有统计学差异，但是RFA组的术后并发症发生率明显低于手术切除组（3/71 vs. 50/90），术后住院时间明显较短（9.18±3.06 vs. 19.70±5.61）。因此我们认为，RFA治疗小肝癌疗效与手术相仿，可以部分代替手术切除，尤其是中央型的小肝癌、术后复发的小肝癌，可以首选RFA治疗。随后，意大利的Livraghi等报道的一项多中心前瞻性临床研究证实：射频消融治疗直径≤2.0cm的可切除小肝癌，5年生存率达到68.5%，与手术切除相近；而术后并发症只有1.8%，明显低于手术切除组，因此他们认为射频治疗可代替手术切除治疗直径≤2.0cm的小肝癌。2010年，韩国研究人员利用马尔科夫数学模型模拟比较了射频消融与手术切除治疗10 000例极早期肝癌患者的疗效（肿瘤直径<2cm），观察终点设置为总体生存年限，结果显示两者之间的疗效差异无统计学差异，这种基于数学模型的比较，从另一个角度阐述了射频消融具备媲美手术切除的治疗效果。

而近年来，国内也陆续开展了很多比较两种治疗方式疗效的临床研究。Fang的研究团队报道一组肿瘤最大直径≤3cm，肝功能Child A级或B级，符合欧洲肝病学会（European Association for the Study of the Liver，EASL）肝癌诊断的120例患者的随机对照试验，探究经皮射频消融与手术切除的治疗效果的差异，结果显示，两者的完全缓解率分别为95%、96.7%，对应的1年、3年、5年总体生存率为97.5%、91.2%、82.5%和93.7%、86.2%、77.5%，对应的局部复发率为36.6%、35.0%，射频消融与手术切除治疗在局部控制及长期疗效上无显著差异，然而同样的，射频消融组患者术后疼痛、并发症以及住院时间却明显少于手术组，提示对于小肝癌的治疗，选择射频消融可能使患者的临床获益更多。而Wang等的随机对照研究则比较了射频消融和手术切除治疗符合米兰标准早期/极早期肝癌的疗效，该研究共纳入605例患者，其中143例为极早期肝癌（52例接受手术；91例结束RFA）；462例早期肝癌患者，约50%接受RFA治疗，结果显示符合米兰标准定义的极早期/早期肝癌两组间总体生存率无显著性差异，接受射频消融或手术治疗术后的1、3、5年生存率分别为89.96%、69.57%、54.78%和98.26%、92.17%、76.65%，对应的1、3、5年无瘤生存率分别为81.74%、46.08%、28.96%和85.22%、60.87%、51.30%，虽然结果显示在无瘤生存率上手术切除的疗效要优于射频消融。但在长期生存率上，两者并无统计学意义。

近年陆续有研究从不同层面解读射频消融的治疗效果，如2010年，日本Hiraoka等对患者进行年龄分层研究，结果提示老年肝癌患者（>75岁）术后3年、5年总体生存率为78.3%、57.5%，建议射频消融策略同样可在老年肝癌患者身上实施。国内学者Huang等研究射频消融与单纯手术切除疗效的差异，对1061例符合米兰标准的肝癌患者进行回顾性分析，亚组分析发现RFA在治疗肝功能Child A级，实体肿瘤直径≤3cm时，其疗效与手术治疗效果无统计学差异。2012年，Peng等发表了射频消融治疗单个≤2cm肝癌的疗效，结果显示，其5年生存率达到71.9%，再次说明了射频消融治疗小肝癌，尤其是最大直径≤3cm的肿瘤的高有效性。

这些实验结果表明射频消融治疗小肝癌的长期收益是具有稳定性和可靠性的。总体而言，目前医学界较一致的观点认为射频消融可替代手术成为一些部分可切除小肝癌的一线治疗方法，可以成为不愿手术或是不能手术早期肝癌的首选治疗手段。

三、射频消融治疗中、大肝癌

对于极早期肝癌或存在不超过 3 个的小于 3cm 瘤体的情况下，射频消融是比切除术更安全有效的治疗手段。然而，射频消融导致肿瘤完全并持续坏死的疗效很难准确预测。因为在技术层面上完全破坏肿瘤，理论上消融区必须包含肿瘤以及至少 5mm 以上的正常肝组织而射频消融产生的热效应区则具有一定的范围大小，且容易受到"热流失效应"等因素的影响，因此，肿瘤直径大小成为直接影响射频消融疗效的主要因素，肿瘤直径≤3.0cm 的患者其 1、2、3 年生存率明显高于直径为 3.1~5.0cm 以及直径>5.0cm 的患者。Livraghi 等报道了对肿瘤病灶直径≥3.1cm 患者行射频治疗中，其一月后复查结果显示：仅有 47.6% 的病灶达到完全坏死，但是所有病灶坏死范围都在 50% 以上；结果还显示直径在 3.1~5.0cm 之间的病灶治疗成功率明显好于直径>5.0cm 的肿瘤病灶。由此可见，相对于射频消融治疗小肝癌具有根治性消融、复发率低的优点来说，单纯射频治疗大肝癌，术后完全坏死率低、副作用大、肿瘤控制不理想、操作难度大，临床疗效未得到广泛认同。换言之，射频消融治疗大肝癌疗效不佳。但随着消融电极针的改良以及影像技术的革新，射频消融的范围不断扩大。不少研究人员尝试开始对大中肝癌的射频消融策略进行思考、探索。我国学者陈敏华等在 2006 年报道了采用多面体几何模型多针多点治疗大肝癌的布针方案，可以使消融范围达到 7.0cm 以上，他们采用这种方法治疗肝癌 231 例，肿瘤大小 1.2~7.4cm，平均 4.0cm，术后 1、2、3、5 年总体生存率为 84.7%、65.4%、55.8%、40.7%，按照 AJCC 分期，Ⅰ期为 92.9%、87.4%、80.2%、72.6%，其他期为 80.4%、63.5%、55.3%、38.5%；多因素分析显示 Child-Pugh 分级、肿瘤病理分级和治疗方案是影响预后的主要因素。

除了消融范围，是否消融完全还与定位的精确度密切相关，也是提高射频消融治疗效果的关键。因此，有学者提出可以通过腹腔镜在直视下进行消融，这样不但可以精确定位以及扩大消融部位，而且能够直接和即时观察肿瘤消融情况，还可以发现术前未能被影像学发现的微小病灶，对邻近肿瘤的器官如胆囊及胃肠道可以术中用器械推开以使其免受射频热量灼伤。Jiang K 等回顾性分析了 27 例接受了腹腔镜下直视消融的位于尾状叶的肝癌（<4cm）患者，术后 1、2、3、4 和 5 年总体生存率分别为 96.3%、88.9%、74.1%、74.1% 和 62.9%；对应的无疾病生存期为 96.3%、88.9%、74.1%、74.1% 和 62.9%，治疗效果令人满意。目前仍缺乏对中大肝癌的治疗数据，但直视下消融联合多点布针技术的临床应用价值值得评估。

四、以射频消融为主的联合治疗

除了技术革新，不同现有治疗方式的优势亦十分重要。由于单纯的射频消融治疗大肝癌无法取得满意的效果，于是联合其他治疗手段，优势互补，便成为射频治疗大肝癌的有效途径。理论上，射频联合其他方法治疗大肝癌，一方面可以弥补单纯射频治疗导致消融不完全的局限性；另一方面射频治疗可以增强其他治疗的效果，联合治疗起到相互补充的作用。因此，大肝癌的射频治疗由于其消融不彻底、复发率高、副作用大等局限，我们主张对于不能手术切除的大肝癌患者，应采取联合治疗的办法。

　　TACE 联合 RFA 的序贯治疗（TACE-RFA），是目前研究较多、应用较为广泛的方法之一。先行 TACE，碘油引起的周围性栓塞使瘤内血供减少，减少"热流失效应"，有利于增大消融范围，同时碘油的沉积使肿瘤的边界更加清楚，还有可能使肿瘤缩小，减少消融的次数，而且 TACE 还可以控制可能存在的未能发现的微小病灶，因此可以提高 RFA 的局部控制率和减少 RFA 术后的复发率。2009 年 Shibata 等随机对照研究比较了 TACE-RFA（46 例）与单纯 RFA 治疗≤3.0cm 肝癌（43 例）的疗效，结果显示，治疗后 1、3、4 年生存率分别为 100%、84.8%、72.7%和 100%、84.8%、74.0%（$P=0.515$）；1、3、4 年局部进展率分别为 14.4%、17.6%、17.6%和 11.4%、14.4%、14.4%（$P=0.515$）；对于≤3.0cm 肝癌，两组疗效相似。Kim 等回顾性比较了 TACE 联合 RFA（57 例）与单一 RFA（66 例）治疗 3.1~5.0cm 肝癌的疗效，结果显示，1、3、5、7 年的局部进展率分别为 9%、40%、55%、66%和 45%、76%、86%、89%（$P=0.008$），相对于单纯 RFA，TACE 联合 RFA 具有较好的局部控制率。表明 TACE-RFA 可能对于较大肿瘤具有较好作用。2012 年，彭振维等针对 TACE 联合 RFA 与单一使用 RFA 治疗复发性肝癌的疗效差异设计了一个临床随机对照试验，该试验结果表明，采用 TACE-RFA 序贯治疗组，其 1、3 和 5 年总体生存率分别为 94%、69%和 46%，而单一使用 RFA 治疗组对应生存率为 82%、47%和 36%，两者具有显著差异（$P=0.037$），亚组分析显示，对于直径为 3.1~5.0cm 肿瘤，TACE-RFA 序贯治疗法在总体生存率及无复发生存时间上均优于 RFA 单一治疗组（$P=0.002$；$P<0.001$），但对于直径≤3.0cm 肿瘤，两个分组疗效差异无统计学意义（$P=0.478$；$P=0.204$），从而表明 TACE 联合 RFA 的序贯疗法对于较大的复发性肝癌具有较好的疗效。随后，彭振维等再次设计了随机对照临床试验对 189 名肝癌患者进行分组，肿瘤大小的纳入标准放宽至 7.0cm，分别比较 TACE 联合射频消融与单独使用射频消融治疗肝癌的疗效，结果显示：TACE-RFA 组及单一 RFA 组的 1、3、4 年生存率分别为 92.6%、66.6%、61.8%和 85.3%、59%、45.0%，联合组患者的生存率明显优于单一 RFA 治疗组（$P=0.002$）；对应的无复发生存率分别为 79.4%、60.6%、54.8%和 66.7%、44.2%、38.9%，差异具有统计学意义（$P=0.009$），表明 TACE 联合 RFA 能更好地控制局部复发，疗效更佳，并且对患者以肿瘤直径 3cm 进行分层分析，均发现联合组治疗效果优于单一使用 RFA 组，多因素分析提示治疗分配、肿瘤大小以及肿瘤数目是影响预后的重要因素。综合以上研究，目前较一致观点认为 TACE 联合 RFA 较单纯 RFA 能够提高肝癌治疗疗效，特别是对 3~5cm 和多个病灶的肝癌。我们也曾经回顾性的分析了分别采用 TACE-RFA 和单纯 RFA 治疗肝癌各 120 例，结果显示：术后 1、2、3、5 年的总体生存率分别为 93.4%、83.4%、75.4%、49.7%和 88.5%、75.6%、63.6%、42.3%，具有统计学差异（$P=0.045$）；术后 1、2、3、5 年的无进展生存率分别为 89.8%、76.2%、63.4%、41.7%和 76.3%、59.5%、47.0%、30.2%，具有统计学差异（$P=0.002$）。亚组分析显示：对于单个病灶，直径<5.0cm 的患者，TACE-RFA 疗效相对单纯 RFA 治疗无明显优势；而对于直径>5.0cm 或病灶多个的患者，TACE-RFA 疗效优于单纯 RFA 治疗。因此我们认为，对于较大病灶、多发病灶的肝癌患者，可以采用 TACE 与 RFA 的联合治疗，可以提高治疗效果。

　　射频消融治疗与其他局部治疗方法的联合应用：经皮瘤内无水酒精注射术（PEI）联合 RFA（RFA-PEI）是目前研究的一个热点。Huang 等对 RFA 联合 PEI 治疗中等（3.1~5.0cm）和大（5.1~7.0cm）肝癌共 65 例患者的疗效进行评估，术后疾病完全缓解率为

94.7%，1、2 年生存率为 93.1%、88.1%，提示 RFA-PEI 是一种安全、有效，并可获得较满意局部控制率的针对大中肝癌的治疗手段。我们曾报道了一项前瞻性临床随机对照研究，分别应用 RFA-PEI 和 RFA 治疗≤7.0cm 的肝癌 66 例和 67 例，研究显示 RFA-PEI 组和 RFA 组 1、2、3、4、5 年总体生存率分别为 92.4%、86.1%、70.1%、60.1%、60.1% 和 86.6%、65.7%、55.4%、46.3%、41.0%，RFA-PEI 组明显高于 RFA 组（P = 0.04），按肿瘤大小（≤3.0cm，3.1~5.0cm，5.1~7.0cm）进行分层分析，结果显示仅 3.1~5.0cm 组有统计学差异；RFA-PEI 组和 RFA 组共有 23 和 33 例复发或转移，其中局部复发、远处复发、远处转移分别为 4、22、8 和 14、26、6 例，仅局部复发两组间有显著性差异（P = 0.012）。因此我们认为 PEI 联合 RFA 可以提高 3.0~5.0cm 病灶的局部控制率和提高长期生存率，特别是对于大血管、重要脏器旁的病灶，可以提高完全消融率，减少局部复发。

五、射频消融治疗的优势与不足

与手术切除相比，射频消融治疗具有很多的优势：①疗效好、创伤少。对于≤3.0cm 的肿瘤，约 10 分钟即可将肿瘤完全消融杀灭，不用开腹，避免了巨大的手术创伤；②射频消融治疗对周围肝组织无明显影响，肝功能损失小，术后恢复快，住院时间短，对生活质量影响小；③安全性高，治疗风险低，其术后死亡率、并发症发生率远低于手术切除；④适应证远较手术切除广，适合于各种单发或多发的小肝癌，即使是在肝功能欠佳或其他器官功能不全的情况下，也能安全有效地杀灭整个肿瘤；⑤易重复进行，特别是复发病灶，原先的治疗对再次治疗基本上不会增加治疗的难度；⑥可以在门诊进行，费用相对比较低廉，治疗所需设备简单易得；⑦消融坏死的肿瘤组织还可以作为一种自体瘤苗，刺激机体的免疫反应，增强对肿瘤的免疫应答。

但是射频消融治疗也存在很多的困难和不足：①治疗不彻底和局部复发率高。目前 RFA 对于≤3.0cm 肿瘤的治疗效果已经获得了一致的认同，但是对于 3.0~5.0cm 的小肝癌，RFA 还存在消融不完全、术后局部复发、难以保证足够的"安全边界"等问题；而且 RFA 治疗肝癌术后的总体复发率较手术切除为高。②RFA 术后的疗效评价。目前多采用 RFA 术后一月行肝脏双期增强 CT 或 MRI 来评价疗效，但是这些影像学的检查均存在假阳性和假阴性的问题，而且这些结论并未获得病理学研究的证实；同时近年来肝脏超声造影的迅猛发展，是否能够替代 CT、MRI 等检查，还有待证实。③目前 RFA 尚缺乏统一的操作标准和治疗规范，各家报道标准不一，文献资料难于进行统一、比较。④目前文献报道多为回顾性的研究，缺乏大宗的、多中心的前瞻性的随机对照研究来评价 RFA 的疗效。⑤应用时间尚短，缺乏长期随访结果资料，对其作用机制，并发症的预防等，还有待于认识。

第三节　射频消融与外科切除治疗小肝癌的临床优化选择

目前，肝癌的治疗已经进入到了多学科综合治疗时代，仅靠单一的治疗手段难以获得满意的治疗效果。射频消融治疗和手术治疗均是肝癌治疗非常有效的局部治疗手段，合理地将这两种有效的治疗手段联合应用，可以相互取长补短，达到满意的治疗效果。

一、确定射频消融治疗与手术治疗的适宜人群

手术切除仍然是目前肝癌的"标准治疗"，射频消融治疗虽然近年来在小肝癌的治疗方面取得理想的治疗效果，但是毕竟射频消融治疗应用时间较短，其长期疗效还需要更进一步的研究，因此在小肝癌的治疗方面，射频消融治疗仍然难以代替手术切除，但是可以作为不能/不宜手术、拒绝手术、复发、多发小肝癌的首选治疗手段。在大肝癌治疗方面，由于射频治疗的局限性，疗效尚不满意，应该尽可能地选择手术切除。

（一）射频消融治疗的适应证和禁忌证

由于目前应用的射频治疗仪器每次消融的范围仅为 3.0~5.0cm，因此建议：

1. 肝癌根治性射频治疗的适应证

（1）不能或不宜手术的小肝癌。

（2）单发肿瘤，最大直径≤5cm；或者肿瘤数目≤3个，单个最大直径≤3cm。

（3）没有脉管癌栓、邻近器官侵犯。

（4）肝功能分级 Child-Pugh A 或 B。

2. 射频消融姑息性治疗的适应证较为宽广，无手术切除指征，同时没有禁忌证的肝癌，均可进行姑息性射频消融治疗。包括：

（1）不能或不宜手术的肝癌。

（2）肿瘤最大直径≤7cm；肿瘤数目≤5个；联合 TACE、PEI 等其他治疗手段，可应用于相对较大的肿瘤。

（3）没有脉管癌栓或者邻近器官侵犯。

（4）肝功能分级 Child-Pugh A 或 B 级。

3. 肝癌射频消融的主要禁忌证包括：

（1）肿瘤巨大，或者弥漫型肝癌。

（2）伴有脉管癌栓或者邻近器官侵犯。

（3）肝功能 Child-Pugh C 级，经护肝治疗无法好转。

（4）大量腹水、严重的黄疸、严重的出血倾向。

（5）严重的伴发病，无法耐受治疗。

（6）全身情况差，或者恶病质。

4. 射频治疗的相对禁忌证 肿瘤邻近胆囊、胃肠、胆管、膈肌等部位或位于肝包膜下，第一肝门区肿瘤。伴有肝外转移的病灶不应视为禁忌，仍然可以采用射频消融控制肝内病灶情况，同时行系统性治疗。

必须指出的是：虽然 RFA 治疗术后复发性肝癌较再切除其并发症少，但曾经过手术切除的患者肝脏与其他组织器官可能粘连严重，消融时可能引起胃肠道穿孔、出血等并发症，RFA 治疗时需引起注意。

（二）以下情况推荐首选手术切除

1. 外周型小肝癌，特别是位于包膜下，位置表浅，经皮射频治疗易伤及周围组织器官，须通过开腹下或腹腔镜下消融。

2. 对于直径在 3.1~5cm 的病灶，手术治疗的彻底性好于射频治疗。

3. 常规超声、CT 定位病灶困难，射频无法经皮引导治疗。

4. 无手术禁忌证的大肝癌。

二、术前行射频治疗

术前行射频治疗主要包括两个方面：一是肝移植术前的射频消融治疗；二是射频消融治疗为主的综合治疗后的"二期切除"。

合并严重肝硬化的早期肝癌，肝移植是其首选的治疗方法，但是由于供肝的紧缺，漫长的等待时间，不少的患者因肿瘤进展而失去了移植的机会。在等待供肝期间，应用射频消融治疗杀灭大部分的肿瘤，控制肿瘤进展，可以让更多的患者获得更长的等待时间，最终获得治愈的机会。有报道指出，移植前 RFA 可以使 76% 的患者肿瘤病灶完全坏死，RFA 联合 TACE 可达到 86%；11.9 个月后，只有 24% 的患者由于肿瘤进展被排除在移植之外；而不作任何处理的患者，12 个月后被排除在移植标准之外的达到 57%。一项大宗的临床研究指出，50 例伴肝硬化的肝癌患者移植前行 RFA 治疗，术后 1、3 年生存率达到 95%、83%，仅有 2 例患者因复发而死亡。由此可见，RFA 可以作为一种"桥梁治疗"（bridge therapy），可以增加患者获得肝移植的机会，同时并不增加移植手术的难度、术后并发症的发生率，也不降低术后的长期生存率。因此目前认为在估计等待供肝的时间超过 6 个月时，建议先行 RFA 控制肿瘤进展。但 RFA 应用于肝移植前也存在一些问题：一是由于 RFA 本身技术上的局限，对大病灶不能消融完全，而且对超声、CT 等影像学检查不能发现的病灶无法进行消融，导致只适用于 20% 的肝移植患者。二是肝移植术后部分患者组织病理检查发现消融病灶周围有卫星病灶的残留，导致其术后复发概率增大。对于这些问题，需要 RFA 本身技术上的改进以及对 RFA 肿瘤消融机制上的进一步深入研究。

所谓的"二期切除"是指对于原先不能手术切除的肝癌，先采用各种治疗手段多学科综合治疗，待肿瘤缩小或降期达到能够手术切除后，再行手术治疗。降期治疗的方法很多，目前最为常用的有：TACE、局部治疗、放疗、化疗等，多学科的综合治疗优于单一的治疗手段。有众多的国内外研究表明：TACE 联合射频消融治疗较单纯的 TACE、局部治疗有更高的"二期切除"率，术后生存率更高，达到"1+1>1"的效果，是目前较为有效的、成功的降期治疗手段。

三、术中联合射频治疗

术中联合应用主要有：①射频消融治疗可用于扩大手术切缘，并能够减少术中出血；②对于卫星子灶或分布在其他肝段的小病灶实行射频消融，从而使所有能探及的病灶都能得到相对根治性治疗；③探查无法切除的病灶，可以采用射频消融联合肝脏血流阻断等消灭大部分的肿瘤。

在我国，大部分的肝癌患者都合并有不同程度的肝硬化，肝脏储备功能较差，术后肝衰竭是肝癌手术切除后最主要的死亡原因。而目前认为：肝癌手术切除时，$0.5 \sim 1.0 \text{cm}$ 的"安全切缘"有利于减少术后的局部复发，提高治疗效果。因此，对于一些较大肿瘤，或者由于肿瘤特殊的部位，难于达到足够的"安全边界"时；或者伴有较为严重的肝硬化背景，有术后肝衰竭的风险，为了保留尽量多的残肝体积，可以先行手术切除病灶，再对手术切缘进行射频消融，既可以一定限度的扩大手术切缘，又尽可能地保留了正常的肝脏，减少术后肝衰竭的风险和局部复发的概率。此外，还有学者报道采用新的射频治疗设备（由一整排的射频针组成），在手术切除病灶之前，先在预定的切除线上进行射频消融，再切除病灶，这样不仅可以扩大手术切缘，而且还可以减少切肝过程中的出血量。但是这些研究目前多处于探索阶段，尚难于广泛应用。

对于巨大肝癌伴有多个卫星子灶的肝癌，可以先行手术切除大病灶，对于卫星子灶或分布在其他肝段的小病灶实行射频消融治疗，从而使所有能探及的病灶都能得到相对根治性的治疗。Taniai N 等曾经报道对于术中探查发现巨大肝癌伴有多个卫星结节的肝癌，采用手术切除大病灶，射频消融处理卫星结节的办法治疗肝癌 30 例，结果术后 3、5 年累积生存率达到 35.7%、7.7%，疗效满意。这种联合治疗的方式适当的扩大了肝癌手术探查的指征，也最大可能的杀灭了肉眼可见的病灶。但是也有学者认为由于此类肝癌病灶数目较多，而且必然存在有潜在的、未能发现的病灶不能消融，而且也有研究结果认为：术中联合射频的患者其长期生存率与对卫星病灶术中不处理、术后行辅助性 TACE 者无统计学差异。总之，此类研究病例相对较少，其长期疗效还需要更进一步的研究。

对于术中探察发现无法手术切除的病灶，既往多采用术中肝动脉结扎、门静脉/肝动脉灌注化疗等，疗效较为有限，目前多采用局部消融治疗联合暂时性肝脏血流阻断，可以杀灭大部分的肿瘤。意大利学者 Goldberg 等的实验结果：显示阻断肝门者消融范围为（4.0±1.3）cm，无阻断者为（2.5±0.8）cm，消融范围明显增大（$P<0.05$）。但是，随着近年来影像学技术和肝外科技术的不断提高，肝癌的手术切除率不断提高，术中探察发现无法手术切除的病例越来越少，因此射频消融在这方面的应用也越来越少。

四、术后行射频治疗

术后行射频治疗主要是指对术后复发肝癌的射频消融治疗。由于肝癌的生物学特性，肝癌切除术后肝内复发率极高，是影响肝癌患者长期生存的主要原因。手术切除仍然是复发肝癌治疗的主要手段，且疗效较好，术后 5 年生存率约为 30%~70%，其手术相关死亡率约 0~8.5%。Minagawa 等研究报道了 67 例复发肝癌患者接受再切除治疗后，5 年生存率达到 56%，与初次手术切除效果相当，其中接受 3、4 次手术患者的平均生存时间也达到了 2.5 年和 1.4 年。该研究同时指出，再次手术时无门脉侵犯、首次手术治疗时肿瘤为单个、复发间隔时间≥1 年的患者预后较好，具备以上所有条件的患者其 5 年生存率可达到 86%。Sugimachi 等分析了 78 例复发肝癌的再切除效果，其 5 年生存率达到 47.5%，他们认为，在肝功能允许的情况下，再切除是复发肝癌患者获得长期生存的最好方式。

但是目前复发肝癌患者只有约 10.4%~27.4% 能接受再次手术切除治疗，复发肝癌发现时多为肝内播散，病灶位于余肝的不同部位，不适宜再次手术切除，同时由于肝癌患者多有肝炎、肝硬化背景，首次肝癌术后余肝、肝储备功能不足以再次接受手术切除治疗。Choi 等指出由于部分复发肝癌患者的复发间隔时间较短（≤1 年），再次切除后复发可能性较大，预后较差，因此这部分患者同样不适合再次手术切除。

对于射频消融治疗复发肝癌可能存在如下优势：①肝癌切除术后病人都接受比较严密的随访过程，肿瘤复发时较小，适合 RFA 治疗；②由于 RFA 的微创性、简便性，可反复多次进行，这适合肝癌的需反复治疗的特点；③由于肝炎、肝硬化背景，肝癌切除术后余肝不足、肝脏储备功能不适合接受再次手术治疗，而 RFA 治疗效果显著，可用于替代治疗；④安全、术后并发症少、可以重复治疗。射频消融对机体创伤小，避免了手术过程中对肿瘤挤压所造成的医源性播散，术后恢复快；其术后死亡率 0~1%，术后并发症发生率为 0~12%。Choi 等报道 RFA 治疗术后复发的肝癌 102 例（119 个病灶），结果治疗后 1、2、3、4、5 年累积生存率为 93.9%、83.7%、65.7%、56.6%、51.6%，疗效相当满意。

韩国学者 Song 等对再次手术切除与射频消融治疗复发性肝癌的效果进行了回顾性分析，39 例接受再次手术，178 例接受射频消融，经倾向评分匹配校正后，两组的 1、3、5、8 年生存率为 88.8%、88.8%、83.9%、56.3% 和 98.7%、85.7%、72.1%、68.6%，其 1、3、5 年无病生存率为 66.1%、48.5%、43.1% 和 71.8%、45.1%、39.4%，再次手术与射频消融治疗复发性肝癌的长期生存率和无病生存率没有差异。中山大学肿瘤防治中心肝胆科曾回顾性的分析了分别采用射频消融治疗 66 例（88 个病灶）、再次手术切除治疗 44 例（55 个病灶）复发性小肝癌（肿瘤最大径 ≤5.0cm，数目 ≤3 个），结果 RFA 术后和再次手术切除术后 1、2、3、4、5 年总体生存率分别为 76.6%、48.6%、48.6%、39.9%、39.9% 和 78.6%、56.8%、44.5%、30.7%、27.6%，两者之间没有统计学差异（$P=0.79$）。对肿瘤最大径 ≤3.0cm 的病例和肿瘤最大径 3.1~5.0cm 的病例分别进行分析，均显示 RFA 治疗和再次手术切除之间，总体生存率没有统计学差异。但是再次手术切除组的严重并发症发生率高于 RFA 治疗组（23/44 vs. 2/66，$P<0.05$）。因此我们认为：对于复发的小肝癌，RFA 治疗与再次手术切除疗效相当，但是 RFA 具有微创的优势。

另外，术后复发可以分为肝内转移复发和多中心起源复发。复发原因不同，其生物学特性各异，导致两种复发性肝癌治疗效果亦不同。陈敏华等曾经对 RFA 治疗术后复发肝癌疗效进行了分析，结果表明，早期复发（≤2 年）的病例疗效较差，晚期复发（>2 年）的病例疗效较好。也有学者指出，早期复发（<1 年）多数是由于肝癌静脉侵犯导致术后肝内多发转移所引起，此类复发各种治疗均不理想，RFA 治疗效果亦欠佳，3 年生存率仅为 10.2%；而对多中心起源复发，是由肝硬化结节恶变产生。RFA 治疗此种复发效果明显，3 年生存率为 72.4%。因此，针对不同类型的复发性肝癌，有选择地进行 RFA 治疗可明显提高肝癌的总体生存率。

五、射频消融围术期及并发症处理

射频消融围术期的处理要点主要包括：生命体征监测，抗生素的合理使用，肝功能保护及并发症的预防。射频消融常见的并发症主要包括：出血、肝脓肿、针道种植、肝梗死、脏器损伤、血胸、胸腔积液、胃肠道穿孔等，尽管并发症发生率很低，只有 1%~3%，但一旦出现并发症，可能将引起严重的不良反应结果或意味着极差的预后。下面我们简单讨论如何防止和管理射频消融术后的并发症。首先，严格遵循适应证，选择适宜的患者，以及谨慎的操作是预防并发症发生最重要的手段。其次，严密监测围术期患者的状况有利于早期发现并发症。对于 RFA 后发生大量出血，应尽快进行手术干预。如果此时不适宜行手术治疗，TACE 则是另一个很好的选择。对于 RFA 术后综合征患者，则应给予足够的支持治疗，但要注意排除肾衰竭的可能性。对于肝衰竭，严格按照适应证选择病人是最有效的预防措施，射频消融术后应常规给予护肝治疗。对于器官损伤（包括胆囊、结肠、胃和膈肌等），应先给予支持治疗，如果支持治疗无效或病情恶化，则应考虑手术治疗。

（彭振维 焦 龙）

参考文献

1. 汤钊猷. 现代肿瘤学. 第 2 版. 上海：复旦大学出版社，2000.

2. 吴沛宏，张福君，吴志荣，等. 肝癌微创治疗与多学科综合治疗. 北京：军事医学科学出版社，2003.

3. 黄洁夫. 肝脏胆道肿瘤外科学. 北京：人民卫生出版社，1999.

4. 万德森. 临床肿瘤学. 第 2 版. 北京：科学出版社，2005.

5. 刘吉斌. 现代介入性超声诊断与治疗. 北京：科学技术文献出版社，2004.

6. Bruix J，Sherman M. Management of hepatocellular carcinoma. Hepatology，2005，42（5）：1208-1236.

7. 汤钊猷. 21 世纪初肝脏外科展望. 中华肝胆外科杂志，2005，11（2）：73-74.

8. 陈敏山，李锦清，张亚奇，等. 右叶中深部小肝癌的简化手术切除. 中华肝胆外科杂志，1998，4（6）：363-365.

9. 陈敏山，李锦清，张亚奇，等. 250 例小肝癌的手术切除治疗效果. 癌症，1998，17（5）：362-364.

10. 李国辉，陈敏山，李锦清，等. 肝癌手术切除的效果与经验. 中华肝胆外科杂志，2002，8（3）：190-191.

11. Lau WY，Leung TW，Yu SC，et al. Percutaneous local ablative therapy for hepatocellular carcinoma：a review and look into the future. Ann Surg，2003，237（2）：171-179.

12. Tateishi R，Shiina S，Teratani T，et al. Percutaneous radiofrequency ablation for hepatocellular carcinoma—An analysis of 1000 cases. Cancer，2005，103（6）：1201-1209.

13. Chen MS，Li JQ，Zheng Y，et al. A prospective randomized trial comparing percutaneous local ablative therapy and partial hepatectomy for small hepatocellular carcinoma. Ann Surg，2006，243（3）：321-328.

14. 陈敏山，李锦清，梁惠宏，等. 经皮射频消融与手术切除小肝癌的疗效比较. 中华医学杂志，2005，85（2）：80-83.

15. Livraghi T，Solbiati L，Meloni MF，et al. Treatment of liver tumors with percutaneous radio-frequency ablation：complications encountered in a multicenter study. Radiology，2003，226（2）：441-451.

16. 陈敏山，李锦清，张耀军，等. 射频消融在小肝癌治疗中的地位. 癌症，2007，26（5）：449-452.

17. 陈敏山，张耀军，李锦清，等. 射频消融治疗肝脏恶性肿瘤的八年经验总结（附 803 例报道. 中华外科杂志，2007，45（21）.

18. 彭振维，庞雄昊，陈敏山，等. 多针双电极射频适形消融治疗小肝癌 16 例报告. 实用癌症杂志，2007，22（2）：171-174.

19. Rossi S，Di Stasi M，Buscarini E. Percutaneous RF interstitial thermal ablation in the treatment of hepatic cancer. AJR Am J Roentgenol，1996，167（3）：759-768.

20. Buscarini L，Buscarini E，Di Stasi M，et al. Percutaneous radiofrequency ablation of small hepatocellular carcinoma：long-term results. Eur Radiol，2001，11（6）：914-921.

21. Lencioni R，Cioni D，Crocetti L，et al. Early-stage hepatocellular carcinoma in patients with cirrhosis：long-term results of image-guided radiofrequency ablation. Radiology，2005，234（3）：961-967.

22. 杨秉辉，夏景林. 原发性肝癌的临床诊断与分期标准. 中华肝脏病杂志，2001，9（6）：324.

23. 石明，张昌卿，李锦清. 肝细胞癌周围微小转移分布的研究. 中华肿瘤杂志，2002，24（3）：257-260.

24. 徐立，石明，张亚奇，等. 肝细胞癌手术切缘对患者术后复发与生存的影响. 中华肿瘤杂志，2006，28（1）：47，49.

25. Burns J M，Greene FL. Controversies in staging of hepatocellular carcinoma. J Hepatobiliary Pancreat Surg，2005，12（6）：456-462.

14

26. Cha C, Dematteo RP, Blumgart LH. Surgical therapy for hepatocellular carcinoma. Adv Surg, 2004, 38：363-376.

27. Parkin DM, Bray F, Ferlay J. Global cancer statistics, 2002. CA Cancer J Clin, 2005, 55：74-108.

28. 梁惠宏，陈敏山，王旭东，等. 经皮射频消融治疗不同类型肝癌的疗效分析. 中华肝脏病杂志，2004，12（12）：756-757.

29. 陈敏山，张耀军，李锦清，等. 经皮射频消融联合瘤内无水酒精注射与单纯射频消融治疗小肝癌的疗效比较. 中华肿瘤杂志，2005，27（10）：623-625.

30. Ferrari FS, Stella A, Pasquinucci P, et al. Treatment of small hepatocellular carcinoma：a comparison of techniques and long-term results. Eur J Gastroenterol Hepatol, 2006, 18（6）：659-672.

31. Zhen-Wei Peng, Hui-Hong Liang, Min-Shan Chen, et al. Percutaneous Radiofrequency Ablation for the Treatment of Hepatocellular carcinomas in the Caudate Lobe. Eur J Surg Oncol, 2008, 34（2）：166-172.

32. Zhen-Wei Peng, Yao-Jun Zhang, Min-Shan Chen, et al. Risk factors of survival after percutaneous radiofrequency ablation of hepatocellular carcinoma. Surg Oncol, 2008, 17（1）：23-31.

33. Ming Shi, Rong-Ping Guo, Xiao-Jun Lin, et al. Partial Hepatectomy With Wide Versus Narrow Resection Margin for Solitary Hepatocellular Carcinoma, A Prospective Randomized Trial. Annals of Surgery, 2006, 243（3）：321-328.

34. 彭振维，陈敏山. 微小肝癌的诊断与治疗进展. 中国实用外科杂志，2007，27（2）：166-167.

35. 张耀军，陈敏山，李锦清，等. 射频消融联合瘤内注射无水乙醇治疗肝肿瘤的实验研究. 癌症，2006，25（9）：1092-1096.

36. 郭荣平，陈敏山，林小军，等. 小肝癌的临床治疗. 中国医学科学院学报，2006，28（3）：318-321.

37. 陈敏山，张耀军，李锦清，等. 射频消融或联合经皮瘤内无水乙醇注射治疗小肝癌181例疗效分析. 中国微创外科杂志，2005，5（2）：105-107.

38. 梁惠宏，陈敏山，张亚奇，等. 优化射频消融术参数设置的离体猪肝实验研究. 癌症，2005，24（1）：12-18.

39. 陈敏山，李锦清，梁宏惠，等. 小肝癌的经皮射频微创治疗. 中华肝胆外科杂志，2003，9（12）：563-565.

40. 陈敏山，梁惠宏，李锦清. 直径小于3cm小肝癌的经皮射频微创治疗. 中国肿瘤，2002，11（4）：242-243.

41. 陈敏山，郑云，张亚奇，等. 经皮射频联合瘤内无水酒精注射治疗肝癌. 癌症，2001，20（7）：759-761.

42. Livraghi T, Bolondi L, Lazzaroni S, et al. Percutaneous ethanol injection in the treatment of hepatocellular carcinoma in cirrhosis. A study on 207 patients. Cancer, 1992, 69（4）：925-929.

43. Lencioni RA, Allgaier HP, Cioni D, et al. Small hepatocellular carcinoma in cirrhosis：randomized comparison of radio-frequency thermal ablation versus percutaneous ethanol injection. Radiology, 2003, 228（1）：235-240.

44. Shiina S, Teratani T, Obi S, et al. A randomized controlled trial of radiofrequency ablation with ethanol injection therapy for small hepatocellular carcinoma. Gastroenterology, 2005, 129（1）：122-130.

45. Shibata T, Iimuro Y, Yamamoto Y, et al. Small hepatocellular carcinoma：comparison of radiofrequency ablation and percutaneous microwave coagulation therapy. Radiology, 2002, 223（2）：304-307.

46. 王艳滨，陈敏华，严昆，等. 射频消融治疗原发性肝癌的生命质量对比评价. 癌症，2005，24（7）：827-833.

47. Lin SM, Lin CJ, Lin CC, et al. Randomized controlled trail comparing percutaneous radiofrequency thermal ablation, percutaneous ethanol injection, and percutaneous acetic acid injection to treat hepatocellular carci-

noma of 3cm or less. Gut，2005，54（8）：1151-1156.

48. Livraghi T，Lazzaroni S，Meloni F. Radiofrequency ablation of hepatocellular carcinoma. Eur J Ultrasound，2001，13（2）：159-166.

49. Machi J，Bueno RS，Wong LL. Long-term follow-up outcome of patients undergoing radiofrequency ablation for unresectable hepatocellular carcinoma. World J Surg，2005，29（11）：1364-1373.

50. Cabassa P，Donato F，Simeone F et al. Radiofrequency ablation of hepatocellular carcinoma：long-term experience with expandable needle electrodes. AJR Am J Roentgenol，2006，186（5 Suppl）：S316-321.

51. Choi D，Lim HK，Kim MJ，et al. Recurrent hepatocellular carcinoma：percutaneous radiofrequency ablation after hepatectomy. Radiology，2004；230：135-141.

52. Hiraoka A，Michitaka K，Horiike N et al. Radiofrequency ablation therapy for hepatocellular carcinoma in elderly patients. J Gastroenterol Hepatol，2010，25（2）：403-407.

53. Huang J1，Hernandez-Alejandro R，Croome KP et al. Radiofrequency ablation versus surgical resection for hepatocellular carcinoma in Childs A cirrhotics-a retrospective study of 1，061 cases. J Gastrointest Surg，2011，15（2）：311-320.

54. Shiina S1，Tateishi R，Arano T et al. Radiofrequency ablation for hepatocellular carcinoma：10-year outcome and prognostic factors. Am J Gastroenterol，2012，107（4）：569-577.

55. Peng ZW，Lin XJ，Zhang YJ et al. Radiofrequency ablation versus hepatic resection for the treatment of hepatocellular carcinomas 2 cm or smaller：a retrospective comparative study . Radiology，2012，262（3）：1022-1033.

56. Peng ZW，Zhang YJ，Chen MS，et al. Radiofrequency ablation as first-line treatment for small solitary hepatocellular carcinoma：long-term results. Ear J Surg Oncol，2010，36（11）：1054-1060.

57. 陈敏山. 肝癌射频消融治疗及综合治疗. 中华医学杂志，2015，27（95）：2174-2177.

58. Wang JH，Wang CC，Hung CH，et al. Survival comparison between surgical resection and radiofrequency ablation for patients in BCLC very early/early stage hepatocellular carcinoma. J Hepatol，2012，56（2）：412-418.

59. Cho YK，Kim JK，Kim WT，et al. Hepatic resection versus radiofrequency ablation for very early stage hepatocellular carcinoma：a Markov model analysis. Hepatology，2010，51（4）：1284-1290.

60. Kang TW，Kim JM，Rhim H，et al. Small Hepatocellular Carcinoma：Radiofrequency Ablation versus Nonanatomic Resection--Propensity Score Analyses of Long-term Outcomes. Radiology，2015，275（3）：908-919.

61. Fang Y，Chen W，Liang X. Comparison of long-term effectiveness and complications of radiofrequency ablation with hepatectomy for small hepatocellular carcinoma. J Gastroenterol Hepatol，2014，29（1）：193-200.

62. 梁惠宏、陈敏山、王旭东、等. 经皮射频消融治疗不同类型肝癌的疗效. 中华肝脏病杂志，2004，12（12）：756-757.

63. 中华人民共和国卫生部. 原发性肝癌诊疗规范（2011 年版）. 临床肝胆病杂志，2011，27（11）：1141-1159.

64. Kim KW，Lee JM，Klotz E，et al. Safety margin assessment after radiofrequency ablation of the liver using registration of preprocedure and postprocedure CT images. AJR Am J Roentgenol，2011，196：565-572.

65. Peng ZW，Zhang YJ，Chen MS et al. Radiofrequency ablation with or without transcatheter arterial chemoembolization in the treatment of hepatocellular carcinoma：a prospective randomized trial. J Clin Oncol，2013，31（4）：426-432.

66. Peng ZW，Zhang YJ，Liang HH et al. Recurrent hepatocellular carcinoma treated with sequential transcatheter arterial chemoembolization and RF ablation versus RF ablation alone：a prospective randomized

14

trial. Radiology, 2012, 262 (2): 689-700.

67. Shibata T, Isoda H, Hirokawa Y, et al. Small hepatocellular carcinoma: is radiofrequency ablation combined with transcatheter arterial chemoembolization more effective than radiofrequeney ablation alone for treatment?. Radiology, 2009, 252 (3): 905-913.

68. Kim JH, Won HJ, Shin YM, et al. Medium-sized (3. 1-5. 0 cm) hepatocellular carcinoma: transarterial chemoembolization plus radiofrequency ablation versus radiofrequency ablation alone. Ann Surg Oncol, 2011, 18 (6): 1624-1629.

69. Huang G, Lin M, Xie X et al. Combined radiofrequency ablation and ethanol injection with a multipronged needle for the treatment of medium and large hepatocellular carcinoma. Eur Radiol, 2014, 24 (7): 1565-1571.

70. Song KD, Lim HK, Rhim H, et al. Repeated Hepatic Resection versus Radiofrequency Ablation for Recurrent Hepatocellular Carcinoma after Hepatic Resection: A Propensity Score Matching Study. Radiology, 2015, 275 (2): 599-608.

第十五章

微波消融在小肝癌治疗中的应用

第一节　微波消融治疗的发展历史

作为肝癌局部治疗的手段，之前众多医生采用经皮酒精注射治疗（percutaneous ethanol injection therapy，PEIT），其原因是能够使肿瘤坏死，而且操作简便安全，价格低廉。但是，通过对施行 PEIT 的病例进行病理组织学研究发现，癌细胞容易残留在被膜内外。癌细胞残留的原因是因为注入的乙醇流出到周围血管，或由于被膜、瘤内纤维隔膜的存在，乙醇未能充分均匀扩散到肿瘤内部而导致肿瘤残留复发。为解决 PEIT 的这一缺陷，需要研发一种能够使组织得到充分凝固的治疗方法，无论其周围是否有血管或被膜。而微波消融就是为纠正乙醇注射的缺陷而研发的。

20 世纪 70 年代，微波技术开始应用于临床。最初的微波技术是将微波辐射器置于体表或插入体内自然管道，利用微波透热效应使癌灶温度升到 42.5℃以上，维持一定时间就能破坏癌细胞。这种微波透热疗法受微波透热深度限制，同时其定位能力差，癌周组织损伤过大。

1978 年 Taylor 首先报道设计一种简单同轴针状天线插入瘤内进行治疗。1979 年 Strohbehn 报道将微波天线植入动物移植性肝癌进行实验研究。同年 Tabuse 将该技术用于肝切除中癌周肝组织的固化。1980 年 Samaras 将这种微波天线用于治疗脑恶性胶质瘤。1981 年 Tabuse 等报道微波用于肝癌破裂患者。1986 年 Tabuse 等率先开始了微波消融在临床肝癌治疗中的探索。

由于微波天线的设计尚未成熟，当时只有少数人将其作为治疗手段，没有引起更多临床医生的重视。早期的微波消融主要用于肝癌的开腹手术中，包括肝癌癌周切除线的预固化以及肝癌切除前的预消融。1988 年我国高必有报道利用成都军区总医院和四川大学协作设计的植入式微波辐射器，于 1987 年 4 月至 8 月应用于 11 例肝癌的开腹手术中，其中 4 例无法手术切除的晚期肝癌，单用微波局部高温固化处理，固化后组织留在体内，其余 7 例局限于一叶的肝癌，应用微波消融处理后即行切除。1991 年，高必有再次报道微波技术在 107 例肝癌手术中的应用，使用频率为 2450MHz，输出功率为 0 ~ 700W，作用时间 3 ~ 6 分钟，根据肿瘤大小、形态和部位决定植入式微波单极的辐射针排列方式；其中早期肝癌

3 例，中期肝癌 26 例，切除率为 100%，晚期肝癌 78 例，切除率为 61.59%（48/78），总切除率为 71.69%（77/107）。

20 世纪末随着生物医学工程的发展，微波凝固由于稳定的组织凝固作用，在对肝细胞癌的局部治疗中重新受到关注。期间发展起来的经皮微波消融治疗肝癌技术赋予传统的微波技术新的生命。

1994 年，日本学者 Seki 等首次报道了经皮微波消融治疗（percutaneous microwave coagulation therapy，PMCT）成功用于治疗原发性肝癌。Seki 所用的微波电极在活体兔肝的凝固实验中，以 60W 功率作用 120 秒，可形成（2.4±0.4）cm、最大横径（1.6±0.3）cm 的纺锤形凝固体。基于活体动物实验的凝固范围，作者选择 18 例癌结节直径均 ≤2cm 的肝细胞肝癌患者进行治疗。每个结节治疗 1~4 次，治疗后用超声以及增强 CT 或 MRI 提示所有肿瘤均呈完全性坏死改变。在随访的 11~33 个月中，所有消融的癌结节均未见局部复发，随访期间 17 例患者存活（1 例在施行微波消融后 22 个月因蛛网膜下腔出血死亡）。此后，有学者采用多次进针分段凝固或阻断肝血流的方法试图扩大凝固范围。Seki 还将微波电极的外径增大至 2mm，以期提高输出功率，增大凝固范围。然而这些方法对增大凝固范围的作用有限。

1996 年董宝玮等带领的解放军总医院研究小组对超声引导下植入式微波凝固治疗仪及其辐射电极进行了改进：通过改变辐射电极芯线的材料和裸露长度，使电极的组织匹配性、抗黏性、耐高温性及机械强度等技术指标大大改进。利用此电极对活体狗肝进行凝固实验，在功率 60W、作用时间 300 秒的条件下，可形成稳定的 3.7cm×2.6cm×2.6cm 的凝固体。这是当时单极微波辐射的最大凝固范围。1997 年，梁萍等报道了利用改进后的该微波系统治疗 32 例肝癌患者的 57 个结节（直径 1.1~8.9cm，平均 3.8±1.7cm）。采用 60W 治疗功率，作用时间 240~300 秒，对 57 个结节共进行了 92 次 182 个点次的微波治疗；随访 5~18 个月，平均 10.4 个月，结果 29 例存活，3 例死亡；治疗后 13 例原甲胎蛋白升高者 11 例降至正常；14 例治疗后再活检，其中 12 例肿瘤呈完全性坏死改变。随后，有不少学者通过多导组合微波热场、微波阻断肿瘤滋养血管、协同化学消融（如无水乙醇、稀盐酸等）或肝动脉栓塞化疗等方法增大微波消融范围，提高肝癌微波根治消融率，从而提高远期疗效。

冷却消融针的出现是微波发展史上革命性的进展。早期的微波消融针无冷却杆温设计（图 15-1-1），笔者曾经测过这种微波消融针的杆温，达到 160℃。无冷却微波消融治疗系统存在的主要问题：①微波主机输出功率稳定度不高，没有功率输出稳定系统，消融针和电缆动态驻波比大，导致凝固灭活的范围的一致性很差（忽大忽小）；②微波功率及消融时间严重受限，消融范围小，形状不成球形，有很严重的拖尾现象；③微波消融针经组织部位的杆温过高可使正常通道的组织及皮肤表面严重损伤（图 15-1-2）；在临床治疗中，需密切观测针道周围皮肤情况，助手需不断地往消融针及针道周围皮肤淋撒冰水以避免烧伤针道周围皮肤；④经皮穿刺时需要引导鞘针，消融针不能直接穿刺。2000 年以来，杆温冷却技术出现。最初的杆温冷却技术有气冷（氩气）（图 15-1-3）及水冷（图 15-1-4）两种。由于气冷技术需要配备氩气罐，成本高，操作烦琐，占用空间大，已被淘汰。目前冷却技术主要是水冷式，降温效果显著，方便可靠，成本低廉。国内众多学者进行了大量的基础及相关临床研究，结果均显示水冷天线能够承载较大功率较长时间的消融，有效增大单点凝固灶的体积，改善凝固灶的形状，极大提高了微波消融的疗效（图 15-1-5）。

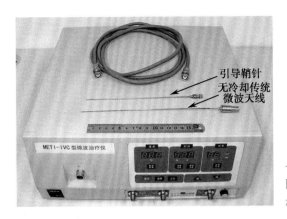

图 15-1-1　传统微波治疗仪及天线（无冷却杆温）

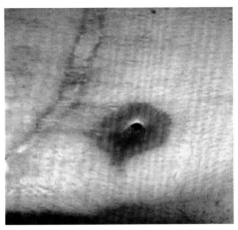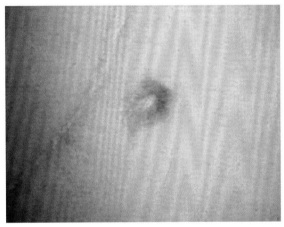

15

图 15-1-2　老式微波天线穿刺点皮肤损伤

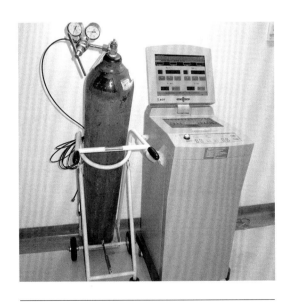

图 15-1-3　气冷微波消融仪

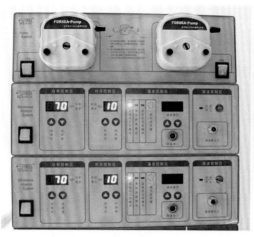
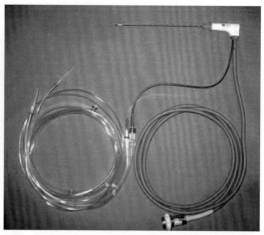

图 15-1-4 新式微波消融仪及水冷微波天线

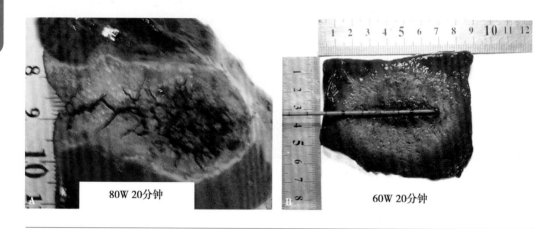

图 15-1-5 传统微波（A）与水冷微波（B）天线消融形状

第二节 微波消融治疗的设备和方法

微波一般指波长在 1m~0.1mm 的电磁波，相应的频率范围是 0.3~3000GHz，按波长分为米波、分米波、厘米波、毫米波和亚毫米波。为限制和控制空间的电波噪声，国际电信联盟分配给工业、科学和医用的微波频率有 433、915、2450、5800、24125MHz 等。植入式微波消融设备与一般的微波理疗、热疗不同，主要表现在微波设备的频率选择、微波天线设计等方面。

一、微波消融设备的基本组成

目前国内外生产植入式微波消融设备的厂家不下十家，而设备的组成要素是相同的，主要组成部分包括微波功率源（主机）、微波能传输线、水冷微波消融天线、水冷循环系统和测温系统等。

（一）微波频率的选择

在国内生产的医用微波器械中，微波功率源主要是磁控管，这是一个可以把电能转换成微波能的电真空器件，不同型号规格的磁控管决定了微波的输出频率。根据微波频率的物理特性，组织穿透深度随频率增加而减少，频率低则穿透深度深，因而作为体外照射的微波温热治疗腹腔内肿瘤，宜选用较低频率的微波（如 433MHz 或更低）。但是作为经皮微波消融治疗肝癌，若选用过低的频率，将会由于其穿透深度过深，而使通过肿瘤后的微波能量未能足够衰减，致使正常组织受到过大的损伤，故宜选用较高频率的微波。但频率太高也不行，比如 5800MHz 的微波半衰距离仅为 0.2cm，亦即微波经过 2mm 的组织，微波功率就会衰减一半，这对扩大消融范围不利。目前市面上植入式微波消融设备的磁控管采用的微波工作频率主要两种：2450MHz、915MHz。两种微波频率物理特性在组织消融中的主要不同之处：①915MHz 比 2450MHz 微波波长长，微波波长越长，其穿透深度越深。915MHz 在肝组织中穿透深度约为 3cm，高于 2450MHz 微波的穿透深度（1.7cm）。②915MHz 比 2450MHz 微波的能量衰减少，微波频率越低，其衰减损耗越少。③915MHz 比 2450MHz 微波的温度收敛性慢，温度梯度小；在相同温度梯度范围内前者比后者可形成更长距离的衰减半径。因此，理论上，915MHz 与 2450MHz 微波相比，在相同能量输出的情况下，前者可以形成更大的凝固范围，更加有效的输出能量。孙媛媛、刘方义等离体及活体猪肝实验结果显示，在相同微波功率及辐射时间的情况下，水冷 915MHz 比 2450MHz 微波的凝固宽径、长径、体积均增大，且差别有统计学意义；在活体猪肝上，60W、600 秒条件下，915MHz 微波消融的横径和纵径分别为 3.49cm×0.54cm 和 6.65cm×0.56cm，2450MHz 微波消融的横径和纵径分别为 2.35cm×0.31cm 和 4.13cm×0.29cm。④热效率角度分析，由于 2450MHz 频率是 915MHz 的 2.68 倍，意味着单位时间内 2450MHz 微波产热效率更高。⑤实验研究显示水冷式 915MHz 微波较水冷式 2450MHz 微波所形成的消融范围纵径上的增加更为显著，以致 915MHz 微波消融范围的等圆率较 2450MHz 微波稍小，亦即 2450MHz 微波更接近椭球形。综上所述，水冷 2450MHz 微波和 915MHz 微波特性各有优缺点，目前由于 2450MHz 频率的磁控管结构体积小，价格成本低，所以被医用微波治疗设备广泛作为微波功率源。在肝癌经皮消融中，915MHz 微波作为微波功率源的消融范围大是把双刃剑，单点消融范围大意味着完全消融可能性增加，但同时损伤周围重要脏器及结构的可能性也增加。目前 915MHz 微波应用尚不广泛，在较大肝癌的消融治疗中有其优势。如果 915MHz 微波消融仪器及微波天线的技术能够加以改进，使其消融范围可靠且能获得更好的消融形态，其医用优势潜力值得重视。

（二）微波消融针（天线）

在临床应用中，微波天线应该具备的最基本条件为：①具有足够的机械强度，便于穿刺；②能够承载较大的微波功率而不易断针；③防组织粘连，便于插拔。随着厂家研发技术的不断改进，目前新型天线的驻波比由旧款的 2.4 降到 1.2 左右，大幅提高了功率使用效率，能量使用效率提高了 100%；采用进口航天工业复合材料耐温可达 2000℃，硬度接近钻石，使得治疗时实际到达病灶的功率从原来的 30~40W（主机输出显示 60~80W），提高到 60~90W（主机输出显示 80~120W），提高输出适用功率达到 50%。表面进行氟化乙烯树脂处理，防粘连性能良好。

（三）水冷系统

由水泵和进出水软管组成（图 15-2-1）。微波天线水冷循环的动力源是蠕动泵，它是利用虹吸原理设计而成的。当蠕动泵转轴上的间歇式转轮旋转时，每个自转的小压轮在进入泵头滑块的圆形滑道的弧长部分时，会将压力胶管压扁，随着蠕动泵转轮的旋转，这个"压迫点"沿着水流方向移动。当"压迫点"移动过后，这个有足够弹性力的硅胶管立即恢复原形，即可在管内形成负压。转轮持续旋转使这个看似微量的负压不断积累，形成足够的真空吸力，冷却水将从进水针孔被吸入，水开始流动，并进而达到良性循环的状态。水流进入密闭的天线杆内，携带大量的热，再经过出水管回到水袋中，如此循环往复，达到冷却微波天线的目的。这个水循环是密闭的，并不会漏出针杆进入体内。

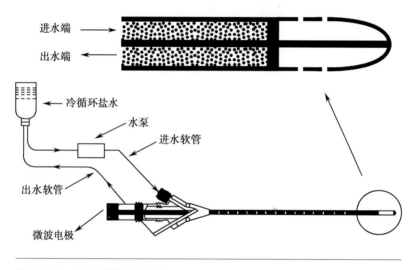

图 15-2-1 水循环降温示意图

水冷微波天线的出现使得消融过程不受杆温太高的限制，术者可以依据肿瘤大小选择恰当的消融功率和消融时间，而不必担心消融针道的组织烧伤，极大地提高了微波消融的安全性及根治性，是植入式微波发展历史上一个重要的里程碑。

二、微波消融治疗方法

肝癌微波消融治疗包括经皮、开腹及经腹腔镜三种方法。对于肝表面的病灶或邻近肝外重要脏器或管道（如肠管、胃、胆囊、下腔静脉以及第一肝门部等），为避免损伤膈肌及其他重要结构，开腹及经腹腔镜有时不失为明智的选择，尽管创伤较大、费用不菲。经皮方法创伤小、操作简便、手术时间短且不需气管插管全麻，因此成为微波消融治疗的首选方案。

常用的肝癌经皮微波消融影像引导方式有超声和 CT。超声引导与 CT 引导具有各自的优缺点。超声引导的优点包括：①实时性，能够实时动态观测进针以及实时监测消融情况；②无放射损伤；③操作简便省时；④费用低。缺点是：①需要具备一定的超声专业知识；②部分病灶位于超声盲区，不易探测；③某些病灶在超声影像中难以识别。CT 引导

15

的优点主要是：①图像清晰直观；②不受肺气影响。缺点是①非实时动态，致操作烦琐；进针过程常需边进针、边扫描、穿刺针分几步达到靶点；也不能实时监测消融范围；②费用高；③有放射性。

微波消融功率与时间的设定是消融安全的重要保证。由于市面上有众多的微波厂家，每个厂家微波消融设备调校及微波天线的细节设计均有不同，对于刚刚接触某款微波设备来说，一定要先熟悉该款微波设备的消融特性及不同消融功率消融时间组合的消融情况，要有离体及活体肝脏的消融实验数据，才能应用于临床治疗。一般情况下，对于邻近重要脏器及管道结构的病灶，宜低功率（40~60W）、短时间进行消融，超声实时动态监测尤为重要。下面以超声引导为例，简单介绍微波消融的操作步骤（具体可见视频 15-1）。

视频 15-1
超声引导经
皮肝癌微波
消融术

1. 超声波诊断仪器确认肿瘤部位并确定穿刺途径。

2. 麻醉师开始静脉麻或镇痛镇静处理（术中必须心电监护仪监测，以防心率减慢，甚至心搏骤停或心律异常），术者从皮肤到腹膜实施穿刺点局部麻醉。对位于邻近肝表面肿瘤微波热产生的腹膜刺激，疼痛强烈，因此需要充分的腹膜麻醉。

3. 尖刀片切开皮肤 3mm 左右。

4. 在超声引导下，将微波针沿肿瘤正中线刺入肿瘤，直至肿瘤底部或穿过肿瘤少许（依据肿瘤大小，一般将消融最大横径与肿瘤横径重合）；必要时嘱患者停止呼吸。

5. 初步设定合适的消融功率及消融时间；先开启冷循环，再开启微波开关。

6. 术中保持超声动态监测，微波开始治疗后，电极前端至周围的辐射部位即开始变为高回声。消融时间及进针次数可参考辐射部位的回声强度变化，高回声区域须覆盖肿瘤范围。

7. 治疗结束后，在拔电极过程中，需进行针道消融以防止针道出血或针道种植，一般情况拔 1~2cm 停留 10~20 秒左右，直至肝包膜。注意不要损伤腹壁。

8. 拔针后不要马上结束手术，应该超声监测穿刺针道附近的肝脏及腹腔情况，历时约 5 分钟，这样可以及时发现是否有针道大量出血。如果见肝包膜与腹壁间有明显的液性暗区且呈扩大趋势，表明针道出血量较大，可即刻沿原入路大致方向进针，在保证周围结构安全情况下，重新对针道行较大功率较长时间消融。

第三节　微波与射频消融治疗小肝癌的比较

局部消融术是近几十年发展起来的治疗恶性肿瘤的有效的微创技术，能够确切可靠地毁灭肿瘤组织，日益得到广泛的重视和应用，尤其是在肝脏肿瘤的治疗中更是取得了显著成效。

肝癌消融技术疗效最优、应用最广当属微波（microwave，MW）和射频（radiofrequency，RF），两者均起始于 20 世纪 90 年代初期，MW 多在日本和中国应用，而 RF 早期绝大多数于欧美国家应用。早期的 RF 和 MW 治疗肝癌仅能得到直径 1.5cm 左右的组织坏死范围，随着尖端冷却电极等技术的成熟，RF 和 MW 坏死范围明显扩大，疗效有了显著提高。射频和微波消融已有多篇报道说明其治疗效果优于激光消融、酒精注射、乙酸注射以及其他微创方法。尽管目前肝癌治疗方法中，手术切除仍然是首选，但经皮消融治疗具有创伤小，副作用少等优点，在某些特定患者（如严重肝硬化、伴发严重全身疾病不能耐受手术等）、某些部位（如中央型肝癌等）直径小于 3cm 的肝癌可以考虑作为首选的治疗方法，且其疗效可以与手术相媲美。

微波消融与射频消融都是通过高温来杀灭肿瘤的，但这两种消融技术在产热机制、消融范围及形状等方面是有差异的。

一、微波消融与射频消融的产热机制不同

微波消融与射频消融都属于热消融，但两者的产热机制完全不同。微波消融工作原理是：频率 ≥900MHz 的微波设备产生的电磁波（主要使用 915MHz 与 2450MHz 两种频率）使组织内存在离子及极性分子蛋白质等高速震荡、摩擦碰撞而形成热能引起肿瘤细胞凝固性坏死。射频消融工作原理是：利用频率从 375kHz 到 500kHz 的射频设备（临床常用 480kHz 和 500kHz），由电极头端裸露的非绝缘部分与粘贴在体表的大的弥散电极间产生电流回路，形成的交流电流使电极针周围的正负离子出现高速振荡和摩擦产热，从而使肿瘤细胞发生凝固性坏死。从上述作用机制可以看出：①两者频率不同，微波的频率千倍于射频频率，故单位时间内微波产热快，亦即微波热效率较高；②微波的传导不需依赖组织的导电性，而射频依赖组织的导电性。表现在实际消融过程中，微波与射频消融不同的有：①同样体积凝固坏死范围所需时间较射频消融时间缩短；②消融范围内微波产热的温度较射频高，其受灌注介导的热降效应的影响更小；③微波对组织的电传导性依赖较小；④微波能量传递更少受呈指数上升的组织阻抗影响；⑤同时应用数个微波能量源较少出现射频消融中的相互干扰现象，数个微波能量源可通过协同作用达到更大的消融范围；⑥微波并非电流产热，因此不受起搏器或金属手术夹子的限制。但微波的高热效率是一把双刃剑，快速上升的组织温度使得它比射频更容易损伤邻近的结构，这是在临床实践过程应该加以注意的。此外，由于微波的物理特性以及制作工艺等因素影响，微波针的可靠性较射频稍差，还有待进一步改进。

二、微波消融与射频消融设备的差异

（一）微波消融系统

所有的微波消融系统均包括三个基本配件：微波功率源（主机），同轴电缆及微波天线。目前最先进的微波天线是水冷微波消融天线（具体见本章第二节）。

（二）射频消融系统

早期的射频电极受到消融后组织阻抗上升影响，每根电极只能形成长条形的短径 1.5cm 的凝固范围，临床应用受到极大限制。随着电极技术的改进，现在临床上常用的射频消融设备多种多样，有多尖端伸展型射频（multi-tined expandable applicators），灌注电极针（perfusion electrodes），双极射频（bipolar radiofrequency ablation）、内冷却射频（internally cooled applicators）等，种类繁多，而且每种射频还包含有不同规格、不同参数的射频电极。通过这些不同的电极技术改进，目前射频的消融范围也得到极大提升。

面对如此众多的微波射频设备，作为临床医生，最重要的是要熟练掌握你所用的消融设备其消融治疗的特点，包括消融范围、消融形状以及消融范围同电极之间的位置关系

等，以利于临床上选用不同的消融设备，精确地插植电极，从而达到最佳的消融效果。特别要提出的是，不同的消融电极在消融形状消融范围上有所不同，以 RF2000 和水冷微波消融为例，RF2000 在离体牛肝的消融形状呈扁椭圆形，而水冷微波呈现长椭圆形（或水滴状）（图 15-3-1）。RF2000 宜在电极插值线上补充多点消融，而水冷微波宜在平行天线插值方向上进针进行补充多点消融。

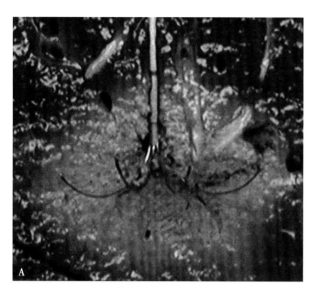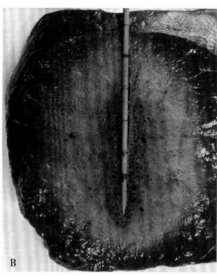

图 15-3-1　RF2000（A）与水冷微波（B）消融形状的区别

（三）微波消融与射频消融治疗小肝癌的疗效比较

小肝癌的治疗方案有多种选择，宜根据患者体质和肝功，肿瘤大小、数目、位置，本单位的技术力量以及患者意愿等综合考量。通常认为，在目前国情下，合并严重肝硬化（Child-Pugh C 级）且符合移植条件，首选肝移植；如果患者能够耐受解剖型肝切除，应首选外科切除，因为解剖性肝切除可切除同一解剖区域内多病灶、微小灶及癌栓。对于肝脏深部或中央型小肝癌（<3cm），局部消融可以达到与手术切除媲美的疗效，可以优先选择，当然应在避免损伤重要结构基础上，消融范围力求包括 5mm 的癌旁组织作为"安全边缘"，如此方能达到理论上的微创下根治性消融。

小肝癌的消融方法有很多，射频与微波是目前小肝癌消融的主要方法。市面上有众多的微波射频厂家，要达到可以与手术切除疗效媲美的根治性消融，选用合适的消融设备是非常重要的。笔者认为好的消融设备应该具备三个条件：①单点消融范围大；②消融形状近似于肿瘤形状（多数呈球形）；③消融范围内无残存癌细胞。其中单点消融范围足够大是非常重要的，对于随呼吸不间断移动的肝脏来说，用简单叠加消融的方法要达到立体空间上的无缝隙覆盖是很难达到的，亦即很容易出现消融不完全，从而影响疗效。

随着电极技术的不断进展，微波与射频设备也在不断的改进之中，不同的微波与射频设备在消融范围与形状上是不同的，也不同程度影响了微波与射频的疗效。因此我们需要以具体的、辩证的、发展的眼光去比较微波与射频治疗肝癌的疗效（表 15-4-1）。

15

表 15-4-1 微波与射频比较的相关文献

作者	研究类型	发表时间	消融方法	引导方式	设备	患者例数	病灶数	病灶大小 (cm)	完全消融率 (%)	局部复发率 (%)	总生存					
											1年 (%)	2年 (%)	3年 (%)	4年 (%)	5年 (%)	中位生存期 (月)
Abdelaziz et al	前瞻性	2014	MWA	经皮	Cooled shaft	66	76	2.9±0.97	96.1	3.9*	96.4	62	–	–	–	–
			RFA	经皮	Cool tip	45	52	2.95±1.03	94.2	13.5	67.6	47.4	–	–	–	–
Shibata et al	前瞻性	2002	MWA	经皮	No cool	36	46	<4	89	17.4	–	–	–	–	–	–
			RFA	经皮	Expandable	36	48	<4	96	8.3	–	–	–	–	–	–
Xu et al	回顾性	2004	MWA	经皮	No cool	54	112	2.5±1.1	94.6	7.1	–	–	–	–	–	–
			RFA	经皮	Expandable	43	78	2.6±1.4	89.7	12.8	–	–	–	–	–	–
Simo et al	回顾性	2011	MWA	腹腔镜	–	13	15	2.31	–	–	–	–	–	–	–	7
			RFA	腹腔镜	–	22	27	2.53	–	–	–	–	–	–	–	19
Lu et al	回顾性	2005	MWA	经皮	No cool	49	98	3 (25/49)	94.9	11.8	81.6	61.2	50.5	36.8	–	32.5
			RFA	经皮	Expandable	53	72	3 (32/53)	93.1	20.9	71.7	47.2	37.6	24.2	–	27.1
Zhang et al	回顾性	2013	MWA	经皮	Cooled shaft	77	105	<3 (36), 3.1to5 (41)	86.7	10.5	92.2	–	51.7	–	38.5	–
			RFA	经皮	Perfusion	78	97	<3 (47), 3.1to5 (31)	83.4	11.8	91	–	64.1	–	41.3	–
Ding et al	回顾性	2013	MWA	经皮	Cooled shaft	85	98	<3	98.5	10.9	98.7	92.3	82.7	77.8	–	45.34
			RFA	经皮	Cool tip	113	131	<3	99	5.2	98	90.7	77.6	77.6	–	52.99
Ohmoto et al	回顾性	2008	MWA	经皮	No cool	49	56	<2		19*	89*	70*	49*	39*	–	–
			RFA	经皮	Cool tip	34	37	<2		9	100	83	70	70	–	–

MWA：微波消融；RFA：射频消融；* P < 0.05.

2002 年日本学者 Shibata 前瞻性比较非水冷微波和多尖端伸展型射频治疗肝癌的疗效，微波组与射频组的完全消融率分别是 89% 和 96%，局部复发率分别为 17.4% 和 8.3%。2009年 Ohmoto 回顾性研究非水冷微波与内冷却射频，微波组与射频组的局部复发率分别为19% 和 9%（$P = 0.031$），微波组 1 年、2 年、3 年和 4 年总生存率 89%、70%、49% 和39%，而射频组是 100%、83%、70% 和 70%（$P = 0.018$）。上述两位日本学者所用的微波电极均为非水冷微波，该种微波消融范围较小，平均消融直径 2.2cm×1.9cm，故其治疗效果难以与多尖端伸展型射频及内冷却射频匹敌。

随着微波消融技术的不断改进，通过水冷天线、改变微波天线结构、改进微波生成器等方式，明显克服了微波消融时间长、消融体积小等问题，临床所采用的微波设备所能达到的消融范围已明显超过早期设备。Abdelaziz 等进行的前瞻性研究中，作者所用的微波与射频消融电极均为内冷却型的，微波与射频消融的完全消融率分别是 96.1% 和 94.2%（$P = 0.6$），局部复发率分别是 3.9% 和 13.5%（$P = 0.04$）。但是在 Zhang 和 Ding 的回顾性研究中，运用水冷微波与灌注型射频及内冷却型射频比较，在完全消融率、局部复发率以及总生存率方面均无显著性差异。Huo 等对历年发表的微波与射频治疗肝癌的文献进行 meta分析（共 16 篇文献纳入分析，其中包括 4 篇肝转移癌），统计表明，在完全消融率、局部复发率、1~5 年总生存率和无病生存率方面微波与射频无显著性差异，但 6 年生存率微波优于射频，原发性肝癌与肝转移癌的亚组分析也是同样的结果。

综上所述，目前尚不能断言微波与射频疗效孰优孰劣。笔者认为，微波与射频消融单点范围相差不大的情况下，两种热消融方法治疗肝癌的疗效总体上不会有明显的差别。在临床上要提高疗效，我们应该选用单点消融范围较大、消融形状近似球形且消融范围内无残存活癌细胞的设备。同时我们也应该看到，临床操作者的经验与耐心细致的操作也是影响疗效的重要因素，任何撇开操作者因素的疗效比较是不科学的。

第四节　微波消融治疗小肝癌的效果

根据 2011 年版"原发性肝癌诊疗规范"，我国的小肝癌标准是：单个癌结节最大直径≤3cm；多个癌结节数目不超过 2 个，其最大直径总和≤3cm。随着微波电极技术的改进，单点消融范围目前已可以达到 4cm，在不损伤周围重要结构管道前提下，经皮微波消融对小肝癌来说，理论上是可以达到所谓的"根治消融"，即包括肿瘤及肿瘤旁 1cm 的癌旁肝组织的完全消融。因此单从肿瘤的杀灭范围来讲，可以说，经皮微波消融所能达到的根治程度相当于肝癌手术切除中的非解剖切除（nonanatomic resection，NAR）。因此，要探讨微波治疗小肝癌的疗效，有必要先比较小肝癌手术切除中解剖性切除（anatomic resection，AR）与非解剖切除（nonanatomic resection，NAR）的疗效差异。

总体来说，外科切除手术仍是目前原发性肝癌首选治疗方法。这是由肝癌的生物学特性以及外科切除的优势，特别是 AR 的优势所决定的。肝癌切除手术从切除范围、操作方法上可大体分为解剖性切除和非解剖性切除。AR 即完整地将相对独立的解剖功能单位（亚段、段或者联合段）切除。NAR 是指主要考虑完整切除肿瘤，而不考虑肝内解剖，通常是沿肿瘤边缘 1cm 完成肝的不规则切除。理论上，由于肝癌在肝内播散主要通过门静脉

15

途径，先进入同肝段相邻的门静脉分支，形成肝肿瘤附近的卫星灶，再发展为肝内其他部位转移，早期卫星结节和主瘤通常位于同一肝段，因此 AR 主要优势是符合肿瘤根治的原则；同时把肿瘤及肝内播散的微转移一并切除，减少术后复发；AR 同时还能降低术中对肿瘤挤压造成的癌组织或细胞脱落导致肝内播散与远处转移。目前大部分研究认为 AR 术后生存率及无瘤生存率均优于 NAR。但是我们应该看到，这些研究大多为回顾性分析，且患者的手术标准不一，术前肝功能、肿瘤大小、有无肝硬化等因素不同，患者的临床病理特征可能存在选择偏倚。2012 年意大利 Cucchetti 等用 meta 回归分析 18 篇观察性研究共9036 例 HCC（4012 例 AR，5024 例 NAR），5 年总生存率和无瘤生存率 AR 优于 NAR，但是作者同时指出 NAR 组较严重的肝硬化是导致差异的重要影响因素。2014 年 Cucchetti 发表了比较 AR 与 NAR 的前瞻性研究结果，作者随机入组两个中心（上海东方肝胆医院和意大利 Bologna 大学 Orsola 医院）的共 543 个 Child-Pugh A 级的肝硬化合并 HCC 患者，所有的入组患者肿瘤大小符合 Milan 标准；尽管总体比较显示，AR（n=228）与 NAR（n=315）在 5 年的无瘤生存率及总生存率方面有显著性差异，但是二组基线水平存在差异，NAR 组有较差的 INR（international normalized ratio）以及 MELD（model for end-stage liver disease scores）；于是作者对其中 298 个患者进行 1-to-1 propensity score match 比较，基线水平一致情况下，AR（n=149）与 NAR（n=149）在无瘤生存率及总生存率方面仍然有显著性差异，但关键是，通过分层比较显示，这种差异仅显示在病理分化程度为 G3~G4、肿瘤≥2cm 和有微血管侵犯的分层比较中，在 G1~G2、肿瘤<2cm 和无微血管侵犯的分层中，AR 和 NAR 并无差异。由于我们在临床上目前暂无理想的方法术前去评估肿瘤的生物学特性，因此 AR 仍是小肝癌患者的首选。但是 HCC 患者 80% 以上伴有不同程度的肝硬化，AR 切除肝脏范围较大，容易使得伴有慢性肝炎或肝硬化的患者发生围术期肝衰竭，从而增高手术死亡率，因此并非所有的 HCC 肝癌切除均可进行 AR，NAR 在某些患者中也是迫不得已的选择，且这种术式在分化程度高、无微血管侵犯的小肝癌中有与 AR 一样的疗效。

经皮消融治疗小肝癌在杀灭范围上可比拟 NAR，故在理论上可以代替 NAR，特别是对于肿瘤位于肝脏深部（中央型肝癌），估计 NAR 的无瘤切缘并不会比经皮消融来得更大的那些小肝癌。同时，相较手术切除，经皮消融具有创伤小、麻醉时间短、不会挤压肿瘤、恢复快以及对机体免疫力影响小等优点，文献显示，外科手术切除死亡率为 1.6%~10.0%，而经皮热消融治疗相关死亡为 0.1%~1.0%。据此，我们可以认为，对于小肝癌，经皮消融疗效至少不会比 NAR 差。梁萍等统计国内七个医疗机构共 1007 个患者（1363 个癌结节），入选标准为单个结节≤8cm 或结节数≤3 个、每个结节≤4cm，影像学提示无门脉癌栓及远处转移；入组患者肿瘤平均直径为 2.9±1.8cm（范围 1.0~18.5cm），其中 904（66.3%）个结节≤3cm，459（33.7%）个结节>3cm；结果显示 1、3、5 年累积生存率 91.2%、72.5% 和 59.8%；治疗相关死亡率 0.4%（4/1007）；严重并发症率 2.2%（36/1643）。这一大规模、多中心的回顾性分析表明经皮微波消融治疗肝癌的 5 年生存率可以与手术相媲美。吕明德等前瞻性研究比较大小符合 Milan 标准的 HCC 患者开腹手术切除（54 例）和超声引导经皮微波或射频消融治疗（51 例）的临床结果，显示手术组和消融组首次治疗肿瘤完全清除率为 100%（54/54）和 94.1%（48/51），局部复发率均为 0；1 年、2 年和 3 年无瘤生存率分别为 82.4%、82.4%、82.4% 和 78.5%、61.5%、51.3%

（$P = 0.128$），同期总生存率分别为 91.3%、86.4%、86.4% 和 93.5%、87.1%、87.1%（$P = 0.808$）；提示对早期肝癌经皮热消融治疗可获得与手术切除相近的局部疗效和 3 年生存率。Jingxiang Shi 等回顾性比较经皮微波消融（n = 117）及手术切除（n = 107）治疗 HCC 患者的临床结果，所有入组患者肿瘤大小符合 Milan 标准；结果显示 1、3、5 年总生存率微波消融组 94%、70%、52%，手术切除组 94%、72%、60%（$P = 0.513$）；无瘤生存率微波组 77%，38%，18%，手术组为 85%，57%，31%（$P = 0.005$）；亚组分析显示单发 HCC ≤ 3cm，微波组和手术组在总生存率及无瘤生存率并无差异（$P = 0.577$ 和 $P = 0.140$）；单发 HCC 3～5cm，微波组和手术组在总生存率无差异（$P = 0.820$），但无瘤生存率存在显著差异（$P = 0.014$）。高孟等报道回顾性对比研究 44 例超声引导下经皮微波消融的原发性小肝癌患者与 54 例手术切除的原发性小肝癌患者的资料（肿瘤直径 ≤ 3cm）的无瘤生存率及总生存率，结果显示微波消融组 3 月、6 月、12 月、24 月、36 月、48 月无瘤生存率分别为 93.0%、88.0%、77.2%、60.2%、31.2%、31.2%，手术切除组同期无瘤生存率分别为 90.7%、90.7%、80.0%、70.1%、70.1%、56.1%（$P = 0.207$）；微波消融组 6 个月、1 年、2 年、3 年、4 年总生存率分别为 97.4%、97.4%、92.9%、83.6%、83.6%，手术切除组同期总生存率分别为 96.2%、96.2%、96.2%、88.2%、75.6%（$P = 0.869$）。

　　综上所述，经皮微波消融对于小肝癌来说，可以获得与手术切除同等的局部疗效和 5 年总生存率。由于经皮消融治疗微创、简便和经济，可以考虑作为早期肝癌的首选治疗手段之一。但是，我们也应当看到目前所有的资料中，作为对照组的手术切除只是一个笼统的概念，并未将手术切除分为 AR 和 NAR 去与经皮消融作比较。经皮微波消融是否等效于 AR 仍然是未知数。未来我们还需要进行大规模、长时间的随机对照研究，特别是经皮微波消融与 AR 的比较研究才能得到更精确的结果。因此，在现阶段，对于可以施行 AR 的小肝癌患者，笔者仍然建议首选 AR，而不是经皮微波消融；经皮消融更适用于肝功能较差的，肿瘤位于肝脏深部的，年龄大伴发无法耐受手术切除的全身疾病的小肝癌患者。

第五节　微波消融术后并发症的防治

　　小肝癌局部热消融治疗属于微创治疗，关键是追求肿瘤完全灭活的同时要最大限度地避免严重并发症发生。临床上根据并发症的严重程度分为严重并发症和轻微并发症。2005 年国际肿瘤影像引导消融工作组（International Working Group on Image-Guided Tumor Ablation）对严重并发症定义如下：在影像引导消融过程中或治疗后出现的临床症状如果不处理：可能危及生命安全，或导致实质性损害和功能障碍，或患者须住院治疗或延长住院时间的情况。与此相比其他都是轻微并发症。因此从理论上说，并发症的归类主要取决于症状的严重程度，而非具体的病症。

　　微波消融并发症的发生除了与病例选择有关外，与操作者的技术及经验关系密切。消融技术有明显的学习曲线，刚开展该技术时往往并发症发生率较高。当刚接触某厂家微波设备时，笔者建议首先对所用的微波设备其消融特点有充分认识之后再应用于临床，比如先在动物肝脏上进行消融，充分掌握不同功率时间其消融范围的变化以及消融范围与微波天线之间的位置关系，因为不同厂家的微波设备相同功率时间下消融范围可能存在差异。

15

操作者还应该具备超声或 CT 介入的规范操作技术，规范化的操作可明显减少严重并发症的发生。此外还应该充分掌握热消融并发症发生的原因及预防处理方法，预测并避免并发症的发生。

常见并发症的防治：

一、空腔脏器损伤

肝肿瘤消融的空腔脏器损伤主要指位于胆囊、胃肠道旁的肿瘤热消融时高热灼伤致出现胆囊或胃肠道穿孔，漏出的胆汁或胃肠内容物引起急性腹膜炎，不及时处理可能导致感染性休克。

为使肝癌彻底消融达到根治性效果，一般要求灭活范围至少为肿瘤边缘外 $0.5 \sim 1.0\text{cm}$，因而对紧邻胆囊、胃肠道等空腔脏器的肝癌热消融的安全性和有效性尚存争议。对肝癌初治患者，为达到根治性治疗标准，在患者一般情况和肝脏功能情况允许的情况下，邻近空腔脏器的肝癌患者目前仍建议首选肝癌手术切除治疗。对那些一般情况和（或）肝硬化严重不能耐受切除手术的患者，消融治疗或肝动脉栓塞化疗联合消融治疗是主要的治疗手段。

以下措施可以减少空腔脏器损伤的风险：

1. 在肝肿瘤切除手术中常规将大网膜阻挡在胃肠与肝脏之间，以避免日后消融时损伤胃肠。Akahane 等对超声引导经皮射频消融肝癌的并发症进行回顾性分析发现 1 例曾行开腹手术的患者射频术后出现胆囊与结肠损伤，作者由此认为，先前手术造成的胆囊和周边脏器的粘连导致脏器损伤的潜在危险因素。由于手术可能造成腹腔粘连，限制胆囊、肠管活动度，对行过开腹手术的患者特别要小心。

2. 超声实时监测消融灶的强回声改变也是非常重要。超声实时监测虽然不能准确判断消融范围，但仍具有较大的参考价值。当强回声改变逼近胆囊壁或胃肠壁时，提示可能会损伤这些脏器。

3. 由于微波天线的消融形状呈微波天线轴向的长椭球形，应该将消融范围的短径与肿瘤中线重合，如此方可在为避免损伤周围空腔脏器而功率时间受限的情况下达到消融范围与肿瘤的最佳重叠。而短径所在位置与消融功率及时间相关，因此熟悉所用微波设备不同功率时间下消融范围及形状可以降低空腔脏器损伤概率。多数情况下微波天线长轴宜平行于胆囊壁或胃肠道壁所在径线进行插植。

4. 放置测温针。于杰等通过动物实验以及临床回顾研究认为超声引导经皮微波消融邻近胆囊肝肿瘤，胆囊壁最高温度在 $50 \sim 51℃$（即刻）是安全的，超声引导经皮微波消融治疗紧邻胃肠肝肿瘤时，近胃肠处最高温度 $52 \sim 53℃$（即刻）是安全的；腹部手术后的患者，由于腹腔粘连，胃肠道蠕动受限，温度控制应该更加严格，最高为 $50℃$；具体操作是在超声引导下将 $1 \sim 2$ 根 21G 测温针置于瘤周或邻近胃肠道肝组织处以实时监测治疗温度，当温度达到该阈值立刻停止微波能量辐射，待温度冷却至 $45℃$ 时重新开始微波治疗。

5. 与其他疗法的协同治疗。小剂量无水乙醇注射辅助治疗对毗邻空腔脏器的病灶，可予邻近区域瘤内注射无水酒精以加强该区域的肿瘤消融；亦可结合肝动脉栓塞化疗。

6. 腹腔镜辅助。切除胆囊后再行消融。或将肝脏病灶与毗邻胃肠道、膈肌、腹壁等分离开再行腹腔镜超声引导下消融。

7. 人工腹水。邻近胃肠的肝肿瘤微波消融可予术中实施人工腹水（图 15-5-1）。超声引导下将套管针穿刺至肝脏病灶与邻近胃肠道之间处腹腔内（切勿触碰肿瘤，以免肿瘤破裂出血或针道种植播散），确认针尖位置正确后持续滴注生理盐水至肝脏病灶与胃肠道之间液体层厚度>0.5cm。对于既往有腹腔手术史的患者，腹腔内粘连有可能致人工腹水无法有效分隔肝与周围脏器，但是并非禁忌证。

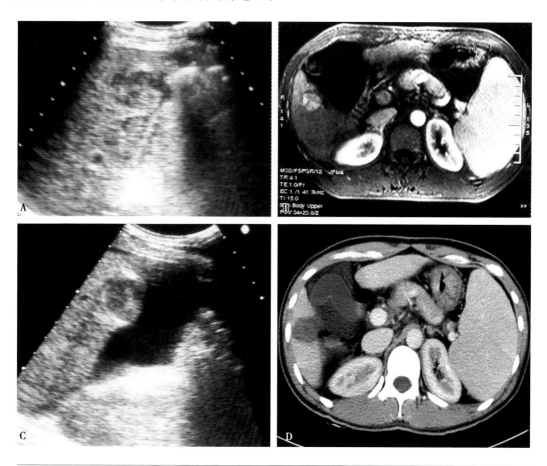

图 15-5-1　人工腹水
A. 未行人工腹水超声显像；B. 术前肿瘤 MR 图像；C. 术中行人工腹水后超声显像；D. 消融后 1 个月肿瘤 CT 图像

二、胸膈并发症

胸膈并发症包括膈肌损害、气胸、胸腔积液、血胸、脓胸、肺组织损伤及肺栓塞等，处理不当甚至引起死亡。胸膈并发症好发于肿瘤位置邻近膈肌的患者。

胸腔积液是较常见的并发症，可以是反应性的也可由膈肌损害所致，常在治疗后第二天出现。少量或中量胸腔积液可自行吸收，以患者无呼吸困难等症状为处理的参考指标，胸腔积液量较大时可行胸腔穿刺抽液或置管引流。

　　血胸多因肋间血管或膈肌血管被穿刺电极损害所致，治疗后数小时内即可出现。对膈顶部肿瘤消融治疗时应实时监控胸腔及膈下积液量，若超声监控发现胸腔积液明显增加、内部有点状回声为血胸表现，应及时查找原因、积极处理。非进行性血胸可穿刺抽吸或胸腔闭式引流，进行性血胸应在抗休克同时开胸探查止血。

　　膈肌受损严重者可导致膈肌穿孔（图 15-5-2）或膈疝。膈肌穿孔可造成脓胸甚至胆汁漏，若胆汁漏与气管相通，可出现刺激性咳嗽并咳出黄色胆汁。膈疝好发于肝癌术后的病人，特别是右肝广泛切除后。

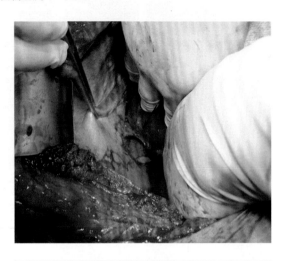

图 15-5-2　微波消融后膈肌损伤

　　心包损伤常见于靠近心包的肝癌（S2 段或 S4 段肝癌）消融时，可致心包积液或积血，严重的可出现急性心脏压塞。

　　胸膈并发症关键在于预防。初学者一般不提倡开展邻近心膈的肿瘤消融治疗，即使采用一定措施仍可能发生并发症。准确地插植电极和精确地把握消融范围是关键，人工胸腔积液、人工腹水以及腔镜或开腹下消融有助于预防胸膈并发症。

　　（一）人工胸腔积液（图 15-5-3）

　　人工胸腔积液可移开肋膈角内的含气肺组织，同时形成良好的超声介质，令超声能够探及肝穹窿部病灶，以利于施行超声引导局部治疗。人工胸腔积液使膈肌的胸腔面浸泡在大量生理盐水中，减少膈肌在消融过程的热损伤。

　　人工胸腔积液制作方法：生理盐水注射液悬吊在离床至少 50cm 的输液架上，连接输血器（输血器进水口较粗，普通输液管进水口太细影响输液速度的判断）。在超声引导下，于右侧腋中线第 8 或 9 肋间进 18G 胸穿针，当针尖到达肋间肌肉时，将流速调节器调到最大，然后再缓慢进针，同时密切观察滴斗。当盐水在滴斗中呈现不间断的流水线时（图15-5-4），即表明针尖已进入胸腔，保持穿刺针位置，滴入所需生理盐水后，即拔除穿刺针，随后让患者半坐卧位，进行消融治疗。滴入生理盐水量大约 1000~1500ml 即可使绝大部分肝穹窿部肿瘤得以超声探及。术后一般不用抽出，也不用放置胸腔引流管，一般情况4~6 天可以完全吸收。

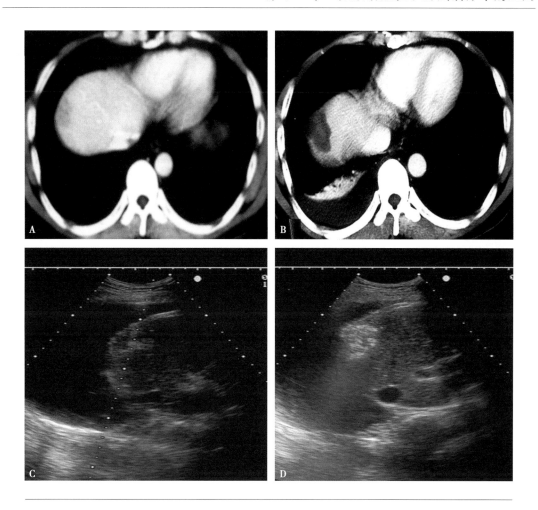

图 15-5-3 人工胸腔积液

A. 消融前 CT 图像；B. 消融后 CT 图像；C. 术中人工胸腔积液；D. 消融后改变

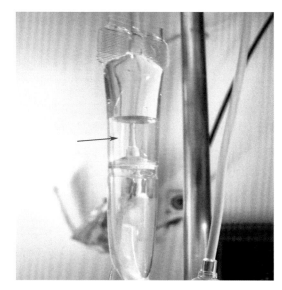

图 15-5-4 人工胸腔积液时穿刺针进入胸腔后输血器滴斗中水流

（二）人工腹水

人工灌注腹水后肝脏相对于膈肌向下移动，远离肺脏，使术前受肺气遮盖显示欠清的病灶得以完整显示，保证经皮超声引导下穿刺的准确性。生理盐水 400～2000ml 后均成功形成人工腹水。

三、出　　血

微波消融术后出血的原因常见的有两种：肿瘤破裂与针道出血。

消融后肿瘤破裂出血带来的后果是灾难性的。不仅仅是出血致生命危险，而且造成肿瘤的播散种植。肿瘤破裂与肿瘤部位、术者操作密切相关。位于肝表面的肿瘤易于破裂出血。

预防肿瘤破裂或针道出血的方法包括：①选取合适的进针方向，术者在进针时，一定要确保先经过至少1cm 的无瘤肝组织再穿入肿瘤，绝对避免直接在肿瘤表面进针；同时避免穿刺针道上有较大的管道；②尽量一针到位，避免反复穿刺；③避开血管，注意穿刺时手感，碰到阻力时不宜盲目进针；④缓慢出针，同时宜常规消融针道；⑤消融结束不宜马上撤除手术装置，宜用影像观察5～10 分钟，如果发现肝周有不断扩大的液性图征，可于原穿刺道大致方向再次进针充分消融针道；⑥针对肝硬化严重、凝血功能异常者、长期口服抗凝药等患者术前应积极纠正凝血功能，血小板数量严重低下者，可输注血小板务必使血小板数量达到 $40×10^9/L$ 以上。

四、胆道并发症

包括肝内胆汁湖形成、胆道感染和胆漏等。胆管损伤的风险随肿瘤与门静脉主干、胆管之间的距离而有差异。由于胆管内胆汁流动速度远低于血液，热能不易扩散，胆管较血管更易受损伤。当胆道系统存在梗阻或异常情况下，特别是伴有肝内胆管扩张、有过胆道手术史或胆道支架置入术者，消融引起的胆道损伤易继发胆漏、胆道系统感染或形成肝脓肿。对于肝脏已经经过多次治疗，胆管血供比较稀少的患者，消融引起的胆道供血血管损伤会导致严重的胆道缺血坏死。对于半肝切除后的患者，消融时避免损伤剩下一侧的胆管尤其重要。有些学者不主张对邻近胆道主要分支 15～20mm 以内的肝肿瘤行热消融治疗。消融靠近重要胆管的肿瘤时可采用胆道内注射冷生理盐水以降低热损伤的方法来避免损伤胆道，具体方法有两种：①经皮胆管内插入导管并推注冷生理盐水；②通过鼻胆管插管向胆道系统内持续注射冷盐水。

出现胆管损伤者，如果血清碱性磷酸酶或胆红素水平持续升高，则应及时行置管引流或用抗生素治疗；出现轻度黄疸伴胆管扩张者可通过内镜逆行胰胆管置管或经皮胆管置管引流以减黄，多数患者经积极处理后不影响预后，严重胆道狭窄者可通过支架置入重建胆道通畅。以末梢胆管扩张为主要表现的胆管损伤者，不伴感染，临床无症状，可保守处理。如果出现"枯藤"样的全肝胆道缺血坏死，可以考虑肝移植。

五、烧　　伤

水冷微波天线的出现使针道烧伤的发生率大大降低，常见的针道烧伤主要是操作不慎引起，如忘记接水循环或水路不通未及时发现，启动微波前确保水路循环正常是避免针道

15

烧伤的关键。

微波烧伤还常发生在肝表面肿瘤消融时，由于消融肝表面肿瘤时微波针插入不深或随着呼吸移动微波针脱出肝脏，可导致腹壁烧伤。腹壁烧伤表现为腹壁各层组织的凝固性坏死，患者常诉术后伤口疼痛，如果未伤及皮肤常未能及时发现，患者可于数天甚至一个月后出现腹壁隆起，伴发感染者更甚，常短时间内明显隆起，伤口渐化脓破溃。腹壁烧伤宜与针道种植相鉴别，针道种植常发生在数月后，多无疼痛表现。处理上若烧伤面积较大，需要按照Ⅳ度烧伤处理，放置引流管，按时换药，应用抗生素等。严重者需清创缝合，甚至需要植皮。

六、心血管并发症

常发生在消融术中，表现为高血压、心率下降、心律不齐甚至心搏骤停。治疗中应密切监测生命体征如呼吸、心率、血氧饱和度、血压等，对高血压患者应使用降压药控制血压，减少出血概率。心律失常应暂停治疗并使用药物进行纠正。

心率下降或心搏骤停常发生在消融靠近左右膈肌或胆囊附近的病灶时，与迷走神经反射有关。常规术中心电监护，备阿托品。一旦术中出现心率下降，立即停止消融，静脉推注阿托品，待心率恢复，可严密观察下继续消融，若阿托品无效，消融后心率仍然下降，宜停止手术。

七、针 道 种 植

只要操作得当，针道种植在微波消融中发生概率不高。操作中：①肿瘤消融结束后边消融边缓慢拔针，以杀灭可能沿针道流出的活癌细胞；一般每拔针1cm停留10秒；②尽可能一步到位，尽量减少反复穿刺肿瘤的次数；③避免直接穿刺肿瘤，宜经过至少1cm的无瘤肝组织；④一旦微波针进入肿瘤，应尽快布针到位，尽快启动微波辐射。有研究提示腹水有可能导致腹腔内肿瘤种植的可能性增加。

八、肝肾功能损伤

消融治疗后常有转氨酶、胆红素轻度升高，多数经护肝、改善微循环等治疗可好转。术后第二天出现胆红素大幅度升高（总胆红素>80μmol/L），且以直接胆红素升高为主，宜注意胆道损伤致梗阻可能性。肝功能失代偿较少见，发生率小于0.1%，主要原因是治疗前肝硬化程度重，肝功能差或者发生严重并发症（如感染、出血等）。肝硬化患者进行多次治疗或消融范围较大时有可能导致肝衰竭甚至死亡。预防和治疗措施包括严格掌握适应证，注意预防其他并发症的发生，积极的保肝治疗等。

急性肾功能损伤常见于消融时间长、消融范围广泛、年龄大以及既往有肾病史的患者，与微波消融治疗时高温致血循环中细胞破坏分解以及肿瘤坏死崩解，造成肾小球血管堵塞有关。术后记录尿量，及时检测肾功能，必要时水化、碱化尿液及利尿等治疗，严重者需做透析治疗。

九、感　　染

既往有过胃肠道和胆道手术史、位于空腔脏器附近以及肿瘤多发者更容易发生肝内感染。此类感染大多由伴发的胃肠、胆道、胆囊等空腔脏器热损伤破裂所致。这些损伤脏器中的内容物可经破裂的腔壁进入消融灶或同时进入腹腔，并逐渐发展为细菌感染。术前影像发现肝内胆管扩张者宜慎选消融。有多年糖尿病病史者消融术后容易出现肝脓肿，可能与患者长期糖尿病引起免疫功能低下有关。术中严格无菌操作、手术前后抗感染是非常重要的。一旦出现脓肿，要及时引流，避免感染扩散。

十、血 管 损 伤

微波热效率高，损伤血管的概率也相应较高。肿瘤靠近下腔静脉以及第一肝门处门脉主干时消融尤其要小心。一般主张与上述两处血管至少要有 0.5cm 的旁开距离，且肿瘤小于 2cm 方可消融。术者必须具有丰富的经验。且术中超声实时监测尤为必要，当强回声改变邻近下腔静脉或门脉主干时宜立即停止消融。

（郑 云）

参考文献

1. Taylor LS. Electromagnetic syringe. IEEE transactions on bio-medical engineering, 1978, 25 (3)：303-304.

2. Strohbehn JW, Bowers ED, Walsh JE, et al. An invasive microwave antenna for locally-induced hyperthermia for cancer therapy. The Journal of Microwave Power, 1979, 14 (4)：339-350.

3. Tabuse K. A new operative procedure of hepatic surgery using a microwave tissue coagulator. Nihon geka hokan Archiv fur japanische Chirurgie, 1979, 48 (2)：160-172.

4. Samaras G, Cheung A. Microwave hyperthermia for cancer therapy. Critical reviews in bioengineering, 1980, 5 (2)：123-184.

5. Taylor LS. Implantable radiators for cancer therapy by microwave hyperthermia. Proceedings of the IEEE, 1980, 68 (1)：142-149.

6. Tabuse K, Katsumi M. Application of a microwave tissue coagulator to hepatic surgery the hemostatic effects on spontaneous rupture of hepatoma and tumor necrosis. Nihon geka hokan Archiv fur japanische Chirurgie, 1981, 50 (4)：571-579.

7. Tabuse K, Katsumi M, Kobayashi Y, et al. Microwave surgery：hepatectomy using a microwave tissue coagulator. World journal of surgery, 1985, 9 (1)：136-143.

8. Tabuse Y, Tabuse K, Mori K, et al. Percutaneous microwave tissue coagulation in liver biopsy：experimental and clinical studies. Nihon Geka Hokan, 1986, 55 (3)：381-392.

9. Cheung A, Al-Atrash J. Microwave hyperthermia for cancer therapy. Physical Science, Measurement and Instrumentation, Management and Education-Reviews, IEE Proceedings A, 1987, 134 (6)：493-522.

10. 高必有, 陈代珠, 阳盛宗. 微波固化治疗肝癌 11 例. 四川医学. 1988 (1).

11. 高必有. 微波技术在肝癌手术中的应用：附 107 例报告. 中国实用外科杂志, 1991 (5)：261-262.

12. Kirschner RE, Fantini GA. Role of iron and oxygen-derived free radicals in ischemia-reperfusion injury. Journal of the American College of Surgeons, 1994, 179 (1)：103-117.

13. Seki T, Wakabayashi M, Nakagawa T, et al. Ultrasonically guided percutaneous microwave coagulation therapy for small hepatocellular carcinoma. Cancer, 1994, 74 (3)：817-825.

14. 董宝玮, 梁萍. 超声引导下微波治疗肝癌的实验研究及临床初步应用. 中华医学杂志, 1996 (2)：87-91.

15. Choti MA. Surgical management of hepatocellular carcinoma：resection and ablation. Journal of vascular and interventional radiology：JVIR. 2002 Sep；13（9 Pt 2）：S197-203.

16. Raman SS, Lu DS, Vodopich DJ, et al. Minimizing diaphragmatic injury during radio-frequency ablation：efficacy of subphrenic peritoneal saline injection in a porcine model. Radiology, 2002, 222（3）：819-823.

17. Shibata T, Iimuro Y, Yamamoto Y, et al. Small hepatocellular carcinoma：comparison of radio-frequency ablation and percutaneous microwave coagulation therapy. Radiology, 2002, 223（2）：331-337.

18. Hasegawa K, Kokudo N, Imamura H, et al. Prognostic impact of anatomic resection for hepatocellular carcinoma. Annals of Surgery, 2005, 242（2）：252-259.

19. 郑云, 张亚奇, 邹如海, 等. 人工胸水（胸腔积液）协助超声引导肝穹窿（隆）部肿瘤治疗. 中山大学学报：医学科学版, 2005, 26（6）：696-699.

20. 吕明德, 匡铭, 梁力建, 等. 手术切除和经皮热消融治疗早期肝癌的随机对照临床研究. 中华医学杂志, 2006（12）：801-805.

21. Cho YB, Lee KU, Lee HW, et al. Anatomic versus non-anatomic resection for small single hepatocellular carcinomas. Hepato-gastroenterology, 2007, 54（78）：1766-1769.

22. Ochiai T, Sonoyama T, Kikuchi S, et al. Anatomic wide hepatectomy for treatment of hepatocellular carcinoma. Journal of Cancer Research and Clinical Oncology, 2007, 133（8）：563-569.

23. 孙媛媛, 梁萍, 董宝玮, 等. 水冷 915MHz 与 2450MHz 微波凝固离体猪肝的比较. 中国医学影像技术, 2007, 23（2）：177-80.

24. Ohmoto K, Yoshioka N, Tomiyama Y, et al. Comparison of therapeutic effects between radiofrequency ablation and percutaneous microwave coagulation therapy for small hepatocellular carcinomas. Journal of Gastroenterology and Hepatology, 2009, 24（2）：223-237.

25. Rhim H, Lim HK. Radiofrequency ablation for hepatocellular carcinoma abutting the diaphragm：the value of artificial ascites. Abdominal Imaging, 2009, 34（3）：371-380.

26. Song I, Rhim H, Lim HK, et al. Percutaneous radiofrequency ablation of hepatocellular carcinoma abutting the diaphragm and gastrointestinal tracts with the use of artificial ascites：safety and technical efficacy in 143 patients. European Radiology, 2009, 19（11）：2630-2640.

27. 刘方义, 于晓玲, 梁萍, 等. 植入式水冷 915MHz 与 2450MHz 微波消融的猪活体肝脏的实验对比. 中国医学影像技术, 2009, 25（10）：1765-1768.

28. Park SY, Tak WY, Jeon SW, et al. The efficacy of intraperitoneal saline infusion for percutaneous radiofrequency ablation for hepatocellular carcinoma. European Journal of Radiology, 2010, 74（3）：536-540.

29. 于杰. 经皮水冷微波、射频消融和手术切除治疗早期肝细胞癌的前瞻性对照研究：军医进修学院 解放军总医院解放军军医进修学院, 2010.

30. Jing-Dong L, Yun-Hong T, Kanduri HK, et al. Prognosis in patients with small hepatocellular carcinoma：a meta-analysis. Hepato-gastroenterology, 2011, 58（110-111）：1708-1712.

31. Cucchetti A, Cescon M, Ercolani G, et al. A comprehensive meta-regression analysis on outcome of anatomic resection versus nonanatomic resection for hepatocellular carcinoma. Annals of surgical oncology, 2012, 19（12）：3697-3705.

32. Liang P, Yu J, Yu XL, et al. Percutaneous cooled-tip microwave ablation under ultrasound guidance for primary liver cancer：a multicentre analysis of 1363 treatment-naive lesions in 1007 patients in China. Gut, 2012, 61（7）：1100-1101.

33. Ding J, Jing X, Liu J, et al. Complications of thermal ablation of hepatic tumours：comparison of radiofrequency and microwave ablative techniques. Clinical Radiology, 2013, 68（6）：608-615.

34. Abdelaziz A, Elbaz T, Shousha HI, et al. Efficacy and survival analysis of percutaneous radiofrequency ver-

15

sus microwave ablation for hepatocellular carcinoma：an Egyptian multidisciplinary clinic experience. Surgical Endoscopy，2014，28（12）：3429-3434.

35. Cucchetti A，Qiao GL，Cescon M，et al. Anatomic versus nonanatomic resection in cirrhotic patients with early hepatocellular carcinoma. Surgery，2014，155（3）：512-521.

36. Shi J，Sun Q，Wang Y，et al. Comparison of microwave ablation and surgical resection for treatment of hepatocellular carcinomas conforming to Milan criteria. Journal of Gastroenterology and Hepatology，2014，29（7）：1500-1507.

37. Zhang XG，Zhang ZL，Hu SY，Wang YL. Ultrasound-guided ablative therapy for hepatic malignancies：a comparison of the therapeutic effects of microwave and radiofrequency ablation. Acta Chirurgica Belgica，2014，114（1）：40-45.

38. Huo YR，Eslick GD. Microwave Ablation Compared to Radiofrequency Ablation for Hepatic Lesions：A Meta-Analysis. Journal of vascular and interventional radiology：JVIR，2015，26（8）：1139-1146 e2.

39. 高孟，李开艳，罗洪昌，等. 原发性小肝癌超声引导下经皮微波消融与手术切除疗效的对比研究. 中华超声影像学杂志，2015，24（1）：35-39.

15

第十六章

经皮酒精注射治疗小肝癌

第一节　经皮酒精注射治疗肝癌的历史和现状

一、经皮酒精注射治疗小肝癌的历史

经皮酒精注射（percutaneous ethanol injection，PEI）是首个主要的消融治疗方法，应用于小肝癌治疗已有 20 余年的历史。日本和意大利的两组学者分别于 20 世纪 80 年代研发出针对无法手术切除的小肝癌，研发出在超声引导下通过细针经皮瘤内注射无水酒精使肝癌结节坏死的技术。

PEI 最初被作为手术切除肝癌的替代治疗方法，但是经过数十年的发展，包括 PEI 在内的消融技术已于 2005 年被美国肝病协会（American Association for the Study of Liver Diseases，AASLD）和欧洲肝病协会（European Association for the Study of the Liver，EASL）认为对符合米兰标准的早期肝癌的疗效与手术切除和肝移植相当，成为公认的小肝癌根治性疗法之一。PEI 主要应用于肿瘤直径≤2cm，肿瘤数目≤3 个的肝癌病灶的消融治疗，由于酒精扩散范围的限制，其对直径大于 3cm 的肝癌病灶杀伤效果欠佳。多疗程的反复酒精注射可以实现肝癌病灶的完全坏死，对直径<2cm 和 2~3cm 的肝癌病灶，PEI 治疗后的坏死率分别达到 90%~100% 和 70%~80%。符合米兰标准的肝癌患者，PEI 治疗后的总体 5 年生存率可达 41%~48%；而肿瘤小于 3cm 的患者，其 PEI 治疗后的 5 年生存率可达 40%~54%。日本学者在一项包含 4037 例经 PEI 治疗的患者的研究中，发现 767 例肿瘤直径≤2cm 的患者 5 年生存率可达 54%，587 例肿瘤直径介于 2~5cm 的患者 5 年生存率为 39%。另一项对 270 例经 PEI 治疗的肿瘤直径≤2cm 的患者随访后发现，其总体 5 年生存率达 60%；其中单个肿瘤直径≤2cm，术前肝功能 Child Pugh A 级的患者，5 年生存率高达 78%。这些研究表明，传统 PEI 疗法对于直径<3cm 的肝癌病灶可取得很好的治疗后坏死率和 5 年生存率，总体疗效优于同期不符合手术切除标准而接受手术治疗患者的疗效。因此，目前 PEI 已在全球很多治疗中心被用作治疗小肝癌的一线治疗方法。

PEI 治疗的基本原理是通过压力使酒精在病变局部弥漫扩散，引起肿瘤细胞脱水、蛋白质变性；同时浸润局部血管，使内皮细胞坏死和血小板聚集，引起小血管栓塞，使肿瘤

组织因缺血而产生进一步的凝固性坏死。在小肝癌中，肿瘤组织较周围肝硬化组织质地软，且存在过度血管形成现象，使得酒精较易在肿瘤组织及供血血管中扩散，产生治疗作用。较大的肝癌病灶瘤内可能存在纤维间隔或卫星灶，酒精在瘤内不能充分均匀扩散。且较大病灶多需反复多次治疗，穿刺针摆放位置不当时也会导致局部疗效差。

射频消融（radiofrequency ablation，RFA）等热消融治疗也是小肝癌治疗的重要手段。对于直径大于 2cm 的肝癌病灶，RFA 的疗效优于 PEI。然而，RFA 的单针消融范围一般小于 3cm，对 5cm 以上的病灶消融完全坏死率偏低，效果欠佳。Livraghi 等报道，对病灶≤3cm 的肝癌，RFA 治疗后肿瘤完全坏死率为 90%；3~5.0cm 者为 71%；5~9cm 者为 45%。RFA 对靠近肝门部胆管、胆囊、心包、胃肠等邻近重要器官、组织的病灶进行治疗后可能对邻近器官造成穿刺伤或热损伤，导致胃肠道穿孔或胆道狭窄等并发症。

二、经皮酒精注射治疗小肝癌的技术进展

20 世纪 90 年代中后期，热消融方法的出现使 PEI 在肝癌治疗中的地位受到冲击，同时促进了 PEI 技术的革新和进步。研究者们对 PEI 进行了一系列方法上的改进，试图扩大其对肝癌病灶的消融范围。研究的热点集中在大剂量无水酒精注射、多针穿刺和穿刺器械的改进等方面。

意大利的一项研究中，对于肝癌病灶>5cm 的患者单疗程大剂量注射无水酒精，发现肿瘤完全坏死率达 58%，其中病灶包膜完整的患者 4 年生存率可达 44%。另一些研究对肝癌病灶>3cm 的患者采用多针穿刺法，用 2~3 根细针在肿瘤的不同位置注射高剂量无水酒精，使之在瘤内可快速扩散。高剂量的 PEI 对肝癌病灶<4cm 的完全坏死率达 72%，局部肿瘤进展率（LTP）为 24%。结果提示 PEI 采用多针同时穿刺大剂量酒精注射可改善疗效同时减少疗程。一些研究采用了多针穿刺 PEI 法联合大剂量无水酒精注射，对≤4cm 的肝癌病灶治疗效果有所提高，完全坏死率达 72%，局部肿瘤进展率为 24%。

新出现的多叉多孔无水酒精消融（Multi-pronged PEI，MP-PEI）技术表现出更好的局部疗效。该装置为 18G 穿刺针，带有 3 个可伸缩的分叉针，每个分叉末端有 4 个侧孔，完全展开可覆盖 5cm 的范围，可使酒精在治疗时同时向瘤内多个方向扩散，克服了传统穿刺针治疗时酒精弥散不均匀、治疗半径窄和需要反复治疗的缺点，大大改善了 PEI 的治疗效果。其在治疗直径达 5cm 的肝癌病灶的疗效与射频消融相同，且对邻近重要结构的损伤更小，并发症的发生率更低。在一项 MP-PEI 联合高剂量酒精注射的研究中，141 例患者中原发或复发肿瘤数共 164 个，直径 1~5cm，59% 邻近重要结构，初次治疗成功率达 95%，重大并发症发生率为 2%，对直径达 5cm 的早期或复发肝癌病灶实现了良好疗效，且不受肿瘤是否邻近重要结构的限制。

三、经皮酒精注射治疗小肝癌与其他消融方法的比较

（一）与射频消融的比较：

从 90 年代中期射频消融应用于临床以来，RFA 就成为 PEI 疗法的主要竞争者。传统 PEI 与 RFA 对<2cm 的肝癌病灶治疗效果相当，但 RFA 局部疗效较好，且完全有效率较高、疗程较少且生存率较高。然而，PEI 治疗肝癌具有一系列明显的优点。

首先，PEI 治疗的价格较低。PEI 治疗所需手术费用明显低于 RFA 和手术切除。其

次，PEI 在高危部位肝癌病灶中的治疗风险较 RFA 疗法低。RFA 在治疗邻近肝门、胆囊等重要结构的肿瘤时，术后并发症的发生率高达 7%~10%。且有报道提示 9%的肝癌病灶由于位于高危位置无法使用 RFA 治疗。传统 PEI 治疗的重大并发症发生率仅为 1%~3%，死亡率仅为 0.09%。再次，方法改良后的 PEI 在治疗直径 5cm 以内的肝癌病灶时，在低并发症发生率的前提下，局部疗效与 RFA 相同。MP-PEI 治疗在局部疗效，疗程数目及并发症发生率与射频消融相似，但其在治疗高危部位病灶时有明显优势。

（二）与微波消融（microwave ablation，MWA）的比较

微波消融通过"离子加热"（细胞内外液中带电离子在微波交变电场作用中产生剧烈振动，在振动过程中与周围其他离子或分子碰撞而产热）和"偶极子加热"（极性分子在微波交变电场中随电场频率变动而转动，同相邻的分子摩擦将产生热量）两种热机制使得肿瘤细胞发生凝固性坏死，对于直径 ≤4cm、肝功能良好的肝硬化患者具有较好的疗效。与 PEI 相比，MWA 对中低分化肝癌的治疗效果更佳。

四、酒精注射与其他方法在肝癌中的联合应用

（一）PEI 联合 RFA 治疗肝癌

近年开始应用于临床的 PEI 联合 RFA 治疗有效改善了小肝癌的总体疗效，受到了研究者的广泛关注。该疗法在肝癌病灶的微创治疗中已经取得了良好的效果，其平均凝固范围达到 6cm 左右，单个疗程的完全有效率可达 95%。当使用相同的射频能量时，使用大剂量的酒精注射产生的凝固区域要显著大于使用小剂量酒精注射所产生的凝固区域。此种联合疗法可缩短治疗时间，同时减低 RFA 的能量消耗。目前一般认为 PEI 联合 RFA 改善治疗效果的优势及其相应机制包括以下两个方面：

1. 扩大消融范围，改善局部疗效。先行 PEI 后行 RFA 时，PEI 可通过栓塞病灶中的小血管减少血流引起的 RFA 热流失效应，且 RFA 加热注入的无水酒精，可促进其在病灶中的弥散，提高其杀伤作用；先行 RFA 后行 PEI 时，RFA 通过热损伤及穿刺损伤在病灶中形成大量细胞坏死的漏空部位，并破坏了病灶内的纤维组织间隔，有利于无水酒精的弥散，促进了无水酒精的弥散，有效提高了对肝癌病灶的杀伤效果。陈敏山等的研究显示，PEI 联合 RFA 治疗的 6、12、18、24 个月无局部复发率明显优于单纯 RFA 组（$P<0.05$）。Kurokohchi 的研究也证实，PEI 联合 RFA 治疗形成的病灶消融范围明显大于单纯 PEI 或 RFA 治疗，达到相同消融范围所需的进针次数、酒精注射量和射频释放能量更少。

2. 减少邻近重要组织器官损伤，避免并发症发生。PEI 联合 RFA 治疗可通过减少肝穿刺进针次数减少肿瘤种植和穿刺损伤，并可通过减少无水酒精用量减少酒精毒性相关副作用，消融灶外周的无水酒精可以作为有效的消融边界保护周围组织。在治疗中对距离重要组织 1cm 以内的肝癌病灶实施 PEI，1cm 以外的肝癌病灶实施 RFA，在实现有效消融的同时减少了对邻近重要组织的热损伤，使消融的适应证拓宽到靠近肝门部胆管、胆囊、心包、胃肠等邻近重要结构的病灶。有研究对位于第一肝门区的直径 ≤5cm 的小肝癌行 PEI 联合 RFA 治疗，在无胆管狭窄发生的前提下实现了 85%的肿瘤完全凝固坏死率，且半年、一年肿瘤原位复发率分别为 23%和 27%，对以往单纯 PEI 或 RFA 相对禁忌的肝癌病灶实现了安全、有效的治疗。

所以，PEI 联合 RFA 治疗的适应证已经扩大到直径 ≤8cm 或病灶靠近肝门部胆管、胆

16

囊、心包、胃肠等邻近重要结构的难治性肝癌病灶。

（二）PEI 联合经皮肝动脉栓塞化疗（transcatheter arterial chemoembolization，TACE）治疗肝癌

TACE 与 PEI 联合已经被证实是有效的常用的临床肝癌治疗方法，通常是先行 TACE，然后再根据肿瘤坏死与存活分布进行 PEI 治疗。此联合治疗方法在肿瘤控制和预防复发方面优于反复 TACE 治疗和单一 PEI，且复发率显著降低。对于肿瘤直径大于 3cm 的肝癌，单一的酒精注射可能难以完成有效，首先采用 TACE 可对局部肿瘤起到部分的治疗，更为重要的是 TACE 阻止和减慢了肿瘤内血流，这大大有利于 PEI 的治疗。另外，TACE 亦可针对整个肝脏进行肝动脉造影和注药，能发现和治疗之前影像学还没有发现的肝内病灶。

因此，PEI 联合 TACE 治疗肝癌能够获得更好的疗效，是基于以下两点：

1. 经皮肝动脉栓塞化疗后，大部分的肝癌肿瘤病灶可能存有残留。联合无水酒精注射治疗，可以使得残留的肿瘤组织被杀死，加强了 TACE 的疗效。甚至对于合并癌栓的患者，注入无水酒精会使肿瘤组织脱水，癌细胞的坏死，进而消除癌栓。

2. 无水酒精注射联合经皮肝动脉栓塞化疗可以起到增强治疗效果的目的。TACE 可以减少肿瘤周边及内部的血供。有研究认为，在没有包膜的肿瘤中注射无水酒精，使得肝组织受到损伤，影响了正常的肝功能。如 TACE 治疗后，部分地阻断血流，则药物可更好地局限在瘤体内，较少弥散至周围正常肝组织中，从而不会损伤正常组织。使得患者的肝功能能够得到有效保护，减少并发症。

第二节　酒精注射治疗肝癌的操作方法

一、术前准备

（一）询问病史，识别患者的危险因素

1. 对于 70 岁以上的高龄患者或有心脑血管病史、糖尿病等慢性病史者应请相关专科会诊评估手术风险，有必要的须申请麻醉师到场协助手术。

2. 对于既往肝胆相关手术史或治疗前发热时间超过 2 周者，均应注意其潜在感染灶激活及发生粘连肠管穿孔、胆瘘的风险，应予特别注意。

（二）实验室检查，明确患者手术耐受能力

术前应当进行包括血常规、凝血功能、肝功能、血生化、肿瘤标志物在内的实验室检查。对肝脏储备功能不足（总胆红素>50μg/L 或肝功能 Child-Pugh C 级等）、出血倾向（凝血酶原时间延长超过正常参考值上限的 1/2 或血小板低于 $50×10^9$/L 等）者均应于纠正后再行消融治疗。

（三）影像学检查，明确病灶部位，设计手术方案

术前应当进行包括腹部彩超、超声造影、增强 CT 或 MRI 等检查，全面了解病灶及其周围组织情况。发现肿瘤直径过大或弥漫浸润型肝癌者，肝癌合并广泛门静脉、肝静脉癌栓者，肝外转移灶无法控制或顽固性腹水者均为治疗禁忌证。对于邻近第一肝门、左右肝总管、胃肠、膈肌、胆囊、心脏等重要组织者、明显外生生长者、腹腔孤立性种植者或切缘瘢痕内病灶等危险因素应特别注意。在了解病灶部位、大小、数目后，研究可能的进针径路和布针方式，注意避开血管、胆管、胆囊、肠道和膈肌等邻近组织器官。

（四）围术期治疗

1. 术前准备 心电监护监测生命体征，面罩给氧，建立静脉通道，取出可松动牙套。术前半小时开始进行镇静（安定、氟哌啶醇）和止痛（曲马多、芬太尼）治疗。术前予5% $NaHCO_3$ 100~250ml 静脉滴注，碱化尿液，减少肿瘤坏死产生的酸性物造成的损害。术前根据肿瘤大小予以 5~10mg 地塞米松减少肾小管水肿，保护肾功能。对肿瘤较大、治疗时间较长或凝血功能欠佳者预防性应用止血药，必要时输入新鲜血浆、血小板等。肿瘤较大、治疗时间长、基础情况较差、有胆肠吻合史、胆管积气、近期感染史者应预防性使用抗生素。对基础心率较慢者可用阿托品肌注，心率过快者使用普萘洛尔（心得安）、硝酸甘油减低心率至小于 100 次/分，高血压者使用降压药可减少出血发生率。

2. 器械、药品与仪器准备： PEI 术需准备 21G PTC 针和 95% 无水酒精；MP-PEI 术需准备 Quadra-Fuse 多叉多孔酒精注射针（美国 Rex Medical 公司）、95% 无水酒精和无菌生理盐水稀释的肝素溶液（1∶200），联合 RFA 术时需准备射频消融相关器械。术中尚需配备具有超声造影功能的超声检查仪及 SonoVue 超声造影剂（意大利 Bracco 公司），用于观察肿瘤形态并判断术后残余病灶。尤其在较大肿瘤多点重叠消融过程中，通过超声造影监测消融范围并识别残余病灶非常重要。

二、手 术 操 作

（一）治疗路径的选择及准备技巧

1. 经皮穿刺消融适用于大部分肝癌病灶，可利用以下技巧优化选取的治疗路径：①对于靠近肝脏脏面的外生型病灶，可采用人工腹水隔开胃肠道等邻近器官；②对于靠近膈面显示欠清的病灶，可采用人工胸腔积液作为超声窗显示肿瘤全貌便于穿刺；③还可通过外力提升或牵拉及患者体位改变使肿瘤与周围组织、器官的毗邻关系发生变化，避免对重要器官的损伤。④针道的设计应考虑到尽量减少穿刺次数，治疗中应尽量处理针道，以减少出血和肿瘤种植转移的发生。

2. 对位于肝 S1、S7 段、邻近膈肌或外生型生长、邻近重要脏器、经皮穿刺路径上有不可避开的血管及重要组织的病灶，或合并其他需手术切除的病灶者，可进行腹腔镜或开腹术中消融。

（二）PEI 的操作方法

1. 传统 PEI 的操作方法 在局麻下，通过超声引导插入 20G~22G 薄壁穿刺针或 21G 末端带有 3 个侧孔的圆锥形针的针头穿刺进入肿瘤，将无水酒精缓慢注入病灶。通常 1 个疗程使用 2ml 酒精治疗直径 1cm 的肿瘤。酒精注射剂量取决于肿瘤的大小和数量。酒精注射后，在超声下显示为团状高回声。当超声发现酒精向病灶外漏严重或瘤内扩散不明显时，需暂停酒精注射，间隔几分钟后再行注射。为避免酒精反流，注射完成后穿刺针需在瘤内需停留 10~60 秒后再缓慢拔出。PEI 术后患者需在观察室观察 1~2 小时。PEI 每周可进行两次，一般每个疗程约 10~20 分钟。对于直径<3cm 的肿瘤，最多行 6 个疗程的治疗，直径更大的肿瘤可行 6~12 个疗程的治疗。

2. PEI 联合 RFA 的肿瘤消融方法 PEI 联合 RFA 治疗分为 PEI 与 RFA 同次进行、先

RFA 后 PEI、先 PEI 后 RFA 三种。

（1）PEI 与 RFA 同次进行：该法应用最为普遍，操作时同时将射频电极针和酒精注射针插入目标病灶中，行 PEI 后马上行 RFA 治疗。一般 PEI 可以通过 PTC 针进行单点或多点注射，或对部位特殊的肿瘤进行精细操作；对于较大肿瘤也可利用 MP-PEI 技术对全瘤进行注射浸润。操作步骤包括：①常规消毒铺巾，1% 利多卡因穿刺点局麻；②自下而上或自上而下尽可能插入所有 PTC 针和射频针；③缓慢注入无水酒精的同时不断旋转 PTC 针尖方向，并慢慢退针至肿瘤浅部，注射完毕保留片刻后拔针，完成 PEI。拟定酒精消融范围较大时，可采用单针多点或多针多点注射。④PEI 完成后启动 RFA，按照预定方案逐点消融。

（2）先 RFA 后 PEI：对于较大肝癌病灶，于 RFA 治疗 1~4 周后以 PEI 补充治疗残留病灶。该法对于靠近大血管或邻近重要器官组织的残留病灶安全有效。一般 RFA 术后残留肿瘤病灶较小，可采用单根 PTC 针进行单针单点、单针多点、多针多点无水酒精注射。操作步骤包括：①RFA 后行超声造影和 CT 检查，确认残留病灶的位置和大小；②超声造影引导下在病灶内插入 PTC 针；③同前方法缓慢注入无水酒精完成 PEI 治疗。当拟定酒精消融范围较大时，可采用单针多点、多针多点注射。

（3）先 PEI 后 RFA：对于较大或邻近重要器官组织的病灶时可采用先 MP-PEI 后 RFA 的联合治疗方法。由于 PEI 后瘤内高回声会持续 1~4 周，影响超声造影的成像效果，所以 RFA 常在 PEI 1~4 周后进行。这种方式的联合治疗中超声造影对残留肝癌病灶的定位同样具有重要作用。操作步骤包括：①在实时超声引导下对病灶进行单针穿刺，穿刺时多叉多孔注射针头端经肿瘤最大截面穿至肿瘤底部；②对直径≤5cm 的肝癌病灶，注射一半酒精剂量时完全回缩子针至母针针套内，旋转母针 60° 再展开子针注射余下酒精完成 PEI，注意缩展子针、更换注射位置等注射停顿需立即注入 0.5~1ml 肝素溶液防止子针注射孔阻塞；③对直径>5cm 的肝癌病灶，利用上述注射-旋转-注射方法依次消融肿瘤下、中、上部分；④PEI 1~4 周后进行 RFA 治疗，消融残余病灶。

（三）PEI 术中操作要点

1. 酒精注射总量的估计　一般认为，酒精注射量不能少于病灶的体积，不能大于病灶体积的两倍；单次注射总量不能超过 70ml，预计注射总量超过 70ml 时需间隔 3~5 天分次注射。血肌苷≥150U/L 的患者应注意减少无水酒精注射量。

2. 注射酒精时速度要慢，有助于酒精弥散。注射完毕后要等待数分钟后再拔针，防止瘤内高压迫使酒精沿针道反流，造成组织损伤和剧烈疼痛。

3. 较大病灶行多针多点注射时，为避免酒精注射后病灶强化影响显像，导致后续进针显示不清，可将多根穿刺针依次插入病灶后再行酒精注射。

4. 术中发生如下情况时应中止 PEI：①患者发生剧烈腹痛，暂停注射后不能缓解者；②超声显示注射酒精后，酒精迅速向周围血管或正常肝组织渗漏，调整针尖方向无改善者；③发生生命体征变化或晕厥者。

三、PEI 的术后观察与处理

（一）PEI 术后并发症的观察

1. 消融结束后观察 1~2 小时，测量患者血压、心率，并了解患者有无不适，注意患者腹部体格检查。发现异常可再次超声造影确认有无活动性出血。消融结束后需常规禁食3~6小时、补液500~1000ml并使用护肝药物；

2. 年轻患者、肿瘤<2cm、酒精注射总量<20ml者，可监测血压、心率2~4小时后行门诊观察。

3. 其余病例一般住院观察12~24小时，期间每2小时测量血压、心率一次，必要时使用抗生素、胰岛素等对症处理。

4. 术后定期性超声造影或增强CT检查，了解病灶是否完全坏死。

（二）PEI术后并发症的处理

1. **出血**　应用止血药物、输血输液补充血容量、消融止血、TAE栓塞止血或手术开腹止血。应当及时纠正患者凝血功能，通过临床表现、生命体征、实验室检查结果决定治疗方法。超声造影有助于确定出血点，指导放射介入或超声介入止血。

2. **肝脓肿**　应用抗生素、超声引导下局部置管引流，消除感染灶是处理脓肿的主要措施。

3. **肠穿孔**　禁食、肠外营养和有效引流是主要的处理措施。

4. **胆道狭窄**　可行置管引流或狭窄部位支架术治疗。

5. **肝衰竭**　可行护肝治疗并行对症处理。

6. 肌红蛋白尿、血红蛋白尿和急性肾衰：一般30ml以下的酒精注射不引起肾功能改变，既往肾病病史者或注射量40~70ml者应特别注意监测尿液成分和肾功能的改变。碱化尿液、抗氧化、保护肾功能是重要的治疗措施。

（三）PEI术后的随访和疗效评价

治疗后1个月时应当对病灶的消融范围和残余灶的情况进行评价，判断治疗效果，指导进一步治疗。随访主要的检查项目有：①对AFP和CEA升高的病例，可以于治疗后1个月开始检查肿瘤标记物以评价疗效；②超声造影可精确评价肝癌病灶血供，是判断消融疗效的常规工具；③增强CT或MRI是肿瘤消融疗效判断的金标准；④对影像学检查不能确诊的部分病灶进行活检和病理学检查，可有效指导进一步诊治。治疗完成后定期临床随访、影像学和实验室检查，观察记录与治疗相关的并发症和肝脏功能变化。

总之，PEI治疗小肝癌具有费用低、疗效可靠、副作用小、操作简单、便于推广等优势，今后仍将是肝癌非手术治疗的重要手段之一。经过一系列的技术改进，其疗效和适应证得到了很大改善，但其能否完全取代手术治疗仍需要大规模、多中心的临床随机对照研究加以明确。

（匡　铭）

参考文献

1. Giorgio A，Ferraioli G. Radiofrequency thermal ablation versus percutaneous ethanol injection for small hepato-cellular carcinoma. Radiology，2004，230（3）：886，886-887.

2. Lencioni RA，Allgaier HP，Cioni D et al. Small hepatocellular carcinoma in cirrhosis：Randomized comparison of radio-frequency thermal ablation versus percutaneous ethanol injection. Radiology，2003，228（1）：235-240.

16

3. Shibata T, Iimuro Y, Yamamoto Y et al. CT-guided transthoracic percutaneous ethanol injection for hepatocellular carcinoma not detectable with US. Radiology, 2002, 223 (1): 115-120.

4. Caturelli E. Percutaneous ablative therapies for small hepatocellular carcinoma: Radio-frequency or percutaneous ethanol injection?. Radiology, 2000, 216 (1): 304-306.

5. Bartolozzi C, Lencioni R, Ricci P et al. Hepatocellular carcinoma treatment with percutaneous ethanol injection: Evaluation with contrast-enhanced color Doppler US. Radiology, 1998, 209 (2): 387-393.

6. Tanaka K, Nakamura S, Numata K et al. Hepatocellular carcinoma: Treatment with percutaneous ethanol injection and transcatheter arterial embolization. Radiology, 1992, 185 (2): 457-460.

7. Omata M, Tateishi R, Yoshida H et al. Treatment of hepatocellular carcinoma by percutaneous tumor ablation methods: Ethanol injection therapy and radiofrequency ablation. Gastroenterology, 2004, 127 (5 Suppl 1): S159-S166.

8. Romero-Gutierrez M, Artaza-Varasa T, Gomez-Rodriguez RA et al. Portal vein thrombosis after percutaneous ethanol injection of hepatocellular carcinoma. Rev Esp Enferm Dig, 2010, 102 (11): 673-674.

9. Nimmaanrat S, Prechawai C, Tanomkiat W. Anesthetic techniques and complications in patients with hepatocellular carcinoma undergoing percutaneous ethanol injection. Minerva Anestesiol, 2007, 73 (6): 333-337.

10. Shiina S, Teratani T, Obi S et al. Nonsurgical treatment of hepatocellular carcinoma: From percutaneous ethanol injection therapy and percutaneous microwave coagulation therapy to radiofrequency ablation. Oncology, 2002, 62 Suppl 1: 64-68.

11. Lin SM, Lin CJ, Lin CC et al. Randomised controlled trial comparing percutaneous radiofrequency thermal ablation, percutaneous ethanol injection, and percutaneous acetic acid injection to treat hepatocellular carcinoma of 3 cm or less. Gut, 2005, 54 (8): 1151-1156.

12. Nakaji S, Hirata N, Iwaki K et al. Endoscopic ultrasound (EUS) -guided ethanol injection for hepatocellular carcinoma difficult to treat with percutaneous local treatment. Endoscopy, 2012, 44 Suppl 2 UCTN: E380.

13. Kawamura R, Seki T, Umehara H et al. Combined treatment of large hepatocellular carcinoma with transcatheter arterial chemoembolization and percutaneous ethanol injection with a multipronged needle: Experimental and clinical investigation. Cardiovasc Intervent Radiol, 2012, 35 (2): 325-333.

14. Yamamoto J, Okada S, Shimada K et al. Treatment strategy for small hepatocellular carcinoma: Comparison of long-term results after percutaneous ethanol injection therapy and surgical resection. Hepatology, 2001, 34 (4 Pt 1): 707-713.

15. Giorgio A, Di Sarno A, De Stefano G et al. Percutaneous radiofrequency ablation of hepatocellular carcinoma compared to percutaneous ethanol injection in treatment of cirrhotic patients: An Italian randomized controlled trial. Anticancer Res, 2011, 31 (6): 2291-2295.

16. Ohnishi K, Yoshioka H, Ito S et al. Prospective randomized controlled trial comparing percutaneous acetic acid injection and percutaneous ethanol injection for small hepatocellular carcinoma. Hepatology, 1998, 27 (1): 67-72.

17. Cho YB, Lee KU, Suh KS et al. Hepatic resection compared to percutaneous ethanol injection for small hepatocellular carcinoma using propensity score matching. J Gastroenterol Hepatol, 2007, 22 (10): 1643-1649.

18. Lencioni R, Crocetti L, Cioni D et al. Single-session percutaneous ethanol ablation of early-stage hepatocellular carcinoma with a multipronged injection needle: Results of a pilot clinical study. J Vasc Interv Radiol, 2010, 21 (10): 1533-1538.

19. Giorgio A. Percutaneous ethanol injection in the treatment of hepatocellular carcinoma in cirrhosis: A simple, effective and cheap procedure for percutaneous ablation. J Gastrointestin Liver Dis, 2010, 19 (4):

16

461-462.

20. Castells A，Bruix J，Bru C et al. Treatment of small hepatocellular carcinoma in cirrhotic patients：A cohort study comparing surgical resection and percutaneous ethanol injection. Hepatology，1993，18（5）：1121-1126.

21. Vilana R，Bruix J，Bru C et al. Tumor size determines the efficacy of percutaneous ethanol injection for the treatment of small hepatocellular carcinoma. Hepatology，1992，16（2）：353-357.

22. Shi F，Tan Z，An H. Hepatocellular carcinoma </ = 4cm treated with radiofrequency ablation with or without percutaneous ethanol injection. Ann Hepatol，2016，15（1）：61-70.

23. Kim SR，Imoto S，Nakajima T et al. Well-differentiated hepatocellular carcinoma smaller than 15 mm in diameter totally eradicated with percutaneous ethanol injection instead of radiofrequency ablation. Hepatol Int，2009，3（2）：411-415.

24. Sherman M. What is the long-term efficacy of percutaneous ethanol injection for small hepatocellular carcinoma?. Nat Clin Pract Gastroenterol Hepatol，2006，3（2）：78-79.

25. Mizuki A，Tatemichi M，Tsukada N et al. Addition of transcatheter arterial chemoembolization decreased local recurrence but had no survival benefit to percutaneous ethanol injection therapy for patients with small hepatocellular carcinoma：A multicenter randomized control study. Oncol Lett，2010，1（5）：855-859.

26. Kuang M，Lu MD，Xie XY，et al. Ethanol ablation of hepatocellular carcinoma Up to 5. 0 cm by using a multipronged injection needle with high-dose strategy. Radiology，2009，253（2）：552-561.

27. Chen MS，Li JQ，Zheng Y et al. A prospective randomized trial comparing percutaneous local ablative therapy and partial hepatectomy for small hepatocellular carcinoma. Ann Surg，2006，243（3）：321-328.

28. Wu Q，Zhang H，Chen M et al. Preparation of carbon-coated iron nanofluid and its application in radiofrequency ablation. J Biomed Mater Res B Appl Biomater，2015，103（4）：908-914.

29. Mizandari M，Ao G，Zhang Y et al. Novel percutaneous radiofrequency ablation of portal vein tumor thrombus：Safety and feasibility. Cardiovasc Intervent Radiol，2013，36（1）：245-248.

30. Dan J，Zhang Y，Peng Z et al. Postoperative neutrophil-to-lymphocyte ratio change predicts survival of patients with small hepatocellular carcinoma undergoing radiofrequency ablation. PLoS One，2013，8（3）：e58184.

31. Lai R，Peng Z，Chen D et al. The effects of anesthetic technique on cancer recurrence in percutaneous radiofrequency ablation of small hepatocellular carcinoma. Anesth Analg，2012，114（2）：290-296.

32. Zhang Y，Peng Z，Chen M et al. Elevated neutrophil to lymphocyte ratio might predict poor prognosis for colorectal liver metastasis after percutaneous radiofrequency ablation. Int J Hyperthermia，2012，28（2）：132-140.

16

经皮肝动脉栓塞化疗在小肝癌
治疗中的应用

经皮肝动脉栓塞化疗（transcatheterarterial chemoembolization，TACE）是肝癌治疗最常用的方法之一，其方法是在 X 线导向下将导管选择性插入到肝动脉或者肝癌的供血动脉中，由此注入栓塞剂和化疗药物，达到对肝癌栓塞加化疗的双重治疗作用。TACE 已经成为巴塞罗那中期肝癌（BCLC B 期）的标准治疗方法，同时 TACE 在中晚期肝癌和小肝癌联合治疗中也起着非常重要的作用。

第一节 肝动脉栓塞化疗治疗肝癌的
原理及其发展历程

一、肝动脉栓塞化疗的原理

肝脏是一个具备双重血供的器官，由肝动脉和门静脉一并供血。肝细胞癌血供约 95%～99% 来自于肝动脉，而正常的肝实质则主要由门静脉系统供血，约占 70%～75%，而肝动脉供血仅占 25%～30%。因此栓塞肝动脉可以使得肝癌的血供受阻，从而控制肿瘤生长，甚至导致肿瘤缺血坏死，而正常肝组织因以门静脉供血为主影响较少，这种病理生理学特点为经皮肝动脉栓塞化疗提供了基础。临床上应用栓塞剂与化疗药物相混合，通过栓塞剂阻断肝癌的血液供应，并使肿瘤内血液减慢或停止，延长化疗药物在肿瘤内停留时间，从而达到栓塞化疗的双重作用。

碘化油是最早使用的载药剂，1979 年，日本学者 Nakakuma 将碘化油注入肝癌患者的肝动脉内，发现碘化油能选择性地积存于肿瘤的小血管和血窦中，部分碘化油也可存留在肿瘤周围的正常组织，但数周内消失，而肿瘤区的碘化油可存留达 1 年之久；有资料表明采用碘化油与化疗药物混合进行肝癌血管介入治疗时肿瘤中药物浓度比单纯动脉灌注化疗高 10～25 倍，药物滞留时间可达 1 个月左右。TACE 的疗效主要依赖于瘤灶的血供，经肝动脉注入的碘油，可选择性地停滞在肝癌的肝窦、组织间隙和细小血管内，使癌细胞失去血液供应而缺血坏死；缺血而产生的氧自由基对肿瘤细胞也有杀灭作用；混合在碘油中的化疗药物在肿瘤中缓慢释放，可发挥较持久的局部化疗作用。对 TACE 后二期切除的肝癌病理标本分析发现，栓塞后碘油充填量与肿瘤坏死呈明显正相关。可见，决定 TACE 疗效的关键在于化疗药物和栓塞剂对肿瘤的充填程度和停留于瘤内的时间：充填程度越高、停留时间越长，临床疗效越好；而充填过少则栓塞不完全，导致肿瘤病灶残留、侧支动脉的开放和门静脉供血的明显增加，疗效欠佳。碘油 TACE 不但能够对肝内微小病灶起到栓塞化疗的双重作用，还因为碘油沉积在肝癌细胞中，可帮助 TACE 术后的 CT 检查发现肝内的微小肝癌，又称"Lipiodol-CT"。

二、肝动脉栓塞化疗治疗肝癌的历史及其发展

早在 20 世纪 70 年代就有肝癌栓塞化疗的报道，当初主要是肝动脉灌注化疗，1979 年 Nakakuma 等首先将碘油（lipiodol）与抗癌剂混合后注入肝癌供血动脉，开创了肝癌介入治疗的新纪元。我国的肝癌介入治疗起始于 20 世纪 80 年代，上海医科大学中山医院的林贵开展了第一例的肝癌介入治疗，随后肝癌的 TACE 治疗在国内广泛开展。1983 年日本学者 Yamada 等首次大样本报道了 120 例 TACE 病例 1、3、5 年生存活率分别为 100%、44%、15%。上海中山医院报道的 8000 人次肝癌 TACE 治疗病例，其 1、3、5 年生存活率分别为 65.2%、28.0% 和 16.2%。在亚太地区 20 世纪 80 年代起 TACE 已成为不能手术切除中晚期肝癌的标准治疗方法，广泛应用于临床，西方国家直到 2003 年，也就是 TACE 在亚太地区应用于临床 24 年后，才认可 TACE 在中晚期肝癌的治疗地位，欧洲肝病协会（EASL）所制定的 BCLC 肝癌临床分期明确规定 BCLC B 期病人的首选治疗是 TACE。

1989 年 Takayasu 最早报道 TACE 治疗小肝癌的疗效，所报道的 69 例肝癌小于 2cm 组的 1、2、3 年生存率均为 100%、100% 和 100%；2~5cm 组的 1、2、3 年生存率分别为 81%、31% 和 16%；而大于 5cm 组的 1、2、3 年生存率分别为 35%、9% 和 0，显然，随着肿瘤直径增大，TACE 的疗效下降。TACE 还可应用于对肿瘤较大、多发、边界不清、或者合并门静脉癌栓的术前介入治疗；以及高危复发肝癌切除术后的辅助治疗。1996 年中山大学肿瘤防治中心李锦清报道了为探讨降低肝癌切除术后肝内复发率的方法，从 1989 年 10 月至 1992 年 12 月，对在院手术切除的 219 例原发性肝癌病人作前瞻性研究，评估术后辅加肝动脉栓塞化疗，对降低术后复发率的疗效。结果表明，根治性切除术或姑息性切除后 3 至 4 周辅加栓塞化疗，能降低其术后复发率，提高其术后生存率。随后，李锦清等更进一步的报道了术后高危复发病例根治性手术切除术后辅加肝动脉栓塞化疗的效果：手术切除的肝细胞癌 217 例中 139 例被认为是复发高危险的病例，其中 53 例术后 3~4 周辅加肝动脉栓塞化疗，一般作 1~3 次，每次间隔 4~6 周。结果：在 86 例单纯行根治性切除术的病例中，肝内总复发率为 56.3%，其术后 1、3、5 年生存率分别为 75.4%、42.4% 和 30.5%；而在 53 例术后辅加肝动脉栓塞化疗病例中，肝内复发率为 27.5%，其术后 1、3、5 年生存率分别为 89.1%、61.2% 和 53.7%。研究结果表明，对肝癌根治性切除术后高危复发的病例辅加肝动脉栓塞化疗，能降低肝内复发率，提高生存率。

近十多年，TACE 不但在中晚期肝癌中广泛使用，而且在一些小肝癌的联合治疗中的

17

作用亦得到肯定，例如：采用 TACE 联合射频消融治疗的效果远优于单一治疗，联合治疗提高了疗效（详见本章第三节）。

第二节　肝动脉栓塞化疗治疗肝癌的技术与方法

一、常规 TACE 的技术与方法

（一）常规 TACE 治疗过程

1. **TACE 所需要设备及器材**　大容量 X 线机（数字减影血管造影机 DSA）、快速换片装置及自动高压注射器是血管造影的基本设备。先进 DSA 具有高对比分辨率、瞬间显影、实时显像、检索再现和动态观察等功能。另外，穿刺针、导丝、不同类型的导管、选择性或超选择性导管，以及导管鞘、扩张管、接头开关等必需的器材。

2. **充分的患者准备**　需检查患者的血常规、血小板和出凝血时间，以及心、肺、肝、肾功能情况。必要的普鲁卡因过敏试验。

3. **经皮穿刺插管技术**　经皮穿刺插管技术由 Seldinger（1953）首创，称 Seldinger 技术。通常选择右股动脉穿刺点，用示指及中指触摸到腹股沟部股动脉搏动最强点的下方 1~2cm 处作局部浸润麻醉。用穿刺快速刺入股动脉，将导丝由此送入，放入导管（或导管鞘），沿导管旋转推送入腹主动脉内。导管插好后即可行腹腔-肝动脉造影，了解肝血管解剖、肿瘤部位、大小和血供情况。

4. 典型的小肝癌常有以下的血管造影表现：①肝动脉增粗；②肿瘤血管；③肿瘤染色。

5. 经肝动脉造影明确所需要治疗的肿瘤部位后，再超选置管，使导管尽可能接近肿瘤供血血管，然后进行注药及栓塞治疗。

（二）可选择的栓塞剂和药物

1. **栓塞剂的选择**　用于血管栓塞的栓塞剂按作用时间的长短可分为短效、中效、长效三类；根据被栓塞血管的粗细和栓塞剂的大小，可分为近段和远段栓塞剂两种。理想的栓塞物质应具有对人体损伤小、安全、价廉并容易掌握使用等条件。常用的有碘化油、明胶海绵、微球、微囊、无水乙醇、金属弹簧圈等。目前以碘化油、明胶海绵及微球最为常用。

（1）碘化油：可选择性长期潴留于肝癌内达数月至 1 年以上。在注射过程中，碘化油利用肝癌内多血管的虹吸作用，选择性地载药进入并潴留于癌组织中，不易被血流所冲刷掉。碘化油在肝癌内的选择性沉积，有利于准确显示肿瘤的大小和形态、确定肿瘤的分布范围，并能够根据碘化油在肝癌内的沉积情况判断 TACE 的治疗效果。碘化油作为一个载体与抗癌药物混合成乳剂在动脉内灌注具有缓释和栓塞的双重作用，可大大提高疗效。常用的碘化油乳剂有国外生产的 Lipiodol、国产 40% 的碘化油注射液。

（2）明胶海绵（Gelfoam）：是最常用的栓塞剂之一。因其无毒、无抗原性、使用安全、取材容易，有优良的可压缩性和遇水再膨胀性。明胶海绵栓塞的机制除机械性栓塞

外，其海绵状框架内，可被红细胞填塞，它在血管内引起血小板凝聚和纤维蛋白原沉积，很快形成血栓。明胶海绵是一中效栓塞剂，通常在2~4周内被吸收，造成栓塞血管再通，所以多将其与其他栓塞剂联合应用。

（3）微球：是指用特定材料制成的、直径50~300μm大小的颗粒状栓塞剂，用于栓塞毛细血管床或前小动脉。常用的有药物微球和核素微球。

1）药物微球：由抗癌药物和基质两部分制成的球囊状颗粒，即将抗癌药物包裹或混合于基质中，其基质主要取载体作用。基质材料分为生物可降解和非生物降解性两类。微球既可栓塞血管又可起到化疗作用，是化疗性栓塞。药物微球为末梢栓塞剂，栓塞末梢动脉和血窦。随着基质的逐渐降解，其内的抗癌药物也逐渐释放。非生物降解性药物微球中的抗癌药物则通过微球包膜上的微孔以简单的物理扩散方式向外释放。

2）核素微球：由放射性核素及其载体材料制备而成。核素微球是一种不溶于水的微球，经肝动脉注入后，潴留于肿瘤的微小血管内，产生栓塞效应，使肿瘤栓塞坏死；同时，放射性核素在肿瘤局部发挥内放疗作用。核素微球的副作用主要有放射性肝炎（可造成汇管区纤维化，加剧肝硬化）、胃肠道反应及骨髓抑制等。

（4）聚乙烯醇（ivalon）：是一种长期栓塞剂，可压缩到1/15~1/10体积，遇水时很快膨胀。ivalon不被机体吸收，自身化学降解十分缓慢，可造成血管的长期阻塞。

（5）其他栓塞剂：如无水乙醇、不锈钢圈、中药类栓塞剂（如白及、鸦胆子油）等，较少用于小肝癌的治疗。

2. 化疗药物的选择　化疗药物分为细胞周期特异性药物和非细胞周期特异性药物。临床上常常采用多种类型的化疗药物联合采用。常用的化疗药物有：多柔比星类（包括：多柔比星、表柔比星、吡柔比星等）、丝裂霉素、氟尿嘧啶类（5-FU、FUDR）和铂类（顺铂、卡铂、乐铂、奥沙利铂等）。

（三）化疗栓塞的并发症及防治

1. 栓塞术后综合征　指栓塞化疗术后由于化疗药物的副作用和肿瘤坏死引起的一组症候群，包括：①发热，体温通常在38~40℃之间，持续数天至几周；②腹痛，术后2天内较为明显，以后逐渐减轻；③恶心、呕吐。以上反应多在几天后自行消失，严重者进一步检查，排除感染后，进行对症处理。

2. 肝功能损害　栓塞化疗可造成不同程度的肝功能损害，表现为转氨酶和血清胆红素升高、腹水等，进一步加重可致肝衰竭。肝功能损害与栓塞程度、次数和用药量呈正相关。在所用栓塞剂中，碘油和微小栓塞剂对肝脏的损伤最大。最好的预防措施是超选择性插管，仅将栓塞剂及化疗药物注入肿瘤供血动脉。

3. 胆道系统损害　多由于微小栓塞剂和化疗灌注所致。有报道TACE术后有60%~80%病人会出现胆囊炎，有少数病人发生胆管炎，严重者会引致全肝胆管坏死。在行化疗栓塞术时，如用微小栓塞剂，应将导管插管并避开胆囊动脉。

4. 胃、十二指肠病变　化疗药物和栓塞剂进入胃、十二指肠上动脉可产生胃及十二指肠的损伤，引起嗳气、恶心、呕吐、腹痛，严重者可发生呕血和便血。术后应该常规应用抗酸药物，如H_2受体拮抗剂，超选择性插管及慢速注射栓塞剂是较好的预防措施。

17

二、TACE 治疗小肝癌

手术切除、射频消融和肝移植术仍然是治疗小肝癌的根治性治疗方法，应该优先选择。TACE 虽然是主要用于中晚期肝癌，但是在多学科支持下，对部分小肝癌仍起到一定的治疗作用。相对于手术切除、射频消融和肝移植术，TACE 对小肝癌的治疗定义为姑息性治疗，但是在临床实践中，仍有小部分小肝癌患者经过 TACE 治疗获得较好甚至治愈的疗效。

（一）TACE 用于治疗小肝癌的适应证

由于目前 TACE 仍然被定义为一种非根治性治疗方法，因此采用 TACE 治疗小肝癌必须慎重，符合以下条件时可选择 TACE 治疗：

1. 首先必须经过多学科会诊，不适宜手术或者病人不愿意接受手术治疗；

2. 消融治疗难以有效施行或者考虑 TACE 联合消融治疗；

3. 肿瘤多发或者怀疑多发，富血管型肿瘤较为理想。

4. 小肝癌行 TACE 治疗后，必须严密随访，定期影像学检查，如果发现有残瘤，应该再次进行多学科会诊，以补充治疗。

（二）小肝癌行 TACE 治疗的技术要点

1. **安全第一**　应该充分认识到小肝癌 TACE 治疗并非是最佳的治疗手段，多数小肝癌行 TACE 是作为其他治疗的新辅助手段，因此，必须尽量减少并发症，保证 TACE 治疗的安全性，避免因过度治疗和过度用药而损害肝功能，尤其是引起胆道系统的不可逆损伤。

2. **尽量超选栓塞治疗**　在 TACE 治疗小肝癌过程中，更加要求导管的超选择放置，可采用直径较小的微导管，有利于超选择地将导管插入到肿瘤近端的靶动脉，使注入的栓塞剂和药物最大限度地全部进入肿瘤，避免药物发散到正常肝组织，最大限度地减小栓塞剂和药物对正常肝组织的损害。

3. **适量的药物**　小肝癌的 TACE 治疗不同于对中晚期大肝癌的 TACE，大肝癌治疗常常需要充足的药物、充分的血管栓塞效果。而小肝癌的肿瘤体积较小，所需要的化疗药物常不需较多，通常 1~2 种足矣。

1996 年 Okuda 等回顾性总结分析了 1985—1991 年间 122 例 Okuda Ⅰ期肝癌患者，其中 33 例未接受任何治疗，42 例接受了传统 TACE 治疗，30 例手术切除，17 例肝移植，在四组患者基线基本匹配的情况下，三个治疗组相对于非治疗组均可达到 45% 的 5 年累积生存率，并且传统 TACE 组的复发率及远处转移率明显低于外科手术切除组。另外，Hsu 等报道了对于符合 Milan 标准的 HCC 患者接受 RFA（n=315）或者 TACE（n=215）作为一线治疗，单变量分析 RFA 组较 cTACE 组有更长的生存期，其中 RFA 组 1，3，5 年累积生存率分别为 93%、89% 及 72%，而 TACE 组分别为 63%，55% 及 43%（P=0.048）。提示消融治疗组对小肝癌具有更好的疗效。倾向匹配后两组患者例数均为 101 例，配对资料的结果显示，其中 RFA 组 1、3、5 年生存率为 85%、60% 及 41%，TACE 组相应生存率为 86%、55% 及 36%，（P=0.476），两组结果无统计学差异。从这组文献报道分析，符合 Milan 标准的肝癌行 RFA 和 TACE 效果相当。但考虑到医学伦理问题，TACE 治疗很难作为一线治疗早期肝癌，也增加了目前和未来前瞻性随机对照临床研究的申请难度，所以目

17

前对该结果也存在不同观点。

TACE 治疗也存在其不足之处，如肝细胞肝癌病灶内血供不一致，首次 TACE 时，血运丰富区域产生"窃血"现象，沉积大量混悬液，而少血区域则进药不足；子灶常常因为"富血"的主灶"窃血"在首次 TACE 时不充盈或少充盈药物，只有当主灶"富血"区域肿瘤血管全部或大部分闭塞，少血区和子灶才充填较多的混悬液；2~3 次 TACE 后，有些病例中肝动脉已严重狭窄或闭塞，并有侧支循环形成，3 次以上的 TACE 不但难以把药物注入残留的癌灶，反而常因药物较多地进入非癌肝而导致肝功能进一步损伤；TACE 目前的定位仍然是姑息性治疗，肿瘤对化疗药物的耐药性存在及化疗药物的一级动力学难以将肿瘤彻底杀灭，肿瘤完全坏死率不高。

当肿瘤血供丰富，或跨叶，或多发时，常常接受多支的血管供血，并可通过侧支吻合或变异途径，获取多来源的血供。肝动脉无论是正常或异位起源，都是肝脏的营养血管。但较大的肝肿瘤常常侵犯膈肌或腹壁，并通过相应的血管获取血供，这类是属非肝脏的营养血管，称为寄生性血供或滋养动脉。这给肝癌血管介入治疗的带来很大难度，往往难以奏效；在动静脉瘘存在的情况下，栓塞治疗往往也难以实施；部分肝癌的"乏血供"，即使行 TACE 栓塞剂也不易沉积，影响疗效。肿瘤血供丰富，血流冲刷，目标肿瘤血药浓度难以维持。以上诸多因素限制 TACE 有效性的进一步提高。Golfieri 等报道肿瘤直径在 5cm 以下的肿瘤，患者通过肝移植后，分析其组织病理学坏死率水平为 64.7%，肿瘤的完全坏死率为 42.6%；如果肝内为单个病灶组织病例学坏死率同多个病灶相比分别为 86.1% vs. 57.1%。虽然 TACE 进一步提高了局部控制率，但由于考虑到目前小肝癌局部治疗手段日益增多，因此更多的选择消融治疗，但对于特殊部位难以彻底消融或其他治疗手段如手术等治疗后局部复发的患者，或者手术及消融设备不齐全的乡镇医院，TACE 治疗仍然是一种重要的控制肝癌发展的手段，有不可或缺的地位。TACE 技术也在不断的更新发展中，随着新一代的栓塞技术及栓塞药物的出现，传统 TACE 的某些缺点及不足正在逐渐的弱化或消失。

三、超选肝动脉栓塞化疗术

超选肝动脉栓塞化疗术（super-selective tanscatheter arterial chemoembolization）是指根据肝动脉造影图像及肿瘤 DSA 表现，超选择插管至肝固有动脉或肿瘤供血动脉，注入栓塞剂及化疗药物的治疗方法。

如何进一步提高肿瘤的完全坏死率，是肝癌血管介入治疗的重心。Nakamura 等报道：常规的 TACE 治疗，通过大剂量碘油的局部栓塞不但导致更大范围的肿瘤坏死，对于周围正常肝脏实质也会随观察时间而萎缩，肝癌尚未达到理想的栓塞坏死率的同时造成了进一步肝功能损伤，通过增加碘油剂量并不能在增大肿瘤坏死率的同时临床获益。Matsuo 等报道称：如果采用超选 TACE，栓塞过程中出现栓塞部位肿瘤出现门静脉显像时，从组织病理学上发现肿瘤完全坏死，其局部复发率明显低于没有门静脉显像的肝癌患者，该结果提示当碘油在门静脉出现显像时，TACE 治疗后肝动脉及门静脉达到了双重栓塞，坏死率得到了明显提高。

双重栓塞一方面阻断的门静脉的二次血供影响侧支循环的形成，同时也阻断了肿瘤通过门静脉播散，从而也控制了已经存在的卫星病灶。因此，碘油沉积量的增加与正常肝功

17

能的保护上升到了同等的地位。20世纪90年代用微导管进行超选肝动脉栓塞，使肝动脉及门静脉同时栓塞、在保留肝功能的同时提高肿瘤坏死率成为可能。Miyayama 等研究入组患者肿瘤直径为（3.1±1.7）cm，通过超选栓塞后是否合并有门静脉显影，再通过手术切除的标本分析门静脉显影的程度同肿瘤坏死的关系，认为门静脉栓塞可以导致栓塞部分非肿瘤肝脏的组织的坏死，在该组病例中发现，77.8%的患者局部肿瘤可以达到完全坏死，远远高于常规非超选栓塞治疗。Golfieri R 等报道 122 个<5cm 的肝癌（67 例连续性患者），肝移植术后对病灶进行病理学诊断结果显示，53.3%患者接受超选 TACE，接受超选治疗后的患者肿瘤坏死率（75.1% vs.52.8%，$P = 0.002$）及完全坏死率（53.8% vs.29.8%，$P = 0.013$）均明显高于非超选 TACE（图 17-2-1～图 17-2-3）。

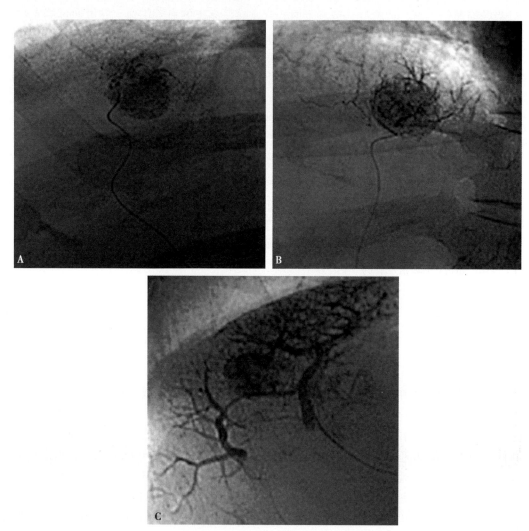

图 17-2-1　TACE 后门脉铸型程度分级

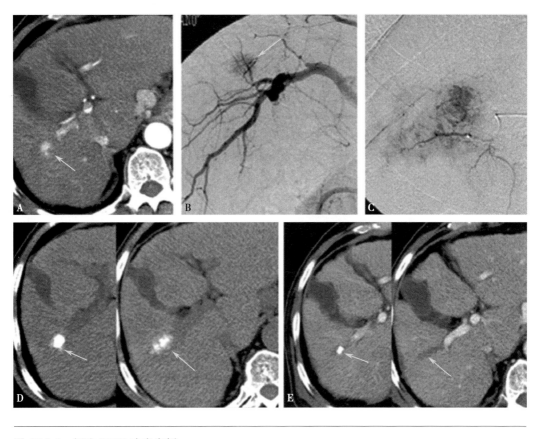

图 17-2-2　超选 TACE 治疗病例

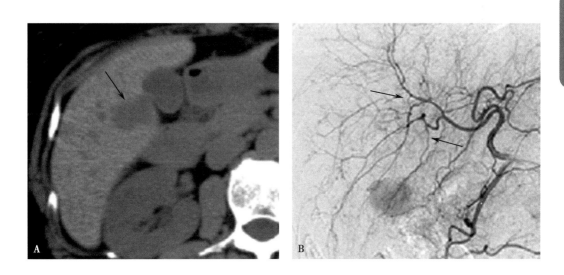

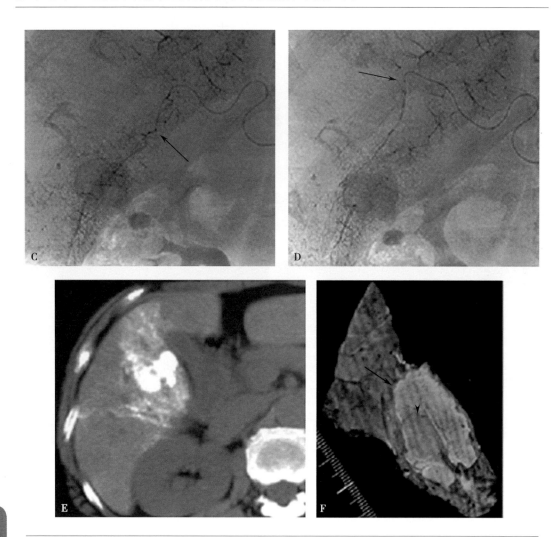

图 17-2-3　小肝癌超选 TACE 病例

四、其他治疗肝癌的 TACE 技术

（一）选择性球囊闭塞 TACE

根据肝癌在 CT 或 MRI 动态增强扫描中的强化方式和 DSA 表现，可将其分为富血供、中等血供和乏血供肝癌。其中乏血供肝癌增强扫描中均未见明显强化或仅有轻度强化，术中 DSA 肿瘤无或轻度染色，无或仅可见少许细小肿瘤动脉。乏血供肝癌瘤灶内新生血管的密度、直径均明显小于富血供肝癌。由于乏血供肝癌的供血动脉细而少，化疗药物和栓塞剂不易充分进入瘤内，且灌注时易发生反流，可加重肝功能损害和胃肠道的副作用。长期临床实践发现，TACE 对乏血供肝癌的疗效明显低于富血供肝癌。我国程红岩教授率先尝试了暂时阻断肿瘤动脉血流，加压灌注治疗肝癌的介入新疗法。其治疗原理：肿瘤内动脉末端细而小（通常只有 10μm），形似远端结扎；球囊阻断肿瘤动脉后，灌注的药物和栓塞剂只能前进而不能反流，又由于肿瘤动脉壁缺乏平滑肌，加压扩张后不易回缩，故扩

张的血管可容纳较多的药物和栓塞剂；当近端动脉阻断解除后，动脉的压力降低，肿瘤外周富含平滑肌的正常动脉随之收缩变细，同时加以明胶海绵阻塞，从而造成两端细小、中间扩张的"香肠"效应。进入瘤内的药物不易反流，也不易被后续进入的正常血流稀释和带走，从而提高药物和栓塞剂对肿瘤栓塞程度并延长滞留于瘤内的时间，借此提高介入疗效。此种方法就是选择性球囊闭塞 TACE（selective ballon-occluded TACE），简称 B-TACE。

B-TACE 作为新的技术运用肝癌治疗中，能够改善碘油在瘤灶内沉积，这种导管的直径通常为 2F，选择性放置在每一条肿瘤供血动脉内，尽可能接近病灶位置，常规与化疗药物混合的碘化油注入肿瘤内，灌注过程中发现肿瘤周围显示门静脉显影，即可停止；明胶海绵颗粒填塞到显示中肿瘤供血动脉造影剂铸型后停止。所有上述的药物灌注都是球囊导管阻塞血供后完成，在 DSA 设备的监视下导管推出前要让球囊充分塌陷后。下一次的 B-TACE 根据需要再次行介入治疗。目前主要运用于不能耐受外科手术的部分病例，如因肝功能差（ICG 储留、Child-pugh 分级、胆红素升高、门静脉高压、腹水，肝外合并症、不可预测的肝移植时间）；另一类患者虽然有足够的肝功能储备但由于如高龄、经济支出、个人意愿等不愿意手术切除或行消融治疗的 HCC。

Irie 等（2015）的研究提示，B-TACE对原发病灶的控制率显著优于 cTACE（$P = 0.0016$，log-rank），B-TACE 组对原发病灶的 1、3、5 年控制率分别为 92.4%、69.9%和 69.9%，而 C-TACE 组的为 63.1%、31.6% 和 25.3%。但两组的无瘤生存率及总生存率是无统计学差异的，具体原因尚不明确，需更多的临床研究进一步探索。临床研究表明，肝癌 B-TACE 及肝功能 A 级是延长患者生存的独立预后因素（图 17-2-4）。

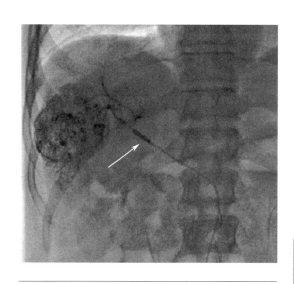

图 17-2-4　球囊栓塞

（二）Cone-Beam CT 技术在 TACE 治疗小肝癌中的运用

Cone-Beam CT 是一种辅助行 TACE 治疗的一项技术。在 TACE 治疗中，精确辨认肿瘤供血动脉是实现充分栓塞和防止误栓的关键。在普通的 DSA 机上进行的 TACE 治疗主要依靠血管造影的平面图像进行导航，对复杂的血管结构往往需要不同投照角度的多次造影才能辨认，这增加患者的辐射剂量及造影剂用量。Cone-Beam CT 可通过肝动脉造影和间接门脉造影获得肝脏动脉期和门静脉期断层图像，即时进行三维重建，使前后重叠的病灶能够清楚展示。

Tognolini 等对 84 例患者的研究表明，在 36%的患者中 Cone-Beam CT 扫描获取了 DSA 不能提供的信息，这些额外获取的信息包括：发现新的肿瘤病灶、异常的供血血管、鉴别可疑病灶、评价碘油沉积情况，并有 28%的患者因为这些新获取的信息而变更原有诊断或治疗措施。Shi 等通过对 35 例患者的研究获得了与上述研究相似的结果，并且认为 Cone-Beam CT 相对 DSA 的优势在于能更好地检测到直径较小的肿瘤病灶。Abdelmaksoud 和

17

Zheng 等的研究结果也证实对于直径小于 2cm 的病灶 Cone-Beam CT 较 DSA 更为敏感。

　　Miyayama 等分析了 DSA 检查未能发现的肿瘤病灶的 Cone-Beam CT 扫描图像，这些病灶其平均直径为（1.3±0.3）cm，其 CBCTAP（经肠系膜上动脉注入造影剂，门静脉显影后启动扫描）、CBCTHA（经肝动脉注入造影剂，延迟 4s 扫描）及 Lip CBCT（术中注入碘油后扫描）的检出率分别为 93.9%、96.7%、100%，这表明了 Cone-Beam CT 较 DSA 在检测小病灶方面更有优势，Cone-Beam CT 动脉扫描较间接门脉期扫描对小病灶的检出或许更有帮助（图 17-2-5、图 17-2-6）。

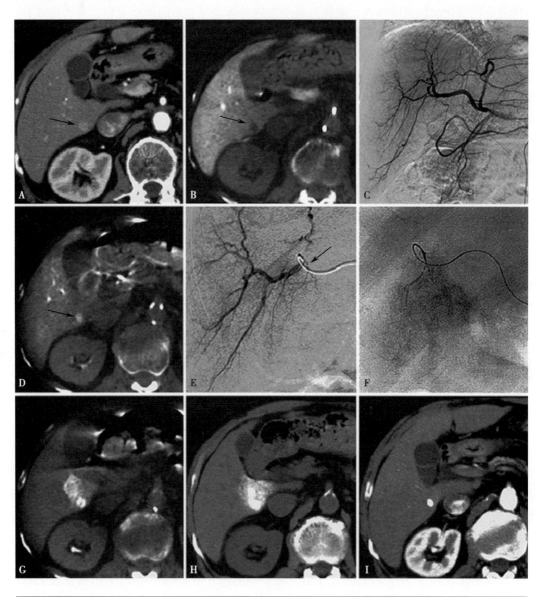

图 17-2-5　CBCT 引导下 TACE 治疗小肝癌

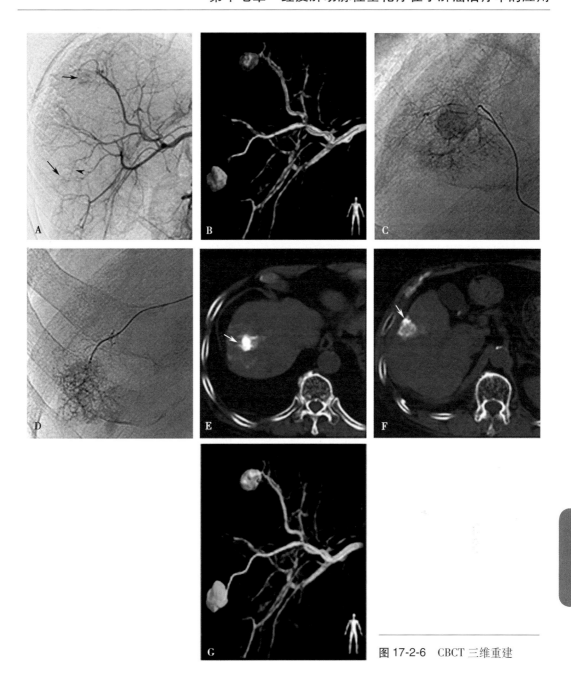

图 17-2-6　CBCT 三维重建

（三）DC-Beads TACE 在肝癌治疗中的运用

传统的 TACE 常用碘油加多柔比星（阿霉素）、顺铂或其他化疗药物混合给药。但是，这种方法存在 2 个主要缺陷：①碘油乳剂的局部沉积有时不能取得令人满意的效果，随着时间的延长，化疗药物对肿瘤组织的细胞毒效应也随之下降；②传统的药物载体是脂质，而化疗药物是水溶性的，这种传统乳剂会导致化疗药物迅速释放入血流中，从而快速进入全身循环系统，增加了全身的不良反应并且降低了局部效能。但是，在肝癌的 TACE 治疗中，药物的持续释放及肿瘤内部药物浓度的维持起着重要的作用。因此，近年来的研究方向一直朝着改善所使用的栓塞剂及化疗药物载体以达到降低全身不良反应、提高效能的目标进行。其中，药物缓释微球（drug-eluting beads，DEB）就可以用和碘油-化疗药物混悬剂一样的方法在 TACE 的治疗过程中实现动脉内注射。新出现的 DC Bead（biocompatibles UK）就是这样一种负载着多柔比星的微球，具有生物兼容性、亲水性、非吸收性以及精确定制的性质，可以负载着多柔比星在肝脏肿瘤细胞中达到较高的浓度并且延长多柔比星与肿瘤细胞的作用时间。目前使用 DC Bead 的 TACE（DEB-TACE）已经进入临床研究，并且取得了可使临床获益的证据。

DC Bead 是一种柔软的、可以变形的球形微粒，由聚乙烯醇水凝胶组成，经过化学修饰成为亲水的离子单体：2-丙烯酰胺-2-甲基丙烷磺酸钠盐，再通过离子交换机制将多柔比星负载在微球上。实验证明丢失在微球和对比剂的混悬液中的多柔比星仅仅只有 0.2%，因此可以最大限度地降低全身的释放量，同时也为降低全身不良反应发生率提供了理论基础。在吸附多柔比星的过程中，微球在无菌水溶液里最初会发生膨胀，即 DC Bead 微球混合注射用水后会从 700~900μm 膨胀到 820~923μm，在吸附多柔比星后，其直径回缩，缩小至平均536μm（直径变化不会超过 20%），这样就可以使用内径较小的微导管输送微球。

DC Bead 的动物实验在 VX-2 肝癌动物模型上进行的实验结果表明，在接受动脉内注射 DC Bead 的实验组中，多柔比星的血浆浓度在所有的时间点都是最低的（0.009~0.05μmol/L），与没有使用 DC Bead 的单纯多柔比星动脉内灌注组相比，其血浆浓度降低了 70%~85%，表明 DC Bead 具有较高的肿瘤内多柔比星沉积效应。实验进一步表明，肿瘤内多柔比星的浓度第3 天达到峰值（413.5nmol/g），并以较高的浓度维持到第 7 天（116.7nmol/g），在第 14 天下降（41.76nmol/g）。此外，多柔比星从微球中释放出来后，会缓慢地降解为多柔比星醇再释放到全身，与对照组相比，多柔比星主要代谢产物多柔比星醇的浓度稳定上升。这一结果验证了 DC Bead 可以在肿瘤内部缓慢释放药物的特性，同时降低了全身对化疗药物的暴露。实验还证明了 DC Bead 在肿瘤内的停留时间与肿瘤破坏的程度呈线性相关，且没有观察到主要的肿瘤供血血管的损伤。这也显示了 DC Bead 的另一个优越性。因为传统 TACE 在破坏肿瘤的同时也破坏了肿瘤供血血管，因而可能导致无法进行重复的血管介入治疗。总之，动物实验结果有力地证实了局部治疗中用微球负载药物的观念的优越性。这个新的药物负载系统可以在减轻全身不良反应的前提下，最大化地提升化疗药物的细胞毒效应。

DEB-TACE 中微球的直径选择 DC Bead 微球的大小有 100~300μm、300~500μm、500~700μm、700~900μm 等多种。直径在 100~700μm 的微球可以通过 2.7F 的微导管输送，而直径在 700~900μm 的微球需要 3F 的导管输送。体外实验认为多柔比星的洗脱速率取决于多柔比星的浓度及注射微球的大小（微球越大、局部释放越慢）。与使用大微球相比，小微球释放的多柔比星 24 小时浓度峰值高了 15 倍。这是因为小微球的总表面积较大，导致了多柔比星较快较多的释放。除去技术因素，微球的直径选择还视肿瘤的血液供应情况及是否有动静脉分流。如果忽视了动静脉分流而使用小微球，将会可能出现严重并发症。实验表明，使用较大直径的微球所诱导的肿瘤坏死区域比使用小直径微球范围小，原因可能是小微球直径小，可以到达肿瘤主要供血血管末端，但用较大直径的微球则会使血液沿没有被栓塞住的侧支血管供应肿瘤。因此，直径较小的微球也许在实现细胞毒效应及导致肿瘤组织缺血坏死方面更有效。目前研究认为如果导管是选择性或超选择性插管进入肿瘤靶动脉，选择使用小微球较为合适。

DEB-TACE 栓塞时，通过检测非离子型造影剂顺流性变化监控栓塞过程。当顺流减

17

少，但又无栓塞剂回流导致肝脏外血管阻塞，即为栓塞过程终点。该过程无法反馈 DEB 或负载药物的具体定位信息。为弥补该不足，有研究者开发了可视化 Bead，即在 Bead 多孔性结构中掺入对比剂、或者通过化学修饰在聚合物骨架上连接对比性材料，然后采用磁共振和/或 X-射线成像。介入手术过程中对具体的患者，可视化 Bead 实时反馈的分布信息对及时调整介入操作具有重要意义。

目前，TACE 的抗肿瘤效应是由于化疗药物的细胞毒效应引起的还是栓塞导致的局部缺血坏死或哪种方法起主要作用尚无定论，仍有学者认为单纯使用栓塞剂就可以达到治疗效果。最近 Namur 等在使用过 DEB-TACE 治疗的肝移植患者取到了 6 例组织标本，发现在治疗后 9~14 天，37% 的组织标本出现凝固性坏死，51% 出现纤维变性的炎症反应。32~36 天后，40% 出现凝固性坏死、60% 出现纤维变性的炎症反应。其中纤维变性炎症反应是组织对微球的异物反应。值得关注的是研究发现多柔比星药物浓度在坏死区及非坏死区没有差别，这提示了局部缺血坏死效应占主导。但 Malagari 等进行的前瞻性研究对比使用 DC Bead 的 DEB-TACE 及使用没有负载药物的单纯微球 Bead Block 的 TACE，结果发现，无论是 6 个月完全反应率还是部分反应率，DEB-TACE 都显著高于单纯栓塞组，并且前者的疾病进展时间也比后者长。总之，负载着多柔比星的 DC Bead 可以达到较高的肿瘤内药物浓度及较低的血浆浓度，并且提供了一种精确的负载药物及释放药物的方法。DEB-TACE 的临床研究已经证明了其在 BCLC B 期的肝细胞癌患者中具有良好的反应率，尤其是没有全身的毒性反应、较低的不良反应发生率及较低的并发症发生率。临床随机对照试验正在进行中以证明其优于传统的 TACE 的其他价值。综合看来，DEB-TACE 具有良好的应用前景。

与 c-TACE 相比，载药肝动脉化疗栓塞微球可选择性的将大部分药物递送至肿瘤部位，并在病灶部位长时间维持有效的浓度，其降低了全身血药浓度及相关的毒副作用。但是，尚无充分的数据证实 DEB-TACE 在生存期或存活率方面的优势，因此，还不能认为 DEB-TACE 应该替代 c-TACE 的治疗。

DEB 所负载的药物仍比较单一，就肝细胞癌治疗而言，文献报道的绝大多数为多柔比星，极少数为依立替康、顺铂等。其中的原因可能与药物的负载机制有关，目前报道的大多数微球载体均富含阴离子基团，如羧基、磺酸基，该类载体通过静电吸附对荷正电的药物有较大的负载能力，而对于结构中含阴离子基团或难解离的药物则无法负载；而且，通过静电作用载药，DEB 的载药量及释药速度均受到溶剂中其他离子强度的影响。因此，发掘多种载药途径，实现多种类型药物的负载并且减少载药、释药过程的影响因素是 DEB 载体一个重要的研究方向。

对于 DEB 载体应具备的性质仍需进一步深入了解，特别是载药后微球的刚性、弹性、混悬性以及生物学性质等。这些性质与微球的载药机制或者载体材料本身的特性密切相关，不同的载药机制、不同的载体材料，在载药之后性质差异较大。例如，通过电荷吸附载药，微球的表面电荷降低，相互排斥力减小，不难理解其将影响微球在溶液中的混悬性。再比如以干粉形式存在的 DEB，在临用前配液时微球吸水溶胀将引起刚性、弹性的变化，如果体积膨胀迅速甚至可能产生碎片。

DEB 的粒径是另一个值得关注的问题。小粒径 DEB 容易实现肿瘤供血血管的末梢栓塞，避免大粒径微球在近端血管栓塞引起肝脏正常组织损伤，最大程度的减小对肝脏功能的影响，同时为后续重复栓塞提供了可能。但是，目前就实现最佳的治疗效果对粒径的选

17

择尚无统一、共识的标准。临床上使用的 Cis-GMS 粒径范围 50~100μm，DC Bead 最小粒径范围 70~150μm，Hepasphere 溶胀后最小粒径范围 120~240μm。如何尽量减少由于非靶向栓塞而引起的栓塞后综合征，也是 DEB 载体设计应该重点考虑的方面。弥补 DEB 栓塞过程缺乏实时信息反馈的缺陷，发展可成像 DEB 载体也许是一解决方案。但是成像材料的引入也许会给 DEB 载体的制备、载药带来新的挑战。总之，随着研究的不断深入，DEB 性质的不断改进，其必将在肝细胞癌的临床治疗中体现出愈加重要的地位。

（四）放射性栓塞

为提高肝动脉灌注化疗栓塞术（TACE 术）的疗效，不少学者尝试各种栓塞剂的应用，放射性微粒因其能在栓塞的同时进行局部放射治疗而受到格外关注，早在 1994 年美国密歇根大学 Andrews JC 等的研究表明放射性微粒在 TACE 术中的应用是安全有效的。

肝癌细胞本质仍属对放疗敏感细胞，杀灭肝癌细胞的放射剂量相对较高（>120Gy），然而当放射剂量大于 30Gy 时周边正常组织所受放射损伤已较明显，故传统放疗方式在肝癌治疗中应用极为有限。介入放疗栓塞，利用肝癌组织以动脉血供为主且微血管密度高、而正常肝组织以门脉血供为主的特点，通过外周动脉建立导管通路，经肝动脉灌注放射微球，放射性微球经动脉血流被"优先捕获"入相应的肝癌组织，滞留于肿瘤末梢血管，持续产生射线杀伤肿瘤组织，使癌灶接受局部高剂量放疗并发挥部分栓塞效应，同时非肿瘤组织及其他器官影响较小，实现高选择性高效杀灭癌细胞。

肝癌介入术后，肿瘤组织因供血血管的栓塞致使缺氧坏死，缺氧时肿瘤细胞启动一系列信号传导、调节多种基因，并促进肿瘤血管生成，使肿瘤细胞在适应缺氧环境的同时，引起肿瘤自身的侵袭性增加，传统 TACE 无法阻止此种现象的产生，因而两者对肿瘤体积的影响差异无统计学意义，但放射性微球因其为微球类栓塞剂，能栓塞肿瘤末梢血管，最大限度避免了侧支循环对疗效的影响，并能起到局部放疗作用，故而在一定程度上延长了肝癌患者的生存期。正常肝组织因其对放射线敏感度高从而影响了肝癌的体外放射治疗，而放射性微粒因其放射当量小、穿透力弱，在进行局部放射治疗的同时最大限度减少了对正常肝组织的损伤，在理论上应有较好的疗效，研究显示放射性微粒疗效虽优于化疗栓塞，但其合并 RR 值仅为 1.32。产生这种结果的原因可能与所使用的放射性微粒的放射当量及其所附基质有关，2009 年 Vente 等的 meta 分析，显示根据介入术后肿瘤尺寸变化判断，放射性玻璃微粒疗效较放射性树脂微粒低；Wang XD 等研究显示：在一组估计中位吸收当量为（137.42±56.69）Gy 的患者中，当肿瘤组织吸收当量为 90.65Gy 时，肿瘤的反应率为 92%，当吸收当量>90.65Gy 时为 100%。meta 分析表明，在肿瘤体积控制效果方面，放射性微粒与栓塞化疗差异无统计学意义，但能够提高 1 年期生存率，但这种结果不排外由于偏倚所致。今后的研究中应统一放射性微粒的使用当量及剂型，条件成熟时进行多中心随机对照实验以明确放射性微粒在 TACE 术中的疗效。

放疗栓塞对放射微球的要求主要有：①能量高；②射线射程短，对周围组织及医务人员影响小，免于治疗后放射隔离；③半衰期短；④材料生物相容性好，放射性核素不从载体上游离释放，避免经循环扩散至全身而引起的其他损伤。^{90}Y 是当前在放疗栓塞中使用最广泛的物质半衰期为 2.67d，发出高能量纯 β 射线，最高能量 2.27MeV（平均 0.9367MeV），在组织射线最大射程仅 11mm（平均 2.5mm），95%能量在 2 周内释放出来。1MBq^{90}Y 在每千克人体组织释放 50Gy 射线。当前进入临床应用的商品^{90}Y 微球有：玻璃微球（Thera Spheres，MDS

Nordion，Ottawa），直径 20~30μm，比重 3.6g/dl，每个颗粒特异活性度在校准时为 2500Bq，1999 年被 FDA 批准用于不能切除肝癌姑息治疗；另一种是树脂微球（SIR-Spheres，Sirtex Medical，Sydney），直径 20~60μm，比重 1.6g/dl，每个颗粒特异活性度在校准时是 50Bq，2002 年被 FDA 批准用于联合化疗治疗大肠癌肝转移。与玻璃微球相比，树脂微球可降解，对肝动脉栓塞的作用相对明显，多数研究认为两种形式的微球治疗效果无差异。

大量研究均表明[90]Y 放疗栓塞对不可切除的中晚期肝癌具有较好的疗效。Mazzaferro 等最新报道了一项放疗栓塞针对 52 例中晚期肝癌的Ⅱ期临床试验（NCT00910572），中位生存 15 个月，肿瘤中位进展时间为 11 个月，36.5% 的患者治疗后 6 个月内发生了肝功能异常现象。Hilgard 等总结了对 108 例中晚期肝癌行[90]Y 放疗栓塞治疗的资料，BCLC-B 期有 51 例，中位生存期 16.4 个月。Salem 等进行的前瞻性研究中，83 例 BCLC-B 期患者[90]Y 微球治疗后中位生存时间为 17.2 个月。对于晚期肝癌，行放疗栓塞者生存时间为 6~10 个月，与索拉菲尼Ⅲ期临床试验结果相近（6.5~10.7 个月）。在大多数研究中，肿瘤分级（肿瘤数目、大小等）及肝功能水平（Child-pugh 分级、胆红素水平等）仍是主要的影响生存预后的因素。

[90]Y 放疗栓塞术在早期肝癌中的应用尚无报道，鉴于放射性栓塞独特的优势，根据以往 TACE 向早期肝癌适应证延伸的趋势，效果应不劣于其他 TACE 技术。今后的研究中当统一放射性微粒的使用当量及剂型后，条件成熟时临床试验对照实验以明确放射性微粒在早期肝癌 TACE 术中的疗效（图 17-2-7）。

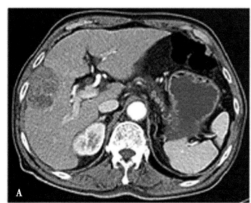
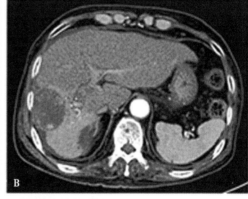
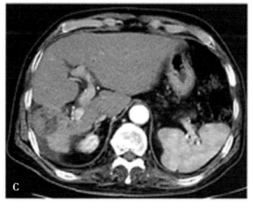

图 17-2-7 [90]Y 放射性栓塞治疗小肝癌

17

第三节　肝动脉栓塞化疗在小肝癌联合治疗中的应用

虽然 TACE 目前是不可手术切除中晚期肝癌的标准治疗方案，但是 TACE 仅仅是一种姑息的治疗手段，而小肝癌的治疗均以达到根治为治疗目标；因此 TACE 在小肝癌的治疗过程中常常与其他的治疗手段联合应用，以期达到根治性的治疗。常用的联合治疗模式包括：①TACE 联合局部消融治疗；②TACE 联合外放射治疗；③TACE 联合手术治疗，等等。

一、TACE 联合局部消融治疗

单纯 TACE 治疗肝细胞癌，病灶的完全坏死率较低，约为 20% 左右；而且 TACE 反复治疗易对正常肝实质造成损害，如合并有肝硬化，反复多次的 TACE 治疗进一步损害肝功能，加重肝硬化，相当一部分得以控制或疗效明显的肝癌患者往往死于肝硬化所致的肝衰竭或消化道出血。TACE 联合局部消融治疗是目前应用较为广泛和成熟的联合治疗模式；两者的联合应用，可以相互增强，相互补充：①TACE 在治疗主要肿瘤的同时，对子灶或肝内扩散的小病灶有较好的治疗作用；②TACE 治疗的栓塞作用能有效地减少肿瘤区的血供，在此基础上再行局部消融治疗，将减少治疗过程中由于血液流动造成的热量流失，增强局部消融治疗的治疗效果；③局部消融治疗的热能效应也将最大程度杀灭碘油沉积区或其周围残存的肿瘤细胞，因为碘油是热的良好导体，两者相互弥补，使较大肝癌的完全致死率明显提高，从而进一步提高肝癌的总的治疗效果；④TACE 后碘油栓塞后在 CT 导向下可更加精确的指导消融治疗。

TACE 治疗为器官水平的整体治疗，被运用在微创治疗的第一步，其主要作用为减少肿瘤血供、降低肿瘤负荷；乳化碘油及化疗药物沉积在常规增强 CT 扫描难以发现的小病灶或子灶中，在治疗小病灶或子灶的同时，示踪并指导下一步微创治疗。TACE 联合局部消融治疗通常是在 TACE 治疗后 3~4 周左右施行，主要原因是在肝脏组织廓清碘油后行局部消融治疗可发现更小的子灶，将正常肝脏同病灶分开显示，有利于消融治疗的运用。如两种方法治疗 HCC 的间隔过短，要考虑到肝功能前后的叠加损害。

Kirikoshi 等回顾性报道了 144 例 TACE-RFA/PEI 联合组 vs. 55 例 TACE 组的疗效。联合组的入组标准为：①符合米兰标准，但是有些肿瘤超声不能发现；②单个肿瘤大于 3cm；③大于 3cm 的单个肿瘤伴 3 个以上肝内微小转移灶。TACE 组的入组标准是：①肿瘤不超过 3 个，不大于 3cm，超声都不能发现；②肿瘤多个，大小相似，都大于 3cm。生存分析：联合组的中位生存期为 46.6 个月；6 个月、1 年、2 年和 5 年总体生存率为 100%、97.2%、86.7% 和 53.5%，TACE 单独组的中位生存期为 24.9 个月；6 个月、1 年、2 年和 5 年总体生存率为 98.2%、90.2%、55.9% 和 16.3%，联合组中位生存期和总体生存率都优于 TACE 组，差异有统计学意义。亚组分析：对于不符合米兰标准的比较，联合组的中位生存期为 37.0 个月；6 个月、1 年、2 年和 5 年总体生存率为 100%、96.6%、67.9% 和 47.2%，TACE 单独组的中位生存期为 20.8 个月；6 个月、1 年、2 年和 5 年总体生存率为 96.8%、82.8%、32.4% 和 0。结论：对于单个肿瘤而言，不管是否符合米兰标

17

准，TACE-RFA/PEI 联合组的疗效明显 TACE 组。即对于单个肿瘤，不管其大小是否超过 5cm，TACE-RFA 都比单用 TACE 的疗效更好。究其原因在于 TACE 毕竟是姑息性的治疗方式，而 RFA 是可达到根治的治疗方式，因此 TACE 联合 RFA 理当比 TACE 获得更佳的疗效。

　　TACE 联合 RFA 的序贯治疗，是目前研究较多、应用较为广泛的方法之一。中山大学肿瘤防治中心肝胆科回顾性的报道了一项病例对照研究探讨 TACE-RFA 是否优于单用 RFA。两组病例数都为 120，入组标准为单个肿瘤不超过 7cm；或肿瘤个数不超过 3 个，大小不超过 3cm。结果显示：联合组的 1、2、3、5 年总体生存率为 93%、83%、75%、50%，RFA 单独组的 1、2、3、5 年总体生存率为 89%、76%、64%、42%，联合组的总体生存率明显高于 RFA 单独组，差异有统计学意义；亚组分析结果显示：对于大于 5cm 的肿瘤，多个肿瘤而言，联合组的生存率明显高于 RFA 单独组，而对于肿瘤小于 5cm，单个肿瘤而言，联合组和 RFA 单独组两者的生存率无差异。因此我们认为对于肿瘤体积大于 5cm，病灶 2~3 个，TACE 联合 RFA 的治疗效果优于单独 RFA。Takaki 等报道了 RFA 联合 TACE 治疗的大于 5cm 的原发性肝癌的疗效。其病例入组标准是患者肝功能 Child-Pugh A 或 B，肿瘤个数小于 3，肿瘤最大径 5.1~10cm。结果显示：1、3、5 年总体生存率为 100%、62%、41%，相应的无疾病复发率为 74%、28%、14%，TACE 联合 RFA 可提高大于 5cm 肝癌的生存率。同样，Morimoto 等报道了一项关于 RFA 联合 TACE 治疗 3~5cm 肝癌疗效的随机临床实验，方法是将 37 例单个肿瘤直径为 3~5cm 的 37 名患者随机分 TACE-RFA 和 RFA 组。结果显示 2 组的 3 年总生存率分别为 93% 和 80%，差异无统计学意义；3 年的局部肿瘤进展率分别为 6% 和 39%。因此对于 3~5cm 的肝癌，TACE-RFA 较单独 RFA 能更好地降低肿瘤局部进展率，究其原因主要归功于 TACE。TACE 在缩小肿瘤获得更大消融范围的同时又可以控制一些潜在的卫星病灶，在整体上降低复发率，控制疾病进展。

　　对于小于 3cm 的肿瘤能否达到同样的效果呢？关于这方面的报道较少。Kim 等回顾性地报道了一项有关 TACE-RFA 和单独 RFA 治疗的 2~3cm 肝癌的对比研究。TACE-RFA 和单独 RFA 的中位随访期分别是 37 个月和 38 个月，期间两组出现局部肿瘤进展率分别是 16% 和 41%，差异有统计学意义；两组 1、3、5 年无肿瘤生存时间分别是 95%、86%、38% 和 78%、61%、53%，TACE-RFA 联合组明显高于单独 RFA 组；两组 1、3、5 年总生存率相似，分别是 93%、72%、63% 和 93%、73%、53%。结果显示：对于 2~3cm 的肿瘤，TACE-RFA 联合组较单独 RFA 组更好地控制肿瘤进展，但是两者总体生存率相似。Shibata 等报道了一项关于 TACE-RFA 与单用 RFA 比较是否能提高小肝癌疗效的前瞻性随机对照研究，TACE-RFA 组 46 例患者，49 个肿瘤；RFA 组 43 例患者，44 个肿瘤，肿瘤大小 0.8~3.0cm；评估项目包括局部肿瘤进展率，无局部肿瘤生存率，总体生存率，无肿瘤相关事件生存率。结果显示两组患者以上评估指标均没有差异，提示我们 TACE-RFA 与 RFA 单用治疗小于 3cm 的肝癌疗效相当，联合 TACE 对于小于 3cm 的肝癌可能不需要。Takahashi 等也报道了一项相似的研究，得出的结论为 RFA 联合 TACE 与 RFA 单用比较，两组间的局部复发率无统计学差异。对于小于 3cm 的肝癌，TACE-RFA 未能取得理想的治疗增益，可能的原因目前报道主要有 2 点：第一，虽然肝癌主要是靠动脉供血，但是小肝癌在一定程度上也依赖于门脉供血，这一点也可解释为什么小肝癌的"快进快出"的影像学表现不典型。因此，TACE 栓塞肿瘤血管的效能可能不会明显。第二，随着肿瘤体积的

17

增大，肝癌发生微小播散的可能性也逐渐增大。因此对于大于 3cm 的肿瘤，TACE-RFA 可以降低肿瘤复发率，达到更好地治疗效果。但是对于小于 3cm 的肿瘤，由于其发生微小播散的概率较小，因此联合治疗并不能明显提高治疗效果。

二、TACE 联合外放射治疗

放疗与 TACE 的联合应用是目前肝癌放射治疗研究的一个热点，许多学者对此进行了研究。理论上，TACE 与放射治疗具有协同作用：①放疗可抑制或杀灭 TACE 治疗后的残存癌细胞，提高局控率及远期效果，尤其是对于肿瘤边缘区域由门静脉血供、氧合较好的癌细胞，放疗的效果更好；②TACE 治疗中应用的化疗药物具有放射增敏作用；③TACE 杀灭大量癌细胞，促使残存的非增殖期细胞进入增殖期，乏氧细胞发生再氧合，有助于提高肝癌细胞的放射敏感性；④TACE 后肿瘤缩小，有利于缩小放射野并提高放射剂量，降低对正常肝组织的损伤。

中山大学肿瘤防治中心刘孟忠等报道 TACE 加外照射治疗 54 例不能手术的原发性肝癌患者，同时选取 60 例同期治疗的单纯 TACE 患者作为对照组，结果 TACE+RT 组 1、2、3 年生存率分别为 66.5%、48.4%、37.4%，TACE 组 1、2、3 年生存率分别为 53.9%、37.2% 和 17.8%，两组相比有显著性差异（$P<0.05$）；Seong 等报道 158 例局部放疗合并 TACE 治疗不能手术的肝癌，放疗后 1、2、5 年生存率分别为 41.8%、19.9%、4.7%。对合并肝硬化者能否联合应用 3DCRT 及常用 TACE 的问题，Seong 等对 50 例病人进行了分析，50% 等剂量线包括的范围中位照射剂量（50.1±8.3）Gy，有效率 66%，放疗后 3 例病人获得手术机会，肝功能改变 13 例，但没有急性反应超过 3 级者，3 年生存率 43%，认为放疗结合 TACE 对合并肝硬化的肝癌病人有效。

2009 年，Meng 等对 1996—2008 年发表的关于 TACE 联合放疗对比单纯 TACE 的文献进行了系统回顾和荟萃分析，共纳入了 17 个临床研究和 1476 例患者，其中包括 5 个前瞻性随机对照研究和 12 个非随机对照研究。该分析显示，与单纯 TACE 相比，TACE 联合放疗可显著提高肿瘤的客观缓解率和 3 年生存率（OR = 2.75，95% CI 2.1～3.6，P = 0.0001）；毒性方面，综合治疗组的胃肠道、肝毒性较对照组有所增加。

因此，TACE 联合外放射治疗是行之有效的综合治疗模式，但是 TACE 与放疗的结合方式目前尚无统一标准，一般多采用先行 TACE 1～4 次，4～6 周后再行放疗；还有很多的问题有待于进一步的研究。

三、TACE 联合手术治疗

手术切除仍然是小肝癌最主要的根治性治疗手段，但是由于肝癌恶性程度高，早期易出现肝内转移，术后复发率高；即使是单个直径≤5cm 的小肝癌根治性切除术后 5 年复发率也可达 43.5%。临床上有不少研究采用术后辅助性 TACE 以降低术后复发率。

术后 TACE 辅助治疗是指在肝癌切除术后行 TACE 治疗，以期杀灭肝癌可能残存的肿瘤细胞，降低复发率。早期的多个研究认为肝癌切除术后辅助性 TACE 能够降低术后复发率，提高长期生存率，但是近年来的研究发现，不加选择地对所有肝癌根治术患者术后行 TACE 并未降低术后肿瘤复发率和延长生存时间；相反，可能由于化疗降低了宿主免疫监视功能，在部分接受 TACE 的患者中，甚至出现术后复发率增高的情况。故有必要选择合适的病例进行术后 TACE。Nanomi 等提出，存在肿瘤术后复发的高危因素包括手术切缘<1cm、肝内播散、门脉癌栓、肿瘤没有包膜。对存在肝癌复发高危因素患者术后行 TACE，能提高术后生存率。中山大学肿瘤防治中心李锦清等研究表明，对于肿瘤直径>5cm、肿瘤无包膜、有门静脉侵犯、有临床症状和体征的患者，术后行 TACE，能降低根治性切除术后肝内复发率，并提高生存率。而 Ren 等研究发现，对存在肝癌复发危险因素（单发肿瘤直径>5cm，多个肿瘤结节，有脉管侵犯）的患者术后行 TACE，可以显著延长患者生存时间，而对于没有上述任何一项危险因素的患者，术后行 TACE 并未对生存时间造成影响。因此目前比较一致的观点是：术后辅助性 TACE 并不能预防或者降低术后复发，不推荐作为常规的治疗；但是对于合并有高危复发因素的患者（包括合并癌栓、肿瘤多发、手术为姑息性切除、术后 AFP 升高等），可在术后 1 个月左右行辅助性 TACE 治疗，疗程以1~3 次为宜。而对于术后 TACE 发现复发的患者，可根据肿瘤及患者的情况，先行 TACE 治疗，再结合射频消融、分子靶向治疗、立体定位放疗等多种治疗方法多学科综合治疗。

由于小肝癌多为早期肝癌，因此手术切除前的新辅助 TACE 治疗较少应用。而且，目前已有的多个 RCT 研究及 META 结果均表明：对于可根治性切除的肝细胞癌（肿瘤单发，无血管侵犯），术前 TACE 治疗并不能降低肝癌术后复发率，相反的术前 TACE 治疗增加了手术的难度，引起术后并发症增多，甚至有可能会降低术后生存率，同时有 10% 左右的患者在行 TACE 治疗后最终因为各种原因不能进行手术切除。因此，对于可根治性切除的肝细胞癌（肿瘤单发，无血管侵犯）患者，术前不应行 TACE 治疗。而对于肝内病灶多发，或者合并门脉癌栓的肝细胞癌，术前 TACE 的作用尚有争议。中山大学肿瘤防治中心 Shi 等的前瞻性非随机对照研究发现：对于肿瘤多发，初始可切除的肝癌患者，85 例患者接受手术切除，83 例接受 TACE 治疗，两组 5 年总生存率无明显差异，但是对于 TACE 术后肿瘤反应好再行手术切除的患者其 5 年生存率则明显优于单纯手术切除组（P = 0.04）。而另外一项研究也发现：对于合并门脉癌栓可姑息切除的肝细胞癌患者，TACE+手术切除组（89 例）和单纯手术切除组（70 例）总体 5 年生存率并无明显差异，但是 TACE 术后反应良好再行手术切除的患者，其 5 年生存率优于单纯手术切除。因此我们认为，而对于肝内病灶多发或者合并门脉癌栓可姑息切除的肝细胞癌患者，术前 TACE 治疗有协助诊断和治疗的作用，并能够对是否合适手术切除有筛选作用。

17

四、TACE 联合其他的治疗

对于病灶多发（>3 个），而且难于用手术切除、局部消融、外放射治疗等方法处理的肿瘤，可以考虑行肝移植治疗（如果符合肝移植条件），或者全身系统性药物治疗（索拉菲尼等）。由于相关的病例及研究报道较少，详细内容请参见其他相关章节。

第四节　前景与展望

手术切除、射频消融和肝移植术仍然是治疗小肝癌的首选方法。然而，TACE 主要作为非手术肝癌治疗手段已广泛用于肝癌的临床实践中。TACE 在早期肝癌或小肝癌领域的探索起步于不适合手术切除、射频消融及肝移植的患者，结果显示 TACE 治疗效果与 RFA

等根治手段效果接近，并有临床病例证实，TACE 治疗一些小肝癌疗效不劣于射频消融等根治性手段，且具备其独特微创性、可重复性等优势。随着肝癌血管介入治疗技术的提高，对于早期肝癌，TACE 治疗已成为不可或缺的一种备选治疗方法。

　　TACE 治疗过程中，药物的持续释放及肿瘤内部药物浓度的维持起着重要的作用。因此，近年来的研究方向一直朝着改善所使用的栓塞剂及化疗药物载体以达到降低全身不良反应、提高效能的目标进行。随着超选栓塞、放射性栓塞、球囊闭塞栓塞、载药微球栓塞等技术的应用，将 TACE 的治疗疗效逐渐提高。在肝癌多学科综合治疗中，TACE 联合根治性治疗手段取得了喜人的结果，如 TACE 联合 RFA 效果优于单独 RFA，外科手术前后行 TACE 治疗，有优于单独外科手术的趋势。

　　因此，TACE 发展至今，已成为小肝癌重要的、不可或缺的多学科治疗手段之一。并且，随着新一代抗癌药物、栓塞技术及栓塞材料问世，效果令人期待。

（赵　明　陈敏山　张耀军）

参考文献

1. Poon RT, Ngan H, Lo CM. Transarterial chemoembolization for inoperable hepatocellular carcinoma and post-esection intrahepatic recurrence. J Surg Oncol, 2000, 73 (2): 109-114.

2. Varela M, Real MI, Burrel M, et al. Chemoembolization of hepatocellular carcinoma with drug eluting beads: efficacy and doxorubicin pharmacokinetics. J Hepatol, 2007, 46 (3): 474-481.

3. Yamagiwa K, Shiraki K, Yamakado K. Survival rates according to the Cancer of the Liver Italian Program scores of 345 hepatocellular carcinoma patients after multimodality treatments during a 10-year period in a retrospective study. J Gastroenterol Hepatol, 2008, 23 (3): 482-490.

4. Veltri A, Moretto P, Doriguzzi A. Radiofrequency thermal ablation (RFA) after transarterial chemoembolization (TACE) as a combined therapy for unresectable non-early hepatocellular carcinoma (HCC). Eur Radiol, 2006, 16 (3): 661-669.

5. Bloomston M, Binitie O, Fraiji E. Transcatheter arterial chemoembolization with or without radiofrequency ablation in the management of patients with advanced hepatic malignancy. Am Surg, 2002, 68 (9): 827-831.

6. Lu DS, Yu NC, Raman SS. Percutaneous radiofrequency ablation of hepatocellular carcinoma as a bridge to liver transplantation. Hepatology, 2005, 41 (5): 1130-1137.

7. Shiina S, Teratani T, Obi S, et al. Nonsurgical treatment of hepatocellular carcinoma: from percutaneous ethanol injection therapy and percutaneous microwave coagulation therapy to radiofrequency ablation Oncology, 2002, 62 Suppl 1: 64-68.

8. Lin SM, Lin DY. Percutaneous local ablation therapy in small hepatocellular carcinoma. Chang Gung Med J, 2003, 26 (5): 308-314.

9. Chen MH, Yan K, Yang W. Long term (5 years) outcome of radiofrequency ablation for hepatocellular carcinoma in 256 cases, Beijing Da Xue Xue Bao, 2005, 37 (6): 671-672.

10. Chen MS, Li JQ, Zhang YJ. The role of radiofrequency ablation in treating small hepatocellular carcinoma, Ai Zheng, 2007, 26 (5): 449-452.

11. Barnett CC Jr, Curley SA. Ablative techniques for hepatocellular carcinoma. Semin-Oncol, 2001, 28 (5): 487-496.

12. Matsuo M, Kanematsu M, Inaba Y, et al. Pre-operative detection of malignant hepatic tumors: value of

combined helical CT during arterial portography and biphasic CT during hepatic arteriography. Clinical Radiology, 2001, 56：138.

13. Nakamura H, Hashimoto T, Taguchi T, et al. Oily chemoembolization of hepatoma. Gan To Kagaku Ryoho, 1987, 14（2）：381-387.

14. Yan K, Chen MH, Yang W, et al. Radiofrequency ablation of hepatocellular carcinoma：Long-term outcome and prognostic factors. Eur J Radiol, 2008, 67（2）：336-347.

15. Nakamura H, Hashimoto T, Oi H, et al. Treatment of hepatocellular carcinoma by segmental hepatic artery injection of adriamycin-oil emulsion with overflow to segmental portal veins. Acta Radiol, 1990, 31（4）：347-349.

16. Tanaka K, Nakamura S, Numata K, et al. The long term efficacy of mbined transcatheter arterial embolization and percutaneous ethanol injection in the treatment of patients with large hepatocellular carcinoma and cirrhosis. Cancer, 1998, 82（1）：78-85.

17. 赵明, 吴沛宏, 曾益新, 等. 经肝动脉栓塞化疗序贯联合射频消融和细胞因子诱导的杀伤细胞治疗肝细胞癌的随机研究. 中华医学杂志, 2006, 86（26）：1823-1828.

18. Motohara T, Sakamoto K, Sako M, et al. Balloon-occluded ethanol ablation therapy：（BEAT）for hepatocellular carcinoma. Nihon Igaku Hoshasen Gakkai Zasshi, 1997, 57（7）：433-435.

19. 吴沛宏, 张福君, 赵明, 等. 肝动脉栓塞化疗联合 CT 导向射频消融术治疗中、晚期肝癌的评价. 中华放射学杂志, 2003, 37（10）：901-904.

20. Goldberg SN, Gazelle GS. Radiofrequency tissue ablation：physical principles and techniques for increase coagulation necrosis. Hepatogastroenterology, 2001, 48（38）：359-367.

21. Curley SA, Izzo F, Ellis LM, et al. Radiofrequency ablation of hepatocellular cancer in 110 patients with cirrhosis. Ann Surg, 2000, 232（3）：381-391.

22. Wong SL, Edwards MJ, Chao C, et al. Radiofrequency ablation for unresectable hepatic tumors. Am J Surg, 2001, 182（6）：552-557.

23. Yamasaki T, Kurokawa F, Okita K. Balloon-occluded radiofrequency ablation for patients with hepatocellular carcinoma. Nihon Rinsho, 2001, 59 Suppl 6：731-735.

24. Yamada R, Sato M, Kawabata M, et al. Hepatic artery embolization in 120 patients with unresectable hepatoma. Radiology, 1983, 148：397-401.

25. Salem R, Lewandowski RJ, Mulcahy MF, et al. Radioembolization for hepatocellular carcinoma using Yttrium-90 microspheres：a comprehensive report of long-term outcome. Gastroenterology, 2010, 138（1）：52-64.

26. Hilgard P, Hamami M, Fouly AE, et al. Radioembolization with Yttrium-90 glass microspheres in hepatocellular carcinoma：European experience on safety and long-term survival. Hepatology, 2010, 52（5）：1741-1749.

27. Koda M, Murawaki Y, Mitsuda A, et al. Combination therapy with transcatheter arterial chemoembolization and percutaneous ethanol injection compared with percutaneous ethanol injection alone for patients with small hepatocellular carcinoma：a randomized control study. Cancer, 2001, 92（6）：1516-1524.

28. Miyayama S, Yamashiro M, Hashimoto M, et al. Identification of small hepatocellular carcinoma and tumor-feeding branches with cone-beam CT guidance technology during transcatheter arterial chemoembolization. J Vasc Interv Radiol, 2013, 24（4）：501-508.

29. Kinugasa H, Nouso K, Takeuchi Y, et al. Risk factors for recurrence after transarterial chemoembolization for early-stage hepatocellular carcinoma. J Gastroenterol, 2012, 47（4）：421-426.

30. Miyayama S, Matsui O, Yamashiro M, et al. Iodized oil accumulation in the hypovascular tumor portion of

17

early-stage hepatocellular carcinoma after ultraselective transcatheter arterial chemoembolization. Hepatol Int, 2007, 1 (4): 451-459.

31. Bargellini I, Sacco R, Bozzi E, et al. Transarterial chemoembolization in very early and early-stage hepatocellular carcinoma patients excluded from curative treatment: a prospective cohort study. Eur J Radiol, 2012, 81 (6): 1173-1178.

32. Ashoori N, Bamberg F, Paprottka P, et al. Multimodality treatment for early-stage hepatocellular carcinoma: a bridging therapy for liver transplantation. Digestion, 2012, 86 (4): 338-348.

33. Miyayama S, Yamashiro M, Okuda M, et al. Usefulness of cone-beam computed tomography during ultraselective transcatheter arterial chemoembolization for small hepatocellular carcinomas that cannot be demonstrated on angiography. Cardiovasc Intervent Radiol, 2009, 32 (2): 255-264.

34. Hyun D, Cho SK, Shin SW, et al. Early Stage Hepatocellular Carcinomas Not Feasible for Ultrasound-Guided Radiofrequency Ablation: Comparison of Transarterial Chemoembolization Alone and Combined Therapy with Transarterial Chemoembolization and Radiofrequency Ablation. Cardiovasc Intervent Radiol, 2016, 39 (3): 417-425.

35. Dong W, Zhang T, Wang ZG, et al. Clinical outcome of small hepatocellular carcinoma after different treatments: a meta-analysis. World J Gastroenterol, 2014, 20 (29): 10174-10182.

36. Duran R, Chapiro J, Schernthaner RE, et al. Systematic review of catheter-based intra-arterial therapies in hepatocellular carcinoma: state of the art and future directions. Br J Radiol, 2015, 88 (1052): 20140564.

37. Chang HC, Lin YM, Yen AM, et al. Predictors of long-term survival in hepatocellular carcinomas: A longitudinal follow-up of 108 patients with small tumors. Anticancer Res, 2013, 33 (11): 5171-5178.

38. Irie T, Kuramochi M, Kamoshida T, et al. Selective balloon-occluded transarterial chemoembolization for patients with one or two hepatocellular carcinoma nodules: Retrospective comparison with conventional superselective TACE. Hepatol Res, 2016, 46 (2): 209-214.

39. Manini MA, Sangiovanni A, Martinetti L, et al. Transarterial chemoembolization with drug-eluting beads is effective for the maintenance of the Milan-in status in patients with a small hepatocellular carcinoma. Liver Transpl, 2015, 21 (10): 1259-1269.

40. Golfieri R, Cappelli A, Cucchetti A, et al. Efficacy of selective transarterial chemoembolization in inducing tumor necrosis in small (<5 cm) hepatocellular carcinomas. Hepatology, 2011, 53 (5): 1580-1589.

41. Chen RX, Gan YH, Ge NL, et al. Comparison of transarterial chemoembolization with radiofrequency ablation for unresectable BCLC stage 0/A HCC: A propensity score matching. J Gastroenterol Hepatol, 2016, 31 (2): 442-449.

42. Liu PH, Lee YH, Hsu CY, et al. Survival advantage of radiofrequency ablation over transarterial chemoembolization for patients with hepatocellular carcinoma and good performance status within the Milan criteria. Ann Surg Oncol, 2014, 21 (12): 3835-3843.

43. Kim JW, Kim JH, Sung KB, et al. Transarterial chemoembolization vs. radiofrequency ablation for the treatment of single hepatocellular carcinoma 2 cm or smaller. Am J Gastroenterol, 2014, 109 (8): 1234-1240.

44. Bronowicki JP, Boudjema K, Chone L, et al. Comparison of resection, liver transplantation and transcatheter oily chemoembolization in the treatment of hepatocellular carcinoma. J Hepatol, 1996, 24 (3): 293-300.

第十八章

小肝癌的放射治疗

放射治疗是利用放射线治疗肿瘤的一种局部治疗方法，它与手术治疗、化学治疗组成了恶性肿瘤治疗的主要手段。放射治疗除了应用于恶性肿瘤外，还可用于治疗一些良性肿瘤和多种良性疾病。放射线包括放射性核素产生的 α、β、γ 射线和各类 X 射线治疗机或加速器产生的 X 射线、电子线、质子束及其他粒子束等。放射治疗在肿瘤治疗中的作用和地位日益突出，据统计，约 70% 的癌症患者在治疗过程中需要用到放射治疗，约 40% 的恶性肿瘤可以通过放疗达到根治。

放射治疗是肝癌的重要局部治疗手段之一。肝癌的放射治疗已逾越半个世纪的历史，但在 20 世纪 90 年代之前，由于影像设备、放疗技术的落后和对放射生物学认识的不足，放疗在肝癌治疗中的价值颇有争议。近年来，随着三维适形放射治疗（three-dimensional conformal radiotherapy，3DCRT）、调强放射治疗（intensity-modulated radiotherapy，IMRT）、容积旋转调强治疗（volumetric modulated arc therapy，VMAT）、图像引导放射治疗（image-guided radiation therapy，IGRT）、体部立体定向放射治疗（stereotactic body radiotherapy，SBRT）等精确放疗技术的广泛应用，放射治疗在肝癌综合治疗中的地位得到了日益提高。

第一节　肝癌放射治疗的历史进程

与其他实体瘤相似，肝癌的外照射亦经历了从常规二维放疗技术到精确适形放疗技术的进展。常规放疗技术主要包括全肝照射、局部肝照射和全肝移动条照射。全肝放疗的历史可以追溯到 1940 年，最初主要应用于转移性肝癌的姑息性治疗。我国的原发性肝癌放射治疗始于 20 世纪 60 年代，多采用全肝或半肝的大面积照射，是当时中晚期肝癌患者的主要治疗手段。1973 年上海肝癌协作组报道了 3254 例肝癌的临床资料，其中放疗组的 1 年生存率为 19%；放疗剂量超过 40Gy 者 1 年生存率为 29.2%，疗效仅次于手术。韩琦等报道了全肝大野照射治疗 37 例晚期肝癌的疗效，总剂量 30Gy，2Gy/次，其中 36 例完成治疗，平均生存期仅 6 个月，疗效很差。Ohto 等曾报道直线加速器治疗 39 例肝癌患者的疗效，采用局部肝照射技术，放疗总剂量为 30~50Gy，其中肿瘤直径小于 5cm 者 90% 达到 PR，但 80% 的患者死于肝衰竭，毒性非常显著。

　　70 年代，国内开始试用全肝或次全肝移动条照射技术治疗肝癌，并进一步提高放疗剂量以期降低毒性、提高疗效。高林瑞等采用 ^{60}Co 移动条照射技术治疗中晚期肝癌 60 例，1 年生存率达到 43.3%。1992 年，于尔辛等报道了 157 例肝癌进行全肝移动条照射结合中药治疗的结果，中位生存期为 25.8 个月，5 年生存率高达 30.8%，疗效十分满意。然而可惜的是，同时期其他类似的研究未能重复该研究的疗效。与全肝或局部肝照射相比，全肝移动条照射的疗效较前的确有一定改善，但许多学者一致认为移动条照射在理论和实践方面都存在严重缺陷，主要包括：①剂量分布很不均匀，肿瘤内的放射生物效应呈不均质分布，影响疗效；②治疗周期较长，剂量计算相对复杂；③皮下软组织受照剂量较高，易发生正常组织的损伤。基于放射生物学和放射物理学的角度，该技术逐渐被临床摒弃。

　　综上所述，常规放疗技术由于不能精确定位靶区，肿瘤周围正常组织受照射体积较多，限制了放疗剂量的提高，放疗剂量达不到肿瘤的根治剂量，仅能起到姑息治疗的作用，疗效差且毒副作用较大，目前临床上已基本不再使用传统二维技术治疗肝癌。因此，90 年代之前，许多临床医生对肝癌的放射治疗一度持怀疑或否定态度。90 年代之后，随着医学影像技术的提高、放疗设备的进步、精确放疗技术的开展以及肿瘤综合治疗意识的增强，特别是介入、射频消融等疗法与放疗的结合，以及对肝癌放射生物学认识的加深，放射治疗在肝癌的价值得到重新认可并占据了日渐重要的地位。

第二节　肝癌放射治疗的生物学与物理学基础

一、肝癌的放射敏感性

　　各种肿瘤细胞对射线的敏感性存在明显差异，其放射敏感性是影响放疗疗效的重要因素。因此，在体外进行肿瘤细胞放射敏感性的测定，有助于临床放疗方案和剂量分割模式的制定。目前测定细胞放射敏感性的常用方法是克隆形成试验，可反映照射后体外培养细胞株的存活分数（survival fraction，SF）。关于电离辐射敏感性的研究中，一般通过生物物理模型来拟合剂量存活曲线，其中较常用的为多靶单击模型和线性平方模型。

　　根据放射损伤发生的规律，正常组织可分为早期反应组织和晚期反应组织。早期反应组织通过细胞的活跃增殖以维持自我更新和稳定状态，放射反应一般出现在放疗期间或放疗后 3 个月内；晚期反应组织的特点为标记指数低、增殖缓慢或完全没有增殖能力，但拥有很强的修复亚致死性放射损伤的能力，放射反应一般出现于放疗结束数月之后。

　　根据线性平方模型，α/β 值可作为衡量细胞放射敏感性和分次照射细胞生物学效应的重要指标。由于对放射生物学认识的不足，肝脏曾一度被认为是放射抗拒或放射敏感性较低的器官，而现代放射生物学的快速发展为肝癌放射治疗的实施奠定了理论基础。经放射生物学体外基础研究，发现人肝癌细胞和人肝细胞对射线的敏感性和反应时相存在明显差异，其中正常肝脏细胞属于晚反应组织，放射损伤多出现于放疗开始的数月后；而肝癌细胞则属于早反应组织，其 α/β 值 >10Gy，即为放射敏感组织，放射敏感性类似于低分化鳞癌。曾昭冲等通过集落形成实验，根据线性平方模型得出人肝癌细胞株 HepG2 的 α/β 值为 11.2Gy，与 Son 的研究结果相仿。Tai 等将临床资料与 Lyman 模型相整合，测算出肝细胞癌的 α/β 值为（15±2）Gy，与基础研究的结果基本一致。因此，现在普遍认为肝癌细胞具有良好的放射敏感性，临床结果亦支持这一结论。

二、放射性肝损伤

肝癌放射治疗的并发症包括急性毒副作用和晚期放射性损伤。放疗期间的急性毒副作用主要包括恶心、呕吐、食欲下降等胃肠道反应与骨髓抑制等，一般为可逆性；严重者可出现上消化道溃疡、出血、穿孔等，但发生率较低，约为 3.6%～10.6%。放射晚期损伤主要包括放射性肝损伤（radiation-induced liver disease，RILD）和 HBV 再激活。在 3DCRT 治疗肝癌的既往报道中，RILD 的发生率为 9.4～19.0%。Liang 等报道了大分割 3DCRT 治疗 109 例局部晚期肝癌的疗效和毒性，3 年生存率达 33%，疗效满意，但 17 例（16%）患者发生了 RILD，其中 13 例（76%）于短期内死亡。因此，RILD 是肝癌放射治疗最严重的并发症之一，是制约肝癌放疗疗效的关键性因素。

（一）RILD 诊断标准

RILD 的诊断标准参考 Lawrence 提出的诊断标准，多呈亚急性过程，一般出现在放疗后 1～4 个月。RILD 包括两种亚型：①典型 RILD：迅速出现的非癌性腹水、肝肿大、碱性磷酸酶上升至正常水平或治疗前水平的 2 倍以上；②非典型 RILD：转氨酶上升至正常水平或治疗前水平的 5 倍以上，伴或不伴腹水、肝肿大；RILD 的诊断必须排除肿瘤进展引起的上述症状和体征。

（二）RILD 病理特征

RILD 的病理学特征主要表现为肝内小静脉的闭塞性损伤，即 VOD（veno-occlusive disease），具体可分为急性期、肝纤维化前期、肝纤维化期、肝硬化期四个阶段。①急性期：多发生于放疗后 1 个月内，大体标本表现为受照射肝脏区域显著充血、肿大，若肝损伤累及区域较大可以出现肝脏体积缩小，表面呈颗粒状；低倍镜下可见肝内小静脉及肝窦扩张、充血及出血；电镜下可观察到肝窦血浆蛋白渗出、Disse 间隙水肿；②肝纤维化前期：发生于放疗后 1～3 个月，可见肝小叶汇管区、肝窦及中央静脉周围成纤维细胞增多，呈条索状排列，肝细胞点状坏死，胶原纤维于汇管区增多并向肝小叶的肝索间及肝小叶间延伸，窦壁网状纤维增多、变密及增粗，Kupffer 细胞增多；电镜下可见肝窦壁增厚，基膜样物质出现；③肝纤维化期：约发生于照射后 6 月，以肝窦毛细血管化为特征，大体上可见肝脏体积变小，肝细胞出现片状变性、坏死，窦壁和小血管壁增厚；电镜下肝细胞内、肝细胞间、Disse 间隙和肝窦内大量成片和成束的胶原纤维；④肝硬化期：多发生于照射后 9～12 个月至 2 年，网状纤维、层粘连蛋白、Ⅲ型及Ⅳ型胶原于小血管壁和窦壁明显增加，肝细胞大面积坏死；肝小叶结构经常破坏，小叶中央静脉纤维化甚至消失，增生的纤维组织分割肝脏形成假小叶，中央静脉和汇管区间形成纤维桥连；电镜下可见内皮细胞退变、脱落及肝窦出血，红细胞进入 Disse 间隙内，窦壁变厚。

（三）RILD 影像特征

目前放射性核素扫描、超声、CT 及 MRI 等检查方法可用于评价肝脏照射区域水肿、肝窦充血及肝脏纤维化等一系列特性。①核素扫描：在影像学检查中最早应用于 RILD 的评价，表现为照射区域示踪剂分布稀疏。核素显像简便易行，且放射性核素示踪物具有高度敏感性，但也存在空间分辨力不佳的固有缺陷。②超声：较少应用，主要表现为照射区域呈低回声，在脂肪肝背景下更加明显。③CT：可以较早期发现 RILD，是临床上常用的一种检查方法。在肝功能正常的情况下，RILD 在 CT 多表现为与照射区域一致的低密度区，其病理学基础为肝细胞水肿和肝脂肪浸润。国内外的报道主要集中于动态增强 CT 的研究，Chiou 等将其 CT 表现分为 3 型：Ⅰ型表现为平扫、动脉、门脉期均呈低密度；Ⅱ型平扫及动脉期呈低密度，门脉期呈等密度；Ⅲ型平扫呈低或等密度，动脉期为低或高密度，门脉期则呈持续强化。Ⅰ型主要发生于放疗后 3 月内，Ⅱ、Ⅲ型则主要见于放疗后 3 个月以后。④MRI：近年来，国内外关于 MRI 诊断 RILD 的报道逐渐增多。急性期 RILD 在 T_1WI 表现为低信号，T_2WI 表现为高信号，异常信号区与照射区域相一致，主要与照射后肝组织水分增多有关；增强扫描后动脉期无强化，静脉期强化仍不明显，延迟期正常肝组织与放射性肝损伤区域的对比度下降，损伤区域周边可出现带状或小片状强化，前者是因为损伤区的缓慢强化与肝组织强化的消退，后者是由于肝静脉损伤后部分肝组织对比剂回流较慢导致。慢性期 RILD 表现为 T_1WI 稍低信号，T_2WI 稍高信号，可能与照射区纤维组织增多有关；增强扫描动脉期仍然无强化，但门脉期及延迟期表现为明显强化。

（四）RILD 治疗和预防

RILD 目前没有特效的治疗方法，主要采用护肝、降酶等对症处理，以及使用肾上腺皮质激素、利尿剂等。RILD 一旦出现，预后很差，约 70~80% 的患者在短期内死于肝衰竭。因此，在制定放疗计划时应充分评估肝脏的耐受性，严格限制正常肝的受照剂量，尽量预防 RILD 的发生。

为了降低 RILD 的发生率，国内外许多学者致力于 RILD 预测指标的研究。近十多年来，随着治疗计划系统的临床应用，应用正常组织并发症概率（normal tissue complication possibility，NTCP）模型进行正常组织放射性损伤的预测成为研究的热点。NTCP 模型将临床发生的放射性损伤概率建立数学函数，用于预测同等条件下治疗相同患者发生放射性损伤的概率，目前最常用的是 Paralleled architecture-NTCP 模型和 Lyman-NTCP 模型。

目前多数研究均一致认为，正常肝平均剂量（mean dose to normal tissue，MDTNL）是预测 RILD 的有效指标。Dawson 等对 203 例原发性和转移性肝癌进行了分析，共 19 例（9.4%）发生了 RILD。该研究发现，MDTNL 与 RILD 的发生率密切相关，MDTNL≤28Gy 时，原发性肝癌 RILD 的发生率≤5%；MDTNL≤32Gy 时，转移性肝癌 RILD 的发生率≤5%。Kim 等对 105 例肝癌的研究显示，发生 RILD 组（13 例）的 MDTNL 显著高于未发生 RILD 组（25.4Gy vs. 19.1Gy），与 Cheng 等的研究结论一致。在 RILD 的预测研究中，除了 MDTNL，亦有较多报道支持将肝脏的 DVH 作为预测指标。但可惜的是，许多研究的结果并不一致，肝脏 V_{5Gy}~V_{30Gy} 的预测价值尚不明确。

三、肝脏的放射耐受性

（一）全肝放射耐受性

1965 年，Ingold 等报道了全肝照射后放射并发症的发生情况，全肝放射剂量为 30~35Gy 时，12.5% 患者出现 RILD；剂量超过 35Gy 后，44% 的患者出现了严重的肝脏毒性。因此，肝脏接受全肝照射的放射耐受剂量认为是 30~35Gy。由于该剂量尚达不到肿瘤的根治剂量，一度使放疗在肝癌的发展处于停滞状态。

（二）部分肝放射耐受性

肝脏在解剖上由无数肝小叶组成，肝小叶为肝脏的功能亚单位，其组合方式为"并联型"。因此，与肺、肾脏相仿，肝脏是典型的"并联"器官。20 世纪 90 年代之后的临床研究发现，肝脏的放射耐受性与肝脏受照射的体积密切相关。1991 年，Burman 等根据 Lyman NTCP 模型预测 5 年肝放射损伤发生率≤5%（TD 5/5）、5 年肝放射损伤发生率≤50%（TD 50/5）的放疗剂量在全肝、2/3 肝、1/3 肝每天放疗 1 次时分别为 30、34、43Gy 和 40、46、57Gy，与之后的其他研究报道结果相似。Kim 等以 Ⅱ 度以上肝毒性作为研究终点，分析正常肝 V_{20}、V_{30}、V_{40} 等 DVH 指标与 RILD 的关系，发现肝 V_{30}≤60% 时 RILD 的发生率为 2.4%（2/85），而 V_{30}>60% 时 RILD 发生率高达 55.0%（11/20），具有显著性差异。

可见，肝脏的放射耐受剂量具有显著的剂量-体积效应，即受照射的体积越小，其放射耐受剂量越高。因此，小部分正常肝组织可耐受较高剂量的照射，这是肝癌可以接受高剂量放疗的物理学理论基础。此外，肝脏的放射耐受性与基础肝功能、放疗剂量分割方式、是否合并化疗、年龄、HBV 感染状态等因素亦有关。

四、肝癌的放疗剂量-效应关系

多项临床研究证明，肝癌的放疗剂量与局控率、总生存率呈"量-效"正相关趋势，即存在明显的剂量效应关系。20 世纪 90 年代，于尔辛等使用全肝移动条照射技术治疗大肝癌时发现，肝脏中心平面剂量<20Gy、20~34Gy、>35Gy 者的 1 年生存率分别为 42.9%、70.4%、100%。Seong 等治疗 158 例肝癌患者，放疗剂量由受照射正常肝组织的体积决定。该研究结果显示，放疗有效者（106 例）、无效者（52 例）的平均放疗剂量分别为（50.1±6.6）Gy、（44.3±9.0）Gy；放疗剂量<40Gy、40~50Gy、>50Gy 组的有效率分别为 29.2%、68.6%、77.1%，5 年生存率分别为 0%、3.8%、6.4%，存在显著差异；单因素分析发现，放疗剂量、肿瘤大小、有无门静脉癌栓是影响预后的因素；多因素分析则显示，放疗剂量是决定生存率的唯一独立影响因素。Dawson 等关于 43 例肝癌的报道中，多因素分析显示，提高放疗剂量是改善疾病无进展生存率及总生存的独立因素，其中放疗剂量≥70Gy 组的中位生存时间超过 16.4 个月，而低剂量组仅 11.6 个月（P=0.0003）。

由上述资料可见，提高放疗剂量是改善肝癌放疗疗效的有效手段。但是，放疗剂量的提升有可能同时伴随放疗毒性的增加，如 RILD、上消化道溃疡、出血、穿孔等。因此，提高放疗剂量、尽量减少正常器官的受照剂量是改善肝癌放疗疗效、降低放射性损伤发生率的关键，也是选择最佳放疗技术的主要考虑因素。

第三节　肝癌放射治疗技术

由于常规放疗技术不能精确定位靶区，放疗剂量达不到肿瘤的根治剂量，疗效差且毒副作用较大，目前临床上已基本摒弃二维技术治疗肝癌。20 世纪 90 年代末，3DCRT、IMRT 等适形放疗技术的推广应用较大地促进了肝癌放疗的进展。目前，临床上有多种精

18

确放疗技术可应用于肝癌的放射治疗，主要包括 3DCRT、IMRT、VMAT、SBRT 等（图 18-3-1）。除外光子线治疗，质子、重离子射线在肝癌也开始试用，并取得了一定的疗效。此外，由于胸腹部肿瘤的位移受呼吸运动的影响显著，在制定肝癌的放疗计划时，必须配合使用呼吸控制技术以减少呼吸运动的影响。下文将对以上技术逐一介绍。

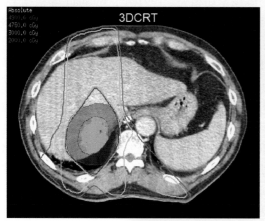
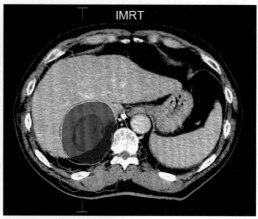
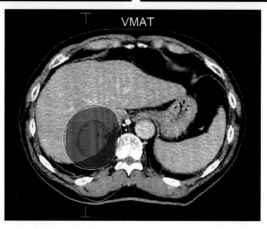

图 18-3-1 肝癌不同放疗技术横断面剂量分布示意图
GTV：红色；PTV：蓝色

一、三维适形放射治疗（3DCRT）

3DCRT 是基于高清晰度 CT、MR 或 PET-CT 等图像的精确定位、精确计划、精确摆位、精确照射等一体化的三维治疗技术。3DCRT 依据肿瘤的形状进行放射治疗，使高剂量区的分布在三维方向上与肿瘤区尽量一致，使靶区周围正常组织受到较少的照射，并可提高照射剂量，一定程度上提高了肿瘤的局部控制率，延长了生存期，并降低了正常组织的并发症概率。

Michigan 大学于 20 世纪 90 年代开始进行不能手术肝癌 3DCRT 的临床研究，1.5 ~ 1.65Gy/次，一天照射 2 次，总剂量根据正常肝组织受照射的体积和剂量制定，正常肝组织受到50%处方剂量照射的体积<1/3时，靶区剂量可达66Gy；受照体积为1/3~2/3时，靶区剂量为48Gy；受照体积>2/3时，靶区剂量为36Gy。该研究的结果显示，中位生存期为15.2月，4%肝癌患者出现RILD。韩国、日本、中国台湾也有类似的报道。国内近年来也开展了较多3DCRT治疗肝癌的研究。Liang等报道了128例不能手术肝癌大分割3DCRT的疗效，平均放疗剂量为（53.6±6.6）Gy，4~8Gy/次，有效率为55%，中位生存期20个月（7~31个月），1、2、3年生存率分别为65%、43%、33%，疗效令人鼓舞。迄今，肝癌3DCRT疗效相关临床报道的中位生存期为10~25个月，1年生存率为57%~93%，3年生存率为11%~33%。由上述数据可见，3DCRT为不能手术的肝癌患者提供了一种有效的局部治疗方法，已成为肝癌放疗的主流技术之一。

与常规放疗相比，3DCRT缩小了靶区，提高了放疗剂量，生存率较前提高，且毒副作用有所下降。但是，3DCRT的疗效与手术治疗仍相差甚远，而且RILD仍然是主要并发症之一，特别是对于具有基础肝疾病的患者。此外，剂量学方面，3DCRT的靶区覆盖率、均匀性、适形性以及对正常器官的保护方面仍有待改进。

二、调强放射治疗（IMRT）

对于头颈部肿瘤和盆腔肿瘤如鼻咽癌、口咽癌、前列腺癌等，与3DCRT相比，许多大型的前瞻性临床研究已证实IMRT具有绝对性的剂量学优势、更好的临床疗效和更低的放疗毒性。然而，对于大多数胸腹部肿瘤，3DCRT依然具有重要的治疗地位。因此，近年来在肝癌放射治疗的临床报道中，研究者采用的放疗技术主要为3DCRT，IMRT的报道相对较少。

与3DCRT相比，IMRT可通过调整照射野内各点的输出剂量率，达到更优化、更适形的剂量分布，并进一步降低正常器官的受照剂量。对于胰腺癌、胃癌、壶腹部癌等上腹部肿瘤，许多文献已证实IMRT可较3DCRT进一步降低肝、肾、胃、肠等正常组织的受照剂量，具有显著的剂量学优势，而且在实际临床观察中，急性胃肠道放射反应的发生率亦明显下降。据文献报道，在既往接受3DCRT的胰腺癌患者中，≥3级急性放射反应的发生率高达44%~58%，IMRT治疗后该发生率下降至7%~11%。Yovino等报道，对于胰腺癌、壶腹部肿瘤，IMRT较3DCRT可明显降低急性3~4级消化道毒性的发生率，其中恶心、呕吐的发生率由11%下降至0%，具有统计学差异（$P=0.024$）。Zhang等的剂量学研究亦证实，对于肝癌腹腔转移淋巴结的放疗，与3DCRT相比，IMRT可以更好地保护胃、小肠、肾、脾、脊髓等正常器官。

然而，IMRT在肝癌的应用仍然存在一定的争议。Eccles等对26例肝癌患者进行了3DCRT与IMRT的剂量学比较，研究显示在不增加正常器官受照剂量的前提下，IMRT较3DCRT可显著改善大多数病例（73%）的靶区剂量分布，并可提升部分患者的处方剂量。Cheng等对发生放射性肝病RILD的12例肝癌进行了3DCRT与5野IMRT的回顾性剂量学分析，发现IMRT的靶区剂量与3DCRT相仿，可以更好地保护非肝脏危及器官（organs at risk，OARs），包括胃、小肠、脊髓等，但却显著增加了肝平均剂量（29.2Gy vs.25.0Gy，$P=0.009$），与Lee等的研究结果一致。可见，在正常肝的保护方面，IMRT是否优于3DCRT目前尚无定论，究竟何种放疗技术更适用于肝癌还需进一步研究。

需要注意的是，IMRT也存在其固有的缺陷。其一，传统的静态IMRT一般采用step

18

and shoot 技术，使用 5~9 个固定野照射，通过调节后的子野以等中心方式传输特定剂量，光子利用效率较低，总治疗跳数增多，是常规放疗的 2~3 倍，因此加速器出束时间较长，常规分割的分次治疗时间约需 15~20 分钟，势必导致患者的不适感增加、治疗依从性下降，同时也增加了分次治疗中体位变动等各种不确定性因素的影响；其二，由于分次治疗时间的延长，射线杀伤肿瘤细胞的生物学效应也会随之下降；其三，IMRT 虽然改善了靶区的适形性和均匀性，但同时也显著增加了正常组织的低剂量受照体积，有可能导致一定的副作用和远期毒性，例如放射性肺炎和第二原发肿瘤的发生。

三、容积旋转调强治疗（VMAT）

VMAT 是近年新出现的一种调强放疗技术，它是一种集合旋转治疗和动态 IMRT 优点的放疗模式，在机架旋转的同时通过动态改变机架旋转速度、剂量率和多叶准直器（multi-leaf collimator，MLC）的形状来实现放疗剂量的叠加和调整，并可根据临床需要进行单弧或多弧的共面或非共面照射，从而提高剂量适形度。与另一种断层旋转调强技术（helical tomotherapy，HT）相比，VMAT 可减少因断层治疗产生的热点，显著缩短了治疗时间，而且可以在普通直线加速器实现。

已有多项研究报道了 VMAT 在多个肿瘤部位的剂量学和效率优势，例如脑瘤、头颈部肿瘤、胸腺癌、乳腺癌、肺癌、盆腔肿瘤等，其在腹部肿瘤的研究相对较少。Zhang 等选取 13 例原发性肝癌腹腔转移淋巴结患者，比较了 3 套放疗计划的剂量分布：3DCRT、7 野 IMRT 和单弧 VMAT。三组计划采用统一的剂量学目标，处方剂量为 45Gy，分 15 次照射。该结果显示，与 3DCRT 相比，VMAT 与 IMRT 计划均可以显著改善靶区剂量分布，更好的保护胃、小肠、肾脏、脾、脊髓等正常器官；VMAT 的剂量分布与 IMRT 相仿，但在治疗效率方面可以明显缩短治疗时间、提高治疗效率；IMRT、VMAT 计划的加速器跳数分别为 564±105、601±134（$P=0.005$），有效治疗时间为（6.1±1.5）分钟、（4.8±1.0）分钟（$P<0.001$）。

虽然已有多个研究比较了 3DCRT、IMRT、VMAT、HT 在肝癌的剂量学差异，但目前仍不清楚何种技术最适用于肝癌的放射治疗。对于不同解剖部位的肝脏肿瘤，放疗的剂量限制性因素不同，其适用的放疗技术可能亦有区别。因此，针对不同部位的肝肿瘤探讨其最适宜的放疗技术具有重要的临床意义。Lee 等根据肿瘤部位将肝癌分为 3 类（肝左叶、肝右叶、跨左右肝叶）分别进行分析，比较了 3DCRT、IMRT、HT 的剂量学差异，但却未能得出明确的结论。Park 等根据靶区的性质将 20 例患者分为两组：门脉癌栓组与肝原发肿瘤组，比较了 5 野 IMRT 与 VMAT 的剂量学分布，研究结果发现两组的剂量学特点虽然各存在一定的特殊性，但差异并不明显。Xi 等根据肝肿瘤与胃肠道的位置关系，比较了 3DCRT 与 VMAT 在不同部位肝癌的剂量学优缺点。该研究显示，VMAT 计划在肝癌的靶区覆盖率、均匀性、适形性等方面均显著优于 3DCRT 计划；对于靶区与胃肠道邻近或重叠的病例，VMAT 可以更好地保护胃、小肠、脊髓等正常器官，并有可能提高靶区剂量，具有明显的剂量学优势；而对于靶区距离胃肠道较远（>1cm）的病例，VMAT 在正常器官的保护方面并无明显优势。对于此类肝癌患者，应进行个体化的临床评估，以选择最合适的放疗技术。

在关于应该选择单弧还是多弧 VMAT 的论点上，不同研究的结果不尽相同。Guckenberger 等认为对于前列腺癌，单弧与多弧照射的剂量分布无明显差别。Vanetti 等比较了 29 例头颈部肿瘤的单弧 VMAT、双弧 VMAT 和 9 野 IMRT 计划，结果显示三者的靶区剂量分布相近，双弧 VMAT 较单弧 VMAT、IMRT 在保护危及器官方面具有一定优势，因此推荐双弧照射。可见，临床上应根据病种和靶区的复杂程度，选择相应的治疗技术。由于肝癌的靶区形状相对比较规则，多为圆形或类圆形，一般认为单弧照射即可满足大部分的临床需求。

曾有学者认为，对于受呼吸运动影响较大的胸腹部肿瘤实施动态 VMAT 可能会造成物理剂量的偏差，偏差程度与靶区的复杂性、呼吸运动幅度、呼吸周期长短等因素相关。随后，Kuo 等通过在 4DCT 图像的剂量学验证发现，对于呼吸运动幅度<1.5cm 的肿瘤，无论是单次照射还是多次照射，呼吸对 VMAT 剂量准确性的影响可以基本忽略。

总结目前国内外关于 VMAT 的剂量学研究，对于大部分肿瘤，单弧或多弧 VMAT 可以达到与传统 IMRT 相仿甚至更优的剂量分布，在部分正常器官的保护上具有一定的剂量学优势；在时间效率方面，VMAT 则具有非常突出的优势，可以提高剂量率、减少总治疗跳数，缩短 35~61% 的治疗时间，常规分割的分次治疗时间仅需 1~3 分钟。基于以上优势，VMAT 可以大大减轻患者的不适感，增加其治疗依从性，同时也降低了分次治疗过程中患者体位移动、器官体积变化、生理运动等不确定因素对放疗的不利影响；有利于配合使用图像引导技术，增加放疗的精确性，尤其对 SBRT 的开展具有关键性的支撑作用；此外，对于病源充足的医疗中心，也有助于增加病人的治疗数量、提高工作效率。

四、体部立体定向放射治疗（SBRT）

SBRT 的定义为采用外照射技术，分单次到数次，将放射治疗的高剂量精确投照到颅外体部肿瘤病灶上，从而使肿瘤受到高剂量和肿瘤周围正常组织受到低剂量照射的一种特殊放疗技术。与常规分割相比，SBRT 的分次剂量高（5~20Gy），分割次数少（1~6 次），靶区边缘的剂量跌落梯度更陡，因此具有更强的生物学效应，同时可以更好的保护正常器官。近年来 SBRT 的应用日趋广泛，成为胸腹部肿瘤的研究热点。

SBRT 存在基于不同放疗设备的多种实现形式，包括伽马刀、X-刀、基于直线加速器 MLC 的方式等。目前在国际上应用最广泛的 SBRT 设备为 Cyberknife（Accuray Inc，Sunnyvale，CA，USA）。Cyberknife 具有精确度高、剂量跌落快、360 度旋转等物理优势，同时具备实时追踪功能，适用于直径为 0.5~6cm 的较小肿瘤。在基于 MLC 的形式中，已有较多通过 3DCRT、IMRT、VMAT 或 HT 方式实施 SBRT 的临床报道。

在图像引导放疗技术的基础上，SBRT 已在原发性或转移性肝癌显示了满意的疗效和良好的安全性。加拿大 Toronto 大学的 Tse 等在 41 例 Child A 级不能手术原发性肝癌的 I 期 SBRT 临床试验显示，1 年野内局控率为 65%，1 年生存率 51%，中位生存期为 13.4 个月，无患者出现 RILD 和 4/5 级放疗不良反应。该研究组随后进行的 II 期临床试验中，共入组 102 例 Child A 级肝癌，其中 59% 为肝内多发病灶，14% 伴有肝外转移，中位肿瘤直径 10cm。该研究结果显示，全组 1 年局控率为 79%，中位生存期 17.0 个月，且毒副作用不明显。此外，Toronto 大学于 2014 年报道了 SBRT 治疗 Child B/C 级肝癌 II 期临床试验的结果，共入组 29 例肝癌，其中 B7/8 27 例，B9 1 例，C10 1 例，肿瘤直径<10cm，中位放疗剂量为 30Gy/6 次，全组的中位生存期为 7.9 个月，无 3 度以上急性毒性发生，晚期毒性

18

方面 17% 患者出现 Ⅳ 度肝功能异常。因此，对于 Child B/C 级肝癌进行 SBRT 治疗时，需警惕晚期毒性的发生。此外，近年关于 SBRT 治疗小肝癌的临床报道不断增多，并取得了满意的疗效，将在第五节详述。

在已发表的关于 SBRT 治疗肝癌的诸多文献中，多数研究采用的剂量分割方式为 4~20Gy/F，差异很大，目前尚不明确最佳的剂量分割模式。在原发性肝癌 SBRT 的 Ⅰ/Ⅱ 期临床试验中，Toronto 大学采用了 2 周内照射 6 次的剂量模式（4~9Gy/F），显示了良好的疗效和较高的安全性。Xi 等采用相似的剂量分割方式使用 VMAT-SBRT 模式治疗 41 例肝癌伴门静脉癌栓患者，分次剂量 5~8Gy，隔日照射，共照射 6 次。该结果显示，1 年生存率为 50.3%，中位生存期 13.0 个月，随访过程中无患者发生 RILD 或 4/5 级急性治疗相关毒性，仅 1 例（2.4%）出现 3 级胆红素升高，安全性良好，不良反应的发生率低于既往的 3DCRT 报道，在临床验证了该剂量分割模式的安全性。

五、质子和重离子放疗

（一）质子治疗

质子是带有 1 个正电荷的粒子，是原子核的组成部分，其质量为电子的 1836 倍。用于临床治疗和研究的质子束来源于氢（H_2），经质子加速器加速达到一定能量后可用于疾病治疗。与光子线不同，质子束的最大物理学特征是射线进入人体后形成尖锐的 Bragg 峰，即在入射坪区吸收剂量很小且相对保持恒定，而在射程末端却急剧升高，释放其最大能量。Bragg 峰为能量依赖性，可根据肿瘤在体内的深度对 Bragg 峰的宽度进行调整，使质子束精准地定位在肿瘤靶区，以使肿瘤受到较高的照射剂量而尽量避免损伤正常组织，从而进一步提高治疗增益比。质子束的生物学特性与高能 X 线相仿，相对生物学效应为 1.1。由于质子束的线性能量传递（linear energy transfer，LET）略高于 X 线，质子束照射后所产生的潜在致死损伤修复小于 X 线，这一特点有可能是解释质子治疗肿瘤疗效较好的理论基础。

由于质子治疗设备庞大且昂贵、操作复杂，国内尚处于起步应用阶段，而日本、德国、美国等国家在质子治疗方面的临床经验比较丰富。日本是最早报道肝癌质子治疗的国家，其研究显示无论肝肿瘤位置、大小、肿瘤血液供应和基础肝功能如何，质子放疗是肝细胞癌安全、有效的治疗方法。Chiba 等报道了 162 例肝癌共 192 个不能切除肝内病灶的质子治疗结果。其中 Child-Pugh B、C 级患者分别占 38% 和 6%，肿瘤直径 1.5~14.5cm，中位处方剂量 72Gy（50~88Gy），中位分割剂量 4.5Gy（2.9~6Gy），5 年局控率、生存率分别为 86.9%、23.5%。毒性方面，9.7% 患者放疗后出现短暂性转氨酶升高，5 例患者出现溃疡、胆管狭窄等晚期副作用，整体安全性良好。日本筑波大学回顾性分析了 2001—2007 年接受质子治疗的 318 例肝癌患者，1、3、5 年生存率分别为 89.5%、64.7%、44.6%，疗效十分满意。Mizumoto 等根据不同的剂量分割方式将 266 例肝癌患者分为 3 组：A 组，66GyE/10 次；B 组，72.6GyE/22 次；C 组，77GyE/35 次。全组的 5 年局控率、生存率分别为 81%、48%，中位生存期长达 4.2 年；进一步分析显示，3 种剂量分割方式的局控率与总生存并无明显差异。2014 年，Dionisi 等对 1990—2012 年期间发表的肝癌质子治疗的报道进行了系统性回顾分析，共纳入了来自 7 个质子治疗中心的 16 个临床研究以及超过 900 名患者。该分析显示，5 年局控率约为 80%，5 年平均生存率为 32%，疗效接近手术；整体毒性较小，主要为胃肠道反应。但需要注意的是，当肿瘤邻近胃肠道时（距离<1~2cm），易导致胃肠道黏膜损伤和消化道出血。

（二）重离子治疗

重离子泛指重于元素氦并被电离的粒子，目前在临床最常用的是碳离子射线。重离子射线不但具备与质子束相似的呈 Bragg 峰分布的物理学优势，还具有良好的生物学效应，其相对生物学效应是 X 射线的 2~5 倍。重离子射线可造成 DNA 双链断裂，发生致死性损伤率高，且难以修复；杀灭肿瘤细胞没有细胞周期依赖性；疗效几乎不受肿瘤氧供的影响，可有效杀灭乏氧细胞。因此，重离子不但可有效治疗常见肿瘤，而且能有效治疗放射抗拒型、乏氧型肿瘤。

与质子治疗相比，碳离子治疗肝癌的报道相对很少，尚需长期观察和治疗经验的继续积累。Kato 等前瞻性观察了肝癌碳离子治疗的疗效，共入组 Child-Pugh A/B 级肝癌 24 例，肿瘤直径 2.1~8.5cm，剂量 49.5~79.5GyE/15 次，5 年生存率为 25%，除了 3 级皮肤反应之外未出现其他明显的毒副作用。Komatsu 等比较了肝癌质子治疗与碳离子治疗的疗效，其中 242 例患者接受了质子治疗，101 例接受了碳离子治疗，两组的 5 年生存率分别为 38%、36.3%，5 年局控率分别为 90.2%、93.0%，均无统计学差异。因此，该研究认为，肝癌质子治疗与碳离子治疗的疗效是相似的。

六、四维计算机断层扫描（4DCT）

肝肿瘤受呼吸运动的影响显著，如何准确定位肿瘤靶区是一个难题。基于常规螺旋 CT 的精确放疗技术难以准确定位靶区，存在遗漏靶区或过于扩大靶区的风险。根据 AAPM76 号报告，目前国际上为减少呼吸运动对放疗计划设计的影响而采用的呼吸控制措施主要包括：主动呼吸控制技术（active breathing control，ABC）、吸气末屏气 CT 扫描、慢速 CT 扫描、门控 CT 扫描及 4DCT（four-dimensional computed tomography）等。其中 4DCT 是国内外最为推荐的呼吸控制技术，已在临床普及应用。

（一）4DCT 概念

4DCT 是 2004 年起在国际上兴起的新技术，即应用呼吸相位注册技术进行 CT 图像的采集、放疗计划设计及放射治疗。4DCT 扫描的主要原理为：在 CT 扫描的同时，应用呼吸采集装置获得患者的呼吸曲线，采集完整呼吸周期的全部 CT 数据，得到包含有呼吸运动信息并反映器官运动的不同位置、不同呼吸时相的 CT 图像（图 18-3-2、图 18-3-3）。

（二）4DCT 优势

1. 4DCT 扫描和 4D 治疗均在患者平静、自由呼吸的状态下进行，不需要制动患者呼吸，耐受性好，其 CT 图像可更好地反映体内器官日常呼吸运动的状态。

2. 4DCT 可较常规螺旋 CT 减少呼吸运动伪影，改善图像的清晰度，较准确地反映肿瘤及周围器官的体积、形状、位置等几何信息。

3. 4DCT 扫描可得到完整呼吸周期的 CT 图像，并可得到不同呼吸时相的断层及三维重建图像，重建真实的动态靶区，增加了放疗计划设计的精确度；可准确测量胸腹部肿瘤或正常器官在三维方向上的移动度；可预先判断、选择呼吸门控治疗受益的患者，并确定合适的门控时段（gating window）。

4. 4DCT 扫描的重复性较好。Guckenberger 等通过研究认为，治疗前的 4DCT 图像能

18

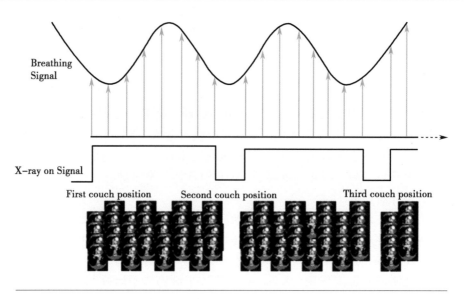

图 18-3-2 4DCT 扫描过程示意图

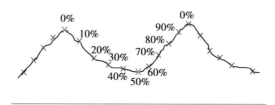

图 18-3-3 呼吸周期划分为 10 个呼吸时相示意图
0%：吸气末；50%：呼气末

够可靠地确定肺部肿瘤的位置与运动情况，但对于肺功能较差者行重复 4DCT 扫描有可能获益。

（三）4DCT 主要应用

4DCT 可应用于影像采集、放疗计划设计、放射治疗实施的全过程，在三维空间概念的基础上加入了时间即呼吸的因素，为实现四维适形放射治疗奠定了基础。经过近几年的探索和实践，4DCT 已逐步广泛应用于胸腹部肿瘤的治疗中，包括肝癌、肺癌、食管癌、胰腺癌等。目前 4DCT 主要应用于以下几个方面：测量呼吸移动度、确定个体化内靶体积（internal target volume，ITV）、呼吸门控治疗、门控时段的选择及射野跟踪治疗，其中以确定个体化 ITV 及呼吸门控放疗的研究最为广泛。

1. **测量呼吸移动度** X 线透视仅能较粗略的观察膈肌在头脚方向的位移，无法准确测量肝、胆、胰腺、肾等腹部器官随呼吸的移动度以及肝内病灶在三维方向的详细运动信息。目前虽然已有运用超声、重复 CT 扫描、动态 MRI 等方法测量胸腹部器官移动度的研究报道，但各有缺陷，而 4DCT 的优势十分明显。Brandner 等报道 4DCT 测量的结果为肝、脾、左右双肾在 Z 轴方向的移动度分别为 1.3cm、1.3cm、1.1cm、1.3cm。这些研究结果可用以指导靶区安全边界的确定及放疗计划的设计。

2. **确定个体化 ITV** 与常规 CT 相比，4DCT 包含了完整呼吸周期的 CT 图像，可反映胸腹部器官和靶区的真实运动"轨迹"，准确定位靶区，制定个体化的 ITV。vander Geld 等比较了 29 例早期肺癌患者 $ITV_{fluoroscopy}$ 与 ITV_{4DCT} 的区别。$ITV_{fluoroscopy}$ 的安全边界根据 X 线透视下观察的肿瘤移动度确定；ITV_{4DCT} 由 10 个呼吸时相的 GTV 融合形成。该研究结果显示 $ITV_{fluoroscopy}$ 与 ITV_{4DCT} 的平均体积分别为（56.6±48.9）ml、（37.2±37.3）ml，$ITV_{fluoroscopy}/ITV_{4DCT}$ 为 1.8±0.8。Alasti 等的研究与前者相似，对 24 例肺癌患者的靶区 $PTV_{standard}$（由 CTV 外扩 10mm 边界形成）、PTV_{4D} 的体积及剂量学进行比较，PTV_{4D} 的体积均小于 $PTV_{standard}$；4D 计划中，肺 V_{20Gy} 由 45% 降至 35%，肺平均剂量下降 1.2%。可见，应用 4DCT 可缩小肺癌靶区，在保证肿瘤控制的同时减少肺组织的受照剂量。

　　Xi 等在关于肝癌的研究中显示，基于 4DCT 定位，PTV_{4D}（328.4±152.2）ml 的体积显著小于 PTV_{3D}（407.0±165.6）ml；4D 计划中肝、肾、胃、小肠的受照剂量均较常规 3DCRT 计划下降，以肝脏最为显著，其中肝平均剂量由 22.7Gy 下降至 20.3Gy；在不增加正常组织并发症的前提下，4D 计划的平均处方剂量可由 3D 计划的 50.4Gy 提升至 54.2Gy，平均提升 7.5%（4%～16%）。该研究明确证实了 4DCT 应用于确定肝癌 ITV 的几何学和剂量学优势，目前已在临床推广、实施。

　　3. 呼吸门控治疗（respiratory gating）　　4DCT 与常规的呼吸门控治疗相结合，可在呼吸周期的特定时相，重复给予短时的放射治疗，减少根据呼吸运动而外扩的安全边界，从而进一步缩小靶区，减少肿瘤周围正常组织的受照体积。门控治疗主要适用于呼吸移动度较大的肿瘤，一般多选择呼气末的 3～4 个呼吸时相作为门控时段。由于需要特殊的设备和严格的质控措施，呼吸门控治疗尚未在临床广泛开展应用。Underberg 等对 15 例Ⅲ期肺癌患者进行了剂量学比较，研究显示与常规 3D 计划相比，门控计划的靶区明显缩小，肿瘤运动范围由（9.4±6.3）mm 减少至（4.0±3.5）mm，肺 V20 下降 16.2%，食管、脊髓等正常器官的剂量均有所下降，证实了肺癌门控放疗的剂量学优势。

　　Xi 等的肝癌研究显示了与肺癌相似的结果，门控时段内肝肿瘤的运动幅度显著减小，头脚方向的移动度减少了（7.5±4.6）mm（2.5～17.9mm）；门控治疗可进一步缩小肝癌靶区，并提高靶区剂量，尤其是对于呼吸移动度较大的病例。该研究结果亦提示，对于呼吸移动度较大的病例（>1cm），开展呼吸门控放疗得益较多；而对于呼吸移动度较小的患者（<1cm），实施以 ITV_{4D} 为基础的放疗可能更简单、实际。

　　4. 射野跟踪治疗（beam tracking）　　该方法需在患者体内的肿瘤内部或肿瘤附近植入金属粒子，通过 X 线系统实时监测肿瘤随呼吸的运动，使用 DMLC（dynamic multi-leaf collimator）技术全程跟踪放疗。放射治疗实施时，当患者的呼吸曲线与 4DCT 扫描状态一致时，MLC 射野随不同呼吸相位相应的靶区投影形状和位置实时改变；当靶区的运动与 CT 扫描状态的偏差超出设定的范围时，加速器将停止出束。该技术的优点为治疗过程中直接监测肿瘤的运动，靶区定位精确而且显著缩小了靶区；缺点为有创伤性，增加了患者所受辐射剂量，而且需要特殊的设备及复杂的技术，目前尚处于研究阶段。

　　综合上述关于 4DCT 技术的研究，与常规螺旋 CT 相比，基于 4DCT 的 3DCRT、IMRT、VMAT、SBRT 等精确放疗技术可以有效控制呼吸运动对靶区的影响，更加准确的定位靶区，在保证靶区剂量高度适形性的同时进一步减少正常组织的受照剂量，因此已在临床广泛推广应用。

18

第四节　放射治疗与其他疗法的综合应用

对于非早期的肝癌，单一治疗手段取得的治疗效果均不理想，而多学科联合治疗已成为肝癌治疗的必然趋势。放射治疗作为局部治疗手段之一，经常与其他治疗方法如肝动脉栓塞化疗（TACE）、手术、消融治疗、系统性治疗等相互联合以达到更好的疗效，其中以放疗与 TACE 联合治疗的应用最为广泛。

一、肝动脉栓塞化疗与放疗的综合治疗

因肝癌是血供丰富的肿瘤，TACE 是不能手术肝癌的主要治疗方法。肝肿瘤周边的血供多来自门静脉，由于肝动脉栓塞后门静脉供血代偿性增加和侧支循环形成等特点，单纯 TACE 难以使肿瘤完全坏死，其远期疗效并不理想，尤其是对于肿瘤直径较大的肿瘤。文献报道肝癌 TACE 治疗后的 1、3、5 年生存率分别约为 50%、20% 和 6%。近年来，国内外许多学者探索应用 TACE 与放疗联合治疗不能手术的肝癌，以期望进一步提高疗效。

（一）放射治疗配合 TACE 的原理

理论上，TACE 与放射治疗具有协同作用：①放疗可抑制或杀灭 TACE 治疗后的残存癌细胞，提高局控率及远期效果，尤其是对于肿瘤边缘区域由门静脉血供、氧合较好的癌细胞，放疗的效果更好；②TACE 治疗中应用的化疗药物具有放射增敏作用；③TACE 杀灭大量癌细胞，促使残存的非增殖期细胞进入增殖期，乏氧细胞发生再氧合，有助于提高肝癌细胞的放射敏感性；④TACE 后肿瘤缩小，有利于缩小放射野并提高放射剂量，降低对正常肝组织的损伤。

（二）放射治疗配合 TACE 的疗效

Seong 等报道了 30 例不能手术肝癌采用 TACE 联合放疗的疗效，放疗采用常规分割，中位剂量（44.0±9.3）Gy，有效率为 63.3%，中位生存期 17 个月，1、2、3 年生存率分别为 67.0%、33.3%、22.2%，无患者发生治疗相关死亡。Wu 等报道 94 例肝癌综合治疗的情况，TACE 1~3 次后采用大分割 3DCRT 技术进行放疗，全组有效率高达 90.5%，1、2、3 年生存率分别为 93.6%、53.8%、26.0%；多因素分析显示，年龄、放疗剂量、肿瘤直径是影响生存的独立预后因素。Choi 等报道了韩国一前瞻性、多中心、Ⅱ期临床研究的结果，共入组 31 例肝癌，TACE 的次数≤3 次，3DCRT 的中位放疗剂量为 54Gy（46~59.4Gy），常规分割。近期疗效评价显示，该组患者的完全缓解率为 19.4%，部分缓解率为 45.1%；2 年生存率为 61.3%。总结国内外的文献资料，采用放疗联合 TACE 治疗肝癌的 1 年生存率约为 60%~90%，3 年生存率约为 26%~45%，疗效较单纯 TACE 有所提高。此外，TACE 与放疗的结合方式目前尚无统一标准，一般多采用先行 TACE 1~4 次，4~6 周后再行放疗。

（三）放射治疗配合 TACE 与单纯 TACE 的疗效比较

许多学者进一步比较了放疗联合 TACE 与单纯 TACE 治疗肝癌的疗效，多数结果均认为联合治疗优于单纯 TACE。Zeng 等比较了 54 例不能手术切除肝癌接受 TACE 联合放疗与

149 例仅接受 TACE 患者的近期、远期疗效。该结果显示，放疗组与非放疗组的客观缓解率分别为 76%、31%；放疗组 2 年生存率为 42.3%，显著优于非放疗组的 26.5%（$P = 0.026$）。中山大学肿瘤医院刘孟忠等报道，单纯 TACE 治疗肝癌的 3 年生存率为 17.8%，而放疗联合 TACE 组可提高至 37.4%。

2009 年，Meng 等对 1996—2008 年发表的关于 TACE 联合放疗对比单纯 TACE 的文献进行了系统回顾和荟萃分析，共纳入了 17 个临床研究和 1476 例患者，其中包括 5 个前瞻性随机对照研究和 12 个非随机对照研究。该分析显示，与单纯 TACE 相比，TACE 联合放疗可显著提高肿瘤的客观缓解率和 3 年生存率（$OR = 2.75$，95% CI $2.1 \sim 3.6$，$P = 0.0001$）；毒性方面，综合治疗组的胃肠道、肝毒性较对照组有所增加。2014 年 Zou 等进行的系统性分析得到了类似的结论。

二、其他局部治疗与放疗的综合治疗

除外 TACE，国内外亦有不少关于放疗与其他局部治疗手段如手术切除、射频消融、微波消融等综合治疗的报道，但例数一般较少。Yamashita 等报道了不能手术肝癌消融治疗（射频消融或微波消融）联合放疗的疗效，中位放疗剂量 50Gy/25 次，全组有效率为 86%，中位生存期 14.7 月，1、2 年生存率分别为 67%、50%。Wang 等报道了 181 例肝癌手术联合辅助放疗的回顾性研究，116 例患者手术切缘不足 1cm，其中 33 例行术后辅助放疗（A 组），83 例未行辅助治疗（B 组），另外选取 65 例手术切缘大于 1cm 的患者作为对照组（C 组）。该研究显示，A、B、C 三组的 3 年生存率分别为 89.1%、67.7%、86.0%，A、C 组的生存与复发情况显著优于 B 组；此外，手术联合术后放疗的安全性良好，无患者发生 RILD。因此，该研究认为对于手术切缘不足的肝癌患者，辅助放疗是安全而且有生存获益的，值得进一步开展前瞻性对照研究。

对于符合肝移植适应证的肝癌患者，肝移植是首选的治疗手段。但由于肝脏供体数量有限，许多患者在等待肝源的过程中发生肿瘤进展，从而丧失了最佳的治疗机会。因此，在等待肝源的过程中延缓肿瘤发展的过渡治疗非常重要。2012 年，美国 Rochester 大学医学中心和 William Beaumont 医院联合报道了 18 例肝移植前接受 SBRT 的肝癌患者，中位放疗剂量为 50Gy/10 次，在经历中位 6.3 个月的等待期后，其中 12 例患者放疗后成功的接受了肝移植或肝大部切除术；在术后 19.6 个月的中位随访期中，所有手术患者均存活；无患者发生 3 度以上的胃肠道毒性或 RILD。此类研究显示，放射治疗是患者等待肝移植期间一种安全、有效的过渡治疗，能够有效控制肿瘤，且能带来生存获益。此外，已有报道认为放疗可使部分晚期肝癌病理分期下降，从而获得肝移植机会。

三、系统性治疗与放疗的综合治疗

尽管放射治疗是肝癌的有效局部治疗方式，但治疗失败的主要原因仍然为肝内播散和远处转移。肝癌的系统性治疗中，多激酶抑制剂-分子靶向药物索拉非尼是晚期肝癌的一线标准治疗方案，并已被证实可改善晚期肝癌患者的生存。体内与体外的临床前基础研究显示，无论是同期还是续贯治疗，索拉非尼在肝癌细胞均具有放射增敏作用。理论上，放疗与索拉非尼联合治疗肝癌将有可能进一步降低肝内播散、肝外转移的概率，给患者带来

18

的更大的生存获益。但是，目前国际上关于索拉非尼和放疗联合应用的临床报道仅局限于回顾性分析和Ⅰ、Ⅱ期临床试验的初步结果，尚无法得出肯定的结论。目前，国际肿瘤放射治疗学组正在开展索拉非尼联合 SBRT 对比单纯索拉非尼治疗进展期肝癌的前瞻性、多中心、Ⅲ期临床试验（RTOG-1112），预计将于 2016 年完成入组。索拉非尼与 SBRT 联合治疗肝癌是否安全、有效，尚有待该Ⅲ期临床研究结果的证实。

第五节　小肝癌精确放疗的临床应用与疗效

国内外对小肝癌的定义并不一致，比较公认的定义为：局限于肝内，单个肿瘤直大径 ≤5cm，或多发肿瘤少于 3 个且最大径≤3cm，无大血管浸润、无淋巴结及肝外远处转移。小肝癌首选的治疗方案为手术切除、肝移植和射频消融治疗，5 年生存率可达 50%～70%。对于无法接受一线治疗方案的小肝癌，近年来放疗显示了满意的疗效。

一、采用 3DCRT 技术治疗小肝癌

3DCRT 是 20 世纪 90 年代之后肝癌放疗的主流技术。Mornex 等采用 3DCRT 技术治疗 27 例不宜手术的小肝癌伴肝硬化患者，放疗剂量为 66Gy，常规分割。对于 25 例可评价患者，有效率高达 92%，其中 80% 为完全缓解；肝功能分级为 A 级者，Ⅲ度毒性的发生率为 19%，无Ⅳ度毒性发生。国内陈龙华等报道，选择 32 例小肝癌患者进行 3DCRT，剂量为 45～63Gy/6～9 次，完全缓解率为 87.5%，1、2、3 年生存率分别为 100%、97%、97%。孙爱民等采用 3DCRT 治疗 30 例老年小肝癌患者，3 年生存率为 80%。

二、采用 SBRT 技术治疗小肝癌

近年来 SBRT 的出现使肝癌的放射治疗跨进了一个新的阶段，关于 SBRT 治疗小肝癌的报道不断增多，已成为小肝癌首选的放疗技术。韩国 Kwon 等报道了 42 例不适宜手术切除或消融治疗小肝癌 SBRT 的结果，放疗剂量为 30～39Gy/3 次，有效率为 85.8%，1、3 年生存率分别为 92.9%、58.6%，仅 1 例患者发生 RILD，肿瘤体积<32ml 者的生存显著优于体积≥32ml 者。Yoon 等随后报道了 93 例小肝癌的结果，放疗总剂量为 30～60Gy，分次剂量为 10～20Gy。该组的 1、3 年生存率为 86.0%、53.8%，3 年局控率为 92.1%，6.5% 患者发生 3 度以上肝毒性。日本 Kimura 等关于 65 例小肝癌 SBRT 的报道中，56 例为肝功能 A 级，9 例为肝功能 B 级，放疗剂量为 48Gy/4 次或 60Gy/8 次。该研究的 2 年生存率、局控率分别为 76.0%、100%；23.1%患者发生 3 度以上毒性，主要发生于肝功能 B 级的患者。Sanuki 等的报道是迄今最大宗病例的研究，共入组 185 例初治小肝癌（肿瘤直径≤5cm），肝功能 A 级者剂量为 40Gy/5 次，共 137 例；肝功能 B 级者剂量为 35Gy/5 次，共 48 例。该结果显示，3 年的局控率、生存率分别为 91%、70%；两组的局控率和生存率无明显差异，但肝功能 B 级者急性毒性的发生率较高。

上述研究均为 SBRT 治疗小肝癌的单臂研究，未设立对照组。2014 年 ASTRO 会议上美国 Stanford 大学医学中心报道了一个 SBRT 对比射频消融治疗的前瞻性、非随机对照研究。该研究共纳入 184 例原发性小肝癌，射频消融组 137 例，共 215 个病灶，平均肿瘤直

径为 2.1cm；SBRT 组患者 47 例，共 63 个病灶，平均肿瘤直径 2.4cm，总放疗剂量为 27~60Gy，分 3~5 次完成。研究结果显示，SBRT 组 1 年局控率为 72.1%，肿瘤复发时间与肿瘤直径无关；消融组的 1 年局控率为 72.9%，肿瘤复发时间与肿瘤直径（2cm 为临界点）密切相关。毒性方面，SBRT 组仅出现 1 例 RILD，无其他严重毒性，未出现治疗相关死亡；RFA 组共出现 17 种副作用，包括脓肿、血气胸、胸腔积液以及十二指肠穿孔等，1 例患者于治疗后 1 月内死亡。目前尚无其他对照研究结果的报道。

目前的临床资料提示，SBRT 治疗小肝癌的疗效确切，安全性良好，局控率满意，3 年生存率接近手术切除或射频消融治疗，但多数研究尚未报道 5 年的生存情况。因此，对于合并中重度肝功能不全、合并其他器官疾病、年老体衰的原发性小肝癌患者，SBRT 可作为小肝癌的替代治疗手段。但是，对于 SBRT 是否可替代消融治疗（特别是对于肿瘤直径>2cm 者），目前尚无充足的循证医学证据，还需要开展大规模的Ⅲ期随机对照研究来比较 SBRT 与 RFA 的安全性和疗效。

三、重粒子射线治疗小肝癌

关于质子束或碳离子射线治疗小肝癌的报道相对较少，主要来自日本。Komatsu 等报道了 150 例直径≤5cm 的小肝癌接受质子或碳离子放疗的结果，其中质子放疗者的放疗剂量为 52.8~76.0GyE，分 4~20 次完成，碳离子放疗者的剂量为 52.8GyE/4~8 次。全组的 5 年生存率为 50.9%，5 年局控率高达 92.3%，疗效十分满意，而且安全性良好。多因素分析显示，年龄和肝功能分级是独立的预后因素；此外，该研究发现，肿瘤部位靠近胃肠道者的复发率相对较高。

第六节　小肝癌放射治疗的问题与展望

尽管近年来肝癌放射治疗的发展迅速，但目前国际上关于肝癌放疗的临床报道多为Ⅰ、Ⅱ期临床研究或回顾性临床资料，缺乏高级别的循证医学证据，因此需要以后大力开展前瞻性、多中心的随机对照临床研究，以更好的解决诸多临床问题，例如：如何更加准确的预测肝脏放射耐受性；探讨最佳的 SBRT 剂量分割模式；射线对肝细胞再生的影响；如何将靶向药物与放射治疗合理联合；TACE、消融治疗等其他局部治疗手段与放疗的最佳配合模式等。

然而，由于非放疗专科医师对肝癌放疗认识的不足、许多基层医院放疗设备的落后以及缺乏多学科联合治疗意识等因素，限制了小肝癌放疗的临床应用。我们认为，可以从以下几个方面更好的发展小肝癌的放射治疗：①普及肝癌放射治疗的生物学和物理学理论，加强内、外科医师对于肝癌放疗的认识；②积极开展前瞻性、多中心、随机、对照临床研究，提供高级别的循证医学证据；③肝癌放疗疗效的提高主要得益于精准放疗，需对各种精确放疗技术和放疗设备进行严格的质量控制；④建立多学科综合治疗模式和多学科病例讨论制度，制定规范化、个体化的诊疗方案。

（习　勉　刘孟忠）

18

参考文献

1. Siegel R, Naishadham D, Jemal A. Cancer statistics, 2013. CA Cancer J Clin, 2013, 63: 11-30.

2. Lencioni R, Crocetti L. Local-regional treatment of hepatocellular carcinoma. Radiology, 2012, 262: 43-58.

3. Feng M, Ben-Josef E. Radiation therapy for hepatocellular carcinoma. Semin Radiat Oncol, 2011, 21: 271-277.

4. 于尔辛, 刘鲁明, 宋明志, 等. 全肝移动条野放射结合中药治疗大肝癌的临床研究. 中华肿瘤杂志, 1992, 14: 57-60.

5. Zeng ZC, Jiang GL, Wang GM, et al. DNA-PKcs subunits in radiosensitization by hyperthermia on hepatocellular carcinoma hepG2 cell line. World J Gastroenterol, 2002, 8: 797-803.

6. Tai A, Erickson B, Khater KA, et al. Estimate of radiobiologic parameters from clinical data for biologically based treatment planning for liver irradiation. Int J Radiat Oncol Biol Phys, 2008, 70: 900-907.

7. Son SH, Jang HS, Lee H, et al. Determination of the α/β ratio for the normal liver on the basis of radiation-induced hepatic toxicities in patients with hepatocellular carcinoma. Radiat Oncol, 2013, 8: 61.

8. Wigg AJ, Palumbo K, Wigg DR. Radiotherapy for hepatocellular carcinoma: systematic review of radiobiology and modeling projections indicate reconsideration of its use. J Gastroenterol Hepatol, 2010, 25: 664-671.

9. Pan CC, Kavanagh BD, Dawson LA, et al. Radiation-associated liver injury. Int J Radiat Oncol Biol Phys, 2010, 76 (3 Suppl): S94-100.

10. Lawrence TS, Robertson JM, Anscher MS, et al. Hepatic toxicity resulting from cancer treatment. Int J Radiat Oncol Biol Phys, 1995, 31: 1237-1248.

11. Chiou SY, Lee RC, Chi KH, et al. The triple-phase CT image appearance of post-irradiated livers. Acta Radiol, 2001, 42: 526-531.

12. Onaya H, Itai Y, Ahmadi T, et al. Recurrent hepatocellular carcinoma versus radiation-induced hepatic injury: differential diagnosis with MR imaging. Magn Reson Imaging, 2001, 19: 41-46.

13. Dawson LA, Normolle D, Balter JM, et al. Analysis of radiation-induced liver disease using the Lyman NTCP model, Int J Radiat Oncol Biol Phys, 2002, 53: 810-821.

14. Kim TH, Kim DY, Park JW, et al. Dose-volumetric parameters predicting radiation-induced hepatic toxicity in unresectable hepatocellular carcinoma patients treated with three-dimensional conformal radiotherapy. Int J Radiat Oncol Biol Phys, 2007, 67: 225-231.

15. Cheng JC, Wu JK, Lee PC, et al. Biologic susceptibility of hepatocellular carcinoma patients treated with radiotherapy to radiation-induced liver disease. Int J Radiat Oncol Biol Phys, 2004, 60: 1502-1509.

16. Liang SX, Zhu XD, Xu ZY, et al. Radiation-induced liver disease in three-dimensional conformal radiation therapy for primary liver carcinoma: the risk factors and hepatic radiation tolerance. Int J Radiat Oncol Biol Phys, 2006, 65: 426-434.

17. Seong J, Park HC, Han KH, et al. Clinical results and prognostic factors in radiotherapy for unresectable hepatocellular carcinoma: A retrospective study of 158 patients. Int J Radiat Oncol Biol Phys, 2003, 55: 329-336.

18. Dawson LA, McGinn CJ, Normolle D, et al. Escalated focal liver radiation and concurrent hepatic artery fluorodeoxyuridine for unresectable intrahepatic malignancies. J Clin Oncol, 2000, 18: 2210-2218.

19. Knox JJ, Cleary SP, Dawson LA. Localized and systemic approaches to treating hepatocellular carcinoma. J Clin Oncol, 2015, 33: 1835-1844.

20. Klein J, Dawson LA. Hepatocellular carcinoma radiation therapy: review of evidence and future opportunities.

Int J Radiat Oncol Biol Phys，2013，87：22-32.

21. Yovino S，Poppe M，Jabbour S，et al. Intensity-modulated radiation therapy significantly improves acute gastrointestinal toxicity in pancreatic and ampullary cancers. Int J Radiat Oncol Biol Phys，2011，79：158-162.

22. Regine WF，Winter KA，Abrams RA，et al. Fluorouracil vs gemcitabine chemotherapy before and after fluorouracil-based chemoradiation following resection of pancreatic adenocarcinoma：a randomized controlled trial. JAMA，2008，299：1019-1026.

23. Abelson JA，Murphy JD，Minn AY，et al. Intensity-modulated radiotherapy for pancreatic adenocarcinoma. Int J Radiat Oncol Biol Phys，2012，82：e595-601.

24. Zhang L，Xi M，Deng XW，et al. Four-dimensional CT-based evaluation of volumetric modulated arc therapy for abdominal lymph node metastasis from hepatocellular carcinoma. J Radiat Res，2012，53：769-776.

25. Eccles CL，Bissonnette JP，Craig T，et al. Treatment planning study to determine potential benefit of intensity-modulated radiotherapy versus conformal radiotherapy for unresectable hepatic malignancies. Int J Radiat Oncol Biol Phys，2008，72：582-588.

26. Cheng JC，Wu JK，Huang CM，et al. Dosimetric analysis and comparison of three-dimensional conformal radiotherapy and intensity-modulated radiation therapy for patients with hepatocellular carcinoma and radiation-induced liver disease. Int J Radiat Oncol Biol Phys，2003，56：229-234.

27. Lee IJ，Seong J，Koom WS，et al. Selection of the optimal radiotherapy technique for locally advanced hepatocellular carcinoma. Jpn J Clin Oncol，2011，41：882-889.

28. Teoh M，Clark CH，Wood K，et al. Volumetric modulated arc therapy：a review of current literature and clinical use in practice. Br J Radiol，2011，84：967-996.

29. Guckenberger M，Richter A，Krieger T，et al. Is a single arc sufficient in volumetric-modulated arc therapy（VMAT）for complex-shaped target volumes? Radiother Oncol，2009，93：259-265.

30. Vanetti E，Clivio A，Nicolini G，et al. Volumetric modulated arc radiotherapy for carcinomas of the oropharynx，hypo-pharynx and larynx：a treatment planning comparison with fixed field IMRT. Radiother Oncol，2009，92：111-117.

31. Xi M，Zhang L，Li QQ，et al. Assessing the role of volumetric-modulated arc therapy in hepatocellular carcinoma. J Appl Clin Med Phys，2013，14：4162.

32. Kuo YC，Chiu YM，Shih WP，et al. Volumetric intensity-modulated Arc（RapidArc）therapy for primary hepatocellular carcinoma：comparison with intensity-modulated radiotherapy and 3-D conformal radiotherapy. Radiat Oncol，2011，6：76.

33. Tse RV，Hawkins M，Lockwood G，et al. Phase I study of individualized stereotactic body radiotherapy for hepatocellular carcinoma and intrahepatic cholangiocarcinoma. J Clin Oncol，2008，26：657-664.

34. Andolino DL，Johnson CS，Maluccio M，et al. Stereotactic body radiotherapy for primary hepatocellular carcinoma. Int J Radiat Oncol Biol Phys，2011，81：447-453.

35. Bujold A，Massey CA，Kim JJ，et al. Sequential phase Ⅰ and Ⅱ trials of stereotactic body radiotherapy for locally advanced hepatocellular carcinoma. J Clin Oncol，2013，31：1631-1639.

36. Culleton S，Jiang H，Haddad CR，et al. Outcomes following definitive stereotactic body radiotherapy for patients with Child-Pugh B or C hepatocellular carcinoma. Radiother Oncol，2014，111：412-417.

37. Xi M，Zhang L，Zhao L，et al. Effectiveness of stereotactic body radiotherapy for hepatocellular carcinoma with portal vein and/or inferior vena cava tumor thrombosis. PLoS One，2013，8：e63864.

38. Dionisi F，Ben-Josef E. The use of proton therapy in the treatment of gastrointestinal cancers：liver. Cancer J，2014，20：371-377.

39. Chiba T，Tokuuye K，Matsuzaki Y，et al. Proton beam therapy for hepatocellular carcinoma：a retrospective

18

review of 162 patients. Clin Cancer Res，2005，11：3799-3805.

40. Nakayama H, Sugahara S, Tokita M, et al. Proton beam therapy for hepatocellular carcinoma：the University of Tsukuba experience. Cancer，2009，115：5499-5506.

41. Mizumoto M, Okumura T, Hashimoto T, et al. Proton beam therapy for hepatocellular carcinoma：a comparison of three treatment protocols. Int J Radiat Oncol Biol Phys，2011，81：1039-1045.

42. Kato H, Tsujii H, Miyamoto T, et al. Results of the first prospective study of carbon ion radiotherapy for hepatocellular carcinoma with liver cirrhosis. Int J Radiat Oncol Biol Phys，2004，59：1468-1476.

43. Komatsu S, Fukumoto T, Demizu Y, et al. Clinical results and risk factors of proton and carbon ion therapy for hepatocellular carcinoma. Cancer，2011，117：4890-4904.

44. Guckenberger M, Wilbert J, Meyer J, et al. Is a single respiratory correlated 4D-CT study sufficient for evaluation of breathing motion? Int J Radiat Oncol Biol Phys，2007，67：1352-1359.

45. Low D. 4D imaging and 4D radiation therapy：a new era of therapy design and delivery. Front Radiat Ther Oncol，2011，43：99-117.

46. Xi M, Zhang L, Liu MZ, et al. Dosimetric analysis of respiratory-gated radiotherapy for hepatocellular carcinoma. Med Dosim，2011，36：213-218.

47. Choi C, Koom WS, Kim TH, et al. A prospective phase 2 multicenter study for the efficacy of radiation therapy following incomplete transarterial chemoembolization in unresectable hepatocellular carcinoma. Int J Radiat Oncol Biol Phys，2014，90：1051-1060.

48. Meng MB, Cui YL, Lu Y, et al. Transcatheter arterial chemoembolization in combination with radiotherapy for unresectable hepatocellular carcinoma：a systematic review and meta-analysis. Radiother Oncol，2009，92：184-194.

49. Zou LQ, Zhang BL, Chang Q, et al. 3D conformal radiotherapy combined with transcatheter arterial chemoembolization for hepatocellular carcinoma. World J Gastroenterol，2014，20：17227-17234.

50. Wang WH, Wang Z, Wu JX, et al. Survival benefit with IMRT following narrow-margin hepatectomy in patients with hepatocellular carcinoma close to major vessels. Liver Int，2015，35（12）：2603-2610.

51. Yamashita H, Nakagawa K, Shiraishi K, et al. External beam radiotherapy to treat intra- and extra-hepatic dissemination of hepatocellular carcinoma after radiofrequency thermal ablation. J Gastroenterol Hepatol，2006，21：1555-1560.

52. Katz AW, Chawla S, Qu Z, et al. Stereotactic hypofractionated radiation therapy as a bridge to transplantation for hepatocellular carcinoma：clinical outcome and pathologic correlation. Int J Radiat Oncol Biol Phys，2012，83：895-900.

53. Yu W, Gu K, Yu Z, et al. Sorafenib potentiates irradiation effect in hepatocellular carcinoma in vitro and in vivo. Cancer Lett，2013，329：109-117.

54. Dawson LA, Brade A, Cho C, et al. Phase I study of sorafenib and SBRT for advanced hepatocellular carcinoma. Int J Radiat Oncol Biol Phys，2012，84：S10-11.

55. Chen SW, Lin LC, Kuo YC, et al. Phase 2 study of combined sorafenib and radiation therapy in patients with advanced hepatocellular carcinoma. Int J Radiat Oncol Biol Phys，2014，88：1041-1047.

56. Mornex F, Girard N, Beziat C, et al. Feasibility and efficacy of high-dose three-dimensional-conformal radiotherapy in cirrhotic patients with small-size hepatocellular carcinoma non-eligible for curative therapies--mature results of the French Phase Ⅱ RTF-1 trial. Int J Radiat Oncol Biol Phys，2006，66：1152-1158.

57. Yoon SM, Lim YS, Park MJ, et al. Stereotactic body radiation therapy as an alternative treatment for small hepatocellular carcinoma. PLoS One，2013，8：e79854.

58. Sanuki N, Takeda A, Oku Y, et al. Stereotactic body radiotherapy for small hepatocellular carcinoma：a

retrospective outcome analysis in 185 patients. Acta Oncol，2014，53：399-404.

59. Kimura T，Aikata H，Takahashi S，et al. Stereotactic body radiotherapy for patients with small hepatocellular carcinoma ineligible for resection or ablation therapies. Hepatol Res，2015，45：378-386.

60. Komatsu S，Murakami M，Fukumoto T，et al. Risk factors for survival and local recurrence after particle radiotherapy for single small hepatocellular carcinoma. Br J Surg，2011，98：558-564.

18

第十九章

肝癌的系统性药物治疗

肝癌曾被认为是一种天生的化疗耐药性疾病，由于肝癌细胞通常存在多药耐药基因（MDR）和蛋白产物如 P-糖蛋白、二氢嘧啶脱氢酶等的过表达，以及肝癌患者往往合并的肝病背景，大多数患者可能合并门脉高压，脾功能亢进，血细胞减少，低蛋白，甚至静脉曲张导致胃肠出血，这些并发症均可能影响药物吸收、分布，或改变药物代谢，限制了细胞毒性药物的使用。尽管使用单一药物或联合方案的全身化疗在肝癌中已经过广泛研究，然而传统的细胞毒性化疗通常伴随肿瘤的低反应率和有限的疾病控制率，以及比其他肿瘤患者更为明显的毒性反应。几十年来，尽管各国研究者对细胞毒性化疗、干扰素和激素制剂治疗肝癌进行过许多探索，但均未能带来令人满意的明显生存获益。以索拉非尼为代表的新型靶向药物已经证明对治疗肝癌有效，且可以为晚期肝癌患者带来有临床意义的生存延长，此后，越来越多的靶向药物正在被开发和进行临床试验，以求改善晚期肝癌患者的预后，并为更多的肝癌带来新的希望。

第一节　肝癌的细胞毒性药物治疗

单药多柔比星（阿霉素）是晚期肝癌中研究最多的化疗药物。虽然在 1975 年早期的一项临床试验中曾报道过单药多柔比星治疗肝癌可取得高达 79% 的肿瘤应答率，然而随后的其他研究结果表明，剂量为 $75mg/m^2$ 的单药多柔比星治疗肝癌的客观反应率不超过 20%，而更低剂量的单药多柔比星（ $\leqslant 60mg/m^2$ ）治疗肝癌的客观反应率则更低。Nerenstone 等曾总结了 475 例在不同研究中接受多柔比星治疗的肝癌患者，总有效率约为 16%，中位生存期仅 3~4 个月。尽管在一项涉及 106 例肝癌患者的对照研究结果表明多柔比星与最佳支持治疗相比可取得一定的生存优势（中位生存期分别为 10.6 周与 7.5 周），但该研究入选患者均衡性并不理想，结果说服力不强。

另外，5-氟尿嘧啶（5-FU）具有可接受的较低毒性和广泛的抗肿瘤功效。5-FU 单药治疗肝癌的反应率一直很低，然而有报道 5-FU 与甲酰四氢叶酸联用时可产生高达 28% 的肿瘤应答。各国学者也曾对不同的化疗药物联合方案治疗肝癌进行过探索，然而绝大多数由于有效率低而未能进入到大型Ⅲ期随机研究阶段。既往肝癌的联合化疗方案中影响较大的是多柔比星和氟尿嘧啶、顺铂以及干扰素 α-2b 的组合方案（PIAF），在Ⅱ期研究中 PIAF 治疗肝癌的肿瘤客观反应率达到 26%，且 50 例不可切除的肝癌患者中 9 例化疗后肿瘤转化为可切除，其中 4 例患者切除后病理证实肿瘤完全坏死，甲胎蛋白（alpha-fetal protein，AFP）也降至正常范围，然而该方案血液学及胃肠毒性较大。随后开展的Ⅲ期随机研究共纳入 188 例不可切除的肝癌患者，结果 PIAF 组患者中位生存期为 8.67 个月，与单药多柔比星组（中位生存 6.83 个月）相比无明显差异（$P = 0.83$），尽管 PIAF 治疗肝癌的客观有效率更高，但较重的毒副作用导致最终未能取得生存获益。

本世纪初开展的另外两项Ⅲ期随机临床试验分别对两种新型化疗药物诺拉曲塞（nolatrexed，胸苷酸合成酶抑制剂）和 T138067（微管蛋白抑制剂）对肝癌的疗效进行了研究，结果同样令人沮丧，与多柔比星单药对照组相比，以上两种药物均未能给患者带来生存获益。2010 年以前，有关肝癌系统化疗的研究结果均停滞不前，未取得任何令人满意的进步。

一、晚期肝癌的化学治疗进展

20 世纪末以来，新的高效低毒化疗药物如奥沙利铂、吉西他滨和卡培他滨等陆续问世，这些药物治疗胃肠道肿瘤获得了成功，这极大地启发和促进了肝癌领域系统化疗的研究，各国学者积极探索，分别开展了奥沙利铂单药或联合新一代抗肿瘤药物（如吉西他滨、卡培他滨等）治疗晚期肝癌的多项临床试验，取得了较为一致的可喜结果，逐步肯定了奥沙利铂用于治疗晚期肝癌的价值，秦叔逵等完成的一项临床Ⅲ期研究（EACH 研究）是其中的里程碑。该研究旨在明确与多柔比星相比，FOLFOX4（氟尿嘧啶、亚叶酸钙及奥沙利铂）姑息化疗方案是否可为晚期肝细胞癌患者带来生存获益及疗效。这项在中国大陆、中国台湾、韩国及泰国进行的多中心、开放标签、随机临床Ⅲ期研究共纳入 371 例 18~75 岁患者，这些患者患有局部晚期或转移性肝细胞癌，无法进行根治性切除或局部治疗。患者按 1:1 的随机分配比例接受 FOLFOX4（n = 184）或多柔比星（n = 187）治疗。研究主要终点为总生存期（OS），次要终点包括无进展生存期（PFS）、客观缓解率（RR）及安全性。根据事先设定的最终分析，FOLFOX4 方案组患者的中位 OS 为 6.40 个月，多柔比星组患者为 4.97 个月。FOLFOX4 方案组患者的中位 PFS 为 2.93 个月，多柔比星组患者为 1.77 个月。FOLFOX4 方案组 RR 为 8.15%，多柔比星组为 2.67%。根据随访后续结果分析，FOLFOX4 方案组仍保持 OS 增长趋势。此外，毒性特征与 FOLFOX4 方案既往经验一致；两组间 3~4 级不良事件比例类似。FOLFOX4 方案的 OS 改善趋势以及 PFS 和 RR 提高的结果均表明该治疗方案或可为亚洲患者带来部分临床获益，尽管从上述研究结果中尚不能得出 FOLFOX4 方案可取得 OS 获益的肯定结论（预定分析 $P = 0.07$，延长随访时间后分析 $P = 0.04$），但该研究改变了国际社会对于晚期肝癌患者不适宜化疗这一传统观念，也改变了晚期肝癌系统化疗缺乏标准方案的现状。在我国卫生部（现国家卫生计生委）2011 年制定的肝癌诊疗规范中，系统化疗已经被列入了晚期肝细胞癌的一线治疗选择。2013 年 3 月 12 日，国家食品药品监督管理总局批准了奥沙利铂治疗肝癌这一新的适应证，随后，奥沙利铂与吉西他滨联合（GEMOX）方案也在多中心回顾性研究中显示出对晚期肝细胞癌患者的生存获益。2015 年新版的美国 NCCN 临床实践指南也首次把肝癌的系统化疗列为晚期无法手术肝癌的治疗选择。

19

需要指出的是，任何方法、药物治疗疾病都有其的局限性。系统化疗治疗肝癌也有着严格的适应证和禁忌证，系统性化疗作为肝癌综合治疗的一部分，需要有计划、合理地结合其他治疗方法，如靶向治疗、免疫治疗及抗病毒治疗等，才能更好地提高疗效。

二、肝癌的辅助化疗进展

目前，肝癌患者获得长期生存的途径是通过外科手术切除，肝移植或局部消融，然而这些治疗后的高复发率或转移率成为阻碍肝癌患者长期生存的主要原因，因此各国学者一直在寻找可行的辅助治疗方案，其中全身化疗，肝动脉栓塞化疗或灌注化疗，放射性药品和免疫治疗等都受到广泛关注。尽管有部分小范围研究报道口服应用含奥沙利铂方案、口服氟尿嘧啶类药物等辅助化疗可以减少肝癌术后复发，然而并未有大规模随机对照研究证明辅助性化疗可为肝癌患者带来生存获益。由于早期患者接受手术切除、局部消融或肝移植后的预后较好，辅助化疗有激活肝炎病毒和加重肝硬化的风险，因此，系统化疗作为辅助性治疗的价值必须在上千例的大型临床试验中进一步验证。

非循环维 A 酸（开环状维 A 酸）可诱导体外和体内肝癌细胞系分化和凋亡，一项随机对照研究对 89 例肝癌患者术后连续服用 12 个月维 A 酸（维甲酸）进行比较，治疗组和对照组的术后复发率分别为 27% 和 49%（$P = 0.04$），进一步的分析表明，该药物对肝癌复发的抑制作用主要体现在术后 6 个月以上的复发，而对 6 个月内的复发并无优势。据此部分学者认为维 A 酸的主要作用是抑制新发肿瘤而对原来的肿瘤复发无明显帮助，然而也有学者认为以术后 6 个月并不足以作为划分肝癌"复发"和"再发"的时间界限，关于维 A 酸用于肝癌术后预防复发的价值还有待进一步临床研究确认。

在干扰素用于预防肝癌术后复发的众多研究中，最佳疗效来自于一项小规模随机研究（30 例），该研究中经干扰素（IFN-α）治疗的肝癌切除术后患者 3 年无复发生存率为 67%，相比对照组的 20% 有明显改善（$P = 0.037$），然而，由于该研究的患者主要为 HCV 阳性，尚不清楚该研究中干扰素的显著优势究竟是通过预防肿瘤复发还是通过减少 HCV 阳性患者新发肝癌所产生。最近一项纳入干扰素用于乙型/丙型病毒性肝炎相关肝细胞癌根治性治疗后辅助治疗的 8 项 RCT 研究，共 888 例患者的 Meta 分析结果表明，干扰素治疗组与对照组相比并未减少肝癌复发（pooled RR = 0.91，$P = 0.11$），亚组分析表明，对于肿瘤直径在 3cm 以下的肝癌根治性治疗后应用干扰素辅助性治疗可以减少复发（pooled RR = 0.50，$P < 0.001$）。另一项纳入 9 项 RCT 及 5 项队列研究，共 1385 例根治性治疗后肝癌患者的 Meta 分析则得出不同结论：干扰素可以降低肝癌根治性治疗的早期复发率（术后 1 年复发 pooled RR = 0.76，$P = 0.005$；术后 2 年复发 pooled RR = 0.77，$P < 0.001$），而对晚期复发无效（术后 2 年以上复发 pooled RR = 0.91，$P = 0.45$）。亚组分析表明，干扰素可显著降低丙型肝炎相关性肝癌的复发率与死亡率，而对于乙型肝炎相关性肝癌，干扰素辅助性治疗仅降低死亡率，而并未减少复发。由于肝癌患者的异质性，关于干扰素用于肝癌根治性治疗后辅助治疗的价值还需进一步在特定人群中进行验证。

总之，目前尚没有令人信服的证据支持使用系统性化疗作为肝癌根治性治疗后的辅助治疗。尽管在一些例数有限的试验中发现新的方法可能可以减少肝癌根治术后的复发，然而对肝癌辅助性治疗的结论需要更大的样本量及更为充足的随访时间。另外，在设计肝癌辅助性治疗的临床研究时，需要考虑到不同的肝细胞癌复发模式，一方面，肝癌与其他癌症类似，可由根治性治疗前即存在的微转移发展或扩散形成复发灶，此类复发通常在根治性治疗后 1~2 年内出现。另一方面，由于肝癌患者同时合并的肝病背景，所谓复发也可能是在较晚时间出现的新生肿瘤。因此，需要分别从辅助治疗方案的作用机制与以上两类不同的复发机制角度来仔细斟酌和设计辅助治疗需要的维持期限及随访时间。

三、肝癌系统化疗的发展方向

肝癌细胞中经常可见拓扑异构酶IIa 的上调及多药耐药转运蛋白分子 MDR1 和 MRP 的过度表达，因此许多学者都在试图开发针对以上途径的治疗方法，其中对多药耐药基因编码 P-糖蛋白的抑制剂的开发已进行到临床研究阶段，遗憾的是，在 P-糖蛋白抑制剂联合多柔比星等药物的初期临床试验中未能观察到明确的益处，目前也尚未对此进行大规模的临床研究。

此外，已有体外研究表明拓扑异构酶 2 抑制剂，如足叶乙甙等可提高肝癌细胞对多柔比星的敏感性，依托泊苷结合表柔比星治疗肝癌的初期临床研究也取得了令人鼓舞的结果，然而此类药物对肝癌的疗效还需要大型的 III 期临床试验验证。

肝癌系统性化疗的发展方向还包括与各种靶向药物的联合，将在本章第四节中讨论。

第二节　肝癌的分子靶向药物治疗

近年来，随着对肝癌发生发展的分子机制理解逐渐加深，针对肝癌细胞不同的信号传导及干扰途径的靶向药物受到越来越多的探索和关注，图 19-2-1 显示了目前较为明确的肝细

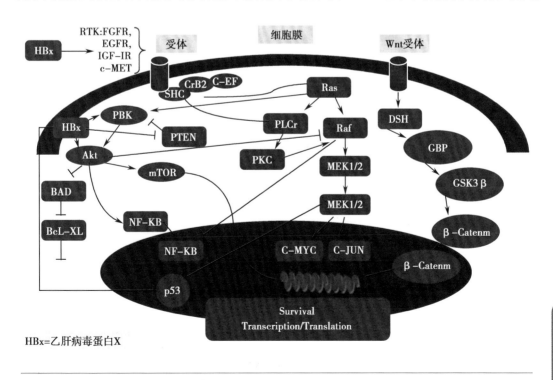

图 19-2-1　肝癌发生发展相关的细胞信号通路

19

胞癌相关信号通路，其中血管生成，异常信号转导，以及细胞周期调控等多个通路都被作为新药开发的靶点，许多新型分子生物标记物及其相应的治疗药物已逐步从实验室走向临床阶段（表 19-2-1，2），图 19-2-2 是目前研究较为成熟的分子靶向药物作用靶点的示意图。

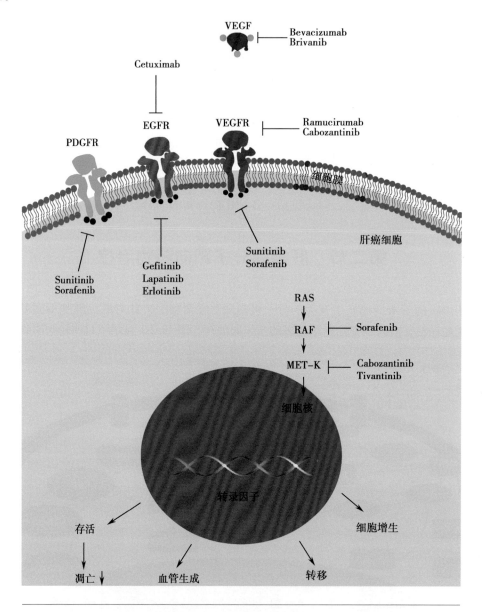

图 19-2-2　肝癌临床研究中的分子靶向药物及作用靶点

索拉非尼是在肝癌中首个取得成功的分子靶向药物，开创了肝癌药物治疗的新里程，索拉非尼在肝癌中的成功引领了一大批分子靶向药物得以在肝癌中进行深入研究，表 19-1、表 19-2 分别列举了目前处于临床研究阶段的分子靶向药物及其各自针对的受体和靶点，本节将对目前开发较为成熟的分子靶向药物在肝癌中进行的临床研究进行概述。

表 19-2-1 肝癌临床试验中的常见的受体作用靶点及相关药物

受体靶点	药物/化合物（包括小分子化合物，反义寡核苷酸及单克隆抗体）
VEGFR	Sorafenib，Bevacizumab，Brivanib，Ramucirumab，Sunitinib，Vatalanib，Foretinib，Regorafenib，SU5416，TSU-68，E7080，Dovitinib，Vandetanib，Cediranib，Pazopanib，BIBF1120，IMC-1121B，XL84，Linifanib
PDGFR	Sorafenib，Bevacizumab，Brivanib，Sunitinib，Vatalanib，Regorafenib，SU5416，TSU-68，Dovitinib，Cediranib，Pazopanib，BIBF1120，Imatinib，Linifanib
IGFR	BIIB022，XL-228，PPP，AVE1642，IMC-A12，Cixutumumab，OSI-906，OSI-906，AMG386
FGFR	Brivanib，Sunitinib，TSU-68，Dovitinib，BIBF1120，PI-88
EGFR	Vandetanib，Erlotinib，Gefitinib，Cetuximab，Lapanitib

表 19-2-2 临床试验中的特异性细胞靶点

细胞通路/靶点	药物/化合物
HDAC	Panobinostat，Vorinostat，LBH589，Belinostat，Resminostat
mTOR	Sirolimus，AZD8055，Temsirolimus，Everolimus，Rapamycin
c-kit	Sorafenib，Regorafenib，Pazopanib
c-met	Foretinib，XL84
TIE-2	Regorafenib
Dipeptidyl peptidases	Talabostat
MEK	AZD6344，AZD6244
TRAIL	Mapatumumab，CS-1008
XIAP	AEG35156
Proteasome	Bortezomib
CDK	Alvocidib
PD1	CT-011
Survivin	LY2181308
RAR	Z-208，TAC-101
PI3K/Akt	Eveolimus，MK-2206，PI-88
HER2/neu	Lapatinib
BCR-ABL	Dasatinib
Farnesyl-OH-transferase	Lonafarnib
Glypican-3	GC33
Angiopoietin	AMG386

19

续表

细胞通路/靶点	药物/化合物
HAb18G/CD147	Licartin
Caspases	IDN-6558
Aurora kinase	MLN8237
Kinesin spindle protein	Ispinesib
Bcl-2	Oblimersen
CSF-1R	Linifanib，Sunitinib
MAPK	Selumetinib

一、抗血管生成药物

血管生成是肿瘤生长和存活的重要过程，肝癌具有富血管特征，涉及肝癌血管生成的因子包括血管生成素，血管内皮生长因子（VEGF），血小板衍生的生长因子（PDGF），成纤维细胞生长因子（FGF）以及它们各自的受体。研究证明肝癌患者中 VEGF 水平升高，且 VEGF 高表达与肝癌预后呈负相关。因此，通过干扰血管生成途径来治疗肝癌存在合理性及巨大潜力，抗血管生成药物已经在多种肿瘤中显示出延长生存和改善疾病控制的疗效。

血管内皮生长因子抑制剂是目前抗血管生成治疗中研究得最为深入的，抗-VEGF 抗体贝伐单抗（bevacizumab）已经报道在部分肝癌患者中有效，且肿瘤反应与循环内皮细胞的水平相关。贝伐单抗是一种针对 VEGF 的重组人源化单克隆抗体，除了直接抗血管生成的效果外，贝伐单抗还可以通过使肿瘤血管正常化以及降低肿瘤间隙压力来实现与化疗药物的协同作用。Siegel 等报道了贝伐单抗单药在无明显远处转移或大血管侵犯的肝癌患者中的 Ⅱ 期研究结果，患者按每 2 周 5~10mg/kg 的剂量静脉使用贝伐单抗后，46 例患者中 6 例出现客观缓解（有效率 13%），65% 的患者治疗 6 个月时仍未出现肿瘤进展，中位无进展生存期（PFS）为 6.9 个月，总生存期为 12.4 个月。约 20% 的患者应用贝伐单抗后出现剂量限制性毒性，3/4 级毒性反应的发生率为 4%~15%，包括静脉曲张出血，短暂性脑缺血发作，出血性腹水及蛋白尿。Zhu 等报道了一项贝伐单抗联合吉西他滨和奥沙利铂的 Ⅱ 期研究，该研究中 20% 患者肿瘤出现部分缓解，27% 患者达到疾病稳定，6 个月无进展生存率可达 48%，中位无进展生存和总生存时间分别为 5.3 个月和 9.6 个月，另外 27% 的患者治疗后肿瘤稳定，中位无进展时间达到 9 个月。3/4 级毒性包括疲劳，高血压和骨髓抑制。另一项贝伐单抗联合卡培他滨和奥沙利铂的 Ⅱ 期研究也报道了类似的结果，部分缓解率为 11%，疾病稳定率 78%，6 个月无进展生存率 40%，中位无进展生存时间 5.4 个月。Thomas 等报道了贝伐单抗联合厄洛替尼治疗晚期肝癌的 Ⅱ 期研究，每 14 天静脉应用贝伐单抗 10mg/kg，并每日口服厄洛替尼 150mg。40 例患者接受疗效评价，疾病控制率 25%，中位无进展生存期和总生存期分别为 9 个月和 15 个月，上述研究结果提示贝伐单抗在肝癌中的具有一定疗效。尽管贝伐单抗总体耐受性较好，但会增加出血、高血压及血栓栓塞事件的风险，其他可能的毒性还包括胃肠道穿孔和败血症等。由于以上研究绝大多数为非随机研究，样本量较小，且Ⅱ期研究的单组设计导致患者选择可能存在偏倚，因此抗血管生成药物在肝癌治疗中的作用还有待进一步观察和大规模的临床研究证实。

二、酪氨酸激酶抑制剂（Tyrosine Kinase Inhibitors，TKIs）

1. 索拉非尼（Sorafenib） 索拉非尼是TKIs中的代表性药物，可以抑制包括VEGFR-2、PDGFR、FLT3、Ret及c-kit在内的多种生长因子受体的酪氨酸激酶受体，从而产生抑制肿瘤生长及抑制肿瘤血管生成的双重作用。它不仅能通过作用于Raf/MEK/ERK信号通路来阻止肿瘤细胞增生，同时可通过抑制血管内皮生长因子受体VEGFR-2、VEGFR-3，以及血小板衍生的生长因子受体PDGFR-β，以达到抗血管生成的作用。索拉非尼是目前唯一在大型国际多中心临床研究中证实可延长晚期肝癌患者生存的分子靶向药物，在137名晚期肝癌患者中进行的Ⅱ期研究结果显示，在服用索拉非尼400mg每日两次治疗后，2.2%患者出现部分缓解，5.8%患者出现轻微肿瘤缩小，而34%的患者肿瘤可维持稳定达4个月以上。中位疾病进展时间（TTP）和中位总生存期（OS）分别为4.2个月和9.2个月。在欧美患者中进行的Ⅲ期随机双盲安慰剂对照研究（SHARP研究）中共入组602例未经过系统治疗的晚期肝癌患者，结果索拉非尼较安慰剂明显延长患者的总生存期（10.7个月 vs. 7.9个月，$HR=0.69$，$P<0.001$），索拉非尼组与安慰剂组疾病进展时间分别为5.5个月和2.8个月，同样存在显著差异（$P<0.001$）。随后在亚太患者中进行了一项类似设计的Ⅲ期随机双盲安慰剂对照研究（ORIENTAL研究），结果索拉非尼组与安慰剂组患者的总生存期也存在明显差异（6.5个月 vs. 4.2个月，$HR=0.68$，$P=0.014$）。尽管两个研究中患者总生存期的绝对值相差较大，但无论是在欧美肝癌患者还是在亚太地区的肝癌患者中，索拉非尼都较安慰剂明显降低了患者的死亡风险（HR基本一致，分别为0.69与0.68）。以上两个研究结果直接促成了索拉非尼得到各国药监部门的批准应用于晚期肝癌，也成为了目前国际公认晚期肝癌的标准治疗。

索拉非尼在乙型和丙型肝炎相关的肝癌病人之间没有显著的药代动力学差异，主要毒副作用包括手足综合征（hand-foot syndrome，HFS），腹泻及疲乏、高血压等，尽管毒副作用发生率在不同患者中差异较大，索拉非尼在肝癌患者中的总体耐受性较好。索拉非尼上市后在全球范围内开展了一项对肝癌治疗现状的前瞻性观察性研究（GIDEON研究），研究共纳入3202例患者，在不同肝功能Child-Pugh分级的患者中索拉非尼相关的不良反应发生率相近，然而在肝功能Child-Pugh B级的患者中严重不良事件发生率更高。患者的总生存期因Child-Pugh分级而异：肝功能A级的患者中位总生存期为13.6个月，而B级的患者中位总生存期仅5.2个月，即使同为B级的患者，Child-Pugh评分9分的患者预后最差，总生存期仅3.7个月。患者的疾病进展时间与患者肝功能状态无明显相关，肝功能Child-Pugh分级A级和B级的患者中位TTP分别为4.7个月和4.4个月。由于之前的前瞻性研究中的入选条件仅限肝功能Child-Pugh A级的患者，尽管有少数肝功能B级的患者也显示出对索拉非尼有效，且安全耐受，然而索拉非尼在肝功能Child-Pugh B级患者中的疗效还有待大型随机对照研究结果的验证。

尽管在晚期肝癌患者中取得了令人瞩目的成功，并已成为晚期肝癌患者的标准治疗，索拉非尼作为辅助治疗在肝癌中的作用受到了各国研究者的关注。在一项入组了31例肝癌患者的非随机Ⅱ期研究中4个月的索拉非尼辅助治疗较对照组明显降低了术后复发率

19

（29.4% vs. 70.7%，$P = 0.0032$），且明显延长了无复发时间（21.5 个月 vs. 13.4 个月，$P = 0.006$）。一项大型国际多中心Ⅲ期随机双盲安慰剂对照研究（STORM 研究）评估了索拉非尼用于肝细胞性肝癌根治性切除或射频术后辅助治疗的疗效和安全性，遗憾的是该研究并未达到预期的效果。STORM 研究在全球共入组 1114 例患者，其中 81% 是肝癌切除术后患者，中位肿瘤最大径为 3.4cm，90% 为单个病灶。在完成计划的 4 年用药期后，索拉非尼组与安慰剂组患者相比无论是复发率还是复发时间、总生存时间都无明显改善，而索拉非尼组患者的不良事件发生率更高。

索拉非尼也被尝试用于肝移植前等待期的患者，在一项探索性随机对照研究中，等待移植的患者随机接受钇-90 放射栓塞治疗或钇-90 放射栓塞联合索拉非尼治疗，结果联合索拉非尼并未能令患者临床获益，也未能取得更好的病理缓解，而联合索拉非尼组胆道并发症发生率更高（$P = 0.029$）。另外一项回顾性研究的结果同样显示等待移植的肝癌患者中索拉非尼治疗组较对照组胆道并发症发生率更高（67% vs. 17%，$P = 0.01$），且急性细胞性排斥反应发生率也更高（67% vs. 22%，$P = 0.04$）。

2. 其他酪氨酸激酶抑制剂

索拉非尼在晚期肝癌中的成功引领了一大批类似的靶向药物进入临床试验，尽管这些药物在临床前模型或早期临床研究中都曾显示出对其相应作用靶点的抑制作用。然而遗憾的是迄今为止仍未有其他靶向药物显示出优于索拉非尼的生存获益。

2.1 舒尼替尼（Sunitinib, Sutent）

舒尼替尼是另一个具有抗血管生成效应的口服多靶点激酶抑制剂，其靶点受体包括 VEGFR-1，VEGFR-2，PDGFR-α/β，c-KIT，FLT3 及 RET 激酶，舒尼替尼也是首个与索拉非尼开展头对头随机对照Ⅲ期研究的分子靶向药物。Zhu 等报道了舒尼替尼治疗晚期肝癌的Ⅱ期研究，舒尼替尼的用法是 37.5mg 每日一次口服，连服 4 周后停药 2 周（6 周为一疗程），该研究的主要终点为无进展生存期（PFS）。结果显示 34 例患者中 1 例（2.9%）出现 PR，持续时间达 20 个月，17 例（50%）的患者出现疾病稳定，其中 10 例患者疾病稳定达 12 周以上，患者中位无进展生存期和总生存期分别为 3.9 个月和 9.8 个月。18% 的患者出现 3~4 级毒性，包括中性粒细胞减少，血小板减少，转氨酶升高和疲劳。另一项在欧洲/亚洲无法切除肝癌患者中进行的Ⅱ期研究中，舒尼替尼的剂量采用 50mg 每日一次，连服 4 周后停 2 周，结果在 37 例入组患者中 1 例（2.7%）出现部分缓解，13 例（35%）出现疾病稳定，中位总生存期和中位无进展生存期分别为 8.0 个月和 3.7 个月，更高的剂量导致该研究中 3~4 级毒性反应发生率更高，且患者死亡率高达 10%。在与索拉非尼对比的Ⅲ期临床试验（辉瑞 A6181170）中，尽管采用的是耐受性较好的低剂量方案（37.5mg 每日一次），由于舒尼替尼组患者中严重不良事件发生率明显高于索拉非尼组，且未显示出与索拉非尼相当或更优的疗效，研究的独立数据监测委员会（DMC）建议提前终止该项研究，该研究的失败限制了舒尼替尼在肝癌中的大规模应用，但仍有研究者在肝癌患者中进行舒尼替尼的小型临床研究和探索。

2.2 Brivanib

Brivanib 是对 VEGFR 及成纤维生长因子受体（FGFR）信号通路的双重抑制剂，在肝癌动物模型中表现出明显的肿瘤生长抑制作用。在Ⅱ期研究中既入选了未经过系统性治疗的局部晚期或转移性肝癌患者（一线治疗），也入选了曾经使用过一种抗血管生成抑制剂

19

的患者（二线治疗），Brivanib 用药方案为 800mg 每日一次口服，结果 46 例患者中 2 例（4.3%）出现部分缓解，19 例（41.3%）出现疾病稳定，疾病控制率为 45.7%。Brivanib 作为二线治疗的中位疾病进展时间为 2.7 个月，中位总生存期达到 9.79 个月。最常见的不良事件包括疲乏、食欲下降、恶心、腹泻及高血压。以上结果提示 Brivanib 是首个在索拉非尼治疗失败后的患者中有效的药物，进而在全球开展了多个大规模的Ⅲ期临床试验，对 Brivanib 作为一线治疗（BRISK-FL，与索拉非尼对照），二线治疗（BRISK-PS，索拉非尼失败后，与安慰剂对照）以及与介入联合治疗肝癌的效果进行研究。一线治疗研究采用优效性设计，结果 Brivanib 组与索拉非尼组患者中位总生存期分别为 9.5 个月和 9.9 个月，无明显差异，未达到研究的预设终点。二线治疗的研究结果 Brivanib 组较安慰剂组肿瘤有效率有所提高，遗憾的是仍未能较安慰剂组延长患者的总生存期。

2.3 Linifanib（ABT-869）

Linifanib 是一种血管内皮生长因子和 PDGFR 受体酪氨酸激酶的选择性抑制剂。针对 Linifanib 的多中心开放Ⅱ期试验在 44 例 Child-Pugh 分级为 A 或 B 的肝癌患者中进行，Linifanib 用法是在肝功能 Child-Pugh A 级的患者中按 0.25mg/kg 的剂量每日服用，而在肝功能 Child-Pugh B 级的患者中按 0.25mg/kg 的剂量隔日口服，在 34 例进行了疗效评价的患者中总有效率为 8.7%，中位疾病进展时间和无进展生存期均为 112 天，中位总生存期为 295 天，16 周无进展生存率，为 42.1%。Linifanib 最常见的治疗相关的 3~4 级不良事件包括高血压（20.6%）和疲乏（11.8%），其他不良反应包括腹泻，皮疹，蛋白尿，呕吐和外周性水肿。由于 Linifanib 在前期研究中表现出来的良好有效性和耐受性，现正在肝癌中进行与索拉非尼对照的Ⅲ期临床试验，结果值得期待。

2.4 Vatalanib（PTK787/ZK 222584）

Vatalanib 是一种作用于所有已知 VEGFR 酪氨酸激酶的口服小分子抗血管生成药物，其作用靶点包括 VEGFR-1/FLT-1，VEGFR-2/KDR，VEGFR-3/FLT-4，PDGFR 以及 c-Kit 等，其中对 VEGFR-2 具有较高的选择性。在临床前研究中发现 Vatalanib 主要通过降低微血管形成来抑制肿瘤生长和形成、细胞增殖，并具有促进细胞凋亡的作用。Koch 等报道了一项在无法切除肝细胞癌患者中进行的 Vatalanib 多中心开放Ⅰ期研究，患者按照肝功能受损的程度进行分层，Vatalanib 的用法为每日一次口服，剂量由 750mg 至 1250mg 不等，研究结果确定了 750mg 每日一次为最大耐受剂量，在 18 例接受疗效评价的患者中，没有出现客观的肿瘤缓解，9 例患者（50%）达到疾病稳定，目前暂无对该药物进一步大规模研发的计划。

2.5 Cediranib（AZD2171）

Cediranib（西地尼布）是一种口服 VEGFR-2 酪氨酸激酶抑制剂，同时具有抗血小板衍生生长因子受体（PDGFR-β）及 c-Kit 活性。Albert 等报道了 Cediranib 在晚期肝癌患者中进行的Ⅱ期研究，结果未观察到患者出现明显的疾病缓解，中位疾病进展时间和中位总生存期分别为 2.8 个月和 5.8 个月。

三、c-Met 抑制剂

原癌基因 c-Met 是受体酪氨酸激酶家族的一员，转译出肝细胞生长因子（HGF）的高亲和力受体，而肝细胞生长因子是该受体的唯一配体，因此 c-Met 抑制剂被认为是最有潜

19

力的肝癌治疗药物之一。肝癌患者极少发生 c-Met 突变，5%～10% 肝癌患者可检出 c-Met 扩增，存在 c-Met 过表达的患者约占肝癌患者的 20%～30%。Tivantinib 是一种口服小分子选择性 c-Met 抑制剂，可以抑制肝细胞生长因子受体，从而发挥抑制肿瘤细胞迁移、浸润、增生及血管生成等作用。在针对肝癌患者的 I 期研究中，Tivantinib 无论是单药还是与索拉非尼联合均表现出不俗的疗效，一项在无法切除肝癌，且经一种系统性治疗失败（二线治疗）的患者中开展的 II 期多中心随机对照研究中，患者随机接受 Tivantinib 360mg 每日 2 次，或 Tivantinib 240mg 每日 2 次，或安慰剂治疗，结果在 Met 高表达（即免疫组化显示超过 50% 的肿瘤细胞中 Met 表达程度 ≥++）的患者中，Tivantinib 组疾病控制率较安慰剂组明显升高（50% vs. 20%），且明显延长患者疾病进展时间（2.7 个月 vs. 1.4 个月，HR=0.47，P=0.03）。Tivantinib 组最常见的不良反应包括衰弱（26.8%），中性粒细胞减少（25.4%）和食欲下降（25.4%），而最常见的药物相关严重不良事件是中性粒细胞减少性脓毒血症（4.2%）。该研究中两个剂量组 Tivantinib 治疗的患者疗效相似，而低剂量组不良事件发生率更低，因此确定 240mg 每日两次作为推荐剂量。目前已有多个小分子 c-Met 抑制剂在肝癌患者中进行一线治疗或二线治疗的 II 期/III 期多中心国际临床研究，这些研究均在患者入选前进行 c-Met 表达的预筛选，对存在 Met 高表达的患者才纳入研究，开启了个体化靶点指导肝癌治疗的先河，研究结果值得期待。

四、免疫类靶向药物

以程序性凋亡因子-1（Programmed death-1，PD-1）/PD-L1 通路抑制剂为代表的免疫靶向治疗药物是近年来抗肿瘤药物研究的热点，PD1/PDL1 抑制剂主要包括抗 PD1 或抗 PDL1 的单克隆抗体（如 Nivolumab，Lambrolizumab 等），在肺癌、黑色素瘤中已取得可喜疗效。美国学者报告的一项 PD1 抗体治疗肝癌的 I 期临床研究中，47 例肝细胞癌患者经免疫靶向治疗后 2 例患者获得 CR，8 例获得 PR，客观缓解率达到 19%，且疗效较为持久，患者 12 个月生存率为 62%。由于免疫类药物在作用于肿瘤的同时可能影响到病毒性肝炎的进展，因此免疫类药物在合并 HBV/HCV 的肝癌患者中的价值需要进一步探索和验证。

五、生长因子受体（EGFR）信号通路抑制剂

许多肝癌细胞系和肝癌组织中存在 EGF 家族成员，尤其是 EGF、TGF-α 以及 EGFR 的表达。EGFR 信号通路抑制剂已在多种肿瘤中进行研发，其中两类已进入临床应用阶段的是作用于胞外的 EGFR 单克隆抗体以及作用于胞内的 EGFR 小分子酪氨酸激酶抑制剂。

1. EGFR 酪氨酸激酶抑制剂

有 2 项 II 期研究评价了厄洛替尼每日 150mg 治疗晚期肝癌的安全性和有效性，Philip 等报道的 II 期研究中，38 例可评价患者中 3 例（9%）出现部分缓解，12 例（32%）疾病稳定达 6 个月以上，中位总生存期为 13 个月。另一项 Thomas 等报道的 II 期研究结果 40 例患者中未出现 PR 或 CR，17 例（43%）无进展生存期超过 16 周，24 周时无进展生存率为 28%，中位无进展生存期和中位总生存期分别为 13.3 周和 25 周。

东部肿瘤协作组发起的一项单臂 II 期临床研究（E1203 研究）对吉非替尼每日 250mg 治疗肝癌的疗效进行了评价，研究第一阶段纳入 31 例患者，其中 1 名达到 PR，7 名达到

19

SD，中位无进展生存期和中位总生存期分别为 2.8 个月和 6.5 个月，由于研究者认为以上结果未达到继续第二阶段研究的预期要求，该研究没有继续纳入患者，并得出吉非替尼单药对治疗晚期肝癌无效的结论。拉帕替尼是一种 EGFR 和 HER-S/NEU 激酶的双重选择性抑制剂，在肝癌患者中也显示出一定的疗效，在 40 例晚期肝癌患者的 Ⅱ 期研究中，拉帕替尼治疗的有效率为 5%，无进展生存时间为 2.3 个月，总生存期为 6.2 个月。

2. EGFR 单克隆抗体

西妥昔单抗（ceruximab），是一种 EGFR 的嵌合单抗，在晚期肝癌患者中进行了 2 项西妥昔单抗的 Ⅱ 期研究，其中一项研究入组了 30 例晚期肝癌患者，西妥昔单抗的初始剂量为 400mg/m^2，之后改为每周 250mg/m^2 静脉输注。未观察到肿瘤缓解，5 例患者出现疾病稳定，持续时间为 2.8~4.2 个月，中位总生存期和中位无进展生存期分别为 9.6 个月和 1.4 个月。西妥昔单抗在肝功能 Child-Pugh A 或 B 级的患者中谷浓度不存在明显差异。西妥昔单抗与化疗药物联合的临床研究将在第四节中讨论。

六、mTOR 抑制剂

mTOR 在包括肝癌在内的多种癌症中发挥调控蛋白翻译、血管生成以及细胞周期调控等功能，临床前研究表明 mTOR 抑制剂可以有效抑制肝癌细胞系以及动物模型中的肿瘤生长。已有许多 mTOR 抑制剂进入到临床应用阶段（包括西罗莫司，又称雷帕霉素，西罗莫司脂化物替西莫斯，以及依维莫司等），在接受肝移植后的患者中的回顾性研究发现，服用西罗莫司作为免疫抑制剂的患者较接受其他免疫抑制剂治疗的患者肿瘤复发率明显降低。许多学者继而研究了 mTOR 抑制剂用于治疗肝癌的效果，在 Ⅰ/Ⅱ 期临床研究中依维莫司治疗晚期肝癌的中位无进展生存期为 3.8 个月，疾病控制率可达 44%，然而值得注意的是接受依维莫司治疗的部分患者中出现了乙型肝炎病毒和丙型肝炎病毒的激活。随后在索拉非尼治疗失败后的晚期肝癌患者中开展了一项国际多中心 Ⅲ 期随机研究（EVOLVE-1研究），该研究共入组 546 例患者，结果显示依维莫司与安慰剂相比并未显示出对患者生存的改善，依维莫司组和安慰剂组患者总生存期分别为 7.6 个月和 7.3 个月，尽管已接受抗病毒治疗，仍有 37% 的患者出现乙型肝炎病毒（HBV）激活。亚组分析显示乙肝病毒相关的肝癌患者服用依维莫司可能更为有效，不排除因 HBV 的激活掩盖了依维莫司对肿瘤的抑制作用，值得进一步研究。

七、其他分子靶向药物

除以上提到的药物外，在肝癌中进行临床研究的分子靶向药物还包括 VEGFR-2 的单克隆抗体 Ramucirumab，MEK 抑制剂 AZD6244，Glypican-3（GPC-3）人源化单克隆抗体 GC33 等，这些药物在临床前研究和初期临床研究中均显示出对肝癌的一定疗效，但仍需进一步验证。表 19-2-3 中列举了肝癌临床研究中各种分子靶向药物的不同疗效，由于各研究入选人群存在一定差异，不可直接进行比较，但就目前的研究结果而言，还没有一种分子靶向药物可以超越索拉非尼在肝癌中的地位，希望随着对肝癌分子机制的认识加深，可以研发出更多更好高效低毒的分子靶向药物用于治疗肝癌，并在临床研究中得到验证。

19

表 19-2-3　晚期肝癌临床研究中各种分子靶向药物的疗效结果

靶向药物	研究设计	结果
索拉非尼（Sorafenib）	Ⅲ期（SHARP 研究），安慰剂对照	中位 OS：10.7 个月 vs. 7.9 个月
	Ⅲ期（亚太 ORIENTAL 研究），安慰剂对照	中位 OS：6.5 个月 vs. 4.2 个月
	Ⅱ期，索拉非尼+阿霉素与单药阿霉素对照	中位 OS：13.7 个月 vs. 6.5 个月
内伐单抗（Bevacizumab）	Ⅱ期	中位 OS：12.4 个月
	Ⅱ期（贝伐单抗+吉西他滨+奥沙利铂）	中位 OS：9.6 个月
	Ⅱ期（贝伐单抗+厄洛替尼）	中位 OS：15.0 个月
舒尼替尼（Sunitinib）	Ⅱ期	中位 OS：9.8 个月
	Ⅱ期	中位 OS：8.0 个月
	Ⅲ期，与索拉非尼对照	中位 OS：7.9 个月 vs. 10.2 个月
Brivanib	Ⅱ期	中位 OS：9.7 个月
	Ⅲ期，索拉非尼治疗失败后二线，安慰剂对照	中位 OS：9.4 个月 vs. 8.3 个月
	Ⅲ期，一线，与索拉非尼对照	中位 OS：9.5 个月 vs. 9.9 个月
ABT869（Linifanib）	Ⅱ期	中位 OS：9.7 个月
帕唑帕尼（Pazopanib）	Ⅰ期	中位 TTP：4.5 个月
西地尼布（Cediranib）	Ⅱ期	中位 OS：5.8 个月
Vatalanib（PTK787）	Ⅰ/Ⅱ期	中位 OS：7.3 个月
Tivantinib（ARQ187）	Ⅱ期，c-Met 高表达患者，安慰剂对照	中位 OS：7.2 个月 vs. 3.8 周
雷莫芦单抗（Ramucirumab）	Ⅱ期	PFS 4.3 个月
依维莫司（Everolimus）	Ⅰ/Ⅱ期	PFS 3.8 个月
厄洛替尼（Erlotinib）	Ⅱ期	中位 OS：13 个月
吉非替尼（Gefitinib）	Ⅱ期	中位 OS：6.5 个月
拉帕替尼（Lapatinib）	Ⅱ期	中位 OS：6.2 个月
西妥昔单抗（Cetuximab）	Ⅱ期	中位 OS：9.6 个月

OS，Overall survival，总生存期；TTP，Time to progression，至疾病进展时间；PFS，Progression-free survival，无进展生存期

第三节 肝癌的内分泌药物治疗

由于在肝癌细胞中发现多种激素受体，许多研究者对激素在肝癌发生发展中的作用进行了探索，一些证据表明肝癌可能与雌激素有关。健康人群、慢性肝炎患者以及肝脏良性肿瘤细胞中均存在雌激素受体表达，然而雌激素受体在肝细胞癌中很少表达。在临床前研究中发现雌激素可刺激体外肝细胞增生，并可促进动物体内肝脏肿瘤的生长。持续使用雌激素，尤其是口服避孕药物可增加肝细胞腺瘤的发生率，也可能会令肝癌发生率轻度升高。他莫昔芬（三苯氧胺）是一种具有抗雌激素作用的口服化合物，可以减少肝脏雌激素受体的水平。他莫昔芬在肝癌中已进行了多项临床研究，至少有 6 项大型随机对照研究（其中 4 项为双盲研究）证实他莫昔芬并不能延长晚期肝癌患者的生存期。抗雄激素治疗也在肝癌中进行过随机对照研究，结果同样令人失望，抗雄激素治疗也未能改善晚期肝癌患者的生存。

一项在 58 例晚期肝癌患者中进行的小型前瞻性随机对照研究中，皮下注射奥曲肽（250μg，每日 2 次）的患者中位总生存期达到 13 个月，明显优于未接受奥曲肽治疗的患者（中位总生存期仅 4 个月）。尽管这些数据令人鼓舞，随后一项在 70 例晚期肝癌患者中进行的随机安慰剂对照研究则未能得到相似的结果，该研究中奥曲肽的用法是先使用短效奥曲肽 2 周（250μg，每日 2 次），随后接受 6 个疗程的长效奥曲肽治疗（30mg，每 4 周重复），由于该研究中两组患者的中位生存均未能超过 2 个月，因此该研究的失败可能是入组患者过于晚期所致。另一项在 120 例晚期肝癌患者中进行的临床试验比较了长效奥曲肽与安慰剂的疗效，结果两组患者的中位生存期未观察到明显差异（奥曲肽治疗组 4.7 个月，安慰剂组 5.3 个月）。Barbare 等在 272 例无法切除的肝癌患者中进行了长效奥曲肽（30mg，每月一次）与安慰剂对照的随机研究，结果奥曲肽治疗组患者中位总生存期为 6.5 个月，安慰剂组 7.3 个月，两组不存在统计学差异。最近一项多中心随机临床研究评价了长效奥曲肽与他莫昔芬联合治疗肝癌的疗效，研究入组 109 例晚期肝癌，仍然未能取得阳性结果。

有 2 项研究分析了肝癌患者中生长抑素受体表达与奥曲肽疗效的关系，然而结果不一致。一项研究表明肝癌生长抑素受体表达情况与患者接受奥曲肽治疗的效果之间无明显关系，而另一项研究则表明存在生长抑素受体阳性表达的患者接受奥曲肽治疗后可明显延长生存。总之，目前尚无足够证据支持奥曲肽可以延长晚期肝癌患者的生存，然而在存在生长抑素受体表达的肝癌患者中奥曲肽是否具有治疗价值仍值得进一步研究。

第四节 多种药物的联合治疗

Abou-Alfa 等报道了一项索拉非尼联合多柔比星与单药多柔比星比较的 II 期随机双盲对照研究，入选的 96 例晚期肝癌患者既往未接受过系统治疗，其中多柔比星剂量为 $60mg/m^2$，每 3 周重复，索拉非尼的用法是 400mg 每日 2 次连续口服，结果索拉非尼+多柔比星组中位 TTP 为 6.4 个月，而多柔比星+安慰剂组中位 TTP 仅为 2.8 个月（$P=0.02$），两组中位 OS 分别为 13.7 个月和 6.5 个月（$P=0.006$）该研究完成入组后独立数据监测委员会（DMC）提前进行了疗效分析，基于治疗组显示出的明显优势提前终止研究，并将安慰剂组剩余的患者转为接受索拉非尼治疗。Abdel-Rahman 等对索拉非尼联合其他系统性抗癌药物治疗晚期肝癌的 8 项研究进行了 meta 分析，其中 3 项是与氟尿嘧啶类联合，2 项与多柔比星联合，1 项与烷化剂联合，1 项与分子靶向药物 m-TOR 联合。结果 272 例入选患者中位无进展生存期为 3.7~7.5 个月，中位总生存期为 7.4~40.1 个月，绝大多数副作用为 1~2 级，3~4 级不良反应主要是转氨酶升高、疲乏和血液学毒性。从而认为索拉非尼与其他系统性治疗药物的联合方案疗效及耐受性均可接受，值得进一步研究。

　　由于肝癌缺乏标准化疗方案，且考虑到多柔比星的心脏毒性，有学者也尝试对其他靶向药物联合化疗药物的方案进行探索。一项 II 期研究观察了西妥昔单抗联合吉西他滨+奥沙利铂（GEMOX）方案对肝癌的疗效，其中西妥昔单抗的初始治疗剂量为 $400mg/m^2$，随后改为 $250mg/m^2$ 每周一次，吉西他滨 $1000mg/m^2$，疗程第 1 天用，奥沙利铂 $100mg/m^2$，疗程第 2 天使用，每 14 天重复直至疾病进展或不可耐受的毒性。在 45 例入组患者中 20% 出现客观缓解，40% 患者达到稳定，中位无进展生存期和中位总生存期分别为 4.7 个月和 9.5 个月，1 年生存率达 40%。另一项 II 期研究对西妥昔单抗联合卡培他滨+奥沙利铂方案治疗肝癌进行了评价，患者连续 14 天每日两次口服卡培他滨（单次剂量 $850mg/m^2$），奥沙利铂 $130mg/m^2$，疗程第 1 天使用，西妥昔单抗的初始治疗剂量为 $400mg/m^2$，随后改为 $250mg/m^2$ 每周一次，每 21 天为一疗程。在入组的 25 例患者中仅 20 例进行了疗效评价，有效率达 10%，疾病进展时间为 4.3 个月。尽管大多数患者对联合治疗的耐受性较好，该研究中患者出现腹泻及电解质紊乱的并发症较为突出。

　　基于肝癌发生分子机制的复杂性以及肝细胞癌明显的异质性，研究者们也试图通过联合不同作用机制的分子靶向药物来治疗肝癌。其中一项在 720 例患者中进行的国际多中心 III 期研究比较了索拉非尼联合厄洛替尼与索拉非尼联合安慰剂作为一线治疗晚期肝细胞癌的效果，结果显示，两组中位总生存期无差异（9.5 个月 vs. 8.5 个月，$HR=0.929$，$P=0.408$），中位进展时间也相近（3.2 个月 vs. 4.0 个月，$HR=1.135$，$P=0.18$）。索拉非尼联合厄洛替尼组的总有效率较索拉非尼联合安慰剂组略高，但无统计学差异（6.6% vs. 3.9%，$P=0.102$）；但疾病控制率明显低于索拉非尼联合安慰剂组（43.9% vs 52.5%，$P=0.021$）。索拉非尼联合厄洛替尼组的中位治疗期仅为 86 天，而索拉非尼联合安慰剂组则为 123 天。两组严重不良事件的发生率分别为 58.0% 与 54.6%，而药物相关的严重不良事件发生率分别为 21.0% 和 22.8%，均无明显差异。皮疹、厌食、腹泻的发生率在索拉非尼联合厄洛替尼组较高，而脱发及手足综合征的发生率在索拉非尼联合安慰剂组高，患者因严重不良事件提前退出研究的比率在索拉非尼联合厄洛替尼组更高。由于 mTOR 通路在肝癌中的重要作用，西罗莫司类药物也尝试与索拉非尼联合治疗肝癌，一项小型 I 期研究入组了 25 例肝功能状态 Child-Pugh A 级或 B 级的晚期肝癌患者，接受替西莫斯联合索拉非尼治疗，患者的最大耐受剂量替西莫斯为每周 10mg，索拉非尼剂量为 200mg 每日两次，接受该方案治疗的 18 例患者中 8% 出现部分缓解，60% 出现疾病稳定，且 60% 患者出现明显甲胎蛋白水平下降（降低>50%），进一步的 II 期研究还在进行中。

由于目前研究中的分子靶向药物众多，研究者应谨慎考虑肝癌临床研究中病例的选择和药物的搭配，仅凭 Child-Pugh 评分为 A 级，没有基于临床病理特征以及生物标志物检测进行患者筛选的设计，在今后分子靶向药物治疗的前瞻性临床研究中将日益被冷落。另外在多靶点药物索拉非尼的基础上，再增加的药物作用靶点也值得商榷，更多的靶点阻断，带来的不一定是疗效叠加，反而可能是更多的毒性，或更多的毒性可能掩盖药物联用增加的抗肿瘤效果，总体上并不能为患者带来生存获益，应全面考虑。表 19-4-1 中列举了目前肝癌临床研究中的联合用药方案。

表 19-4-1　目前肝癌临床试验中的联合治疗方案

药物组合	作用靶点/信号通路
Sorafenib+Panobinostat	VEGFR，PDGFR，BRAF，c-kit，Raf，HDAC
Sorafenib+BIIB022	VEGFR，PDGFR，BRAF，c-kit，Raf，IGF-1R
Sorafenib+Cixutumumab	VEGFR，PDGFR，BRAF，c-kit，Raf，IGF-1R
Sorafenib+ARQ197	VEGFR，PDGFR，BRAF，c-kit，Raf，c-Met
Sorafenib+BIBF1120	VEGFR，PDGFR，BRAF，c-kit，Raf，FGFR
Sorafenib+S-1	VEGFR，PDGFR，BRAF，c-kit，Raf
Sorafenib+PR-104	VEGFR，PDGFR，BRAF，c-kit，Raf
Sorafenib+Temsirolimus	VEGFR，PDGFR，BRAF，c-kit，Raf，mTOR
Sorafenib+AZD6244	VEGFR，PDGFR，BRAF，c-kit，Raf，MEK
Sorafenib+AVE1642	VEGFR，PDGFR，BRAF，c-kit，Raf，IGF-1R
Erlotinib+Celecoxib	EGFR
Erlotinib+AVE1642	EGFR，IGF-1R
Erlotinib+Bevacizumab	EGFR，VEGFR
Erlotinib+Docetaxel	EGFR
Erlotinib+GEMOX	EGFR
Bevacizumab+GEMOX	EGFR，VEGFR
Bevacizumab+TACE	VEGFR
Bevacizumab+CAPEOX	VEGFR
Cetuximab+CAPEOX	EGFR
Gemcitabine+Docetaxel	ATM，ATR，Chk1，Chk2
Sorafenib+TACE	VEGFR，PDGFR，BRAF，c-kit，Raf
Sorafenib+Erlotinib	VEGFR，PDGFR，BRAF，c-kit，Raf，EGFR
Sorafenib+OSI-906	VEGFR，PDGFR，BRAF，c-kit，Raf，IGF-1R，IR

注：GEMOX＝吉西他滨+奥沙利铂；CAPEOX＝卡培他滨+奥沙利铂

（徐　立）

19

参考文献

1. Abdel-Rahman O. Systemic therapy for hepatocellular carcinoma（HCC）：from bench to bedside. J Egypt Natl Canc Inst, 2013, 25（4）：165-171.

2. Abdel-Rahman O, Fouad M. Sorafenib-based combination as a first line treatment for advanced hepatocellular carcinoma：a systematic review of the literature. Crit Rev Oncol Hematol, 2014, 91（1）：1-8.

3. Aravalli RN, Steer CJ. Hepatocellular Carcinoma Cellular and Molecular Mechanisms and Novel Therapeutic Strategies. 2014：Springer Cham Heidelberg New York Dordrecht London.

4. Bertino G, Di Carlo I, Ardiri A, et al. Systemic therapies in hepatocellular carcinoma：present and future. Future Oncol, 2013, 9（10）：1533-1548.

5. Chan SL, Chan AW, Yeo W. Novel therapeutic targets and predictive markers for hepatocellular carcinoma. Expert Opin Ther Targets, 2015：1-11.

6. Chen J and Gao J. Advances in the study of molecularly targeted agents to treat hepatocellular carcinoma. Drug Discov Ther, 2014, 8（4）：154-164.

7. Deng GL, Zeng S, Shen H. Chemotherapy and target therapy for hepatocellular carcinoma：New advances and challenges. World J Hepatol, 2015, 7（5）：787-798.

8. Finn RS. Current and Future Treatment Strategies for Patients with Advanced Hepatocellular Carcinoma：Role of mTOR Inhibition. Liver Cancer, 2012, 1（3-4）：247-256.

9. Germano D, Daniele B. Systemic therapy of hepatocellular carcinoma：current status and future perspectives. World J Gastroenterol, 2014, 20（12）：3087-3099.

10. Giannelli G, Rani B, Dituri F, et al. Moving towards personalised therapy in patients with hepatocellular carcinoma：the role of the microenvironment. Gut, 2014, 63（10）：1668-1676.

11. Hollebecque A, Malka D, Ferte C, et al. Systemic treatment of advanced hepatocellular carcinoma：from disillusions to new horizons. Eur J Cancer, 2015, 51（3）：327-339.

12. Johnson PJ, Qin S, Park JW, et al. Brivanib versus sorafenib as first-line therapy in patients with unresectable, advanced hepatocellular carcinoma：results from the randomized phase Ⅲ BRISK-FL study. J Clin Oncol, 2013, 31（28）：3517-3524.

13. Kalyan A, Nimeiri H, Kulik L. Systemic Therapy of Hepatocellular Carcinoma：Current and Promising. Clin Liver Dis, 2015, 19（2）：421-432.

14. Kudo M, Han G, Finn RS, et al. Brivanib as adjuvant therapy to transarterial chemoembolization in patients with hepatocellular carcinoma：A randomized phase Ⅲ trial. Hepatology, 2014, 60（5）：1697-1707.

15. Llovet JM, Hernandez-Gea V. Hepatocellular carcinoma：reasons for phase Ⅲ failure and novel perspectives on trial design. Clin Cancer Res, 2014, 20（8）：2072-2079.

16. McMasters KM, Vauthey JN. Hepatocellular Carcinoma Targeted Therapy and Multidisciplinary Care. Springer New York Dordrecht Heidelberg London, 2011.

17. Mikhail S, Cosgrove D, Zeidan A. Hepatocellular carcinoma：systemic therapies and future perspectives. Expert Rev Anticancer Ther, 2014, 14（10）：1205-1218.

18. Miyahara K, Nouso K, Yamamoto K. Chemotherapy for advanced hepatocellular carcinoma in the sorafenib age. World J Gastroenterol, 2014, 20（15）：4151-4159.

19. Murata S, Mine T, Sugihara F, et al. Interventional treatment for unresectable hepatocellular carcinoma. World J Gastroenterol, 2014, 20（37）：13453-13465.

20. Patel A, Sun W. Molecular targeted therapy in hepatocellular carcinoma：from biology to clinical practice and

future. Curr Treat Options Oncol, 2014, 15 (3): 380-394.

21. Peck-Radosavljevic M. Drug therapy for advanced-stage liver cancer. Liver Cancer, 2014, 3 (2): 125-131.

22. Petrelli F, Coinu A, Borgonovo K, et al. Oxaliplatin-based chemotherapy: a new option in advanced hepatocellular carcinoma. a systematic review and pooled analysis. Clin Oncol (R Coll Radiol), 2014, 26 (8): 488-496.

23. Pinyol R, Nault JC, Quetglas IM, et al. Molecular profiling of liver tumors: classification and clinical translation for decision making. Semin Liver Dis, 2014, 34 (4): 363-375.

24. Psyrri A, Arkadopoulos N, Vassilakopoulou M, et al. Pathways and targets in hepatocellular carcinoma. Expert Rev Anticancer Ther, 2012, 12 (10): 1347-1357.

25. Qin S, Bai Y, Lim HY, et al. Randomized, multicenter, open-label study of oxaliplatin plus fluorouracil/leucovorin versus doxorubicin as palliative chemotherapy in patients with advanced hepatocellular carcinoma from Asia. J Clin Oncol, 2013, 31 (28): 3501-3508.

26. Raza A and Sood GK. Hepatocellular carcinoma review: current treatment, and evidence-based medicine. World J Gastroenterol, 2014, 20 (15): 4115-4127.

27. Sampat KR, O'Neil B. Antiangiogenic therapies for advanced hepatocellular carcinoma. Oncologist, 2013, 18 (4): 430-438.

28. Shin JW, Chung YH. Molecular targeted therapy for hepatocellular carcinoma: current and future. World J Gastroenterol, 2013, 19 (37): 6144-6155.

29. Villanueva A. Rethinking future development of molecular therapies in hepatocellular carcinoma: a bottom-up approach. J Hepatol, 2013, 59 (2): 392-395.

30. Worns MA, Galle PR. HCC therapies--lessons learned. Nat Rev Gastroenterol Hepatol, 2014, 11 (7): 447-452.

31. Zhu AX. Molecularly targeted therapy for advanced hepatocellular carcinoma in 2012: current status and future perspectives. Semin Oncol, 2012, 39 (4): 493-502.

32. Zhu AX. New agents on the horizon in hepatocellular carcinoma. Ther Adv Med Oncol, 2013, 5 (1): 41-50.

19

第二十章

肝癌的生物免疫治疗

肿瘤生物治疗的发展经历了一个漫长曲折的过程，早期人们试图通过刺激机体的免疫功能来达到抵抗肿瘤的目的，故称为免疫治疗。近40年来，随着人们对肿瘤发生发展机制的深入了解以及肿瘤免疫学、分子生物学和生物工程技术等的发展与进步，肿瘤的生物治疗得以迅速发展。肿瘤的生物治疗以其安全、有效、不良反应低等特点，现已经成为肿瘤综合治疗中继手术治疗、放疗和化疗后的第四种治疗模式。

第一节　肿瘤生物治疗概述

肿瘤生物治疗（cancer biotherapy），简言之就是指通过调动宿主的天然防御机制或应用生物学物质或生物制剂等刺激机体自身的抗肿瘤生物学反应，从而达到杀伤肿瘤细胞、抑制肿瘤复发和转移的治疗方法。因此，肿瘤生物治疗主要是通过调节机体免疫和肿瘤之间的平衡来实现治疗肿瘤的目的，这与传统的手术治疗、放疗和化疗等疗法有所不同。目前肿瘤生物治疗方法主要包括：肿瘤疫苗、肿瘤免疫治疗、肿瘤基因治疗、肿瘤抗血管生成治疗等。

其实，肿瘤生物治疗迄今已有100多年的历史。19世纪末期，欧美的医生观察到肿瘤患者合并严重感染，感染被成功控制后，肿瘤也明显缩小。根据这些事实，他们用混合细菌疫苗（mixed bacterial vaccine，MBV）治疗癌症病人，曾取得一定的疗效。现代肿瘤生物治疗发展迅速，许多生物反应调节剂（biological response modifier，BRM）、抗肿瘤免疫活性细胞、肿瘤疫苗、免疫结合点阻断剂、基因治疗制剂、单克隆抗体以及抗肿瘤新生血管制剂等均已进入临床或正在临床试验中。在早期阶段，肿瘤生物治疗主要在一些免疫原性较强的肿瘤中进行，如黑色素瘤、肾癌、恶性脑胶质瘤等。随着生物治疗研究的发展，现在已扩大到其他肿瘤的治疗，如乳腺癌、肺癌、肠癌、前列腺癌、卵巢癌、宫颈癌、肝癌、胰腺癌等。

肿瘤的生物治疗主要包括肿瘤免疫和肿瘤基因治疗。前者主要包括肿瘤的免疫调节剂治疗、肿瘤疫苗、过继性细胞免疫治疗和免疫结合点阻断治疗，是肿瘤生物治疗的基础，也是目前研究最多的领域；基因治疗是生物治疗的发展方向。

一、肿瘤的免疫治疗

一个世纪前，Willim Coley 首先报道了由细菌毒素引发的机体免疫反应可以诱发肿瘤缩小，从而开启了肿瘤免疫治疗学的研究。目前，肿瘤免疫治疗，无论在临床前期还是在临床水平上，都正在进入一个活跃研究的新时期。这主要归功于基础免疫学和肿瘤生物学的迅速发展，使我们对免疫系统和肿瘤细胞之间相互作用的机制有了更深入的认识。由于肿瘤免疫治疗在清除少量、残余的肿瘤细胞过程中发挥的重要作用，使之在常规治疗后，包括手术、化疗和放疗使肿瘤负荷尽可能降低后，能取得更好的疗效。

肿瘤免疫治疗主要包括肿瘤疫苗，免疫调节剂，过继性细胞免疫治疗，免疫结合点阻断治疗四大类。

（一）肿瘤疫苗

疫苗（vaccine）是一种能刺激机体免疫系统产生抗特异性靶物质（如病毒、细菌等）的免疫反应的物质。经典的疫苗概念来源于抗感染免疫，它主要是使用处理过的病原微生物（如病毒、细菌等）及其衍生物刺激机体产生体液免疫反应以预防感染性疾病。由于疫苗在预防和治疗感染性疾病上获得的巨大成功，科学家们一直希望开发有效的肿瘤疫苗（cancer vaccine）治疗肿瘤。首例肿瘤疫苗是 1893 年由纽约外科医生 William B. Coley 首次报道的，他把活细菌直接接种于软组织肿瘤内，结果发现一些肿瘤在炎症反应过后缩小了。之后肿瘤疫苗的研究一直没有太大进展，直到 20 世纪 80 年代末和 90 年代初以后，肿瘤疫苗才真正开始从基础研究走向临床试验研究和应用开发。近年来，研究和开发新型肿瘤疫苗已成为国际上肿瘤免疫治疗的热点。2006 年，美国 FDA 批准了人类历史上第一个肿瘤疫苗——宫颈癌预防疫苗"Gardasil®"，它能预防人乳头瘤状病毒（HPV）16/18 型感染长达 5 年以上，可有效降低宫颈癌的发病率。不过，目前肿瘤疫苗仍然主要处于临床前或临床研究阶段。

肿瘤疫苗属主动免疫治疗范畴，也有特异性肿瘤疫苗和非特异性肿瘤疫苗之分，但特异性肿瘤疫苗是主要的。其基本原理是利用肿瘤抗原，通过主动免疫方式诱导机体产生特异性抗肿瘤免疫应答，激发机体自身的免疫保护机制，达到治疗肿瘤或预防复发的作用。根据肿瘤抗原组分和性质的不同，肿瘤疫苗可分为以细胞为载体的肿瘤疫苗、病毒疫苗、蛋白/多肽疫苗、DNA 疫苗、抗独特型疫苗和异种疫苗等。

1. 以细胞为载体的肿瘤疫苗　细胞是生命的基本单位，几乎包容了机体免疫所需要的所有基本成分如抗原等。以细胞作为疫苗有着其独特的优势，细胞疫苗是目前使用得最多、效果最好的肿瘤疫苗，包括肿瘤细胞疫苗、树突状细胞疫苗及融合细胞疫苗、基因修饰疫苗等。

（1）肿瘤细胞疫苗：肿瘤细胞疫苗（tumor cell-based vaccine）是应用得最早的肿瘤疫苗，是以肿瘤细胞为载体的疫苗。其制备方法是从机体肿瘤组织中分离纯化肿瘤细胞，经灭活处理后使瘤细胞丧失致瘤性，但仍保持其免疫原性，然后对机体进行主动免疫，接种后完整的细胞表面的相关或特异抗原可诱导机体产生抗肿瘤免疫应答。全细胞疫苗的优点就是细胞上所有的分子，包括一些未知的分子都暴露于免疫系统，机体可产生针对多个靶分子的免疫应答。但由于肿瘤细胞表达抗原的免疫原性较弱，表面 MHC 分子、共刺激分

20

子（如 B7 等）表达低下或缺乏，加上肿瘤本身复杂的遗传背景，原始的肿瘤细胞疫苗往往不能诱导很强的免疫应答。为改变这一不足，目前采用分子修饰技术改变肿瘤细胞的免疫特性或遗传背景，以提高其免疫原性，诱导更强的免疫应答，常见的有：MHC 分子转基因瘤疫苗、共刺激分子转基因的肿瘤疫苗、细胞因子转基因的肿瘤疫苗、多因素修饰的肿瘤疫苗。

（2）树突状细胞疫苗：抗原的识别、加工、递呈及 T 细胞的致敏、激活和扩增依赖于抗原递呈细胞（APC）的参与。其中树突状细胞（DC）是功能最强的专职性 APC，被激活的骨髓来源的 DC 在细胞表面表达高水平的 MHC Ⅰ、MHC Ⅱ 及细胞间黏附分子和 B7，以树突状细胞作为疫苗可有效增强特异性的抗肿瘤免疫反应。

树突状细胞疫苗包括肿瘤抗原致敏的树突状细胞疫苗与基因修饰的树突状细胞疫苗等。前者是通过不同形式的肿瘤抗原（如蛋白抗原、抗原肽、肿瘤细胞裂解物、肿瘤 RNA 等）致敏的 DC 疫苗，经注射体内后诱导出特异性抗肿瘤免疫反应。后者与转基因肿瘤疫苗类似，修饰树突状细胞疫苗的基因也包括各种细胞因子基因、肿瘤抗原基因等。

2. 融合细胞疫苗　融合细胞疫苗（fusion cell vaccine）是一种极有希望的肿瘤疫苗。肿瘤细胞本身虽然包含了各种肿瘤抗原，但由于缺乏共刺激信号，使其自身肿瘤抗原不能被有效递呈，而 DC 则正好具备提呈抗原的能力，把二者融合后成为具有异核体的融合细胞，它们就可以有机会取长补短，诱导有效的抗肿瘤免疫反应。这种 DC/肿瘤融合细胞疫苗是通过完整的肿瘤细胞和树突状细胞融合来将肿瘤抗原导入树突状细胞，成功融合的细胞除表达肿瘤细胞原有的多种抗原外，也表达 MHC Ⅰ 类和 Ⅱ 类抗原和其他协同刺激因子，包括那些已知的和未知的肿瘤细胞表面特异性抗原，还可以表达 T 细胞活化所必需的 CD80、CD86、ICAM-1 等共刺激分子，能够高效的向 CD8 阳性及 CD4 阳性的 T 细胞呈递肿瘤抗原，从而逆转机体对肿瘤抗原的耐受，诱导产生多克隆的抗肿瘤细胞毒性 T 淋巴细胞反应。

3. 蛋白/多肽疫苗　细胞免疫在肿瘤免疫中发挥着极其重要的作用。肿瘤抗原必须在 APC 胞内降解为短肽并形成肽-MHC-TCR 复合物才能为 T 细胞所识别，激发相应的 CTL 反应。T 细胞识别的抗原是与 MHC Ⅰ 类或 Ⅱ 类分子相结合的长度约为 8～12 个氨基酸的多肽，而作为杀伤肿瘤细胞的主要效应细胞 CTL 则识别与 MHC Ⅰ 类分子结合的多肽。蛋白/多肽疫苗的目的就在于在体内把高剂量的肿瘤抗原多肽输送给 APC 表面的空的 MHC 分子。与肿瘤细胞疫苗、基因工程疫苗等传统疫苗相比，多肽疫苗具有特异性高、安全性好、可方便地人工设计和大量合成纯度高、重复性好的多肽等优点。然而许多肿瘤抗原上的抗原决定基与 MHC 分子结合的亲和力低，这种低的亲和力是由于这个肿瘤肽与 MHC Ⅰ 类分子结合的部位缺少适合的氨基酸序列，目前通过遗传工程的方法更换这个部位的氨基酸序列可以增强肿瘤抗原肽与 MHC Ⅰ 类分子结合的能力，导致免疫应答的加强。肿瘤抗原肽疫苗的优点是特异性高、安全性好、方便人工设计和大量合成纯度高、活性好的多肽。但是肿瘤抗原肽疫苗要求与个体的 HLA 单体型相吻合，必须为每个个体提供适合的肿瘤抗原肽疫苗。

4. 核酸疫苗　核酸疫苗（nucleic acid vaccine）或称 DNA 疫苗、基因疫苗（gene vaccine）是近年来迅速发展起来的新兴的分子生物学和免疫学相结合的技术产物。它是通过基因重组技术，用逆转录病毒、腺病毒等载体将外源性目的基因导入受体细胞（单核细胞或成纤维细胞)内而制成的疫苗。通过宿主细胞的表达系统合成抗原蛋白,由机体的抗原提呈细胞摄取这种抗原蛋白,通过加工,提呈给 T 淋巴细胞,诱导宿主产生针对该抗原蛋白的免疫应答。目前用于构建核酸疫苗的外源基因主要是能引起保护性免疫反应的抗原基因(如 CEA、PSA、AFP 等)、抗体可变区基因、细胞因子基因(如 IL-2、IFN、GM-CSF等)CTL 表位基因、MHC(主要组织相容性抗原)基因和共刺激分子基因等。

核酸疫苗具有既可诱导体液免疫又可诱导细胞免疫,既可用于治疗又可用于预防,可同时携带多个肿瘤抗原基因,所携带的抗原基因易于修饰等优点。核酸疫苗主要通过以下几方面的机制来增强其抗肿瘤效应。①增强肿瘤的免疫原性。肿瘤细胞可通过多种机制来逃避免疫系统的监视,其中包括 MHC-1 类基因不表达或表达降低、肿瘤相关抗原(TAA)的下调等。根据此原理,将编码相关分子的基因(如 MHC 基因等)转导入肿瘤细胞,使得肿瘤细胞的相应分子产生高表达,使得细胞能够识别肿瘤细胞,提高疫苗的疗效。②提高 T 细胞对肿瘤抗原的反应性。某些外源基因的表达产物可直接作用于免疫细胞,促进免疫细胞的生长、分化、从而提高机体的抗肿瘤能力,如使用多种肿瘤细胞因子转染肿瘤细胞。目前研究最多的是细胞因子修饰的肿瘤疫苗,其中白细胞介素(IL)-2、IL-4、IL-6、IL-12、IL-15、IL-18、GM-CSF(粒细胞巨噬细胞集落刺激因子)、EGF(表皮生长因子)等基因已被尝试转入到多种组织类型和具有不同免疫原性的肿瘤细胞中。③某些基因产物可以直接杀伤肿瘤细胞。如 TNF 基因导入肿瘤细胞可使局部持续分泌 TNF(肿瘤坏死因子),从而直接杀伤肿瘤细胞。核酸疫苗的优点在于它在体内可不断产生抗原以刺激免疫系统,诱导产生特异性的 CTL 和抗体,同时核酸疫苗不整合到细胞的基因组中,使用安全,而且单纯摄入 DNA 不能使宿主产生抗 DNA 抗体,也不会引起宿主自身免疫病,此外还由于采用重组 DNA 技术便于大量的工业化生产,可加工成冻干粉便于常温贮藏和运输。不过,由于核酸疫苗是裸 DNA(null DNA),缺少有效的保护,故只有极小的一部分重组质粒 DNA 能最终进入细胞核并表达出相应的蛋白质,而且表达水平也较低,然而长期低水平表达抗原可能引起免疫耐受。

(二)免疫调节剂

免疫调节剂,是指增强及调节免疫功能的非特异性生物制品。根据免疫调节剂对机体免疫功能的作用不同,可以分为免疫增强剂、免疫抑制剂、双向免疫调节剂。按来源分为:人和动物免疫系统的产物(如 TNF-α、白细胞介素和干扰素等),化学合成剂,生物制剂(如卡介苗、短棒杆菌和香菇多糖等),以及中药或植物来源的免疫调节剂。

1. 非特异性免疫刺激

(1)卡介苗(BCG):BCG 原是一种预防人类结核病的菌苗。20 世纪 60 年代 Mathe报道化疗、BCG 联合治疗小儿白血病取得较好疗效后引起广泛兴趣。BCG 注射被发现能导致 CK 的分泌和 DC 的激活,这可以增强抗肿瘤效应。临床常通过皮肤划痕法和皮内注射法,膀胱肿瘤可采用膀胱内灌注法进行治疗。

(2)短小棒状杆菌(*Corynebacterium parvum*,CP):CP 是一种革兰阳性厌氧杆菌,具有免疫佐剂的作用。CP 的抗肿瘤作用可能通过激活巨噬细胞,增强溶酶体活性,诱导干扰素和提高 NK 细胞活性起抗肿瘤作用。CP 通过腔内注射对消除癌性胸腔积液、腹水及瘤内注射治疗晚期肿瘤有一定效果。

(3)OK-432:OK-432(picibanil)商品名为"沙培林",由溶血性链球菌 A 组 Ⅲ 组低

20

毒变异株 Su 开发而来，是细菌类非特异性免疫调节剂。一般认为，OK-432 是一种多细胞因子诱生剂，通过诱导产生 IFN-γ 和 IL-12 等细胞因子，并可增强 NK 细胞和 LAK 细胞活性，非特异地提高机体的免疫力，发挥其抗肿瘤作用。

（4）多糖类：临床常用的有香菇多糖（lentinan）、云芝多糖（krestin，PS-K）、多抗甲素（α-polyresurtin），这些制剂都是属于非特异性免疫刺激剂，能刺激单核巨噬细胞的增殖，增强 T 细胞和 NK 细胞的活性，临床上主要用于消化道肿瘤的辅助治疗。

（5）免疫组织和细胞提取物：这是 20 世纪 70 年代兴起的免疫增强剂，主要有胸腺素（thymosin）、转移因子（transfer factor，TF）和免疫核糖核酸（iRNA），这些制剂来源于免疫组织（胸腺、脾、淋巴结）和外周淋巴细胞，能够促进 T 细胞分化成熟和增强 T 细胞对抗原的应答反应，增强 CTL 和 NK 细胞的活性，对 T 细胞免疫功能低下的病者的免疫功能的恢复，以及协助宿主抗病毒感染和抗肿瘤都有积极的作用。

（6）Toll 样受体配体：现已知的 Toll 样受体有 13 种，它们能识别细菌和病毒的核苷酸（TLR3、TLR7、TLR8、TLR9），细菌细胞壁标记蛋白和鞭毛蛋白（TLR4 和 TLR5），细菌来源的脂蛋白和糖脂（TLR1 和 TLR2），寄生虫来源的抑制蛋白（TLR11）。这些受体能刺激 DC 的活化，通过诱导 I 型干扰素，细胞因子（如 IL-12），共刺激分子（如 CD80、CD86、CD40）的表达而增强 T 细胞增殖。

2. 细胞因子　细胞因子（cytokine）是由免疫细胞（淋巴细胞、单核巨噬细胞等）及其相关细胞合成分泌的一类低分子蛋白或糖蛋白的大家族。其生物作用的特点是微量高效，在体内各种细胞因子构成复杂的网络关系，常以自分泌或旁分泌的方式在局部发挥免疫调节作用。临床上常用的抗肿瘤细胞因子有白细胞介素-2（IL-2）、干扰素（IFN）、肿瘤坏死因子（TNF）以及粒细胞-巨噬细胞集落刺激因子（GM-CSF）等。

（1）白细胞介素-2：IL-2（interleukin，IL-2），又名 T 细胞生长因子，主要由活化的 T 细胞分泌。IL-2 具有多种生物学功能，在免疫调节中起中心作用：①刺激活化的 T 细胞生长和分化，增强 T 细胞的杀伤活性；②刺激单核巨噬细胞的细胞毒活性；③促进 NK 细胞增殖，增强 NK 细胞的杀伤活性；④是扩增和激活 LAK 和 TIL 的必需因子；⑤能刺激 B 细胞的增殖和产生免疫球蛋白，促进 B 细胞表达 IL-2 受体；因此，IL-2 通过激活 CTL 细胞、巨噬细胞、NK 细胞、LAK 细胞和 TIL 的细胞毒作用及诱导效应细胞分泌 TNF 等细胞因子而达到杀伤肿瘤细胞，也可能通过刺激抗体的生成而发挥抗肿瘤作用。

（2）干扰素：干扰素（interferon，IFN）是由细胞对病毒感染或双链 RNA、抗原、丝裂原的刺激起反应而诱导产生的一组蛋白，分为 IFN-α、IFN-β、IFN-γ 三类分子。IFN 是第一个进行癌症临床治疗的细胞因子，其作用机制包括：①减缓细胞增殖速度；②细胞毒作用直接用于杀伤癌细胞；③促进细胞分化，诱导肿瘤细胞向正常分化；④改变肿瘤细胞的表面性质，增加 MHC Ⅰ 和 Ⅱ 类抗原在肿瘤细胞的表达；⑤活化单核巨噬细胞、T 细胞、NK 细胞，调节抗体生成等。

（3）肿瘤坏死因子：肿瘤坏死因子（tumor necrosis factor，TNF）包括 TNF-α、TNF-β 两种。TNF-α 由激活的单核巨噬细胞产生；TNF-β 由激活的 T 淋巴细胞产生。

肿瘤坏死因子具有抗肿瘤、调节免疫效应细胞、调节机体代谢及诱导细胞分化、刺激细胞生长、诱导细胞抗病毒等多种生物学活性。TNF 通过巨噬细胞、NK 细胞、CTL 和 LAK 细胞的细胞毒作用对肿瘤细胞杀伤或抑制增殖，引起肿瘤坏死、体积缩小甚至消退。

20

也可以阻断肿瘤血液供应，促进宿主炎症反应，刺激产生肿瘤特异性细胞毒抗体等。

（4）集落刺激因子：集落刺激因子（colony stimulating factor，CSF）是一类调节血细胞生成的高度特异蛋白质，包括粒细胞集落刺激因子（G-CSF）、巨噬细胞集落刺激因子（M-CSF）、粒细胞-巨噬细胞集落刺激因子（GM-CSF）和多能集落刺激因子（Multi-CSF，即IL-3），还包括促红细胞生成素（EPO）和血小板生成素（TPO）等。

CSF具有多方面的功能，但其主要功能是对造血细胞的作用。CSF对造血细胞具有刺激增殖、诱导分化、增强成熟细胞功能和维持存活等作用。临床应用表明G-CSF或GM-CSF能迅速提高粒细胞数，帮助骨髓从放疗、化疗引起的抑制状态中得到恢复并增强抗感染能力。

（三）过继性细胞免疫治疗

过继性细胞免疫疗，又称体细胞免疫治疗，是指从患者外周血中分离的单个核细胞经过体外诱导、激活和扩增后输入患者体内，诱导或直接杀伤肿瘤细胞，或调节和增强机体的免疫功能，从而达到治疗肿瘤的目的，过继性细胞免疫治疗的原则包括：①输注的效应细胞对宿主肿瘤细胞具有杀伤力，对正常细胞无害；②符合组织相容性抗原，原则上以自体细胞为主；③输入足够数量的效应细胞；④在降低患者的肿瘤负荷后，用过继性细胞免疫疗效果更好；⑤具备严格的质控标准，确保安全性。目前用于肿瘤过继性免疫治疗的免疫活性细胞主要包括细胞因子激活的杀伤细胞、肿瘤浸润淋巴细胞、细胞因子诱导的杀伤细胞以及其他抗肿瘤效应细胞。

1. 细胞因子激活的杀伤细胞　细胞因子激活的杀伤细胞（LAK）是一种在体外经IL-2激活的非特异性的淋巴细胞。LAK细胞并非是一个独立的淋巴群或亚群，而是NK细胞或T细胞体外培养时，在高剂量IL-2等细胞因子诱导下产生的一种杀伤细胞，不仅能够杀伤NK细胞及CTL细胞敏感的肿瘤细胞，也能够杀伤多种对CTL细胞、NK细胞不敏感的肿瘤细胞。LAK细胞无须抗原致敏，且其杀伤作用无MHC限制性，可杀伤同基因型、同种异体乃至异种的肿瘤细胞。目前普遍认为，LAK细胞可通过两种方式杀伤肿瘤细胞：一种是通过LAK细胞的表面分子识别肿瘤细胞的表面分子，二者之间相互接触，LAK细胞释放细胞毒介质对肿瘤细胞进行直接杀伤；另一种是LAK细胞释放大量的炎症细胞因子TNF-α和IFN-γ，间接杀伤肿瘤细胞。

2. 肿瘤浸润淋巴细胞　肿瘤浸润淋巴细胞（TIL）是指浸润在肿瘤组织中具有抗肿瘤效应的淋巴细胞，其主要是存在于肿瘤间质内的T淋巴细胞，小部分为MHC非限制性的NK细胞，其共同特征为表达T细胞受体（TCR）。从实体瘤组织分离的TIL在体外经IL-2激活后可大量扩增，TIL来自肿瘤组织区域，可特异识别自体肿瘤，具有特异的MHC限制性溶解肿瘤活性。此外，与LAK相比，TIL有以下优势：①其体内抗肿瘤效应比常规LAK强50~100倍，因此在治疗中可以减少效应细胞和IL-2的用量，而且对LAK治疗无效的晚期肿瘤仍有一定治疗效果；②主要由CD8阳性细胞诱导而来，在动物实验中发现TIL杀伤肿瘤作用具有特异性；③宿主的免疫抑制状态有利于TIL的杀伤作用，因此治疗时加用环磷酰胺可明显提高疗效，这可能与免疫抑制药消除抑制性细胞或因子，增强过继免疫治疗作用有关，因而可减少IL-2的用量，降低毒副作用；④可从手术切下肿瘤组织、肿瘤引流淋巴结、癌性胸腹水中获得淋巴细胞，经加IL-2培养后，其生长、扩增能力强于LAK细胞。

20

3. **细胞因子诱导的杀伤细胞**　细胞因子诱导的杀伤细胞（cytokine induced killer cells，CIK）是将人的外周血单个核细胞在体外用多种细胞因子（如抗 CD3McAb、IL-2、IFN-γ、IL-1α 等）共同培养一段时间后获得的一群异质细胞，由于该种细胞同时表达 CD3 和 CD56 两种膜蛋白分子，故又被称为 NK 细胞样 T 淋巴细胞，兼具 NK 细胞的非 MHC 限制性杀瘤优点和 T 淋巴细胞强大的抗肿瘤活性（图 20-1-1）。CIK 增殖速度快，杀瘤活性高，杀瘤谱广，对多种耐药肿瘤细胞同样敏感。CIK 细胞能以不同的机制识别和杀伤肿瘤细胞：①自然杀伤：CIK 细胞是非 MHC 限制性的细胞毒细胞，可通过分泌穿孔素和颗粒酶直接裂解肿瘤细胞；②炎症细胞因子作用：CIK 细胞活化后能分泌 IL-2、IL-6、IFN-γ 等多种抗肿瘤的细胞因子，具有抑瘤杀瘤作用，而且对正常细胞无毒性作用；③CIK 细胞可通过诱导肿瘤凋亡而杀伤肿瘤细胞；④CIK 细胞回输后可以激活机体免疫系统，通过增强 T 细胞功能起作用，提高机体的免疫功能。因此，应用 CIK 细胞治疗被认为是新一代抗肿瘤过继免疫治疗的首选方案。由于 CIK 细胞的溶瘤作用是非 MHC 限制性的，既不受癌症组织类型的限制，因此对任何癌症均有杀灭作用。但对高抗原表达的癌症效果更好。如：髓性白血病、黑色素瘤、肾细胞癌、转移性肾癌、非霍奇金淋巴瘤等，对其他癌症如肺癌、结肠癌、乳腺癌等也有较好的疗效。CIK 细胞治疗适用于任何分期的癌症患者，但对早期肿瘤患者或经过手术及放化疗后肿瘤负荷比较小的患者效果更好。CIK 对于手术，放化疗或者造血干细胞移植后患者体内微小残留病灶的清除，防止癌细胞扩散和复发，提高患者自身免疫力等方面具有重要作用。同时对于不适合手术、放化疗耐受的中晚期肿瘤或年老体弱肿瘤患者也可以起到改善生活质量，延长生存时间的作用。

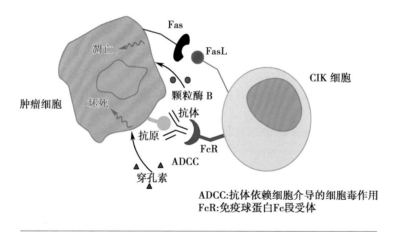

图 20-1-1　CIK 细胞作用原理示意图

4. **其他的抗肿瘤效应细胞**　其他用于过继免疫治疗的效应细胞还包括肿瘤抗原激活的杀伤细胞（tumor antigen activated killer cell，TAK）、激活的杀伤性单核细胞（activated killer monocyte，AKM）、自然杀伤细胞（nature killer cell，NK）、细胞毒性 T 淋巴细胞（cytotoxin T lymphocyte，CTL）等。它们具有广阔的临床应用前景。

（四）免疫结合点阻断治疗

随着一系列治疗效果较好，应用前景广阔的免疫结合点阻断治疗药物的临床应用，肿瘤的免疫结合点阻断治疗已通过重重考验，得到世界的公认，开辟了特异、高效、低毒的杀伤肿瘤细胞的新天地。由于免疫结合点治疗药物对特异性靶标的高亲和性，可以提高患者对治疗的反应，同时也能对放化疗起增敏作用，降低其对化疗药物的耐药性。目前免疫结合点阻断治疗药物主要有单克隆抗体和限制免疫反应的小分子化合物。

1. **单克隆抗体** 杂交瘤技术问世以来，单克隆抗体（monoclonal antibodies，MAb）的制备及其在肿瘤诊断治疗中的应用获得了迅速的发展。单克隆抗体抗肿瘤作用的机制主要是通过活化补体，构成复合物与细胞膜接触产生补体依赖性细胞毒作用，引起靶细胞的溶解和破坏，以及激活抗体依赖细胞，发挥其抗体依赖性细胞毒作用破坏肿瘤细胞，还有一些抗体通过封闭肿瘤细胞表面的受体，以阻断细胞生长因子与受体结合诱发的促细胞增殖作用。

Rituximab 是美国 FDA 于 1997 年 11 月批准的首个用于治疗表达 CD20 的复发性、难治性的低分化 B 细胞淋巴瘤的单抗，Rituximab（利妥昔单抗）是人-鼠嵌合型抗 CD20 单克隆抗体；曲妥珠单抗是一种针对 HER-2/neu 的重组人源化 IgG 单克隆抗体，能特异地作用于 Her-2 过度表达的乳腺癌细胞，主要用于治疗实体瘤-乳腺癌；贝伐单抗是抗 VEGF 的人源化单抗，主要通过中和 VEGF 阻断其与内皮细胞上的受体结合，抑制肿瘤血管生成发挥抗肿瘤效应，被 FDA 批准治疗转移性结肠癌，同时也推荐用于治疗转移性肺癌、乳腺癌、肾癌和胶质母细胞瘤等。

2. **限制免疫反应的小分子** 近年来基于免疫结合点的概念开始集中寻找限制免疫反应的小分子化合物。目前，已经应用在临床上的免疫结合点抑制因子主要有针对 T 淋巴细胞抗原 4（CTLA-4）的抗体；另一针对 CD8 阳性 T 细胞的程序性死亡因子 PD1/PD-L1 的抗体（图 20-1-2）。

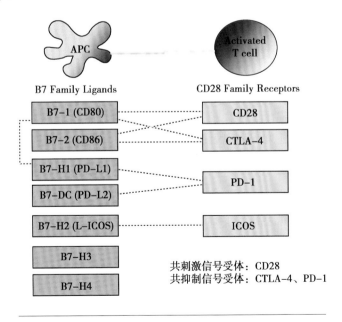

图 20-1-2 免疫细胞共刺激信号及受体

（1）抗 CTLA-4 单抗（ipilimumab）：Ipilimumab 是一种单克隆抗体，能有效阻滞细胞毒性 T 淋巴细胞抗原-4（CTLA-4）的分子。CTLA-4 是免疫球蛋白超家族的成员，细胞毒性 T 淋巴细胞（cytotoxic T lymphocytes，CTLs）表面受体之一，参与免疫反应的负调节。T 细胞的活化需要双信号的刺激，第一信号为 T 细胞受体（T cell receptor，TCR），接受 MHC 提呈的抗原，第二信号为共刺激分子 B7，和 CD28 结合。在正常情况下，T 细胞的激活依赖于第一信号（抗原-抗体复合物的形成）和第二信号（B7 介导的活化信号）双活化。而 CTLA-4 可以与 CD28 竞争性结合到 B7 上，阻断 T 细胞受体信号。CTLs 表面上的 CTLA-4 上调，可产生抑制性信号，引起 CTLs 细胞周期的阻滞，并抑制 IL-2 基因转录和 T 细胞的活化增殖，使肿瘤细胞免疫逃逸出现增强。Ipilimumab 通过阻断 CTLA-4 和 B7 之间的相互作用，可以抑制这样一个消极的免疫信号，从而消除免疫抑制作用以及诱导和增强抗肿瘤免疫反应。Ⅲ期临床试验显示，ipilimuma 能延长进展性黑色素瘤患者的总生存期。2011 年 3 月 25 日美国 FDA 批准 ipilimuma 用于治疗晚期黑色素瘤。

（2）抗 PD-1 和 PD-L1 抗体：程序性死亡因子 1 及其配体（PD-1/PD-L1）是一对免疫共刺激因子。正常情况下，PD-1 通过其配体 PD-L1 发挥免疫调控作用。近年来，PD-1 及其配体因其参与肿瘤免疫逃逸机制而受到关注。PD-1/PD-L1 信号通路的激活可导致免疫抑制性肿瘤微环境形成，使肿瘤细胞逃避机体免疫监视和杀伤，而阻断 PD-1/PD-L1 信号通路可逆转肿瘤免疫微环境，增强内源性抗肿瘤免疫效应。也有研究认为，肿瘤细胞是通过上调 PD-L1 的表达来逃避 T 细胞的识别。国内外多项研究证明，PD-1 及 PD-L1 的表达不仅与患者的临床分期和生存率有关，并有望成为肿瘤免疫治疗的新靶点。

PD-L1 又称 CD279，是 B7/CD28 协同刺激因子超家族中的成员。PD-1 主要表达于活化的 CD4$^+$T 细胞和 CD8$^+$T 细胞，可以促进 T 细胞的成熟。PD-1 的配体属 B7 家族成员，包括 PD-L1（又名 B7-H1，CD274）和 PD-L2（又名 B7-DC），两者均高表达于胎盘组织；低表达于脾脏、淋巴结、胸腺；脑组织中无表达。PD-L1 蛋白不仅表达于抗原提呈细胞（APCs），还表达于 B 细胞，T 细胞，非造血细胞，包括肿瘤细胞。PD-L1 与其受体 PD-1 结合后，可向 T 细胞传递免疫抑制信号，抑制 T 细胞免疫，对机体的免疫应答起负调控作用。新型抗 PD-1 抗体可以阻断 PD-1 对 T 细胞的抑制作用，从而激活肿瘤患者体内的免疫效应细胞杀瘤效应。Ⅰ期临床试验显示抗 PD-1/PD-L1 抗体可以使 1/5～1/4 的非小细胞肺癌患者、黑色素瘤患者或前列腺癌患者产生一定的疗效。但这两类抗体在肝癌治疗中的应用仍然缺乏充足的临床依据。

二、肿瘤的基因治疗

肿瘤基因治疗（gene therapy）是应用基因转移技术将外源基因导入体内，直接修复和纠正肿瘤相关基因的结构和功能缺陷，或间接通过增强宿主的防御机制和杀伤肿瘤能力，从而达到抑制和杀伤肿瘤细胞的治疗目的。20 世纪 80 年代初，Anderson 首先将基因治疗应用于临床，1990 年开始了世界上首例真正用于人类疾病的基因治疗，一例因腺苷脱氨酶所致联合免疫缺陷的女孩经基因治疗而获救，且至今仍然健康地存活。这一工作把基因治疗从理论和动物实验真正地带入临床应用，开辟了基因治疗的新时代。我国基因治疗领域的研究工作开展比较早，1991 年首例 B 型血友病基因治疗临床试验获得成功，2004 年 10 月重组人 p53 腺病毒注射液（今又生）在我国上市，是全球第一个获准上市的基因治疗药物，标志着我国基因治疗产业开发已达国际先进水平，基因治疗被认为是未来医药领域中极有潜力的发展领域。

（一）基因治疗的载体

基因治疗涉及靶基因、靶基因载体和靶基因的表达调控，其中靶基因载体的选择是基因治疗的关键之一。目前用作基因治疗载体分病毒载体和非病毒载体，而病毒载体主要来源于鼠和人类的 DNA、RNA 病毒，最常用的以逆转录病毒、腺病毒（Ad）、腺相关病毒（AAV）、慢病毒和单纯疱疹病毒（HSV）为多。最近几年，又有更多的病毒被开发改造为基因治疗的载体，包括牛痘病毒、杆状病毒、EB 病毒（EBV）、水疱性口炎病毒（VSV）和人巨细胞病毒（CMV）等，并且其中一些已经进入了临床试验阶段。非病毒载体如细菌载体、人工载体则还处于临床前研究阶段。

（二）基因治疗策略

1. **抑癌基因治疗**　相比于正常细胞而言，肿瘤细胞的生长和增殖能力明显增强；而这种生长表型又是基于抑癌基因失活和/或癌基因的过度激活。抑癌基因具有负性调控细胞生长和增殖的作用，当抑癌基因发生突变或缺失而丧失其功能时则可促进细胞的生长和增殖。因此，将正常的抑癌基因导入肿瘤细胞，去补偿和代替突变或缺失的抑癌基因，达到抑制肿瘤的生长或逆转其表型的恶性肿瘤的抑癌基因治疗策略，将成为肿瘤基因治疗中一种重要的模式。

2. **"自杀基因"治疗**　自杀基因治疗又名基因介导的酶解药物前体治疗（gene directed enzyme prodrug therapy，GDEPT），或分子治疗，利用基因工程技术将自杀基因（一些病毒或基因组的前药转换酶基因）导入肿瘤细胞，使无毒的前药在肿瘤细胞中代谢为有细胞毒性的药物，从而杀死肿瘤细胞。其作用机制主要包括两种效应：①目的基因作用于前体药物所产生的产物直接对肿瘤细胞的杀伤作用；②旁观者效应，即表达自杀基因的肿瘤细胞和周边的一些不表达自杀基因的肿瘤组织一并受到毒性代谢产物的损伤，只要有 1%~5% 的转染细胞即可引起几乎全部的瘤细胞死亡。

3. **反义基因治疗**　肿瘤的反义基因治疗是指根据碱基互补原理，利用与目标靶 DNA 或 RNA 特定互补的短链核苷酸片段在转录和翻译水平阻断某些异常基因的表达，以阻断瘤细胞内的异常信号传导，使癌细胞进入正常的分化途径或引起细胞凋亡，或抑制生长因子的分泌，封闭其受体以改变肿瘤的生物学特性达到治疗肿瘤的目的。主要包括反义寡核苷酸，反义 RNA 和核酶技术。

尽管使用反义技术在实验室研究中获得了一些满意的结果，但还有许多关键问题有待解决：①肿瘤是一种多基因遗传病，其发生发展存在多种癌基因的激活，而单一癌基因的反义阻断不可能完全抑制或逆转肿瘤的生长；②目前反义核酸的靶向特异性不强，很容易对靶细胞周围细胞产生非特异性的阻断；③同时尚未设计出有效的转运机制能转运足够的反义寡核苷酸到靶细胞而达到长期逆转肿瘤的目的；④反义表达载体和反义寡核苷酸都存在体内迅速失活的问题，限制了反义基因疗法向临床应用的转化。

4. **耐药基因治疗**　在化疗的过程中常会出现化疗耐药问题，如何逆转化疗耐药是目前亟须克服的医疗难题之一。耐药基因治疗的目的是提高造血细胞等对化疗药物的耐受性。目前研究的耐药基因有多药耐药基因（multidrug resistance gene，MDR）、二氢叶酸还原酶（dihydrofolate reductase，DHFR）等。如向造血干细胞转导耐药基因 MDR，使其具有

20

比肿瘤细胞更强的化疗药物耐受力，可在提高临床化疗药物剂量的同时减轻对骨髓细胞的损害。

5. 联合基因治疗　越来越多的研究者认识到，肿瘤的发生是一个多基因参与的多步骤、多因素的复杂过程。调节单个基因或者阻断单个步骤的治疗往往不能达到满意的效果，联合基因治疗较单一基因治疗取得明显的协同抗肿瘤作用，必将成为今后基因治疗研究的发展方向。目前这方面的研究主要包括：①免疫基因与自杀基因的联合治疗。转染的免疫基因可以在肿瘤组织中募集/激活巨噬细胞、淋巴细胞，达到增强自杀基因的抗肿瘤效果。②抑癌基因与免疫基因的联合。如用 P53、B7-1、GM-CSF 和 IL-2 多基因联合治疗，疗效比用单个基因治疗好。③免疫基因之间的联合，如 IL-2 和 IFN-α 的联合使用对肿瘤的复发转移有预防和治疗作用，有关方案已经进入 II 期临床，疗效确切，不良反应小。

6. 异种同源基因的抗肿瘤作用　比较基因组研究表明：生物之间都呈现出在结构和/或功能上某种程度的相似性，这些基因就是异种同源基因。肿瘤细胞在其恶性转化、增殖的过程中要产生一种或多种肿瘤抗原。然而，在大多数情况下，肿瘤抗原都是免疫原性较弱的组织分化抗原，并不足以引起机体的免疫反应。再者，从免疫学的角度看，肿瘤细胞就是一种能不断表达"正常"抗原（基因过度表达）和/或"异常"抗原（基因修饰、突变或缺失）的宿主体内自身组织细胞，因此可以说肿瘤抗原是自身抗原。在正常情况下，机体对自身抗原不产生免疫应答，即呈现出免疫耐受。研究表明，可以利用异种同源基因在进化过程中所形成的微细差别来打破这种免疫耐受、增强免疫原性、诱导肿瘤细胞的自体免疫反应，进而达到抗肿瘤的目的。我国科学家发现用异种血管内皮细胞免疫小鼠能诱导自身免疫样反应，破坏肿瘤新生血管，从而抑制肿瘤生长，在动物体内取得良好疗效，并且未发现异种免疫所致毒副作用。异种同源基因治疗肿瘤的研究目前仍有许多问题有待解决，但其为肿瘤的治疗开辟了一条全新的途径。

三、肿瘤的抗血管生成治疗

血管形成指通过活化既有的内皮细胞而形成新的血管的过程。这个过程对肿瘤的生长非常重要，因为即使是最耐药的肿瘤细胞也需要依赖于氧气和营养成分来促进其生长和分化。肿瘤在体积较小的时候可以通过被动弥散来供给氧气和营养，但是当肿瘤体积增至 $1mm^3$ 以上时，如果没有新生血管生长，肿瘤将停止生长甚至退化。尽管有研究证实一些肿瘤生长能够不依赖于血管内皮细胞的参与，但是由血管内皮细胞产生的血管对于肿瘤来说仍然是不可缺少的，尤其是在肿瘤转移的过程中更为重要。血管丰富的肿瘤有更高的转移率，肿瘤内微血管密度（MVD）已成为预测肿瘤转移、复发和判断预后的重要指标。

抗肿瘤血管生成的治疗目的是切断肿瘤生长转移所依赖的"命脉"，这已发展为重要的抗癌策略，成为肿瘤治疗领域研究热点。血管生成抑制因子的研究为临床针对肿瘤新生血管的治疗提供了条件。肿瘤血管有 3 个要素使之成为开发抗癌药物较好的靶标：①肿瘤血管和正常血管相比，内皮细胞处于高度生长状态；②肿瘤血管内皮细胞核与正常血管一样，基因组稳定，不易产生抗药性；③各种肿瘤细胞的差异极大，但是肿瘤血管细胞因为是正常的内皮细胞，差异较小，同一种药物就有可能对不同的肿瘤均有疗效，因此抗肿瘤血管的研究成为目前生物医学的主攻方向之一。对于肿瘤血管的研究发现，肿瘤血管内皮细胞的持续生长状态源于血管生成促进因子和生成抑制因子之间的失平衡，因此调节血管

20

生成因子之间的平衡成为血管靶向研究的重点。

影响肿瘤新生血管生成的因素复杂，其中一系列促血管生成因子起到了重要作用。促血管生成因子主要是一些经典的肽类生长因子，如：血管内皮细胞生长因子（VEGF），碱性成纤维细胞生长因子（bFGF）、血管生成素（angiogenin，Ang），基质金属蛋白酶（MMP）、血小板衍生生长因子（PDGF）、转化生长因子（TGF）、TNF-α、IL-8 等，其中最重要的是 VEGF、bFGF 和 Ang。

（一）血管通透性因子（vascular permeability factor，VPG）

VEGF 早期亦称血管通透性因子（vascular permeability factor，VPG），是一种有肝素亲和性的同源二聚体多肽，由于 mRNA 的不同拼接方式形成 5 种异构体，即 VEGF-A、VEGF-B、VEGF-C、VEGF-D、VEGF-E 和胎盘生长因子（placenta growth factor）。VEGF 有 3 种酪氨酸激酶受体，VEGFR-1（Flt-1），VEGFR-2（Flk-1/KDR），VEGFR-3（Flt-4），均只存在内皮细胞上。不同受体功能不同，促进新血管生成的主要是 VEGFR-2，VEGFR-1 负向调节 VEGF 的功能，而 VEGFR-3 主要调控淋巴管的发生。VEGF 与 VEGFR-2 结合，诱导其磷酸化，通过一系列级联反应，引起血管内皮细胞增生，诱导血管生成同时使血管通透性增高，导致血浆中大分子物质外渗，为肿瘤细胞快速增长提供营养。多种其他促血管生成因子，如：bFGF、PDGF、TNF-α 等能通过直接或间接影响 VEGF 和（或）其受体信号传导起作用。

（二）碱性成纤维细胞生长因子（bFGF）

bFGF 是最早明确的促血管新生因子，具有多种功能，可诱导内皮细胞在内的多种细胞的增生分化，影响内皮细胞的迁移，促进管腔形成，刺激内皮细胞分泌胶原酶，降解基底膜，以利于新生血管生长。越来越多的证据表明 VEGF 与 bFGF 在体内外血管生成中有协同作用。研究表明肿瘤患者血清和尿液 bFGF 浓度的增高和肿瘤血管生成有关。

（三）血管生成素（angiogenin，Ang）

Ang 是新发现的一族生长因子，有 4 个成员，Ang-1～Ang-4，Ang 特异性作用于内皮细胞，具有很强的促血管生成活性。Ang 家族并非在血管生成的早期阶段起作用，而是在后期的血管重建和稳定中发挥关键作用。激活 Tie-2/Ang-1 信号通路能诱导毛细血管发芽形成分支，募集血管周细胞和平滑肌细胞，维持血管稳定性，同时活化内皮细胞磷脂酰肌醇激酶（IP3），使凋亡抑制剂 survivin 生成增多，对抗内皮细胞凋亡。有趣的是，Ang-1 促进血管生成，而 Ang-2 拮抗此作用。Ang-2 通过诱导内皮细胞凋亡促使新生血管发生退化，Ang-1、Ang-2 和 VEGF 的水平共同决定了血管发展方向是增生、成熟，还是退化。大量的研究证实阻断 Tie-2 信号通路，能有效抑制肿瘤小鼠血管生成，展开了肿瘤研究的新领域，为治疗肿瘤提供了新的靶点。

近年来，我国的科研工作者也进行了相关研究，并取得了一些进展，如首先开展了人参有效成分之一 Rg3 的临床研究，初步结果表明和常用抗癌治疗如放、化疗合用有一定增效作用。如中国科学院上海药物研究所发现来源于植物的天然化合物 PAA 和 PAB 具有对抗血管形成作用，这些化合物具有较强的体外抗肿瘤活性。

研究表明，抗肿瘤新生血管生成治疗与化疗等传统治疗方法的结合可以更好地发挥治疗作用，目前有人提出了用小剂量化疗药物阻断血管内皮生成，同时进行抗血管生成治疗，通过传统化疗与抗血管生成抑制剂的协同作用，可以有效杀灭肿瘤细胞，并抑制肿瘤

20

新生血管形成。

第二节　肿瘤生物治疗在肝癌治疗中的应用

一、肝癌的生物学特性

（一）免疫系统对肝癌的抑制作用

肝癌是一种恶性程度非常高的肿瘤。我国是肝癌的高发地区，近年发病率呈缓慢上升趋势，病死率也随之上升。肝癌的发生、发展、复发与转移是一个多基因多途径长期相互作用的过程，是细胞增殖与凋亡的动态平衡失调的结果。其中，基因表达的异常是肿瘤发生发展及浸润转移的重要因素。在癌变过程中，发生的遗传突变，包括癌基因激活（K-ras，c-myc，EGFR）以及抑癌基因失活（P53，RB1，kai1），这一系列基因水平的变化，导致细胞表面的抗原发生相应改变，因此，癌变细胞会产生与正常细胞不同的免疫学特性，从而激发机体产生免疫应答机制将其清除。

在控制具有免疫原性肿瘤细胞生长的方面，T细胞介导的特异性免疫应答起重要作用。CD8+CTL是抗肿瘤免疫最重要的肿瘤杀伤细胞，其杀伤机制有二：一是通过其抗原受体识别肿瘤细胞上的特异抗原，并在Th细胞的辅助下活化后直接杀伤肿瘤细胞；二是分泌IFN-γ、TNF-β淋巴毒素等细胞因子间接杀伤肿瘤细胞。若要激活T细胞介导的抗肿瘤免疫反应，肿瘤抗原必须在肿瘤细胞内或抗原提呈细胞内被加工成抗原肽，抗原肽与MHC-Ⅰ类分子结合共表达于肿瘤细胞或抗原提呈细胞的表面，CD8+CTL通过其抗原受体与MHC-Ⅰ类分子结合的肿瘤抗原肽识别和结合，获得第一活化信号。CD8+CTL通过表面的某些分子如CD28和肿瘤细胞或抗原提呈细胞表面的分子如B7分子识别获得第二活化信号。

NK细胞不需预先致敏就能杀伤肿瘤细胞，其作用不受MHC限制，也无肿瘤细胞特异性。NK细胞是一类在肿瘤发生早期起作用的效应细胞，是机体抗肿瘤的第一道防线。

巨噬细胞在抗肿瘤免疫中既是抗原呈递细胞，也是杀伤肿瘤的效应细胞，其杀伤机制有：①与肿瘤细胞结合后通过释放溶酶体直接杀伤肿瘤细胞；②处理和提呈肿瘤抗原，并通过产生IL-1和IL-12等激活T细胞；③通过特异性IgGFc受体介导ADCC效应；④分泌TNF、一氧化氮等间接杀伤肿瘤细胞。

体液免疫在肿瘤免疫中的作用有待进一步研究。抗体Fab片段结合肿瘤细胞表面抗原后，Fc片段结合NK样细胞，介导NK样细胞杀伤靶细胞，成为抗体依赖性细胞毒性（ADCC）。如果Fc片段介导补体杀伤靶细胞，称为补体依赖性细胞毒性（CDC）。但是，目前应用于临床的单克隆抗体的主要作用机制是干扰信号通路，而ADCC和CDC作用是次要的。

从理论上来说，化疗杀伤增殖中的肿瘤细胞，而生物治疗不依赖细胞周期，对休眠期的肿瘤细胞也有杀伤作用，两者互相补充。在设计免疫治疗方案时，应全面分析肿瘤细胞的免疫表型和患者的免疫功能状况，既要设计HLA-Ⅰ限制的抗原特异性杀伤，又要设计不依赖HLA-Ⅰ的非特异杀伤。肿瘤的手术治疗不仅可以使机体的肿瘤负荷降到最低，而

20

且可以降低肿瘤诱导的免疫抑制，因此，肝癌术后是进行免疫治疗的好时机。在体外，免疫清除效应为 0 级动力学，即一定数量的淋巴细胞杀伤一定数量的肿瘤细胞。当肿瘤直径达 1cm 时，肿瘤细胞负荷约为 10^9。发生转移时，肿瘤负荷达 10^{11}，终末期患者的肿瘤负荷达 10^{12}。一般情况，50 个 CTL 细胞可杀伤一个肿瘤细胞，而临床常规治疗所用的免疫效应细胞为 10^{10} 数量级，提示免疫细胞治疗的适应证应该是微小病变。临床研究已证实这一假设。2004 年美国 NIH 的 Rosenberge 总结 5 种疫苗、入组 765 例晚期肿瘤患者的临床试验结果，其客观有效率仅 3.8%。在另一方面，肿瘤疫苗在肾细胞癌、结肠癌和黑色素瘤的辅助治疗临床试验中已取得阳性结果，各方面的经验均支持免疫治疗主要针对微小的肿瘤病灶。

（二）肝癌的免疫逃逸机制

细胞免疫是机体抗肿瘤的主要免疫机制，目前已知参与免疫监视过程的效应细胞包括 T 淋巴细胞、树突状细胞、巨噬细胞以及 NK 细胞，并以此进行突变细胞的识别与杀灭，在突变细胞形成肿瘤细胞之前将其清除。大量研究资料证实，肝癌细胞能够经自身表面抗原修饰作用和肝癌病灶周围微环境逃避机体免疫系统的识别与攻击，从而发生转移以及复发等。

T 淋巴细胞可分为 $CD4^+$ T 亚群以及 $CD8^+$ T 亚群，其中，$CD4^+$ T 亚群主要是作为辅助性 T 淋巴细胞而作用，$CD8^+$ T 亚群主要是作为抑制性 T 淋巴细胞以及杀伤性 T 细胞而作用。发生恶性肿瘤时，由于免疫抑制状态的存在，导致外周血 T 淋巴细胞亚群平衡发生紊乱，即 $CD8^+$ 水平升高而 $CD4^+$ 水平降低，导致肿瘤细胞的免疫逃逸作用。而在手术后，$CD8^+$ 水平逐渐降低而 $CD4^+$ 水平逐渐升高，可减轻机体免疫抑制反应并在一定程度上恢复免疫功能。此外，Ropponen 等在 1997 年发现很多肿瘤组织中存在很多肿瘤浸润淋巴细胞（TIL），TIL 在肿瘤免疫中起非常重要的作用，TIL 可通过释放颗粒酶、穿孔素，或通过 Fas 系统杀伤肿瘤细胞。相关研究资料表明，部分肿瘤细胞能够利用 Fas/FasL 系统对抗 Fas 所介导的细胞凋亡过程，同时可对免疫细胞产生反击作用，促进 TIL 的凋亡，最终逃避机体免疫机制，引起肿瘤的进展转移。并且，在肝癌发生及发展过程中 AFP 表达升高，AFP 能够促进 T 淋巴细胞凋亡受体的表达。

树突状细胞（DC）是外周淋巴组织中广泛存在的抗原提呈细胞，也是目前公认的机体免疫使动因子。在肝癌患者中，由于 IL-10 水平显著增高，导致 DC 生成受限、细胞功能降低。此外，AFP 水平升高也可诱导 DC 细胞的凋亡，从而降低 TNF-α 以及 IL-12 的分泌量，导致 DC 功能缺陷。细胞学研究表明，正常肝脏组织中存在大量 NK 细胞，占所有肝淋巴细胞的 35% 左右，而肝癌患者的血清 NK 细胞计数较正常人明显降低，并且发生癌转移的患者血中 $CD56^+$ 降低水平相比于无复发转移者更加明显。

二、免疫治疗在肝癌中的应用

在早期阶段，肿瘤免疫治疗主要集中在一些免疫原性较强的肿瘤中进行，如黑色素瘤、肾癌、恶性脑胶质瘤等。随着免疫治疗研究的发展，其应用范围越来越广，近年在肝癌的综合治疗中发挥的作用也越来越大。本节就免疫调节剂、肿瘤疫苗、过继性细胞免疫治疗、免疫结合点阻断剂治疗在肝癌的进展和问题作一介绍。

20

（一）免疫调节剂治疗

细胞因子由 T 淋巴细胞、巨噬细胞、树突状细胞和其他细胞分泌，功能是调节参与炎症反应的各个因子之间的关系。细胞因子的生物学效应包括刺激或者抑制免疫功能两方面。其中多种可增强免疫应答或抑制肿瘤生长的细胞因子已经在进行临床前期和临床研究，现用于肝癌治疗的细胞因子主要有：

1. 干扰素（interferon，IFN）　IFN-α 是第一个用于临床的重组基因细胞因子，于 1981 年开始用于临床试用，1986 年被 FDA 正式批准用于毛细胞白血病和转移性肾癌的治疗。INF 由白细胞产生，是 NK 细胞的天然诱导剂，可促进 NK 细胞的生长和分化，增强 NK 细胞的细胞毒活性、ADCC 作用和 NK 细胞毒因子的释放；IFN 在体内体外均能增强巨噬细胞的功能，是巨噬细胞的重要活化因子，可激活巨噬细胞参与抗肿瘤免疫；IFN-α 可以上调 MHC 分子在肿瘤细胞表面的表达，也可以增强编码其他蛋白，包括抗原处理如 ATP 和蛋白体成分的基因表达。IFN 还有抗增殖作用，可以直接诱导肿瘤细胞死亡。IFN-γ 还可刺激 B 细胞浸润及分化。IFN-α 的抗肿瘤活性可能还包括非免疫因素如抗血管生成机制。

更多研究表明，IFN-α 和化疗药物有协同治疗作用，可提高生存期和抗肿瘤有效率。单用 IFN-γ 治疗结肠癌、乳腺癌、肺癌、骨肉瘤等实体瘤的有效率不足 10%。研究发现，IFN 预防性使用可防治肝炎病毒相关性肝癌的发生：日本学者发现乙型肝炎肝硬化患者应用 IFN 治疗 6 个月以上，肝癌的发生率较对照组显著降低；丙型肝炎肝硬化患者应用 IFN 治疗亦可有效预防肝癌的发生。另外，IFN 还被用于术后辅助性治疗，可减少肝癌的复发。

2. 白细胞介素 2（interleukin，IL-2）　白细胞介素 2（interleukin-2，IL-2）也是常用于肝癌治疗的细胞因子之一。基础研究已经表明 IL-2 并无直接杀灭肿瘤细胞的活性，其抗肿瘤机制在于刺激、活化其效应细胞而间接发挥抗肿瘤作用。对于 IL-2 在肿瘤治疗中的应用过去一度成为研究热点，经过十几年的临床实践和全世界各大研究所和医院的努力，对于 IL-2 治疗肿瘤的评价日趋客观和冷静。

IL-2 通过激活 CTL、巨噬细胞、NK 细胞、LAK 细胞和 TIL 的细胞毒作用及诱导效应细胞分泌 TNF 等细胞因子而杀伤肿瘤细胞，也可通过刺激抗体的生成而发挥抗肿瘤作用。目前，IL-2 已成为肝癌免疫治疗领域的一种主要细胞因子。IL-2 单独应用治疗肝癌目前报道不多。一般均采用 IL-2 与其他细胞因子（如 TNF、IFN 等）和/或化疗药物联合应用，经肝动脉持续局部灌注可取得较明显的疗效。姬统理等报道 63 例晚期肝癌肝动脉化疗栓塞后用 IL-2、IFN-γ 和肝癌特异转移因子等联合治疗，肿瘤缩小者 49 例，AFP 即下降者 4 例，一年生存率 50.8%，两年生存率 22%，优于单用栓塞化疗者，而且治疗后副作用轻。Lygidakis 等报道对 20 例Ⅲ、Ⅳ期原发性肝癌行经肝动脉局部灌注 IL-2 和 INF-γ 免疫治疗 10 个疗程（每日 1 次），其中 14 例肿瘤直径缩小，14 例 AFP 水平下降，12 例下降至正常。但也有联合免疫化疗与单纯化疗无显著性差异的报道。

IL-2 在临床上经肝动脉局部灌注的疗效较明显，与其他细胞因子或与淋巴因子激活的杀伤细胞（LAK）、肿瘤浸润淋巴细胞（TIL）联合应用可增加疗效；IL-2 联合化疗药物静脉滴注全身治疗亦有一定疗效，并较单用化疗药物疗效略高。在临床应用 IL-2 的时候，需注意它可引起几种全身性剂量限制性副作用，最常见的是血小板减少症，其次有免疫抑制所伴随的对细菌感染抵抗力的降低、可逆性心肌炎、心律失常伴低血压和心肌梗死。IL-2 引起的低血压是造成 IL-2 相关死亡的最常见原因。因此对有潜在性心肌缺血性疾病的患者，不宜应用任何大剂量 IL-2 的免疫治疗。

3. 其他细胞因子　TNF 是一种多功能蛋白，具有抗肿瘤、调节免疫效应细胞、调节机体代谢及诱导细胞分化、刺激细胞生长、诱导细胞抗病毒等多种生物学活性。TNF 通过巨噬细胞、NK 细胞、CTL 和 LAK 细胞的细胞毒作用对肿瘤细胞杀伤和抑制增殖，致使肿瘤坏死，使肿瘤体积缩小甚至消退。然而其也可参与恶病质的形成，促进肿瘤细胞有丝分裂，促进肿瘤细胞抵抗 TNF 细胞毒活性，通过破骨作用促进肿瘤播散。因此，在制定方案时应全面考虑其对肿瘤生长的有利和不利作用。TNF 在肝癌治疗中的作用有待于探索。由于全身应用存在极大的毒副作用，建议 TNF 仅限于局部应用。已有报道应用肝动脉化疗栓塞同时局部应用内源性 TNF 诱生剂 IFN-γ 和 OK432 治疗后，肝癌缩小，AFP 转阴，患者生存期延长。应用 TNF 突变体以提高疗效和降低毒副作用的研究有望取得进展。

白细胞介素-12（IL-12）与 IL -2 一样，本身没有抗肿瘤活性。其抗肿瘤作用的两个重要机制是刺激 INF-γ 的分泌和 CD8$^+$T 细胞的激活。此外，IL-12 上调 α-趋化因子及干扰素诱生蛋白 10（IP-10）的表达，并可通过介导抗血管生成效应实现抗肿瘤作用。有关 IL-12 治疗肝癌的动物实验研究显示，腹腔注射 IL-12 能明显增强肝源性淋巴细胞的细胞毒活性，且能明显减少实验性肝转移。但尚未见人体实验的报道。

4. 非特异性免疫刺激剂

（1）卡介苗（BCG）：可以通过诱导机体主动非特异免疫反应来发挥抗肿瘤作用。卡介苗（BCG）可活化巨噬细胞，促进 IL-1、IL-2、IL-4、TNF 等多种细胞因子的产生，增强 NK 细胞的活性。其有效成分是细胞壁成分、胞壁酰二肽。国内有学者报道，IFN 和 BCG 联合可以增强体外肝癌大颗粒淋巴细胞（LGL）的抗肝癌细胞作用，并能促进肝脏库普弗细胞（KC）分泌 TNF 和 IL-1。但应用 BCG 治疗肝癌并未见明显疗效。

（2）溶链菌（OK432）：OK432 治疗肝癌一般为联合化疗，其中以瘤内注射大剂量 OK432 联合化疗药物的治疗效果最佳，总有效率可达 80%～84.6%。OK432 联合 IL-2 瘤内注射治疗原发性肝癌也取得了较好疗效。OK432 是目前治疗效果较为肯定的免疫刺激剂，国产 OK432 制剂-沙培林也已进入临床应用阶段。董培德等总结了 25 例应用沙培林联合化疗药物经肝动脉灌注治疗中晚期肝癌，与 34 例单纯化疗病例对比分析，发现沙培林联合化疗药物经肝动脉灌注治疗肝癌有明显的协同作用，并能明显减轻化疗药物引起的白细胞下降。叶强等对 16 例原发性肝癌患者经瘤体供血动脉注入沙培林碘化油乳剂行免疫栓塞治疗，治疗后患者的 CD3、CD4、NK 细胞比例、CD4/CD8 比值由治疗前的 45.8%、26.5%、12.6% 和 1.03% 分别提高到 56.5%、36.8%、16.4% 和 1.64%。

（二）肿瘤疫苗

肿瘤疫苗特别是树突细胞（dendritic cell，DC）疫苗的研究在动物实验中取得了很好的疗效，逐渐步入临床应用。肝癌患者的 DC 共刺激分子表达降低、IL-12 分泌减少、刺激 T 细胞增殖能力弱、寿命短，摄取抗原能力较正常人 DC 弱。据此，可以通过调节患者 DC 功能、诱发或增强患者的抗肿瘤免疫。此外，动物实验已经证实，AFP 致敏的 DC 能诱导出 AFP 特异性细胞毒性 T 淋巴细胞（CTL），对表达 AFP 的肝癌细胞株 HepG2 具有特异性杀伤作用。

20

LeeWC 等采用以 DCs 细胞为基础的免疫方法治疗了 31 个肝癌晚期病人，主要方法是从患者外周血单核细胞提取 DCs 和加上自身肿瘤裂解物。其中 A 方案有 14 例患者单纯静脉注射 DCs 细胞疫苗，B 方案有 17 例患者在原治疗方案基础上每个月增加细胞因子刺激治疗一次。结果发现 4 例患者（12.9%）出现部分缓解（PR），17 例（54.8%）病情得到控制（SD），10，例（32.3%）病情进展（PD），所有患者的肝功能在治疗前后未发生显著变化。31 例患者的 1 年生存率为（40.1 ±9.1)%，且 B 方案比 A 方案效果更为明显。这个临床试验证实 DCs 细胞疫苗治疗晚期肝癌是安全的，提示 DCs 细胞疫苗可用于治疗肝细胞肝癌；而 DCs 细胞治疗后增加细胞因子刺激治疗可能更能增强治疗效果。

（三）过继性细胞免疫治疗

在正常生理条件下，每一个人的免疫系统具有十分完备的"监视"和"防御"功能。但由于肿瘤本身因素，加上放射治疗和化学治疗的打击，机体免疫系统可能处于抑制状态，削弱了患者自身免疫系统的"战斗力"，降低了对肿瘤细胞的杀伤效果。而生物治疗（图 20-2-1）作为一种新的肿瘤治疗模式通过调动自身机体防御机制，可激活免疫细胞、抑制或消灭肿瘤细胞，调节机体防御功能，达到杀灭肿瘤细胞的目的。目前用于肝癌过继性免疫治疗的免疫细胞主要有淋巴因子激活的杀伤细胞（LAK）、肿瘤浸润性淋巴细胞（TIL）及细胞因子诱导的杀伤细胞（CIK 细胞）。

1. 淋巴因子激活杀伤细胞（lymphokine-activated killer cell，LAK）　LAK 细胞联合 IL-2 经肝动脉导管注入治疗局部晚期肝癌具有一定的疗效，使肿瘤缩小、生存质量改善。国内多项临床研究发现肝癌根治术后行 LAK/IL-2+肝动脉化疗可降低术后复发率。但由于 LAK 细胞杀伤力不够强，体外扩增能力有限，诱导活化 LAK 细胞所需的 IL-2 量较大，容易产生毒性反应，并且随着过继性细胞免疫治疗手段的增加和优化，如 TIL 等的应用，LAK 在临床上的应用也越来越少。但是，对 LAK 细胞的深入研究为随后过继性细胞治疗方法的进步打下了良好的理论和实践基础。

2. 自然杀伤细胞（natural killer cell，NK 细胞）　NK 细胞是瑞典免疫学家 Kiesaling 等在 20 世纪 70 年代发现的一类大颗粒淋巴细胞（large granular lymphocyte，LGL），是机体天然免疫的主要细胞，具有抗肿瘤、抗感染和免疫调节等功能。随着对 NK 细胞识别人类肿瘤分子机制研究的深入，以 NK 细胞为基础的抗肿瘤免疫治疗引起重视并取得重大进展。NK 细胞系的建立，尤其是 NK-92 的建立及临床应用，为肿瘤免疫治疗提供了广阔的应用前景。

NK-92 是 Klingemann HG 实验室于 1992 年从一名霍奇金淋巴瘤患者外周血分离并成功建系的大颗粒淋巴细胞，低浓度的 IL-12 即可维持 NK-92 细胞的有效繁殖，并获得较强的细胞毒效应，其识别肿瘤细胞无 MHC 限制性，可以在无预先致敏的情况下杀伤肿瘤细胞，同时，还可以产生一系列的细胞因子，进而对机体的获得性免疫进行调节，Toreten Tonn 用 NK-92 治疗终末期，化疗抵抗的结直肠癌患者，结果治疗后患者外周血中的 IFN-γ、IL-10、IL-6 明显增高，大部分患者的淋巴结转移灶得到了一定程度的控制，并且均未出现明显的不良反应。

3. 细胞因子诱导的杀伤细胞　CIK 细胞是一群异质性细胞群体，多数细胞带有 T 细胞标志（TCRα/β 86.5%±5.7%、TCRγ/δ 4.5%±2.6%、CD4 45.4%±3.2%、CD8 47、7%±11.0%），部分带有 NK 细胞标志（CD16 10.4%±4.9%、CD56 28.5%±8.6%），其中有

细胞免疫治疗流程图

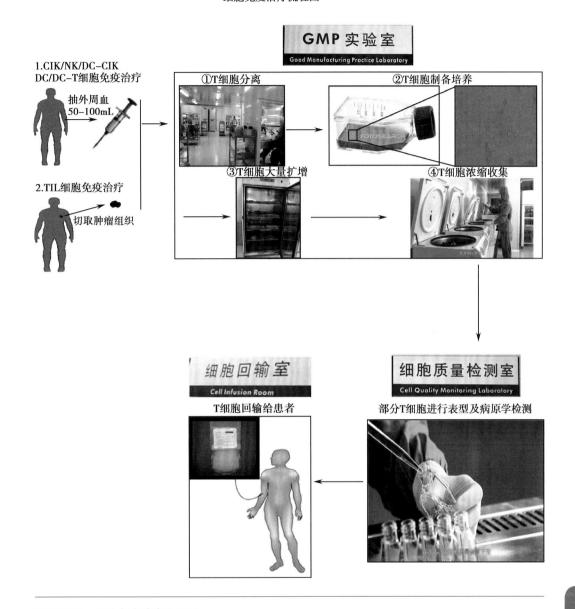

图 20-2-1 细胞免疫治疗流程图

20

88%的 CD56$^+$细胞共表达 CD3，而这部分 CD3$^+$CD56$^+$细胞被证明是 CIK 细胞群体中的主要效应细胞，在体外试验中，CIK 细胞对结肠癌细胞系可达 2.5-3.5 的对数杀灭，其细胞毒性在单位细胞（106）水平和总体水平都有显著增长，但就单位细胞水平的细胞毒性而言最强的是 CD3$^-$CD56$^+$NK 细胞亚群。CIK 细胞较 LAK 细胞有更为强大的体外扩增能力和抗肿瘤细胞毒性，其毒性同样表现为非 MHC 限制性，而 CIK 细胞突出的体内抗肿瘤活性依赖于它的体内存活与增殖能力，实验证实，1500cGy 的预照射不影响 CIK 细胞的体外细胞毒性。同时，CIK 细胞还能够分泌多种细胞因子如 IFN-γ、TNF-α 和 IL-12，可能对其体内抗肿瘤活性起到重要作用。

SHI 等对 13 例原发性肝癌患者进行了 CIK 细胞回输疗法，发现自体 CIK 细胞能有效改善肝细胞癌患者体内的免疫状况，几乎所有患者都出现了症状缓解、食欲增加、睡眠改善及体重增加。肿瘤生长均减慢，有 3 例患者出现瘤体缩小，除少数几例患者出现发热外，未发现明显不良反应。中山大学周明启等也就微创介入治疗联合自体 CIK 细胞治疗原发性肝癌的安全性及有效性进行了临床研究，结果提示微创联合自体 CIK 细胞治疗原发性肝癌安全有效，对提高免疫功能、改善肝功能，降低肿瘤的复发率和提高生存率具有重要作用。

5. 肿瘤浸润淋巴细胞（TIL）　　1986 年 Rosenberg 研究组首先报道了肿瘤浸润淋巴细胞（TIL）。TIL 细胞表型具有异质性，一般来说，TIL 中绝大多数细胞 CD3 阳性。不同肿瘤来源的 TIL 细胞中，$CD4^+T$ 细胞、$CD8^+T$ 细胞的比例有差异，在肝癌中，表型检测发现 $CD3^+$ 细胞的比例为 90.3%±9.4%，$CD3^+CD4^+$ 细胞的比例为 24.9%±14.1%，$CD3^+CD8^+$ 细胞的比例为 56.4%±20.2%，$CD3^+CD56^+$ 细胞的比例为 14.8%±12.6%。杀伤检测结果显示，肝癌 TIL 对非自体肿瘤细胞系 HepG2 和 Bel-7402 有较强的杀伤作用。TIL 体外杀伤肿瘤细胞的活性较 LAK 要高，但其用于治疗肝癌的经验不多，有研究发现 TIL 亦能降低术后的复发率。研究表明：宿主处于免疫状态时，有利于 TIL 的杀伤作用，因此治疗时加用环磷酰胺可明显提高疗效，可能与免疫抑制药能消除抑制性细胞或因子，增强过继性免疫治疗作用有关。

（四）免疫结合点阻断治疗

1. 单克隆抗体（monoclonal antibodies，MAb）　　针对肿瘤抗原的单克隆抗体可以特异性地识别肿瘤细胞，并且能将效应分子如核素、化疗药物等选择性地携带至肿瘤局部杀伤肿瘤，具有高效低毒的特点，在肝癌的临床应用上越来越受到重视。近来，在肝癌治疗中常用到的单克隆抗体载体有：AFP 抗体、铁蛋白抗体、抗人肝细胞癌抗体、抗乙型肝炎病毒抗体等。其中 ^{131}I-AFP 抗体、^{131}I-铁蛋白抗体和 ^{131}I-抗人肝癌单克隆抗体已用于肝癌临床治疗，国内初步试验证实具有一定的疗效，但因试验例数少，目前未被列入常规推荐治疗范围。

（1）抗 AFP 抗体：应用 ^{131}I 标记抗 AFP 抗体，经肝动脉灌注治疗不能手术的晚期肝癌，对照组平均生存 4.6 个月，实验组 9.5 个月，且随着治疗剂量加大，生存期延长。国内另有临床研究将 ^{131}I 和丝裂霉素"双弹头"效应分子与抗 AFP 抗体交联以治疗中晚期患者，结果肿瘤缩小率、血清 AFP 下降率和 1、2 年生存率均高于化疗栓塞组。经肝动脉灌注 ^{125}I-抗 AFP 抗体结合化疗栓塞治疗 Ⅱ、Ⅲ期原发性肝癌，治疗后实验组肿瘤缩小率及症状改善明显高于单纯化疗栓塞组（61.9% vs. 25.0% 及 78.5% vs. 46.2%），且肿瘤进展率明显下降（19.1% vs. 55.0%）。

（2）抗铁蛋白抗体：国内有学者以经肝动脉灌注 ^{125}I-抗铁蛋白抗体交联物治疗 42 例不能手术切除的局部晚期肝癌患者，结果显示治疗组较对照组 AFP 明显下降，肿瘤缩小，且治疗后的患者有较高的再切除率。

（3）抗人癌单抗：新近研制出的 ^{131}I-美妥昔单抗（利卡汀）是用高特异性的抗人肝癌片段单抗交联 ^{131}I，美妥昔单抗的靶点为肝癌细胞上的糖蛋白，对肝癌细胞亲和力较强，可引导 ^{131}I 发射高能 β 粒子杀伤癌细胞。该药于 2001 年经国家食品药品监督管理局批准进入临床试验。2001 年 6 月至 2003 年 12 月进行的临床试验结果表明该药安全有效，并且有较好的近、远期疗效，其临床缓解率为 8.22%，临床有效率为 27.40%，临床控制率为 86.30%。受试者均为中晚期患者，2 年生存率为 42%，32 个月的生存率达 31%，生存得到明显延长。由于试验证明该单克隆抗体可以有效地治疗不能手术切除或术后复发的原发性肝癌，该药于 2005 年被 SFDA 批准上市，成为国内第一个用于治疗肝癌的单克隆导向核素药物。

2. 限制免疫反应的小分子　目前，已经应用在临床上的免疫结合点抑制因子主要有针对 T 淋巴细胞抗原 4 （CTLA-4） 的抗体；另一针对 CD8 阳性 T 细胞的程序性死亡因子 PD1/PD-L1 的抗体

（1） 抗 CTLA-4 单抗 （ipilimumab）：Ipilimumab 是一种单克隆抗体，能有效阻滞细胞毒性 T 淋巴细胞抗原-4 （CTLA-4） 的分子。CTLA-4 是免疫球蛋白超家族的成员，细胞毒性 T 淋巴细胞 （cytotoxic T lymphocytes，CTLs） 表面受体之一，参与免疫反应的负调节。T 细胞的活化需要双信号的刺激，第一信号为 T 细胞受体 （T cell receptor，TCR） 接受 MHC 递呈的抗原，第二信号为共刺激分子 B7 和 CD28 结合。在正常情况下，T 细胞的激活依赖于第一信号 （抗原-抗体复合物的形成） 和第二信号 （B7 介导的活化信号） 双活化。而 CTLA‑4 可以与 CD28 竞争性结合到 B7 上，阻断 T 细胞受体信号。CTLs 表面上的 CTLA-4 上调，可产生抑制性信号，引起 CTLs 细胞周期的阻滞，并抑制 IL-2 基因转录和 T 细胞的活化增殖，使肿瘤细胞免疫逃逸出现增强。Ipilimumab 通过阻断 CTLA-4 和 B7 之间的相互作用，可以抑制这样一个消极的免疫信号，从而消除免疫抑制作用以及诱导和增强抗肿瘤免疫反应。

（2） 抗 PD-1 和 PD-L1 抗体：PD-L1 是 B7/CD28 协同刺激因子超家族中的成员。PD-1 主要表达于活化的 CD4 和 CD8T 细胞，它有两个配体 PDL-1 和 PDL-2。PD-L1 蛋白不仅表达于抗原提呈细胞 （APCs），还表达于 B 细胞，T 细胞，非造血细胞，包括肿瘤细胞。PD-L1 与其受体 PD-1 结合后，可向 T 细胞传递免疫抑制信号，抑制 T 细胞免疫，对机体的免疫应答起负调控作用。新型抗 PD-1 抗体可以阻断 PD-1 对 T 细胞的抑制作用，从而激活肿瘤患者体内的免疫效应细胞杀瘤效应。

三、基因治疗在肝癌治疗中的应用

随着对肝癌基因认识的不断深入及转基因技术的日益完善，肝癌的基因治疗领域已显示出一定的前景。其治疗方法主要包括抑癌基因治疗、反义基因治疗、自杀基因治疗、免疫基因治疗等。然而，基因治疗尚面临着许多有待解决的问题，目前肝癌的基因治疗仅仅限于实验阶段。

（一） 免疫基因治疗

肝癌患者存在免疫功能低下，因此可以通过导入相关免疫调节基因，提高宿主免疫力而产生治疗作用。免疫基因治疗主要为细胞因子的基因治疗。目前应用于肝癌基因治疗的细胞因子基因有 IL-2、IL-12、干扰素 （IFN）、肿瘤坏死因子 （TNF） 和粒细胞-巨噬细胞集落刺激因子 （GM-CSF） 等。细胞因子基因治疗可分为 2 种，一种为将细胞因子基因导入免疫活性细胞，如 T 细胞、树突细胞等，增强其功能，达到提高抗肿瘤免疫的作用。例如在逆转录病毒介导下将 TNF 基因转入 T 细胞后 TNF 分泌水平提高，体外生长能力和杀伤活性亦明显提高；同时免疫活性细胞具有向肿瘤灶趋化的功能，可使肿瘤灶局部细胞因

20

子浓度提高，更有效地激活肿瘤局部及周围的抗肿瘤免疫效应。另一种为细胞因子基因导入肝癌细胞，直接造成肿瘤微环境中细胞因子的高表达，吸引多种免疫细胞大量浸润并激活其功能，增强对癌细胞的免疫应答，有效激活肿瘤特异性免疫反应。例如以含人 TNF cDNA 重组质粒型载体导入肝癌细胞，使之表达 TNF；以逆转录病毒介导 IL-2 转染鼠肝癌细胞，IL-2 基因的表达可促使肿瘤细胞发生凋亡，致瘤性下降；以成纤维细胞介导的人 INF-α 基因治疗荷人肝癌裸鼠，可抑制肿瘤的生长并延长生存期。目前细胞因子治疗的发展趋势是联合基因治疗和组织靶向性表达。联合基因治疗有助于细胞因子间发挥相互协同的生物学作用，提高基因治疗效果。

（二）抑癌基因治疗

研究发现肝癌中超过 50% 以上存在 p53 基因突变，特别是在乙型肝炎高发区和饮食受黄曲霉素污染的地区；在 30% 以上的进展期肝癌患者中发现 p53 基因的突变和缺失。用重组腺病毒载体将野生型 p53 基因转入 p53 突变的肝癌细胞系中，p53 蛋白可有效表达使肝癌细胞生长受到抑制并发生凋亡。此外，导入野生型 p53 基因可抑制 VEGF 的转录，诱导血小板反应素 1 的生成而抑制血管生成。此外，转染 p53 基因后的肝癌细胞对化疗药物顺铂的敏感性亦明显提高。

（三）自杀基因治疗

目前用于肝癌基因治疗的自杀基因有：单纯疱疹病毒胸腺嘧啶激酶（HSV-TK）基因/GCV 系统、胞嘧啶脱氨酶（CD）基因/5-FC 系统、嘌呤核苷酸酶（PNP）基因/氟达拉滨系统等。单纯疱疹病毒（HSV）载体携带胸腺嘧啶激酶基因（TK），进入肝脏肿瘤细胞并表达 HSV-TK 基因，使丙氧鸟苷三磷酸化，抑制肝癌细胞 DNA 聚合酶活性，或代替 dGTP 掺入到细胞 DNA 中，使肝癌细胞蛋白质合成受到抑制，癌细胞死亡。此外 HSV-TK/GCV 系统还可以通过旁观者效应杀伤癌细胞：不仅使转染了 HSV-TK 基因的肝癌细胞大量死亡，而且周围未转染的肝癌细胞亦有明显的死亡。HSV-TK/GCV 系统还可通过诱导机体免疫反应，使肝癌组织周围 CD4$^+$ 和 CD8$^+$T 淋巴细胞大量浸润，从而抑制肝癌细胞增殖。CD 基因编码胞嘧啶脱氨酶可将进入肝癌细胞中的 5-氟胞嘧啶（5-FC）转化为 5-氟尿嘧啶（5-Fu）而杀死肝癌细胞。Gaveui 等经肝被膜下和门静脉注射，用 CD 基因转染和 5-FC 治疗鼠肝癌模型，96% 的实验动物肝癌体积减小。CD 基因还可以通过诱导及增强宿主的免疫系统功能，活化淋巴细胞，促进 CD4$^+$ 和 CD8$^+$T 淋巴细胞在肿瘤局部浸润，提高机体对肝癌免疫监视和免疫清除功能，抑制肝癌的发生、发展。Krohne 等用 PNP/氟达拉滨系统转染人肝癌细胞株 HepG2 和 Hep3B，结果 2 种肝癌细胞株均发生不同程度的死亡。

近年来在自杀基因系统的基础上，提倡合并使用其他抗肝癌生物治疗方法，如联合使用细胞因子、可促进细胞毒性 T 淋巴细胞（TIL）及自然杀伤细胞（NK 细胞）增殖，细胞毒作用增加。联合应用 CD/5-FC 和 IL-18 转染人肝细胞株，结果肝癌周围可见大量 CD4$^+$ 和 CD8$^+$T 淋巴细胞浸润，肝肿瘤体积明显缩小，疗效明显优于单用 CD/5-FC 组或 IL-18 组。而将 IL-2 与 HSV-TK 基因联合应用于活体治疗肺癌肝转移，肝肿瘤可完全消退。

（四）反义基因治疗

目前肝癌基因治疗中采用的反义技术主要是反义寡核苷酸技术和核酶技术。例如将胰岛素样生长因子 Ⅰ、Ⅱ（IGF Ⅰ、IGF Ⅱ）反义基因导入肝癌细胞系后，肿瘤细胞的生长能力和致瘤能力均下降。但反义核苷酸技术难以与所有的靶基因 mRNA 结合，其抑制作用不完全。因此有学者设计出具有核酶活性的反义 RNA，既可阻断 mRNA 的翻译又可切割 mRNA。Kim 等发现 HBV 表达的 X 蛋白（HBx）对 HBV 的复制及肝癌的发生具有重要作用，由此研制出 RzA 及 RzB 两种核酶，分别切割 HBx 基因开放阅读框的两个核苷酸位点。将这两个核酶导入肝癌细胞 HepG2 后发现可使 HBx 的 mRNA 水平明显下降，同时还会令 HBx 的活性降低。这一研究结果为肝癌反义基因治疗带来了新的希望。

第三节　肝癌生物治疗存在的问题与展望

肝癌的生物治疗当前正处于快速发展期，并将随着肿瘤生物治疗的进展而进步。全新的单克隆抗体类药物、细胞信号转导类药物，以及肿瘤疫苗、免疫调节剂和过继性细胞免疫治疗的临床应用、推广，为肝癌的生物治疗提供了新治疗手段，具有划时代的意义。但针对肝癌的生物治疗目前面临的主要问题是没有合适靶标，因此，如何发展更多有意义的肿瘤分子靶标，建立规范的治疗方案，降低治疗费用，真正有效地服务于肝癌患者，是近期需要解决的问题。

集中不同肿瘤治疗方法的优势，在综合治疗的基础上结合个体化的生物治疗，已成为肝癌治疗的新模式，被肿瘤临床工作者所接受。这一概念强调了机体和疾病两个方面，强调了应有计划、合理地联合生物治疗和其他治疗手段，其目的一方面是要提高治疗的效果，延长生存时间，另一方面是改善患者的生活状态，提高生活质量，最终的结果是达到治疗效果和生存质量并重的统一。

随着肿瘤研究各个领域的快速发展，如分子生物学研究、肿瘤免疫学、肿瘤细胞生物学等对肿瘤发生发展过程中的分子机制的深入了解，必然会促进肝癌生物治疗的进展，这对肿瘤治疗的个体化和进一步提高疗效具有十分重要的意义。相信生物治疗在肝癌综合治疗中将发挥越来越重要的作用，给广大肝癌患者带来更大的裨益。

（翁德胜　夏建川）

参考文献

1. 曾益新. 肿瘤学. 第 3 版. 北京：人民卫生出版社，2012：520-574.
2. 夏建川. 肿瘤生物治疗基础与临床应用. 北京：科学出版社，2011：273-339.
3. Topalian SL, Weiner GJ, Pardoll DM, et al. Cancer Immunotherapy Comes of Age . J Clin Oncol, 2011, 29 （36）：4828-4836.
4. Hayden EC. Antibody alarm call rouses immune response to cancer. Nature, 2012, 486 （7401）：16.
5. 邹惠，李玮. 抗血管生成药物在晚期肝癌中的应用进展. 国际消化病杂志，2011，31 （3）：148-152.
6. Park NH, Chung YH, Youn KH, et al. Close correlation of p53 mutation to microvascular invasion in hepatocellular carcinoma. J Clin Gastroenterol, 2001, 33 （5）：397-401.
7. Ikeguchi M, Hirooka Y, Kaibara N. Quantitative analysis of apoptosis-related gene expression in hepatocellular carcinoma. Cancer, 2002, 95 （9）：1938-1945.
8. Li MS, Ma QL, Chen Q, et al. Alpha-fetoprotein triggers hepatoma cells escaping from immune surveillance through altering the expression of Fas/FasL and tumor necrosis factor related apoptosis-inducing ligand and its

20

receptor of lymphocytes and liver cancer cells. World J Gastroenterol, 2005, 11 (17): 2564-2569.

9. Krohne TU, Shankara S, Geissler M, et al. Mechanisms of cell death induced by suicide genes encoding purine nucleoside phosphorylase and thymidine kinase in human hepatocellular carcinoma cells in vitro. Hepatology, 2001, 34 (3): 511-518.

10. Kim KY, Kang MA, Nam MJ. Enhancement of natural killer cell-mediated cytotoxicity by coexpression of GM-CSF/B70 in hepatoma. Cancer Lett, 2001, 166 (1): 33-40.

11. Akuta N, Suzuki F, Suzuki Y, et al. Long-term follow-up of interferon monotherapy in 454 consecutive naive patients infected with hepatitis C virus: multi-course interferon therapy may reduce the risk of hepatocellular carcinoma and increase survival. Scand J Gastroenterol, 2005, 40 (6): 688-696.

12. Donato MF, Degott C, Arosio E, et al. Interferon-alpha suppresses liver cell proliferation in patients with chronic hepatitis C virus infection. J Viral Hepat, 2005, 12 (5): 499-506.

13. Truong BX, Seo Y, Kato M, et al. Long-term follow-up of Japanese patients with chronic hepatitis B treated with interferon-alpha. Int J Mol Med, 2005, 16 (2): 279-284.

14. Park NH, Chung YH, Youn KH, et al. Close correlation of p53 mutation to icrovascular invasion in hepatocellularcarcinoma. J Clin Gastroenterol, 2001, 33 (5): 397-401.

15. 杨敬春. 肝癌非特异性免疫治疗的研究现状及临床应用. 临床消化病杂志, 2005, 1 (3): 138-140.

16. 庞雄昊, 周昕熙, 陈敏山. 树突状细胞抗肿瘤疫苗的基础及临床研究现状. 中山大学研究生学刊, 2007, 28 (2): 6-12.

17. 杨妤, 周光华. 细胞因子诱导的杀伤细胞在肿瘤治疗中的研究和临床应用现状. 广东医学, 2012, 33 (4): 552-554.

18. 周明启, 吴沛宏, 赵明, 等. 原发性肝癌经综合微创治疗后联合细胞因子诱导杀伤细胞灌注的近期疗效观察. 癌症, 2006, 25 (11): 1414-1418.

19. 江珊珊, 唐艳, 潘科, 等. 肝癌肿瘤浸润淋巴细胞 (TIL) 体外扩增及特性研究. 中国细胞生物学学报, 2014, 36 (7): 970-975.

20. 宝建中, 王一, 詹洲, 等. 人肿瘤浸润淋巴细胞的体外抗瘤活性及其表型特征. 中华实验科杂志, 1995, 12 (3): 147-148.

20

病毒相关性肝癌的抗病毒
治疗与护肝治疗

肝炎病毒感染是肝细胞癌发生的主要因素，我国肝癌患者中约90%以上有肝炎病毒感染的背景。其中，乙型肝炎病毒感染（hepatitis B virus，HBV）是最主要的因素，流行病学研究发现 HBV 感染者发生肝癌的危险性比非感染人群高 200 多倍，世界上 HBV 携带者的地理分布与肝癌的发生率是一致的。HBV 感染导致肝癌的发生，大多数是经过 20~40 年漫长的慢性肝炎期才最终发病，当中 HBV-DNA 整合到肝细胞中是癌变的必然过程。HBV 与 HCV 与肝癌的发生、发展关系已经明确。随着针对肝炎病毒的抗病毒治疗的发展，抗病毒治疗成为病毒相关性肝癌的主要治疗领域之一。

第一节　肝炎病毒感染与肝细胞癌发生、
发展和复发的重要危险因素

一、HBV 相关性肝癌的发生率和生存率及相关影响因素

HBV 慢性感染是我国肝细胞癌（HCC）发生的主要病因之一。中国台湾自然史研究显示，慢性乙型肝炎（chronic hepatitis B，CHB）患者 HCC 发生率为 403/10 万~470/10 万。由 Fattovich 等系统分析研究表明，在东亚国家非活动性 HBV 携带者（HBsAg 阳性，肝功能正常）的 HCC 发病率为 0.2/100 人每年，无肝硬化 CHB 患者为 0.6/100 人年，代偿期乙肝肝硬化者为 3.7/100 人年，而在欧美国家仅有较少的研究报道 HBV 相关 HCC 的发病率，而且大多数的研究纳入的 HBsAg 阳性病人数较少，肝硬化患者 5 年内出现 HCC 的发生率：西欧和美国为 10%，东亚为 17%，存在一定的人种特异性差异。导致 HBV 相关性 HCC 发生的病毒学因素有 HBV-DNA 载量、HBeAg 持续阳性时间、病毒基因 C 型、C 区启动子变异、X 基因变异等，在台湾的大型社区研究中表明高 HBV-DNA 载量被认为是独立于肝功能、年龄、性别、饮酒、肝硬化等发生 HCC 的独立危险因素，还与 HCC 的发生风险呈量效关系。此外，肝硬化也是 HCC 发生的一个独立危险因子，HBV 相关性肝硬

化患者 HCC 发生率高达 820/10 万~2247/10 万，一项包含 27584 例 CHB 患者的 68 项临床研究的 meta 分析显示，1285 例发生 HCC（5%），其中肝硬化患者肝癌的风险（发病率 3.16，95% CI 2.58~3.74）比非肝硬化患者更高（0.10，95% CI 0.02~0.18）；肝硬化患者发生 HCC 风险比非肝硬化患者高 31 倍，其死亡率高 44 倍。Ishikawa 总结了 HBV 相关性 HCC 特征：①HCC 发生与 HBV-DNA 载量有关；②高 HBV-DNA 载量患者发展到 HCC 所需要的时间要短于低 HBV-DNA 载量的患者；③抗病毒治疗可减少 HCC 的发生率；④HBV 基因型 C 型感染者 HCC 的发生率高于 B 型；⑤基因型 B 型 HBV 相关性 HCC 多发生在非肝硬化基础上，且多伴有卫星灶。

HBV 相关性 HCC 患者生存率较低，与 HCC 高复发率有关。HCC 外科根治术后 5 年的复发率高达 50%~70%。多种因素与 HBV 相关性 HCC 复发有关，除肿瘤大小、分期、AFP 水平、肝硬化程度外，HBeAg 阳性及 HBV-DNA 载量与之密切相关。甚至还有研究认为乙肝基因型 C 型较 B 型与 HCC 的复发具有更加密切的关系。早期复发与肿瘤分期和生物学特性有关，晚期复发与肝脏基础疾病有关。研究发现高血清 HBV-DNA 载量为晚期复发独立危险因素。这些研究提示肝癌切除术后无癌肝区的 HBV 复制导致肿瘤再次形成，是晚期复发的基本原因。高病毒载量与显著低生存率相关，与术后高复发率及随之而来的肿瘤相关死亡相关。Chen 等总结 REVEAL-HBV 研究提出 HBV-DNA 载量与 HCC 的病死率呈正相关，且具有明确的量效关系。HBV-DNA 大于 10^5 拷贝/ml 时，HCC 患者病死率的相对危险度（relative risk，RR）为 11.2（95% CI 3.6~35.0）。HBV 相关性 HCC 主要死亡原因为肝衰竭、消化道出血、肝性脑病和肝-肾综合征等肝病终末期事件，这些与 HBV 活跃复制密切有关。综上，HBV-DNA 载量是 HCC 发生、复发和患者死亡的独立危险因素，降低 HBV-DNA 载量是 HBV 相关性 HCC 二级和三级预防的关键措施之一。长期抑制 HBV 复制，控制肝脏炎性反应活动可能有助于提高 HBV 相关性 HCC 患者的总体生存率。

二、HCV 相关性 HCC 的发生率及相关影响因素

HCV 感染与 HCC 发生亦密切相关。目前世界上约有 1.3 亿~2.1 亿 HCV 慢性感染者，25~30 年内慢性 HCV 感染者进展为肝硬化的危险为 5%~25%；10 年内 30% 的 HCV 相关性肝硬化患者出现肝功能失代偿，且每年有 1%~3% 进展为肝细胞癌。HCV 慢性感染者发生 HCC 的风险比（hazard ratio，HR）是普通人群的 15~20 倍，抗-HCV 阳性率在 HCC 患者中的分布具有地区性差异：意大利为 44%~66%，法国为 27%~58%，西班牙为 60%~75%，日本为 80%~90%，而中国约为 10%。来自中国台湾长达 8 年的随访研究显示，男性、年龄>65 岁、肝硬化和基因 1b 型均是 HCV 感染者容易进展为 HCC 的高危因素，而且 HCV RNA $\geqslant 10^6$ copies/ml 的患者发展成 HCC 的风险增加了 2.7 倍。同时 El-Serag 总结了近年研究时指出现有证据表明任何载量的血清 HCV RNA 都是 HCC 发生的重要危险因素，清除 HCV 将降低 HCC 发生率。一些随机对照研究和非随机性的研究结果显示，干扰素治疗并取得病毒学应答者可致无肝硬化的 HCV 感染患者患 HCC 风险减少 57%~75%。包含 21 个临床研究的荟萃分析显示经年龄调整后患者感染 HCV 基因 1b 型者患 HCC 风险是其他基因型的 2 倍以上（相对危险度 RR 值为 1.78）。

HCV RNA 载量与 HCC 复发具有一定的相关关系。早年 Kubo 等研究提示 HCV 高复制

载量与 HCC 术后复发有关。最近 Shindoh 等报道了一个 5 年随访研究，共 370 例 Child-Pugh 评分 A 级患者接受了根治性切除手术治疗，按照病毒载量分为高载量组（HCV RNA >5.3log IU/ml）和低载量组（HCV RNA≤5.3log IU/ml）。其 5 年无复发生存率（disease-free survival rate，DFS）在高载量组为 57.7%，低载量组为 76.6%（P<0.01）。多因素回归分析提示 HCV 高载量是 HCC 复发的危险因素，HR 为 1.87（95% CI 1.41~2.48，P<0.01），HCV 低载量对于手术切除的 HCC 患者预示较好的长期预后。总之，HCV 高载量和基因型 1b 与 HCC 发生有密切关系，抗病毒治疗有可能减少 HCC 复发，提高患者的生活质量，延长生存期。

第二节　HBV/HCV 相关性
肝细胞癌的二级预防

抗病毒治疗可减少慢性乙型肝炎/慢性丙型肝炎（CHB/CHC）及其相关性肝硬化患者 HCC 的发生率。

一、HBV 相关肝细胞癌的二级预防

慢性乙型肝炎及其相关性肝硬化患者的抗病毒治疗包括核苷（酸）类似物（nucleoside analogue，NA）及干扰素（IFN）治疗。目前国内已经批准的 NA 类药物有拉米夫定（lamivudine，LAM）、阿德福韦酯（adefovir dipivoxil，ADV）、恩替卡韦（entecavir，ETV）、替比夫定（telbivudine，LdT）和替诺福韦（tenofovir disoproxil fumarate，TDF）用于抗 HBV 治疗。多项 Meta 分析和系统分析研究证实，IFNα 和 NA 的抗病毒治疗可以显著减少 CHB 患者 HCC 发生率。自从 2004 年 Liaw 等的 NUCB4006 研究发表，应用核苷（酸）类似物抗 HBV 治疗是目前对 HBV 相关肝细胞癌的最重要的二级预防措施。其观察了 651 例病理诊断为肝硬化的患者，其中 436 例接受拉米夫定（LAM）治疗，215 例为对照组。平均随访 32 个月，随访结束时 LAM 组中有 17 例（3.9%）诊断为 HCC，对照组为 16 例 HCC 患者（7.4%）。LAM 应用对 HCC 的 HR 为 0.49（95% CI 0.25~0.99）。其后续报告观察了 NUCB4006 研究的 28 例亚太患者 10 年随访结果，治疗前均为显著肝纤维化（Ishak 评分≥4 分），其中 5 例（17.9%）出现疾病进展，1 例诊断为 HCC。但同时 16 例患者在随访期末接受了第 2 次肝组织活检，与基线 HBV-DNA 载量相比，肝组织学活动指数和纤维化评分均有明显好转（1.1±1.4 vs. 7.1±3.2，t=-0.82，P<0.01；3.6±2.2 vs. 5.3±0.7，t=-2.89，P<0.05）。其中 3 例患者纤维比评分由基线时的 5 分改善为随访期末的 0 分。27 例患者中，3 例 HBsAg 消失，占 11%，2 例 HBsAg 血清学转换，占 7%。23 例 HBeAg 阳性患者至随访末有 19 例 HBeAg 消失，占 83%，9 例 HBeAg 血清学转换，占 39%。因此 LAM 长期治疗能延缓慢性乙型肝炎伴重度肝纤维化患者的疾病进展，提高 HBsAg 及 HBeAg 的阴转率。持续维持 HBV-DNA 于低载量，对某些患者能逆转肝纤维化。最近同样来自中国台湾全民健康保险的研究数据库的自 1997 年至 2010 年的长达 13 年的队列研究观察了 21 595 对 CHB 接受 NA 治疗组和对照组患者，NA 治疗组发生 HCC 风险显著降低（HR 0.37，95% CI 0.34~0.39，P<0.001）。最近发表的一项以人群为基础

21

的队列研究表明，NA 治疗可显著降低 HCC 发生率（6% vs. 8.5%，$P=0.0025$），Cox 生存分析提示 NA 治疗显著降低 HCC 风险（HR 0.64，95% CI 0.45～0.93，$P=0.017$），而且 NA 治疗与 HCC 发生风险呈量效关系。因此目前认为 NA 是降低 CHB 患者 HCC 发生风险的重要二级预防措施。

IFNα 的抗病毒治疗亦可减少或延缓 HCC 发生风险。Sung 等收集了 12 项研究的 2742 例 CHB 患者，分为 IFNα 治疗组和对照组，meta 分析证实 IFNα 治疗导致 HCC 的发生率下降 34%，RR 为 0.66（95% CI 0.48～0.89）；另有 5 项研究的 2289 例 CHB 患者，分为 NA 治疗组和对照组，NA 治疗组 HCC 发生率下降 78%，RR 为 0.22（95% CI 0.10～0.50），而且其中非肝硬化患者经 NA 治疗后获益显著高于肝硬化患者。Yang YF 等也收集了包含 2082 例 CHB 患者的 12 项研究进行 meta 分析后表明经 IFNα 治疗组较对照组发生 HCC 的风险显著降低，RR 为 0.59（95% CI 0.43～0.81）。

然而，近几年来中山大学崇雨田教授大型随访门诊长期临床观察到慢性乙型肝炎患者尤其是有肝硬化基础患者，即使长期服用 NA 抗病毒治疗达到血清 HBV-DNA 保持抑制状态，仍然不能完全阻断 HCC 的发生。Papatheodoridis 等系统性回顾了 21 项研究，包括了 3881 例服用 NA 治疗组和 534 例未服用 NA 对照组的 CHB 患者，平均随访的 46 个月中 NA 组 HCC 发生率为 2.8%，对照组为 6.4%，两者差异有统计学意义（$P=0.003$）。因此目前认为抗 HBV 治疗虽不能完全阻止 HCC 的发生，但可降低 HCC 的发生率。

二、HCV 相关肝细胞癌的二级预防

对 CHC 患者进行标准治疗方案（standard of care，SOC）即聚乙二醇干扰素 α（peginterferon alfa，PEG-IFNα）联合利巴韦林（ribavirin，RBV）治疗干预可减少 HCV 相关性 HCC 的发生。Yoshida 收集了 2890 例 CHC 患者，均进行了肝活检组织检查，其中 2400 例进行了 1FNα 治疗。多因素分析提示 IFNα 治疗是降低 HCC 发生的主要影响因子，其调整危险比为 0.516（95% CI 0.358～0.742），获得 SVR 患者的相对危险度（RR）更是低至 0.197（95% CI 0.099～0.392）。PERFECT 研究观察了 1865 例 CHC 患者接受 SOC（PEG-IFNα-2b 联合 RBV）治疗，其中 999 例（53.6%）获得（sustained virologic response，SVR），随访发现 5 年 HCC 累积发生率在 SVR 组（1.1%）和未获得 SVR 组之间（7.1%）存在明显差异。Singal 等的 meta 分析结果发现经包括 14 项（$n=3310$）的报道基于利巴韦林（ribavirin，RBV）+IFNα 的抗病毒治疗获得持续病毒学应答（SVR）者较无应答者 HCC 发生风险显著降低（RR=0.35，95% CI 0.26～0.46），而无应答者即使持续 1FNα 治疗不能获益（RR 0.58，95% CI 0.33～1.03）。HALT-C 研究是一项针对 HCV 相关性肝硬化或者高度纤维化（Ishak 评分≥3）患者的半量 PEG-IFNα-2a（90μg）长期研究，研究者观察到经 48 周治疗获得 SVR 的患者 HCC 发生率明显低于未获得 SVR 者，HR 为 0.19（95% CI 0.04～0.80）。其后平均 6.1 年的随访，427 例肝硬化患者中共有 48 例诊断为 HCC，其中治疗组为 14 例（6.8%），对照组 34 例（15.5%），应用 PEG-IFNα-2α 对于罹患 HCC 的 HR 为 0.45（95% CI 0.24～0.83）。治疗组和对照组 3、5、7 年 HCC 累积发生率分别为 2.6% vs. 4.0%，5.1% vs. 11.1% 和 7.8% vs. 24.2%（$P=0.009$）。其后继续研究中包括其中 1048 例没有持续病毒学应答（SVR）慢性丙型肝炎（Ishak 纤维化评分≥3），他们被随机分配到组给予半剂量的干扰素治疗 3.5 年或没有治疗（对照组），并随访（中

位数）6.1 年（最大 8.7 年），88 例发生 HCC（37/515 例为治疗组，51/533 对照组），而治疗组中肝组织炎症活动指数下降 2 个点的患者较指数无变化或升高者发生 HCC 风险显著降低（2.9% vs 9.4%，$P = 0.03$），因此认为有进展期 HCV 相关肝硬化患者未获得持续病毒学应答（SVRs）即使长期干扰素治疗仍不能降低 HCC 风险，但是在肝硬化患者中治疗组其累积 HCC 发生率仍显著低于对照组（7.8% vs. 24.2%，$HR = 0.45$，95% CI 0.24~0.83），因此研究者指出，即便是 HCV 相关性肝硬化患者仍应积极予以抗病毒治疗，有助于减少 HCC 的发生。

欧洲肝脏研究学会（EASL）和欧洲癌症研究治疗组织（EORTC）联合颁布《HCC 临床实践指南（2012 年版）》指出：Meta 分析表明使用 IFNα 联合 RBV 后获得 SVR 的慢性丙型肝炎（chronic hepatitis C，CHC）患者 HCC 发生的危险性明显降低；但如患者病情进展到肝硬化，Peg-IFNα 联合 RBV 和（或）联合新的蛋白酶抑制剂（如 boceprevir、telaprevir）是否能够阻止或延缓 HCC 的发生尚无结论性证据。有研究显示，105 位采用蛋白酶抑制剂 telaprevir（特拉匹韦）联合干扰素和利巴韦林治疗 24 周的慢性丙肝患者，无论治疗结束后是否获得 SVR，都可观察到 AFP 较治疗前显著下降（获得 SVR 的患者 AFP 从 7.8ng/ml 降低到 3.5ng/ml，$P < 0.001$，未获得 SVR 的患者 AFP 从 14.3ng/ml 降低到 9.5ng/ml，$P = 0.004$）。

近年针对丙型肝炎病毒的直接抗病毒药物（directly acting antivirals，DAAs）得到快速发展，虽然目前我国尚无相关药物上市使用，但在国外已经成为治疗丙型肝炎的主要药物。然而 DAAs 上市时间尚短，还未有关于其影响 HCC 发生率的循证医学证据。

第三节　HBV 相关性肝细胞癌的抗病毒治疗

一、核苷（酸）类药物

应用 NA 类药物治疗可提高 HBV 相关性 HCC 患者的生存率。最近来自中国台湾的 Wu CY 等报道了 HBV 相关性 HCC 根治术后 NA 应用的大样本队列研究。研究组收集了 2003 年至 2010 年中国台湾地区的 100 938 例 HCC，其中 4569 例 HBV 相关性 HCC 进行了根治术治疗，对照组 4051 例未予 NA，518 例术后予 NA 治疗（不含 ADV）。经过随访观察，NA 组复发率为 20.5%（106 例），对照组为（1765 例）43.6%（$P < 0.01$）；NA 组总体病死率为（55 例）10.6%，对照组为（1145 例）28.3%（$P < 0.01$）。该研究观察，NA 组 6 年 HCC 复发率为 45.6%（95% CI 36.5%~54.6%），对照组为 54.6%（95% CI 52.5%~56.6%，$P < 0.01$）；6 年总体病死率 NA 组 29.0%（95% CI 20.0%~38.0%），对照组为 42.4%（95% CI 40.0%~44.7%，$P < 0.01$）。Cox 回归分析提示，NA 应用是降低 HCC 复发的独立重要因素（HR 0.67，95% CI 0.55~0.81，$P < 0.01$）。此外一个系统性分析和 Meta 分析针对包括 12 个非随机研究（包括一个大型队列和一个随机对照研究），分析结果显示核苷（酸）类似物抗病毒治疗术后 HBV 相关肝细胞癌患者，其无复发生存率（HR 0.66，95% CI 0.54~0.80，$P = 0.0001$）及总生存率（HR 0.56，95% CI 0.43~0.73，$P = 0.0001$）均显著升高。且通过灵敏度分析确认其结果的稳定性。同时还提示尽管在很大一部分人群

中发生了 LAM 耐药情况，核苷（酸）类似物作为一线抗病毒治疗可降低 HCC 患者 36% 的复发风险和 42% 的死亡率，此外对比更强低耐药率的 ETV（n = 472，P < 0.001）比单用 LAM（n = 182，P = 0.019）治疗尤其是肝硬化患者带来更多获益，因为他们可将 HCC 患者的病毒学、生化学、病理学参数均大大改善。

Jang 等在经皮肝动脉化学治疗栓塞（transcatheter arterial chemoembolization，TACE）治疗 HBV 相关性 HCC 患者进行随机对照临床试验（randomized controlled trial，RCT）研究中，将患者随机分组为治疗组给予患者 LAM 进行预防性治疗和无治疗对照组。结果发现对照组 37 例中有 11 例（29.7%）术后出现 HBV 活跃复制导致的肝脏炎性反应，而 LAM 组 36 例中仅有 1 例（2.8%，P = 0.002）。该研究认为预防性 LAM 抗病毒可降低患者因 TACE 后炎性反应诱发慢性肝衰竭的风险，提高患者生存率。Koda 等在对照 30 例 NA 治疗组和 20 例对照组的 HBV 相关 HCC 患者的研究中，报道随访期间 NA 组平均 Child-Pugh 积分较对照组明显为低（P = 0.023）；两组之间累积无复发生存率（cumulative recurrent-free survival rate）无区别，但 NA 组累积生存率（cumulative survival rate）较对照组明显为高（P = 0.02）。因而他们提出 NA 类药物可通过间接保护剩余肝功能而使得患者的生存率提高。来自上海第二军医大学的对照研究显示，经肝癌切除术后的 HBV 相关 HCC 患者接受 NA 治疗（LAM，ADV）虽然不能减少短期内肝癌复发率，但是通过清除术后病毒量，并有助于残肝体积增加，并帮助患者更好的耐受术后治疗和复发后治疗。此外，Shuqun 等报告胸腺肽 α1 与 NA 联合治疗组和对照组的平均复发时间分别为 7.0 和 5.0 个月（P = 0.0052），提示可作为一种辅助治疗的选择方案。

Meta 分析提示 HBV 相关性 HCC 患者应用 NA 可降低患者病死率。Wong 等收集到 9 个队列研究的 551 例患者，其中 204 例应用 NA 治疗。结果证实 NA 组 HCC 复发率（55%）低于对照组（58%）（P = 0.04），优势比（odds ratio，OR）为 0.59（95% CI 0.35 ~ 0.97）；就总体病死率而言，NA 组（38%）明显低于对照组（42%）（P < 0.01），OR 为 0.27（95% CI 0.14 ~ 0.50）。就抗病毒效果而言，NA 组治疗 1 年时 HBV-DNA 阴转率为 87% ~ 100%，治疗 2 年时 HBeAg 血清学转换率为 22% ~ 73%。服用 LAM 患者出现耐药的比例为 14% ~ 39%。但是无论上述研究中提供或多或少的临床数据及阳性结果，NA 治疗仍然还是不能提供确切证据作为 HCC 三级预防有效的药物治疗措施，因为上述研究中均为相对较短疗程的治疗（几个月或几年）并不能逆转细胞癌变过程，毕竟 HCC 的发生发展是基于病毒长期影响的结局。

综上所述，我国《乙型肝炎、丙型肝炎相关性肝细胞癌抗病毒治疗专家共识》（2013年）中提出 HBV 相关性 HCC 患者 NA 的应用建议如下：

1. HBV 相关性 HCC 患者检测 HBV-DNA 阳性，均应给予 NA 抗病毒治疗。在 HCC 综合治疗方案基础上。建议参照《慢性乙型肝炎防治指南（2015 年版）》HBV 相关性肝硬化治疗选择 NA 长期服用。应优先选择强效高耐药屏障药物。患者在接受抗肿瘤治疗前，宜尽早予以 NA 治疗，以期将 HBV-DNA 降至最低载量。减少 HBV 的再激活；NA 治疗过程中监测、不良反应及处理原则见《慢性乙型肝炎防治指南（2015 年版）》。胸腺肽 α1 也可用于治疗 HBV 相关性 HCC 患者，并可与 NA 联合应用。

2. HBV 相关性 HCC 检测 HBV-DNA 阴性，接受 TACE、放射治疗、全身化学治疗者，应高度重视 HBV 的再激活，并密切监测 HBV-DNA。如监测过程中 HBV-DNA 阳性，则可根据《慢性乙型肝炎防治指南（2015 年版）》HBV 相关性肝硬化进行 NA 长期治疗。

3. HBV 相关性 HCC 确诊符合肝移植标准，且拟进行肝移植患者，如 HBV-DNA 检测为阳性，应于术前给予强效高耐药屏障的 NA。以尽可能将 HBV-DNA 在术前降至最低载量。LAM 和（或）ADV 联合高效价乙型肝炎免疫球蛋白（hepatitis B immuno-globulin。HBIG）可减小移植物再感染的风险。建议肝移植术前 1～3 个月开始服用 LAM。术中无肝期给予 HBIG。术后长期使用 LAM 和 HBIG。对于 LAM 治疗发生 HBV 病毒变异者，可加 ADV 联合治疗。有研究提示单用 ETV，不联合 HBIG 也可较好地预防 HBV 复发。

二、干扰素 IFNα

干扰素 IFNα 具有较强的免疫调节作用，在其临床应用中既具有抗肿瘤作用，又具有抗病毒作用，因此被认为既具有早期复发预防作用，又具有晚期复发预防作用。2006 年 Sun 等的 RCT 研究选择 HCC 根治术后的患者随机分为 IFNα 治疗组和非治疗组各 118 例。IFNα 治疗 18 个月复发率为 36.4%，对照组为 49.2%（$P = 0.0485$）；停用 IFNα 后随访 18 个月，IFNα 组复发率为 32.9%，对照组为 23.2%（$P = 0.2292$）。Lo 等的 RCT 研究显示，研究组在切除 HCC 病灶后，将相同 TNM 分期的患者随机分为 IFNa 组或对照组，治疗方案为 IFNα-2b，$10mU/m^2$，2 次/周，疗程为 16 周。5 年随访结束时，治疗组 20%（8/40）的患者死亡或肝移植，对照组 33%（13/40）；1、3、5 年的生存率在 IFNα 组分别为 97%、79% 和 79%，对照组分别为 85%、70% 和 61%，两组间差异无统计学意义（$P = 0.137$）；但对于 TNM 分期 Ⅲ/ⅣA 期患者，IFNα 组 1、3 和 5 年生存率分别为 95%、68% 和 68%，对照组分别为 68%、47% 和 24%，两组差异有统计学意义（$P = 0.038$）。2012 年来自中国台湾的随机对照临床研究纳入 268 病毒性肝炎相关 HCC 患者（80% 为 HBV 相关 HCC），133 例随机分配为使用 IFNα-2b 治疗组和 133 例对照组，随访观察 63.8 个月，154（57.5%）例复发，84（31.3%）死亡。ITT（intent-to-treat）队列 5 年累积无复发生存率和总生存率分别为 44.2% and 73.9%，无复发生存率中位值治疗组和对照组分别为 42.2%（95% CI 28.1～87.1）和 48.6%（95% CI 25.5～∝，$P = 0.828$）。由于 IFNα-2b 常常引起白细胞减少和血小板减少，34 例（24.8%）患者减量治疗，5 例（3.8%）患者中断干扰素治疗。并认为 IFNα-2b 不能显著减少根治术后 HCC 患者的复发率。最近发表的一项针对干扰素治疗根治术后病毒性肝炎相关肝癌的 meta 分析纳入了最新的 8 项临床研究，包含 888 例 HCC 患者（其中 544 例 HBV 相关 HCC），461 例使用干扰素治疗，427 例未治疗组，结果发现在 HBV 相关 HCC 病人中治疗组与未治疗组之间肝癌复发率无显著差异（RR 0.95，95% CI 0.82～1.11，$P = 0.55$）。然而对于肿瘤直径中位数 <3cm 的患者，干扰素治疗组的复发率较未治疗组显著降低（RR 0.50，95% CI 0.35～0.72，$P = 0.00002$），但是当肿瘤直径 >3cm 时两组之间的复发率又无统计学差异了。总之，HBV 相关性 HCC 患者根治术后应用 IFNα 将有助于提高患者的存活率，应用期间可降低 HCC 的复发率。但是，由于干扰素治疗的多种副作用，患者出现失代偿期肝硬化或肝炎活动时，继续使用 IFNα 有诱发肝衰竭风险，从而大大限制了干扰素的临床使用，许多的 HCC 患者因不能耐受其副作用而终止 IFNα 治疗或不能选择 IFNα 的治疗方案。

专家建议：HBV 相关性 HCC 患者根治/非根治术后，如无 IFNα 应用禁忌，可选择

21

IFNα 辅助治疗。肝功能代偿期患者建议按常规剂量应用 IFNα；Child-Pugh 评分 B 级患者宜自小剂量开始应用，逐步提高。疗程 6~18 个月。IFNα 治疗 12 周。如检测 HBV-DNA 仍阳性，建议加用或改用 NA（因 LdT 与 IFNα 联用可致重大不良事件，需除 LdT 外）。IFNα 方案可重复应用。治疗过程中监测项目、不良反应及处理原则等均按照《慢性乙型肝炎防治指南（2015 版）》执行。

第四节 HCV 相关性肝细胞癌的抗病毒治疗

多因素分析表明高病毒载量是 HCV 相关 HCC 根治性切除术后复发的独立危险因素（HR 1.87，95% CI 1.41~2.48，$P<0.001$）。Shindoh 等研究结果显示，低 HCV RNA（≤5.3log 10IU/ml）患者 5 年无复发生存率和总生存率分别为 36.1%、76.6%，而高 HCV RNA（>5.3log 10IU/ml）的患者分别为 12.4%、57.7%。表明术前低 HCV RNA 可降低 HCC 切除术后复发率，术前抗病毒治疗是很有必要的。回顾性研究提示抗 HCV 治疗将改善 HCV 相关性 HCC 患者的预后。2012 年来自日本的临床研究使用 PEG-IFNα-2b/RBV 治疗 Ⅰ/Ⅱ期 HCV 相关 HCC，三年总生存率亦显著高于未治疗组（90.2% vs. 6 1.2%），同时发现经 PEG-IFNα-2b/RBV 治疗组可增加患者血清白蛋白水平，提高肝功能贮备功能，从而改善预后。Tanimoto 等回顾了 38 对 HCV 相关性 HCC 患者，经过手术切除后治疗组应用 Peg-IFNα-2b（1.5g/kg）联合利巴韦林（ribavirin，RBV）标准治疗方案，治疗组与对照组按照性别、年龄、肿瘤最大径等因素进行了 1∶1 配对。结果发现治疗组 3 年和 5 年生存率分别为 100.0% 和 76.6%，对照组为 91.7% 和 50.6%，两组之间差异显著；但两组之间的无复发生存率（DFS）并无显著区别（$P=0.886$）。其后 Tsujita E 等于 2015 年的最新研究中纳入 470 例 HCV 相关 HCC 根治术后患者（159 例接受 IFNα 治疗，74 例获得持续血清学应答 SVR），5 年总生存率（SVR 组 vs. 对照组 93.2% vs.61.9%，$P<0.0001$），无复发生存率（SVR 组 vs. 对照组 56.0% vs.27.4%，$P<0.0001$）均有显著差异，认为 IFNα 治疗并获得 SVR 可降低 HCV 相关 HCC 根治术后患者复发，提高生存率。

为此多项 meta 分析结果证实抗 HCV 治疗可降低 HCC 的复发率，提高患者的生存率。Singal 等收集 10 个临床研究进行 meta 分析，共 645 例 HCV 相关性 HCC 患者并有 HCV 相关性肝硬化基础，其中 301 例给予 IFNα 单用/联合 RBV 治疗，分析结果提示术后应用 IFNα 使得 HCC 复发率下降，OR 为 0.26（95% CI 0.15~0.45，$P<0.01$）；就 5 年生存率而言，6 个研究的 505 例患者结果显示 IFNα 治疗是影响预后的正性因素，OR 为 0.31（95% CI 0.21~0.46，$P<0.01$）。研究同样发现经 IFNα 治疗获得持续病毒应答（sustained virological response，SVR）的患者较未获得 SVR 者 HCC 复发率明显降低（$P=0.005$），生存率显著提高（$P=0.030$）。Miyake 等的 meta 分析选择原发肿瘤符合米兰标准的患者，共 5 项临床研究（2 项 RCT 研究，3 项非 RCT 研究）355 例，其中 167 例根治术后予以 IFNα 治疗显著降低了 HCC 复发率（RR=0.33，95% CI 0.19~0.58，$P<0.01$）。

目前对于肝移植患者术后使用直接抗病毒药物（directly acting antivirals，DAAs）可显著降低其 HCV 复发率。最新一项回顾性研究纳入 61 例肝移植患者（35 例为基因 1a 型，26 例为基因 1b 型），给予 simeprevir 和 sofosbuvir 抗病毒治疗 12 周，观察中位时间 5.4 年

（IQR：1.9~8.4 年），基因 1b 型患者 12 周病毒学应答率（SVR12）达 100%（95% CI 87%~100%），基因 1a 型患者 SVR12 为 89%（95% CI 74%~95%）。且治疗安全性非常好，无显著副作用发生，仅有部分基因 1a 型未达 SVR12 患者出现肝硬化进展。由于 DAAs 的良好安全性及较高 SVR 率，其在肝移植术后预防 HCV 复发降低死亡率方面较 IFNα 更有优势，很可能成为将来 HCV 相关 HCC 患者三级预防的最主要治疗方法，但目前仍需更多的临床研究证实。

专家建议：

1. HCV 相关性 HCC 的患者 HCV RNA 阳性，建议根治性切除手术、TACE、射频消融（radio-frequency ablation，RFA）等综合治疗基础上予抗 HCV 治疗。抗病毒治疗前须评估患者肝脏病理-生理状态，由专科医师安排抗病毒治疗方案。肝功能代偿期患者应给予 SOC 治疗；肝功能 Child-Pugh 评分 B 级患者宜采用低剂量启动逐步加量（LOAD）策略。逐步提高 IFNα/Peg-IFNα 用量以期获得较高 SVR，并提高其耐受性；Child-Pugh 评分 C 级以上或 MELD 大于 25 分者，不推荐应用 IFNα/Peg-IFNα，以免诱发严重不良反应事件发生。抗 HCV 阳性而 HCV RNA 阴性者不需 SOC 处置。

2. 肝功能 Child-Pugh 评分≤7 或 MELD 评分≤18 分且拟行肝移植的 HCV 相关性 HCC 患者，宜于术前进行抗病毒治疗。肝移植后须监测 HCV RNA 载量，如出现 HCV RNA 阳性应进行肝活组织检查，存在进展性肝纤维化者，根据 Child-Pugh 评分或 MELD 评分参考建议第 1 项安排抗病毒治疗。抗 HCV 治疗过程中监测项目、不良反应及处理原则等均按《丙型肝炎防治指南（2004 版）》执行。

3. 对于 HBV/HCV 重叠感染的 HCC 患者，在综合治疗基础上应评估肝硬化程度和肝功能状态。对于 Child-Pugh A 级的患者，如 HCV RNA 和 HBV-DNA 均为阳性。宜采用 SOC 联合 NA 治疗；如 HCV RNA 阳性而 HBV-DNA 阴性，宜首先采用 SOC；如 HCV RNA 阴性而 HBV-DNA 阳性，宜按照上述 HBV 相关性 HCC 抗病毒处置建议处理。

第五节　常用抗炎护肝治疗方法

目前在国内医药市场上充斥着多种多样的抗炎护肝类药物，临床上许多非肝病专科或专科医生对于是否使用及如何使用抗炎护肝类药物存在很多争议，不合理的用药现象广泛存在。为规范抗炎护肝治疗，2014 年中华医学会感染病学分会组织国内肝病领域专家针对近年来国内外肝脏炎症的诊治的相关文献进行综合分析后，形成了肝脏炎症及其防治专家共识可供临床医生参考。下面就目前国内常用抗炎护肝治疗方法简介如下：

（一）病因治疗

肝脏炎症的病因多种多样，有病毒、药物、酒精或代谢异常等，病因治疗是有效控制肝脏炎症，减少肝细胞破坏，延缓肝纤维化/肝硬化甚至是肝癌的最重要最基础的治疗。针对慢性乙型及丙型肝炎的病因治疗即抗病毒治疗，前面两节已经阐述，在此不再赘述。一旦怀疑为药物性（中毒性）肝炎，需立即停用可疑药物（毒物）。酒精性肝病的戒酒疗法和营养支持治疗虽然仍存在需要解决的临床问题，但仍是减轻酒精性肝病严重程度的基础。非酒精性肝病则以针对代谢综合征需要而改善生活方式、饮食及运动疗法为基础。而自身免疫性肝炎（autoimmune hepatitis，AIH）有免疫抑制剂应用指征的患者则应进行免疫抑制治疗。

但是，仍然有许多肝病不能进行病因治疗，如先天性肝病，某些自身免疫性肝病等，抗炎护肝治疗成为其主要的治疗方法。此外，还有即使进行病因治疗，仍不能及时有效控制肝脏炎症的疾病，如慢性病毒性肝炎，抑制病毒复制只是针对肝炎活动过程中的一个重要启动因子，肝脏炎症经长期反复启动后形成了瀑布效应，并可促进肝脏纤维化进展，所以病因治疗不能代替抗炎护肝治疗。反过来，抗炎护肝治疗能为抗病毒治疗提供良好的内环境，甚至发挥免疫调节功能，促进抗病毒治疗疗效。

（二）常用抗炎护肝药物分类

1. 抗炎类药物　以甘草酸类制剂为代表，具有类似糖皮质激素的非特异性抗炎作用改善肝功能，且无抑制免疫功能的不良反应。

复方甘草酸苷含有甘草酸单胺、甘氨酸和L-半胱氨酸，具有抑制花生四烯酸代谢起始阶段的水平，从而抑制磷脂酶A2的活性，减轻肝细胞变性、坏死和结缔组织增生。甘氨酸和L-半胱氨酸可减轻长期大量用甘草酸单胺引起的电解质代谢异常造成的假性醛固酮并发症。

甘草酸二胺肠溶胶囊（天晴甘平，diammonium glycyrrhizinate enteric-coated capsules），也是甘草有效成分的第三代提取物。口服后从肠道吸收，不受肠道食物的影响，可经肠肝循环，70%通过胆汁从粪便中排出。具有保护肝细胞及改善肝功能的作用。不良反应一般较轻。

异甘草酸镁是甘草酸领域首个镁盐制剂，动物试验表明，本品吸收后主要分布在肝，主要经胆汁排泄，经肝-肠循环维持在肝组织中较高的有效浓度。药理作用机制为：抑制磷脂酶A2，阻断炎症反应启动。镁离子可组织钙离子内流，进一步增强抑制磷脂酶A2的作用。发挥其抗炎、抗氧化、保护肝细胞膜及改善肝功能的作用，且肝脏靶向分布浓度高、恢复肝功能及不良反应小。临床研究证明，该类药品可改善包括病毒性肝炎、药物性肝损害、脂肪性肝病、自身免疫性肝病等各类肝病所致的血清氨基转移酶升高等生化异常，减轻肝脏病理损害。

2. 肝细胞膜修复保护剂　代表药物为多烯磷脂酰胆碱（polyene phosphatidylcholine，易善复），多元不饱和磷脂胆碱是一种从大豆中提取的含有多不饱和脂肪酸天然物质。它是一种含有多不饱和脂肪酸，主要为亚油酸的磷脂，其结构与肝细胞合成的磷脂相似，并且是这些细胞膜的重要组成成分。可进入肝细胞，并以完整的分子与肝细胞膜及细胞器膜相结合，增加膜的完整性、稳定性和流动性，其含有大量不饱和脂肪酸，能保护肝脏细胞结构及对磷脂有依赖性的酶系统，使受损肝功能和酶活性恢复正常，调节肝脏的能量代谢，促进肝细胞的再生，并将中性脂肪和胆固醇转化成容易代谢的形式。还具有减少氧应激与脂质过氧化，抑制肝细胞凋亡，降低炎症反应和抑制肝星状细胞活化、防治肝纤维化等功能，从多个方面保护肝细胞免受损害。

3. 解毒类药物　代表药物为还原型谷胱甘肽（reduced glutathione，GSH）、N-乙酰半胱氨酸（N-acetyl-L-cysteine，NAC）等，分子中含有巯基，可从多方面保护肝细胞。可参与体内三羧酸循环及糖代谢，激活多种酶，从而促进糖、脂肪及蛋白质代谢，并能影响细胞的代谢过程，可减轻组织损伤，促进修复。

还原型谷胱甘肽（GSH）具有很强的亲水性，通过与有毒物质结合使其灭活并易于排出，有解毒、灭活激素等功能。还能改善肝脏的合成，并促进胆酸代谢，有利于消化道吸收脂肪及脂溶性维生素。感染、中毒等疾病可引起细胞内还原型谷胱甘肽的改变和减少，肝脏更是动用和消耗大量的还原型谷胱甘肽，受损的肝细胞合成还原型谷胱甘肽减少，从而使肝脏的解毒能力下降。适时补充外源性 GSH 可以预防、减轻及终止组织细胞的损伤，改变病理生理过程，达到护肝、解毒，增强肝脏解毒功能的作用。

N-乙酰半胱氨酸为还原型谷胱甘肽的前体，NAC 能刺激 GSH 合成，促进解毒以及对氧自由基反应的直接作用，维持细胞内膜性结构的稳定，提高细胞内 GSH 的生物合成。促进收缩的微循环血管扩张，有效增加血液对组织氧输送和释放，纠正组织缺氧，防止细胞进一步坏死。NAC 能保护 GSH 缺失时的肝损伤，而且能维护缺血-再灌注损伤时肝脏的完整性。国外将其作为药物中毒引起的急性暴发性肝衰竭的治疗药物并被英国药典和美国药典收载认可。

4. 抗氧化类药物　代表药物主要为水飞蓟素类和双环醇。水飞蓟素类化合物是一种黄酮类化合物，由三种不同的同分异构体水飞蓟宾（siliumn）、水飞蓟宁（silybianin）、水飞蓟丁（silychristin）组成，其中水飞蓟宾为主要成分，保肝作用最强。目前临床上常用的有益肝灵、西利宾胺等。药理试验表明其有清除自由基、抗脂质过氧化等作用，可明显保护剂稳定肝细胞膜及细胞代谢，对抗肝细胞坏死，减轻脂肪变性，对四氯化碳（CCl_4）等毒物引起的各类肝损伤有不同程度的保护和治疗作用。还能增强细胞核仁内多聚酶 A 的活性，刺激细胞内的核糖体核糖核酸，增加蛋白质的合成。有研究表明，水飞蓟素可通过抗氧化和直接抑制各种细胞因子对肝星状细胞的激活，从而达到抗纤维化的作用。水飞蓟宾以解毒作用为主，常用于毒蕈中毒所致肝衰竭等。

双环醇（bicyclol，百赛诺）是我国第一个有知识产权的保肝药。具有抗脂质过氧化、抗线粒体损伤、促进肝细胞蛋白质合成、抗肝细胞凋亡等多种作用机制。临床可降低 ALT、AST，尤其是 ALT。研究表明，双环醇可显著抑制 CCl4 与肝微粒体蛋白质和脂质的共价结合，有效清除自由基，能改善 CHB 及 NAFLD 患者的肝组织炎症坏死病变。

5. 利胆、退黄疸药物　本类主要有 S-腺苷蛋氨酸（S-Adenosyl methionione，SAMe，思美泰）及熊去氧胆酸（ursodeoxycholic acid，UDCA，优思弗），前列腺素 E1。

腺苷蛋氨酸是存在于人体所有组织和体液中的一种生理活性分子，它作为甲基供体和巯基化合物（如半胱氨酸、牛磺酸、谷胱甘肽和辅酶 A 等）的前体参与体内重要的生化反应。通过转甲基作用生成磷脂酰胆碱和甲基化磷脂等，改善细胞膜流动性，通过转硫基作用参与生成谷胱甘肽，促进肝细胞摄取胆汁酸和分泌胆汁。有助于肝细胞恢复功能，促进肝内淤积胆汁的排泄，从而达到退黄降酶及减轻症状的作用，多用于伴有肝内胆汁淤积的各种肝病。尤其适用于治疗妊娠期肝内胆汁淤积症（intrahepatic cholestasis of pregnancy，ICP），大量临床研究已经证实，腺苷蛋氨酸可降低 ICP 患者血清胆汁酸和胆红素水平，从而减轻妊娠妇女瘙痒症状，减少胎儿窘迫，降低围生期死亡率，最终改善妊娠结局。此外，肝硬化时肝腺苷蛋氨酸的合成明显下降，使肝硬化患者饮食中的蛋氨酸血浆清除率降低造成高蛋氨酸血症，使肝性脑病发生危险性增加。给肝硬化患者补充腺苷蛋氨酸可使巯基化合物合成增加，但不增加血液中蛋氨酸浓度。另有研究表明腺苷蛋氨酸可调节细胞介

21

质、炎症因子对肝细胞的损伤。

熊去氧胆酸为一种亲水性胆汁酸，口服后可以从空肠和回肠前部被动转运吸收，由门静脉进入肝脏，随胆汁分泌，并经肠肝循环，长期服用可促进内源性胆汁酸的代谢，抑制其重吸收，取代疏水性胆汁酸成为总胆汁酸的主要成分，提高胆汁中胆汁酸和磷脂的含量，改变胆盐成分，从而减轻疏水性胆汁酸的毒性，起到保护肝细胞膜和利胆作用。适用于慢性肝炎合并胆汁淤积、自身免疫性肝病，牛磺熊去氧胆酸（TUDCA）是最新的第三代口服胆汁酸，是 UDCA 与牛磺酸的共轭体，是 UDCA 的生理活性形式，是一种安全高效的、可取代 UDCA 的治疗药物。

前列腺素 E1（凯时，prostangland E1，PGE1）是一种重要的内源性细胞保护因子，它能与肝细胞膜上特异受体结合，激活腺苷酸环化酶，促进胆汁分泌增加，加速肝内毒性物质排泄，从而稳定溶酶体和细胞膜。其扩张血管作用和抑制血小板凝聚作用可增加肝脏血流量改善肝内微循环，抑制有害细胞因子的释放，还能抑制活性氧的产生，对于过强的免疫损伤机制具有抑制调节作用。动物实验结果显示，PGE1 能抑制实验性肝损伤的发生发展，抑制凝血因子Ⅱ时间（PT）的延长，促进肝细胞的再生。有资料表明，在综合治疗的基础上加用前列地尔对慢性重症肝炎具有明显降酶、退黄、改善凝血机制，预防发生肝肾综合征等作用，可防止病情进一步恶化。

6. 抗肝纤维化药物　迄今为止尚缺乏很理想的治疗肝纤维化药物，合理营养、劳逸结合、戒酒、避免使用肝损害药物是治疗的基础，祛除诱因、消除炎症是治疗的关键。目前临床上使用最广泛的抗肝纤维化药物主要是中药类，代表药物有丹参、扶正化瘀胶囊、复方鳖甲软肝片、安络化纤丸、肝复乐等。

丹参经研究发现能改善肝内微循环，降低血液黏滞度，降低门静脉压力，调节免疫功能，促进肝细胞再生。抗肝纤维化，使早期形成的肝纤维溶解。可用于治疗急慢性肝炎、重型肝炎及瘀胆型肝炎。

扶正化瘀胶囊由丹参、虫草菌丝、桃仁、松花粉、绞股蓝、五味子等药物组成，具有活血化瘀、益精养肝的作用。体内外实验研究提示该药可以通过保护肝细胞、抗脂质过氧化、抑制肝星状细胞旁分泌和自分泌活化、促进活化肝星状细胞的凋亡、抑制胶原合成和分泌、促进胶原降解和逆转肝窦毛细血管化等 9 个方面发挥抗肝纤维化作用。

复方鳖甲软肝片由鳖甲、冬虫夏草、黄芪、党参等 11 种中成药组成。具有软坚散结、化瘀解毒、益气养血的功效。经动物肝纤维化模型治疗，显示对肝纤维化早期可能有一定的阻断作用。

（三）抗炎护肝药物应用方法和注意事项

抗炎护肝药物的药理作用各有特点，存在差异，应结合各种病因及肝脏炎症的特点进行适当的选择。

1. 用药原则

（1）尽量遵循循证医学的原则选用提高疗效。甘草酸及其衍生物具有类糖皮质激素样作用，可轻度抑制免疫，减轻肝脏病理损害，在机体炎症免疫反应较重时如急性、亚急性或慢加急性肝衰竭时应考虑使用。

（2）不宜同时使用过多抗炎护肝药物，其代谢过程亦依赖于肝脏，以免加重肝脏负担，并减少不同药物间的相互作用。

（3）上述药物有针剂或口服药物，肝衰竭时为减少消化道反应多以静脉给药为主，对重度肝炎发作患者可予静脉给药后改用口服给药的序贯疗法。

（4）用药期间应定期观察患者的症状及体征，复查肝功能变化，及时调整用药方案，停药时宜逐渐减量，缓慢停药，尤其是甘草酸制剂，以减少病情反复，停药后仍应注意监测病情。

（5）注意药物不良反应，尤其是肝衰竭时应谨慎用药，

2. 联合用药　上述抗炎护肝药物具有不同的作用机制，应根据不同的病因、病情合理搭配不同的药物可起到更好的保肝作用。如以膜损害为突出的酒精性肝病就比较适合多烯磷脂酰胆碱；肝衰竭时大量炎症因子产生、免疫反应较重，使用甘草酸类制剂和抗氧化剂可分别作用于炎症因子产生前、后的各阶段，二者配合具有协同作用。需要注意的是病情稳定期联合用药种类不宜过多，通常选用1~2种抗炎护肝药物，最多不超过3种以免增加肝脏负担。成分相同或相似的药物不宜联用。

（杨柳青　崇雨田）

参考文献

1. Sun CA，Wu DM，Lin CC，et al. Incidence and cofactors of hepatitis C virus-related hepatocellular carcinoma：a prospective study of 12，008 men in Taiwan. Am J Epidemiol，2003，157：674-682.

2. Chen CJ，Yang HI，Su J，et al. Risk of hepatocellular carcinoma across a biological gradient of serum hepatitis B virus DNA level. JAMA，2006，295：65-73.

3. Fattovich G，Bortolotti F，Donato F. Natural history of chronic hepatitis B：special emphasis on disease progression and prognostic factors. J Hepatol，2008，48：335-352.

4. El-Serag HB. Epidemiology of viral hepatitis and hepatocellular carcinoma. Gastroenterology，2012，142：1264-1273 e1261.

5. Xu B，Hu DC，Rosenberg DM，et al. Chronic hepatitis B：a long-term retrospective cohort study of disease progression in Shanghai，China. J Gastroenterol Hepatol，2003，18：1345-1352.

6. Thiele M，Gluud LL，Fialla AD，et al. Large variations in risk of hepatocellular carcinoma and mortality in treatment naive hepatitis B patients：systematic review with meta-analyses. PLoS One，2014，9：e107177.

7. Ishikawa T. Clinical features of hepatitis B virus-related hepatocellular carcinoma. World J Gastroenterol，2010，16：2463-2467.

8. Bruix J，Sherman M. Management of hepatocellular carcinoma：an update. Hepatology，2011，53：1020-1022.

9. Wu JC，Huang YH，Chau GY，et al. Risk factors for early and late recurrence in hepatitis B-related hepatocellular carcinoma. J Hepatol，2009，51：890-897.

10. Chen JD，Liu CJ，Lee PH，et al. Hepatitis B genotypes correlate with tumor recurrence after curative resection of hepatocellular carcinoma. Clin Gastroenterol Hepatol，2004，2：64-71.

11. Lok AS. Does antiviral therapy prevent recurrence of hepatitis B virus-related hepatocellular carcinoma after curative liver resection? JAMA，2012，308：1922-1924.

12. Qu LS，Jin F，Huang XW，et al. High hepatitis B viral load predicts recurrence of small hepatocellular carcinoma after curative resection. J Gastrointest Surg，2010，14：1111-1120.

13. Chen CJ，Yang HI，Iloeje UH. Hepatitis B virus DNA levels and outcomes in chronic hepatitis B. Hepatolo-

21

gy，2009，49：S72-84.

14. Ghany MG, Strader DB, Thomas DL, et al. Diagnosis，management，and treatment of hepatitis C：an update. Hepatology，2009，49：1335-1374.

15. Wang CH, Mo LR, Chang KK, et al. A cohort study to investigate hepatocellular carcinoma risk in hepatitis C patients. Hepatogastroenterology，2011，58：904-908.

16. Kubo S, Nishiguchi S, Shuto T, et al. Effects of continuous hepatitis with persistent hepatitis C viremia on outcome after resection of hepatocellular carcinoma. Jpn J Cancer Res，1999，90：162-170.

17. Shindoh J, Hasegawa K, Matsuyama Y, et al. Low hepatitis C viral load predicts better long-term outcomes in patients undergoing resection of hepatocellular carcinoma irrespective of serologic eradication of hepatitis C virus. J Clin Oncol，2013，31：766-773.

18. Liaw YF, Sung JJ, Chow WC, et al. Lamivudine for patients with chronic hepatitis B and advanced liver disease. N Engl J Med，2004，351：1521-1531.

19. Xu Bei XG-G, Guo Qing, et al. 拉米夫定对慢性乙型肝炎伴重度肝纤维化患者的长期应用疗效——NUCB4006 十年随访研究. Zhong Hua Chuan Ran Bing Za Zhi，2010，28：6.

20. Wu CY, Lin JT, Ho HJ, et al. Association of nucleos（t）ide analogue therapy with reduced risk of hepatocellular carcinoma in patients with chronic hepatitis B：a nationwide cohort study. Gastroenterology，2014，147：143-151 e145.

21. Wang JP, Kao FY, Wu CY, et al. Nucleos（t）ide analogues associated with a reduced risk of hepatocellular carcinoma in hepatitis B patients：a population-based cohort study. Cancer，2015，121：1446-1455.

22. Sung JJ, Tsoi KK, Wong VW, et al. Meta-analysis：Treatment of hepatitis B infection reduces risk of hepatocellular carcinoma. Aliment Pharmacol Ther，2008，28：1067-1077.

23. Yang YF, Zhao W, Zhong YD, et al. Interferon therapy in chronic hepatitis B reduces progression to cirrhosis and hepatocellular carcinoma：a meta-analysis. J Viral Hepat，2009，16：265-271.

24. 杨柳青，林国莉，吴元凯等. 乙型肝炎肝硬化患者核苷（酸）类药物治疗期间新发肝癌的危险因素分析. 中华临床感染病杂志，2012，5：1674-2397.

25. Papatheodoridis GV, Lampertico P, Manolakopoulos S, et al. Incidence of hepatocellular carcinoma in chronic hepatitis B patients receiving nucleos（t）ide therapy：a systematic review. J Hepatol，2010，53：348-356.

26. Yoshida H, Shiratori Y, Moriyama M, et al. Interferon therapy reduces the risk for hepatocellular carcinoma：national surveillance program of cirrhotic and noncirrhotic patients with chronic hepatitis C in Japan. IHIT Study Group. Inhibition of Hepatocarcinogenesis by Interferon Therapy. Ann Intern Med，1999，131：174-181.

27. Watanabe S, Enomoto N, Koike K, et al. Cancer preventive effect of pegylated interferon alpha-2b plus ribavirin in a real-life clinical setting in Japan：PERFECT interim analysis. Hepatol Res，2011，41：955-964.

28. Singal AK, Singh A, Jaganmohan S, et al. Antiviral therapy reduces risk of hepatocellular carcinoma in patients with hepatitis C virus-related cirrhosis. Clin Gastroenterol Hepatol，2010，8：192-199.

29. Lok AS, Seeff LB, Morgan TR, et al. Incidence of hepatocellular carcinoma and associated risk factors in hepatitis C-related advanced liver disease. Gastroenterology，2009，136：138-148.

30. Lok AS, Everhart JE, Wright EC, et al. Maintenance peginterferon therapy and other factors associated with hepatocellular carcinoma in patients with advanced hepatitis C. Gastroenterology，2011，140：840-849；quiz e812.

31. European Association for the study of the liver EOfRaToC. EASL-EORTC clinical practice guidelines：management of hepatocellular carcinoma.. J Hepatol，2012，56：36.

21

32. Chan AC, Chok KS, Yuen WK, et al. Impact of antiviral therapy on the survival of patients after major hepatectomy for hepatitis B virus-related hepatocellular carcinoma. Arch Surg, 2011, 146：675-681.

33. Wu CY, Chen YJ, Ho HJ, et al. Association between nucleoside analogues and risk of hepatitis B virus-related hepatocellular carcinoma recurrence following liver resection. JAMA, 2012, 308：1906-1914.

34. Sun P, Dong X, Cheng X, et al. Nucleot (s) ide analogues for hepatitis B virus-related hepatocellular carcinoma after curative treatment：a systematic review and meta-analysis. PLoS One, 2014, 9：e102761.

35. Hosaka T, Suzuki F, Kobayashi M, et al. Long-term entecavir treatment reduces hepatocellular carcinoma incidence in patients with hepatitis B virus infection. Hepatology, 2013, 58：98-107.

36. Lai CL, Yuen MF. Prevention of hepatitis B virus-related hepatocellular carcinoma with antiviral therapy. Hepatology, 2013, 57：399-408.

37. Jang JW, Choi JY, Bae SH, et al. A randomized controlled study of preemptive lamivudine in patients receiving transarterial chemo-lipiodolization. Hepatology, 2006, 43：233-240.

38. Koda M, Nagahara T, Matono T, et al. Nucleotide analogs for patients with HBV-related hepatocellular carcinoma increase the survival rate through improved liver function. Intern Med, 2009, 48：11-17.

39. Li N, Lai EC, Shi J, et al. A comparative study of antiviral therapy after resection of hepatocellular carcinoma in the immune-active phase of hepatitis B virus infection. Ann Surg Oncol, 2010, 17：179-185.

40. Shuqun C, Mengchao W, Han C, et al. Antiviral therapy using lamivudine and thymosin alpha1 for hepatocellular carcinoma coexisting with chronic hepatitis B infection. Hepatogastroenterology, 2006, 53：249-252.

41. Wong JS, Wong GL, Tsoi KK, et al. Meta-analysis：the efficacy of anti-viral therapy in prevention of recurrence after curative treatment of chronic hepatitis B-related hepatocellular carcinoma. Aliment Pharmacol Ther, 2011, 33：1104-1112.

42. 中华医学会肝病学分会肝癌学组. 乙型肝炎、丙型肝炎病毒相关性肝细胞癌抗病毒治疗专家建议. 中华消化杂志, 2013, 33：73-83.

43. Sun HC, Tang ZY, Wang L, et al. Postoperative interferon alpha treatment postponed recurrence and improved overall survival in patients after curative resection of HBV-related hepatocellular carcinoma：a randomized clinical trial. J Cancer Res Clin Oncol, 2006, 132：458-465.

44. Lo CM, Liu CL, Chan SC, et al. A randomized, controlled trial of postoperative adjuvant interferon therapy after resection of hepatocellular carcinoma. Ann Surg, 2007, 245：831-842.

45. Chen LT, Chen MF, Li LA, et al. Long-term results of a randomized, observation-controlled, phase Ⅲ trial of adjuvant interferon Alfa-2b in hepatocellular carcinoma after curative resection. Ann Surg, 2012, 255：8-17.

46. Xu J, Li J, Chen J, et al. Effect of adjuvant interferon therapy on hepatitis b/c virus-related hepatocellular carcinoma after curative therapy - meta-analysis. Adv Clin Exp Med, 2015, 24：331-340.

47. Ishikawa T, Higuchi K, Kubota T, et al. Combination PEG-IFN a-2b/ribavirin therapy following treatment of hepatitis C virus-associated hepatocellular carcinoma is capable of improving hepatic functional reserve and survival. Hepatogastroenterology, 2012, 59：529-532.

48. Tanimoto Y, Tashiro H, Aikata H, et al. Impact of pegylated interferon therapy on outcomes of patients with hepatitis C virus-related hepatocellular carcinoma after curative hepatic resection. Ann Surg Oncol, 2012, 19：418-425.

49. Tsujita E, Maeda T, Kayashima H, et al. Effect of sustained virological response to interferon therapy for hepatitis C to the hepatectomy for primary hepatocellular carcinoma. Hepatogastroenterology, 2015, 62：157-163.

50. Miyake Y, Takaki A, Iwasaki Y, et al. Meta-analysis：interferon-alpha prevents the recurrence after

21

curative treatment of hepatitis C virus-related hepatocellular carcinoma. J Viral Hepat, 2010, 17：287-292.

51. Gutierrez JA, Carrion AF, Avalos D, et al. Sofosbuvir and simeprevir for treatment of hepatitis C virus infection in liver transplant recipients. Liver Transpl, 2015, 21：823-830.

52. 中华医学会感染病学分会，肝脏炎症防治专家委员会. 肝脏炎症及其防治专家共识. 中华肝脏杂志，2014，22：94-103.

53. 王宇明. 抗炎保肝药物的作用机制及地位. 中华肝脏病杂志，2011，19：76-77.

21

第二十二章

肝癌治疗后的随访

作为一种常见的恶性肿瘤，肝癌具有易于复发转移的生物学特性，常常需要反复治疗。即使是早期肝癌接受了肝移植、手术切除等根治性治疗之后，仍然有相当比例的患者会出现复发转移。国内资料显示，肝癌行根治性手术后 1、3 和 5 年复发率为 17.1%，32.5% 和 61.5%，即肝癌切除术后的 5 年内，有超过一半的肝癌患者出现复发。因此治疗后定期复查和随访是肝癌患者管理中非常重要的组成部分，贯穿肝癌治疗的始终。

随访的首要目的在于对治疗效果的评价，对于根治性治疗（肝移植、切除、消融）而言，了解是否存在肿瘤残留、有无复发或转移灶形成；对于姑息治疗，例如肝动脉栓塞化疗（TACE）、化疗、靶向治疗等而言，定期随访是了解治疗后肿瘤病灶的变化，评价肿瘤控制情况，适时调整联合治疗策略的必要保证。

第一节　随访的组织与安排

一、医院随访部门的设立及意义

WHO 已将恶性肿瘤定义为慢性疾病，因此肿瘤的治疗和随访是长期任务，不能以患者的肿瘤治疗顺利结束而宣告结束，还必须包含对肿瘤患者定期进行复查和随访，以便肿瘤复发的早期发现、早期治疗，以及对肿瘤患者康复后的生活指导。恶性肿瘤已成为中国城市居民的第一死因，在农村居民死因中位居第二，然而当前国内综合医院大多数没有设立专门的肿瘤登记和随访部门，对患者的随访及康复指导功能有所缺失。建议各级医院应该逐步设立对肿瘤患者进行登记和长期随访的专门部门，通过登记和随访可以对各种肿瘤的发病率及肿瘤患者各种治疗后的近期和远期疗效进行客观总结，并有助于追踪发病原因，掌握病情的发生和发展规律，长远而言既有助于提高肿瘤的治疗效果，又为医院的病案随访工作积累一定经验。新时期对肿瘤病例的随访工作有其新的内涵和意义：

1. 随访制度更细化、随访方式更快捷　众所周知，反映肿瘤医院医疗水平的一项重要数据为该院治疗各项恶性肿的 3、5 生存率。随访工作就是要及时、准确真实得到这些宝贵数据。作为国内顶级的肿瘤中心之一，中山大学肿瘤防治中心于 1964 年 4 月建院时就成立了随访室，安排专门的人员对该院治疗后的肿瘤病人进行终身随访，随着社会的发展进步，随访方式也不断更新，现有包括信函、电话、门诊记录、住院记录和网络随访等方式，至 2012 年 12 月，共随访超过 471 670 人。仅 2012 年随访人数约 14 万人，并以每年 1~2 万人递增。通过近 50 年的实践和不断总结，制定了一套完整、规范的随访工作制度，加上医院的重视和相关科室的密切配合，随访率一直在 99% 以上，部分单病种随访率高达 100%。

2. **随访工作是医院医疗服务的延伸**　肿瘤具有复发、转移的生物学特性。恶性肿瘤患者接受首次治疗出院后，还要继续到医院接受定期复查和后续综合治疗。通过随访可以更好地为患者继续服务，指导患者康复及健康的生活方式，树立医院的良好品牌，因此应把随访工作看作是医院医疗服务的延伸。

（1）对患者高度负责，延伸医院医疗服务意识。考虑到恶性肿瘤容易复发转移这一特殊的生物学特性，患者出院后，随访中心在完成定期随访的同时可做到定期提醒、督促患者回院复查，对于转回当地或外院治疗的患者，也可及时了解后续治疗的信息和效果，提醒患者及家属对肿瘤的复发和转移争取早发现早治疗，从而有助于提高肿瘤患者的疗效，进一步延伸并完善医院的医疗服务。

（2）随访中心同时还是医院的咨询中心。随着互联网的发展，中山大学肿瘤防治中心利用手机 app 等先进简便的渠道，使该院的随访工作在原有传统专人负责随访的服务模式基础上增加了网络预约咨询，网络预约复查等新功能，广大的医务人员均可通过网络对患者进行随访或回应患者咨询。该服务逐步延伸到每个患者的家庭，在医患之间架起了一座可及时沟通的信息桥梁。随访中，对一些非常专业问题能及时联系有关专家或该患者的主治医生，用最短的时间回复患者，更好地为患者服务。

（3）在延伸服务中积极宣传医院，树立品牌意识。随访人员在随访工作中，可及时地将现今医学的新成果、新技术传递给患者。患者及家属定期接受到来自医院的问候和随访，也增加对该医院的信任感和归属感，不少在该院治疗后获得较好疗效的患者主动成为中山大学附属肿瘤医院在当地的宣传者。

3. **随访信息反馈有助于完善医院的各项规章制度及服务项目和内容**　通过随访电话，不少患者为医院建设及服务流程提出许多宝贵意见，这是患者对医院的爱护和期待，也是对医院服务的回报，随访部门及时将患者及家属的意见和建议反馈给相关职能科室，对确实存在的问题进行整改，进一步完善各项规章制度。例如在随访电话的信息反馈中，患者关心最多的是如何优化回院复查的流程，减少排队时间。因此中山大学附属肿瘤医院开放提前预约检查的服务，各种影像学检查可提前半年预约，完成提前预约后的外地患者可按预约时间直接到检查科室接受检查，随着该院新增的手机 app 服务，还将开通支付宝付费、网络预约检查的功能，大大方便了患者的复查和随诊。

二、随访人员的工作内容及方式

1. **随访室人员**　针对全部医院所有肿瘤患者，实行专人负责制。根据各大肿瘤的恶性度、病例数量、随访及检索的难度系数，结合科室及员工的业务水平，分配各人负责的病种数量。例如：中山大学肿瘤防治中心随访室，由于鼻咽癌患者数量多，由两人负责，食管癌和肺癌同属胸科，由一人负责，肝癌一人负责。责任到人，便于管理与督促。

2. 医生和研究护士　由于开展临床研究的需要，医生和研究护士往往需要对部分患者进行更为细致和专业的跟踪随访，医护研究人员针对某些特殊病例需要增加随访项目，随访的结果将直接在病历中进行记录，并告知随访室相关人员对患者的生存信息进行统一登记。

3. 随访的内容及方式

（1）资料核对：患者联系地址及电话号码的错漏不仅增加了随访的难度，而且造成了管理费用的增加，所以每年的新增病例必须到病案库核对补齐患者基本资料。患者及亲属的单位、住址、联系电话等基本信息采集于住院处、门诊及病案信息资料库，这些资料填写的正确与否直接影响到有效随访率。随访室与患者直接接触机会不多，故要做好宣传工作，与有关科室多沟通，督促患者认真填写联系资料，联系信息发生变化时也要及时更新，确保信息的准确、详细。

（2）追踪随访：恶性肿瘤患者出院后开始定期随访，随访方式有信件、电话、门诊、住院、网络等多元化结合，采用优先电话随访，如电话无法联系再采用信件的原则进行随访，重点是电话随访，患者一旦主动到门诊复查或重复住院，则信息由系统自动采集更新。

1）电话随访：联系方式包括与患者本人联系或亲友，首先通过患者治疗前留下的联系信息进行联系，对于少数无法联络的患者，可通过查找所在街道或单位工会、人事科、退管办、医务室等了解患者身体状况，或通过查找患者所在地派出所电话号码，再通过派出所、户籍科了解患者生存情况。对于农村患者先查找镇政府电话号码，再通过镇干部了解患者所在地村委会、村干部电话号码，尽量和患者或家属本人取得联系。

通过电话直接与患者或亲属联系，缩短了医务人员和患者之间的距离，方便快捷，有效地提高了随访率。但由于癌症的特殊性，部分患者及亲属或多或少对医务人员、对医疗有意见，耐心解释，缓解患者及亲属的反感、对抗情绪，争取他们的理解和支持成了我们工作的重点与难点。

2）信件随访：经过多方努力仍无法电话联系者予信件随访。通过邮寄到患者家庭或单位地址，争取与患者本人取得联系，了解患者身体状况；两个月后没收到回信者再与患者亲属或单位及村委会联系，了解患者身体状况；所有退信逐一到病案库核对地址，查找核对邮政编码后再次发信随访。随着现代通讯方法的发展，信件随访已较为少用，但对失访患者所在单位或所在街道等发送信件仍有一定得到回复信息的机会。

3）处理患者回信：随访结果录入电脑存档；复信解答患者问题，不懂的专业知识及时请教有关专家教授，指导帮助患者，尽可能为患者排忧解难；做好医院与患者之间的桥梁，耐心听取患者的意见，及时做好解释工作；为有需要的患者到门诊补写疾病证明书并寄给患者；没有随访结果者，反复多次追踪，直到有结果。

4）专项随访：重大科研项目，单病种总结，经科主任、首席专家批准签字，随访室可安排常规随访外的特需随访。

22

第二节　肝癌随访项目与内容

血液学检查及影像学检查是肝癌随访过程中的重要组成部分，常用的血液学检查项目包括肝肿瘤相关抗原（如甲胎蛋白、癌胚抗原等）、血常规、肝肾功能、肝炎相关检测；影像学检查可包括常规超声及超声造影，胸部 X 线/CT 检查、腹部增强 CT/MRI 等。接受不同治疗的患者，以及在治疗的不同阶段应根据具体情况合理选择，随访的频率与具体项目则需要根据肿瘤控制情况及患者身体状况全面评估，以全面了解治疗后及用药后的肿瘤情况，便于制定下一步治疗计划。

原则上一旦确诊肝癌，治疗后需终身随访，因此在不影响随访准确性的同时尽量节省复查的费用，以提高患者随访的依从性。例如可将 AFP 及普通超声作为最基本的复查项目，如果肝癌术前甲胎蛋白阳性，手术切除后 AFP 降至正常，以后又再度持续升高，排除活动性肝病后，即使超声无异常发现，也应高度怀疑存在肝癌复发/转移，此时应进一步行增强 CT/MRI 等更为精确的影像学检查以明确。即使是肝癌切除术前甲胎蛋白阴性的患者，复发时甲胎蛋白也可能转为阳性，因此术后同样建议随访甲胎蛋白。普通超声具有无创、方便、价廉的优点，是肝癌根治性治疗后随访的最为常用的手段，也是肝癌高危人群（如患者家属）筛查的首选检查方式，但普通超声对于判断肝内肿物性质以及评价姑息性治疗（如 TACE）后肿瘤变化的作用有限，因此一旦普通超声有异常发现者往往需要通过进一步行增强 CT/MRI 检查以明确诊断，姑息性治疗后的患者也需要行增强 CT/MRI 评价疗效和判断再次治疗的时机。肝癌肝外转移最常见于肺部，其次是骨、淋巴结、肾上腺等，因此定期行胸部 X 线照片/CT 检查以排除肺转移也极为必要。在无症状的患者中一般不常规推荐行骨扫描，但对于有"骨痛"主诉的患者也应及时行全身放射性核素扫描检查排除骨转移。关于随访频次及随访具体项目的安排详见本章第二节。

一、血清学检测

（一）甲胎蛋白（AFP）

甲胎蛋白（AFP）被认为是迄今为止应用最为广泛、诊断肝癌特异度最高的血清分子标记物。但是其对肝癌复发转移的预测价值尚存在较大的争议。术前 AFP 阳性的肝癌患者，行根治性治疗后 AFP 一般可在 2 个月内降至正常，如果随访过程中出现 AFP 再度升高，且持续升高者往往提示肿瘤复发。彭淑牖等研究表明，AFP 术前大于 $400\mu g/L$ 者，90%在术后 2 个月内降至正常水平，其下降速度以术后 2 周内最快。若术后 3 个月 AFP 值仍停留在 $200\mu g/L$ 且动态升高者，或一度下降后又重新升高者，应高度怀疑肿瘤残存或复发。但少数肝癌患者 AFP 测定结果和复发不完全一致，这种不一致性体现在首次手术与复发时 AFP 表现不相符，即有些患者首次治疗前 AFP 阳性而复发时 AFP 可为阴性，或有些患者首次治疗前 AFP 阴性但复发时 AFP 升高。有学者认为造成这种情况可能与下列原因有关：①同一肿瘤不同部位合成 AFP 的能力各不相同，手术切除后原发肿瘤与残余肿瘤的性质存在差异；②肿瘤在生长过程中分化程度发生改变，如转化为接近于正常肝细胞分化程度者或分化程度极低者，此时，AFP 一般难以检测出；③原发肿瘤与复发肿瘤克隆起源差异。

AFP 的动态观察不仅可以提示肿瘤复发，同时可以对肿瘤的生长速度以及治疗预后做出一定的估计，AFP 定量升高缓慢患者的生存时间往往长于升高迅速者。复发性肝癌生长速度很快，有报道复发肿瘤的 AFP 倍增时间较原发肿瘤术前观察到的时间缩短，故治疗前 AFP 阳性患者术后建议每月复查一次 AFP 直至降至正常范围，若术后 3 个月内仍未能降至正常范围或反而升高者，应警惕肿瘤残留或复发/转移可能，需及时配合影像学检查以明确病情。

（二）其他肿瘤标记物

肝癌患者术后除了检测 AFP 以外，还可选择糖类抗原 CA199、癌胚抗原 CEA、异常凝血酶原（PIVKA-Ⅲ）等作为常规随访项目，联合检测效果优于单种血清标记物。血清分子标记物因其具有容易检测、费用较低且灵敏度高等特点，被越来越多的研究者所关注。但需要指出的是，单纯依靠肿瘤标记物的检测不足以准确判断是否存在复发/转移，应与影像学检查相结合。

（三）乙型肝炎 HBV-DNA

在我国，85% 以上的原发性肝细胞癌（以下简称肝癌）与乙肝病毒感染密切相关。而肝脏炎症是肝癌产生、发展的诱因。上海东方肝胆外科医院吴孟超院士通过大规模临床试验，证实肝癌术后进行抗病毒治疗可为肝癌患者带来显著的生存获益。结果显示未使用抗病毒药物的肝癌患者术后 4 年复发率高达 87.9%，而使用抗病毒药物后 4 年复发率降为 62.7%。同时抗病毒治疗组的 4 年总体生存率达 86.4%，也显著高于对照组的 47.4%。

乙肝病毒是否活动，即乙肝病毒 DNA 载量的高低是决定如何进行抗病毒治疗的最重要因素。因此定期进行 DNA 监测至关重要，对于乙肝病毒 DNA 载量阳性（>500 拷贝/毫升）的肝癌患者，必须尽早开始并长期使用抗病毒药物；而对于乙肝病毒 DNA 载量阴性（<500 拷贝/毫升）的患者，应在术后密切随访，如监测过程中乙肝病毒 DNA 载量出现阳转，则应立即使用抗病毒药物。抗病毒治疗过程中，患者绝对不能随意停药或者在无医嘱情况下更改药物品种、剂量，药物的调整都应该在医生指导下进行。抗病毒治疗的初始阶段至少每 8 周复查 HBV-DNA，以便评价药物疗效，及时对用药方案进行调整。HBV-DNA 控制到正常范围后的维持治疗阶段至少每 6 个月复查 HBV-DNA。抗病毒治疗的药物选择及注意事项请参见本书第二十一章。

（四）其他血液学检查

肝癌患者的随访过程中还应定期监测患者血常规、肝肾功能、电解质、生化、肝炎抗原抗体、肝纤维化指标等，尤其是刚刚接受治疗后的患者，需密切复查血常规及生化，以评价各种治疗的副作用以及患者肝肾功能及内环境的恢复情况，以便及时进行处理。对于稳定期长期随访的患者，也可通过以上指标的变化评价肝功能及肝硬化程度，并对患者给予必要的健康指导（如对高血糖、高血脂患者进行饮食指导，及建议专科就诊等），更好地为患者的长期生存和生活质量提供保证。

二、影像学检查及特点

（一）超声检查

彩色多普勒血流显像无论在肝癌治疗前还是治疗后均为观察肝脏病变的最常用、最简便、也是最为经济的检查方法。超声为临床提供的信息应包括：肿瘤的大小、边界、包膜、血供、与周围血管的关系及是否侵犯血管等，

随着超声造影（contrast-enhanced ultrasonography，CEUS）技术的应用和发展，大大提高了超声检查对肝癌诊断的敏感性和特异性，为通过超声检查对肝癌复发及可疑新病灶的早期诊断和早期治疗提供可能。术后随访采用普通彩超检查怀疑肿瘤复发或 CT/MR 有可疑新病灶或残留肿瘤活性时，可进一步通过超声造影确认（图 22-2-1）。

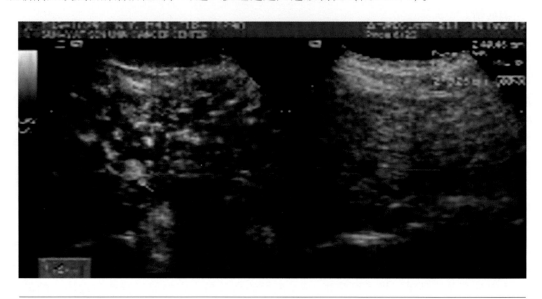

图 22-2-1　肝癌术后复查超声造影提示：肝 S4 实性占位，考虑新生病灶造影表现

不仅是术前检查，局部消融术后即时 CEUS 的应用，可及时评估肝癌的局部治疗效果，对局部治疗不完全的病灶立即追加治疗，可明显减少肿瘤的残存与复发，在一定程度上弥补了增强 CT/MRI 不能在术中检查、短期内不宜重复检查及易受造影剂干扰等不足。研究表明，CEUS 对肝癌射频消融、微波、抗血管生成等治疗的疗效评价上与增强 CT 具有较好的一致性。Salvaggio 等报道，以增强 CT 检查为标准，CEUS 在射频消融治疗后 1 个月对残留灶检查的敏感性、特异性、阳性预测值和阴性预测值分别为 83.3%、100%、100% 和 96.8%。重要的是，CEUS 不受碘油的干扰，在 TACE 治疗后对残留灶检查的敏感性上要优于增强 CT。长期以来增强 CT/MRI 一直被认为是评价肝癌治疗疗效的金标准，但因其有创性及在短期内不宜反复多次检查等原因，也有学者提出对肝癌治疗后的随访中，首次检查应选择 CEUS，3 个月后再行 CT/MRI 检查。

综上所述，从临床应用角度而言，常规超声可作为肝癌患者根治性治疗后，尤其是长期随访阶段中的主要检查手段，也是肝癌高危人群筛查的最常用影像学方法。超声造影较增强 CT/MRI 而言具有一定的优越性：①操作简单方便，价格相对低廉，为非侵入性检查，容易被患者接受；②超声造影剂安全性好，无毒副作用，对肝肾功能无影响，无过敏之忧，对碘油过敏的患者仍可应用；③可重复性好，对可疑病灶一次成像不佳者在同一时间或短期内能够重复检查，无放射线带来的辐射性损伤；④声像图在 TACE 后不受碘油沉积影响，对微小病灶的血流灌注特征反应较为敏感；⑤超声造影是动态、连续成像，可以

实时观察病灶增强及消退的全过程，能够捕获一些被增强 CT 错过或遗漏的强化特征等。CEUS 作为无创性影像学检查方法在肝癌定性诊断及治疗中的应用已体现出一定的优越性。与增强 CT 和 MRI 相比，CEUS 检查无须皮试、无过敏，可实时、连续观察及可重复性等优点，费用也较 CT/MRI 稍低；当然也存在不足之处，如受呼吸影响，对位置较深的病灶检出率低下，以及在一次造影过程中只能重点观察一个病灶的造影全过程等。因此，超声造影适合用于局部消融治疗前后的病灶评价及部分替代姑息性治疗后的增强 CT/MRI 随访，不建议用于常规的术后随访。

（二）CT 扫描

1. 多层螺旋 CT（multislice CT，MSCT）　　MSCT 是早期证实亚临床复发的重要手段，通过多层螺旋 CT 进行平扫和增强多期动态扫描和成像，能准确地观察病灶内的成像细节和血供，具有较高的分辨率，目前 MSCT 增强扫描已成为发现和诊断肝癌复发的最主要方法之一。CT 增强的表现主要依赖病灶的动脉血供，因此同肝细胞癌原发肿瘤一样，复发肿瘤多期增强表现为动脉期造影剂快速通过肝动脉进入癌灶使其强化，门脉期由门静脉供血的肝实质迅速强化，而癌灶中造影剂迅速流失而呈低密度，呈典型的"快进快出"表现。MSCT 对小肝癌的诊断明显优于常规 CT，由于 MSCT 具有横断面扫描、超薄层重建、无影像重叠、三期扫描等优点，同时，其密度分辨率及空间分辨率较高，对一些肿瘤血管稀疏的小结节复发病灶能较清楚显示。其中肝动脉期扫描在小肝癌的检出率和定性诊断率最高，延迟期次之，门静脉期最低，三期扫描的结合可提高病灶的检出率和定性诊断率（图 22-2-2、图 22-2-3）。而门静脉期能清楚的显示肝内外血管，有利于判断血管有无受累和癌栓（图 22-2-3）。

　　MSCT 的扫描范围广，可以在包括胸腔、腹腔、盆腔等解剖部位进行全面观察，在目标病灶显示清晰的水平横断面，冠状面、矢状面的进行简便较可靠的复发肿瘤最长径测量，并相应进行疗效评价（图 22-2-5）。肝癌术后 MSCT 扫描能够通过平扫及动态 CT 增强扫描的影像资料显示肝癌的瘤灶部位、大小、数目、包膜形成、血供情况、脉管癌栓的形成情况、肝脏基础病变背景（门脉高压、肝硬化等），有助于复发肿瘤治疗方案的制定与实施。此外，对于评估了解消融以及 TACE 治疗效果，有极大的参考价值（图 22-2-6）。

22

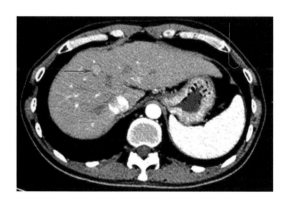

图 22-2-2　肝癌术后，增强 CT 动脉期可见肝 S4 新发病灶

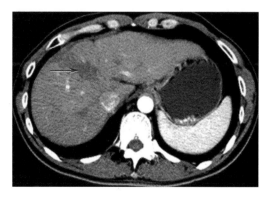

图 22-2-3　行射频消融术后 2 个月复查无肿瘤残留

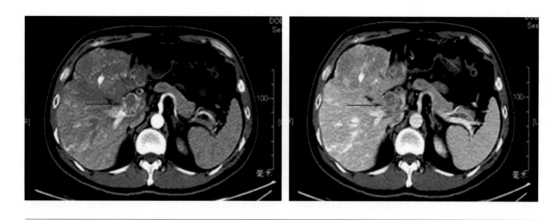

图 22-2-4　肝癌介入术后 3 个月，门静脉右支癌栓形成（动脉期和门静脉期）

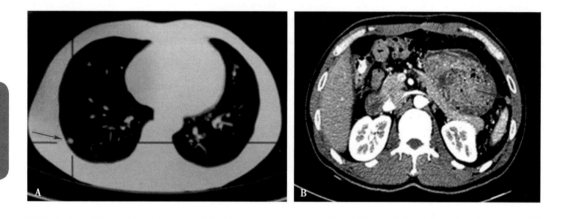

图 22-2-5　肝癌术后肺转移（A）及腹腔种植（B）

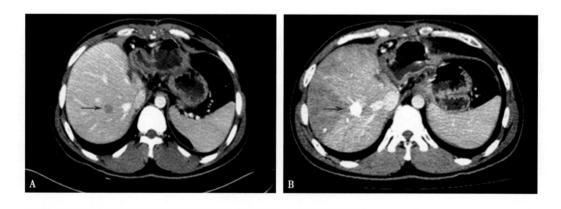

图 22-2-6　肝癌切除术后复发（A），介入术后 1 个月复查碘化油完全充盈（B）

2. CT 动脉性门静脉造影（CT arterial portography，CTAP）联合 CT 肝动脉造影（CT hepatic angiography，CTHA）成像　　CTHA/CTAP 扫描时间短、分辨力高、能够敏感地反映病灶的肝动脉和门静脉供血状况，已被公认为是肝细胞结节性病变最敏感的检查技术之一。CTHA 由 Prando 等于 1979 年首先报告，对肝细胞癌尤其是多血供肝癌有很高的敏感性和特异性，且不受肝硬化门脉血流动力学改变的影响，能直观反映不同性质病变的血供特点。CTHA/CTAP 对病灶的诊断依然依据组织血流的灌注改变，根据不同病变的血流动力学变化特点，病变在 CTHA/CTAP 影像上呈现出各自特异的血流动力学改变。其中，肿瘤复发时动脉期 CTHA 强化明显，延时期低于肝实质，CTAP 灌注缺失。CTHA 联合 CTAP 具有较高的敏感性和准确性，优于常规 CT。常规 CT 增强扫描对比剂由右前臂静脉注入，对比剂经过一定时间后才能到达肝脏，在这过程中造影剂不断被稀释，较 CTHA 而言，对比剂侧由股动脉插管至肝动脉后直接注入，至病灶时对比剂的浓度高，加大了病灶与正常肝实质的对比，得到了真正意义上的肝动脉图像。因此当病灶组织供血情况出现微小的改变，那么 CTHA 即可检出。同理 CTAP 检查时，对比剂则由肠系膜上动脉注入，经过门脉进入肝后，肝实质密度明显均匀增高，而主要由肝动脉供血的病灶含对比剂较少，从而呈低密度改变，使病灶得到检出。CTHA 和 CTAP 不仅对发现复发肿瘤的数目、大小以及供血情况，门静脉内有无瘤栓等比较敏感，还可以为 TACE 治疗提供依据。对于常规 CT 检查与实验室检查不符时，应行 CTHA 联合 CTAP 检查以明确诊断。但其属于一种微创检查技术，操作复杂，费用高，不宜常规应用。

3. 数字减影血管造影（digital subtraction angiography，DSA）和碘油 CT　　对于临床上高度怀疑肝癌而 CT 增强检查无阳性发现者可进行数字减影血管造影（digital subtraction angiography，DSA）结合碘油 CT 检查。DSA 成像通过计算机处理减少和消除了造影血管以外的结构，使被造影器官的血管更加突出和清晰。由于绝大多数复发病灶属于富血供病变，因此在 DSA 检查时会出现肝内肿瘤染色灶，动脉期显示肿瘤血管增生紊乱，毛细血管期表现为肿瘤染色灶，小肝癌有时仅表现为肿瘤染色灶，大的复发病灶可伴有动静脉瘘，即动脉期门静脉显影。国内有学者通过对肝癌术后患者分别行 CT 增强及 DSA 检查对比发现，DSA 检查在检查肝癌术后复发方面表现出了很高的诊断价值，部分 CT 增强检查中未显示的病灶能在 DSA 中清晰显示，有学者认为肝癌姑息性术后患者应常规行 DSA 检查，若发现病变，可同时进行栓塞治疗。碘油 CT 是在 DSA 检查同时，经造影导管直接注入超液化碘油，术后 4 周再进行 CT 扫描，可观察到肝内肿瘤病灶内特异性碘油沉积，从而做出诊断，并且在检查的同时起到栓塞肿瘤血管的治疗作用。有时部分 CT 增强多期扫描扫描和 DSA 检查都未能发现的病灶可以通过碘油 CT 检查发现。但是 DSA 和碘油 CT 都是有创性检查，因此不宜列入常规检查项目，仅在非创伤性检查不能取得满意效果时方考虑应用。

CT 的分辨率高于超声成像，图像更加清晰和稳定，可输出图像供医生随时调阅，更能全面地反映肝癌和周围器官的病变情况。CT 增强多期扫描成像是目前肝癌诊断最常用和常规的诊断方法，在肝癌复发的影像学诊断中具有重要的地位。但缺点是具有放射性，此外成像分辨率，尤其是软组织分辨率较 MRI 低，对复发小肝癌的诊断检出率和灵敏度较 MRI 略差。

（三）磁共振成像（magnetic resonance imaging，MRI）

1. 常规 MRI（conventional magnetic resonance imaging）　　MRI 具有很好的软组织

22

分辨力及敏感度（高达89%），以及多序列、多参数成像的特点，不仅能够更加直观地显示病灶特点，此外，还能清晰地显示肝内血管和胆管结构，对了解肿瘤与肝内血管、胆管的相对位置及关系，以及判断血管、胆管有无侵犯有一定的帮助。对于>2cm的肝癌复发灶，常规MRI检查的预测阳性率已超过95%（图22-2-7）。但对于小肝癌，其在常规增强MRI上难以与不典型增生结节，局灶性结节样增生，血管瘤，动静脉分流及异常静脉引流等单纯动脉期强化病灶鉴别。同时，检查费用较昂贵，检查时间长，对于装有心脏起搏器、铁磁性物质及患有幽闭恐惧症的患者亦不适用。

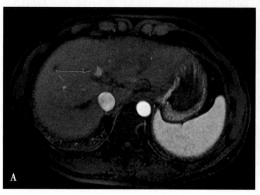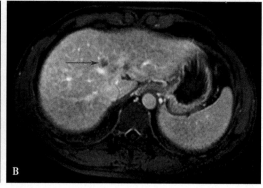

图22-2-7　肝癌术后S4a新发病灶
A. 动脉增强期；B. 门静脉期

2. **磁共振弥散加权成像（diffusion weighted imaging，DWI）**　磁共振弥散加权成像（diffusion weighted imaging，DWI）是一种检测不同组织内水分子扩散活动自由度，从而反映不同组织的结构特点以定性的无创性功能成像方法，目前DWI有助于肝癌病灶的检出已基本得到公认。DWI通过水分子的扩散运动，从分子运动水平研究分析病灶，独特的成像机制使其在病灶的检出方面展现出极大潜力。肝癌复发灶较其起源的正常肝组织更富有细胞及细胞成分，水分子扩散受限明显，根据DWI成像原理，在DWI图像上，肝癌复发灶常表现为高信号。有学者报道绝大多数不典型增生结节在DWI上表现为等或低信号，这与DWI上表现为高信号的肝癌复发灶容易鉴别，DWI能够鉴别非肿瘤性肝动静分流和富血供恶性肿瘤病灶，因为非肿瘤性肝动静脉分流区域与正常肝实质之间水分子扩散没有明显差别，常表现为等信号。Konstantin等回顾性分析185个局灶性肝结节（包括11个肝癌结节），发现DWI诊断恶性肿瘤的灵敏度及特异度分别为90.8%和89.9%。分析DWI能较敏感检测出肝癌微小病灶的原因可能是：①Gd-DTPA增强MRI上肝脏血管强化，以及T_2WI上血管和胆管清楚显示，容易掩盖肝癌微小病灶；而DWI图像上正常肝脏组织背景受到抑制，且扩散梯度的应用使肝脏上血管及胆管结构信号衰减，肝癌复发灶清晰显示有利于检出；②对于乏血供肝癌复发灶：Gd-DTPA增强MRI常因为其强化不明显因而难以发现，而DWI仍能清晰显示该类病灶。可见，DWI对于检出肝癌微小复发灶的敏感率明显高于d-DTPA增强MRI。而且，DWI联合Gd-DTPA增强MRI能够明显提高肝癌复发灶检出，特别是肝癌微小病灶（<1cm）的检出。

3. 磁共振灌注加权成像（perfusion weighted imaging，PWI）　　随着 MR 设备的完善，以及不断优化的重建和后处理技术，功能成像得到了越来越多的关注和研究。与 CT 灌注成像方法相似，PWI 也是在常规动态增强检查的基础上结合快速扫描技术对选定的层面进行动态扫描，以获得该层面内感兴趣区的时间-信号曲线（time-signal curve，TSC），再利用不同的数据模型来计算分析各种相关的灌注参数，以此来评价组织器官的灌注状态。PWI 将功能改变和解剖图像相结合，提供许多常规扫描所不能提供的信息，对明确人体生理活动和病理变化都具有重要意义，提高了对病变的认识能力。黄允等研究表明 PWI 对残留或复发肿瘤诊断性试验敏感度为 91%，特异度为 80%，证明 PWI 能够提前发现肿瘤残留及复发。由于 PWI 对比剂所需剂量小、无放射性，因而具有一定的优势。MRI 因具有较高的软组织分辨率和病灶检出率，可以检出直径<1cm 的复发病灶。近年来由于 MW 技术的发展，MRI 对肝占位，尤其是微小病灶的检出敏感性、特异性和准确性明显高于螺旋 CT 增强扫描。

无论是 CT 还是 MR，常规扫描是依据平扫时局部的密度或信号改变，再结合增强后的强化方式和强化程度来判断，尤其在增强后动脉期的表现对诊断更是举足轻重。但是非手术治疗后的坏死组织、栓塞治疗后碘油沉积的影响、手术后局部以及周围肝脏的炎性反应、纤维增生或瘢痕组织、术区或病灶周围肝组织的异常灌注等，甚至增强扫描注射对比剂后各期扫描时相掌握不准确都会造成影像的假象或重叠，影响对局部病灶真实情况的判断，且阅片者主观印象和经验不同，即使是对相同的图像表现，也可能给出不一致的判断，而功能成像的结果相对更为客观，操作者之间可重复性强，因而结合了功能成像后，影像检查的诊断准确率和对临床的指导价值明显提高。几种方法中，DWI 成像方法简单易行，患者容易配合，一次成像可同时观察病灶和整个肝脏及周围脏器的情况，除了依靠量化的弥散系数（apparent diffusion coefficient，ADC）值来判断病灶性质以外，对经验丰富的医师而言，有时通过病灶在不同 b 值所得图像的信号表现及信号改变的规律和幅度，不用 ADC 值测量仍能够较为准确地推测病灶性质。因此相对于需要注射对比剂、容易受时间分辨率限制，并仅可能针对病灶所在的部分层面进行评价的灌注扫描而言，DWI 成像更容易被接受。建议在常规扫描有疑问或无法明确诊断时先进行 DWI 成像。但有时也会有复杂情况，比如肝癌治疗后病灶大部分坏死，边缘活性区范围小，在拟合的 ADC 图上难以清晰显示，或者当病变位置接近肝脏表面，受肠道气体以及静电伪影等影响时，ADC 值的测量受到干扰，不能反映真实情况，此时灌注评价会更为有利。

CT、MR 灌注对病灶的评价结果基本一致，实际应用中可根据情况选择使用，或交替使用（图 22-2-8）。诚然，CT 操作更为简便，受呼吸影响更小，但在某些情况下，比如在接受碘油栓塞治疗后，碘油沉积会影响对病灶密度和强化方式的判断，也影响到灌注测量，此时 MR 灌注更有利用价值。而且，CT 灌注使用的对比剂为碘剂且用量大于 MR 灌注，MR 灌注没有辐射，相对更为安全；但 MR 扫描速度和时间分辨率都不如 CT。目前文献报道 CT、MR 灌注的扫描方法、后处理以及灌注指标多不统一，CT 和 MR 灌注之间也没有共同的评价指标。肝脏血供特殊，血流评估指标更是不一而足；大部分肝脏恶性病变，尤其是肝癌，主要由动脉供血，动门脉的灌注比例明显增高且多有比例倒置，与正常肝组织和大多数良性病变血供特点不同，在 CT 灌注中有一项指标，即用肝脏或病变在脾脏峰值前后 TDC 的最大斜率的比值代表肝脏或病变的动门脉灌注比例，根据灌注原理，此项指标应该也可用于 MR 灌注。

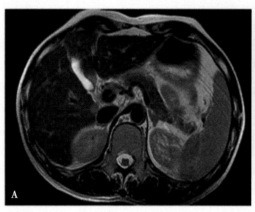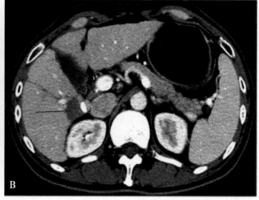

图 22-2-8　肝癌术后 MR 提示下腔静脉旁复发（A），行 TACE+RFA 术后 1 个月 CT 提示病灶未见肿瘤活性（B）

22

总之，针对不同情况和诊断目的选择合适的影像检查手段，再辅以恰当的功能成像，可以明显提高诊断准确性及病灶检出率，但还需同时进行更多的大样本积累来统一功能成像的信息采集、评估指标以及诊断标准，才能真正在临床上推广功能成像的应用，为临床的诊治提供更真实可信的依据，更准确地进行随访评估。

（四）PET/CT（正电子发射计算机断层显像）

有 75%~80% 的肝癌患者在确诊时已是晚期，不能手术切除，TACE 是对中晚期肝癌进行治疗的主要方法之一。由于肝癌复发的概率高，因此术后或 TACE 治疗后早期、准确评价治疗效果，对肝癌的进一步综合治疗非常重要。目前肝癌术后或 TACE 治疗后的常用评价指标为血清 AFP 结果和 CT 等影像学检查。治疗前后血清 AFP 的变化可以较好的评价治疗效果，但无法确定肿瘤复发残留或转移的部位，另外对于部分治疗前 AFP 不高患者亦不能观察其治疗效果；CT 等常规影像学方法也有其局限性。PET/CT 显像不仅可通过 CT 解剖影像学的改变评价肿瘤治疗疗效，而且可通过肿瘤组织代谢的变化来早期判断有无肿瘤组织残留或复发，为选择合理的治疗方案提供准确依据。

^{18}F-FDG 是葡萄糖类似物，通过细胞膜表面葡萄糖转运蛋白（Glut）转运至细胞内，然后在己糖激酶的作用下磷酸化生成 FDG-6-磷酸盐，后者不能自由进出细胞膜而被潴留在细胞内。但肝脏组织中存在丰富的葡萄糖-6-磷酸酶，该酶可以使 FDG-6-磷酸盐去磷酸化生成游离的 F-FDG，从细胞内转运至细胞外。癌细胞 F-FDG 摄取程度主要取决于磷酸化和去磷酸化水平的高低，因此，部分分化程度高的肝癌 ^{18}F-FDG 的摄取低，造成诊断原发性肝癌的灵敏度减低，但癌细胞的生物学行为越活泼，恶性度越高，其合成葡萄糖-6-磷酸酶的能力越差，去磷酸化水平低下，病灶呈 F-FDG 高浓聚表现，所以多数复发、转移病灶恶性程度较高，常呈异常放射性浓聚（图 22-2-9）。多数研究表明肝癌分化程度越低，复发转移概率越高。

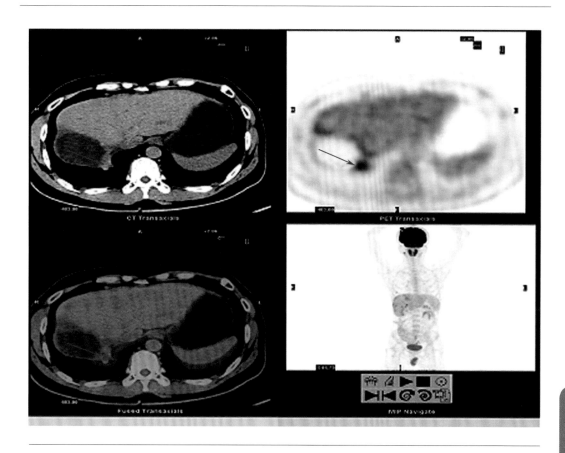

图 22-2-9 肝癌综合治疗后，PET 检查提示膈肌肿瘤种植灶

　　TACE 是治疗中晚期肝癌的有效手段，由于肿瘤边缘门静脉供血和侧支循环的建立，导致肿瘤残存，易引起复发，常需多次 TACE 治疗或结合放疗等其他方法进行综合治疗。但由于 TACE 治疗后在病灶部位出现大量碘油沉积等原因，使 CT 对疗效判断存在一定困难，F-FDG PET/CT 显像对局部治疗后疗效判断优势明显。有学者对原发性肝癌患者 TACE 治疗后行 F-FDGPET/CT 检查结果进行分析，[18]F-FDG 摄取的稀疏或浓聚与碘油的存留与否并不完全一致，在碘油沉积区和无碘油沉积区均能发现 F-FDG 的放射性摄取。

　　随着肝移植技术的成熟和术后管理水平的提高，术后非肿瘤因素导致的死亡率已显著下降，而术后肿瘤复发和转移成为影响疗效的主要因素。[18]F-FDG PET 早期探测肝癌肝移植术后肿瘤复发和转移的价值已得到广泛认可。对有高危复发风险的患者进行有效的早期监测可指导临床合理开展移植术后辅助治疗计划，进一步提高肝癌肝移植的疗效，推动肝癌肝移植的进步。Lin 等回顾与 meta 分析显示[18]F-FDG PET/CT 探测肝癌肝移植术后肿瘤复发和转移的灵敏度和特异性分别为 76.6% 和 98.0%。移植后淋巴组织增生性疾病是指实体器官移植和骨髓移植后受体在持续免疫抑制状态下发生的一组以淋巴结病或淋巴组织增生为表现的并发症，从反应性浆细胞增生至恶性淋巴瘤均可见，在肝移植术后的发生率为 1%~5%。研究表明，PET/CT 显像对肝移植术后淋巴组织增生性疾病的分期和疗效监测有重要的指导作用。移植排斥反应是由移植抗原诱导、免疫应答所致，以移植物功能丧失或受者机体损害为表现的一种免疫损伤反应。急性排异反应（acute rejection，AR）是肝移植术后严重的并发症。AR 的早期诊断、及时治疗是保证移植肝存活的关键。Tsuji 等的基础研究显示同种异体肝移植模型小鼠移植肝^{18}F-FDG 摄取率显著高于同种同体肝移植模型，病理检查证实为急性排斥反应所致；使用免疫抑制剂干预后，同种异体肝移植模型小鼠^{18}F-FDG 摄取率可下降至同种同体肝移植模型水平。上述结果提示，^{18}F-FDG PET 检查有望成为肝移植术后急性排斥反应的。急性排斥反应的理想无创检测手段，还可指导移植术后免疫抑制剂的使用。

（五）骨扫描

肝癌患者较易出现远处转移的部位为肺、淋巴结、肾上腺、脑等器官。骨转移在肝癌患者中尚属少见情况．部分在较晚期患者中出现。有报道指出，在确诊的肝癌患者中发生骨转移的概率约为 8%。目前的临床工作中主要对于合并典型骨转移症状的患者行相关检查，明确诊断。但少数患者可在原发肿瘤较为局限时就发生骨转移，对于临床上出现疑似骨转移症状的患者，行全身骨扫描是有必要的。理论上，出现骨转移后代谢学的改变早于影像学改变 2~3 个月。行全身骨扫描检查可以早期发现病灶部位（图 22-2-10）。但由于我国肝癌患者多数由乙肝病毒导致，由肝炎到肝硬化而至肝癌的自然病程约 20 年，故肝癌的高发年龄多为 40~60 岁。此年龄段的患者容易出现骨关节炎性病变及退行性病变，增加了检查的假阳性率，故行骨扫描前应仔细体检并详细询问既往病史，避免过度检查。而对于年轻的患者，如有明显的骨关节系统症状，应慎重、及时行全身骨扫描检查，明确有无骨转移病灶。另有研究证实，中晚期的慢性肝病患者常并发肝性骨营养不良，主要为骨质疏松，严重者也可出现疼痛、骨折等症状，也可能造成影像学诊断上的困难。

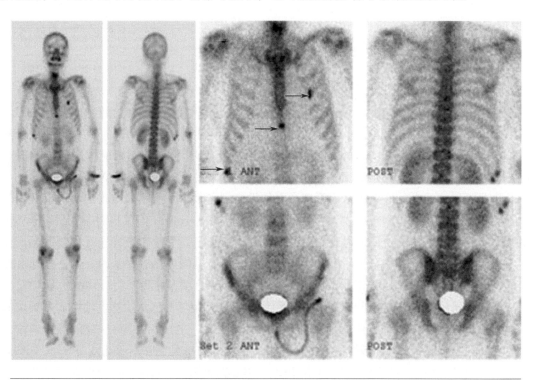

图 22-2-10　肝癌综合治疗后，骨扫描提示胸椎、肋骨转移瘤

既往的研究证实，全身骨扫描在骨转移诊断方面的应用价值仍有争议，其特异性不高，单纯依赖 ECT 检查并不能完全确诊。已有证据表明，MRI 对于骨扫描的准确率更好。对仅存在于骨髓腔内的早期转移灶有很高的灵敏度。能准确显示侵犯部位、范围及周围软组织情况并可以多平面成像；CT 检查则对于骨皮质及骨小梁的病变的检出率有一定优势。另有研究表明，PET-CT 检查可以减少假阳性率。但也有相反的报道表明。对于直径小于 1cm 的病灶。其在敏感性及假阳性率之间和 ECT 并无明显差别，且因价格昂贵，并不适合大规模推广使用。对于临床上怀疑肝癌伴有骨转移的患者，行 ECT 仍为首选，必要时辅以 MRI、CT 及其他相关检查明确诊断。

三、随访频次及内容

肝癌患者治疗后的随访及复查的频次及具体项目应根据患者接受治疗的种类及具体情况进行合理安排，原则上在治疗的近期阶段随访和复查应安排得较为紧密，而随着病情稳定的时间延长，可逐渐延长随访的间歇。在复查项目的选择上，应兼顾准确性、便利性及费用，在确保有效随访的同时尽量减轻患者的负担，以保证依从性。一般而言，无论接受何种治疗的患者，应在首次治疗后 4~6 周内返院完成一次全面的复查，包括观察手术伤口，行腹部增强 CT/MRI 扫描，以及血常规、肝肾功能、生化、肿瘤标志物、HBV-DNA 等，以全面评价治疗效果以及并发症，并根据复查结果安排患者的下一步随访计划。通常而言，对于根治性手术或消融术后的患者，如术后恢复良好则建议术后 2 年内每 2-3 个月复查，术后 3~5 年每 4~5 个月复查，术后 5 年后每 6 个月复查。复查时医生应询问患者的服药情况及日常行为功能状态，并进行简单体检，影像学检查可选择超声与 CT/MRI 交替进行，肿瘤学标志物（AFP 等）及肝肾功能，术后 3 年内至少每 6 个月行 CT/MRI 检查，3 年后至少每 12 个月行 CT/MRI 检查。为减轻外地患者的奔波，复查和随访的地点可采用本院与当地医院交替进行的方法，即使是长期治愈的患者，也尽量要求患者至少每年返院复查一次，以便及时了解患者基本情况（如联系地址、电话号码）的变更，也利于在本院保存患者的各项资料，获得完整随访信息。由于肝癌最常见的复发/转移部位为肝内，其次为肺、肾上腺、骨、淋巴结等，因此复查时影像学检查以腹部为主，并定期（每 6~12 个月）复查胸部 X 线片/CT，全身骨扫描不作为常规检查项目，仅在有骨痛症状的患者或部分不明原因 AFP 升高的患者中进行。对于常规检查难以明确的病灶，不排除使用有创检查（如肝动脉造影、穿刺活检等）手段；对于可疑的肝外转移灶，全身各部位的增强 CT/MR、PET/CT、骨扫描等可灵活选择。另外，密切追踪病灶在短期内的变化情况也是对可疑病灶随访的重要手段，因此对于存在可疑病灶的患者需要增加随访的频次，通常随访间隔不宜超过 2 个月。面对众多不断发展的影像学方法，临床医师应从临床诊断需要来综合考虑，选择合适的影像学检查手段，提高肝癌患者早期诊断率，及早治疗，从而进一步提高肝癌患者的存活率和预后。

对于行姑息性治疗的中晚期肝癌患者，由于患者病情的个体差异较大，主诊医师应结合病情的具体治疗情况妥善安排患者的复查和随访。对于体内仍存在肿瘤病灶的肝癌患者，复查的影像学多需要行增强 CT/MRI 检查以准确评估病情发展，但过多的此类检查不仅给患者身体带来不利影响，费用也较高。一般建议治疗阶段每 4~6 周复查，治疗稳定阶段每 2~3 个月复查增强 CT/MRI，扫描部位应包含已知存在病灶的部位。行影像学检查

22

的同时，还应同时对血液学指标、患者出现的治疗相关不良反应进行监测，对异常者及时作出处理，必要时可建议患者转肝病专科医院行护肝、对症支持，以最大限度地延长患者生存，提高患者生活质量。

第三节 肝癌患者的维持治疗及生活饮食指导

一、肝癌患者的维持治疗

（一）根治性治疗后的维持治疗

肝癌的根治性治疗包括肝移植，肝切除及局部消融。肝移植术后患者的随访管理及维持治疗请参见本书第九章。对于根治性切除及消融术后的肝癌患者，随访中需要关注的内容包括肝功能的改善与稳定，预防肝癌的复发，对复发的监测和早期发现，以及复发后选择合适的治疗方法。目前对于根治性治疗后公认有效的辅助性治疗主要包括抗病毒治疗，根据患者 HBV-DNA 的水平以及肝肾功能状况，大部分的患者术后需要进行抗病毒治疗，部分还需要行护肝及抗肝纤维化药物治疗（参见本书第二十一章）。此外，有学者报道对于高危复发患者（如多个病灶、镜下脉管癌栓等）进行辅助性 TACE 有助于减少复发，也有学者报道对根治术后患者给予细胞免疫治疗、希罗达口服化疗、干扰素等辅助治疗有助于减少复发，延长生存。部分中药制剂（槐耳颗粒、肝复乐、华蟾素等）也由于具备治疗肝癌的适应证而被广泛应用于肝癌稳定期患者的维持治疗。然而需要指出的是，由于以上辅助性治疗方法目前尚未得到大规模、多中心、随机对照的高级别证据支持，因此无论是系统性药物治疗、免疫治疗或中医中药等，其对于肝癌患者根治性治疗后的作用值得临床进一步研究探讨。

（二）姑息治疗后的维持治疗

大多数肝癌患者诊断时已届中晚期，无法接受根治性治疗。肝癌患者行姑息治疗后（如 TACE 治疗、放射性粒子植入术后），或在姑息治疗期间（如索拉非尼治疗过程中）肿瘤情况稳定，或经综合评估暂时不需要针对肿瘤进行局部治疗时，该阶段的维持治疗目标是保存良好的肝肾功能及全身状况，以便后期有条件进行必要的抗肿瘤治疗。除了护肝治疗以外，根据 HBV-DNA 水平，部分患者联合抗病毒治疗仍然是非常必要的。

除了合并乙肝病毒感染，部分患者还合并高血压、糖尿病等内科疾病，或者针对肝癌各种治疗产生的毒副作用，例如 TACE 引起的骨髓抑制、发热，索拉非尼治疗引起的高血压、腹泻、手足皮肤反应等，大部分都需要给予短期的对症支持治疗。在此类患者的维持治疗中，对合并症及治疗相关不良反应的处理直接影响到肝癌患者的后续治疗及预后，必须给予充分重视。

二、肝癌患者的生活指导

在长期的随访和治疗过程中，对患者及家属给予适当的生活指导非常重要，应该列入肝癌治疗科室的常规工作内容，可通过科普讲座、宣传小册及宣传栏等多种方式对肝癌患者及家属最为关心的问题进行解答和指导，通常包括以下几个方面。

（一）肝癌是否会传染？

肝癌本身没有传染性，然而由于我国的肝癌患者中超过90%与乙型病毒性肝炎（简称乙肝）感染有关，也有部分患者合并丙型肝炎。而乙肝和丙肝均属于二类传染病，可通过血液、唾液及体液等途径传播，更为常见的是母婴垂直传播，因此在肝癌患者及家属中通常可以见到多人携带乙肝病毒的情况。及时防治乙肝病毒感染对于防治肝癌极为重要，得知家人患肝癌后，其他家属应尽快行肝炎相关血清学检查，排除是否感染病毒性肝炎，未感染者可注射疫苗以预防感染，已证实为肝炎携带者应尽快到肝病专科医院咨询、诊治。一般情况下肝炎病毒不会通过饮食及日常接触传播，但亲密接触或口腔有伤口时也可能发生传播，及时接种疫苗是安全有效的预防措施。

（二）肝癌是否会遗传？

肝癌并非遗传性疾病，不会直接遗传给后代。但肝癌往往存在家族聚集性，这往往与肝癌患者家族中肝炎聚集，共同的饮食习惯和环境，以及部分基因异常有关，肝癌患者的直系亲属患肝癌的概率较普通人高出十倍，即便如此，他们患肝癌的机会也小于千分之一。因此，作为肝癌患者的家属既不必过分紧张悲观，也必须充分重视。肝癌患者的家属均属于肝癌高危人群，需要定期进行必要的体检，建议每半年行肝脏超声，甲胎蛋白等检查。

（三）肝癌患者是否能照常工作？

规律的饮食，充分的睡眠及休息对肝功能的保护极为重要。在完成必要的治疗后，肝癌患者可以恢复正常工作和生活，但应避免过度劳累，尤其应避免熬夜及重体力劳动。适度参加工作有益于恢复正常的生活节律和社会关系，对根治术后病情稳定的肝癌患者不会造成不良影响。但对于仍处于治疗阶段的患者，因治疗后可能出现不良反应，以及身体功能恢复的需要，不建议急于恢复工作，主诊医师应结合患者的具体情况给予指导和建议。

（四）肝癌患者的饮食应注意什么？

肝癌患者忌食烟酒，因大多数肝癌患者都伴有不同程度的肝功能受损，故饮食宜清淡，应选择易消化的食物，不宜进食过多高蛋白、高脂肪食品，因过多高蛋白、高脂肪饮食会加重肝脏、肾脏的负担，甚至在部分合并肝硬化的患者中可能诱发肝性脑病。另外，辛辣刺激、粗硬的食物也应避免，因为肝癌患者部分合并肝硬化门脉高压，往往存在胃炎，甚至食管及胃底静脉曲张，一旦饮食不当，可能引发病人出现上消化道出血，危及生命。此外，腌制食物及油炸食品也应尽量避免，过度辛辣及不洁饮食也可引起肠道感染和菌群紊乱，可能诱发危及生命的严重并发症。除以上明确不宜的食物外，肝癌患者不宜过度"忌口"和"进补"，应注意均衡饮食和规律饮食，多进食新鲜的食材及水果蔬菜，避免营养过于单一和过于丰富。餐食的时间间隔得当，避免暴饮暴食。

（五）肝癌患者及家属生活中应注意什么？

肝癌患者在日常生活中应注意保持一种较为平静的心态，积极配合医生治疗。中医有云"怒伤肝"，肝癌患者在日常生活中应该注意避免情绪的过分波动，应努力保持情绪稳定，避免忧郁愤怒。

患者应该根据自己的实际情况做些力所能及的工作，可适当做些轻的家务活或进行一些轻微的体育活动如散步、打太极拳、练气功等，但应以自己不感到疲劳为原则，且要避免重体力劳动及剧烈的体育活动。尤其是肝内仍有病灶的患者，情绪的激动、重体力劳动

22

及剧烈的活动可能诱发肝癌破裂出血甚至危及生命。肝癌破裂出血是肝癌患者最常见的死亡原因之一，因此应积极主动着力防范。

附：

肝癌治疗后患者随访表

随访登记表　　　　　　　　　　　　　　　　　　健康档案号：

建表时间：

原发性肝癌患者随访记录表

姓名：　　　　　性别：　　　　　　　　出生日期：＿＿＿＿＿＿＿

职业：　　　　　单位：＿＿＿＿＿＿＿＿　家庭住址：＿＿＿＿＿＿＿＿＿＿＿＿＿＿＿

电话：　　　　　邮编：＿＿＿＿＿＿＿＿

诊断（部位）：＿＿＿＿＿＿＿＿＿＿　　首次出现症状日期：＿＿＿＿＿＿年＿＿月＿＿日

首次就诊日期：＿＿＿＿＿＿年＿＿月＿＿日　首次确诊日期：＿＿＿＿＿＿年＿＿月＿＿日

确诊医院：＿＿＿＿＿＿＿＿＿＿＿＿＿＿＿＿＿

确诊依据：＿＿＿＿＿＿＿＿＿

（1）术后病理　　　　（2）组织活检　　　　（3）脱落细胞学检查　　　　（4）内镜

（5）X线　　　　　　（6）CT　　　　　　（7）磁共振　　　　　　　（8）超声波

（9）同位素扫描　　　（10）免疫　　　　　（11）生化　　　　　　　（12）临床

病理学类型：＿＿＿＿＿＿＿＿＿　　　　（病理号：＿＿＿＿＿）

临床分期：

治疗情况：（1）已治　　　（2）未治

经治疗情况：

（1）手术　　　　　　（2）化疗　　　　　　（3）放疗　　　　　　　（4）中药

（5）免疫　　　　　　（6）介入　　　　　　（7）其他（详细说明）

目前治疗情况：

（1）手术　　　　　　（2）化疗　　　　　　（3）放疗　　　　　　　（4）中药

（5）免疫　　　　　　（6）介入　　　　　　（7）其他（详细说明）　　（8）以上全无

实施手术日期：＿＿＿＿＿＿年＿＿月＿＿日

首次手术医院：＿＿＿＿＿＿＿＿＿＿＿＿＿＿＿＿＿＿

首次手术性质：（1）根治　　　（2）姑息　　　（3）残留　　　（4）探查

复发：　　　（1）有　　　（2）无

日期：第1次＿＿＿＿＿＿年＿＿月＿＿日；复发部位：同侧肝　对侧肝　全肝

　　　第2次＿＿＿＿＿＿年＿＿月＿＿日；复发部位：同侧肝　对侧肝　全肝

确诊复发依据：＿＿＿＿＿＿＿＿＿

（1）术后病理　　　　（2）组织活检　　　　（3）脱落细胞学检查　　　　（4）内镜

（5）X线　　　　　　（6）CT　　　　　　（7）磁共振　　　　　　　（8）超声波

（9）核素扫描　　　　（10）免疫　　　　　（11）生化　　　　　　　（12）临床

转移：（1）有　　（2）无　　　　转移部位

日期：第1次＿＿＿＿＿＿年＿＿月＿＿日；转移部位：肺　肾上腺　淋巴结　骨　其他

　　　第2次＿＿＿＿＿＿年＿＿月＿＿日；转移部位：肺　肾上腺　淋巴结　骨　其他

确诊转移依据：_____

(1) 术后病理　　　(2) 组织活检　　　(3) 脱落细胞学检查　　　(4) 内镜

(5) X 线　　　(6) CT　　　(7) 磁共振　　　(8) 超声波

(9) 核素扫描　　　(10) 免疫　　　(11) 生化　　　(12) 临床

肿瘤家族史：1、有　　　2、无

(1) 关系：①祖父辈　②父母辈　③同辈　④子女辈

更正诊断：1. 有　　　2. 无

更正诊断部位

更正诊断日期：_____年____月____日

死亡日期：_____年____月____日

死亡原因：(1) 肿瘤　　　(2) 非肿瘤

死亡地点：(1) 医院（急诊室、病房）　　　(2) 家中　　　(3) 外地　　　(4) 其他（详细说明）

生存期：____月

撤销随访管理日期：_____年____月____日

撤销随访管理原因：(1) 误诊　　　(2) 寄居外县　　　(3) 寄居外地　　　(4) 其他（具体说明）

年	月	日	项目			卡氏评分	医生姓名	备注
			目前病情	治疗情况	指导内容			

目前病情：(1) 稳定　　　(2) 好转　　　(3) 恶化

治疗情况：(1) 未治　　　(2) 拒治　　　(3) 治疗中　　　(4) 定期医学监护

指导内容：(1) 督导随访　　　(2) 用药　　　(3) 饮食　　　(4) 康复

(5) 家床　　　(6) 住院　　　(7) 出诊

卡氏评分表

100	一切正常，无不适或病征	40	失去活动能力，需要特别照顾和帮助
90	能进行正常，有轻微病征	30	严重失去活动力，要住医院，但暂未有死亡威胁
80	勉强可进行正常活动，有一些症状或体征	20	病重，需住院及积极支持治疗
70	生活可自理，但不能维持正常活动或工作	10	垂危
60	生活偶需帮助，但能照顾大部分私人的需求	0	死亡
50	需要颇多的帮助及正常的医疗护理		

（周仲国　徐 立　刘允怡）

参考文献

1. Park MJ, Kim YS, Lee WJ, et al. Outcomes of follow-up CT for small (5-10-mm) arterially enhancing nodules in the liver and risk factors for developing hepatocellular carcinoma in a surveillance population. Eur Radiol, 2010, 20: 2397-2404.

2. Zhang L, Ge NL, Chen Y, et al. Long-term outcomes and prognostic analysis of radiofrequency ablation for small hepatocellular carcinoma: 10-year follow-up in Chinese patients. Med Oncol, 2015, 32: 77.

3. Sun Y, Chen TY, Lu PX, et al. [Relationship between serum hepatitis B virus DNA load and hepatocellular carcinoma in Qidong, China: a cohort follow-up study of 14 years]. Zhonghua Yi Xue Za Zhi, 2012, 92: 1874-1877.

4. Xu G, Luo G, He L, et al. Follow-up of high-intensity focused ultrasound treatment for patients with hepatocellular carcinoma. Ultrasound Med Biol, 2011, 37: 1993-1999.

5. Fujimori M, Takaki H, Nakatsuka A, et al. Survival with up to 10-year follow-up after combination therapy of chemoembolization and radiofrequency ablation for the treatment of hepatocellular carcinoma: single-center experience. J Vasc Interv Radiol, 2013, 24: 655-666.

6. Verslype C, Rosmorduc O, Rougier P, et al. Hepatocellular carcinoma: ESMO-ESDO Clinical Practice Guidelines for diagnosis, treatment and follow-up. Ann Oncol, 2012, 23 (Suppl 7): vii41-48.

7. Zeng QA, Qiu J, Zou R, et al. Clinical features and outcome of multiple primary malignancies involving hepatocellular carcinoma: a long-term follow-up study. BMC Cancer, 2012, 12: 148.

8. Roccarina D, Garcovich M, Ainora ME, et al. Usefulness of contrast enhanced ultrasound in monitoring therapeutic response after hepatocellular carcinoma treatment. World J Hepatol, 2015, 7: 1866-1874.

9. Gao Y, Zheng DY, Cui Z, et al. Predictive value of quantitative contrast-enhanced ultrasound in hepatocellular carcinoma recurrence after ablation. World J Gastroenterol, 2015, 21: 10418-10426.

10. Zocco MA, Garcovich M, Lupascu A, et al. Early prediction of response to sorafenib in patients with advanced hepatocellular carcinoma: the role of dynamic contrast enhanced ultrasound. J Hepatol, 2013, 59: 1014-1021.

11. Barreiros AP, Piscaglia F, Dietrich CF. Contrast enhanced ultrasound for the diagnosis of hepatocellular carcinoma (HCC): comments on AASLD guidelines. J Hepatol, 2012, 57: 930-932.

12. Dietrich CF, Cui XW, Boozari B, et al. Contrast-enhanced ultrasound (CEUS) in the diagnostic algorithm of hepatocellular and cholangiocellular carcinoma, comments on the AASLD guidelines. Ultraschall Med, 2012, 33 Suppl 1: S57-66.

13. Lin CY, Chen JH, Liang JA, et al. 18F-FDG PET or PET/CT for detecting extrahepatic metastases or recurrent hepatocellular carcinoma: a systematic review and meta-analysis. Eur J Radiol, 2012, 81: 2417-2422.

14. Sacco R, Faggioni L, Bargellini I, et al. Treatment Response After Unusual Low Dose Sorafenib: Diagnosis with Perfusion CT and Follow-up in a Patient with Recurrent Hepatocellular Carcinoma. J Gastrointest Cancer, 2012, 43 Suppl 1: 234-238.

15. Wang XY, Chen D, Zhang XS, et al. Value of (1) (8) F-FDG-PET/CT in the detection of recurrent hepatocellular carcinoma after hepatectomy or radiofrequency ablation: a comparative study with contrast-enhanced ultrasound. J Dig Dis, 2013, 14: 433-438.

16. Yamagami T, Yoshimatsu R, Ishikawa M, et al. Transcatheter arterial chemoembolization with an interventional-CT system for recurrent hepatocellular carcinoma after living donor liver transplantation. Hepatogastroenterology, 2014, 61: 1387-1392.

17. An C, Kim DW, Park YN, et al. Single Hepatocellular Carcinoma: Preoperative MR Imaging to Predict Early Recurrence after Curative Resection. Radiology, 2015, 276: 433-443.

18. Bonekamp S, Halappa VG, Geschwind, JF et al. Unresectable hepatocellular carcinoma: MR imaging after intraarterial therapy. Part Ⅱ. Response stratification using volumetric functional criteria after intraarterial therapy. Radiology, 2013, 268: 431-439.

19. Bonekamp S, Li Z, Geschwind JF, et al. Unresectable hepatocellular carcinoma: MR imaging after intraarterial therapy. Part Ⅰ. Identification and validation of volumetric functional response criteria. Radiology, 2013, 268: 420-430.

20. Salvaggio G, Furlan A, Agnello F, et al. Hepatocellular carcinoma enhancement on contrast-enhanced CT and MR imaging: response assessment after treatment with sorafenib: preliminary results. Radiol Med, 2014, 119: 215-221.

21. Schelhorn J, Best J, Reinboldt MP, et al. Therapy response assessment after radioembolization of patients with hepatocellular carcinoma--comparison of MR imaging with gadolinium ethoxybenzyl diethylenetriamine penta-acetic acid and gadobutrol. J Vasc Interv Radiol, 2015, 26: 972-979.

22. Shinagawa Y, Sakamoto K, Fujimitsu R, et al. Pseudolesion of the liver on gadoxetate disodium-enhanced MR images obtained after transarterial chemoembolization for hepatocellular carcinoma: clinicoradiologic correlation. AJR Am J Roentgenol, 2012, 199: 1010-1017.

23. Ye XD, Li WT, Yuan Z. Is volumetric functional MR imaging superior to current anatomic imaging response criteria for hepatocellular carcinoma after intraarterial therapy. Radiology, 2014, 271: 619-620.

24. Zhong-Zhen S, Kai L, Rong-Qin Z, et al. A feasibility study for determining ablative margin with 3D-CEUS-CT/MR image fusion after radiofrequency ablation of hepatocellular carcinoma. Ultraschall Med, 2012, 33: E250-255.

25. Izzo F, Cremona F, Delrio P, et al. Soluble interleukin-2 receptor levels in hepatocellular cancer: a more sensitive marker than alfa fetoprotein. Ann Surg Oncol, 1999, 6: 178-185.

26. Tsuji AB, Morita M, Li XK, et al. 18F-FDG PET for semiquantitative evaluation of acute allograft rejection and immunosuppressive therapy efficacy in rat models of liver transplantation. J Nucl Med, 2009, 50: 827-830.

27. Chan AK, Hegarty C, Klass D, et al. The Role of Contrast-enhanced Ultrasound in Guiding Radiofrequency Ablation of Hepatocellular Carcinoma: A Retrospective Study. Can Assoc Radiol J, 2015, 66: 171-178.

28. Chen MH, Yang W, Yan K, et al. The role of contrast-enhanced ultrasound in planning treatment protocols for hepatocellular carcinoma before radiofrequency ablation. Clin Radiol, 2007, 62: 752-760.

29. Liu JB, Goldberg BB, Merton DA, et al. The role of contrast-enhanced sonography for radiofrequency ablation of liver tumors. J Ultrasound Med, 2001, 20: 517-523.

30. Wu J, Yang W, Yin S, et al. Role of contrast-enhanced ultrasonography in percutaneous radiofrequency ablation of liver metastases and efficacy evaluation. Chin J Cancer Res, 2013, 25: 143-154.

31. Wu JY, Chen MH, Yang W, et al. Role of contrast enhanced ultrasound in radiofrequency ablation of metastatic liver carcinoma. Chin J Cancer Res, 2012, 24: 44-51.

22

第二十三章

肝癌临床研究的方法与设计

第一节　临床研究的要素

　　临床研究项目的构建通常由拟定研究方案（protocol）开始。研究方案是申请基金及取得伦理委员会批准执行的必需条件，同时也帮助研究者理清思路，更好地组织和实施研究。临床研究方案的组成要素及各部分的主要功能见表 23-1-1，下文将就临床研究命题及设计过程进行阐述。

表 23-1-1　临床研究方案的要素

要素	功能
研究问题	阐明该研究主要针对什么问题
研究背景及意义	阐明为何要进行该研究，其重要性何在
研究设计	阐明研究计划的大体结构
研究所处时段	
流行病学考虑	
研究对象	阐明研究对象的构成及如何选择受试者
入选标准及排除标准	
抽样方法	
研究变量	阐明需要对哪些变量进行观察，如何观察
预后因素	
混杂因素	
结局变量	
统计学考虑	阐明研究的规模以及计划采用的分析方法
研究假设	
样本量的估计	
统计分析方法和计划	

一、临床研究命题

研究命题是一项临床研究主要关注的目标，即研究者想要通过该研究解决的问题。研究命题必须具体、凝练、有研究价值，针对一个较广泛概念的某个方面进行深入研究。例如：肝癌患者是否应该采用某种治疗方法？这样广泛的问题往往可延伸成为多个研究命题，如：

- 该治疗方法目前在肝癌患者中的应用情况及疗效如何？
- 该治疗方法主要针对哪些肝癌患者使用？
- 该治疗方法对延长肝癌患者生存是否有帮助？
- 该治疗方法与肝癌的其他治疗方法相比疗效如何？
- 该治疗方法对肝癌患者的副作用较其他治疗方法有何优劣？

一个好的研究命题应经得住"是又如何？"的诘问，也就是说，得出研究结论后将对目前的知识和实践产生什么影响。好的临床研究命题必须同时满足以下五个方面：具备可行性，新颖性，有研究价值，符合伦理，并兼具实用性。

二、临床研究计划的酝酿和形成

临床研究计划形成前需要充分的准备和酝酿，首先通过临床积累以及阅读文献，了解目前关于该问题的研究进展如何，该命题为什么重要？需要通过该研究回答什么问题？此时需要参考既往关于该命题开展的相关研究，并考虑研究结果是否将对未来的医疗实践及卫生政策的制定产生影响。对于研究结果的解释和结论需要慎重，不单要考虑内部适用性，也需要考虑外部适用性（即普适性），也就是说要考虑该研究结论对于同样来源（如本中心）的其他患者是否适用，同时也需要考虑该研究结论是否可推广至本研究以外的广大患者人群。

临床研究计划的酝酿过程中需要考虑的另一个关键性问题是研究设计，究竟是选择观察性研究还是干预性的临床试验（clinical trial），关于研究的具体类型及各自适用条件将在第二节中详细讨论。

三、临床研究受试者的选择和抽样方法

制定明确的入选标准和排除标准是限定研究目标人群的首要步骤，研究的目标人群必须与研究命题关注的人群对应。患者的选择及招募方式也是临床研究设计中需要考虑的问题，通常而言，如果研究对象是通过随机抽取，则研究结果将对该类患者人群更具有普适性。

受试者的选择是研究的关键因素，研究方案中应对目标人群进行详细界定，受试者应该对于目标人群具有较好代表性，且样本量应充足，以避免随机误差和系统误差，同时也要考虑入组所需的时间和研究预算。

研究方案中需要包含对受试者的详细入选标准和排除标准，以及如何决定患者是否入选。例如入选标准中不能仅仅说明"一般状况良好"，而需限定具体的条件，如是否有高血压或糖尿病，是否接受过其他治疗，是否需要长期服药等。某些研究还需要对其他因素进行限定，如既往是否吸烟，是否有饮酒史等。

满足研究入选标准的患者往往较多，如何在其中有代表性地选取受试者，同样是影响研究结果的重要因素。临床研究中常用的抽样方法有：

（一）便利抽样（convenience sampling）

也称方便抽样，随意抽样，属于非概率性抽样方法，是根据调查者的方便选取样本，如在某医院或诊所入选患者。该抽样方法不具有从样本推断总体人群的功能，但能反映某类群体的特征，是一种快速、简易且节省的数据收集方法，对于研究疾病诊断、治疗及预后而言，该抽样方法最为实用，有利于避免志愿者偏倚。尤其是连续性便利抽样（即抽取所有符合条件的患者）还可避免因地域或气候、季节因素等对研究产生影响，当研究者对总体人群具有较好的了解时可以采用此方法。

（二）配对抽样（paired or matched sampling）

指抽取病例样本时同时抽取与病例相匹配的对照样本，且对照样本在指定方面具有与病例样本高度符合的特性，例如二者在性别、年龄（通常相差 5 岁以内）、经济水平、文化水平等方面均一致。尽管配对抽样可以保证两组患者在某些特征上保持均衡，该方法较随机分组而言仍不够精确。

（三）人群抽样（population sampling）

直接由社区或群体中进行抽样，该抽样方法花费较大，且往往入组较为困难，但对公共卫生领域的研究而言尤为重要。人群样本个体差异较大，由于进一步收集资料可能需要通过电话或电子邮件的方式进行，往往会带来回应偏倚。

（四）概率性抽样（probabilistic sampling）

又称随机抽样，指在总体中排除人的主观因素，给予每一个体一定的抽取机会的抽样，常用于通过对样本进行描述性分析来发现该目标人群总体特征的研究。其特点为所抽取的样本具有一定代表性，可以从样本的研究结果推断总体特征。随机抽样的操作比较复杂，往往耗时更多，且需要更多的研究经费支持。常用的随机方法有以下六种。需要注意的是，在实际的运用中，一个研究方案常常不是只局限于使用某一种抽样方式，而根据研究时段的不同采用多种抽样方法的组合来实现不同的研究目的，有时甚至在同一时段综合运用几种抽样方法。

1. 简单抽样（simple sampling）　即简单随机抽样，指保证大小为 n 的每个可能的样本都有相同的被抽中的概率。例如：按照"抽签法"、"随机表"法抽取访问对象，从患者住院号中随机抽取研究对象等。其优点在于随机度高，在特质较均一的总体中具有很高的总体代表度。同时由于是最简单的抽样技术，有标准而且简单的统计公式。缺点在于未使用可能有用的抽样框辅助信息来抽取样本，可能导致统计效率低，同时也有可能抽到一个分布不好的样本，即抽出的样本不能很好地代表总体。

2. 系统抽样（systematic random sampling）　指将总体中的各单元先按一定顺序排列并编号，然后按照不一定的规则抽样。其中最常采用的是等距离抽样，即根据总体单位数和样本单位计算出抽样距离（即相同的间隔），然后按相同的距离或间隔抽选样本单位。例如：从 1000 个住院号中抽取 10 个患者，设间距为 100，确定起点（起点<间距）后每 100 个号码抽一例患者，如抽取住院号最末两位为 31 的所有病例。其优点在于兼具操作的简便性和统计推断功能，是目前最为广泛运用的一种抽样方法。如果起点是随机确定的，总体中单元排列是随机的，等距抽样的效果近似简单抽样，而与简单抽样相比，在一定条

件下，样本的分布较好。其缺点在于抽样间隔可能遇到总体中某种未知的周期性，导致样本分布不佳，且由于未使用可能有用的抽样框辅助信息抽取样本，同样可能导致统计效率较低。

3. **分层抽样**（stratified random sampling） 指把研究人群分为同质的、互不交叉的层（或类型），然后在各层（或类型）中独立抽取样本。例如：对肝癌切除术后预防复发的药物研究中，先按照手术中肿瘤大小（<5cm vs. ≥5cm）及有无血管侵犯分层，然后再在每层中按简单随机方法抽取大肝癌若干，小肝癌若干；有侵犯者若干，无侵犯者若干。该方法适用于层间有较大的异质性，而每层内的个体具有同质性的患者人群，能提高总体估计的精确度，在样本量相同的情况下，其精度高于简单抽样和系统抽样，且能保证每个"层"的代表性，避免抽到不同组间"层"分布不均的样本。同时，不同层可以依据情况采用不同的抽样框和抽样方法。其缺点在于分组前必须有高质量的、能用于分层的辅助信息，另外由于需要辅助信息，抽样框的创建需要更多的费用，更为复杂且抽样误差的估计也比简单抽样和系统抽样更复杂。

4. **整群抽样**（cluster sampling） 也称聚类抽样，指先将调查总体分为群，然后从中抽取群，对被抽中群的全部单元进行调查。例如先在某地区所有具备肝癌切除能力的三甲医院中抽出某几家医院，医院作为第一抽样单位，然后在抽中的医院中再各自抽取某几位教授组，对这些组某年度所有接受手术的肝癌患者进行研究。该方法适用于群间差异小、群内各个体差异大、可以依据外观的或地域的差异来划分的群体。其缺点在于群内单位有趋同性，其精度比简单抽样为低。

5. **多级抽样**（multistage sampling） 也叫多阶段抽样或阶段抽样，以二级抽样为例，二级抽样就是先将总分组，然后在第一级和第二中分别随机地抽取部分一级单位和部分二级单位。例如：以全国性肝癌调查为例，当抽样单元为各三甲医院时，按城市经济发展水平分层（或按地理位置分层）后，从每层中先抽几个地区，再从抽中的地区抽市、区，最后再抽至医院、患者。其优点在于既具备整体抽样的简单易行的优点，同时在样本量相同的情况下又较整群抽样的精度高，缺点在于抽样及计算较为复杂。

6. **比例概率抽样**（probability proportional sampling，PPS） 是不等概率抽样中最常用的一种方法，指在总体中参照各单位的规模进行抽样，规模大的被抽取的机会大，总体中每个个体被抽中的概率与该个体的规模成正比。例如对全国三甲医院肝癌切除患者生存率的抽样研究中，可采用 PPS 抽样方法，根据每家医院每年进行肝癌切除的例数决定该医院被抽中参加研究的概率，令手术量大的医院被抽中的机会加大。这种方法的优点在于使用了辅助信息，可以提高抽样方案的统计效率。然而，如果研究指标与规模无直接关系时，不适合采取这种方法。

四、临床研究终点及评价方法的考虑

（一）临床研究终点的考虑

临床研究设计中必须提前考虑需要观察的变量，并选择适合的研究终点。许多研究想要同时回答多个问题，因此同时涉及多个结局变量与暴露因素，以及各因素间的相互作用，例如研究抗病毒药物是否可以减少肝癌患者术后肝衰竭的风险，同时研究抗病毒药物是否可以减少肝癌患者术后复发的风险。这类研究的优点在于可通过一个研究来回答多个问题，节省了资源，但缺点在于同时存在多个研究假设时将大大增加研究设计的难度，且研究的实施及结果的统计分析也更为复杂。建议的解决方法是只选定其中一个问题作为主要的研究命题，主要围绕该问题来设计研究流程及进行样本量估计，此外再根据其他次要的研究问题或结局变量来进行适当调整。

对于绝大多数研究而言，研究的最根本目的就是评价变量之间的关系，在研究变量之间的关系时，需要结合临床常识及事件发生的先后顺序来决定预测因素及结局变量。绝大多数的观察性研究都包括多个预测因素（如年龄、性别、人种、既往病史等），结局变量可以是单个也可为多个（如死亡率，并发症发生率，生活质量等）。变量至少有两类：结局变量或称因变量，以及一个或多个预测因素或称自变量。当自变量和因变量均为类别型变量，而研究目的是分析二者之间的关系时，可应用胜算比（odds ratio，OR）或风险比（risk ratio，RR）进行分析。另一种分析方法是通过假设检验来判断研究对象之间的关系究竟是真实存在，或是证明二者之间关系仅由偶然导致的机会非常小。

此外，研究是否成功很大程度上取决于目标变量是否能准确反映所要研究的问题，以及衡量该目标变量所采用的方法是否合适。用于结局变量评价或衡量的方法应力求准确，最大限度地避免误差。在选择变量的数据类别时，应尽可能采用连续型数据以提高统计学分析的效力，避免因类别型数据而损失信息，当结局变量为连续型数据时对样本量的要求最少，得出的结果也最具统计效力。连续型数据还有助于观察变量间的真实关系，尤其当变量间存在非线性相关时。同理，对于类别型变量，在设计之初也应尽量把类别划分得较细，为以后的分析留有余地，在分析时连续性变量及类别型变量均可根据需要转化为二分类型变量。

（二）肝癌临床研究终点的选择

临床研究终点包括两大类：直接临床结局和间接的替代指标，直接临床结局包括总生存期（overall survival，OS）、疾病进展时间（time to progression，TTP）、症状进展时间（time to symptomatic progression，TTSP）等。表 23-1-2 列举了不同研究终点在各类肝癌临床研究中的选择建议，在选择肝癌临床研究的终点时，研究者还应该充分考虑到肝衰竭是肝癌患者死亡的常见原因，而肝衰竭可能由肿瘤进展导致，也可能不伴有肿瘤进展，是患者原有基础肝病的自然进程，甚至是由于治疗的副作用导致。

表 23-1-2　肝癌临床研究中的终点

指标	研究终点
总生存期（OS）	评价肝癌主要治疗方法的Ⅲ期临床研究中的主要疗效终点
	评价肝癌辅助治疗或新辅助治疗方法的Ⅱ/Ⅲ期临床研究中的主要或次要研究终点
	评价肝癌主要治疗方法的Ⅱ期临床研究中的次要终点
复发时间（TTR）	评价肝癌辅助治疗或新辅助治疗方法的Ⅱ/Ⅲ期临床研究中的主要或次要研究终点
进展时间（TTP）	评价肝癌主要治疗方法的Ⅱ期临床研究中的主要终点
	评价肝癌主要治疗方法的Ⅲ期临床研究中的次要终点

指标	研究终点
局部复发时间（time to local recurrence）	评价肝癌局部治疗方法的研究中的次要终点
癌症特异性死亡（CSS）	肝癌临床研究中的第三终点，需要采用竞争风险分析方法来评估
症状进展时间（TTSP）	由于尚无通过验证一致认可的最佳生活质量评价工具，肝癌研究中尚未广泛采用此终点
无病生存期（DFS）	复合型终点，肝癌临床研究应慎用
无进展生存期（PFS）	复合型终点，肝癌临床研究应慎用
有效率（RR）	Ⅱ期临床研究中的常用终点，但肝癌分子靶向药物研究中该终点的应用值得商榷

下面对各研究终点的定义及其应用进行逐一说明。

1. 直接临床结局

（1）总生存期（overall survival，OS）：总生存期指从患者随机至死亡的时间，是最为常用且最不受研究偏倚影响的重要研究终点。OS 是肝癌Ⅲ期临床研究中专家一致推荐的主要研究终点，Ⅱ期研究由于例数较少，且研究目标更强调疗效，因此 OS 未被作为Ⅱ期研究的常规主要终点。

癌症特异性总生存期（cancer-specific survival，CSS）是 OS 的相关指标，在分析 CSS 时，癌症相关的死亡被记为终点事件（event），而其他原因导致的死亡仅被记为数据删失（censored），由于该指标重点关注肿瘤相关的死亡，对死亡原因的判断带有一定主观性，例如在肝功能 Child-Pugh B 级或 C 级的患者中很难精确判断死亡是否直接由癌症本身导致，且 CSS 并未包含因治疗副作用死亡的患者，因此不如 OS 准确和客观。用于估计不同时段死亡率或生存率的标准统计学方法是 Kaplan-Meier 分析法，然而该方法无法区别不同原因导致的死亡，并可能高估死亡率。竞争风险分析法（competing risk analysis）适用于区分肝癌相关死亡与其他原因的死亡，以下举例说明用竞争风险分析对不同研究终点研究的影响。假设研究试图验证某治疗方法可将肝癌患者总死亡率由30%降至15%（风险比为2），即研究终点为 OS，则估计样本量约需要 320 例。假设研究试图验证的是将肝癌特异性死亡率由30%降至15%，即研究终点为 CSS，而预计因其他原因的竞争性死亡在两组患者中约占15%，则风险比相应降低为 1.5，预计样本量约需要 440 例。因此对 CSS 采用的竞争性风险分析较 OS 分析需要的样本量更大。

（2）复发时间（time to recurrence，TTR）：TTR 是专家组建议在针对肝癌切除术后或局部消融术后辅助性治疗方法的Ⅱ期或Ⅲ期研究中首选的研究终点，然而，如果研究中没有设立对照组，则不宜采用 TTP。以往的研究发现肝癌切除术后复发包含两方面可能，其中大部分（60%~70%）的复发是来源于原来肝癌病灶潜在的微转移，而这些微转移术前未能经影像学检查发现，这类复发通常在切除术后最初的 2 年内发生。另一部分复发则是在患者原有肝硬化基础上的异时性新生癌灶，这类复发通常在切除术后 2 年以后发生。对这两类复发的鉴别应从分子机制研究入手，而针对不同复发机制的辅助治疗方法也需要在相应的临床研究中设立亚组分析来实现。

（3）症状进展时间（time to symptomatic progression，TTSP）：TTSP指从随机分组至患者出现明显疾病相关的症状进展或事先指定的生活质量问卷评分改变达到指定程度，TTSP以及健康相关生活质量问卷评分的改善尚未被作为批准新疗法的唯一指标。通常而言，TTSP可以反映药物相关毒性对患者生活质量的影响，然而在合并肝硬化的患者中很难区分症状的恶化究竟是由于肝硬化本身的进展，还是由于癌症进展导致，肝癌临床研究中可采用的生活质量问卷将在本章第三节中讨论，TTSP作为肝癌临床研究终点的可行性以及TTSP与患者真实体力状况的符合程度仍需要进一步研究。

2. **间接替代终点**　替代终点通常涉及研究者的主观判断，并且不会直接反映患者的受益，例如一些临床研究中尽管患者的有效率提高，但并未改善患者的预后。然而，许多新疗法的研究都采用此类间接终点，并凭此类指标的改善得以批准。

（1）无病生存期（disease-free survival，DFS）和无进展生存期（progression-free survival，PFS）：DFS及PFS是结合了死亡以及影像学进展或复发两类变量的终点指标，通常而言，由于PFS结合了生存概念，与OS更为接近，PFS较疾病进展时间更为可取。然而在肝癌患者中由于基础性肝病对生存的影响，采用PFS为终点可能更不利于发现药物的客观疗效，因此专家组不建议采用PFS作为肝癌新药开发中的首选研究终点。同理，也不建议采用DFS作为肝癌切除或肝移植、局部消融术后辅助治疗的首选研究终点。如果研究人群限定在肝功能状态良好的患者，则上述肝病基础的干扰较少，也可以考虑采用PFS或DFS作为主要研究终点。

（2）疾病进展时间（time to progression，TTP）：TTP指从随机分组时间至影像学进展的时间，影像学进展的评价方法采用实体瘤反应评价标准（response evaluation criteria in solid tumors，RECIST，见本章第四节），需要注意的是该指标受影像学评估时间间隔的影响，如果不同组间患者接受影像学评估的时间间隔不同，或间隔时间过长，则不易发现组间TTP的差异。专家组对于肝癌研究中影像学评估（增强CT或MRI）的时间间隔为$6 \sim 8$周，并强调不同组间按照同样的间隔进行复查，在TTP分析时不明原因的死亡将作为删失病例处理。专家组建议分子靶向药物治疗肝癌的Ⅱ期研究中将TTP作为主要终点，以求更直接的反映药物疗效而减少其他因素的影响。然而在肝癌的Ⅲ期研究中是否可以采用TTP作为OS的替代指标仍存在争论，目前大多数专家仍建议Ⅲ期研究中不宜采用TTP作为主要研究终点。

（3）有效率（response rate，RR）：RR是反映抗肿瘤效果的直接指标，也是Ⅱ期临床研究的主要指标，研究团队主要根据RR的水平来决策是否进一步开展Ⅲ期研究。Cox分析显示肝癌患者治疗有效率与总生存时间存在较好相关性，射频消融或化疗栓塞引起的肿瘤坏死缺血也是患者可能生存获益的潜在指标。然而，分子靶向药物治疗的客观缓解率很低，且有效率与患者的生存获益不相符，在Ⅱ期肝癌研究中有效率不到10%的分子靶向药物经Ⅲ期随机研究证实确实可以改善患者的生存。因此专家组不推荐在分子靶向药物治疗肝癌的Ⅱ期研究中选择有效率作为主要疗效终点。

3. **肝癌临床研究中的其他疗效指标**

（1）分子影像学：功能影像学是目前临床研究评价方法革新的主要发展方向，许多分子影像技术被用于在临床前和临床研究中评价肿瘤生物学改变，例如利用动态增强MRI可评价肿瘤微血管灌注情况，反映对肿瘤的组织学分级、微血管密度、血管上皮生长因子受体的表达水平，进而评价抗血管生成药物的疗效。分子影像学用于肝癌临床研究的价值需要进一步评价，目前尚未建立可用于精确反映肝癌疗效的分子影像学方法，肝癌缺乏特异性的分子靶点，这也限制了肝癌临床研究中分子影像学检查手段的开发。

（2）生物学标志物：很少有生物学标志物被用于作为临床研究的主要终点，也未能证实何种生物学标志物可足够准确的预测患者的总生存。甲胎蛋白（Alpha-fetoprotein, AFP）已被证实可用于评价肝癌患者的病情进展或对治疗的反应，然而并非所有肝癌患者AFP都升高，且 AFP 水平高低在不同区域的肝癌患者中也存在差异，因此 AFP 在临床研究中的应用价值尚不明确。另一方面，由于 AFP 水平的波动不仅与肿瘤情况有关，也可能与肝炎病毒的活性有关，在 AFP 水平下降的患者中仅有不到 1/3 可以观察到明显肿瘤缩小，AFP 是否可在肝癌临床研究中作为主要疗效指标仍需进一步研究评价。

（三）临床研究终点评价方法的考虑

1. 终点测量方法　在研究设计中应提前考虑对终点的评价或测量方法，以及采用何种测量方法作为金标准，理想的测量/评价方法应同时具备较高的精确度和准确性。数据的精确度指的是对于同一个体或同一现象重复测量所得出结果之间的符合程度，精确性越高，在样本量相同的情况下统计效力就越强。精确度也称可重复性，稳定性，恒定性等。数据的准确性指的是测量值与真实值之间的符合程度，准确性与精确性之间不存在必然联系，准确性受系统误差（偏倚）的影响，即便测量精确度非常高的数据，也可能准确性并不高。导致系统性误差的可能原因包括测量者偏倚，设备偏倚和受试者偏倚。衡量数据准确性的最佳方法是通过与"金标准"进行比较，对于连续性数据的准确性通常由其与标准值之间的差异来反映，对于二分型数据的准确性可以用敏感度、特异度来衡量。随机误差越大，精确度越差，连续性数据的精确度主要通过方差或标准差来衡量。减少随机误差及提高测量精确度有以下五种方法：

（1）测量方法的标准化：在研究方案中明确制定测量的具体方法和操作步骤，包括仪器的参数设置，对测量人员的书面操作指引等，这对于大型的多中心研究尤为关键。

（2）对测量人员或结果判定人员的培训，要求他们使用同一标准及格式来进行测量并报告结果。

（3）调校设备，确保测量的仪器设备设定的参数一致，所采用的问卷等属同一版本；

（4）尽量采用自动化设备，避免人为因素造成的干扰。

（5）重复测量：重复测量是减少随机误差的最佳方法，但会增加研究的费用，应酌情选用。

2. 检验方法的选择　当选择检验方法时，需要考虑数据的类型（数值型或分类型变量），两组间是相互独立或是配对样本。如果是随机样本，且数据符合正态分布，则可选用参数检验方法；反之则需要采用非参数检验方法。表 23-1-3 列出了不同变量类型对应的常用假设检验方法。一般而言，前瞻性随机研究中由于已通过随机对组间的许多因素进行了平衡，因此统计学方法相对较为简单，回顾性研究及非随机研究由于组间可能存在可预期的不均衡（如接受手术治疗的患者往往较为年轻、一般情况较好，而非手术治疗的患者往往年龄更大或一般情况较差）以及不可预期的不均衡因素（如患者经济条件、家庭社会因素等），因此对统计方法的要求更为复杂，多需要采用回归分析和各种相应的模型来进行分析。

表 23-1-3 临床研究不同变量类型对应的统计方法

自变量（预测因素）类型	因变量（结局变量）类型	统计方法
类别型	类别型	卡方检验
类别型（二分类型）	数值型	t 检验
类别型（超过 2 组）	数值型	ANOVA 方差分析
数值型（连续性）	数值型	回归或相关分析

五、临床研究样本量的估计及其统计学原则

在临床研究的设计阶段，提前计算和估计样本量是非常重要的，不少研究由于无法纳入足够的患者而最终导致达不到预设目标，因此研究者在设计临床研究时必须提前对样本量进行估计，并制定对研究数据的管理和分析计划。除了考虑需要多少例合格样本外，还需要同时考虑可能拒绝参加研究的患者例数，以及参加研究后失访的例数。某些情况下需要事先进行探索性研究，评估可能入选的患者数量。如果探索发现入选的患者例数可能不足，研究者需要考虑是否扩宽入选标准，或减少过于严格的排除标准，或延迟入组时间，另外可以考虑通过改变研究设计，调整结果评价的方法，使之更为准确，或考虑邀请其他同行开展多中心研究以满足样本量的需要。

样本量的估计基于对主要研究目标的统计学考虑，同时适当兼顾次要研究指标。临床研究过程即检验研究假设的过程，研究假设是对研究命题的统计学表述，研究者事先提出一个可供检验的问题，并通过计算判断结果是否具有统计学意义。样本量的估算可以看作是该假设检验的倒推——即在合理的统计效力下能够观察到两组结局变量之间具有统计学显著差异时所需要的最少研究例数。单纯的描述性研究（例如了解肝癌患者中肝炎病毒携带率是多少？）由于不涉及比较，因此也不涉及统计学假设及检验。但是，需要给出受试者该变量的均数（或阳性率）及其置信区间（CI）。

在统计学基本概念中，α 是 Ⅰ 类错误，指的是在无效假设成立时错误接受有效假设的概率，即不同组间疗效实际并无不同，但研究结果判断其中一组疗效更优的概率。β 是 Ⅱ 类错误，是当实际存在差异却错误地接受无效假设的概率。简单而言，α 越高，允许得出假阳性结果的机会越大，而 β 越高，则越容易得出假阴性结果。对大多数研究而言，通常采用的 Ⅰ 类错误水平（α）为 5%，Ⅱ 类错误水平（β）为 20%。然而研究者可以根据研究需要在设计阶段选择不同的 Ⅰ 类或 Ⅱ 类错误水平，尤其在研究多重假设检验以及需要进行多重比较的情况下，往往需要事先调整 α 和 β 水平，并根据调整后的 α 和 β 水平重新计算样本量。因此，在开展研究前先明确研究假设，并制定相应的统计分析计划及准确计算样本量是需要反复强调的。

在进行样本量估算前，首先要考虑几个重要方面，如预期结果的分布类型，所预期的研究结果或两组之间结果的差异，拟定的显著性水平以及希望得到的研究效力水平，然后选取适当的公式对样本量进行估算。为了得到以上信息，计算样本量前常常需要实施预试验，或从文献中获取所需信息，如两组结果间预期的差异，以及标准差等。

由于涉及的统计分析方法不同，因此不同类型研究中样本量的估算需要采用不同的公

式，建议通过统计学软件来完成，如 PS（Power and Sample Size Calculations），STATA，PASS，R 软件等都具有计算样本量或研究效力的功能，其中 PS 软件可通过 http：//biostat. mc. vanderbilt. edu/wiki/Main/PowerSampleSize 免费获取，图 23-1-1、图 23-1-2 展示了 PS 软件的操作界面，图 23-1-3 显示的是 STATA 的样本量计算操作页面，STATA 13 提供的是点选式菜单，可选的研究类型及计算功能都较 PS 更为复杂。由于采用的公式不同，不同软件估算出的结果可能会有微小差异，且各软件可计算的研究类型及所需参数也会有差异，研究者应根据研究的设计及变量类型谨慎选择，对于设计较为复杂的研究建议咨询统计学专家以完成样本量估算。

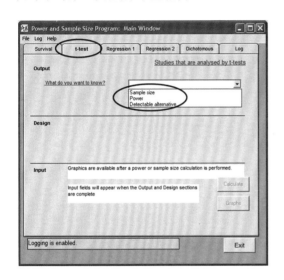

图 23-1-1　PS 软件主页面
用户需自行选择相应的研究类型以及需要估算的目标

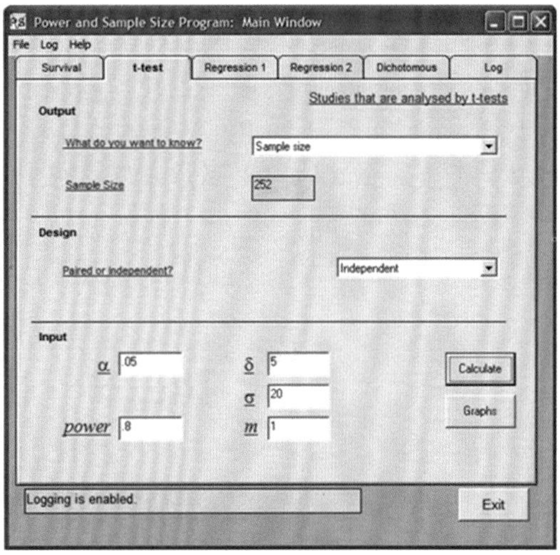

图 23-1-2　PS 软件样本量计算页面
用户按要求输入相关参数后可得出估计的样本量

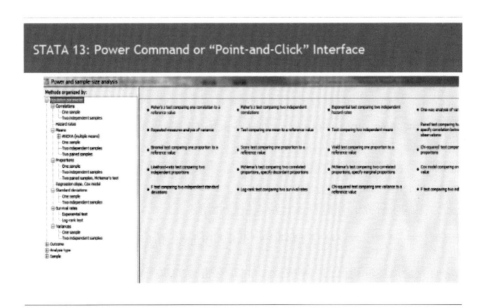

图 23-1-3　STATA 软件样本量计算界面

六、临床研究效力与样本量

临床研究的效力即统计学效力（statistical power），指当不同组间实际存在差异而研究结果支持拒绝无差异假设的概率，反映的是根据研究结果对整个人群特征做出结论的正确程度。从另一方面而言，研究效力也反映了该研究对检测研究变量间存在的真实关系的能力强弱。从简单的定义而言，power＝1－β，即Ⅱ类错误水平越高，研究效力就越低。需要注意的是，研究效力是偏向有效假设的，即当干预组的效应越强时，研究可以检测出该结果的效力也越大。反之，研究效力越大研究者越容易得出阳性结论，而当研究效力不足时，即使两组间确实存在差异，也有可能研究结果为阴性。

研究统计学效力的计算公式很多，根据数据类型及所采用的统计学方法不同而不同，总体而言，不同组间结果的差异，以及样本的标准误是影响研究效力的最重要因素。同时，样本量大小、不同组间结果的差异程度，研究指定的Ⅰ类错误水平都是决定研究效力的必需因素。在其他因素固定不变的情况下，α 越低，样本量越大，组间均数的差异越大，样本均数的标准差越小，研究的效力就越强。power 与样本量的计算公式可相互转换，在已知样本量的情况下，同样可以使用上述的软件对研究效力进行估算。

第二节　临床研究的设计

临床研究设计的分类方法众多，常用的两种分类方法是将研究划分为描述性研究与分析性研究；或划分为观察性研究与试验性研究。描述性研究是对某一组人群的特征总结和描述，分析性研究则往往存在对照组，并对其进行分析比较。从划分的另一角度来看，观察性研究中各种治疗和干预措施都是自然发生的，而试验性研究中受试者接受的治疗和干预措施是受研究者控制的。试验性研究即临床试验（clinical trial），如果临床试验中受试者是随机分配至治疗组和对照组，则为随机临床试验（randomized clinical trial，RCT）。观察性研究包括：生态学研究，病例报道，病例系列报道，横断面研究、病例对照研究及队列研究。试验性研究可为临床试验或多组临床试验。

临床研究的设计包含五个要素，按首字母缩写为"PICOS"或"PECOS"，依次如下：

P：population，研究的目标人群或某疾病患者；

I（或 E）：intervention 或 exposure，研究的干预手段或暴露因素；

C：comparator，可供比较的组别或对照组；

O：outcome，结局或终点变量；

S：study design，研究设计类别的选择。

以下对常用临床研究的分类及各自特点进行介绍。

一、生态学研究（ecological study）

生态学研究是描述性研究的一种类型，它是在群体的水平上研究某种因素与疾病之间的关系，以群体为观察和分析的单位，通过描述不同人群中某因素的暴露状况与疾病的频率，分析该暴露因素与疾病之间的关系，其中疾病测量的指标可以是发病率、死亡率等。

生态学研究的分析对象是特定人群，而非个体。通常认为生态学研究较其他非生态学设计（如队列研究或病例对照研究等）更能减少生态学错误，即可减少由某类人群中的个体中得到的推论与该类人群的真实特征之间的谬误。

生态学研究与队列研究设计容易混淆，二者的区别在于生态学研究中并无关于研究人群中的个体信息，而队列研究可以得到每例受试者的具体数据。例如对于某地区肝癌发病率或死亡率与同时期内肝炎患病率相关性的研究即属于生态学研究。

二、病例报道及病例系列报道（case reports and case series）

病例报道及病例系列报道可揭示某些可能存在的潜在联系，尽管结论的可靠性有限，也不应忽视此类研究的作用。某些已经确认的重要因果关系起初往往都在个别病例或一组病例中被发现。病例系列可以是连续性，也可为非连续性，由于可能存在选择性偏倚，病例系列报道不能提供直接的因果关系结论。

三、横断面研究（cross-sectional study）

横断面研究是描述某一特定时间点内疾病状态（结局）与暴露因素之间关系的研究方法。横断面研究与队列研究的不同之处在于队列研究观察的是一定时期内自然状态下暴露因素及结局变量的关系，而横断面研究仅针对某一时间点（或时间段），即不包括随访阶段。实际上"某一特定时间"既是横断面研究设计的优点，也是其缺陷所在。由于不需要随访，横断面研究实施较快，且费用较低，但缺乏了对事件发生先后顺序的信息，而后者对于因果关系的判断非常重要。并且，由于横断面研究只在单一时间点对结局变量进行评估，因此只能得到患病率（prevalence）而非发病率（incidence），需要注意与发病率的概念进行区分。某些横断面研究也会涉及某一较长的时间段，因此横断面研究与队列研究区别的关键不在于研究时间的长短，而在于观察结局变量与暴露因素的时间关系。如果是在同一时间观察结局变量与暴露因素，则为横断面研究，如果先观察暴露因素，一段时间后再评估结局变量，则为队列研究。横断面研究所得出的患病率（又称现患率）可能受多种因素影响，当疾病周期长，生存率提高，发病率提高，诊断率提高时，患病率也随之提高；反之，当疾病周期缩短，疾病的病死率较高或治愈率提高时，患病率会随之下降，需要注意的是患病率还会受该地区该疾病患者或健康人群的移民数量影响。

四、病例对照研究（case-control study，CCS）

在病例对照研究中，研究者首先指定人群中某一特定的目标疾病（结局），然后将"疾病组"与"健康组"进行匹配，最终分析两组人群中暴露因素的差异。病例对照研究是回顾性研究，也就是说，患有目标疾病的病例首先被选定，然后再选择与之相应的对照组，并回溯两组暴露因素的差异。病例对照研究存在的两种主要偏倚，一是对照组的选择可能存在问题，一是回顾性的本质导致的偏倚。在选择对照组时，过多的匹配标准可能会导致无法选择足够的对照组，而过少的匹配标准则会导致两组在一些可能影响结局的重要因素上存在差异。回顾性研究导致的回忆偏倚也是一个较大的问题，尤其当结局变量是死亡时，由后者家属、代理人提供信息所造成的回忆偏倚往往较患者本人提供信息更为明显。

病例对照研究的优势在于研究罕见疾病，在某一地区寻找患有罕见疾病的病例较通过长期随访来发现罹患该罕见疾病的病例更为容易。另外，相较于需要长期随访的队列研究而言，病例对照研究能够更为快捷的获取研究结果，因此研究经费更为低廉。

为了克服病例对照研究固有的局限性，有以下改良的病例对照研究设计可供选择：前瞻性病例对照研究，巢式病例对照研究。前瞻性病例对照研究可以通过前瞻性追踪病例而减少回忆偏倚，然而需要追踪足够的病例才能开展，且对照组的选择同样可能存在问题。巢式病例对照研究设计是指研究的目标病例是在某个队列研究或随机对照研究中存在的，而对照组也由同样的研究人群中的非目标病例中选取。与传统的病例对照研究相比，巢式病例对照研究能够减少回忆偏倚和时间上的歧义；而与队列研究相比，巢式病例对照研究可以减少研究经费及时间。巢式病例对照研究的缺点在于由于存在死亡病例及失访病例，作为对照组的非患病人群可能并不能完全代表原研究人群。

五、队列研究（cohort study）

队列研究设计是在研究开始时两组或多组未患病受试者，接受不同水平的暴露因素，而最终产生不同的疾病结局。队列研究针对某组特定人群，并需要对他们进行随访，直至出现目标疾病或结局，并通过比较出现目标结局的患者与未出现目标结局的患者，来对暴露因素（危险因素）与结局的关系得出结论。除了随机对照研究中治疗或干预措施是由研究者控制，而队列研究中干预措施（或暴露因素）是自然产生之外，队列研究与随机对照研究很相似。

队列研究的一个重要前提条件是在研究开始时所有受试者都是未患病状态，即尚未存在目标疾病或结局，然而实际中受试者在研究开始时可能已经存在疾病，但尚未诊断，因此该受试者最终观察到的结局可能并不是由所研究的暴露因素所导致，这可能会对研究结果产生偏倚。或者说，即使无法确保所有受试者在队列研究开始前都处于未患病状态，但各组之间存在的潜在患病者也应保持均衡。队列研究通常被认为是用于研究疾病预后的最佳手段，而在某些疾病中也可采用病例对照研究来完成。

队列研究通常是前瞻性的，然而，回顾性队列研究也同样存在。辨别队列研究的关键在于是针对研究前"正常"（未出现疾病或目标结局）的受试者，通过比较一段时间后出现与未出现疾病或目标结局的受试者中某暴露因素的差异，分析该暴露因素与疾病或目标结局的关系。回顾性队列研究特别适用于对暴露因素长期作用造成危害的研究，如职业性暴露危害的研究。回顾性队列研究与病例对照研究容易混淆，其区别在于研究者设计研究时究竟是重点关注暴露因素并追踪其结局（队列研究）；还是重点关注结局而寻找相关的暴露因素（病例对照研究）。

另一类改良的队列研究是病例-队列研究，在此种研究设计下，研究者从整个队列出现结局的病例中随机抽取某个亚组，并对此亚组的受试者中暴露因素与整个队列暴露因素水平之间的差异进行研究。这类研究设计的关键在于亚组病例是在整个队列中出现结局的病例中进行抽取，而对照组则是从研究开始阶段进行抽取，因此某些对照组病例可能在队列研究的后期阶段实际已经出现了疾病或结局。

六、随机对照研究（randomized control trial，RCT）

临床研究与临床试验概念容易混淆，临床研究（clinical research）概念广泛，包括所有涉及临床资料收集和分析的研究设计，如观察性研究、干预性研究等。临床试验（clinical trial）则是一种特定类型的临床研究，临床试验往往关注某种治疗或干预手段对某人群或患者的效果。临床试验针对的是患者个体或群体对某种治疗或干预措施的反应，而该治疗或干预是由研究者指定。临床试验是检验某种干预因素是否有效的重要方法，该干预因素同时也可能是一种预测因素，例如研究某药物对预防肝癌术后复发的效果，该药物可能是预防复发的一种干预因素，也可以看作是对复发率降低的一种预测因素。

临床试验往往需要通过随机分组以尽量减少不同组别之间混杂因素分布的不均衡，混杂因素指的是对结局变量也会产生影响的其他因素（如不同肝病背景对肝癌的预后影响）。临床试验可以是随机，也可为非随机设计；可采用非盲法、单盲或双盲设计；对照组可采用安慰剂，活性对照，或无干预对照设计。

随机对照研究被认为是临床研究的"金标准"，其中最具说服力的是存在具有可比性的对照组，而可比性是由随机提供保障。不同组别间基线特征的差异可能对结果造成混杂，因此各组的可比性直接影响结果的可靠程度。RCT可采用平行对照，交叉对照等设计。其中随机，安慰剂对照，双盲临床研究是提供最高级别科学证据的研究方法，对因果关系的判断最为可靠。在随机对照研究设计中，暴露因素（或治疗方法）由研究者控制，这是与其他研究设计的最大区别。需要注意的是，随机对照研究并不能用来解决所有重要科学问题，例如对于罕见病或研究干预因素的远期效果时，观察性研究往往较RCT更为适合。充分认识随机对照研究可能存在的局限性，对解读研究结论也尤为重要。

在随机对照研究的设计中，除了考虑与其他研究的一些共性问题如伦理考量，对照组选择，结局变量选择等之外，还需考虑一些特定方面，如意向性治疗分析（intention-to-treat analysis，ITT分析），安慰剂设置，随机方法，均衡性检验等。

七、其他可供选择的干预性研究设计

经典的RCT设计通常针对一种暴露因素和与之相应的安慰剂对照组，多使用平行设计，两组随机比例为1∶1。除了经典的随机对照研究设计外，有时根据实际情况也需要采用其他干预性研究设计，例如当暴露因素为多组（例如研究不同剂量的药物或不同类型手术的疗效），或当对照组是采用活性对照而非安慰剂或空白对照，或同时采用活性对照及安慰剂对照时往往需要选择其他设计。另外，有的研究应伦理要求需尽量减少安慰剂组的患者比例，因此两组的随机比例不再采用1∶1，而是2∶1甚至更高。以下列举了一些较为常用的非经典RCT设计，研究者可根据研究的具体情况进行选择。

（一）等效性/非劣效性研究（equivalence/non-inferiority Studies）

等效性/非劣效性研究通常用于对照组是现有的标准治疗或已广为接受的治疗（活性对照），而研究组使用的是等待评价的新药物或新的干预方法，研究目的是为了证明研究组的疗效与活性对照组相当或相近，可以提供"等效"的治疗。由于任何两种治疗都不可能是完全等效，因此这里的"等效"指的是两组的差异在研究者事先拟定可接受的差异范围（即等效边界）内。非劣效性研究的目的则是为了证明研究组的药物或干预方法疗效并不比活性对照组差，而"不差"同样是要求两组之间的差异处于研究者事先拟定的可接受的差异范围（即非劣效边界）之内。等效边界及非劣效边界通常由研究者根据临床判断来决定，这也给此类研究带来了难以避免的局限性。

从统计学角度而言，安慰剂对照比活性对照具有更好的甄别治疗组是否有效的研究效力。然而，在从伦理角度出发要求尽量避免使用安慰剂等多种因素影响下，越来越多的研究采用等效性/非劣效性研究设计。由于新的研究药物或治疗较活性对照之间的优势越来越小，如果采用传统的优效性设计则需要更大的样本量及研究预算，因此更多的研究采用等效性/非劣效性研究以节省开支。但在采用等效性/非劣效性研究设计之前，研究者需要充分考虑研究的敏感度，以及如何结合临床需要来定义合理的等效/非劣效边界，同时需要注意即使研究结果表明研究组较活性对照组疗效更好，也只能做出两组等效/非劣效结论，而不能根据此类研究结果直接得出研究组优于活性对照的结论。

（二）交叉设计（crossover designs）

交叉设计是通过对所有受试者给予两种或两种以上治疗方法的序贯治疗，以评价这些治疗方法之间的差异。这些治疗方法可以是研究药物与安慰剂，也可以是研究药物与活性对照。这些治疗方法用于每位受试者的顺序随机决定，为了消除上一种治疗的后遗效应，在使用不同药物之间需要设定洗脱期，洗脱期的时间长短根据研究对象以及所采用的治疗方法不同而不同。

交叉设计的优势在于每例受试者都可作为自身对照，可以节省样本量，但任何研究都有其缺陷，交叉研究中洗脱期的设定较为随意，研究者必须结合已有的知识决定洗脱期的长短，尽量避免开始下一阶段治疗时之前使用的药物存在后遗效应。有的研究采用监测受试者血浆药物浓度来决定洗脱期长短，然而对有的药物而言组织浓度才能真实反映药物的遗留，此时单纯依靠血浆药物浓度来决定就会带来误差。此外，对于究竟将受试者接受所有治疗之前的观察值作为基线水平，还是将受试者在洗脱期后开始下一阶段治疗前的观察值作为用于比较下一阶段的基线水平仍存在争论，研究者在采用交叉设计前需要考虑好以上问题。

（三）单病例随机对照设计（N of 1 trial）

在临床工作中，研究者通常需要判断某种治疗是否有益或有害，即患者是否从该治疗中获益，或患者出现的不良反应是否由该治疗所导致。当对于某治疗方法还没有足够的大型临床研究结论时，这种判断尤为困难。因为患者出现病情改善可能是由疾病的自然史，或安慰剂效应而导致，而非治疗本身的效果。尽管研究者可以在临床实践中采用"试验"的方法来治疗患者并据此得出该治疗是否有效的结论，然而由于缺乏严密的设计和不恰当的分析方法，这些结论可能会被质疑。此时，可考虑应用单病例随机对照设计，有时单病例随机对照研究也可以看作是 RCT 在不同患者中的交叉研究。典型的单病例随机对照设计采用随机、双盲设计，在患者个体中通过多次反复交替使用活性药物与安慰剂来比较二者的效果，该设计对于评价某种特定治疗方法的效果尤为有效，同时也可用于评价群体对于治疗反应的异质性。

临床研究中至少有三类明显可导致结果变异的因素，第一类变异是患者之间本身存在差异，例如病情的轻重程度；第二类变异是患者自身的变异，即同样的治疗方法在同一患者的不同时期疗效也会不同；第三类变异是某些患者可能对某些治疗天生就比其他患者更容易产生疗效。平行设计无法辨认以上变异类型，普通的交叉设计可以区分第一类变异，但无法区分第二类和第三类变异，而单病例随机对照设计则有助于区分以上各类变异。

单病例随机对照设计要求患者在某一阶段接受研究治疗，然后在下一阶段接受另一种治疗（或安慰剂），一旦某阶段治疗中出现节点，则再交换到上一阶段的治疗，如此反复。与普通的交叉设计相似，每一名患者接受治疗的顺序由随机决定，而伦理、盲法等要求则按经典的 RCT 执行。与普通交叉设计不同的是，一旦研究到达事先拟定的终点（如交叉达到一定次数，或患者的病情改善或恶化达到一定程度），研究将停止纳入患者，而已纳入的患者在之前每一阶段的疗效将被记录，直至所有患者完成研究。

单病例随机对照设计具有部分适应性设计的特性，每例患者经历的研究阶段以及终止研究的节点可能不同。在采用单病例随机对照设计前，研究者需要注意该设计更适合于治疗效果出现快，停止治疗后消失也快的情况，若用于研究慢性病，而治疗的短期效果并不能影响患者的长期预后时，或预期的治疗效果很难与病情自身的波动区分，或治疗效果较弱，在个别患者身上难以显现时，则不宜采用该设计。

（四）析因设计（factorial designs）

许多研究需要在同一项研究中评价和比较 2 种以上的治疗方案，假设需要同时研究 A 治疗与 B 治疗对肝癌的疗效，则可以采用析因设计，把患者随机分为 4 组，一组同时应用相应的安慰剂 A 与安慰剂 B，第二组同时应用活性 A 与安慰剂 B，第三组同时应用安慰剂 A 与活性 B，第四组则同时应用活性 A 与活性 B。在这种设计下，每种治疗都可以与安慰剂进行比较，同时，可以对两种治疗同时应用时的相互作用进行分析。当需要同时对多种治疗进行评价时，析因设计无疑可以增加研究的功效，但同时该研究的设计、统计分析及对结果的解读会较为复杂，并且要求更大的总样本量。与开展两项不同的研究分别用于评价治疗 A 与治疗 B 相比，析因设计的优势在于可以节省开支，并可以提供分别开展两项研究无法提供的信息（如治疗 A 与治疗 B 联用时的疗效）。然而析因设计在所评价的因素之间不相互独立时（例如治疗 A 与治疗 B 本身就彼此相关）也可能产生问题，导致错误结论。

（五）病例交叉设计（case-crossover design）

病例交叉设计是单纯交叉设计与病例对照研究的混合体，同时具备以上两种研究的部分特征。病例交叉设计通常用来研究某种罕见的急性疾病短期内接受某暴露因素后产生的暂时性效应。研究假设若某预测因素与出现某结局相关，则该结局在该预测因素出现的近期内发生的概率应高于其他时段，例如若认为介入治疗可能诱发肿瘤破裂，则肿瘤破裂在刚接受过介入治疗的患者中发生率应该更高。在一定程度上，研究需要关注在结局发生之前很近的时间内是否出现过某些不寻常的因素。与前瞻性交叉研究相似，每例受试者都先后接受了暴露因素（即病例交叉研究中的危险期）以及安慰剂（即病例交叉研究中的对照期），同时，与病例对照研究相似，病例交叉研究也是先确定结局变量，继而追溯其相关的暴露因素，然而与传统的病例对照研究不同，病例交叉研究中没有专门的对照组，而是每例患者作为自身对照。需要关注的是暴露因素出现而未出现预期结局这段时期（即所谓的暴露-效应期）。危险期的定义通常由经验决定，由于其不确定性，这也是该设计的缺陷之一，例如危险期可定义为结局事件发生前 1 小时或 30 分钟，则暴露-效应期也应定义为相同的时段。

病例交叉设计的优势在于采用同一患者作为自身对照，可以避免患者间个体差异带来的混杂因素，然而同一患者在不同时间的变化也可能带来混杂。另一优势体现在可用于分析罕见事件，例如尽管肿瘤复发并非罕见，但基于精神创伤的肿瘤复发则较为罕见。病例交叉设计的缺陷在于危险期的长短由主观决定，且容易产生记忆偏倚。另外该设计只适用于暴露因素与结局之间的时间较为短暂，且暴露因素与其他因素之间无明显遗留效应的情况。

（六）外对照设计（externally controlled trials）**/前-后设计**（before-after trials）

由于疾病的自然史在不同时期会发生改变，且不同时期的患者人群也会发生变化，因此采用历史性对照来评价某治疗方法的设计通常不可取。然而，当某些情况下 RCT 中不适合设置对照组时，可以考虑采用历史对照。外对照设计包括干预前期（即历史对照），以及随后的干预期。由于采用的是相同研究中心同期的患者人群作为对照，这种设计可以避免经典历史对照的上述问题。前-后设计也常用于质量改进与知识转化研究（quality improvement and knowledge translation study，QI 及 KT 研究），例如比较某地区三甲医院在执行肝癌单病种 MDT 管理前后患者的治愈率或生存率，以反映该指南实施对于肝癌治疗的促进作用。

（七）适应性设计（adaptive designs）

由于包括肿瘤在内的许多慢性疾病疗效改善空间已较小，且所需的研究开支日益增加，即使近年来在生物医学方面的研究投入不断增加，也并未能成功开发出与投入相应的新疗法。许多制药企业不得不缩减研制的新药种类，同时对评价药物疗效的研究设计进行革新。适应性设计的特征是可以更为弹性地观察某种研究治疗带来的临床获益，而不一定强调研究本身的效力及其完整性。此类设计包括适应性随机，样本量重新估算以及分组连续分析等。自适应设计可以前瞻性应用，例如适应性随机，或让无效者退出，仅留下有效者继续研究等。自适应设计也可在研究过程中采用，例如根据研究入组情况对入选/排除标准进行调整，或在治疗阶段调整用药剂量或方案。自适应设计还可以回顾性应用，例如在数据库锁定或治疗组揭盲前改变统计学计划。尽管部分适应性改变不需要或很少需要统计学调整（如放弃一个治疗组，调整药物剂量，改变随机比例，调整患者入组条件，改变访视间隔等），有的适应性设计需要进行统计学调整，如重新计算样本量，或允许参加过前一阶段研究的患者进入下一阶段研究等。通常不建议采用适应性设计的有：改变研究的主要终点，对或样本量进行多次调整。

适应性设计中常见的是"弃弊留利"设计，这是一种适应性随机方案，该设计允许去除掉疗效不佳的组，而增加其他治疗组。这种设计常用于新药研发的早期阶段，当对适合的新药剂量水平不确定时，可以放弃疗效不佳或不良反应率高的剂量组，而增加新的剂量组。另一种适应性随机方案则是根据入组患者的治疗反应来调整不同组的分配比例，例如在研究起始阶段治疗组与对照组按 1:1 的比例随机，当对已入组的患者进行疗效评估后，下一例入组的患者将根据前一例患者的疗效来决定分组，即若前一例患者有效，则提高下一例患者继续分配到同样治疗组的比例，若出现无效的患者，则提高下一位入组的患者分配到另一治疗组的比例，这样的设计将有利于保证受试者有更多的机会接受到更为有效的治疗。

八、利用现有资料开展研究

许多研究问题都可以通过对已经收集的现有资料和数据进行分析而得出快速而正确的解答，利用现有资料开展研究有三种常见的方法：一种是重复性数据分析，即利用起初为主要研究命题而收集的资料来分析相关的其他问题，第二种是附加研究，即在主研究中增加一个或多个观察指标，用于分析其他研究问题，常在大型研究中某个亚组人群中进行。第三种是系统综述，即通过将既往多个针对同一研究命题的多个研究结果进行整合来得出结果，这类研究通常需要对单个研究的结果进行重新计算和评估，往往较打个研究的结果更为准确。对已存在资料和数据的再次利用对年轻的研究者而言是一种快速而有效的方法，可以在有限的资源下获取对某些重要问题的答案，也有利于在研究领域积累经验，并可以在较短的时间内得以发表研究成果。

运用现有资料开展研究的优点在于快速、经济，有的研究命题可能需要花费大量的时间和金钱来完成研究，有时可以通过这种快速和经济的方式得到正确的结论。例如，在原本为研究抗病毒药物治疗病毒性肝炎疗效而进行的前瞻性队列研究中，研究者利用随访数据发现抗病毒药物可以减少病毒性肝炎相关肝癌的发生率。

然而，应用现有资料和数据进行的研究也存在缺点，此类研究对于研究对象的选择，研究指标的选择，数据收集的质量，以及数据的分析及记录方法都无法事先决定。已采集的数据资料可能来源于不完整的人群（例如仅纳入老年患者而未包括年轻患者），研究指标的测量方法可能不令人满意（例如患者是否有肝炎病史单纯由患者主诉来采集而非依赖实验室检查结果），且数据的质量可能较差（如较多患者失访或数据记录错误等）。可能影响研究结论的一些重要混杂因素，甚至结局变量本身可能未被准确评价和记录。以上所述构成了此类研究的最大缺点，即研究者无法或很少可以控制收集哪些数据，以及如何采集数据。

（一）重复性数据分析

重复性数据分析可以利用的资料包括已存在的研究项目数据，电子病历资料，公共数据库（如肿瘤登记、死亡登记数据库）等，大型的社区人群数据集对于效应研究也非常有用，如对某些治疗方法在真实人群中的使用率、疗效及罕见副作用的研究。

（二）附加研究

附加研究通常应用于前瞻性队列研究或临床试验中，研究储存的血清、DNA、影像学资料等都可应用于附加的巢式病例对照研究。许多知名的大型研究在公布研究结果后将其研究数据隐去身份信息后进行共享，并为其他研究者提供了书面许可，允许其他研究者利用共享的数据开展附加研究。

（三）系统性综述

系统性综述（systematic reviews）通过收集已经完成的针对同一研究命题的多个研究，分析评价这些研究的结果而就研究命题得出最终结论。与其他单纯的文献回顾和综述不同，系统性综述应用特定的方法来筛选相关研究，对纳入的研究指标和结果进行总结，并采用适当方法对所有结果进行重新计算和总结。系统性综述所运用的统计学方法包括对总体效应的估计和变异度分析，研究异质性的统计学检验，以及对出版偏倚的统计学估计，这些方法统称为荟萃分析（meta-analysis）。

系统性综述对年轻的研究者而言是一个很好的机会，尽管要耗费大量的时间和精力，系统性综述往往不需要资金和其他资源。完成一项好的系统性综述要求研究者对研究命题的相关文献非常熟悉，对年轻的研究者而言，发表一项好的系统性综述可能意味着他成为该研究领域的专家。由于系统性综述整合多项研究而得到的较大样本量，并且包含对各项研究的结果进行分析和比较，因此系统性综述得出的结论往往具有重要的科学价值，尤其是有助于临床指南的制定。

与其他研究相同，开始系统性综述前需要制定完整的研究方案，计划每一步的研究方法和标准，并书面记录。一项好的系统性综述需要具备以下要素：①研究命题清晰；②完整且不带偏倚地纳入已完成的研究；③研究的入选和排除标准清晰；④从各项研究中独立且无偏倚地提取原始参数和结果；⑤对各项研究数据和结果的准确和独立解读；⑥采用适当方法整合入选研究的结果，计算出权重后的总体效应及置信区间；⑦对各项研究结果的异质性进行客观评价；⑧对可能存在的出版偏倚进行评估；⑨亚组分析及敏感度分析。研究者可参阅 Cochrane 手册，以开展高质量的系统性综述，该手册可从以下网站获取（http：//handbook. cochrane. org）。

第三节　肝癌临床研究的实施

一、肝癌临床研究的伦理问题

在临床研究设计中，伦理问题是一个不容忽视的重要方面，尤其对于随机对照研究而言，对是否选用安慰剂对照的伦理考量更为关键。对于肝癌临床研究中是否可以使用安慰剂作为对照存在不同意见，有学者认为采用安慰剂对照是对赫尔辛基宣言和纽伦堡法案的直接违背，然而，也有学者认为，在不存在肯定有效的治疗方案情况下，采用安慰剂对照可以最大程度的避免患者承受不良反应，只要在充分知情同意的前提下，安慰剂对照也应被接收。总体而言，一旦存在肯定有效可挽救生命或延长生命的治疗方法，则设置安慰剂对照不符合伦理。然而，是否采用安慰剂对照设计需要根据每个研究的具体情况来决定，需要同时从治疗方法的合理性以及研究者本身对于患者的选择和分配等角度考虑。当安慰剂本身不会给受试者带来额外的伤害和风险，且应用安慰剂对照对于评价某治疗是否有效非常必要时，安慰剂对照被认为是伦理可接受。

知情同意（informed consent）是临床研究中保护患者权益的重要手段，除极少数例外情况外，所有临床研究都应该在获得患者或其法定代理人同意的条件下才能开展。伦理委员会批准可免于知情同意的情况包括：①知情同意书或对知情同意过程的记录可能泄露受试者的重要隐私（如艾滋病等）；②研究过程不涉及任何超出"最低限度风险"的操作，且不涉及任何需要签署知情同意书的操作；③研究不会损害患者权益。伦理委员会认定的"最低限度风险"指健康人日常生活中或常规体检、牙科检查及精神科检查中涉及的操作，如验血、静脉穿刺、测量血压、采集尿液、唾液等可能带来的风险及不适感觉。

在患者做出是否参加研究的决定前，研究者必须告知患者的信息包括：①该研究的目的，大概持续的时间，研究过程中患者需要接受的治疗和检查；②参与该研究可能给患者带来的预期风险或不适；③参加研究可以为患者带来哪些益处；④如果不参与该研究，患者还可以选择的其他治疗方法；⑤该研究将采集患者的哪些个人信息，哪些人可以接触这些信息，资料的保存时间；⑥如果患者在参加研究过程中受到伤害，将如何处理；⑦如果患者有任何关于研究的任何问题，或出现意外情况时的联系人和联系方式；⑧说明患者是否参加该研究完全处于自愿，即使患者选择不参加该研究，或参加研究后中途退出，也不会影响他/她接受其他常规治疗。患者完全理解上述信息后做出是否参加研究的决定，如果同意，则研究者与患者同时签署知情同意书（informed consent form，ICF）并注明日期，ICF应妥善保存在研究档案中，并提供一份副本给患者保存。

从伦理角度出发，为保护患者权益所做的另一项要求是在临床研究中设立数据安全及监测委员会（Data and Safety Monitoring Board，DSMB），DSMB目前已成为所有干预性临床试验的全球必备标准。伦理委员会首先要求研究方案必须有明确的数据及安全性监测计划（data and safety monitoring plan，DSMP），并要求DSMB在研究过程中定期召开会议，商讨是否需要提前终止研究。作为监测计划的一部分，临床研究方案需要提前制定可导致临床试验终止的标准，一旦研究期间试验组已呈现明显获益，或任一组中不良事件的发生率明显高于其他组患者，DSMB都可能建议提前终止试验。然而，提前终止研究也可能带来其他问题，如草率终止研究可能导致研究数据收集不完整，而随访后的分析可能出现与终止研究时不同的结果，因此必须谨慎做出终止研究的决定。

二、肝癌临床研究常用报告表及问卷

（一）肝癌临床研究病例报告表的设计

临床研究病例报告表（case report form，CRF）的设计需同时兼顾全面性和可操作性，即一方面尽量详细地收集研究关注的信息及可能影响研究结果的混杂因素，另一方面也要避免过于烦琐的数据录入造成对研究人员时间精力的浪费。

为便于资料溯源和核对，肝癌临床研究病例报告表应根据研究的日程安排来设计，一般来说包括基线期、治疗期和随访期三个阶段，各阶段收集的数据侧重有所不同。

基线期数据收集应重点关注患者的基线特征，如种族、性别、既往治疗史等，为了客观评价研究结果的可信度，在报道研究结果时需要一并对患者的各项基线情况进行分析和报告，肝癌临床研究病例报告表中需要包含的患者基线期相关资料见表23-3-1。

表 23-3-1　肝癌临床研究中应关注和报告的患者相关资料

类别	变量
人口学相关因素	年龄
	性别
	种族
	肝病背景（肝硬化、慢性肝炎等）
	病因学（乙型肝炎病毒、丙型肝炎病毒、酒精、血色病、其他）
肿瘤相关因素	大小
	数目
	肉眼/镜下血管侵犯
	肝外转移
	甲胎蛋白水平
	分化程度

续表

类别	变量
分期	BCLC 分期
	pTNM 分期（手术患者）
实验室检查	生化指标（胆红素、转氨酶、白蛋白、转肽酶、血尿素氮、肌酐、电解质等）
	血常规（白细胞、血红蛋白、血小板）
	凝血酶原时间或标准化比值
	肝炎病毒相关指标（HBsAg、HBeAg、HCV-Ab、HBV-DNA 等）
肝功能状态	Child-Pugh 分级
	终末期肝病模型（MELD 评分）
	是否有腹水、脑病
一般状况	美国东部肿瘤协作组体力状态（ECOG PS）评分

治疗期资料收集应重点关注不同治疗/干预方法的实施情况，如使用研究药物的时间、剂量，或实施的手术方式、手术时间等，并评价治疗的依从性，即实际治疗与研究计划和随机分配的治疗方式是否相符。此外，还需详细记录治疗/干预过程中患者生命体征及体检情况，相关实验室检查指标及不良事件的情况，包括不良事件的发生和持续时间、轻重程度、研究者判断与研究治疗的关系、处理措施及结局等。为便于比较和交流，临床研究中不良事件的命名和记录建议按照美国国立癌症研究所常见不良事件术语标准（National Cancer Institute Common Terminology Criteria for Adverse Events，CTCAE）完成，该标准不定期更新，目前 CTCAE 5.0 版正在征求意见中，具体请参见相关网站 http：//ctep. cancer. gov/protocolDevelopment/electronic_applications/ctc. htm。

随访期资料收集应重点关注研究终点相关指标的收集，并准确记录每次随访的时间，包括疗效评价方法、具体评价结果（如靶病灶的测量值）、实验室检查数据等，最重要的是如实记录患者的生存状况和随访日期。

如涉及患者生存质量及症状的研究则还需在研究的不同阶段加入患者问卷的相关指标，具体见下一部分的介绍。

（二）肝癌临床研究常用问卷

肝癌临床研究中常常需要增加患者自评问卷，这些问卷帮助研究者了解患者在研究不同阶段主观感觉的变化，患者的主观症状改善或恶化时间也可以作为衡量疗效的指标之一，尤其在肿瘤客观反应不明显的药物中，对患者主观症状的观察尤为重要。需要注意的是，患者完成自评问卷应该在医生对患者进行检查及交谈前，以免在检查及医患交流中医生关于病情的判断或对检查结果的解读影响患者的主管反应，从而影响问卷答案的稳定性。另外，研究人员在患者完成问卷后还需要检查问卷的完成情况，如填写是否完整，是否有填写错误（如单选题选中多个答案），及时提醒患者纠正，但研究人员不应质疑患者的答案，或诱导、暗示患者对问题作答。

肝癌临床研究中常用的患者自评问卷有 EQ-5D，FHSI-8，FACT-Hep，EORTC QLQ-

C30 等。

1. EQ-5D EQ-5D 是一种用于衡量受试者健康状况的标准化量表，可广泛适用于各种健康状态下的人群以及接受各种不同治疗的患者，EQ-5D 由 5 个简单的选择题及一个直观的标尺形式的自评分表组成，优点是简单易学，答案也较为直观，便于重复和比较。

下面是 EQ-5D 问卷示例。

EQ-5D 问卷

请在下列各组选项中，指出哪一项最能反映您今天的健康状况，并在空格内打勾。

活动

我可以四处走动，没有任何困难 ☐

我行动有些不方便 ☐

我不能下床活动 ☐

自己照顾自己

我能自己照顾自己，没有任何困难 ☐

我在洗脸、刷牙、洗澡或穿衣方面有些困难 ☐

我无法自己洗脸、刷牙、洗澡或穿衣 ☐

日常活动(如工作、学习、家务、家庭或休闲活动)

我能进行日常活动，没有任何困难 ☐

我在进行日常活动方面有些困难 ☐

我无法进行日常活动 ☐

疼痛/不舒服

我没有任何疼痛或不舒服 ☐

我觉得中度疼痛或不舒服 ☐

我觉得极度疼痛或不舒服 ☐

焦虑/抑郁

我不觉得焦虑或抑郁 ☐

我觉得中度焦虑或抑郁 ☐

我觉得极度焦虑或抑郁 ☐

为了帮助您反映健康状况的好坏，我们画了一个刻度尺（有点像一个温度计），在这个刻度尺上，100 代表您心目中最好的状况，0 代表您心目中最差的状况。

　　请在右边刻度尺上标出您今天的健康状况。请从下面方格中画出一条线，连到刻度尺上最能代表您今天健康状况好坏的那一点。

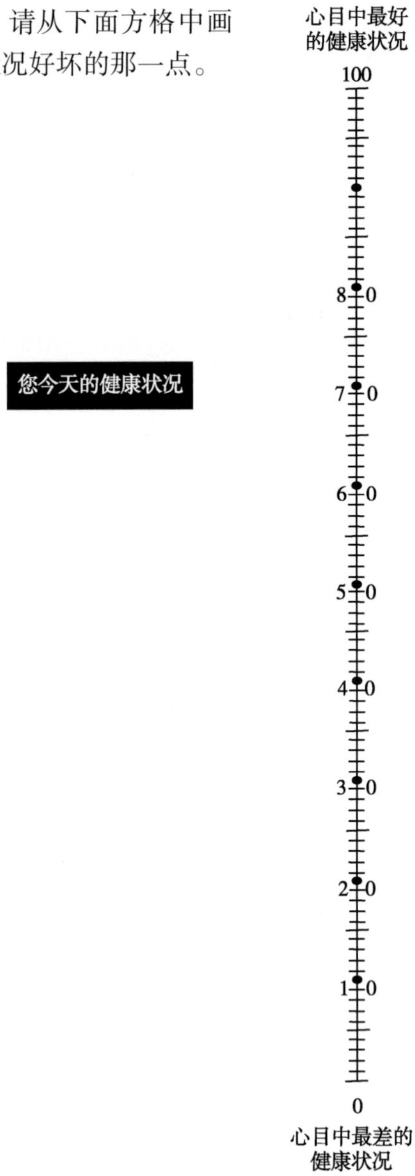

心目中最好
的健康状况

100

您今天的健康状况

80

70

60

50

40

30

20

10

0

心目中最差的
健康状况

23

　　2. 癌症治疗的功能评估-肝胆症状指标（FHSI-8）　　FHSI-8 是包含 8 项常见肝胆疾病相关症状的量化问卷，患者的答案可由 0（完全没有症状）到 4（非常明显的症状）之间变化，通过计算各项目总分以及比较研究不同阶段总分及各项目分值的变化以了解患者肝胆相关症状的变化，FHSI-8 量表如下：

	健康状况	没有	有一点	有些	相当	非常
GP1	我精神不好	0	1	2	3	4
GP2	我感到恶心	0	1	2	3	4
GP4	我感到疼痛	0	1	2	3	4
C2	我的体重在下降	0	1	2	3	4
CNS7	我的背疼	0	1	2	3	4
HI7	我觉得特别疲劳	0	1	2	3	4
Hep2	黄疸或皮肤发黄烦扰着我	0	1	2	3	4
Hep8	我腹部难受或疼痛	0	1	2	3	4

23

3. 癌症治疗的功能评估-肝胆问卷（FACT-Hep）　癌症治疗功能评价体系（The Functional Assessment of Cancer Therapy，FACT）共性模块 FACT-G 包含生理、社会/家庭、情绪、功能四个方面的 27 条问题，广泛应用于各种类型的癌症及慢性疾病，目前已有 40 多种语言版本，在全球广泛使用。FACT-Hep 是在 FACT 共性模块（前 27 条问题）基础上增加了 18 项反映肝胆系统疾病常见症状和体征的问题，因此既能反映一般肿瘤患者的生活质量，又可更为特异性地反映肝癌患者的主观症状，可以较好地反映肝癌临床研究中患者症状转归及对治疗反应的程度。该问卷较以上两种问卷更为详细和全面，但由于问题条目较多，完成耗时较长，应注意与以上两种较为简单的量表结合，在研究的不同时点中交替使用，以避免因为过于频繁的作答而影响患者完成问卷的质量和真实性。

FACT-Hep 量表

以下是一些与您患有同样疾病的人所认为重要的陈述。请在每一行陈述之后圈出一个数字，以表明对您而言在过去的 7 天中每一项陈述的真实程度。

	生理状况	一点也不	有一点	有些	相当	非常
GP1	我精神不好	0	1	2	3	4
GP2	我感到恶心	0	1	2	3	4
GP3	因为我身体不好，我满足家庭的需要有困难	0	1	2	3	4
GP4	我感到疼痛	0	1	2	3	4
GP5	受治疗副作用使我感到烦恼	0	1	2	3	4
GP6	我觉得病了	0	1	2	3	4
GP7	我因病被迫要卧床休息	0	1	2	3	4

社会/家庭状况		一点也不	有一点	有些	相当	非常
GS1	我和朋友们很亲近	0	1	2	3	4
GS2	我在感情上得到家人的支持	0	1	2	3	4
GS3	我得到朋友的支持	0	1	2	3	4
GS4	我的家人已能正视我患病这一事实	0	1	2	3	4
GS5	我满意家人间对我疾病的沟通方式	0	1	2	3	4
GS6	我与自己的配偶（或给我主要支持的人）很亲近	0	1	2	3	4
Q1	不管您近期的性生活的程度，均请回答以下问题。如果您不愿回答，请在这里注明 □，然后回答下一组问题。					
GS7	我对自己的性生活感到满意	0	1	2	3	4

情感状况		一点也不	有一点	有些	相当	非常
GE1	我感到悲伤	0	1	2	3	4
GE2	我满意自己处理疾病的方式	0	1	2	3	4
GE3	在与疾病的抗争中，我越来越感到失望	0	1	2	3	4
GE4	我感到紧张	0	1	2	3	4
GE5	我担心我可能会去世	0	1	2	3	4
GE6	我担心自己的病情会恶化	0	1	2	3	4

功能状况		一点也不	有一点	有些	相当	非常
GF1	我能够工作（包括在家里工作）	0	1	2	3	4
GF2	我的工作（包括在家的工作）令我有成就感	0	1	2	3	4
GF3	我能够享受生活	0	1	2	3	4
GF4	我已能面对自己的疾病	0	1	2	3	4
GF5	我睡得很好	0	1	2	3	4
GF6	我在享受我过去常做的娱乐活动	0	1	2	3	4
GF7	我对现在的生活质量感到满意	0	1	2	3	4

其他情况		一点也不	有一点	有些	相当	非常
C1	我肚子肿胀或绞痛	0	1	2	3	4
C2	我的体重在下降	0	1	2	3	4
C3	我能控制我的大便	0	1	2	3	4
C4	我能很好地消化食物	0	1	2	3	4

	其他情况	一点也不	有一点	有些	相当	非常
C5	我拉肚子	0	1	2	3	4
C6	我的食欲好	0	1	2	3	4
Hep1	外表的变化使我难过	0	1	2	3	4
CNS7	我的背痛	0	1	2	3	4
Cx6	便秘烦扰着我	0	1	2	3	4
H17	我觉得特别疲乏	0	1	2	3	4
An7	我可以做我平常做的事	0	1	2	3	4
Hep2	黄疸或皮肤发黄烦扰着我	0	1	2	3	4
Hep3	我发过烧	0	1	2	3	4
Hep4	我有过痒的感觉	0	1	2	3	4
Hep5	我对食物味道的感觉变了	0	1	2	3	4
Hep6	我有过寒战	0	1	2	3	4
HN 2	我口干舌燥	0	1	2	3	4
Hep8	我肚子难受或疼痛	0	1	2	3	4

4. 欧洲癌症治疗研究组织生活质量评分（EORTC QLQ-C30 及 HCC-18） 欧洲癌症治疗研究组织（European Organization for Research on Treatment of Cancer，EORTC）的 QLQ-C30 是一份包含所有类别癌症患者生活质量相关的 30 条核心问题的量表，是国际上用于衡量癌症患者生活质量中使用最多、应用范围最广的问卷之一。其中问题 1~28 的答案分为 4 个等级，而问题 29~30 的答案划分为 7 个等级。该量表包括五个功能领域（躯体、角色、认知、情绪及社会功能），三个症状领域（疲劳、疼痛、恶心呕吐），一个总体健康状况/生命质量领域以及六个单独领域，除肝癌药物研究外，该量表还被广泛应用于肝癌手术治疗患者的生活质量评价。具体分类情况见表 23-3-2。

表 23-3-2　EORTC 的 QLQ-C30 各领域分类情况

	条目	条目编号
躯体功能	5	1~5
角色功能	2	6~7
情绪功能	4	21~24
认知功能	2	20~25
社会功能	2	26~27
总健康情况	2	29~30
疲倦	3	10、12、18

续表

	条目	条目编号
恶心与呕吐	2	14~15
疼痛	2	9、19
气促	1	8
失眠	1	11
食欲丧失	1	13
便秘	1	16
腹泻	1	17
经济困难	1	28

　　下面的问卷示例是在 EORTC QLQ-C30 的基础上结合了 18 个专门针对肝癌相关症状及功能的问题（HCC-18），其中 1~30 题为 EORTC QLQ-C30 基本问卷内容，31~48 题为 HCC-18 问卷内容。QLQ-HCC-18 包含 18 个条目，涉及疲乏（3 个条目），躯体改变（2 个条目），黄疸（2 个条目），营养（5 个条目），疼痛（2 个条目），发热（2 个条目），性生活改变（1 个条目）以及腹胀肠鸣（1 个条目）。该问卷增加了慢性肝脏疾病患者的常见症状，包括腹胀、腹水、由于水钠潴留导致的肢体水肿，高胆红素导致的瘙痒，以及出血等。由于该量表在编制过程中样本来源于全球各地，包括了中国香港和台湾地区的患者，是目前唯一在设计过程中结合了中西方人群特征的量表，具有较强的应用潜力，可以较为全面地反映肝癌患者对自身症状及身体状态、心理状况等方面的主观感觉，根据患者在临床研究的不同阶段对该问卷的答案评分，可以对症状进展或好转进行量化评价。该问卷内容与 FACT-Hep 问卷有相似和重复之处，可以任选其一，同样，由于 EORTC QLQ-C30 及 HCC-18 问卷涉及患者生理、心理、社会功能等多个方面，且问题较多，完成耗时较长，应注意避免由于过于频繁的作答而影响患者完成问卷的质量和真实性。

EORTC QLQ-C30 （HCC-18）

在过去的一星期内：	没有	有些	相当	非常
1. 您从事一些费力的活动有困难吗，比如说提很重的购物袋或手提箱	1	2	3	4
2. 长距离行走对您来说有困难吗？	1	2	3	4
3. 户外短距离行走对您来说有困难吗？	1	2	3	4
4. 您白天需要待在床上或椅子上吗？	1	2	3	4
5. 您在吃饭、穿衣、洗澡或上厕所时需要他人帮忙吗？	1	2	3	4
6. 您在工作和日常生活中是否受到限制？	1	2	3	4
7. 您在从事您的爱好和休闲活动时是否受到限制？	1	2	3	4
8. 您有气促吗？	1	2	3	4

9. 您有疼痛吗?	1	2	3	4
10. 您需要休息吗?	1	2	3	4
11. 您睡眠有障碍吗?	1	2	3	4
12. 您觉得虚弱吗?	1	2	3	4
13. 您食欲不振（没有胃口）吗?	1	2	3	4
14. 您觉得恶心吗?	1	2	3	4
15. 您有呕吐吗?	1	2	3	4
16. 您有便秘吗?	1	2	3	4
17. 您有腹泻吗?	1	2	3	4
18. 您觉得累吗?	1	2	3	4
19. 疼痛影响您的日常活动吗?	1	2	3	4
20. 您集中精力做事有困难吗? 如读报纸或看电视?	1	2	3	4
21. 您觉得紧张吗?	1	2	3	4
22. 您觉得忧虑吗?	1	2	3	4
23. 您觉得脾气急躁吗?	1	2	3	4
24. 您觉得压抑（情绪低落）吗?	1	2	3	4
25. 您感到记忆困难吗?	1	2	3	4
26. 您的身体状况或治疗影响您的家庭生活吗?	1	2	3	4
27. 您的身体状况或治疗影响您的社交活动吗?	1	2	3	4
28. 您的身体状况或治疗使您陷入经济困难吗?	1	2	3	4

对下列问题，请在 1~7 之间选出一个最适合您的数字并画圈

29. 您如何评价在过去一星期内您总的健康情况

　　1　2　3　4　5　6　7
　非常差　　　　　　非常好

30. 您如何评价在过去一星期内您总的生活质量?

　　1　2　3　4　5　6　7
　非常差　　　　　　非常好

在过去的一星期内:	没有	有些	相当	非常
31. 您觉得口渴吗?	1	2	3	4
32. 您的味觉有问题吗?	1	2	3	4
33. 您的手臂或腿部肌肉减少吗?	1	2	3	4
34. 您有腹胀吗?	1	2	3	4
35. 您因为腹部的外观而烦恼吗?	1	2	3	4

36. 您因为皮肤或眼睛发黄（黄疸）而烦恼吗？	1	2	3	4
37. 您有瘙痒吗？	1	2	3	4
38. 您有肩部疼痛吗？	1	2	3	4
39. 您有腹痛吗？	1	2	3	4
40. 您发热吗？	1	2	3	4
41. 您怕冷（打寒战吗？）	1	2	3	4
42. 您担心得不到足够的营养吗？	1	2	3	4
43. 您是否在开始进餐后很快就觉得吃饱了？	1	2	3	4
44. 您担心您的体重过轻吗？	1	2	3	4
45. 您觉得不如预期的活力（力不从心）吗？	1	2	3	4
46. 您发觉完成事情有困难吗？	1	2	3	4
47. 您需要在白天睡觉吗？	1	2	3	4
在过去的四星期内：	没有	有些	相当	非常
48. 疾病或治疗对您的性生活有影响吗？	1	2	3	4

三、研究数据的管理

（一）数据的可靠性及可溯源性

研究的数据是否真实可靠直接关乎研究的质量以及最终结论，因此研究者应重视及尽最大努力确保研究数据真实可靠，并保存研究的原始资料（如病历、化验单原件等）以备溯源。研究小组应包含较为固定的数据采集及录入人员，数据采集需要具备研究资质的医生或指定人员完成，数据输入人员也最好具备一定医学背景，并经过专门的培训。数据录入一定要强调与原始数据保持一致，即使录入人员对数据正确性存在怀疑，也不能擅自根据个人判断录入与原始数据不一致的信息。如经核实原始数据确实存在错误，也应先由具有相应资质的人员先对原始数据进行修正，数据录入人员才能根据修正后的原始数据重新进行录入。对原始数据所做的任何修订都需要有书面记录，最为规范的做法是将原来错误之处用一条横线贯穿划去，然后在旁边注明修改后的内容，同时修订者签名并注明时间。如果错误的原始资料（如化验单）被完全替换，则需要研究者另做书面记录，并签名及注明时间。

为避免数据录入过程的错误及数据缺失，通常采用的方法是双重输入法，即由两个相互独立的数据录入人员分别对数据进行录入，或同一位录入人员对相同数据重复录入两次，以发现和纠正录入错误。为了节省时间和研究开支，也可以采用适应性双重输入法，即随机抽取部分病例或某些变量进行双重输入，如果发现错误较多，则增加双重输入的例数，而如果未发现明显错误，则减少双重输入的使用。数据稽查（audit）是减少数据录入错误的另一种有效手段，通常由数据录入人员以外的其他研究人员完成，数据审查既包括对数据库录入资料与病例报告表（CRF）之间的核对，也包括对 CRF 与原始数据之间的核对，同时，数据审查人员还应关注和记录对数据库所做的任何修订或改动。对于有疑问的数据，审查人员可以向研究者提出质询（query），研究者应该在指定时间内对数据审查人员提出的问题进行核实，并给出答复。当所有数据录入已经完成，且经过数据审查和质询阶段，研究者也已经核实或解决了所有的数据质询，即可执行数据库锁定，并书面记录锁定日期。数据库一旦锁定就不再修改，由统计学专家进行分析。在数据分析过程中即使需要对数据进行调整（如插入缺失数据等），也必须保存锁定的原始数据库以备核查。目前国际通行的惯例研究数据至少保存 5 年以上，应相关部门或医学杂志要求，部分研究的数据库在进行受试者身份信息去除处理后还需要公开。

（二）缺失数据的处理

对于研究缺失数据的处理是研究数据管理中的重要部分，尤其是对于随机对照研究而言，如果组间缺失数据不均衡，有可能从很大程度上削弱随机本身的优势，并对结果产生直接影响。引起数据缺失的最主要原因是患者脱落，包括各种原因引起的治疗终止，或失访。研究者应尽一切可能避免患者脱落，以免因缺失数据比例过高（如超过 10%～15%）而导致分析的结果缺乏说服力。为减少数据缺失，应从研究的各个阶段做出努力，其中继续随访已终止研究治疗的患者是减少患者脱落的重要举措之一。

1. 在研究的设计阶段应考虑以下方面以减少数据缺失：

（1）研究的目标人群尽量选择不适用现有治疗方法的患者，这有利于患者主动提高研究依从性。

（2）在随机分组前，设置一个前驱期，可更好地评估受试者的依从性，对依从性差的患者可以放弃。

（3）允许研究治疗方案有一定程度的弹性；缩短随访期，以减少患者脱落。

（4）允许使用挽救治疗，以及其他对症治疗的药物。

（5）对于研究药物长期联系的研究，需要考虑退出设计。

（6）尽量选用不容易缺失的数据作为结局变量。

（7）可考虑叠加设计，即允许研究治疗与患者适合接受的其他治疗方案同时使用。

2. 在研究实施阶段，可采用以下方法减少数据缺失：

（1）选择对患者跟踪随访率高的研究者。

（2）研究开始前先设定可接受的缺失数据比率（如<10%），并在研究过程中随时监控。

（3）对参加研究的研究者及受试者给予鼓励，以提高随访率。

（4）尽量减少因样本和数据采集给受试者带来的不便。

（5）在研究结束后继续为有效的患者提供免费研究药物。

（6）培训研究者及其他研究相关人员，强调随访的重要性。

（7）与受试者保持联系，并随时更新其联络方式。

（8）尽量保证数据管理人员与负责联络受试者的研究人员稳定性。

3. 缺失数据的统计学处理　对于如何处理缺失数据尚无统一的规范，常用于处理缺失数据的统计学方法可能涉及未经证实的假设（如将所有缺失日期以每月的 1 日或 15 日代替），且对于数据缺失的原因难以确定。临床研究中最常见的数据缺失原因是患者对于研究治疗不耐受，或治疗无效，或在预定时间未能回访。对于患者失访的情况，往往采用患者最近一次访视时的观察值进行分析，这可能会高估研究结果（由于患者失访后的状态和观察值往往差于之前），而采用最坏的可能来分析失访患者（如将其作为死亡）则有可能低估研究治疗的疗效。在理想情况下，缺失的数据应该是"完全随机缺失"，即数据的缺失是随机出现的，并不受研究变量的影响，绝大多数临床试验中的缺失数据都被假设为随机缺失进行处理，然而，每个研究缺失数据的情况都不尽相同，部分缺失数据可能是非随机缺失，需要谨慎分析和处理。

处理缺失数据的常用方法有完整数据分析、个别插补法，预测方程法以及基于统计学模型的分析方法。完整数据分析法即简单地将数据缺失的病例排除在外，不进入最终分析；个别插补法则采用某些替代观察值来填充缺失值（如采用前一次访视的测量值来代替）；预测方程法则是通过计算各受试者出现结局变量的权重来估计缺失值；而采用统计学模型（如 Bayesian 模型等）则对多组缺失数据进行估算和插补。在决定采用何种方法处理缺失数据前，研究者应该充分考虑以下方面：

（1）缺失数据是否对分析造成重要影响？
（2）数据的缺失是否因为某些研究因素直接导致？
（3）该数据为何缺失？
（4）根据以上问题对缺失数据原因的合理假设，缺失数据是否随机出现？
（5）根据以上假设拟定相应的统计分析计划。
（6）通过敏感性分析来验证不同处理方法将对目标变量产生多大的影响。

（三）临床研究数据库

临床研究数据库应该在研究的初始阶段就开始准备，研究者应根据研究方案及统计分析计划尽早设计好数据库的框架，确保数据库中包含所有研究需要采集的资料名目。在数据库的设计时应尽量详细地收集研究所需的各项信息，同时也需兼顾数据录入者的便利性，如可将同类变量置于数据库的相同位置，以及在整个数据库中始终使用一致的数字代表同样答案，如 1 代表"是"，0 代表"否"等。为减少因数据录入者的因素导致的数据错误或缺失，需要制作数据输入指引，对数据的填写或录入做出详细说明（如说明日期输入格式），并就某些问题适当增加"不适用"或"不确定"之类的选项。有的数据库可以限定各变量输入数据的格式及位数，若输入的数据不符系统会自动提示，有助于减少错误数据的录入。需注意的是数据库一旦设计完成，就尽量不要随意改变，如果确实需要调整数据库的设计，则务必要标记不同的版本号及修订时间，并对所修改之处做好记录。

可供临床研究选用的数据库类型很多，理想的临床研究数据库应该具有较好的兼容性，结构及界面清晰，输入简便，储存信息量大，且具备数据锁定及记录数据修改痕迹的功能。药企申办的大规模研究通常采用商用数据库软件，如 Oracle 等，此类软件功能齐全，除了储存数据外，可对数据进行简单的统计处理，并可很好的实现全球多中心研究中数据的统一管理，如查阅各中心入组情况，各个计划访视的实际完成情况等，但是此类数据库费用昂贵，很少应用于研究机构或研究者发起的临床研究。

在研究者发起的临床研究中，最常采用的是 Excel 数据库，部分研究者也会根据自身习惯和喜好采用 Access 或自建数据库等。Excel 数据库简单易学，同时具备数据展示及基本的数据处理功能，并可直接导入/导出其他统计学软件，但兼容性较差，缺乏个性化设计，且无法追踪数据的改动，无法满足多中心研究的数据管理和共享。在设计 Excel 数据库时，最重要的是注意避免文字输入，即尽量将需要录入的数据以数字表示，另外尽量避免合并单元格，以免干扰后续的数据处理。

由于互联网的普及以及日益发展的临床研究需求，基于互联网的数据库软件已受到越来越多研究者的关注和使用，如 SOCA、REDCap、DataWow 等。其中 REDCap（Research Electronic Data Capture）是一款近年来在多国研究机构及研究者中广泛应用的免费数据库软件，研究机构或研究者可在其网站注册，继而可根据个体化需求自行设计研究数据库。该软件界面简单易学，除数据库功能外，还具备协助研究者安排研究访视，上传原始文件以供溯源等辅助功能，具体信息可通过 http：//www.projectredcap.org/了解。

四、研究的实施过程及质量控制

研究过程是否严格按照方案实施，以及对受试者的随访是否完整是决定研究质量的关键，以下方面需要特别注意：

1. 受试者入选阶段 在对患者随机前需要安排两次访视，以充分了解患者情况，确保患者满足研究入选标准以及不符合排除标准，并可据此剔除对日后随访依从性不佳的患者。

2. 治疗阶段 应严格按照研究方案规定的干预方法对患者实施治疗，包括服药时间、剂量等。

3. 研究访视间隔不宜过短，以免引起患者过于麻烦而降低依从性。同时，访视间隔也不宜过长，以避免与患者失去联系。为提高访视依从性，研究人员可在预定的访视时间前通过电话提醒患者。

4. 研究方案中应制订好需要回访的次数，条件许可时应提前为患者预约下一次回访所需的检查项目，最大限度为患者回访及检查提供方便。

5. 在研究团队中充分强调随访的重要性。

6. 研究团队中应包含足够的专家，并且研究人员需要和患者及家属间建立良好的关系，对患者参加研究的费用适当给予补偿。

7. 应尽量采用痛苦和创伤小的检查方法进行结局评价，尽量减少因检查的不适造成的患者脱落或失访。

8. 对由个人原因导致失访的患者，可尽量通过社会的帮助来获取患者的信息，如联系患者所在单位或居委等。

9. 方案中应提前制订评价研究依从性的指标：如药物计数、患者日记、治疗记录等。

第四节 肝癌临床研究中需要考虑的其他问题

一、我国肝癌的特殊性

原发性肝癌是全球性的常见恶性肿瘤，尤其高发于亚洲和非洲的发展中国家，中国的肝癌发病率和死亡率都超过了全球的50%。我国肝癌主要以乙肝病毒感染为发病基础，相关因素还包括水污染、酗酒、黄曲霉素等，而欧美、日本的肝癌则主要与丙肝病毒相关，且近年来西方国家代谢性肝病相关的肝癌也逐年增多。中国肝癌的发病原因、分子生物学特性、临床表现、分期以及治疗策略与西方国家，甚至日本的肝癌都存在显著的差异，这些差异已经明显影响到不同国家肝癌患者的预后。由于肝癌异质性明显，在肝癌临床研究中不能简单照搬西方经验，需要认真考虑我国肝癌的特殊性，如充分考虑抗病毒治疗对患者生存的影响，在国际多中心研究中注意按地区及肝癌病因对患者进行分层分析等。

二、肝癌临床研究的目标人群

（一）肝癌临床研究目标人群的考虑

肝癌是一种非常复杂的疾病，出于不同疾病阶段的肝癌患者预后差异较大，且肝癌患者同时具有两种性质不同的疾病，既有高度恶性的肝癌，也有肝炎、肝硬化的背景，这两种疾病互相影响，恶性循环，因此在肝癌临床设计中应充分考虑患者的肝病背景，以及不同的肝功能状态对患者预后的影响，尤其是当研究目标是总生存期而非肿瘤客观有效率时，应避免因患者间不均衡的肝病基础干扰结局的评价。

巴塞罗那（BCLC）分期系统（见本书附录3）是目前国际上最为广泛接受的分期系统，由于该分期系统可以较为准确地区分出自然预后显著不同的患者亚群，因此在肝癌研究中普遍采用 BCLC 分期系统来定义入选患者人群。Child-Pugh 肝功能状态分级（见本书附录1）是目前国际上公认，在临床研究中最为常用于定义肝功能的指标，绝大多数肝癌的新药临床研究入选条件都只限于 Child-Pugh A 级的肝癌患者，为增加研究结果的实用性，在研究者发起的临床研究中往往也纳入肝功能部分受损（Child-Pugh B 级）的肝癌患者，肝功能失代偿（Child-Pugh C 级）的肝癌患者本身预期生存时间有限，不适于参加临床研究。需要注意的是，由于 Child-Pugh 肝功能评分包含的信息有限，即使对于 Child-Pugh 评分相同的患者，也需要综合患者的其他特征考虑，如肝功能 Child-Pugh A 级，但合并明显食管胃底静脉曲张、出血倾向的患者参加临床研究也需慎重。而即便是 Child-Pugh 分级相同，但合并明显腹水的患者往往预后及生存时间较无腹水的患者更差，在临床研究患者选择或分组时也需区别对待。

（二）肝癌临床研究目标患者的分层

如上所述，肝癌临床研究中选择目标患者的肿瘤分期以及肝功能状态均会对患者的治疗效果及生存产生较大影响，因此在随机研究中，如果入选患者包括不同分期的患者，则需要首先根据 BCLC 分期对患者进行分层。如果仅入选晚期（BCLC C 期）肝癌患者，则还需要根据患者的一般情况（ECOG PS 评分 0 分 vs. 1~2 分），肿瘤负荷（有无血管侵犯/远处转移），以及肝功能状态（Child-Pugh 分级）来进行分层。在国际多中心研究中，还需要按地域进行分层（西方 vs. 亚洲国家）。为避免影响临床研究的效力和增加随机过程及统计学分析的复杂性，建议避免对其他相对次要的因素（如年龄、性别等）进行过度分层，因为随机设计本身已经可以对次要因素进行均衡。除了 BCLC 分期外，部分研究也采用 TNM 分期、意大利肝癌分期（CLIP 分期）或香港中文大学分期系统（CUPI 分期）对肝癌患者进行分层，但由于这些分期系统对晚期患者的分辨能力相对较弱，且不易于与其他研究的结果进行对比，因此不推荐采用。

三、肝癌临床研究中对照组的设置

根据伦理原则，随机研究的对照组必须接受现有的最佳标准治疗，根据 BCLC 分期系统推荐，手术切除和射频消融（RF）被认为是早期肝癌的标准治疗，对早期肝癌新疗法的临床研究应酌情选择以上治疗方法作为对照。对中期（BCLC B 期）肝癌新疗法的临床研究中，对照组患者应给予肝动脉栓塞化疗（TACE）。在索拉非尼被批准前，由于缺乏公认的标准治疗药物，晚期（BCLC C 期）肝癌的随机临床研究中对照组通常选用安慰剂或最佳支持治疗。继索拉非尼被批准作为晚期肝癌的标准治疗后，目前对晚期肝癌一线治疗的临床试验中对照组应选用索拉非尼，在索拉非尼治疗失败后或不耐受的晚期肝癌患者中二线治疗的临床研究对照组仍然是安慰剂及最佳支持治疗。

四、肝癌临床研究中的疗效评价

传统的 RECIST 标准（Response Evaluation Criteria in Solid Tumors）是目前国际上多种恶性肿瘤临床研究中广泛采用的疗效评价标准，该标准的特点是采用单径最大径来衡量肿瘤大小，由于单径测量更为简单直接，可重复性较好，RECIST 标准已逐步取代了 WHO 的双径测量法标准。目前常用的是 RECIST 1.1 版（详见附录 10）。

肝细胞癌由于其特有的富血供特征，治疗手段的多样化以及介入、消融、靶向治疗后肿瘤坏死的特殊影像学表现，采用常规 RECIST 仅根据肿瘤大小改变进行疗效评价往往不够准确。2008 年美国肝脏疾病研究协会（AASLD）提出采用改良的 RECIST 标准（modified RECIST，m-RECIST），专门用于肝细胞癌肝内病灶的疗效评价，该标准引入了以动脉期强化区域的单径最大径测量代替传统的肿瘤最大径测量方法，以更加准确的反映肝细胞癌存活情况，该标准自公布以后迅速得到各国研究者认可，并在肝癌临床实践及临床研究中被广泛采用。表 23-4-1 显示了传统 RECIST 与 m-RECIST 疗效评价标准的区别，需要注意的是，m-RECIST 需要在增强 CT/MRI 的动脉期图像中进行测量，且仅适用于肝细胞癌肝内病灶的评价，对于不具有典型肝细胞癌强化特征的病灶，或其他类型的肝脏恶性肿瘤以及肝外转移灶的疗效评价仍按照传统 RECIST 标准。

表 23-4-1　传统 RECIST 与 m-RECIST 疗效评价的区别

疗效	RECIST	m-RECIST（针对肝细胞癌的肝内病灶）
完全缓解（CR）	所有目标病灶消失，且肿瘤标志物正常，至少维持 4 周	所有肝内病灶动脉期的增强显影均消失，所有肝外病灶完全消失，且肿瘤标志物正常，至少维持 4 周
部分缓解（PR）	基线目标病灶最大径总和缩小≥30%，至少维持 4 周	目标病灶（动脉期增强显影）的最大径总和缩小≥30%，至少维持 4 周
疾病稳定（SD）	缩小未达 PR 或增加未到 PD	缩小未达 PR 或增加未到 PD
疾病进展（PD）	目标病灶长径总和增加≥20%，或出现新病灶	目标病灶（动脉期增强显影）的长径总和≥20%，或出现新病灶

图 23-4-1 可显示以上两种标准对同一病灶治疗效果的不同评价结果，按照传统 RECIST 标准，治疗后病灶的长径明显较治疗前增大，评价 PD；按照 m-RECIST 标准，治

疗后病灶已完全坏死，无动脉强化区域，评价CR，显然m-RECIST标准的评价结果更为符合事实。

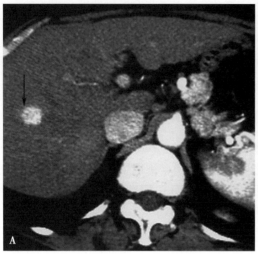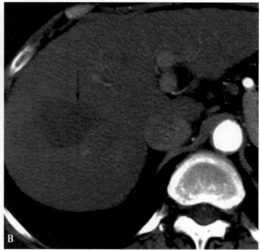

图 23-4-1 肝细胞癌增强 CT 动脉期图像示例
A. 治疗前；B. 治疗后

　　此外，功能影像学在肝细胞癌临床研究中也越来越多地受到重视，如动态增强磁共振（DCR-MRI）可以动态显示动脉期肝内病灶的强化程度变化，并可根据此强化程度反映药物的疗效。其他 MRI 显像新技术如血氧水平分析，弥散分析等都具有用于肝癌疗效评价的应用前景，由于 PET/CT 对肝细胞癌不敏感，在肝细胞癌的疗效评价中较少应用。

（徐 立）

参考文献

1. National Cancer Institute Common Terminology Criteria for Adverse Events. ［Accessed 2015 Nov 10］. Available from：http：//ctep. cancer. gov/protocolDevelopment/electronic_applications/ctc. htm.

2. United States Department of Health & Human Services. Federal Policy for the Protection of Human Subjects（'Common Rule'）.［Accessed 2015Nov10］. Available from：http：//www. hhs. gov/ohrp/humansubjects/guidance/45cfr46. html.

3. Brody T. Clinical Trials：Study Design, Endpoints and Biomarkers, Drug Safety, and FDA and ICH Guidelines, Burlington：Elsevier Science, 2011.

4. Bruix J, Gores GJ, Mazzaferro V. Hepatocellular carcinoma：clinical frontiers and perspectives. Gut, 2014, 63（5）：844-855.

5. Cheng AL, Kang YK, Chen Z, et al. Efficacy and safety of sorafenib in patients in the Asia-Pacific region with advanced hepatocellular carcinoma：a phase Ⅲ randomised, double-blind, placebo-controlled trial. Lancet Oncol, 2009, 10（1）：25-34.

6. Chie WC, Blazeby JM, Hsiao CF, et al. International cross-cultural field validation of an European Organization for Research and Treatment of Cancer questionnaire module for patients with primary liver cancer, the European Organization for Research and Treatment of Cancer quality-of-life questionnaire HCC18. Hepatology, 2012Ⅲ 55 (4)：1122-1129.

7. Chow S-C, Chang M. Adaptive Design Methods in Clinical Trials. 2nd ed. CRC Press：Hoboken, 2011.

8. Christensen E. Choosing the best endpoint. J Hepatol, 2008, 49 (4)：672-673.

9. Day S, Ederer F. Brief History of Clinical Trials, in Textbook of Clinical Trials. John Wiley & Sons, Ltd, 2004：1-9.

10. de Lope CR, Tremosini S, Forner A, et al. Management of HCC. J Hepatol, 2012, 56 Suppl 1：S75-87.

11. Everitt BS. Overview, in Textbook of Clinical Trials. John Wiley & Sons, Ltd., 2004：233-241.

12. Forner A, Llovet JM, Bruix J. Hepatocellular carcinoma. Lancet, 2012, 379 (9822)：1245-1255.

13. Glasser SP. Essentials of Clinical Research. Springer Cham Heidelberg New York Dordrecht London, 2014.

14. Han KH, Kudo M, Ye SL, et al. Asian consensus workshop report：expert consensus guideline for the management of intermediate and advanced hepatocellular carcinoma in Asia. Oncology, 2011. 81 Suppl 1：158-164.

15. Hulley SB, Cummings SR, and Browner WS. Designing Clinical Research. Wolters Kluwer Health：Philadelphia, 2013.

16. Jagger C, Arthur AJ. Clinical Trials Involving Older People, in Textbook of Clinical Trials. John Wiley & Sons, Ltd., 2004：55-62.

17. Lencioni R, Llovet JM. Modified RECIST (mRECIST) assessment for hepatocellular carcinoma. Semin Liver Dis, 2010, 30 (1)：52-60.

18. Leung P-C. Complementary Medicine, in Textbook of Clinical Trials. John Wiley & Sons, Ltd. 2004：63-83.

19. Liu L, Wang W, Chen H, et al. EASL- and mRECIST-evaluated responses to combination therapy of sorafenib with transarterial chemoembolization predict survival in patients with hepatocellular carcinoma. Clin Cancer Res, 2014, 20 (6)：1623-1631.

20. Llovet JM. Liver cancer：time to evolve trial design after everolimus failure. Nat Rev Clin Oncol, 2014, 11 (9)：506-507.

21. Llovet JM and Bruix J. Novel advancements in the management of hepatocellular carcinoma in 2008. J Hepatol, 2008, 48 Suppl 1：S20-37.

22. Llovet JM, Di Bisceglie AM, Bruix J, et al. Design and endpoints of clinical trials in hepatocellular carcinoma. J Natl Cancer Inst, 2008, 100 (10)：698-711.

23. Llovet JM and Hernandez-Gea V. Hepatocellular carcinoma：reasons for phase Ⅲ failure and novel perspectives on trial design. Clin Cancer Res, 2014, 20 (8)：2072-2079.

24. Llovet JM, Pena CE, Lathia CD, et al. Plasma biomarkers as predictors of outcome in patients with advanced hepatocellular carcinoma. Clin Cancer Res, 2012, 18 (8)：2290-2300.

25. Llovet JM, Ricci S, Mazzaferro V, et al. Sorafenib in advanced hepatocellular carcinoma. N Engl J Med, 2008, 359 (4)：378-390.

26. Machin D. General Issues, in Textbook of Clinical Trials. John Wiley & Sons, Ltd., 2004：11-44.

27. Omata M, Lesmana LA, Tateishi R, et al. Asian Pacific Association for the Study of the Liver consensus recommendations on hepatocellular carcinoma. Hepatol Int, 2010, 4 (2)：439-474.

28. Tan CH, Low SC, Thng CH. APASL and AASLD Consensus Guidelines on Imaging Diagnosis of Hepatocellular Carcinoma：A Review. Int J Hepatol, 2011, 2011：519783.

23

29. Wan C，Fang J，Yang Z，et al. Development and validation of a quality of life instrument for patients with liver cancer QOL-LC. Am J Clin Oncol，2010，33（5）：448-455.

30. Wong WS，Fielding R. The association between patient satisfaction and quality of life in Chinese lung and liver cancer patients. Med Care，2008，46（3）：293-302.

31. Yeo W，Chen PJ，Furuse J，et al. Eastern Asian expert panel opinion：designing clinical trials of molecular targeted therapy for hepatocellular carcinoma. BMC Cancer，2010，10：620.

23

第二十四章

病 例 分 享

小肝癌绝大多数是早期肝癌，手术切除是小肝癌传统的和最为常用的根治性治疗方法，已公认可以获得较好的疗效。随着外科技术及其他治疗手段的发展和革新，为小肝癌的治疗提供了更多的选择，其中根治性的方法包括肝移植、肝切除术和射频消融治疗，其他的治疗方法如血管性介入、微波消融等也可能提供理想的疗效。然而无论采用何种方法，小肝癌治疗后仍存在一定的复发率，如何在"安全、根治"的基础上，对小肝癌进行有效的微创治疗和长期管理，更为合理地综合运用多种治疗方法，在取得长期生存的同时保证良好的生活质量是小肝癌治疗中的重要问题。中山大学肿瘤防治中心肝胆科坚持以外科为主导的多学科体制，除积累了大量手术切除后长期生存的肝癌病例外，也在其他多种治疗方法的联合和序贯治疗中积累了丰富的经验，此章节我们选取了部分有代表性的病例供读者分享，这些病例并非都是治疗成功的范例，有的病例治疗过程中也可能存在不足或值得商榷之处，分享旨在通过对这些病例治疗过程的回顾和反思，为同行们在以后的临床实践中提供启示，也欢迎读者针对类似病例提出讨论和不同意见，在不断探讨中促进小肝癌多学科治疗水平的共同提高。

病例 1

【病史简介】

患者男，42 岁，主因"体检发现肝占位 1 周"收入院。既往 2007 年发现乙肝炎，曾服用阿德福韦酯抗病毒治疗，后自行停药。否认肿瘤家族史。

【治疗前检查】

1. **2011 年 6 月 30 日上腹部 CT** 肝顶 S8 见一低密度结节，大小约 16mm×23mm，考虑小肝癌可能性大。

2. **2011 年 6 月 29 日超声造影** 肝硬化声像改变。肝 S8 近膈顶处可见一个类圆形低回声灶，整体范围约为 25mm×17mm，符合肝癌造影声像表现。

3. **肿瘤标志物** AFP 7.190ng/ml，CEA 1.690ng/ml，CA19-9 11.14U/ml。

4. **血常规** WBC $4.7×10^9$/L，HGB 170.1g/L，PLT $110.3×10^9$/L。

5. 肝功能 ALT 42.2U/L，AST 32.5U/L，ALB 48.2g/L，TBIL 28.2μmol/L。

6. 凝血功能 PT 11.5s，PT% 98.1%，INR 1.02。

7. 肝炎相关检测 HBsAg（+），HBsAb（−），HBeAg（−），HBeAb（+），HBcAb（+），HCV-IgG（−）。

8. HBV-DNA $2×10^2$copies/ml。

【入院诊断】

原发性肝癌，符合肝细胞癌临床诊断，分期：cT1N0M0，BCLC A期；慢性乙型肝炎，ECOG评分0，Child-Pugh肝功能评分5分（A级）。

【治疗经过】

1. 2011年7月1日于局麻下行肝癌TACE术，术中注入表柔比星50mg，碘油3ml，治疗后疗效评价为CR。术后予恩替卡韦抗病毒治疗。

2. 2015年5月8日肝S7结节状病灶（18mm×20mm），考虑有活性病灶可能性大。

3. 2015年8月18日于静脉麻醉下行肝癌射频消融（RFA）术

4. 2015年9月30日、10月3日、10月8日行3次自体CIK免疫细胞输注治疗。

【影像学资料】

1. **2011年6月30日上腹部CT（图24-1-1）** 肝顶S8见一低密度结节，大小约16mm×23mm，考虑小肝癌可能性大。

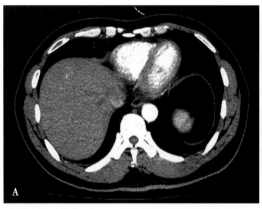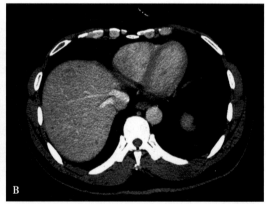

图24-1-1 2011年6月30日上腹部CT

2. **2011年7月22日上腹部CT（图24-1-2）** 肝癌TACE术后，肝顶部结节未见明确肿瘤残留。肝S4.7.5.6见散在碘油沉积。肝S4、7小结节，考虑肝硬化结节可能性大。

3. **2015年1月30日上腹部CT（图24-1-3）** 肝S8结节呈介入治疗后改变，未见明显活性病灶，同前相似。肝硬化，脾稍肿大。

4. **2015年5月8日上腹部CT（图24-1-4）** 肝癌TACE术后复查，与2015年1月30日CT片对比：肝S8结节呈介入治疗后改变，未见明显活性病灶，同前相似。肝S7结节状病灶，考虑有活性病灶可能性大。肝S8近包膜下动脉期强化灶，性质待定。肝硬化，脾稍肿大。

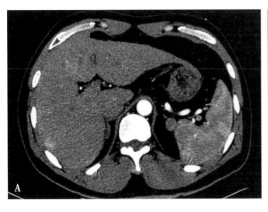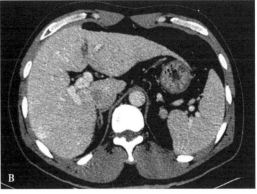

图 24-1-2 2011 年 7 月 22 日上腹部 CT

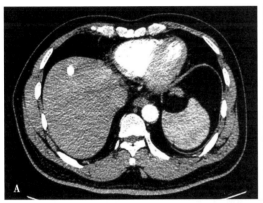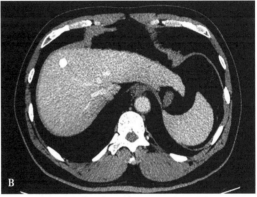

图 24-1-3 2015 月 1 月 30 日上腹部 CT

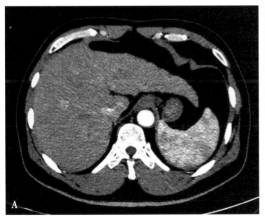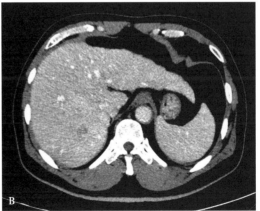

图 24-1-4 2015 年 5 月 8 日上腹部 CT

24

　　5. **2015 年 8 月 7 日上腹部 MR（图 24-1-5）**　　肝癌 TACE 术后复查，与 2015 年 5 月 8 日 CT 片对比：肝 S8 结节呈介入治疗后改变，未见明显活性病灶。肝 S7 结节状病灶，较前未见明显变化，考虑有活性病灶可能性大。肝 S8 近包膜下动脉期强化灶，考虑异常灌注可能性大。肝硬化，脾稍肿大。

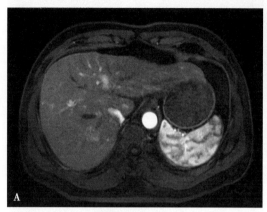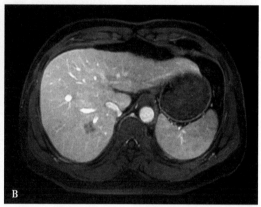

图 24-1-5　2015 年 8 月 7 日上腹部 MR

　　6. **2015 年 12 月 11 日上腹部 MR（图 24-1-6）**　　肝癌综合治疗后复查，与 2015 年 9 月 25 日 CT 片对比：肝 S8 结节呈介入治疗后改变，未见明显活性。肝 S7/8 交界处片状异常信号，考虑 RFA 术后改变，较前范围缩小。

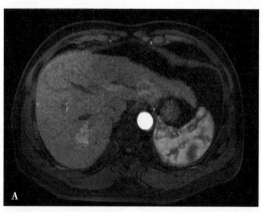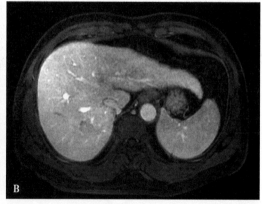

图 24-1-6　2015 年 12 月 11 日上腹部 MR

　　【操作细节】

　　1. 2011 年 7 月 1 日于局麻下行肝癌 TACE 术，术中见肝动脉起源于腹腔动脉，肿瘤位于肝右叶，多发，大小约为 0.5～3.0cm，遂于肝右动脉注入表柔比星 50mg，碘油 3ml。

　　2. 2015 年 8 月 18 日于静脉麻醉下行肝癌射频消融（RFA）术，射频针在超声引导下准确置入病灶内（S7），共消融约 8 分钟，术后复查超声见病灶消融完全，呈高回声。

【术后管理】

坚持恩替卡韦抗病毒治疗，每 3 个月定期随访，2015 年 8 月复发行 RFA 治疗后联合 CIK 辅助治疗（过继性细胞免疫治疗）。

【病理及预后】

1. 无病理。

2. 治疗及随访过程中 AFP 一直处于正常范围。

3. 患者 2 次治疗后均恢复良好，未出现并发症。

4. 末次随访 2015 年 12 月 11 日，患者无瘤生存。

【专家点评】

本例患者特点：中年男性患者，初次诊断时肿瘤为早期，合并较明显的肝硬化，肿瘤标志物不高。因肿瘤形态不规则，边界不清，位置较高，选择先行 TACE，进一步明确分期。介入术中造影见可疑多个小病灶，但治疗后肿瘤完全坏死，达到 m-RECIST 评价 CR。考虑到患者随访方便，依从性好，予密切复查及积极抗病毒、护肝治疗，未行进一步抗肿瘤治疗。首次治疗后 4 年出现肝内新发肿瘤，病灶单个，仍<3cm，且位于肝实质内，形态规则，属 RFA 最佳适应证，因此选择行 RFA 治疗，治疗效果满意。该患者肝硬化明显，首次治疗后肝内复发，仍符合 Milan 标准，如果有条件的话肝移植也是理想选择。

（陈健聪）

病例 2

【病史简介】

患者男，63 岁，因"上腹不适半年"于 2012 年 11 月 26 日首次入院。患者有"高血压、2 型糖尿病"病史，否认既往有肝炎病史，否认肿瘤家族史。

【治疗前检查】

1. 2012 年 11 月 24 日上腹部+胸部增强 CT　提示肝 S5/8 病灶，大小约 30mm×42mm，考虑肝癌可能性大。脂肪肝。右肺及左上肺少许纤维钙化灶。

2. 肿瘤标志物　AFP 5.06ng/ml，CEA 2.61ng/ml，CA199 39.59U/ml。

3. 血常规　WBC $8.6×10^9$/L，HB 134.0g/L，PLT $203.0×10^9$/L。

4. 肝功能　TBIL 13.0μmol/L，DB 4.2μmol/L，ALT 65.6U/L，AST 43.9U/L ALB 46.6g/L。

5. 凝血功能　PT 11.7s，PTA 88.4%，INR 1.02。

6. 肝炎系列　HBsAg（±），HBsAb（-），HBeAg（-），HBeAb（+），HBcAb（+）；HCV-IgG（-），HCV-cAg（-）。

7. HBV-DNA　0IU/ml。

【入院诊断】

原发性肝癌，符合肝细胞癌诊断临床标准，分期 cT1N0M0，BCLC A 期；ECOG 评分

0，Child-Pugh 评分 5 分（A 级）。

【诊治经过】

1. 2012 年 11 月 30 日于局麻下行肝动脉栓塞化疗（TACE）术，治疗后 m-RECIST 疗效评价为 PR。

2. 2013 年 5 月 7 日于静脉麻醉下行肝癌射频消融（RFA）＋肝肿瘤穿刺活检术。

【影像学资料】

1. 2012 年 11 月 24 日上腹部增强 CT（图 24-2-1） 肝 S5/8 病灶，大小约 30mm× 42mm，考虑肝癌可能性大。肝 S5、6 小低密度病灶，考虑肝囊肿。脂肪肝。

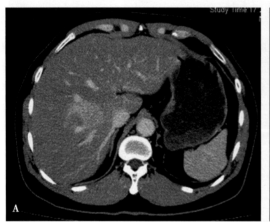
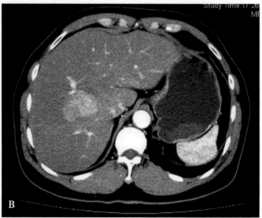
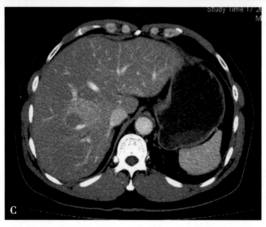

图 24-2-1 2012 年 11 月 24 日上腹部增强 CT

2. 2013 年 1 月 4 日 TACE 治疗后 1 个月上腹部增强 CT（图 24-2-2） 肝 S5/8 碘油沉积灶，病灶范围较前明显缩小，病灶边缘仍见强化灶。肝 S5、6 小低密度病灶，考虑肝囊肿。脂肪肝。

3. 2013 年 6 月 14 日 RFA 术后 1 个月上腹部增强 CT（图 24-2-3） 肝 S5/8 异常密度灶，考虑肝癌介入及消融术后改变，未见明显强化区域。肝 S5、6 小低密度病灶，考虑肝囊肿。

24

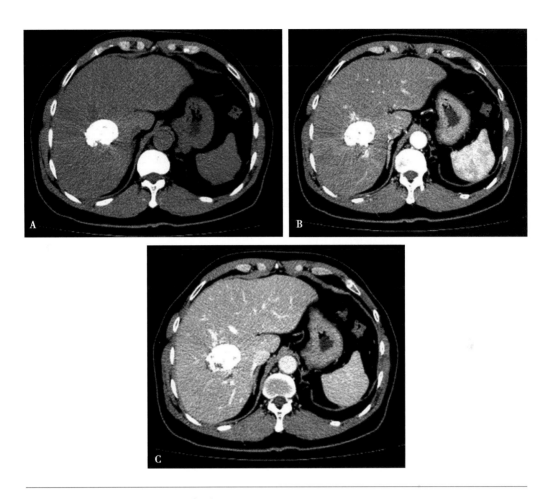

图 24-2-2 2013 年 1 月 4 日上腹部增强 CT

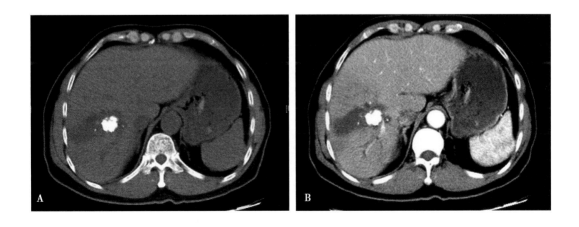

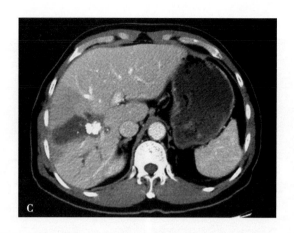

图 24-2-3　2013 年 6 月 14 日上腹部增强 CT

4. 2015 年 12 月 7 日上腹部增强 MR（图 24-2-4）　肝癌 TACE 术后、射频消融术后复查，肝 S5/8 异常信号灶，考虑肝癌治疗后改变，未见明确肿瘤活性，范围大致同前。肝内散在小囊肿。

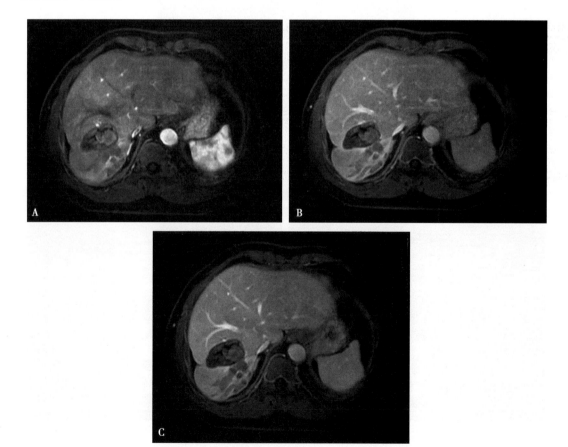

图 24-2-4　2015 年 12 月 7 日上腹部增强 MR

【操作细节】

1. 2012年11月30日肝动脉栓塞化疗术情况：于局麻下行TACE术，于右侧股动脉穿刺插管顺利，造影见肝动脉起源于腹腔动脉，肿瘤见于肝右叶，单发，约4.3×4.0cm，血供一般，边界不清，于肝右动脉注入表柔比星50mg，碘油5ml。

2. 2013年5月7日射频消融手术情况：使用仪器为Rita，超声显示肿瘤位于肝右叶S5/8，单个，肿瘤大小约3.0cm×2.6cm，边界清，呈低回声，射频针在超声引导下准确置入病灶内，250W，消融9分钟；退针1cm，250W，消融5分钟6秒，术后复查超声见病灶消融完全，呈高回声。

【术后管理】

术后定期复查肝脏影像学、肝脏肿瘤相关抗原、HBV-DNA、凝血功能、血常规等，患者复查HBsAg及HBV-DNA均阴性，未行抗病毒治疗。

【病理及预后】

1. **肝肿物穿刺活检病理** 肝细胞癌。

2. 患者术后恢复好，未出现并发症。

3. 治疗及随访过程中AFP一直处于正常范围。

4. **末次随访** 2016年3月7日，无瘤生存。

【专家点评】

本例为老年患者，初诊时肿瘤位于肝S5/8，单个，为中央型病灶，大小约30mm×42mm，首选肝癌切除术（规则性肝切除），但考虑到手术切除肿瘤的同时需要切除正常肝组织的体积较大，考虑患者年龄大，同时合并高血压和糖尿病，手术风险较大，与患者及家属充分沟通后选择微创治疗方案。根据本中心前瞻性RCT结果（Peng ZW et al，2013），肿瘤超过3cm者行TACE联合RFA疗效优于单纯RFA，因此采取TACE联合RFA方案。考虑到患者合并基础疾病，因此TACE与RF治疗分次执行，间隔4个月余，尽量降低治疗并发症发生风险，提高患者耐受性。两次治疗后患者恢复良好，无明显不适，至今规律随访，在取得根治性疗效的同时最大限度保留了正常肝脏，保证了生活质量。

（杨可立）

病例3

【病史简介】

患者男，53岁，因"体检发现肝占位1周"于2011年11月14日首次入院。既往慢性乙型病毒性肝炎病史多年，有糖尿病病史，否认肝癌家族史。

【治疗前检查】

1. **2011年11月7日外院CT** 肝S4/S8病灶，大小2.5cm×2.5cm，考虑肝癌。

2. **2011年11月10日我院PET-CT** 肝Ⅳ段低密度结节影（2.3cm×2.5cm），代谢较活跃，结合病史，疑肝癌可能，请结合临床。双上肺及右中肺陈旧性病变。左肾囊肿。

3. **2011年11月15日我院超声造影** 肝硬化声像，肝S4实性占位（2个，大小分别为 19mm×16mm，29mm×32mm），符合肝癌造影声像改变。

4. ICG15 分钟潴留率　3.1%。

5. 肿瘤标志物　AFP 9593.0ng/ml，CA19-9 88.37U/ml。

6. 血常规　WBC 7.0×10^9/L，HB 156g/L，PLT 166×10^9/L。

7. 肝功能　AST 91.0U/L，ALT 132.5U/L，ALB 46.3g/L，TBIL 15.2μmol/L。

8. 凝血功能　PT 10.9s，PT% 117.8%，PT-INR 0.96。

9. 肝炎系列　HBsAg（+），HBsAb（-），HBeAg（-），HBeAb（+），HBcAb（+）；HCV-IgG（-），HCV-cAg（+）。

10. HBV-DNA　1.64×10^{7}IU/ml。

【入院诊断】

原发性肝癌，符合肝细胞癌临床诊断，分期：cT2N0M0，Ⅱ期，BCLC A 期；慢性乙型病毒性肝炎肝硬化，乙肝活动期，ECOG 评分 0，Child-Pugh 肝功能评分 5 分（A 级）；糖尿病（2 型）

【诊治经过】

1. 2011 年 11 月 18 日，于静脉麻下行经皮肝癌射频消融术，2011 年 11 月 22 日，复查肝超声造影提示：肝 S4 实性占位，未见血供，符合肝癌射频消融后超声造影表现，门脉左外支内低回声光团，考虑血栓形成，术后评价 PR；

2. 2011 年 12 月 23 日，复查上腹部 CT：肝癌 RF 术后改变。门静脉左支内充盈缺损。2012 年 1 月 5 日，肝超声造影：肝 S4 实性占位，符合 RFA 术后部分存活造影声像；门脉左支内低回声光团，考虑癌栓形成。

3. 2012 年 1 月 9 日至 2012 年 1 月 19 日，我院行辅助性放疗，覆盖肝 S4 病灶及门脉左支栓子区域，VMAT 设计，共 DT42G/6F，过程顺利，疗效评价 CR。

【影像学资料】

1. 2011 年 11 月 7 日术前 CT（图 24-3-1）　肝 S4、S8 病灶，大小 2.5cm×2.5cm，考虑肝癌。

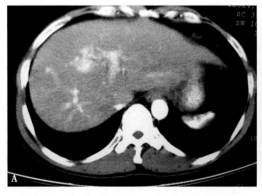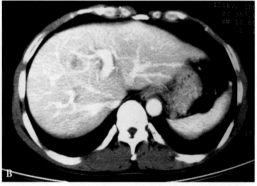

图 24-3-1　2011 年 11 月 7 日 CT

2. 2011 年 11 月 10 日术前 PET-CT（图 24-3-2）　肝Ⅳ段低密度结节影（2.3cm×2.5cm），肝Ⅳ段结节代谢较活跃，考虑为肝癌。

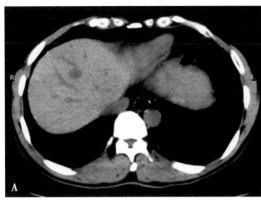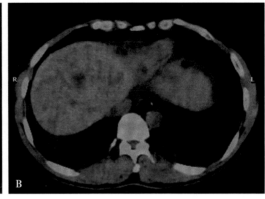

图 24-3-2 2011 年 11 月 10 日，治疗前 PET-CT

3. 2011 年 12 月 23 日，RFA 术后 1 个月 CT（图 24-3-3） 消融灶及门脉左支充盈缺损未见明显强化。

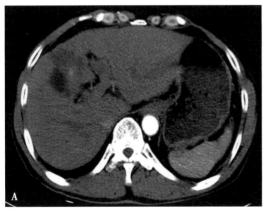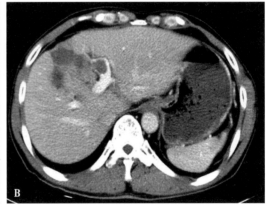

图 24-3-3 2011 年 12 月 23 日 CT

4. 2012 年 1 月 5 日，RFA 术后 1 个月超声造影（图 24-3-4） 显示肝 S4 病灶靠近左外叶部分可见轻度强化，门静脉及延迟相可见轻度消退。病灶靠近右前叶部分未见强化。

5. 2012 年 2 月 20 日，放疗 1 个月后上腹部 CT（图 24-3-5） 显示肝 S4 术区低密度灶较前缩小，未见明显活性区域。门脉左支癌栓较前未见明显变化。

6. 2014 年 10 月 8 日 CT（图 24-3-6） 门静脉左支未见充盈缺损，消融灶未见明显强化。

24

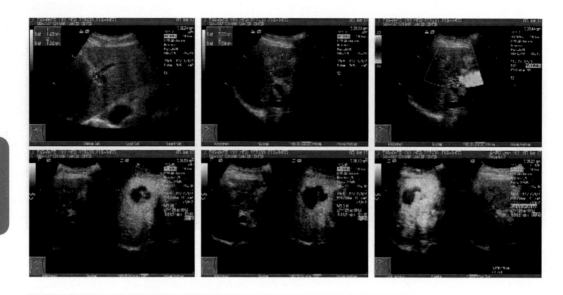

图 24-3-4 2012 年 1 月 5 日超声造影

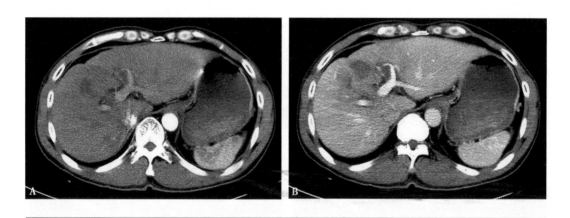

图 24-3-5 2012 年 2 月 20 日上腹部 CT

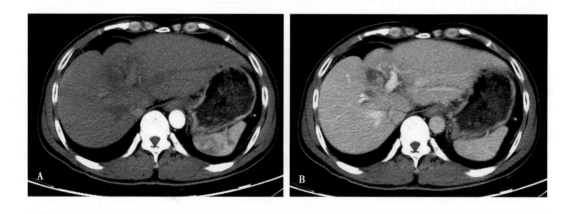

图 24-3-6 2014 年 10 月 8 日 CT

7. **2015 年 8 月 28 日，治疗后 4 年 MRI（图 24-3-7）**　　肝内病灶为治疗后改变，未见强化，门静脉通畅。

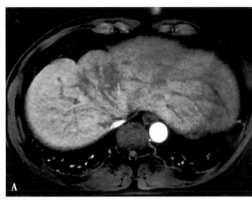 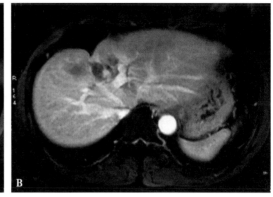

图 24-3-7　2015 年 8 月 28 日 MRI

【操作细节】

1. 2011 年 11 月 18 日，静脉麻下行 RFA 术，超声下可见肿瘤位于 S4 段，大小分别为 19mm×16mm，29mm×32mm，采用 HiTT 器械，射频消融针准确置入肿瘤（2 个肿瘤间隔近，分界欠清，一并消融），起始消融功率为 30W，最大功率为 45W，消融时间为 4 分钟，后重新进针，起始消融功率为 45W，最大功率为 45W，消融时间为 20 分 30 秒，术中反应轻，术后安返病房。

2. 2012 年 1 月 9 日至 2012 年 1 月 19 日，我院行外放射治疗，覆盖肝 S4 病灶及门脉左支癌栓区域，VMAT 设计，共 DT42G/6F。

【术后管理】

患者首次入院时 HBV DNA 高达 $1.64×10^7IU/ml$，予恩替卡韦（博路定）抗病毒治疗后 HBV-DNA 下降至 0IU/ml，定期复查 HBV-DNA 持续为 0 达 3 年，于 2015 年 4 月停用恩替卡韦，2015 年 7 月患者因肝炎病毒激活出现转氨酶升高、黄疸，于外院感染科护肝治疗，予恢复恩替卡韦抗病毒治疗，后 HBV-DNA 降至正常范围，肝功能好转。

【病理及预后】

1. 该患者符合肝细胞癌临床诊断，无病理。

2. 患者 RFA 及放疗过程顺利，术后恢复可，未出现并发症。

3. 患者治疗前 AFP 明显升高，达 9593.0ng/ml，行 RFA 术后 1 个月，AFP 明显下降，为 264.9ng/ml；随后 AFP 逐渐下降，放疗结束后可降至正常。后续随访过程中 AFP 一直处于正常范围。

4. 末次随访时间 2015 年 12 月 28 日，患者无瘤生存。

【专家点评】

患者首诊时为中央型小肝癌，超声考虑有 2 个病灶，结合 CT，PET/CT 图像考虑为单个病灶，但肿瘤为哑铃状，下半部分贴近门脉左支，肿瘤<3cm，符合射频消融适应证，予行 RFA 治疗，术后 1 个月综合 CT 及超声造影结果，靠近门脉旁肿瘤仍有部分存活（考

虑因热流失效应导致），且当时考虑门脉左支癌栓形成可能，故予联合辅助性放疗，放疗后肝内病灶及门脉栓子均消失，AFP 降至正常，总体疗效评价 CR。患者射频消融术后 4 天复查超声造影即提示门脉左支低回声光团，考虑血栓形成，术后 1 个月复查 CT 及超声造影仍可见门脉左支栓子，当时考虑癌栓可能。随后行放射治疗，治疗范围覆盖门脉左支，放疗后 1 个月复查 CT 提示门脉栓子未见明显变化，后门脉栓子逐渐缩小，直至消失。该患者的病程中抗病毒治疗的作用也很关键，恩替卡韦有效地控制乙肝病毒复制，确保了局部治疗、放疗的顺利实施和恢复，由于对肝癌患者抗病毒治疗特殊性的认识不足，患者在 HBV-DNA 持续检测阴性达 3 年后一度停用恩替卡韦，结果出现乙肝病毒复燃，肝功能恶化，幸在随访及时发现，给予恢复抗病毒治疗后肝功能恢复。对于肝癌患者即使是肿瘤已根治，抗病毒治疗停药也应非常慎重，如无特殊原因建议终身服药。

（陈锦滨）

病例 4

【病史简介】

患者女，64 岁，因"发现肝脏占位 2 周余。"于 2014 年 8 月 25 日首次入院。既往有慢性乙型病毒性肝炎病史多年，否认肝癌家族史。

【治疗前检查】

1. 2014 年 7 月 28 日上腹部 MR　肝硬化；肝 S7 结节（直径约 15mm），考虑原发性肝癌；双肾囊肿。

2. 肿瘤标志物　AFP 8.10ng/ml，CA19-9 44.19U/ml。

3. 血常规　WBC $8.37×10^9$/L，HB 148.1g/L，PLT $169.2×10^9$/L。

4. 肝功能　AST 33.2U/L，ALT 27.6U/L，ALB 39.1g/L，TBIL 30.2μmol/L。

5. 凝血功能　PT 12.2s，PT% 75.5%，PT-INR 1.09。

6. 肝炎系列　HBsAg（+），HBsAb（−），HBeAg（−），HBeAb（+），HBcAb（+）；HCV-IgG（−），HCV-cAg（−）。

7. HBV-DNA　未查。

【入院诊断】

原发性肝癌，符合肝细胞癌临床诊断，分期 cT1N0M0，Ⅰ期，BCLC 0 期；慢性乙型病毒性肝炎，ECOG 评分 0，Child-Pugh 肝功能评分 5 分（A 级）。

【诊治经过】

2014 年 9 月 1 日，于静脉麻下行 CT 引导下肝癌微波消融术，术后评价 CR。

【影像学资料】

1. 2014 年 7 月 28 日上腹部 MR（图 24-4-1）　肝硬化；肝 S7 结节（直径约 15mm），稍长 T_1 稍长 T_2 信号灶，境界清楚，信号欠均，直径约 15mm，增强扫描动脉期明显强化，门脉期及平衡期信号快速减低，延迟期呈稍低信号结节，边缘见环状轻度强化。考虑原发性肝癌。

2. 2014 年 10 月 11 日上腹部 MR（图 24-4-2）　肝 S7 病灶呈介入治疗后改变。T_1WI 呈稍高信号，T_2WI 呈稍低信号，增强扫描各期病灶内部未见明显强化，门静脉期病灶边缘轻度强化。

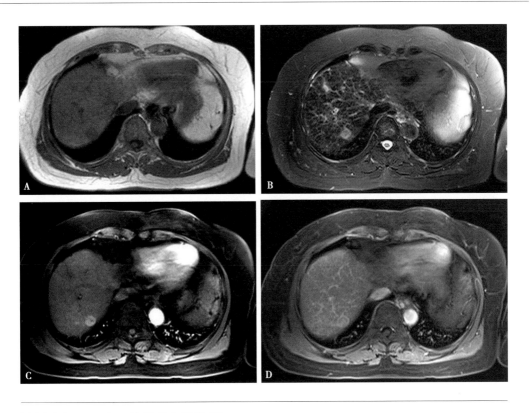

图 24-4-1 2014 年 7 月 28 日上腹部 MR

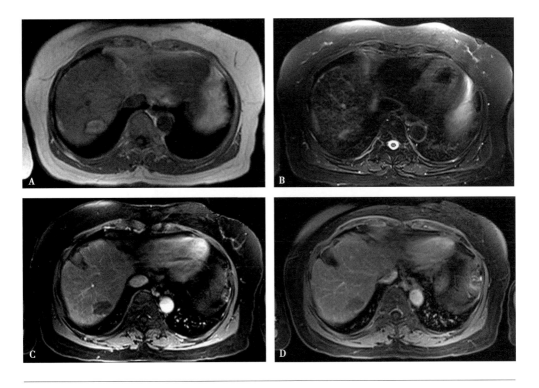

图 24-4-2 2014 年 10 月 11 日上腹部 MR

3. 2015 年 12 月 5 日上腹部 MR（图 24-4-3） 肝 S7 异常信号灶，考虑介入治疗后改变，未见明显肿瘤活性。

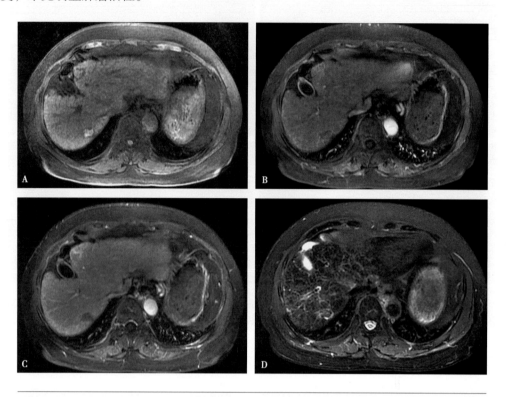

图 24-4-3 2015 年 12 月 5 日上腹部 MR

【操作细节】

2014 年 9 月 1 日，静脉麻醉下行肝肿瘤微波消融术，患者取俯卧位，在 CT 螺旋扫描实时引导下将消融针经皮肤穿刺进入肝肿瘤组织，按由浅入深的原则及叠加覆盖的方法对肿瘤区域行消融治疗，术中对 1 位点治疗，功率为 50W，6 分钟。术中患者生命体征平稳。术毕拔针，CT 复扫胸、腹腔无出血，无气胸，肝包膜下无出血（图 24-4-4）。

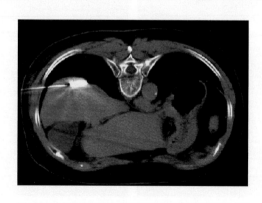

图 24-4-4 CT 引导下微波消融术中图像，患者取俯卧位进行操作

【术后管理】

患者术后未行抗病毒治疗及其他辅助治疗，坚持每 3 个月定期复查，肿瘤控制良好，肝功能正常，未见明确复发。

【病理及预后】

1. 患者未行手术切除及组织活检，无病理诊断；

2. 治疗及随访过程中 AFP 一直处于正常范围；

3. 末次随访时间 2015 年 12 月 5 日，患者无瘤生存。

【专家点评】

患者为老年女性，既往慢性乙肝肝硬化病史，初诊时肝 S7 占位，单发，直径约 1.5cm，AFP 无明显升高，综合 MR 结果，符合肝细胞癌临床诊断，病情极早期。考虑为单发小肝癌，因病灶位置较高，为排除肺气影响，予行 CT 引导下消融。患者为老年女性，且术中需要俯卧位，从麻醉安全角度考虑宜尽量缩短手术时间。微波消融治疗功率高，消融时间较射频更短，本病例采用微波消融治疗效果满意。该患者治疗过程中未关注 HBV-DNA 情况，也未行抗病毒治疗，建议加强乙肝相关监测治疗。

（赵　明　陈锦滨）

病例 5

【病史简介】

患者男，68 岁，因"体检发现肝占位 7 天"于 2013 年 9 月首次入院。既往有乙肝病史 40 余年，曾于当地住院治疗，自诉已治愈，否认肿瘤家族史。

【治疗前检查】

1. 2013 年 9 月 18 日超声造影（图 24-5-1）　肝 S7 实性占位，考虑肝癌。

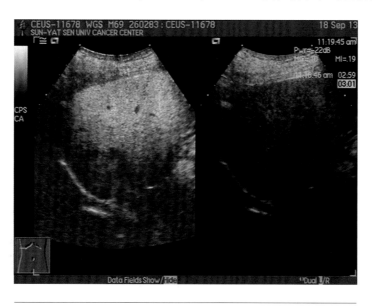

图 24-5-1　2013 年 9 月 18 日超声造影

24

2. 2013年9月17日上腹部CT（图24-5-2）　肝右后叶（S7）内见一肿物影，大小约46mm×43mm，考虑肝癌。

3. 肿瘤标志物　AFP 6.17ng/ml，CEA 4.96ng/ml，CA19-9 18.38U/ml。

4. 血常规　WBC 5.3×10⁹/L，HGB 102g/L，PLT 163×10⁹/L。

5. 肝功能　ALT 15.6U/L，AST 26.9U/L，ALB 41.8g/L，TBIL 9.2μmol/L。

6. 凝血功能　PT 10.6s，PT% 116.3%，INR 0.92。

7. 肝炎系列　HBsAg（+），HBsAb（-），HBeAg（-），HBeAb（-），HBcAb（+），HCV-IgG（-）。

8. HBV-DNA 200copies/ml。

【入院诊断】

原发性肝癌，符合肝细胞癌临床诊断，分期：cT1N0M0，BCLC A期；慢性乙型肝炎，ECOG评分0，Child-Pugh肝功能评分5分（A级）。

【治疗经过】

1. 2013年9月24日于静脉麻醉下行肝癌射频消融（RFA）术。

2. 2014年5月28日于全麻下行腹腔镜下肝癌切除术+经皮肝癌射频消融术。

3. 2014年7月9日于局麻下行肝动脉栓塞化疗术。

4. 2015年8月14日于全麻下行腹腔镜下腹腔肿物切除术。

【影像学资料】

1. 2013年9月17日首次治疗前上腹部CT（图24-5-2）：肝右后叶（S7）见一肿物影，大小约46mm×43mm，考虑肝癌。

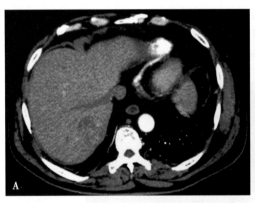
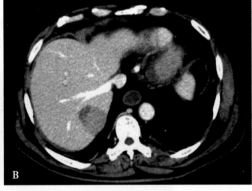

图24-5-2　2013年9月17日上腹部CT

2. 2013年10月25日RFA术后复查上腹部CT（图24-5-3）　肝右后叶肝癌消融术后，S6.7低密度区，考虑术后改变。

3. 2014年4月15日术后半年复查上腹部CT（图24-5-4）　肝右后叶肝癌消融术后，肝S7病灶呈消融术后改变，较前未见明显变化，未见明显活性。肝S2病灶，考虑肿瘤复发。肝S7顶稍低密度灶，较前为新发，建议进一步检查。

24

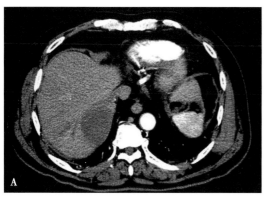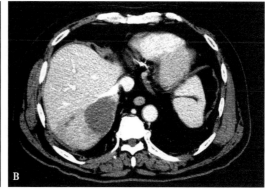

图 24-5-3　2013 年 10 月 25 日上腹部 CT

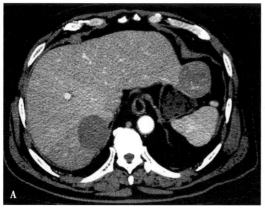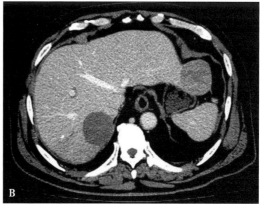

图 24-5-4　2014 年 4 月 15 日上腹部 CT

4. 2014 年 6 月 16 日腹腔镜术后 1 个月复查上腹部 CT（图 24-5-5）　肝左叶肿瘤已切除，原肝 S7 病灶呈消融术后改变，未见明显活性。消融灶后方肝 S7 肿块，考虑肿瘤复发。

5. 2014 年 8 月 12 日 TACE 术后 1 个月复查上腹部 CT（图 24-5-6）　原肝 S7 病灶呈消融术后改变，较前未见明显变化，未见明显活性。肝 S7 新发肿块，考虑介入治疗术后改变，碘油未沉积区可疑存在活性灶，建议随访。

6. 2014 年 12 月 17 日上腹 CT（图 24-5-7）　原肝 S7 病灶呈消融术后改变，较前未见明显变化，未见明显活性。肝 S7 碘油沉积灶，非碘油沉积区未见肿瘤活性。

7. 2015 年 7 月 30 日上腹部 CT（图 24-5-8）　肝 S7 近下腔静脉旁病灶呈消融术后改变，同前相仿，未见明显活性。肝 S7 碘油沉积灶，同前相仿，未见明显活性区域。胃大弯旁软组织病灶，性质待定。

24

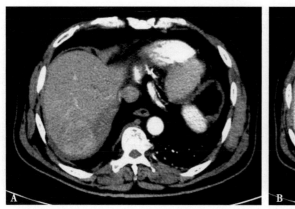
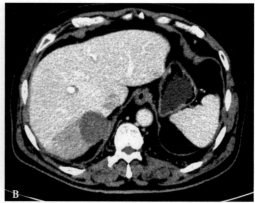

图 24-5-5　2014 年 6 月 16 日上腹部 CT

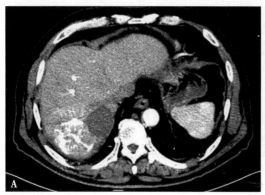
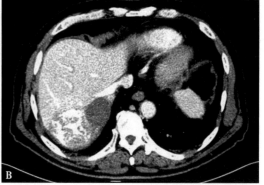

图 24-5-6　2014 年 8 月 12 日上腹部 CT

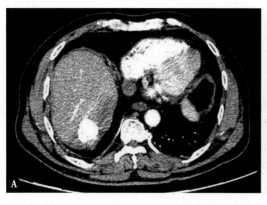
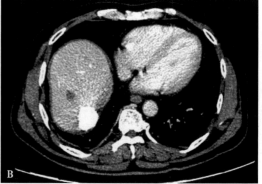

图 24-5-7　2014 年 12 月 17 日上腹部 CT

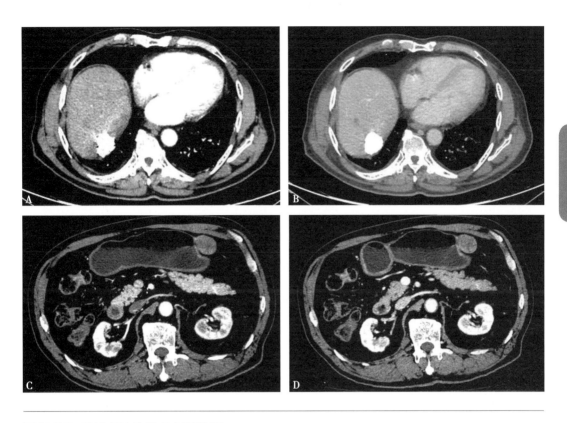

图 24-5-8 2015 年 7 月 30 日上腹部 CT

8. 2016 年 3 月 24 日上腹部 MR（图 24-5-9）   肝 S7 近膈顶低密度灶，同前相仿，考虑介入术后改变，未见明显活性灶。肝 S7 近下腔静脉旁病灶呈消融术后改变，同前相仿，未见明显活性。肝 S7 病灶，考虑介入治疗术后改变，同前相仿，未见明显活性区域。

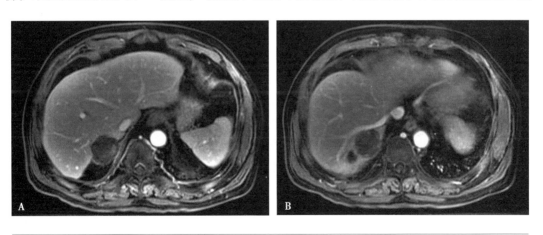

图 24-5-9 2016 年 3 月 24 日上腹部 MR

【操作细节】

1. 2013 年 9 月 24 日于静脉麻醉下行肝癌射频消融（RFA）术，超声显示肿瘤位于肝右叶 S7，单个，肿瘤大小约 4.3cm×3.6cm，边界清，呈低回声，射频针在超声引导下准确置入病灶内，起始功率 30W，最大功率 60W，共消融约 30 分钟，术后复查超声见病灶消融完全，呈高回声。

2. 2014 年 5 月 28 日于全麻下行腹腔镜下肝癌切除术+肝癌射频消融术。术中先行经皮 RFA 治疗肝 S7 病灶，该病灶大小约 4.7cm×3.2cm，边界清，呈低回声，射频针在超声引导下准确置入病灶，起始功率 20W，最大功率 120W，共消融 11.5 分钟，术后超声见病灶消融完全，呈高回声；后行腹腔镜探查，见肝左外叶两个病灶，大小分别为 4cm×5cm×6cm 和 1cm×1cm，边界清，包膜完整，分别行肝左外叶两个肿瘤局部切除术，术中未阻断肝门，切缘 0.5~2.0cm，出血 50ml。

3. 2014 年 7 月 9 日于局麻下行肝动脉栓塞化疗术，术中见肝动脉起源于腹腔动脉，肿瘤位于肝右叶，单发，血管丰富，大小约 7.3cm×2.8cm，遂于肝右动脉注入表柔比星 50mg，碘油 14ml，高聚生 12ml，术后 X 线片见碘油沉积中量。

4. 2015 年 8 月 14 日于全麻下行腹腔镜下腹腔种植瘤切除术。腹腔镜探查，见肿瘤位于胃大弯，包膜完整、光滑，与大网膜及胃壁关系紧密，考虑为腹腔种植瘤。遂用超声刀分离肿物与大网膜之间的粘连，将肿物向上提起，分离胃壁与大网膜之间的粘连，采用强生电动爱惜龙直线切割器（金钉），切割部分胃壁，将肿瘤连同部分胃壁一并切除。术中出血 10ml。

【病理及预后】

1. **2014 年 5 月 28 日术后病理** （肝肿物 1）镜检为低分化肝细胞性肝癌，梁索型，癌组织侵犯肝被膜但未穿破被膜，可见脉管侵犯及脉管内癌栓，未见明确神经束侵犯，未见卫星结节。（肝肿物 2）镜检为中分化肝细胞性肝癌，梁索型，癌组织侵犯肝被膜但未穿破肝被膜，未见明确脉管及神经束侵犯。

2. **2015 年 8 月 14 日术后病理** （腹腔肿物）镜下：纤维结缔组织中见分化差的癌浸润，结合病史及免疫组化结果，符合肝细胞性肝癌转移。

3. 患者各次治疗后均恢复良好，未出现并发症。

4. 术前 AFP 为正常水平（6.17ng/ml），第一次射频消融术后复查上升至 168.7ng/ml（2014 年 1 月），CT 未见明显复发，2014 年 4 月继续上升至 7674ng/ml，复查 CT 发现复发，遂行手术切除治疗，术后 AFP 继续升高，达到 14203ng/ml（2014 年 5 月），行 TACE 术后逐步下降至 3697ng/ml（2014 年 7 月）、4234ng/ml（2014 年 8 月）、1791ng/ml（2014 年 10 月）、3432 ng/ml（2014 年 12 月）。2015 年 7 月复查上升至 7845ng/ml，后确诊为腹腔种植，行腹腔种植瘤切除术后 AFP 持续下降，2015 年 12 月复查为 2.54ng/ml。

5. 末次随访 2016 年 3 月，患者无瘤生存。

【术后管理】

1. 术前 HBV-DNA 稍高于正常值，与患者沟通后给予恩替卡韦（博路定）抗病毒治疗至今，定期复查 HBV-DNA 持续处于正常范围。

2. 两次腹腔镜手术围术期管理特点：术后复发患者，术中注意分离粘连，避免意外损伤胃肠道。该患者采用快速康复管理，术前未行胃肠道准备，术后第 1 天拔除尿管，进

24

食流质，下床活动，术后第 5 天出院。

3. 辅助治疗：坚持抗病毒治疗，联合生物免疫治疗（自体 CIK 细胞输注治疗）8 次。

【专家点评】

本例患者为老年男性，初次诊断时肿瘤早期，肿瘤标志物不高，肝细胞癌临床诊断成立。肿瘤单发，>3cm，首选手术切除，但因患者及家属一直拒绝开放性手术，治疗过程中先后采用了包括经皮消融、血管介入及腹腔镜下消融、腹腔镜肝切除、腹腔种植瘤切除等多种微创治疗手段的结合。患者首次治疗前 AFP 不高，消融术后 4 个月开始出现 AFP 升高，首次 RFA 治疗后 7 个月发现肝左叶新病灶。此次复发虽然与首次治疗时间仅相隔 7 个月，但从 AFP 反应来看应属于肝内多原发肿瘤。2015 年 8 月出现腹腔种植瘤，病情已届晚期，但考虑种植瘤孤立，予再次行腹腔镜手术切除。术后建议服用索拉非尼治疗，但患者因顾虑副作用暂不接受，继续密切随访中。

（陈健聪）

病例 6

【病史简介】

患者男，38 岁，因"体检发现肝占位 4 个月"于 2013 年 5 月 31 日首次入院。既往有慢性乙肝肝硬化病史，否认肝癌家族史，父亲患有肺癌。

【治疗前检查】

1. 2013 日 6 月 3 日超声造影　肝硬化声像改变。肝 S4 多发实性占位，符合肝细胞癌造影声像表现。

2. 2013 年 5 月 23 日肝脏 MR　肝 S4 肝顶包膜下结节肿物（26mm×21mm），考虑肝癌可能性大，并肝 S4 包膜下两个子灶（21mm×13mm、18mm×14mm）。肝 S7 小结节，肝硬化结节可能，建议随诊。

3. 肿瘤标志物　AFP 3035ng/ml，CA19-9 20.44U/ml，CEA 5.51ng/ml。

4. 血常规　WBC $4.5×10^9$/L，HB 149g/L，PLT $139×10^9$/L。

5. 肝功能　AST 27.7U/L，ALT 29.2U/L，ALB 46.7g/L，TBIL 9.8μmol/L。

6. 凝血功能　PT 11.7 秒，PT% 92.3%，PT-INR 1.02。

7. 肝炎系列　HBsAg（+），HBsAb（-），HBeAg（-），HBeAb（+），HBcAb（+），HCV-IgG（-），HCV-cAg（-）。

8. HBV-DNA　$1.78×10^4$IU/ml。

【入院诊断】

原发性肝癌，符合肝细胞癌临床诊断，分期 cT2N0M0，Ⅱ 期，BCLC A 期；慢性乙型肝炎肝硬化，ECOG 评分 0，Child-Pugh 肝功能评分 5 分（A 级）。

【诊治经过】

1. 2013 年 6 月 5 日于局麻下行肝动脉栓塞化疗术，术后评价 SD。

2. 2013 年 8 月 29 日于全麻下行肝癌切除术+肝内病灶清除术，术后评价 CR。

3. 2016 年 1 月 29 日因肝内复发于全麻下行肝癌切除术+肝内病灶清除术+复杂粘连松

解术。

【影像学资料】

1. 2013年5月23日肝脏MR（图24-6-1）　肝S4肝顶包膜下结节肿物，考虑肝癌可能性大，并肝S4包膜下两个子灶。

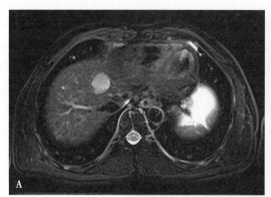
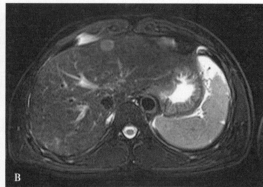
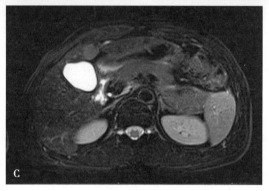

图24-6-1　2013年5月23日肝脏MR

2. 2013年7月12日，TACE术后1个月上腹部CT（图24-6-2）　肝癌TACE术后改变，动脉期强化区，建议密切随诊，排除肿瘤残留。

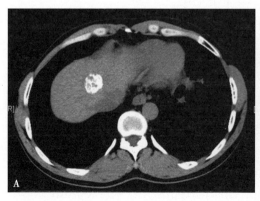
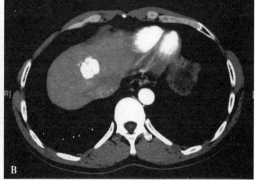

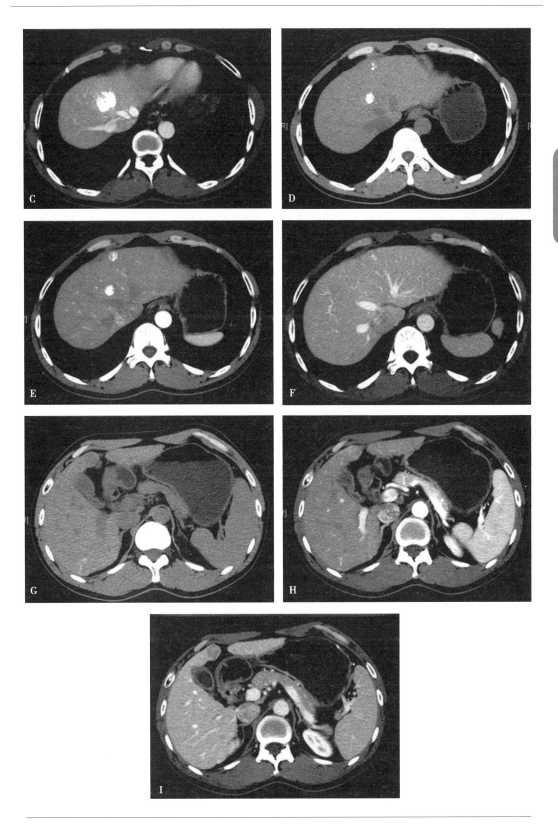

图 24-6-2 2013 年 7 月 12 日上腹部 CT

3. **2013 年 8 月 19 日，TACE 术后 2 个月上腹部 MR（图 24-6-3）** 肝 S4/8 交界处病灶仍有肿瘤活性，病灶范围大致同前。肝 S4 两个病灶，考虑子灶，与 2013 年 5 月 23 日 MR 对比，胆囊旁病灶较前稍增大，另一病灶稍缩小。

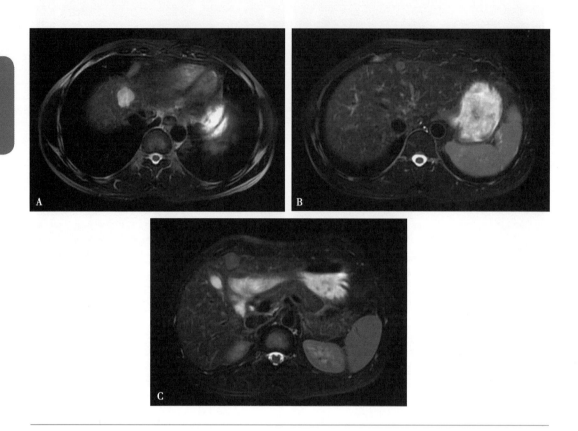

图 24-6-3　2013 年 8 月 19 日上腹部 MR

4. **2013 年 10 月 8 日，切除术后 1 个月复查上腹部 CT（图 24-6-4）** 肝 S4 部分缺如，术区低密度影，考虑术后改变。

5. **2016 年 1 月 27 日上腹部 MR（图 24-6-5）** 肝 S4 术后改变，较前无明显变化。肝 S6 后缘异常信号结节，较前增大，肝 S3 小结节，可疑复发。

6. **2016 年 3 月 3 日再次切除手术后上腹部 MR（图 24-6-6）** 肝左叶、肝 S6 呈术后改变，肝 S6 术区边缘及邻近腹膜增厚强化，考虑炎性反应。

【操作细节】

1. 2013 年 6 月 5 日，肝动脉栓塞化疗：造影可见肿瘤多发（3 个），最大约 1.9cm×1.7cm，于肝固有动脉注药，用药为表柔比星 50mg；丝裂霉素 6mg；FUDR 500mg；碘化油 9ml。术后 X 线片显示碘油沉积中量。

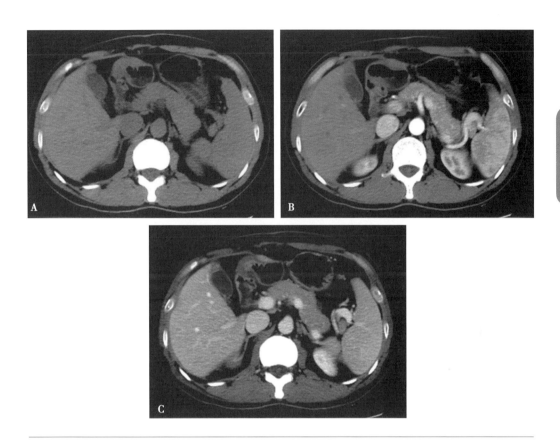

图 24-6-4　2013 年 10 月 8 日上腹部 CT

肝 S4 部分缺如，术区低密度影，考虑术后改变

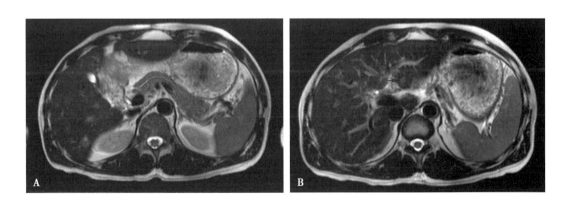

图 24-6-5　2016 年 1 月 27 日上腹部 MR

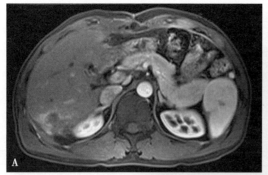
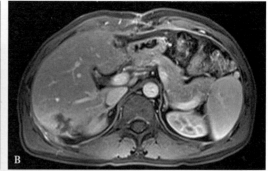
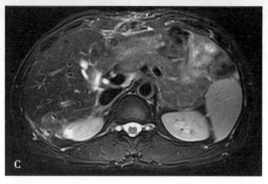

图 24-6-6　2016 年 3 月 3 日上腹部 MR

2. 2013 年 8 月 29 日，全麻下行肝癌切除术+肝内病灶清除术，术中探查见肝脏缩小变形，可见多个 3～5mm 肝硬化结节，肿瘤数目为 3 个，大小分别为 2.0cm×1.0cm×2.0cm，1.0cm×1.5cm×1.5cm，2.5cm×3.0cm×3.0cm，位于 S3、S4，肿瘤无破裂，无侵犯周围器官。行不规则切除术，分别剔出肿瘤，切缘距肿瘤边缘最长 1cm，最短 0.1cm。术中未阻断肝门，出血 200ml，无输血。

3. 2016 年 1 月 29 日于全麻下行肝癌切除术+肝内病灶清除术+复杂粘连松解术，术中探查见肝脏缩小变形，可见多个 3～8mm 肝硬化结节，术中超声探及肝 S3 一个 1.0cm×1.0cm 低回声占位，S6 一个 1.5cm×1.5cm 低回声结节，肿瘤无破裂，无侵犯周围器官。行肝左外叶切除术+S6 段肿瘤剔出术，切缘距肿瘤边缘最长 1.5cm，最短 0.5cm。未阻断肝门，术中出血约 100ml，无输血。

【术后管理】

患者乙肝肝硬化诊断明确，初诊时 HBV-DNA 明显升高，予恩替卡韦（博路定）抗病毒治疗，后 HBV-DNA 可降至 0IU/ml，后继续予博路定抗病毒治疗。术中见肝内多发硬化结节，复发风险高，予密切随访。

【病理及预后】

1. 2013 年 8 月 29 日手术切除病理：3 个肿物均镜检为低分化肝细胞性肝癌，梁索型，癌组织累及肝被膜，但未穿出被膜外，未见明确脉管及神经束侵犯；癌旁肝组织汇管区见慢性炎症细胞浸润，并呈早期肝硬化改变。

2. 2016 年 1 月 29 日手术切除病理：左外叶及 S6 段肿物镜检均为中至低分化肝细胞

性肝癌、梁索型，癌组织未累及肝被膜，未见明确脉管内癌栓及神经束侵犯；癌旁肝组织呈结节性肝硬化改变，部分肝细胞脂肪变性。

3. 患者首次术前 AFP 明显升高，达 3035ng/ml，经介入治疗后可下降至 1559ng/ml，行第一次肝癌切除术后 1 个月 AFP 可基本下降至正常范围（26.49ng/ml），2014 年 8 月份 AFP 稍升高（33.44ng/ml），随后缓慢上升，至 2016 年 1 月上升至 137.8ng/ml，影像学证实肝内复发。再次手术后 1 月 AFP 降至正常范围（10.14ng/ml）。

4. 末次随访时间 2016 年 3 月 5 日，患者无瘤生存。

【专家点评】

患者为中年男性，既往慢性乙肝肝硬化病史，初诊时为多发小肝癌，先行肝动脉栓塞化疗术，明确肿瘤数目，争取控制肿瘤，后部分病灶有所增大，遂行肝癌切除术。因患者肝硬化较重，慎用辅助性 TACE，仅予积极抗病毒治疗维持。密切随访过程中发现肝 S6 原硬化结节增大，并新发 S3 病灶，考虑复发。患者复发时肝内肿瘤仍符合 Milan 标准，且肝硬化较重，最佳选择是行挽救性肝移植术，因经济条件所限未能施行。考虑到新发病灶皆靠近肝脏边缘，若行局部消融可能损伤邻近器官，且 S6 病灶影像学难以判断为肝硬化结节或肝癌复发灶，需要病理明确诊断，予选择再次行手术切除。患者两次手术都选择开放性手术，主要原因是肿瘤多发，且患者肝内多发硬化结节，需要术中超声结合手触进一步探查以明确肿瘤位置。患者虽两次手术病理均为肝细胞癌，但分化类型有差异，且复发时间超过 2 年，复发部位远离首次手术部位，考虑与原肿瘤为不同起源。同理肝内多发硬化结节仍有再次恶变、复发可能，如有条件肝移植术将是该患者最理想的选择。

（陈锦滨）

病例 7

【病史简介】

患者女，61 岁，因"反复右上腹隐痛不适 1 年余，体检发现肝占位 5 天"于 2011 年 11 月 7 日首次入院。既往慢性乙肝肝硬化、原发性高血压病史多年，否认肝癌家族史。

【治疗前检查】

1. 2011 年 11 月 9 日，我院超声造影　肝内多发高回声光团，符合肝恶性病灶超声造影表现。

2. 2011 年 11 月 10 日，我院上腹部 CT　肝硬化，脾大，胃底、脾门区静脉曲张。肝 S4 顶部结节，考虑小肝癌；多发低密度区中延迟充填强化者考虑血管瘤可能性大，增强三期未见明确强化者考虑肝硬化结节可能性大。肝 S6 致密钙化灶，考虑肝内胆管结石。

3. 2011 年 11 月 11 日，我院 PET-CT　肝 S4 病灶（约 1.4cm×1.7cm）代谢未见明显异常，结合病史，疑恶性病灶（小肝癌?）。甲状腺右侧叶结节代谢活跃（0.9cm×1.7cm），疑恶性病变，请结合临床。余肝内多发低密度灶代谢未见明显异常，结合病史，考虑良性病变（血管瘤/肝硬化结节）。肝硬化，食管-胃底静脉曲张，肝Ⅷ段数个小囊肿。

4. ICG15 分钟潴留率　8.7%。

5. **肿瘤标志物** AFP 759.9ng/ml，CA19-9 39.9U/ml，CEA 4.4ng/ml。

6. **血常规** WBC $4.7×10^9$/L，HB 140.9g/L，PLT $120.5×10^9$/L。

7. **肝功能** AST 22.4U/L，ALT 12.3U/L，ALB 46.3g/L，TBIL 12.4μmol/L。

8. **凝血功能** PT 10.7秒，PT% 122.4%，PT-INR 0.95。

9. **肝炎系列** HBsAg（+），HBsAb（-），HBeAg（-），HBeAb（+），HBcAb（+），HCV-IgG（-），HCV-cAg（-）。

10. **HBV-DNA** 0IU/ml。

【入院诊断】

原发性肝癌，符合肝细胞癌临床诊断，分期 cT1N0M0，I 期，BCLC A 期；慢性乙肝肝硬化，ECOG 评分 0，Child-Pugh 肝功能评分 5 分（A 级）；肝血管瘤；高血压病；甲状腺结节性质待查。

【诊治经过】

1. 2011 年 11 月 16 日于局麻下行肝动脉栓塞化疗术，治疗效果 m-RECIST 评价为 PR；

2. 2011 年 12 月 14 日于全麻下行甲状腺右叶+峡部切除+左叶部分切除+右喉返神经探查+右Ⅵ区淋巴结清扫术。

3. 2012 年 5 月 7 日于气管插管全麻下行肝癌切除术。

【影像学资料】

1. **2011 年 11 月 10 日，术前上腹部 CT（图 24-7-1）** 肝 S4 近肝顶部结节灶，动脉期见结节状较明显强化，门脉期及延迟期强化减退呈稍低密度。

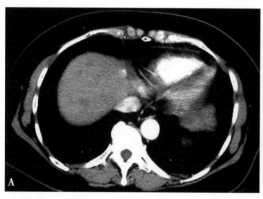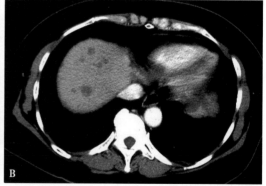

图 24-7-1 2011 年 11 月 10 日上腹部 CT

2. **2011 年 12 月 8 日，TACE 术后 1 个月复查上腹部 CT（图 24-7-2）** 肝 S4 病灶可见明显碘油沉积，未见明显活性。

3. **2012 年 4 月 23 日，TACE 术后 5 个月上腹部 CT（图 24-7-3）** 肝 S4 顶部病灶动脉期见结节状较明显强化，门脉期强化减退呈稍低密度，考虑肿瘤仍有活性。

4. **2012 年 6 月 15 日，肝癌切除术后 1 个月上腹部 CT（图 24-7-4）** 肝左内叶部分缺失，术区肝 S4 见条片状低密度区，增强扫描未见明确强化。

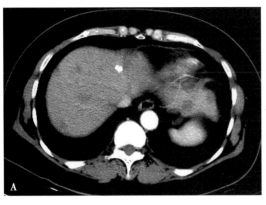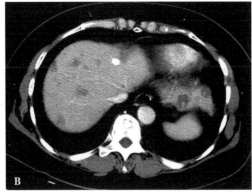

图 24-7-2　2011 年 12 月 8 日上腹部 CT

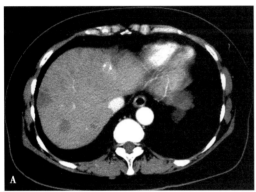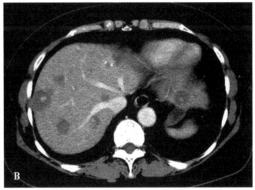

图 24-7-3　2012 年 4 月 23 日上腹部 CT

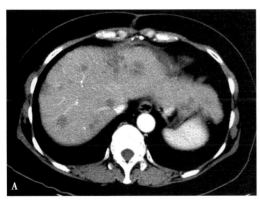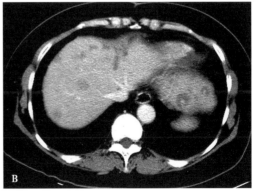

图 24-7-4　2012 年 6 月 15 日上腹部 CT

　　5. 2015 年 11 月 9 日，上腹部 MR（图 24-7-5）　　肝癌术后改变，未见明确复发征象。肝内多发结节状强化灶，考虑海绵状血管瘤，大致同前。肝硬化，脾大，门静脉高压。

24

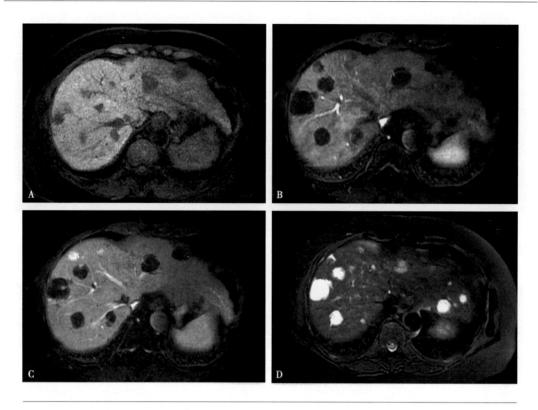

图 24-7-5　2015 年 11 月 9 日上腹部 MR

【操作细节】

1. 2011 年 11 月 16 日，局麻下肝动脉栓塞化疗：造影肝中叶可见 1 肿瘤，大小约 1cm，并于肝固有动脉+肝左动脉+肝右动脉分别注药，药物为：表柔比星 50mg；碘化油 10ml；术后 X 线片见肝中叶肿瘤少量碘油沉积。

2. 2012 年 5 月 7 日肝癌切除手术过程：取上腹正中切口，术中探查无腹水、血腹，盆腔无种植，淋巴结无肿大，脾稍大，中度肝硬化，肝 S4 表面可见肿物，大小约 2.0cm× 2.0cm，质硬，界清，无子灶，余肝见多发血管瘤。距肿物 0.5~1.0cm 完整切除肿瘤，血管瘤未处理，术中阻断肝门 1 次，时间为 5 分钟，术中出血约 100ml。

【术后管理】

患者诊断肝癌后予拉米夫定抗病毒治疗，坚持服药，并密切复查血常规、生化、HBV-DNA、肿瘤标志物、甲状腺功能等，甲状腺癌术后长期服用左甲状腺素替代治疗，并于头颈外科随诊。患者术后 HBV-DNA 持续为阴性，至 2016 年 4 月 11 日复查 HBV-DNA 1.84×10³IU/ml，肝功能尚正常，考虑服用拉米夫定耐药，予更改抗病毒药物为恩替卡韦，并嘱 8 周后复查 HBV-DNA 及肝功能，待观后效。

【病理及预后】

1. 2011 年 11 月 18 日，彩超引导下甲状腺穿刺活检：甲状腺乳头状癌。2011 年 12 月 14 日术后病理提示：甲状腺乳头状癌，淋巴结未见癌

2. 2012 年 5 月 7 日肝癌切除术后病理：镜检为中至低分化肝细胞性肝癌，梁索型，

脉管内见癌栓，癌组织侵犯肝被膜；癌旁肝组织呈结节性肝硬化改变。

3. 术后患者恢复良好，未出现并发症。

4. 患者术前 AFP 明显升高，达 759.9ng/ml，TACE 术后可下降至 78.65ng/ml，随后又继续上升，至切除术前已上升至 544.4ng/ml。切除术后 1 月，AFP 下降至正常范围（1.34ng/ml），随后一直保持于正常范围内，2016 年 4 月 11 日 AFP 1.29ng/ml。

5. 末次随访 2016 年 4 月 13 日，患者无瘤生存。

【专家点评】

本例患者为老年女性，并发甲状腺乳头状癌，既往乙肝肝硬化病史，AFP 明显升高（759.9ng/ml），初次诊断时因影像学检查提示肝内多发占位，考虑部分为恶性，部分为血管瘤，故予先行肝动脉造影进一步明确肿瘤个数，造影显示为单发肿瘤，行单药栓塞化疗，术后复查碘油沉积理想，病灶未见明显活性，暂未行处理肝内病变，行甲状腺癌根治术，并密切关注肝内病灶情况。甲状腺癌术后病理提示无淋巴结转移，肝脏、甲状腺双原发癌皆为早期，可根治。TACE 术后 5 个月 AFP 继续升高，CT 提示肝 S4 病灶可见强化，考虑肿瘤仍存活，因 DSA 及多次影像学均提示肝癌仅单发病灶，遂行肝癌切除术，术中证实肝内多发血管瘤。患者肝硬化较重，仅行肿瘤局部切除术，术后未行辅助性抗肿瘤治疗，坚持抗病毒治疗，密切随访，疗效满意。

（陈锦滨）

病例 8

【病史简介】

患者男，55 岁，因"体检发现肝占位 2 周"于 2012 年 4 月 30 日入院。既往有乙肝病史 8 年，2008 年开始口服拉米夫定抗病毒治疗，否认肿瘤家族史。

【治疗前检查】

1. 2012 年 4 月 20 日上腹部 CT 提示肝 S6 占位，1.5cm×1.3cm，考虑小肝癌可能。

2. 2012 年 5 月 2 日超声造影 肝 S6 段实性占位病灶，符合肝脏恶性病变超声改变。

3. 肿瘤标志物 AFP 3.43ng/ml，CEA 1.65ng/ml，CA19-9 10.9U/ml。

4. 血常规 WBC $7.1×10^9$/L，HGB 153.0g/L，PLT $176.0×10^9$/L。

5. 肝功能 ALT 25.4U/L，AST 22.2U/L，ALB 49.7g/L，TBIL 12.6μmol/L。

6. 凝血功能 PT 11.5s，PT% 87.5%，INR 1.04。

7. 肝炎系列 HBsAg（-），HBSsAb（-），HBeAg（-），HBeAb（-），HBcAb（-），HCV-IgG（-）。

8. HBV-DNA 934copies/ml。

【入院诊断】

原发性肝癌，符合肝细胞癌临床诊断，分期：cT1N0M0，BCLC 0 期；慢性乙型肝炎，ECOG 评分 0，Child-Pugh 肝功能评分 5 分（A 级）。

【治疗经过】

2012 年 5 月 8 日于静脉麻醉下行肝癌射频消融（RFA）术。

【影像学资料】

1. 2012 年 4 月 20 日上腹部 CT（图 24-8-1）　提示肝 S6 占位，1.5cm×1.3cm，考虑小肝癌可能。

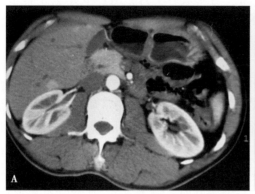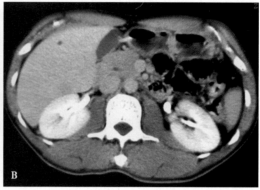

图 24-8-1　2012 年 4 月 20 日上腹部 CT

2. 2012 年 5 月 2 日超声造影（图 24-8-2）　肝 S6 段实性占位病灶，符合肝脏恶性病变超声改变。

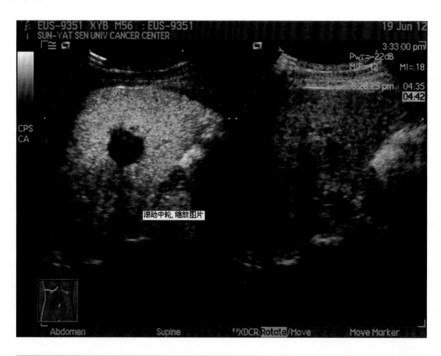

图 24-8-2　2012 年 5 月 2 日超声造影

3. 2012 年 6 月 8 日上腹部 CT（图 24-8-3）　肝癌 RF 术后改变。肝 S6 动脉期强化灶，建议随诊。

24

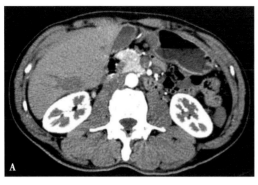
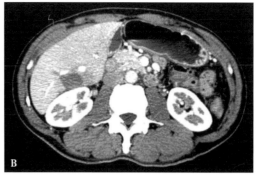

图 24-8-3　2012 年 6 月 8 日 上腹部 CT

4. 2012 年 9 月 17 日肝脏 MR（图 24-8-4）　　肝癌射频消融术后，S6 异常信号灶，考虑术后改变。动脉期肝 S6 小结节状强化灶，考虑异常灌注可能性大。肝 S7 结节，考虑血管瘤可能性大。

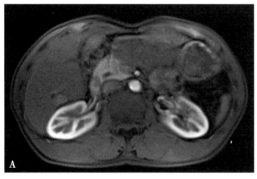
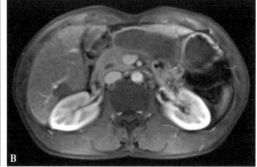

图 24-8-4　2012 年 9 月 17 日肝脏 MR

5. 2015 年 12 月 1 日上腹部 MR（图 24-8-5）　　肝癌射频消融术后复查，与 2015 年4 月 8 日片对比：肝 S6 病灶呈消融术后改变。肝 S7 血管瘤可能性大。

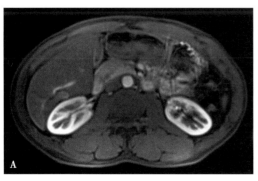
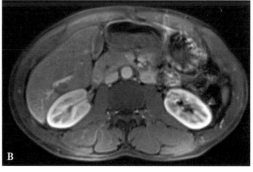

图 24-8-5　2015 年 12 月 1 日上腹部 MR

【操作细节】

2012 年 5 月 8 日于静脉麻醉下行超声引导下肝癌射频消融（RFA）术，超声显示肿瘤位于肝右叶 S6，单个，肿瘤大小约 1.5cm×1.6cm，边界清，呈低回声，射频针在超声引导下准确置入病灶内，共消融约 8 分钟，术后复查超声见病灶消融完全，呈高回声。

【术后管理】

患者于本院行消融治疗后继续于肝病专科医院定期复查，持续监测肝功能、肿瘤标志物、HBV-DNA，并行护肝、抗病毒治疗，2013 年因出现拉米夫定耐药，予联合阿德福韦酯抗病毒治疗，后 HBV-DNA 持续为检测值下限。

【病理及预后】

1. 无病理。

2. 患者术后恢复良好，未出现并发症。

3. 治疗及随访过程中 AFP 一直处于正常范围。

4. 末次随访 2016 年 4 月，患者无瘤生存。

【专家点评】

本例患者为中年男性患者，因慢性乙肝长期于广州市肝病专科医院随诊，诊断肝癌时病情极早期，肿瘤标志物不高，行射频治疗后效果理想，患者随后继续于肝病专科医院随访治疗，按需调整抗病毒方案，获得满意疗效。对于存在慢性肝炎感染的患者做好肝癌筛查，早期诊断早期治疗是取得良好预后及最大限度保存肝脏，保证生活质量的关键。

（陈健聪）

病例 9

【病史简介】

患者男，52 岁，因"乏力、身体、巩膜黄染 4 年余，发现肝占位 4 个月。"于 2005 年 9 月 15 日首次入院。既往慢性乙型病毒性肝炎、肝硬化病史多年，否认肝癌家族史。

【治疗前检查】

1. 2005 年 9 月 20 日超声造影　肝硬化声像；肝 S8 实性占位，符合肝癌造影表现；胆囊多发结石。

2. 2005 年 9 月 7 日上腹部 MR　肝硬化，脾脏略大；肝脏 V 段结节影（直径约 1.5cm），T_1WI 呈高信号，T_2WI 呈稍高信号；动态增强早期强化明显，高度怀疑肝硬化结节恶变。

3. ICG15 分钟滞留率　33.0%。

4. 肿瘤标志物　AFP 23.66ng/ml，CA19-9 44.52ng/ml。

5. 血常规　WBC $3.0×10^9$/L，HB 138g/L，PLT $79×10^9$/L。

6. 肝功能　AST 90U/L，ALT 60U/L，ALB 34.4g/L，TBIL 66μmol/L。

7. 凝血功能　PT 16.8s，PT% 64%，PT-INR 1.37。

8. 肝炎系列　HBsAg（+），HBsAb（−），HBeAg（−），HBeAb（+），HBcAb（+），HCV-IgG（+）。

9. HBV-DNA　低于检测下限。

【入院诊断】

原发性肝癌，符合肝细胞癌临床诊断，分期：cT1N0M0，I 期，BCLC A 期；慢性乙型病毒性肝炎，丙型病毒性肝炎，肝硬化，ECOG 评分 1，Child-Pugh 肝功能评分 8 分（B 级）。

【诊治经过】

1. 2005 年 9 月 22 日于静脉麻下行经皮肝癌射频消融术，术后评价 CR。

2. 2009 年 8 月 13 日因肝 S3 复发，于静脉麻下行经皮肝癌射频消融术，术后评价 CR。

3. 2012 年 7 月 29 日因肝 S3、S6 肿瘤复发，于静脉麻下行经皮肝癌射频消融术，术后评价 CR。

4. 2013 年 7 月 29 日因 S2 新发病灶，于静脉麻下行经皮肝癌射频消融术，术后出现肝性脑病症状，经对症处理后有所缓解，后转入肝病专科医院行护肝治疗。

【影像学资料】

1. 2009 年 6 月 7 日上腹部 MR（图 24-9-1）　增强扫描肝 S3 段见结节状强化区，呈持续强化，大小约 17mm×20mm，突向肝外，考虑肝硬化结节可能性大。

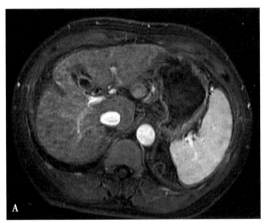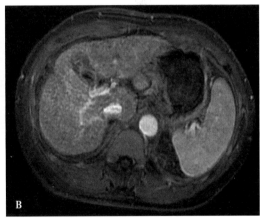

图 24-9-1　2009 年 6 月 17 日上腹部 MR

2. 2009 年 8 月 7 日上腹部 CT（图 24-9-2）　肝 S3 可见团块状低密度影，大小约 21mm×28mm，边界尚清楚，突向肝外，与前片对比，病灶较前增大，考虑肝硬化结节恶变。

3. 2009 年 9 月 23 日，第二次 RFA 术后 1 个月复查（图 24-9-3）　肝 S3 可见团块状低密度影，大小约 24mm×28mm，边界尚清楚，突向肝外，增强后动脉期未见明显强化，门脉期可见轻度强化。

4. 2012 年 7 月 5 日上腹部 CT（图 24-9-4）　提示原 S3 消融灶旁动脉期强化结节，S6 小结节，动脉期稍强化，门脉期强化减退，考虑肿瘤复发。

24

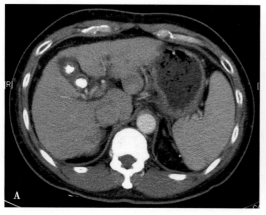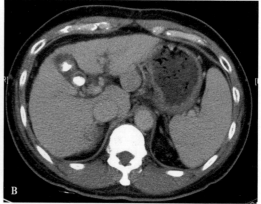

图 24-9-2 2009 年 8 月 7 日上腹部 CT

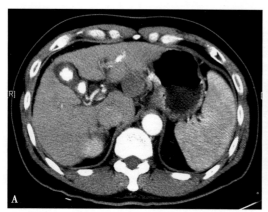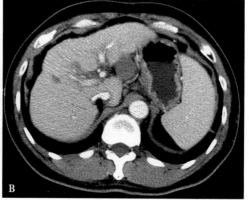

图 24-9-3 2009 年 9 月 23 日上腹部 CT

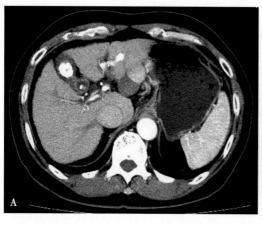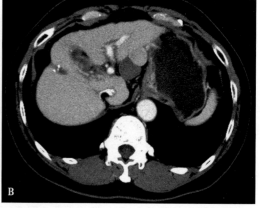

图 24-9-4 2012 年 7 月 5 日上腹部 CT

5. **2012 年 7 月 24 日超声造影（图 24-9-5）**　　肝 S6（20mm×15mm）、S3（28mm×18mm）实性占位，符合肝癌复发超声造影表现。

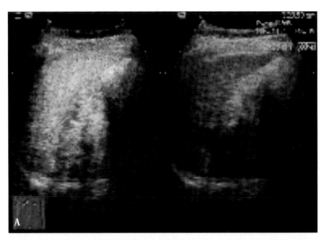

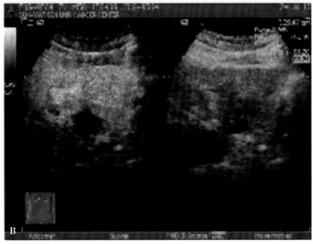

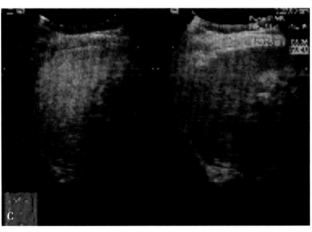

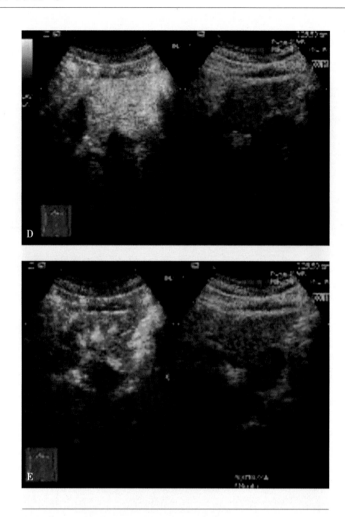

图 24-9-5　2012 年 7 月 24 日超声造影

6. 2013 年 7 月 12 日上腹部 CT（图 24-9-6）　肝 S3、S7 低密度病灶，增强后未见明显强化，考虑治疗后改变。肝 S2 新发结节，可疑肿瘤复发。

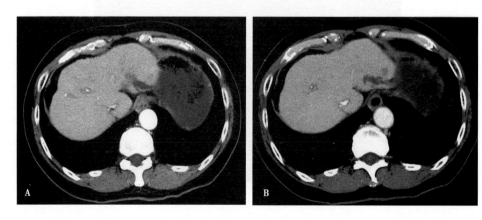

图 24-9-6　2013 年 7 月 12 日上腹部 CT

7. **2014 年 1 月 3 日，我院上腹部 CT（图 24-9-7）** 提示肝 S3、S7 低密度病灶，较前未见明显变化，考虑介入术后改变。肝 S2 多发结节，较前增多、增大，考虑肿瘤复发。

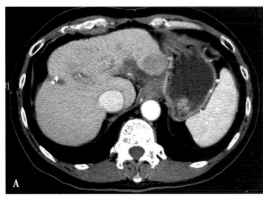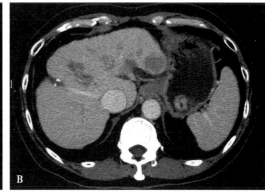

图 24-9-7 2014 年 1 月 3 日上腹部 CT

【操作细节】

1. 2005 年 9 月 22 日，静脉麻下行超声引导 RFA 术，超声下可见肿瘤位于 S5 段，大小约 1.4cm，采用 HiTT 器械，射频消融针准确置入肿瘤，起始消融功率为 50W，最大功率为 50W，消融时间为 5 分 30 秒，术中反应轻，术后安返病房。

2. 2009 年 8 月 13 日，静脉麻下行超声引导 RFA 术，超声下可见肿瘤位于 S3 段，大小约 2.5cm，采用 14G RF2000 器械，射频消融针准确置入肿瘤，进针深度 8.6cm，起始消融功率为 20W，每分钟步进功率 20W，最大功率为 50W，消融时间为 6 分 08 秒；退针 1.4cm，起始消融功率为 30W，每分钟步进功率 20W，最大功率为 70W，消融时间为 4 分 18 秒；术中反应轻，术后安返病房。

3. 2012 年 7 月 29 日，静脉麻下超声引导行 RFA 术，超声下可见肿瘤位于 S3 段，大小约 2.8cm×1.8cm，S6 病灶，大小约 2.0cm×1.5cm，采用 HiTT 器械，射频消融针准确置入肿瘤，S3 病灶进针深度 9cm，起始消融功率为 30W，最大功率为 60W，消融时间为 20 分钟，S6 病灶进针深度 11cm，起始消融功率为 30W，最大功率为 45W，消融时间为 10 分钟，术中反应轻，术后安返病房。

4. 2013 年 7 月 29 日，静脉麻下行超声引导 RFA 术，超声下可见肿瘤位于 S2 段，大小约 1.6cm×1.3cm，采用 HiTT 器械，射频消融针准确置入肿瘤，进针深度 8.5cm，起始消融功率为 30W，最大功率为 60W，消融时间为 8 分钟，术中反应轻，术后安返病房。

【术后管理】

患者乙肝后肝硬化，合并丙型肝炎，肝功能失代偿，一直服用拉米夫定抗病毒治疗，并于肝病专科医院行护肝治疗，2013 年 7 月末次 RFA 治疗后出现肝性脑病，经对症治疗后好转，2014 年 1 月肿瘤再次复发，但因反复出现消化道出血、腹水，肝功能恶化至 Child-Pugh C 级，仅行对症支持治疗。

【病理及预后】

1. 患者符合肝细胞癌临床诊断，未行手术切除及组织活检，无病理诊断。

2. 患者经多次 RFA 治疗，2014 年 1 月 3 日末次复查，肝内多处肿瘤复发，但因肝功能失代偿，且合并消化道出血，未再行抗肿瘤治疗。

3. 患者初次确诊肝癌时 AFP 无明显升高，2009 年 8 月 S3 段复发时 AFP 仍无升高。但至 2012 年 7 月，S3、S6 肿瘤复发时 AFP 升高至 122.0ng/ml；行射频消融治疗后 AFP 可降至正常，后续随访期间 AFP 均在正常范围内。

4. 患者于 2014 年 12 月死亡，死亡原因为肝衰竭。

【专家点评】

该患者为中年男性，既往慢性乙肝肝硬化病史多年，合并丙型肝炎感染。初诊时肝 S8 占位，单发，<2cm，AFP 无明显升高，综合超声造影及 MR 结果，考虑肝细胞癌临床诊断明确。患者肝硬化重，肝功能失代偿，初次诊断肝癌时 Child-Pugh 评分已达 8 分（B 级），无法耐受切除手术，首选肝移植术，但因患者无条件行肝移植术，在积极护肝治疗基础上行射频消融治疗，疗效较理想，患者也未出现明显并发症。之后多年间肝内不同部位反复出现新发肝癌结节，考虑为重度肝硬化基础上的多结节恶变，肿瘤均较孤立，<3cm，多次行肝癌射频消融术肿瘤可得到控制。2014 年 1 月肝内多处复发，因患者此时肝硬化失代偿恶化，已合并消化道出血、反复腹水，Child-Pugh C 级，对症治疗难以纠正，失去抗肿瘤治疗机会，最终死于肝衰竭。对于该患者而言最为理想的治疗手段为肝移植，但因客观条件所限无法实现，采取了创伤较小的射频消融治疗，在控制肿瘤的同时最大限度保护了肝功能。该患者从首次诊断肝癌至死亡历时达 9 年余，充分显示了射频消融的微创优势，即在保证生活质量的前提下尽量延长了患者生存。

（陈锦滨）

病例 10

【病史简介】

患者男，45 岁，因"体检发现肝内占位 1 周"于 2012 年 09 月 03 日首次入院。患者既往有"乙肝"史 10 余年，服用"贺普丁+贺维力"治疗。其母亲有"胆管癌"病史。

【治疗前检查】

1. 2012 年 8 月 29 日上腹部增强 CT 肝 S4、S6 段低密度占位，考虑原发性肝癌可能性大；胆囊多发结石，胆囊炎；双肾小囊肿。

2. 2012 年 9 月 4 日超声造影 S4、S6 各见一个低回声灶，大小分别约为 15mm×11mm（S4），38mm×33mm（S6），内部回声欠均匀。S6 原病灶于动脉相呈均匀强化，门脉相造影剂逐渐消退，延迟相回声低于周围肝脏实质，病灶显示清楚。门脉相及延迟相 S4 病灶回声低于肝实质，并逐渐减低。肝 S4、S6 实性占位，符合肝癌造影声像表现。

3. 肿瘤标志物 AFP 76.86ng/ml；CEA 1.43ng/ml；CA199 12.84U/ml。

4. 血常规 WBC $6.42×10^9$/L，HB 138g/L，PLT $161×10^9$/L。

5. 肝功能 ALT 22.9U/L，AST 20.8U/L，ALB 44.0g/L，TBIL 11.3μmol/L，DBIL 3.9umol/L。

6. 凝血功能 PT 11.5 秒，PTA 87.5%，INR 1.04。

7. 肝炎系列　HBsAg（+），HBsAb（-），HBcAg（+），HBcAb（-），HBcAb（+）；HCV-IgG（-），HCV-cAg（-）。

8. HBV-DNA　2.74×10^3 IU/ml。

【入院诊断】

原发性肝癌，符合肝细胞癌临床诊断标准，分期：cT2N0M0，BCLC A 期；慢性乙型病毒性肝炎，ECOG 评分 0，Child-Pugh 评分 5 分（A 级）。

【诊治经过】

1. 2012 年 9 月 7 日局部麻醉下行肝动脉造影+栓塞化疗，治疗后 m-RECIST 疗效评价为 PR。

2. 2015 年 10 月 22 日气管插管全麻下行腹腔镜下肝癌切除术+胆囊切除术。

【影像学资料】

1. 2012 年 8 月 29 日上腹部增强 CT（图 24-10-1）　肝 S4、S6 段低密度占位，考虑原发性肝癌可能性大。

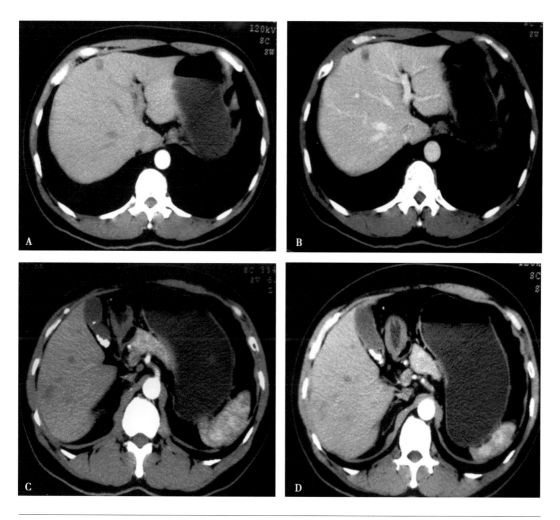

图 24-10-1　2012 年 8 月 29 日上腹部增强 CT

2. 2012 年 10 月 22 日 TACE 治疗后 1 个月上腹部增强 CT（图 24-10-2） 肝 S6 异常信号区，考虑 TACE 术后改变，病灶强化不明显。肝 S4 结节，较前未见明显变化。

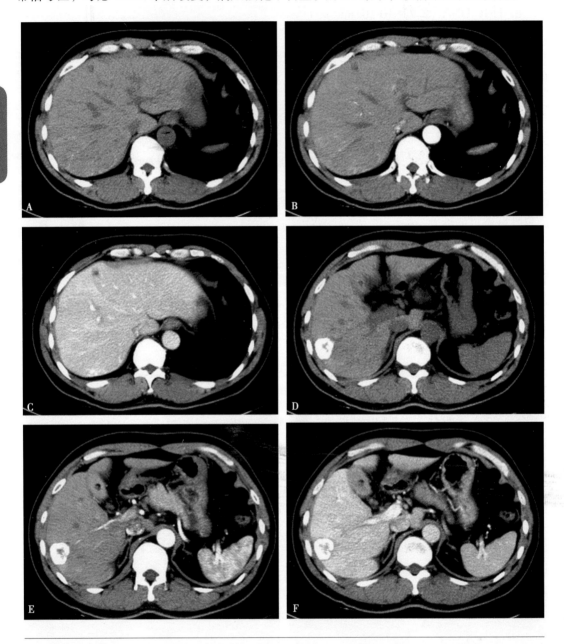

图 24-10-2　2012 年 10 月 22 日上腹部增强 CT

3. 2015 年 10 月 8 日复发时上腹部增强 MR（图 24-10-3） 肝癌治疗后，与 2015 年 5 月 21 日 CT 片对比：肝 S6 异常信号区，考虑 TACE 术后改变，范围较前无明显改变。肝 S4 结节，大小约 28mm×23mm，较前明显增大，恶变？

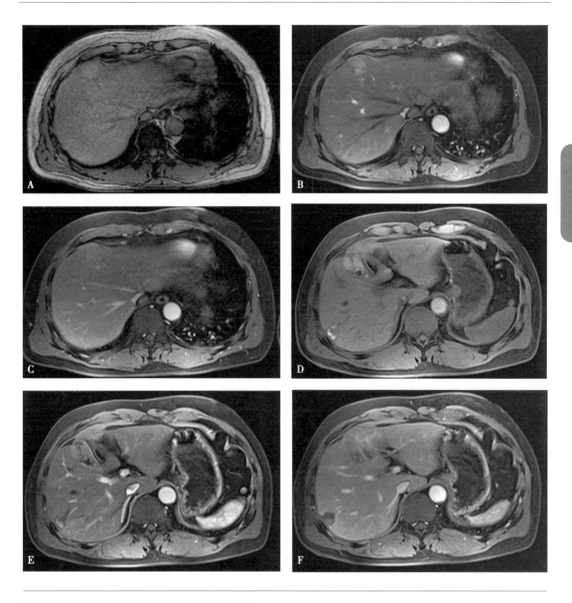

图 24-10-3　2015 年 10 月 8 日上腹部增强 MR

4. 2015 年 11 月 20 日肝癌切除术后 1 个月上腹部增强 CT（图 24-10-4）　　肝癌综合治疗后复查，肝 S4 术区积气积液，肝 S6 介入术后改变，大致同前，肝内未发现新病灶。

【操作细节】

1. 2012 年 9 月 7 日肝动脉栓塞化疗情况　　局麻下于右侧股动脉穿刺，造影见肝动脉起源于腹腔动脉，肿瘤见于肝右叶，S6 段单发，约 2.5cm×2.8cm，血供丰富，边界不清；S4 肿瘤未见明显血供。于肝右动脉插管注入表柔比星 50mg，碘油 5ml，术后碘油沉积一般。

24

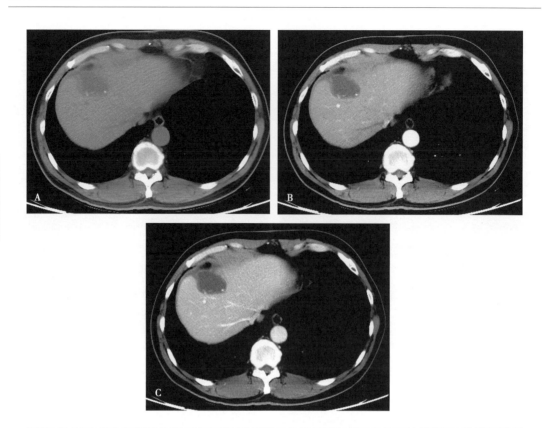

图 24-10-4 2015 年 11 月 20 日上腹部增强 CT

2. 2015 年 10 月 22 日肝肿瘤切除手术过程 于全麻下行腹腔镜肝癌+胆囊切除术。术中探查无腹水及血腹，腹盆腔无种植，淋巴结无肿大，脾不大，无明显肝硬化，肝 S4b 段脏面肿物，大小约 2.0cm×2.5cm，质中，界清，无包膜，余肝未见肿物。行肝 S4b 段肿物切除术+胆囊切除术，未阻断肝门，出血约 200ml，切缘 1.5~3.0cm（图 24-10-5）。

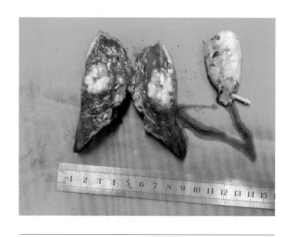

图 24-10-5 2015 年 10 月 22 日手术大体标本：肝 S4 肿瘤及胆囊

【术后管理】

1. 复发再手术围术期管理：患者 TACE 术后，肝 S6 段病灶已无活性，肝 S4 段病灶贴近胆囊，予行腹腔镜肝癌切除术+胆囊切除术。该患者采用快速康复管理，术前不行胃肠道准备，术后第 1 天拔除尿管，进食流质，下床活动，术后第 4 天出院。

2. 患者一直坚持抗病毒治疗，拉米夫定+阿德福韦酯治疗后出现耐药，2014 年改用替诺福韦治疗，坚持每 3 个月复查血常规、生化、肿瘤标志物、HBV-DNA，并行过继性免疫细胞输注（CIK 与 D-CIK 交替）辅助治疗。

【病理及预后】

1. 2015 年 10 月 22 日手术切除标本镜下所见：肝组织中见异型细胞散在或小巢状分布，癌细胞核退行性变，可见出血、坏死，伴纤维组织增生、胶原化及淋巴细胞、浆细胞等炎症细胞浸润，结合病史及免疫组化结果，病变诊断为分化差的癌，符合肝细胞性肝癌治疗后改变；癌组织浸润至肝被膜下，未见卫星结节，未见明确脉管内癌栓及神经束侵犯。癌旁肝组织汇管区见慢性炎症细胞浸润，部分肝细胞脂肪变性。胆囊黏膜慢性炎；胆囊结石。

2. 患者术后恢复好，未出现并发症。

3. 患者 TACE 术前 AFP 为 79.86ng/ml，TACE 术后 1 个月降至正常（2.95ng/ml），其后患者随访过程中 AFP 一直处于正常范围。

4. 末次随访：2016 年 1 月 28 日，患者无瘤生存。

【专家点评】

本例患者为中年男性，初次诊断时肝内 S4 及 S6 两个占位，其中 S6 肿物符合典型肝细胞癌临床表现，而 S4 病灶影像学表现不典型，血管瘤与肝癌鉴别，初次治疗选择行肝动脉造影并栓塞化疗，肝动脉造影仅见 S6 单发病灶，S4 病灶造影未见显示，术后也未见碘油沉积。术前 AFP 升高，TACE 术后 52 天 AFP 降至正常，复查上腹部 CT 提示 S6 肿瘤范围逐渐缩小，疗效达 CR。TACE 治疗 3 年后原 S4 段病灶增大，考虑为复发，病灶位于肝包膜下，仍<3cm，邻近胆囊，因此选择腹腔镜下肝癌+胆囊切除术。该患者 S4、S6 两个病灶影像学表现及对 TACE 治疗反应均不一致，且 S4 肿瘤复发时 AFP 正常，病理为分化差的癌，考虑 S4、S6 肿瘤可能为不同克隆起源。

（杨可立）

病例 11

【病史简介】

患者男，59 岁，因"体检发现肝脏占位 1 个月。"于 2012 年 8 月 20 日首次入院。既往"胃出血、高血压"病史，否认肝炎病史，否认肝癌家族史。

【治疗前检查】

1. 2012 年 7 月 17 日上腹部 CT　肝左外叶异常密度影（19mm×25mm），考虑肝癌可能性大。

2. 2012 年 8 月 22 日上腹部 MR　肝 S2 结节（23mm×27mm），考虑为小肝癌。

3. 肿瘤标志物　AFP 1120ng/ml，CA19-9 52.96U/ml，CEA 7.33ng/ml。

4. **血常规** WBC 8.36×10⁹/L, HB 141.7g/L, PLT 329×10⁹/L。

5. **肝功能** AST 18.0U/L, ALT24.6U/L, ALB 41.4g/L, TBIL 7.5μmol/L。

6. **凝血功能** PT 11.0s, PT% 95.3%, PT-INR 1.00。

7. **肝炎系列** HBsAg (−), HBsAb (+), HBeAg (−), HBeAb (−), HBcAb (+), HCV-IgG (−), HCV-cAg (−)。

8. **HBV-DNA** 0IU/ml。

【入院诊断】

原发性肝癌，符合肝细胞癌临床诊断，分期：cT1N0M0，I 期，BCLC A 期；ECOG 评分 0，Child-Pugh 肝功能评分 5 分（A 级）。

【诊治经过】

1. 2012 年 8 月 28 日，行 CT 引导下肝癌射频消融术。

2. 2012 年 10 月 12 日，胸部+上腹部 CT：肝癌 RF 术后改变，肝脏未见明确复发征象。

3. 2013 年 1 月 26 日，上腹部 MR：肝 S2 近包膜下类圆形异常信号灶，考虑 RF 术后改变。肝 S2 病灶上方异常强化结节，考虑残余肿瘤可能性大。

4. 2013 年 2 月 20 日，于全麻下行肝癌切除术+胆囊切除术，术后定期复查。

【影像学资料】

1. **2012 年 8 月 22 日上腹部 MR（图 24-11-1）** 肝 S2 结节（23mm×27mm），考虑为小肝癌。

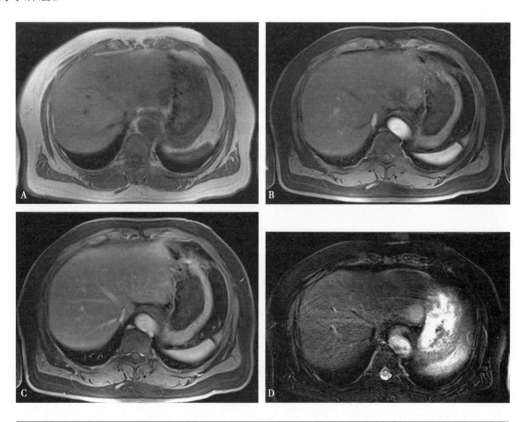

图 24-11-1　2012 年 8 月 22 日上腹部 MR

2. 2012 年 10 月 12 日射频消融术后 1 个月余复查上腹部 CT（图 24-11-2）　　肝癌 RF 术后改变，肝脏未见明确复发征象。

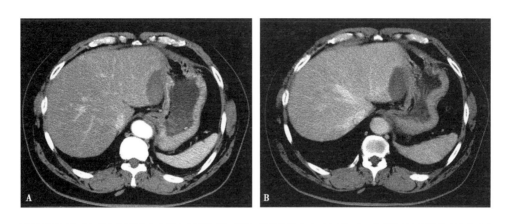

图 24-11-2　2012 年 10 月 12 日上腹部 CT

3. 2013 年 1 月 26 日射频消融术后 5 个月上腹部 MR（图 24-11-3）　　肝 S2 近包膜下类圆形异常信号灶，考虑 RF 术后改变。肝 S2 病灶上方异常强化结节，考虑残余肿瘤可能性大。

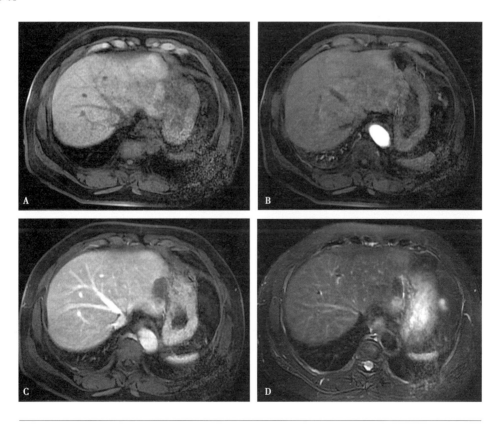

图 24-11-3　2013 年 1 月 26 日上腹部 MR

4. **2013 年 3 月 29 日，切除术后 1 个月复查上腹部 CT（图 24-11-4）** 肝癌综合治疗后改变，未见复发征。

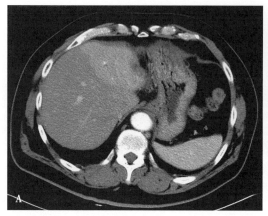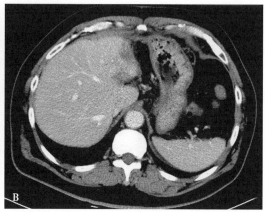

图 24-11-4 2013 年 3 月 29 日，上腹部 CT

5. **2016 年 1 月 15 日，复查上腹部 MR** 肝癌综合治疗后复查，未见明确复发征象（图 24-11-5）。

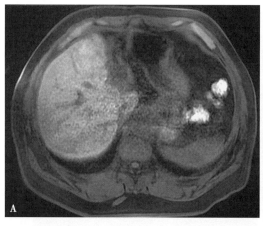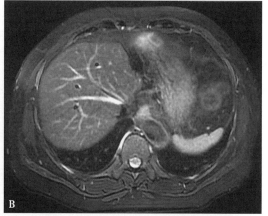

图 24-11-5 2016 年 1 月 15 日上腹部 MR

【操作细节】

1. 2012 年 8 月 27 日，行 CT 引导下肝癌射频消融术，根据术前 CT 片显示肝肿瘤病灶所在区域分别于体表皮肤贴附金属丝定位标记，行 CT 扫描定位明确病灶所在层面，确定穿刺进针点及进针路径。在 CT 螺旋扫描实时导引下将消融针经皮肤穿刺进入肝肿瘤组织，按由浅入深的原则及叠加覆盖的方法对肿瘤区域行消融治疗，进针深度为 7cm，使用功率 70W，治疗时间 2 分钟。术中患者生命体征平稳。术毕拔针，CT 复扫腹腔无出血，肝包膜下无出血。

2. 2013 年 2 月 20 日，全麻下行肝癌切除术+胆囊切除术，取上腹正中切口，探查发现肿物与胃、膈肌粘连，无腹水、血腹、盆腔种植，肝 S2 段表面可见一肿物，大小 3cm×3cm，无破裂，游离肝脏后，使用超声刀切除肝左外叶，切缘距肿瘤边缘最长为 2.0cm，最短 1.0cm，术中出血约 50ml，无输血。

【术后管理】

1. 切除术后无留置胃管，术后第 3 天予流质饮食，术后第 5 天患者排便，并予半流饮食。术后肝功能恢复顺利，术后第 7 天出院。

2. 患者 RFA 术后及手术切除后均恢复良好，于门诊定期复查血常规、生化、肿瘤标志物等未见明显异常，一般情况好。

【病理及预后】

1. 术后病理提示：中分化肝细胞性肝癌，伴大片出血、坏死，癌组织侵犯肝被膜，未见明确脉管癌栓和神经束侵犯，未见明确卫星结节；癌旁肝组织呈结节性肝硬化改变，伴肝细胞脂肪变形。慢性胆囊炎伴胆囊腺肌瘤形成，合并胆囊结石。

2. 患者术前 AFP 明显升高，达 1120ng/ml，首次射频消融术后 2 个月 AFP 下降至正常范围（2.73ng/ml），射频治疗 5 个月后 AFP 上升至 284.1ng/ml，影像学证实为局部复发，再次手术切除后 1 个月 AFP 再次下降至正常（2.56ng/ml），后续随访 AFP 维持在正常范围内。

3. 末次随访时间 2016 年 3 月，无瘤生存。

【专家点评】

患者为中老年男性，HBsAg 及 HCV 均（-），但有肝硬化表现，AFP 升高，综合影像学考虑临床诊断肝细胞癌明确，初诊时肿瘤单发，直径<3cm，位于左外叶，且靠近肝脏边缘，首选手术切除。但患者当时对手术抗拒，强烈要求行微创治疗，经劝说无效，决定试行局部消融。考虑肿瘤位于左外叶，受周围含气组织影响，超声可能定位不准确，选择行 CT 引导下肝癌射频消融治疗，由于肿瘤紧邻胃壁，为避免损伤消化道，消融时间仅控制在 2 分钟。消融术后短期复查 CT 可见肝内肿瘤基本坏死，但由于上述原因，消融术后仅 5 个月即出现局部复发，考虑为消融术后残留可能，此时再次动员患者行手术切除，患者愿意接受，即行肝左外叶切除术，终获得满意切缘及根治疗效，患者手术切除后恢复良好。

（陈锦滨）

病例 12

【病历简介】

患者女，47 岁，因"体检发现肝占位 2 周。"于 2016 年 1 月首次入院。发现乙肝"小三阳"20 余年，10 年前开始口服"博路定"行抗病毒治疗，自诉转氨酶、HBV-DNA 均控制满意。否认肿瘤家族史。

【治疗前检查】

1. 2016 年 1 月 6 日外院上腹部 CT 肝 S5 下缘实性占位，大小约 66×31mm，考虑肝细胞癌可能性大。肝硬化伴弥漫再生结节形成、脾肿大、门脉高压。

2. 2016 年 1 月 5 日上腹部 MR 肝 S5 病灶，大小约 37mm×27mm，考虑肝癌。肝硬化、脾大、门脉高压伴侧支循环形成。

3. 肝功能储备（ICG15 分钟潴留）22.3%。

4. 肿瘤标志物 AFP 160ng/ml, CEA 2.6ng/ml, CA19-9 60.1U/ml。

5. 血常规 WBC $3.2×10^9$/L, HGB 146g/L, PLT $88×10^9$/L。

6. 肝功能 ALT 9.4U/L, AST 28.4U/L, ALB 40.2g/L, TBIL 34.3μmol/L。

7. 凝血功能 PT 14.3 秒, PT% 61%, INR 1.25。

8. 肝炎系列 HBsAg（+）, HBSsAb（-）, HBeAg（-）, HBeAb（+）, HBcAb（+）, HCV-IgG（-）。

9. HBV-DNA $2×10^2$IU/ml。

【入院诊断】

原发性肝癌，符合肝细胞癌临床诊断，分期：cT1N0M0, BCLC A 期；慢性乙型肝炎肝硬化，门脉高压，脾大伴脾功能亢进，ECOG 评分 0, Child-Pugh 肝功能评分 6 分（A级），终末期肝病模型评分（MELD）11 分。

【治疗经过】

2016 年 1 月 9 日于广州军区广州总医院行全肝切除、原位肝移植术（背驮式）。

【影像学资料】

1. 2016 年 1 月 6 日肝胆胰脾彩超（图 24-12-1） 肝 S5/6 实性占位，考虑肝癌可能性大。

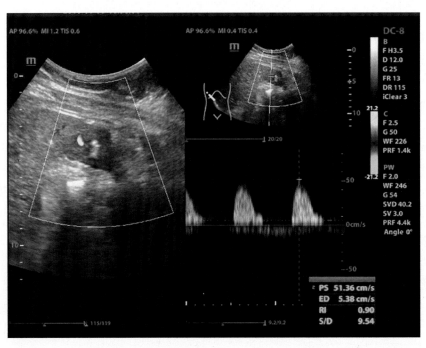

图 24-12-1 2016 年 1 月 6 日肝胆胰脾彩超

2. 2016 年 1 月 5 日上腹部 MR（图 24-12-2）：肝 S5 病灶，考虑肝癌。肝硬化、脾大、门脉高压伴侧支循环形成。

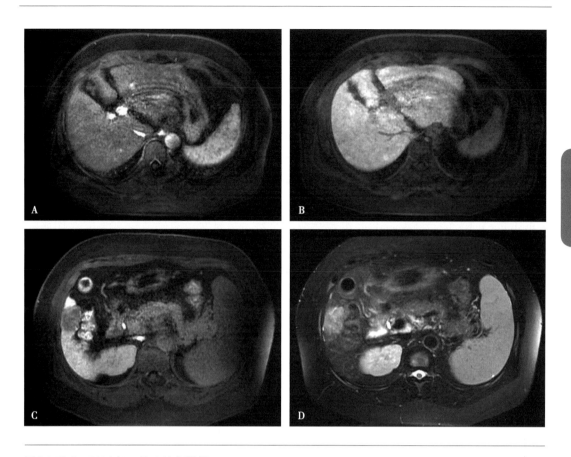

24

图 24-12-2　2016 年 1 月 5 日上腹部 MR

【操作细节】

2016 年 1 月 9 日于广州军区广州总医院行全肝切除、原位肝移植术（背驼式），具体细节如下：

切除病肝：从第一肝门开始游离肝总管、肝动脉、门静脉，离断、结扎肝总管、左右肝动脉。游离肝上下腔静脉及肝静脉，离断、结扎其肝后各属支，肝静脉后方可通过血管钳断钳。结扎、切断门静脉，阻断肝静脉，切除病肝。

新肝植入：①腔静脉吻合：0/4#PROLENE 线缝合标志下腔静脉两端，从左向右、自后壁向前壁连续外翻缝合下腔静脉，两端打结固定。②门静脉吻合：受体门静脉口径与供体门静脉口径相当，0/5#PROLENE 线缝合标志门静脉两端，从左向右、自后壁向前壁连续外翻缝合门静脉，开放门静脉受体端、阻断供体端，保持门静脉膨胀张力下左侧端打结固定缝线。依次开放肝上下腔静脉、肝下下腔静脉、门静脉，结石无肝期，见供肝色泽逐渐转为暗粉红色、质地柔润，开放胆管，可见胆汁徐徐流出。③动脉吻合：供肝动脉内注入利多卡因、生理盐水混合液 20ml 后暂夹闭。游离出肝总动脉，结扎、切断胃右动脉、胃十二指肠动脉，保留肝固有动脉、胃十二直肠动脉分叉，修剪成与供体脾动脉片横径相应大小至袖套口，0/7#PROLENE 线缝合标志动脉两端，从左向右、自前壁向后壁连续外翻缝合，两端打结固定；开腹动脉受体端、阻断供体端，保持动脉膨胀张力下打结固定缝线,松开供肝动脉阻断夹,动脉开放,肝脏色泽进一步改善,转为粉红色。④胆道吻合:拟行法切除胆囊;开放受体胆总管下端,8#胆道探子可通过胆总管下端达十二指肠腔。修整供受体胆总管保留适当长度、口径,0/6PDS 线后壁连续外翻缝合、前壁间断缝合胆管。

【术后管理】

患者肝移植术后第 23 天恢复顺利出院,此后坚持于广州军区广州总医院随访,予普乐可复、博路定、乙肝免疫球蛋白治疗,术后 3 个月内每周随访一次,监测血常规、肝功能、FK506 浓度等,并每周复查彩超观察肝脏血供及肝内外胆管情况,未见明显异常。

【病理及预后】

1. 2016 年 1 月 12 日术后病理:(病肝)镜检为原发性肝细胞肝癌伴坏死,粗梁型,大小 4cm×3cm×3cm,Edmondson 组织学分级 Ⅲ 级。另见灰白色结节镜下为退变坏死物;其余肝组织符合大小结节混合型肝硬化。

2. 患者术后恢复良好,未出现明显并发症。

3. 术前 AFP 160ng/ml,至术后 3 周已降至正常(3.15ng/ml)。

4. 末次随访 2016 年 4 月,患者无瘤生存。

【专家点评】

本例患者为中年女性,初次诊断时肿瘤早期,肝细胞癌临床诊断成立,本拟行肝癌切除术,但患者体型肥胖,身高 160cm,体重 87kg,BMI 34,而肝硬化程度较重,术前评估肝脏相对体积及肝功能储备不足,术后发生肝衰竭等并发症的可能性大,建议行肝移植术。患者行全肝切除、原位肝移植术(背驼式)后恢复良好,未出现并发症,目前无瘤生存。该患者随访时间尚短,近期疗效满意,远期疗效待观察,由于移植前肿瘤为早期,符合 Milan 标准,预测可获得较为理想的远期疗效。

(陈健聪)

病例 13

【病史简介】

患者男,52 岁,因"体检发现肝占位 10 余天。"于 2009 年 2 月 1 日第 1 次入院。既往肝病史不详,有阑尾切除术史,否认肝癌家族史。

【治疗前检查】

1. **2009 年 2 月 1 日肝脏超声造影** 肝左外叶低回声灶(大小约 32mm×23mm),符合小肝癌造影声像。

2. **2009 年 2 月 1 日上腹部 CT** 肝左外叶病灶(大小约 17mm×28mm),考虑为肝癌。胆囊小结石。

3. **肿瘤标志物** AFP 334.8ng/ml,CA19-9 29.54U/ml,CEA 1.95ng/ml。

4. **血常规** WBC $6.7×10^9/L$,HB 152g/L,PLT $148×10^9/L$。

5. **肝功能** AST 41.7U/L,ALT 53.9U/L,ALB 43.7g/L,TBIL 15.4μmol/L。

6. **凝血功能** PT 12.2s,PT% 92.8%,PT-INR 1.08。

7. **肝炎系列** HBsAg(+),HBsAb(-),HBeAg(-),HBeAb(+),HBcAb(+),

HCV-IgG（－），HCV-cAg（－）。

8. HBV-DNA $2.84×10^6 copy/ml$。

【入院诊断】

原发性肝癌，符合肝细胞癌临床诊断，分期：cT1N0M0，Ⅰ期，BCLC A 期；慢性乙型病毒性肝炎，ECOG 评分 0，Child-Pugh 肝功能评分 5 分（A 级）；阑尾切除术后。

【诊治经过】

1. 2009 年 2 月 5 日，于全麻下行肝癌切除术。

2. 2009 年 2 月 12 日至 2009 年 3 月 26 日行自体 CIK 细胞输注治疗 4 次。

3. 2010 年 7 月 20 日，于静脉麻下行肝癌射频消融术。

【影像学资料】

1. 2009 年 2 月 1 日上腹部 CT（图 24-13-1） 肝左外叶见一不规则低密度灶，大小约 17mm×28mm，边界欠清，增强扫描动脉期明显强化，门脉期强化减退呈低密度，考虑为肝癌。

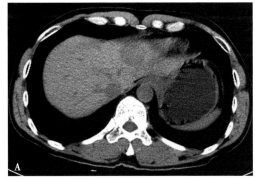
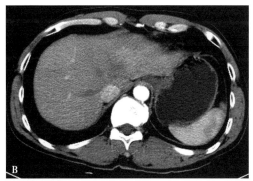
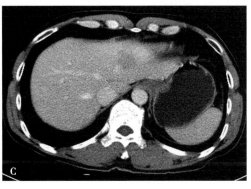

图 24-13-1 2009 年 2 月 1 日上腹部 CT

2. 2010 年 7 月 15 日上腹部 MR（图 24-13-2） 肝左叶部分缺失。肝 S6 见一类结节状异常信号灶，大小约 11mm×17mm×18mm，占位效应较明显，局部肝表面可见隆起，T_1WI 呈稍低信号，T_2WI 呈高信号，DWI 呈高信号，增强扫描动脉期见较明显强化，门脉期、延迟期强化消退，呈等及稍低信号，考虑复发。

3. 2010 年 8 月 23 日消融术后上腹部 CT（图 24-13-3） 肝右前后叶下段交界区见带状及类圆形低密度区，密度均匀，边界清晰，未见明显强化，符合 RFA 术后改变。

24

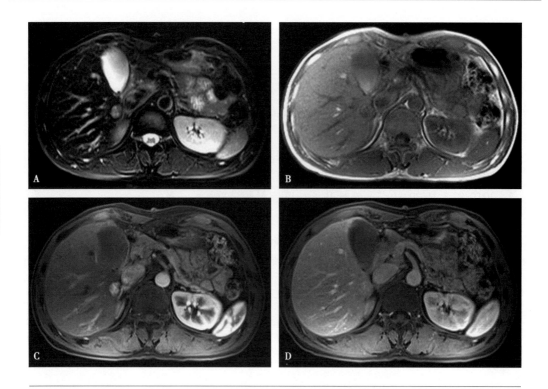

图 24-13-2　2010 年 7 月 15 日上腹部 MR

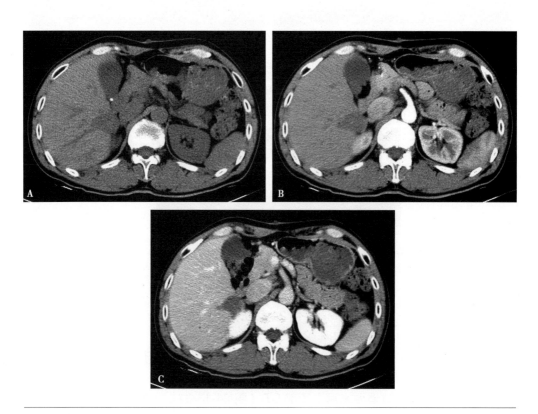

图 24-13-3　2010 年 8 月 23 日上腹部 CT

4. **2016 年 5 月 24 日上腹部 CT（图 24-13-4）** 肝 S5 边缘条片状稍低密度区，考虑术后改变，较前缩小；残肝未见肿瘤复发征象。

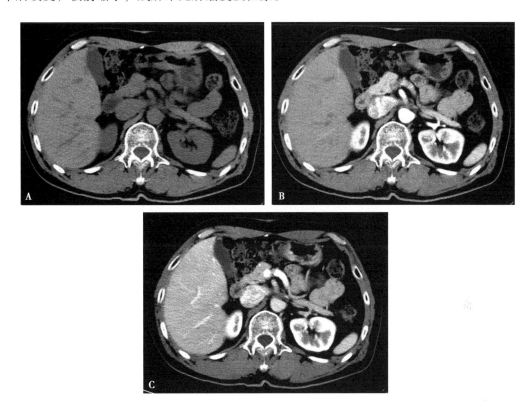

图 24-13-4 2016 年 5 月 24 日上腹部 CT

【操作细节】

1. 2009 年 2 月 5 日于全麻下行肝癌切除术+粘连松解术，在气管内插管静脉吸入复合全麻下手术，取右肋缘下切口，探查无腹水、血腹，回肠下段与原阑尾切除手术切口附近腹膜粘连，肿瘤位于 S2/3 段，于肝表面可见，大小约 3×3cm，质硬，无子瘤，无侵犯其他脏器。使用吸引器刮吸、TissueLink 切除左外叶，切缘距肿瘤边缘最长 8cm，最短 1.8cm。肝脏断面对缝。术中出血约 100ml，无输血，放置腹腔引流管 1 条。术毕安返病房。术后 3 天拔除尿管、引流管，术后 10 天拆线出院。

2. 2010 年 7 月 20 日于静脉麻下行肝癌射频消融术，术中超声可见肿瘤位于肝 S6 段，靠近下腔静脉，低回声，大小约 1.5cm，使用 HiTT 射频消融机，于超声引导下进针，进针深度 8cm，使用 30W 功率消融 6.5 分钟，40W 功率消融 4 分钟。肿瘤完全消融，术中反应轻，术后恢复顺利。

【病理及预后】

1. 2009 年 2 月 5 日手术切除病理：肝左叶及肿物：送检肝组织大小为 9cm×4cm×2cm，切面见肿物大小为 3cm×2cm×1cm，灰白、质中。镜检为肝细胞性肝癌Ⅱ～Ⅲ级，梁索型。癌旁肝组织呈早期肝硬化改变。

2. 患者初次确诊肝癌时 AFP 为 334.8ng/ml，手术切除后 AFP 逐渐下降，术后 2 月 AFP 降至正常（7.78ng/ml）。术后定期随访，2010 年 7 月肝 S6 复发时 AFP 仍为正常范围内（5.55ng/ml），此后 AFP 一直维持在正常范围内，末次复查 AFP 4.11ng/ml。

3. 末次随访 2016 年 5 月 24 日，无瘤生存。

【术后管理】

1. 患者乙肝病史，初诊时 HBV-DNA 明显升高，术后病理提示癌旁肝组织呈早期肝硬化表现，予恩替卡韦（博路定）抗病毒治疗，后 HBV-DNA 降至 0IU/ml，坚持抗病毒治疗至今，每半年复查 HBV-DNA 均为正常范围内。

2. 切除术后行 4 次辅助性 CIK 免疫细胞输注治疗，无明显不良反应。

【专家点评】

患者为中年男性，既往慢性乙肝病史，初诊时肝左外叶占位，单发，AFP 升高，综合超声造影及 MR 结果，考虑小肝癌临床诊断明确。肿瘤单发，未侵犯大血管，术前评估肿瘤可根治性切除且患者可耐受手术，遂行肝左外叶切除术，术后行积极抗病毒治疗，辅助性 CIK 免疫细胞输注治疗。患者手术切除后 1 年余发现 S6 复发灶，距离首次手术已超过 1 年，且结合两次治疗前 AFP 的差异，考虑为多中心发生可能性大，并非首次手术后的转移，肿瘤仍为单发，直径较小（约 1.5cm），位于肝右后叶且邻近下腔静脉，如再次手术创伤较大，遂行肝癌射频消融术，治疗后复查显示消融完全，未行进一步抗肿瘤治疗，继续定期复查，坚持抗病毒治疗，获得长期无瘤生存。

（陈锦滨）

结　语

在肝癌的各种治疗方法中，手术切除仍是小肝癌根治性治疗的首选方法，中山大学肿瘤防治中心早于 1964 年就开展了肝切除术治疗肝癌，有大量的小肝癌病人经手术切除后获得 10 年以上甚至更长的生存。国内同行也积累了大量手术切除治疗小肝癌的成功病例，拥有丰富的临床经验。因此，此处选取的绝大多数病例是经非手术切除治疗并达到或接近手术切除效果的，有一定临床代表性者。从这些病例的诊治过程中不难看出，大多数小肝癌患者都为体检发现，由此可见在高危人群中进行肝癌筛查的重要性。TACE 可在部分小肝癌患者中达到较好的近期疗效，但仍不可替代根治性治疗手段。即使是小肝癌在根治性治疗后仍然存在复发的可能，因此术后严密而规律的随访复查极为重要，是及时发现复发，并争取机会再次达到良好疗效的关键。此外，需要特别指出的是，在小肝癌治疗方法的选择上，既要尊重病人的选择，更需保证疗效，对于同时符合手术切除指征的小肝癌，如欲选择非手术治疗前最好先通过多学科团队（MDT）会诊，MDT 在肝癌治疗中的重要性以及组织运行模式本书其他章节已有叙述，此处不再重复。小肝癌病例选择非手术治疗时，必须以根治为首要目标，并以"安全、微创、联合"为原则，切不可为片面追求微创而让病人失去根治的机会。治疗前必须与患者及家属充分沟通，说明非手术治疗存在较手术切除术后复发率较高的可能，治疗后应更为密切的复查。尤其当非手术治疗未能达到预期疗效时，应及时说服仍符合手术适应证的患者行手术切除，力求根治，通过必要的挽救手术取得理想的远期疗效。

（徐　立　陈敏山）

附录

肝功能 Child-Pugh 评分及分级标准

参数	评分		
	1 分	2 分	3 分
脑病分级 *	0 级或无	1~2 级	3~4 级
腹水	无	轻度	中~重度
总胆红素（TBIL）	<2.0mg/dl 或<34μmol/L	2.0~3.0mg/dl 或 34~51μmol/L	>3.0mg/dl 或>51μmol/L
白蛋白（ALB）	>35g/L	28~35g/L	<28g/L
凝血酶原时间（PT）	较正常延长<4 秒 或 INR<1.7	较正常延长 4~6 秒 或 INR 1.7~2.3	较正常延长>6 秒 或 INR>2.3

Child-Pugh 分级：总分 5~6 分为 A 级；7~9 分为 B 级；10~15 分为 C 级

* 脑病分级：

0 级：意识、人格、神经学检查、脑电图正常

1 级：好动，睡眠障碍，易怒/躁动不安，震颤，手写障碍

2 级：迟钝，时间定向障碍，行为不当，扑翼样震颤，共济失调，慢三相波

3 级：嗜睡，昏迷，地点定向障碍，反射亢进，强直，慢波

4 级：深昏迷，无人格/行为，去大脑状态

肝细胞癌的临床分期
（2016 年 UICC 第 8 版 TNM 分期系统）

T-原发病灶

　TX：原发肿瘤情况不明

　T0：未发现原发肿瘤

　T1a：单个肿瘤，最大径≤2cm，有或无血管侵犯

　T1b：单个肿瘤，最大径>2cm；无血管侵犯

　T2：单个肿瘤，最大径>2cm；有血管侵犯；或多个肿瘤，最大径≤5cm

　T3：多个肿瘤，最大径>5cm；

　T4：肿瘤侵犯门静脉或肝静脉主干、或肿瘤直接侵犯除胆囊外的其它邻近器官（包括膈肌）、或肿瘤穿破脏层腹膜

N-区域淋巴结

　NX：区域淋巴结转移情况不明

　N0：无区域淋巴结转移

　N1：有区域淋巴结转移

M-远处转移

　M0：无远处转移

　M1：有远处转移

肝癌分期：

　IA 期： T1a、N0、M0

　IB 期： T1b、N0、M0

　II 期： T2、N0、M0

　IIIA 期： T3、N0、M0

　IIIB 期： T4、N0、M0

　IVA 期： 任何 T、N1、M0

　IVB 期： 任何 T、任何 N、M1

BCLC 肝细胞癌临床分期系统

一、2010 年 BCLC 肝癌临床分期

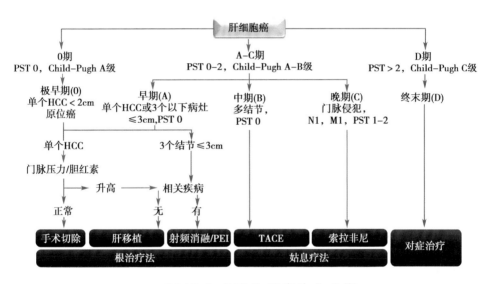

二、2016 年 BCLC 肝癌临床分期

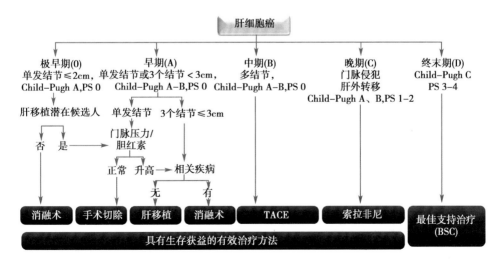

NCCN 肿瘤学临床实践指南
（2016 年版）

附录 4-1　关于小肝癌多学科诊治的解读

　　美国国立综合癌症网络（National Comprehensive Cancer Network，NCCN）是由美国 21 家顶尖肿瘤中心组成的非营利性学术组织，他们根据肿瘤研究最新的高质量循证医学证据以及专家共识，每年发布各种恶性肿瘤临床实践指南，得到了全球临床医师的认可和遵循。本文主要针对 NCCN 指南肝胆肿瘤 2016 版中有关小肝癌多学科治疗的更新要点作重点解读，供同行参考。

一、HCC 的筛查

　　小肝癌或早期肝癌多无明显的临床症状，高危人群的筛查与监测是发现并早期诊断的重要途径，NCCN 指南十分强调肝癌高危人群的筛查，并认为这种监测能使该人群整体获益。肝癌高危人群主要包括 HBV、HCV 导致的肝硬化患者、无肝硬化的 HBV 携带者；近年来非病毒性肝硬化患者包括：酒精性肝硬化、酒精性脂肪性肝炎、非酒精性脂肪肝等，其中非酒精性脂肪肝越来越受到重视，尤其随着我国生活水平的提高、生活模式的改变，以及乙肝疫苗普遍接种的推行，该因素在未来肝癌的致病过程将占有一定比重。对于上述高危人群，建议每隔 6~12 个月进行 1 次检查，筛查的指标包括血清甲胎蛋白（AFP）和肝脏超声检查两项。高级别证据支持超声检查作为筛查工具，其效能优于单一的甲胎蛋白，联合 AFP 和肝脏超声可以提高对高危人群的筛查可靠性。肝脏超声发现肝内有实性结节需行进一步的影像学检查（至少包括动脉晚期和门静脉的 3 相 CT 或 MRI 扫描）。对 AFP 升高而超声检查未发现肝脏占位者，在排除妊娠、活动性肝病以及生殖腺胚胎源性肿瘤的可能后，应作 CT 和/或 MRI 等检查。如果 CT 和/或 MRI 仍未发现肝脏病灶，应继续密切追踪 AFP 的动态变化，并将检查间隔缩短至 3 个月，必要时再次进行 CT 和/或 MRI 检查。新版指南还特别指出，PET-CT 不适用于肝细胞癌的筛查及诊断，但可以用于全身转移疾病的评价。

二、HCC 的诊断

新版指南对于 HCC 的诊断标准与之前基本一致，确诊标准是在肝硬化或者慢性肝病基础上发现肝脏占位性病变，且 3 期增强的影像学检查如 CT、MRI、超声造影（CEUS）出现 2 种典型的强化方式或者穿刺活检组织学检查确诊为 HCC。新版指南更新指出 1~2cm 的肝脏结节的诊断应更加慎重，肝内占位小于 1cm 应至少每 3~6 个月进行 3 期增强 CT 或 MRI 或超声造影来评估占位是否进行性增大；患者每 3~6 个月进行监测（使用与首次检查同样的影像学检查方式），如肝内占位在 2 年内无明显变化，则改为常规监测方式。肝脏结节大于 1cm 时应首先使用 3 期的增强 CT 或 MRI 进行评估，是否联合其他影像学检查方式，取决于 CT 或 MRI 的检查结果；如检查发现结节具有典型动脉期和门脉期的影像学表现可考虑肝细胞癌诊断，而如果缺乏上述典型的影像学表现则要考虑两个以上的影像学检查；如果具有典型的动脉期和门脉期的影像学表现同时联合另一项影像学检查阳性结果，则诊断肝细胞癌；如果仅有一项影像学证据或 1~2cm 和大于 2cm 的肝脏结节无典型的动脉期和门脉期的影像学表现时应进行组织学检查（推荐芯针活检）；对于 1~2cm 的肝脏结节如果仅有 1 项影像学证据或者无典型的动脉期和门脉期的影像学表现，指南指出每 3 个月进行一次 3 期的增强 CT 或 MRI 检查，或进行芯针活检。新版指南强调，对于活检呈阴性但是持续增大的占位性病变，如果影像学检查不能确定 HCC，不能排除癌性病变的可能，建议随访监测，包括多学科鉴别。NCCN 指南推荐的内容仅适用于肝脏结节合并肝硬化的情况，对于无肝硬化，有可能行肝切除术或肝移植的肝病患者，行肝脏活检以明确肝细胞癌的诊断是必要的。笔者认为，针对肝脏小病灶的发现，目前 MRI 检查要远优于常规 CT 检查，尤其是鉴别肝硬化结节和小肝癌，必要时还可以做普美显（钆塞酸二钠注射液）增强 MRI 检查，对病灶的定性有一定的帮助。鉴别结节性质应遵循无创到有创的原则，细针穿刺活检对定性有一定的阳性率，毕竟增加细胞从针道带出的风险，虽然这种机会很低，建议结合后续的治疗手段充分评估利弊。

血清 AFP 被作为肝细胞癌的生物学标记物，对于诊断肝细胞癌 AFP 的敏感性和特异性均不高，指南不再推荐 AFP 作为单独的诊断指标。其他的血清生物学标记物包括脱-γ-羧基凝血酶原（DCP），虽有研究表明有一定的诊断价值，但用于临床实践前仍需大规模随机病例对照研究证实。笔者认为，AFP 目前仍然是肝癌诊断、筛查和疗效监测的重要标志物，DCP 检查和 AFP 有互补的诊断价值，建议两者联合与影像学检查一起应用于筛查、诊断和对疗效的判断，提高诊断的准确性。

三、HCC 的治疗

必须明确，小肝癌不完全等同于早期肝癌，部分小肝癌早期就可以出现微小转移灶甚至侵袭脉管系统，其治疗的效果不一定十分满意；另外，如果小肝癌的肝功能状态处于失代偿期，也不代表都是可切除的，肝脏的背景状况在一定程度上制约了治疗方式的选择。新版指南建议对于确诊 HCC 的病人进行多学科综合评估，包括病因学调查，其中肝炎患者需检测 HBV、HCV 感染，同时评估并发疾病；影像学检查明确转移灶；评估肝功能状况，确定是否存在门脉高压等。根据评估结果将 HCC 病人分为 4 类：①可切除或可移植病灶，根据病人身体状况或并发疾病可以手术的病人；②病变不可切除的病人；③局限病灶或者有轻微肝外转移的局限病灶，但因病人身体状况或并发症而不能手术的病人；④已出现转移的病人。对不同病人"新版指南"建议行不同的治疗方法，包括外科治疗、局部治疗、全身治疗、临床试验和支持治疗。

　　HCC 的外科治疗方式主要是肝部分切除术和肝移植，肝部分切除术是一种潜在的根治性治疗方法。新版指南建议在满足下列条件时，肝部分切除术可以作为一个治愈选择：①肝功能良好：Child-Pugh 分级 A 级，无门静脉高压存在；②实质肿瘤无大血管侵袭：肉眼或镜下血管侵袭的存在是一个强力的预测 HCC 复发的因素；③余肝体积足够：无肝硬化病人应至少保留 20% 肝脏，满足肝功能 Child-Pugh 分级 A 级的肝硬化病人，在保证胆管流入流出量时肝脏应至少剩余 30%~40%，对于术后肝脏残余体积（FLR）/总肝脏体积比低于推荐值而又适于肝切除术的病人，应考虑手术前行门静脉栓塞（PVE）。

　　肝移植对于早期 HCC 病人是治愈手段之一，不仅切除了确诊的 HCC 病灶，也切除了潜在的未检测到的病灶，并可能同时治疗病人的肝硬化，避免了因剩余肝体积较小而出现的一系列并发症。在国际上，肝移植已被普遍认为是早期肝癌和中度至重度肝硬化病人（即肝功能 Child-Pugh 分级 B 级和 C 级病人）的初始治疗选择。关于肝移植适应证，国际上主要广泛采用 Milan 标准和 UCSF 标准。而国内尚无统一标准，已有多家单位提出了不同标准，主要有上海复旦标准、杭州标准及成都标准等，对于无大血管侵犯、淋巴结转移及肝外转移的要求比较一致，但对肿瘤的大小和数目的要求不尽相同。我国的标准扩大了肝癌肝移植的适应证范围，能使更多的肝癌患者因手术受益，可能更为符合我国国情和患者的实际，但有待于依据高水平的循证医学证据而形成相对统一的中国标准。

　　Child-Pugh 评分 A 级，肿瘤部位可切除的早期肝癌患者，肝部分切除术是其最优的一线治疗方案。Child-Pugh 评分 A 级，可切除的符合 UNOS 标准的患者可考虑进行切除术或肝移植，哪种初始治疗对此类型的患者是最优的还存在争议，指南建议这些患者在考虑最理想治疗方案时应通过多学科治疗团队的讨论。

　　与肝癌切除或肝移植治疗相比，局部疗法的有效性在肝癌患者中尚有一定争议。专家组的共识是，如果患者符合手术或移植选择标准，肝切除或移植应是患者首选的治疗。局部治疗手段（如射频消融、动脉灌注治疗和体外放射治疗）不建议列为适合手术或肝移植患者的首选治疗方式。早期肝癌患者消融治疗的选择需要充分考虑肿瘤的大小、位置和肝功能情况。专家组的共识是消融治疗可以被视为是肿瘤 ≤3cm 的根治性治疗手段，对于 3~5cm 之间的肿瘤，只要位置有利于消融，都可结合消融和动脉灌注治疗来延长生存期。所有的肝癌肿瘤病灶，无论位于肝脏哪个位置，只要肿瘤血供动脉是孤立的都可以通过动脉灌注治疗。对于动脉治疗病人的适应证主要包括不能手术或不能手术的肿瘤并且不适合进行消融治疗或没有较大的肝外转移病灶的患者。此外，也有越来越多的证据（主要是非随机临床试验）支持立体定向放射治疗（SBRT）治疗不可切除、局部晚期的或复发性肝癌。专家组建议，SBRT 可以被视为射频消融和/或栓塞治疗的替代治疗。主要用于射频消融和/或栓塞的治疗失败，或存在禁忌证（存在肝外病灶而不能手术切除，不适合行肝移植治疗，以及存在局部病灶但由于功能状况或合并症而未考虑手术治疗等情况）。笔者认为，肿瘤位于深部位置，手术切除创伤较大的小肝癌，更适合做局部消融治疗；尤其是肝硬化严重和老年患者，局部消融更有利于提高患者的生存质量；周边部位的小肝癌应优先选择手术切除；对肿瘤直径大于 3cm 的病灶需行消融治疗者，建议联合 TACE 或放射治疗。

指南推荐对 HBsAg 和 HBcAb-IgG 阳性（因为慢性乙肝病毒感染也可表现为单独的 HBcAb-IgG 阳性）患者进行病毒载量检测，及 HCV 抗体检测。如果病毒载量为阳性，患者应同时接受肝病专家的诊治以给予恰当的抗病毒治疗。笔者建议，存在慢性肝炎还没引起肝硬化的患者，治疗期间应该坚持抗病毒治疗，肝炎引起肝硬化的患者应该终身抗病毒治疗。

总之，肝癌的早期诊断早期治疗仍然是提高肝癌总体疗效的重要途径，多学科的综合治疗是肝癌治疗的大趋势，即使是小肝癌也必须着眼全身，采用局部治疗手段之时应充分评估肝癌病人合并的全身疾病。新版指南是根据现有循证医学证据作出的修订，供临床工作一线医生参考执行，新的临床证据仍不断在探索之中，鼓励有条件的中心遵循伦理原则多开展前瞻性研究，为新指南的不断更新提供依据。

（郭荣平）

参考文献

1. Bruix J, Sherman M, American Association for the Study of Liver Diseases. Management of hepatocellular carcinoma: an update. Hepatology, 2011, 53 (3): 1020-1022.

2. El-Serag HB, Marrero JA, Rudolph L, et al. Diagnosis and treatment of hepatocellular carcinoma. Gastroenterology, 2008, 134: 1752-1763.

3. Zhang B, Yang B. Combined alpha fetoprotein testing and ultrasonography as a screening test for primary liver cancer. J Med Screen, 1999, 6: 108-110.

4. European Association For The Study Of The Live, European Organisation For Research And Treatment Of Cancer. EASL-EORTC clinical practice guidelines: management of hepatocellular carcinoma. J Hepatol, 2012, 56 (4): 908-943.

5. Farinati F, Marino D, De Giorgio M, et al. Diagnostic and prognostic role of alpha-fetoprotein in hepatocellular carcinoma: both or neither? Am J Gastroenterol, 2006, 101: 524-532.

6. Lok AS, Sterling RK, Everhart JE, et al. Des-gamma-carboxy prothrombin and alpha-fetoprotein as biomarkers for the early detection of hepatocellular carcinoma. Gastroenterology, 2010, 138: 493-502.

7. Marrero JA, Feng Z, Wang Y, et al. Alpha-fetoprotein, des-gamma carboxyprothrombin, and lectin-bound alpha-fetoprotein in early hepatocellular carcinoma. Gastroenterology, 2009, 137: 110-118.

8. Farges O, Belghiti J, Kianmanesh R, et al. Portal vein embolization before right hepatectomy: prospective clinical trial. Ann Surg, 2003, 237: 208-217.

9. Yao FY, Ferrell L, Bass NM, et al. Liver transplantation for hepatocellular carcinoma: expansion of the tumor size limits does not adversely impact survival. Hepatology, 2001, 33: 1394-1403.

10. Mazzaferro V, Regalia E, Doci R, et al. Liver transplantation for the treatment of small hepatocellular carcinomas in patients with cirrhosis. N Engl J Med, 1996, 334: 693-699.

11. Chen MS, Li JQ, Zheng Y, et al. A prospective randomized trial comparing percutaneous local ablative therapy and partial hepatectomy for small hepatocellular carcinoma. Ann Surg, 2006, 243: 321-328.

12. Peng ZW, Zhang YJ, Chen MS, et al. Radiofrequency ablation as first-line treatment for small solitary hepatocellular carcinoma: long-term results. Eur J Surg Oncol, 2002, 36: 1054-1060.

13. Peng ZW, Lin XJ, Zhang YJ, et al. Radiofrequency ablation versus hepatic resection for the treatment of hepatocellular carcinomas 2cm or smaller: a retrospective comparative study. Radiology, 2012, 262: 1022-1033.

14. Peng ZW, Zhang YJ, Chen MS, et al. Radiofrequency ablation with or without transcatheter arterial chemoembolization in the treatment of hepatocellular carcinoma: a prospective randomized trial. J Clin Oncol, 2013, 31: 426-432.

15. Peng ZW, Zhang YJ, Liang HH, et al. Recurrent hepatocellular carcinoma treated with sequential transcatheter arterial chemoembolization and RF ablation versus RF ablation alone: a prospective randomized trial. Radiology, 2012, 262: 689-700.

16. Zhang YJ, Liang HH, Chen MS, et al. Hepatocellular carcinoma treated with radiofrequency ablation with or without ethanol injection: a prospective randomized trial. Radiology, 2007, 244: 599-607.

17. Llovet JM, Real MI, Montana X, et al. Arterial embolisation or chemoembolisation versus symptomatic treatment in patients with unresectable hepatocellular carcinoma: a randomised controlled trial. Lancet, 2002, 359: 1734-1739.

18. Lo CM, Ngan H, Tso WK, et al. Randomized controlled trial of transarterial lipiodol chemoembolization for unresectable hepatocellular carcinoma. Hepatology, 2002, 35: 1164-1171.

19. Llovet JM, Bruix J. Systematic review of randomized trials for unresectable hepatocellular carcinoma: Chemoembolization improves survival. Hepatology, 2003, 37: 429-442.

20. Kang JK, Kim MS, Cho CK, et al. Stereotactic body radiation therapy for inoperable hepatocellular carcinoma as a local salvage treatment after incomplete transarterial chemoembolization. Cancer, 2012, 118: 5424-5431.

21. Bujold A, Massey CA, Kim JJ, et al. Sequential phase I and II trials of stereotactic body radiotherapy for locally advanced hepatocellular carcinoma. J Clin Oncol, 2013, 31: 1631-1639.

22. Huang WY, Jen YM, Lee MS, et al. Stereotactic body radiation therapy in recurrent hepatocellular carcinoma. Int J Radiat Oncol Biol Phys, 2012, 84: 355-361.

23. Bruix J, Takayama T, Mazzaferro V, et al. Adjuvant sorafenib for hepatocellular carcinoma after resection or ablation (STORM): a phase 3, randomised, double-blind, placebo-controlled trial. Lancet Oncol, 2015, 16 (13): 1344-1354.

附录 4-2　肝胆肿瘤

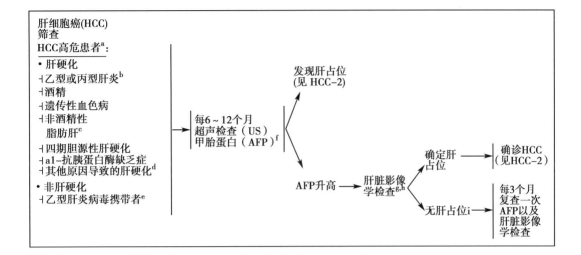

[a]参考自 Bruix J and Sherman M. Management of Hepatocellular Carcinoma：an Update. Alexandria，VA：American Association for the Study of Liver Diseases，2010. Hepatology 2011；53（3）：1020-1022.

[b]有证据表明，对乙型或丙型肝炎患者进行成功的抗病毒治疗可以明显改善肝细胞癌患者的预后，因此，应该考虑把该类患者转诊至肝病学家进行进一步管理

[c]White DL，Kanwal F，El-Serag HB. Asssociation between nonalcoholic fatty liver disease and risk for hepatocellular cancer，based on systemic review. ClinGastroenterolHepatol 2012；10：1342-1359

[d]Schiff ER，Sorrell MF，and Maddrey WC. Schiff's Diseases of the Liver. Philadelphia：Lippincott Williams & Wilkins（LWW）；2007.

[e]其他高位因素包括有肝细胞癌家族史的乙肝病毒携带者、大于 40 岁的亚洲男性、大于 50 岁的亚洲女性以及携带有乙型肝炎的非洲/北美黑人

[f]高级别证据支持超声检查作为筛查工具，其效能优于甲胎蛋白

[g]如果超声检查阴性，则需进行 CT/MRI 检查．

[h]至少需要进行包括动脉晚期及门静脉期的三相 CT/MR 来明确肿瘤的灌注特点、病灶的范围与数量、血管解剖以及有无肝外病变。PET/CT 是不足够的。Bruix J and Sherman M. Management of Hepatocellular Carcinoma：an Update. Alexandria，VA：American Association for the Study of Liver Diseases，2010. Hepatology 2011；53（3）：1020-1022

[i]如果临场上有怀疑时需要排除生殖细胞肿瘤

附录

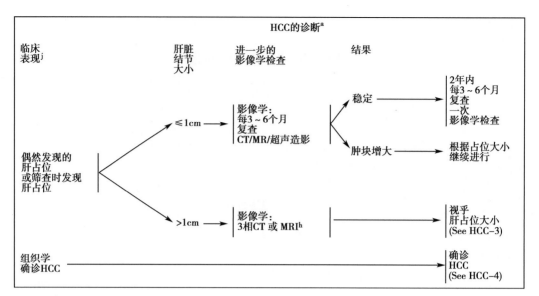

ᵃ 参考自 Bruix J，Sherman M. Management of Hepatocellular Carcinoma：An Update. Alexandria，VA：American Association for the Study of Liver

Diseases，2010. Hepatology 2011；53（3）：1020-1022.

ʰ 至少需要进行包括动脉晚期及门静脉期的三相 CT/MR 来明确肿瘤的灌注特点、病灶的范围与数量、血管解剖以及有无肝外病变。PET/CT 是不足够的。Bruix J，Sherman M. Management of Hepatocellular Carcinoma：An Update. Alexandria，VA：American Association for the Study of Liver Diseases，2010. Hepatology 2011；53（3）：1020-1022.

ʲ 该指南适用与于肝内结节合并肝硬化的病人。对于未合并肝硬化或肝病的病人，强烈建议进行肝活检术。

ᵏ 可进行超声造影检查。

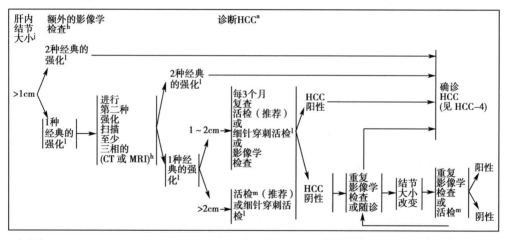

ᵃ 参考自 Bruix J，Sherman M. Management of Hepatocellular Carcinoma：An Update. Alexandria，VA：American Association for the Study of Liver

Diseases，2010. Hepatology，2011，53（3）：1020-1022.

ʰ 至少需要进行包括动脉晚期及门静脉期的三相 CT/MR 来明确肿瘤的灌注特点、病灶的范围与数量、血管解剖以及有无肝外病变。PET/CT 是不足够的。Bruix J，Sherman M. Management of Hepatocellular Carcinoma：An Update. Alexandria，VA：American Association for the Study of Liver Diseases，2010. Hepatology，2011，53（3）：1020-1022.

ʲ 该指南适用与于肝内结节合并肝硬化的病人。对于未合并肝硬化或肝病的病人，强烈建议进行肝活检术

ˡ 经典影像学：病灶呈现动脉期高强化及静脉器消退。From Bruix J，Sherman M. Management of hepatocellularcarcinoma. Hepatology，2011，53（3）：1020-1022.

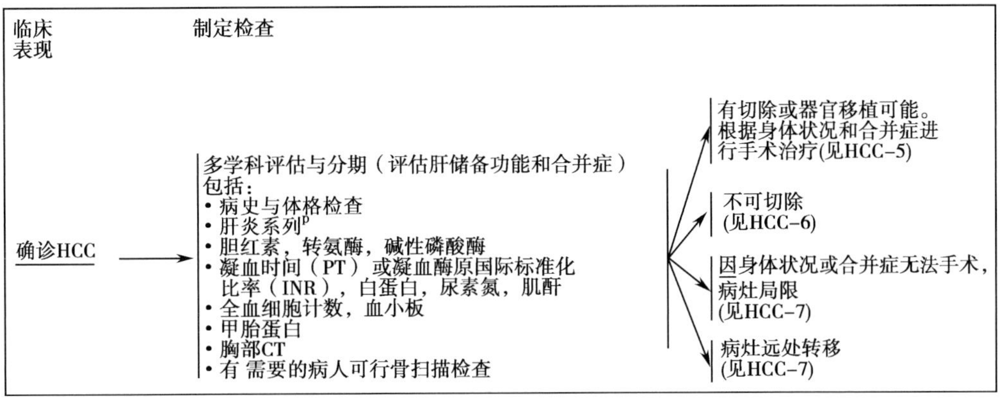

o 见 Child-Pugh 评分（HCC-A）并评估门脉高压征（例如：静脉曲张，脾肿大，血小板减少）

p 适当的肝炎系列检查应该包括：

· 乙型肝炎表面抗原（HBsAg）。如果 HBsAg 阳性需进一步检查 HBe 抗原、抗 HBe 抗体和 HBV-DNA 定量，并转介到肝脏病医生

· 乙型肝炎表面抗体（只评估乙肝免疫球蛋白或疫苗）

· 乙型肝炎核心抗体（HBcAb）IgG. 只有在急性病毒性肝炎的条件下才检查 HBcAb IgM。单独的 HBcAb IgG 阳性可能是慢性乙型病毒性肝炎，应该一并检查 HBV-DNA 定量

· 丙型肝炎病毒抗体。如果呈阳性，需要检查 HCV-RNA 定量及 HCV 基因型，并转介到肝脏病医生

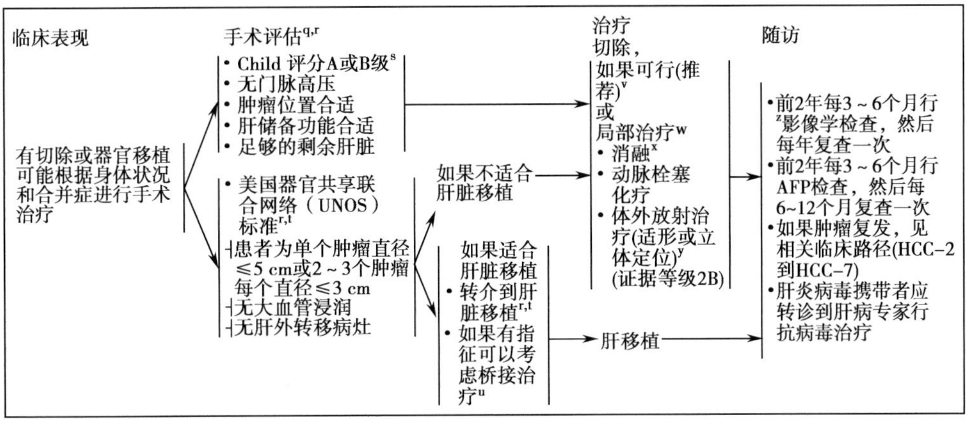

q 讨论患者的外科治疗方法并由患者决定是否愿意手术治疗。

r 肝功能评估为 Child's A，符合 UNOS 标准并且可切除的患者可以考虑行切除术或器官移植。进行病历讨论决定哪种治疗首次策略适合该患者。这些患者应该由一个多学科小组进行评估。（见外科手术原则）

s 高度选择的 Child's B 患者可进行有限切除。

t Mazzaferro V，Regalia E，Doci，R，et al. Liver transplantation for the treatment of small hepatocellular carcinomas in patients with cirrhosis. N Engl J Med 1996；334（11）：693-700.

u 很多器官移植中心都会考虑对移植候选患者进行 bridge therapy。

w 见局部/放疗治疗原则。

x 经过多学科会诊后，对肿瘤位置适合的患者，可以考虑消融作为根治性的治疗手段。[Feng K，Yan J，Li X，et al. A randomized controlled trial of radiofrequency ablation and surgical resection in the treatment of small hepatocellular carcinoma. J Hepatol，2012；57（4）：794-802 and Chen MS，Li JQ，Zheng Y，et al. A prospective randomized trial comparing percutaneous local ablative therapy and partial hepatectomy for small hepatocellular carcinoma. Ann Surg，2006，243（3）：321-328]

y 案例报道及单中心研究提示，对于特定的病例，放射治疗是安全且可能是有效的

z 推荐进行 MRI 或多相 CT 进行肝功能的评估。如果临床上有需求可行胸部影像学检查。见局部/放疗治疗原则

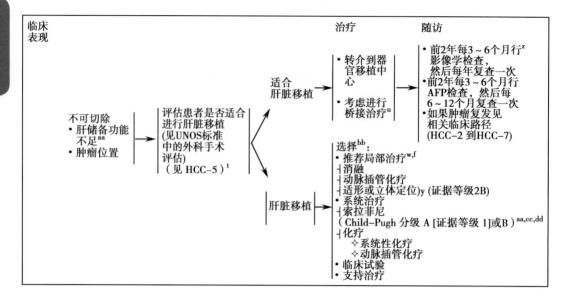

^t Mazzaferro V，Regalia E，Doci，R，et al. Liver transplantation for the treatment of small hepatocellular carcinomas in patients with cirrhosis. N Engl J Med，1996，334（11）：693-700.

^u 很多器官移植中心都会考虑对移植候选患者进行 bridge therapy。

^w 见局部/放疗治疗原则。

^y 案例报道及单中心研究提示，对于特定的病例，放射治疗是安全且可能是有效的。（见局部/放疗治疗原则。）

^z 推荐进行 MRI 或多相 CT 进行肝功能的评估。如果临床上有需求可行胸部影像学检查。见局部/放疗治疗原则。

^{aa} 见 Child-Pugh 评分。

^{bb} 治疗方式可以根据肿瘤的范围/位置、肝功能储备以及医疗机构的水平来决定。

^{cc} 对一些选择性的患者，一个随机临床试验证实了其有生存获益。（Llovet J，Ricci S，Mazzaferro V，et al. Sorafenib in advanced hepatocellular carcinoma. New Engl J Med，2008，359（4）：378-390）and（Cheng AL，Kang YK，Chen Z，et al. Efficacy and safety of sorafenib in patients in the Asia Pacific region with advanced hepatocellular carcinoma：a phase III randomized，double-blind，placebo-controlled trial. Lancet Oncol，2009，10（1）：25-34）

^{dd} 注意：Child-Pugh 分级 B 或 C 的患者只有很少安全可靠的数据，而且用药剂量也不确定。在胆红素水平升高的患者中使用需特别小心。（Miller AA，Murry K，Owzar DR，et al. Phase I and pharmacokinetic study of sorafenib in patients with hepatic or renal dysfunction：CALGB 60301. J Clin Oncol，2009，27：1800-1805）. 索拉菲尼对患者是否可能器官移植的影响是未知的

^{ee} 只有有限的数据支持使用化疗，而且只有在临床研究中才会被应用

^{ff} 在有良好支持治疗的前提下，随机对照的临床研究支持栓塞化疗可能使特定人群获益。（Lo CM，Ngan H，Tso WK，et al. Randomized controlled trial of transarterial lipiodol chemoembolization for unresectable hepatocellular carcinoma. Hepatology，2002；35：1164-1171）and（Llovet JM，Real MI，Montaña X，et al. Arterial embolisation or chemoembolisation versus symptomatic treatment in patients with unresectable hepatocellular carcinoma：a randomized controlled trial. Lancet，2002，359：1734-1739）

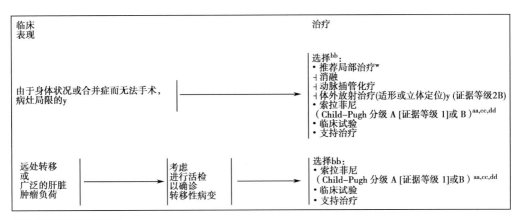

W 见局部/放疗治疗原则。

Y 案例报道及单中心研究提示，对于特定的病例，放射治疗是安全且可能是有效的。（见局部/放疗治疗原则）

aa 见 Child-Pugh 评分。

bb 治疗方式可以根据肿瘤的范围/位置、肝功能储备以及医疗机构的水平来决定。

cc 对一些选择性的患者，一个随机临床试验证实了其有生存获益。（Llovet J，Ricci S，Mazzaferro V，et al. Sorafenib in advanced hepatocellular carcinoma. New Engl J Med，2008，359（4）：378-390）and（Cheng A，Kang Y，Chen Z，et al. Efficacy and safety of sorafenib in patients in the Asia-Pacific region with advanced hepatocellular carcinoma：a phase Ⅲ randomised，double-blind，placebo-controlled trial. Lancet Oncol，2009，10：25-34）.

dd 注意：Child-Pugh 分级 B 或 C 的患者只有很少安全可靠的数据，而且用药剂量也不确定。在胆红素水平升高的患者中使用需特别小心。（Miller AA，Murry K，Owzar DR，et al. Phase Ⅰ and pharmacokinetic study of sorafenib in patients with hepatic or renal dysfunction：CALGB 60301. J Clin Oncol，2009，27：1800-1805）. 索拉菲尼对患者是否可能器官移植的影响是未知的

CHILD-PUGH 评分

生化指标	Scores（Points）for Increasing Abnormality		
	1	2	3
肝性脑病（等级）[1]	无	1~2	3~4
腹水	无	轻度	中度
白蛋白（g/dl）	>3.5	2.8~3.5	<2.8
凝血时间延长（秒）[2]	<4	4~6	<6
国际标准化比值（INR）	<1.7	1.7~2.3	>2.3
胆红素（mg/dl）	<2	2~3	>3
• 对于胆源性肝硬化	<4	4~10	>10

A 级 = 5~6 分；B 级 = 7~9 分；C 级 = 10~15 分

A 级：低度手术风险

B 级：中度手术风险

C 级：高度手术风险

[1] Trey C，Burns DG，Saunders SJ. Treatment of hepatic coma by exchange blood transfusion. N Engl J Med，1966，274（9）：473-481.

Source：Pugh R，Murray-Lyon I，Dawson J，et al：Transection of the oesophagus for bleeding oesophageal varices. Br J of Surg，1973，60（8）：646-649.

© British Journal of Surgery Society Ltd. Adapted with permission. Permission is granted by John Wiley & Sons Ltd on behalf of the BJSS Ltd.

[2] Corresponding International Normalized Ratio（INR）measurements are Score points 1：<1.7；Score points 2：1.8 - 2.3；Score points 3：>2.3

［van Rijn JL，Schmidt NA，Rutten WP. Correction of instrument- and reagent-based differences in determination of the International Normalized Ratio（INR）for monitoring anticoagulant therapy. Clin Chem，1989，35（5）：840-843］.

外科手术原则

- 患者必须医学上适合以手术为主要治疗。
- 在以下情况中，推荐肝切除术作为根治性治疗手段：
  - 足够的肝功能储备（一般指 Child-Pugh A 级且无门脉高压征，但也有少数系列研究表明对于中等门脉高压的患者行有限度的肝切除是可行的）
  - 孤立性肿瘤、无大血管侵犯
  - 足够的残肝（无肝硬化患者至少保留 20%，Child-Pugh A 级肝硬化患者需至少保留 30%~40%，并且要求保留足够的血管和胆管引流）
- 在以下情况中，行肝切除术有争议，但仍可考虑：
  - 数目有限、可切除的多发病灶
  - 大血管侵犯
- 合并慢性肝病的患者如拟行肝大块切除术，则术前应考虑行门静脉栓塞术[1]。
- 符合 UNOS 标准的患者［（单个病灶≤5cm，或 2~3 个病灶，每个≤3cm）http：//www.unos.org］应当考虑肝脏移植（尸体或活体供体）。

  对于肿瘤刚刚超出 UNOS 标准的患者，治疗选择存在更多争议，有些研究中心考虑移植[2]。此外，肿瘤超出米兰标准但降期治疗后符合标准的患者也可考虑移植[3]。
- UNOS 采用终末期肝病模型（the Model for End-stage Liver Disease，MELD）评分来评估肝病的严重程度、划分肝移植的优先级[2]。MELD 评分可由 MELD 计算器得出（http：//optn.transplant.hrsa.gov/resources/MeldPeldCalculator.asp？index=98）。增加 MELD "排除终点" 或许能够确保患者适合肝移植[4]。
- 肝功能 Child-Pugh A 级的患者，符合 UNOS 标准，肿瘤可切除，则考虑切除或移植。对于这部分患者，初始治疗选择切除还是移植，仍然存在争议，需由多学科团队评估。

1. Farges O，Belghiti J，Kianmanesh R，et al. Portal vein embolization before right hepatectomy：prospective clinical trial. Ann Surg，2003，237：208-217.
2. Yao FY，et al. Liver transplantation for hepatocellular carcinoma：expansion of the tumor size limits does not adversely impact survival. Hepatology，2001，33：1394-1403.
3. Chapman WC，et al. Outcomes of neoadjuvant transarterial chemoembolization to downstage hepatocellular carcinoma before liver transplantation. Ann Surg，2008，248（4）：617-625.
4. Kamath PS，Wiesner RH，Malinchoc M，et al. A model to predict survival in patients with end-stage liver disease. Hepatology 2001；33：464-470.

局部治疗原则

所有肝细胞癌（HCC）患者都应该评估是否有接受根治性治疗（肝切除，肝脏移植，对于较小的肿瘤还可以消融）。对于无法行外科根治的患者，应当考虑局部治疗，局部治疗也可以作为其他根治性治疗前的桥接治疗。局部治疗手段主要分为消融和肝动脉介入治疗两大类。

消融治疗（射频，冷冻，经皮酒精注射，微波）：

- 所有肿瘤都可以进行消融。除了消融肿瘤以外，热消融还能够消融肿瘤边缘的正常组织，但是经皮乙醇注射术不会对肿瘤边缘的正常组织产生影响。
- 肿瘤的位置应当位于经皮/腹腔镜/开腹消融操作的路径上。
- 病变邻近大的血管、胆管、膈肌和其他腹部脏器时，操作应格外谨慎。
- 对于≤3cm 的肿瘤，单用消融就可以达到治愈。在经过选择的病例中，较小且位置合适的肿瘤，可以把消融作为确定性治疗。3~5cm 的病变可能通过肝动脉介入治疗延长生存，在位置合适的病例中，肝动脉介入治疗可以联合消融[1-3]。
- 对于>5cm 不可切除/不可手术的病变，应当考虑肝动脉介入治疗或系统化疗[4-6]。
- 索拉非尼不应作为消融术后的辅助治疗[7]。

肝动脉介入治疗：

- 任何位置的肿瘤都可以接受肝动脉介入治疗，只要肿瘤的动脉血供能被单独隔离出来，而不至于对非靶组织产生过多的影响。
- 肝动脉介入治疗手段包括经动脉栓塞术（TAE）[5,6,8]，经动脉栓塞化疗术（TACE）[9]，联合药物洗脱珠的 TACE（DEB-TACE）[6,10]，以及 ^{90} 钇微球放射栓塞术（RE）[11,12]。
- 除非能够进行节段性注射，否则胆红素>3mg/dl 是所有的肝动脉介入治疗的相对禁忌证[13]。^{90} 钇微球 RE 术在胆红素>2mg/dl 的患者中增加放射性肝病的风险[12]。
- 门脉主干栓子形成和肝功能 Child-Pugh C 级是肝动脉介入治疗的相对禁忌证。
- 由术者选择动脉栓塞术的造影终点。
- 对于肝功能良好的患者，经证实肝动脉介入治疗后残留/复发，但不适合接受其他局部治疗，只要胆红素水平降到基线水平，可应用索拉非尼。两项关于索拉非尼协同肝动脉介入治疗的安全性和有效性的随机临床试验已证实没有明显获益，进一步探索联合治疗方案的其他Ⅲ期临床试验正在进行中[14-16]。

Note：All recommendtions are category 2A unless otherwise indicated.

局部治疗原则

体外照射放疗（EBRT）：

- 任何位置的肿瘤都可以进行 EBRT［立体定向体部放疗（SBRT），调强放疗（IMRT）或三维适形放疗（3D-CRT）］。
- SBRT 是一项采用大剂量放疗的先进的 EBRT 技术。
- 越来越多的证据支持 SBRT 在 HCC 患者中发挥的作用[17]。SBRT 可以替代上述消融/栓塞技术，或者用于消融/栓塞治疗失败或存在禁忌证的病例。

- SBRT 常用于 1~3 个肿瘤的患者。只要有足够的健肝，在肝脏放射耐受剂量允许的情况下，SBRT 可以用于体积更大或范围更广泛的病变。但要求没有肝外病变，或者肝外病变很小，能够包括在一个治疗计划中。放疗对 HCC 的研究数据主要来源于肝功能 Child-Pugh A 级的患者群体，对于肝功能 Child-Pugh B 级或更差的患者的安全性数据还很有限。在进行剂量调整和严格的剂量限制后，对合并肝硬化的肝功能 Child-Pugh B 级的 HCC 患者也可以安全地进行放疗[18]。对合并肝硬化的肝功能 Child-Pugh C 级的 HCC 患者，尚未证实肝脏放疗的安全性，因为很少有临床试验纳入肝功能 Child-Pugh C 级的患者[19,20]。
- 质子束治疗（PBT）在特定的情况下也可以作为合适的治疗选择[21]。
- 姑息性 EBRT 可以控制和/或预防转移性 HCC（如骨或脑）并发症的相关症状[22]。

（翻译：陈健聪　陈敏山）

1. Peng ZW, Zhang YJ, Liang HH, et al. Recurrent hepatocellular carcinoma treated with sequential transcatheter arterial chemoembolization and RF ablation versus RF ablation alone：a prospective randomized trial. Radiology, 2012, 262：689-700.

2. Feng K, Yan J, Li X, et al. A randomized controlled trial of radiofrequency ablation and surgical resection in the treatment of small hepatocellular carcinoma. J Hepatol, 2012, 57 (4)：794-802.

3. Chen MS, Li JQ, Zheng Y, et al. A prospective randomized trial comparing percutaneous local ablative therapy and partial hepatectomy for small hepatocellular carcinoma. Ann Surg, 2006, 243 (3)：321-328.

4. Yamakado K, et al. Early-stage hepatocellular carcinoma：radiofrequency ablation combined with chemoembolization versus hepatectomy. Radiology, 2008, 247：260-266.

5. Maluccio M, et al. Comparison of survival rates after bland arterial embolization and ablation versus surgical resection for treating solitary hepatocellular carcinoma upto 7cm. J Vasc Interv Radiol, 2005, 16：955-961.

6. Malagari K, Pomoni M, Kelekis A, et al. Prospective randomized comparison of chemoembolization with doxorubicin-eluting beads and bland embolization with BeadBlock for hepatocellular carcinoma. Cardiovasc Intervent Radiol, 2010, 33：541-551.

7. Bruix J, Takayama T, Mazzaferro V, et al. Adjuvant sorafenib for hepatocellular carcinoma after resection or ablation (STORM)：a phase 3, randomised, double-blind, placebo-controlled trial. Lancet Oncol, 2015, 16 (13)：1344-1354.

8. Maluccio MA, et al. Transcatheter arterial embolization with only particles for the treatment of unresectable hepatocellular carcinoma. J Vasc Interv Radiol, 2008, 19：862-869.

9. Llovet JM, Real MI, Monta? a X, et al. Arterial embolisation or chemoembolisation versus symptomatic treatment in patients with unresectable hepatocellular carcinoma：a randomisedcontrolled trial. Lancet, 2002, 359 (9319)：1734-1739.

10. Lammer J, Malagari K, Vogl T, et al. Prospective randomized study of doxorubicin-eluting-bead embolization in the treatment of hepatocellular carcinoma：results of the PRECISION V study. Cardiovasc Intervent Radiol, 2010, 33：41-52.

11. Kulik LM, et al. Safety and efficacy of 90Y radiotherapy for hepatocellular carcinoma with and without portal vein thrombosis. Hepatology, 2008, 47：71-81.

12. Salem R, Lewandowski RJ, Mulcahy MF, et al. Radioembolization for hepatocellular carcinoma using Yttrium-90 microspheres：a comprehensive report of long-term outcomes. Gastroenterology, 2010, 138：52-64.

13. Ramsey DE, Kernagis LY, Soulen MC, Geschwind JF. Chemoembolization of hepatocellular carcinoma. J

Vasc Interv Radiol，2002，13（9 Pt 2）：S211-21.

14. Pawlik TM，Reyes DK，Cosgrove D，et al. Phase Ⅱ trial of sorafenib combined with concurrent transarterial chemoembolization with drug-eluting beads for hepatocellular carcinoma J Clin Oncol，2011，29：3960-3967.

15. Kudo M，Imanaka K，Chida N，et al. Phase Ⅲ study of sorafenib after transarterial chemoembolization in Japanese and Korean patients with unresectable hepatocellular carcinoma. Eur J Cancer，2011，47：2117-2127.

16. Lencioni R，Llovet JM，Han G，et al. Sorafenib or placebo in combination with transarterial chemoemboliza-tion（TACE）with doxorubicin-eluting beads（DEBDOX）for intermediate-stage hepatocellular carcinoma（HCC）：Phase ll，randomized，double-blind SPACE trial［abstract］. J Clin Oncol，2012，30（4_ sup-pl）：Abstract LBA154.

17. Hoffe SE，Finkelstein SE，Russell MS，Shridhar R. Nonsurgical options for hepatocellular carcinoma：evol-ving role of external beam radiotherapy. Cancer Control，2010，17：100-110.

18. Cardenes HR，Price TR，Perkins SM，et al. Phase I feasibility trial of stereotactic body radiation therapy for primary hepatocellular carcinoma. Clin Transl Oncol 2010；12：218-225.

19. Bujold A，Massey CA，Kim JJ，et al. Sequential phase I and II trials of stereotactic body radiotherapy for lo-cally advanced hepatocellular carcinoma. J Clin Oncol，2013，31（13）：1631-1639.

20. Andolino DL，Johnson CS，Maluccio M，et al. Stereotactic body radiotherapy for primary hepatocellular car-cinoma. Int J Radiat Oncol Biol Phys 2011；81：e447-453.

21. ASTRO Model Policies：Proton Beam Therapy（PBT）. American Society for Radiation Oncology，2014.（http：//www. astro. org/uploadedFiles/Main _ Site/Practice _ Management/Reimbursement/ASTRO%20PBT%20Model%20Policy%20FINAL. pdf）.

22. Qi W，Fu S，Zhang Q，et al. Charged particle therapy versus photon therapy for patients with hepatocellular carcinoma：A systematic review and meta-analysis. Radiother Oncol，2015，114：289-295.

附录4-3 肝癌讨论部分

一、概　　述

肝胆系统恶性肿瘤包括起源于肝脏（肝细胞癌）、胆囊和胆管（肝内外胆管细胞癌）的侵袭性恶性肿瘤，其中胆囊癌和胆管细胞癌归属为胆道恶性肿瘤。2014年，美国约33 190例患者被诊断为肝癌和肝内胆管癌（有将近23 000例死亡患者），10 310例患者疑似诊断胆囊癌或其他胆道恶性肿瘤肿瘤（约3630例死亡患者）。

NCCN指南的本章节是由肝胆系统恶性肿瘤专家组成员集体编著，本指南中肝胆系统恶性肿瘤的类型包括肝细胞癌、胆囊癌和肝内外胆管细胞癌。从指南的定义而言，本指南不可能包涵所有的临床问题，亦没有试图取代目前行之有效的临床决策或个体化治疗方案。虽然指南无法对每一个具体的病例做出精准决策，但鼓励患者积极参与前瞻性的临床研究。

二、肝 细 胞 癌

（一）高危因素与流行病学

肝细胞癌是最常见的肝胆道恶性肿瘤，影响肝细胞癌进展的高危因素包括 HBV 和/或 HCV 感染、某些特定的伴发疾病以及某些外源性因素；例如，慢性乙型肝炎是亚洲和非洲肝细胞癌的主要发病因素，而在欧洲、日本和北美丙型病毒性肝炎才是肝细胞癌的主要发病原因[3,4]。一项对美国肝移植中心患者的回顾性研究发现约 50% 和 15% 的患者分别感染 HCV 和 HBV，大约 5% 的患者可以检测到 HBV 和 HCV 合并感染[5]。

血清 HBeAg 和 HBsAg 阳性增加慢性乙型肝炎患者发生 HCC 的风险[6,7]。基于大规模的人群研究表明血清 HBV DNA 和 HCV RNA 的高病毒载量是慢性病毒感染患者发生肝细胞癌的独立危险因素[8-11]。

肝细胞癌的非病毒性高危因素包括酒精性肝硬化、遗传代谢性疾病（相对少见）如遗传性血色病、迟发性皮肤卟啉病和 α-1 抗胰蛋白酶缺乏症；肝豆状核变性；Ⅳ期原发性胆汁性肝硬化[2,12]。其他的肝细胞癌高危因素包括过量酒精摄入或暴露于有黄曲霉素的环境，或者接触含有曲霉菌的谷物[2,4,13]。最近资料显示自身免疫性肝炎和肝硬化患者中肝细胞癌的年发病率约为 1.1%，其发病率低暂时未这类患者进行监测[4,14]。

酒精性肝硬化是已经明确的肝细胞癌发生的高危因素[4]，然而在评估酒精性肝硬化患者肝细胞癌发病率时，患者常合并有病毒性肝炎感染等其他高危因素，这些因素在肝细胞癌的发病机制上起到协同作用[15,16]。

遗传性血色病（GH）是一种由于 HFE 基因突变引起铁过度吸收所导致的疾病。一项来自于国家卫生统计中心的研究表明 GH 患者死亡时，其有肝癌的可能性是没有 GH 的 23 倍。由 GH 导致的肝硬化相关肝细胞癌年发病率相当高（约为 3%~4%），美国肝病学会指南推荐对 GH 合并肝硬化的患者进行监测。

越来越多的证据表明非酒精性脂肪肝（NAFLD），如代谢综合征或糖尿病患者常见的非酒精性脂肪性肝炎（NASH，指有少量饮酒史或无饮酒史的患者其肝脏组织学表现为肝细胞脂肪变并合并炎症的疾病谱）和肝细胞癌发生有关[17,18]。估计 NASH 在美国的患病率约为 3%~5%，表明这类人群中存在较大的发生肝硬化和肝细胞癌的风险[19]。一项研究发现 195 名伴发肝硬化的 NASH 患者中有 12.8% 发生了肝细胞癌，其中位发病时间是 3.2 年，年发病率为 2.6%[20]。目前的流行病学证据表明肝硬化患者合并 NAFLD 或者 NASH 是增加肝细胞癌风险的主要因素[21]。然而，有几项研究表明 NASH 相关性肝硬化较 HCV 相关性肝硬化诱发肝细胞癌的概率低[22,23]。

大多数情况下肝细胞癌的高危因素也是肝硬化的高危因素。估计有 60%~80% 的肝细胞癌患者合并有肝硬化，而在美国接近有 90% 患者合并肝硬化[24]。目前大多数评估 HCV 感染患者发生肝细胞癌风险的研究热点都集中针对肝硬化人群，对于一些肝脏存在桥接性纤维化而无肝硬化的 HCV 感染患者发生肝细胞癌的研究却很少[25]。重要的是，某些慢性 HBV 感染（如 HBV 携带者）患者在未发生肝硬化时也存在发生肝细胞癌的风险，尤其在合并其他高危因素时。有数据表明约 30%~50% 的慢性乙型肝炎患者发生肝细胞癌时不存在肝硬化[13]。慢性 HBV 携带者未出现肝硬化时其发生肝细胞癌的高危因素有病毒活动性复制、高水平的 HBVDNA、肝细胞癌家族史、≥40 岁的亚洲男性，

≥50 岁的亚洲女性，患有肝炎的非洲或美洲黑人[4,13]。肝硬化被认为是遗传代谢性肝病和自身免疫性肝病患者发生肝细胞癌的必要条件[14,26]。虽然不同病因诱发肝细胞癌的机制不同，但肝细胞癌一般都发生在肝脏组织学异常的基础上。因此慢性肝病是发生肝细胞癌的潜在高危因素[2]。

美国的肝细胞癌发病率正逐年升高，尤其是合并 HCV 感染的患者。美国大约有 4 000 000 慢性丙型肝炎患者[27]，HCV 相关肝细胞癌的年发病率约为 2%~8%[4]。尽管报道指出美国 HCV 感染的确诊病例正逐年下降，但观察到的 HCV 相关肝细胞癌病例仍在增加，造成该现象最可能的原因是肝炎病毒感染导致的 HCC 形成通常需要较长时间，因此 HCV 相关 HCC 的减少也将延后出现[28,29]。

美国大约有 150 万慢性乙型肝炎感染者[30,31]。前瞻性对照研究表明无肝硬化的病毒携带者年肝细胞癌发病率为 0.5%，而有肝硬化的发病率为 2.5%[32]，然而慢性乙型肝炎患者肝细胞癌的年发病率在不同研究的结果中存在明显差异。

（二）肝细胞癌筛查

肿瘤的筛查是为了明确无症状的个体是否患有某种肿瘤，以达到早期诊断改善预后的目的。专家组的意见基于美国肝病学会（AASLD）的推荐，肝细胞癌筛查需要一套标准化的流程，并有良好的反馈协调机制和质控体系。

进行肝细胞癌筛查高危人群的标准来自于中国一项大型的随机对照研究，这项研究包括有乙肝感染病史或有慢性肝炎病史的 18 816 名男性和女性患者。在这项研究中，每 6 个月利用血清 AFP 和肝脏超声进行肝癌筛查可降低肝细胞癌患者 37% 的死亡率，尽管在筛查组中只有少于 60% 的参与者完成了筛查项目[33]。最近新加坡一项超过 9 年的前瞻性研究，纳入了 638 名患者，数据显示乙肝携带和晚期病变在年龄小于 40 岁的患者中较老年患者多[34]。虽然两组的总体生存率无明显差异，但是疾病早期的青年患者可有明显的生存获益。上述研究支持肝细胞癌的筛查不仅限于老年患者。

AFP 和肝脏超声是运用最广泛的肝癌筛查方法[35]。中国一项大规模 HBV 感染人群和慢性肝炎人群的肝癌筛查研究表明单独超声筛查阳性率、假阳性率和阳性预测率分别为 84%、2.9% 和 6.6%；而单独 AFP 筛查分别为 69%、5.0% 和 3.3%；联合 AFP 和肝脏超声进行筛查则分别为 92%、7.5% 和 3.0%[36]。这些结果证明肝脏超声较 AFP 筛查肝癌的敏感性更高。然而由于超声检查具有高度的主观性，联合 AFP 检查可增加肝癌筛查的可靠性。但是 AFP 检测并未提升对早期病变筛查的阳性率，同时 AFP 作为生物学标志的筛查作用是有限的[37-39]。

AASLD 认为 AFP 作为筛查肝癌的手段，其敏感性及特异性均有限，因此不推荐将 AFP 作为肝脏超声之外的筛查肝癌高危人群的手段[4]。如前所述，高等级的证据更支持肝脏超声作为筛查肝癌的手段而不是 AFP，但是专家组认为当联合 AFP 和肝脏超声时可以提高对高危人群的筛查阳性率。

在本指南中，肝癌高危人群可通过肝癌筛查而获益，包括 HBV、HCV 导致的肝硬化患者、非病毒性肝硬化患者（酒精性肝硬化、遗传性血色病、非酒精性脂肪肝、酒精性脂肪性肝炎、Ⅳ期原发性胆汁性肝硬化、α-1 抗胰蛋白酶缺乏症以及其他原因导致的肝硬化）和无肝硬化的 HBV 携带者。其他少见的肝硬化病因包括继发性胆汁性肝硬化、肝豆状核变形、硬化性胆管炎、肉芽肿疾病、Ⅳ型糖原增多症、药物性肝损害、肝静脉阻塞综合征、慢性右心衰、三尖瓣反流[40]。

专家组推荐每6~12 个月对高危人群进行肝脏超声和 AFP 检测。推荐对 AFP 持续升高患者或肝脏超声发现肝内有实性结节的患者作进一步影像学检查（至少是 3 期 CT 扫描或 MRI）。然而，虽然当前缺乏足够的研究证据，但 CT 或 MR 断层扫描已是美国最普遍的影像学检查手段。

已有证据表明对 HBV 或 HCV 肝硬化患者进行有效的病毒控制能明显改善肝细胞癌患者的预后，因此应该将这类患者转诊给肝内科医生诊治。

（三）诊断

1. **临床表现**　肝细胞癌患者多数无明显临床表现。肝癌患者一些非特异性症状包括黄疸、纳差、体重下降、烦躁和上腹部疼痛。肝癌患者体征包括肝肿大和腹水[18]。同时可伴有副癌综合征，如高胆固醇血症、红细胞增多症、高钙血症和低血糖症[41]。

2. **影像学表现**　肝细胞癌特点是有丰富的动脉血供，其血供主要来源为肝动脉，而正常肝脏的血供主要来源于门静脉[42]。诊断肝细胞癌的影像学检查包括以下一种或以上的项目：4 期螺旋 CT、4 期动态对比增强 MRI、或者超声造影（CEUS），但超声造影在美国并不普遍[4,43,44]。PET-CT 不适合用于肝细胞癌诊断。4 期扫描指：平扫期、动脉期、门脉期和静脉延迟期[24]。肝细胞癌典型的 4 期影像学表现是动脉期明显强化和静脉延迟期明显消退[44-46]。

一项前瞻性研究表明如果有两项影像学检查明确肝细胞癌的诊断时可不行肝脏活检[46]，这是通过评价超声造影和动态对比增强 MRI 对肝脏超声所发现小于 2cm 肝脏结节诊断准确性所得到的结果。然而，超声造影在美国并没有普遍使用。另有研究表明使用单一影像学检查发现典型动脉期增强，则可在合并肝硬化和 1~2cm 肝脏结节的患者中明确肝细胞癌的诊断，从而减少肝穿活检的概率[47]。在 AASLD 指南更新中，1~2cm 肝脏结节的诊断流程因此而改变。

NCCN 指南对于临床上高度可疑的肝细胞癌（如超声定期随访的肝内结节或 AFP 持续升高）的建议是从 AASLD 的推荐意见改进而来[4]。此外，本指南对于肝内结节的推荐意见仅适用于有肝硬化背景的患者。对于无肝硬化或者有可能行肝切除术的肝病患者，有必要行肝脏活检以明确肝细胞癌的诊断。

对超声检查发现肝内团块或结节的患者，指南推荐利用一种或以上的影像学检查（至少是 3 期的增强 CT 或 MRI 包括动脉期和门脉期）来明确肿块的灌注特征、范围、数量、血管走行和肝外情况。影像学检查的数量和方式根据肿块或结节的大小来决定。

肝内占位小于 1cm 应至少每 3~6 个月进行 3 期增强 CT 或 MRI 或超声造影来评估有无进行性增大。2 年内应该每 3~6 个月复查一次（检查项目与初次相同），如果没有异常变化 2 年后恢复常规例行体检。

肝内结节大于 1cm 时应首先使用 3 期增强 CT 或 MRI 进行评估，如果没有典型的影像学表现，可能需要联合其他影像学检查方式。如两种检查都发现结节具有典型动脉期和门脉期的影像学表现可考虑肝细胞癌诊断，两者缺一不可，否则需加做 CT/MR 之外的其他影像学检查，只有两种影像学检查都有典型表现才能诊断 HCC。对于 1~2cm 和大于 2cm 的肝脏结节，如果仅有一项影像学证据或无典型的影像学表现时应进行活检组织学检查以明确诊断（推荐穿刺活检）。此外，对于上述 1~2cm 的结节，指南提出也可以每 3 个月行

3 期断层扫描跟踪检查来代替直接活检。

3. 活检　可通过非侵入性的手段诊断肝细胞癌，因此活检并不是必须的。例如，大于 1cm 肝脏结节，如任何一项推荐的影像学检查（3 期增强 CT 或 MRI）具有典型的动脉期和门脉期的表现是足以诊断肝细胞癌的。然而当推荐的影像学检查没有或仅有一种动脉期增强影像学表现时建议进行芯针活检（推荐）或细针穿刺活检（FNAB）[47]。如果考虑可行肝移植或肝切除，患者应在进行活检穿刺前转诊到肝移植中心或肝外科医生。

芯针穿刺活检和细针穿刺活检均有优点和缺点。例如当病灶位于深部或者接近大血管时细针穿刺活检并发症发生率低。此外细针穿刺活检能快速将标本染色进行细胞学检查来确定样本量是否足够及初步诊断[48]。然而细针穿刺活检高度依赖于细胞病理学专家的技术[49]，同时报道称其假阴性率和假阳性率均较高[46,50,51]。虽然芯针穿刺活检侵入性更强，但它的优点在于可同时提供细胞学和组织结构的病理信息。进一步说，组织学和免疫组化检测可利用石蜡包埋标本进行[37,48,50]。然而，最近的证据表明芯针穿刺活检标本不能进行准确的肿瘤分级[52]。

尽管如此，利用穿刺活检进行肝细胞癌的诊断受几个因素的限制，包括样本误差，尤其当病变小于 1cm 时[4,24]。当患者的肝内结节增大，此时只有非诊断性穿刺的结果时应立即进行另一项影像学检查或/和活检。指南强调逐渐增大的肿块，其活检病理为阴性时并不能排除肝细胞癌的可能。推荐进行包括外科在内的多学科讨论及持续监测。

4. 血清生物标记物　虽然一直以来血清 AFP 被作为肝细胞癌的生物学标记物，但对于诊断肝细胞癌 AFP 的敏感性和特异性均不高。仅很少比例的肝细胞癌患者血清 AFP>400ng/ml。曾统计过 1158 名肝细胞癌患者中，仅 18% 的患者血清 AFP>400ng/ml 和 46% 患者 AFP 水平正常<20ng/ml[53]。慢性肝病患者其 AFP 升高较无感染性肝病患者更具有肝细胞癌诊断意义[54]。进一步说，AFP 在肝内胆管细胞癌和结肠癌肝转移时也会升高[4]。AFP 的检测可联合其他检查结果来指导可疑肝细胞癌患者的诊断。两项小样本的回顾性分析表明 AFP 升高结合影像学结果对肝内大肿块的肝细胞癌的诊断有较高阳性预测率[55,56]。但是，诊断肝细胞癌的 AFP 临界值在本文中并未提及，这个数值因情况不同而差异很大。

更新的 AASLD 指南不再推荐 AFP 作为诊断评估的一部分[4]。专家组认为影像学上典型的强化更有诊断意义，而血清 AFP 水平可能因非恶性肿瘤性疾病升高，同时相当大比例肝细胞癌患者 AFP 在正常范围[57]，这部分内容与 AASLD 指南推荐一致[4]。此外对于 AFP 水平持续升高但却无肝脏占位的患者推荐进一步行影像学检查（CT 或 MRI）。如进一步检查未发现肝脏占位，建议患者每 3 个月进行 AFP 监测及肝脏影像学检查。

其他的血清生物学标记物包括脱-γ-羧基凝血酶原（DCP），也称作人凝血酶原前体蛋白（PIVKA-Ⅱ）是由于维生素 K 缺乏诱发的蛋白质，以及小扁豆凝集素结合型 AFP（AFP-L3），一种 AFP 的异质体[24,58,59]。虽然近期一项回顾性病例对照研究表明 AFP 在检测早期和极早期肝细胞癌病变时较 DCP 和 AFP-L3 更为敏感，但本文未推荐上述标记物作为筛查指标[60]。近期一项关于丙型肝炎后肝癌患者的大规模病例对照研究（HALT-C）表明 AFP 和 DCP 的联合互补试验，优于单一的生物标记物进行肝细胞癌的筛查[38]。

（四）首诊

患者首次诊断肝细胞癌需多学科评估，包括病因学调查，其中肝炎患者需检测HBV、HCV感染（HBsAg、HBsAb、HBcAb、HBcAb-IgM［仅在急性乙型肝炎患者时推荐］），同时评估伴发疾病，影像学检查明确转移灶，评估肝功能，确定是否存在门脉高压。指南推荐对HBsAg和HBcAb-IgG阳性（因为慢性乙肝感染也可表现为单独的HBcAb-IgG阳性）患者进行病毒载量检测，及HCV抗体检测。如果病毒载量为阳性，患者应接受肝病专家的诊治以给予恰当的抗病毒治疗[13,61]。

肝细胞癌常见的转移部位包括肺、腹腔淋巴结、腹膜和骨[62,63]。因此，在首次就诊时推荐完善胸部的影像学检查和骨扫描（如有可疑性骨痛）。至少进行3期的CT或MRI检查以明确转移灶、淋巴结转移、血管侵犯等情况从而了解肿瘤负荷；评估是否存在门脉高压；评估肝癌的大小、部位和慢性肝病的程度；如果患者考虑行肝切除术，应对评估患者残余肝体积（FLR）和肝脏总体积[44]。在病毒性肝炎、原发性胆汁性肝硬化和其他肝脏疾病患者发现淋巴结肿大预示着患者有肝细胞癌的风险[64]。断层扫描影像学检查对于淋巴结的定性仍有争议。

（五）评估肝脏功能

初始的肝功能评估包括血清胆红素，天门冬氨酸氨基转移酶（AST）、丙氨酸氨基转移酶（ALT）、碱性磷酸酶（ALP）、凝血酶原时间（PT）、国际标准化比率（INR）、白蛋白和血小板计数（代表门脉高压程度）。其他推荐的检查包括血常规和肾功能（血尿素氮和血肌酐），这些指标可作为评估患者预后的依据[65]。肝硬化患者在行肝切除术前应使用不同的指标行进一步的肝脏储备功能评估。

Child-Pugh分级是传统评估肝硬化患者肝脏储备功能的方法。Child-Pugh评分作为一种经验性评分包括实验室指标（如血清白蛋白、胆红素、PT）和主观性的临床评估包括肝性脑病及腹水。这个评分方式通过将患者分为代偿期肝硬化（class A）和失代偿期肝硬化（class B或C）对肝功能进行初步评估。Child-Pugh评分优点是简单易行（如可在床边进行评分）和包含了临床参数。

另一个重要的肝功能评估方法（不包括Child-Pugh评分里的指标）是评价门脉高压的临床体征（如食管胃底静脉曲张、脾肿大、腹壁静脉曲张、血小板减少症）。目前开展的评估门静脉高压的方法是测定肝静脉压力梯度[66~69]。电子胃镜（EGD）也可用来评估食管静脉曲张情况。

终末期肝病模型（MELD）是另一种评估肝脏储备功能的系统。MELD是数字量表，适合于12岁以上患者，评分范围是6（轻病）到40（重病）。这个评分系统初始用于评估经颈静脉门体分流术患者的死亡率，其由三个实验室指标计算得出（血清胆红素、血肌酐和国际标准化比率）[70,71]。MELD评分被美国纽约器官分享组织（UNOS：www.unos.org）用于将等待肝移植的患者名单上的患者根据其3个月内的死亡风险进行分级[72]。最近，有使用MELD评分替代Child-Pugh评分对肝硬化患者的预后进行评估。MELD评分系统的优点是包括了肾功能，同时是利用常见的实验室指标进行客观评价的评分系统，虽然该评分系统并未包含临床指标如腹水和肝性脑病。现在并不明确对于肝硬化患者MELD评分系统是否优于Child-Pugh评分系统。MELD评分系统并不用于等待肝移植肝硬化患者的生存预测[73]。吲哚氰绿（ICG）排泄试验在亚洲被广泛用于评估肝硬化患者肝切除术前肝功能的评估[74]。合并肝硬化的肝细胞癌患者，15 分钟（静脉注射染料后）血中 ICG 滞留率为 14% 被作为筛选行肝切除术的临界指标[75]。最近日本肝细胞癌的循证医学临床指南推荐将静脉注射后 15 分钟 ICG 滞留率（ICG-15）用于评估术前肝功能情况[76]。但西方国家并没有广泛应用这种方法。

（六）病理学及分期

1. 病理学　HCC 从大体上可分为三种类型：结节型、巨块型及弥漫型。结节型肝癌多与肝硬化相关，并且边界清楚。巨块型肝癌多发生在无肝硬化的肝脏上，肿瘤占据大块区域，可伴或不伴卫星结节。弥漫型肝癌较少见，表现为肝内弥漫多发的边界不清的肿瘤结节。

2. 分期　肿瘤临床分期系统可以在治疗前后对预后进行更准确的评估，同时指导治疗决策。因此，肿瘤分期通过对适当的患者采取特定的治疗措施及在治疗后提供风险分层信息，对治疗效果有着至关重要的影响。影响肝癌患者预后的关键因素有：临床分期，肿瘤的侵袭性及生长速度，患者的一般情况，肝功能及治疗决策[43]。肝癌的临床分期系统有许多[77,78]。如前述，每一个分期系统包含不同的变量来评估一个或多个因素。例如，Child-Pugh 评分[79] 和 MELD 评分[70] 可认为是仅用来评价肝功能的分期系统。

AJCC 分期通过术后病理特点进行分期[80]，而 Okuda 分期由肝功能和肿瘤特点两方面组成[81]。法国分期系统（GRETCH）则由卡氏评分（KPS），肝功能情况和 AFP 水平几方面组成[82]。而有的分期系统则通过在其他分期的基础上增加其他的因素构成。例如，中文大学预后指数（Chinese University Prognostic Index，CUPI）[83] 系统和日本综合分期（Japanese Integrated Staging，JIS）[84] 系统由 TNM 分期系统和肝肿瘤的意大利分级（Cancer of the Liver Italian Program，CLIP）[85] 组合合成。巴塞罗那临床肝癌分期（Barcelona Clinic Liver Cancer，BCLC 分期）[86]、SLiDe[87] 和 JIS 系统都包含了 Child-Pugh 评分（在 CLIP 和 JIS 的改良版本中，用 MELD 评分代替了 Child-Pugh 评分）[88-90]。此外，BCLC 分期也由 Okuda 系统、肿瘤特点、肝功能情况和患者体力状态几方面组合而成。

虽然部分分期系统能够适用于不同阶段的肝癌（例如，BCLC）[24,91,92]，但是这些分期系统也存在一定的局限性。例如，由于大部分肝癌患者未行手术切除，AJCC 分期的作用显得很有限。许多研究认为，个别分期系统在特定的患者人群能得到很好的应用，这可能是因为不同人群之间其病因不同。此外，分期系统可以指导治疗决策，同时/或者用于预测患者接受了特定的治疗方式后的预后。例如，AJCC 分期可以准确地预测接受原位肝移植患者的预后[93]。CLIP、CUPI 和 GRETCH 分期系统被认为能够较好地预测晚期患者的预后[94]。

CLIP 系统在行肝动脉栓塞化疗（transarterial chemoembolization，TACE）和进行姑息性治疗的患者的分期中有独到的作用[95,96]。BCLC 分期根据疾病的自然病史对患者进行分层的实用性已经由一篇 meta 分析所证实[97]，该 meta 分析将随机对照研究中的未接受治疗的肝癌患者纳入研究。另外，BCLC 分期的一个优点还在于其将不同分期的患者分配到不同的治疗分组中，虽然治疗方式并不作为分期的考虑因素[78]。近期，BCLC 分期在预测肝移植和射频消融治疗的患者的预后方面的作用也得到证实[98,99]。一项 1328 名适合肝移植的肝癌患者参与的多中心队列研究中，尚未发生大血管侵犯和肝外转移，且不考虑肿瘤的数目和大小的情况下，肝移植可以改善晚期肝硬化（BCLC D 期）的中期肿瘤（BCLC B-C

期）患者的预后。

近期提出的一个以特定的临床病理因素（含患者年龄、肿瘤大小、切缘状态、术后失血量、是否存在卫星结节及血管侵犯、AFP 水平）为基础的分期系统在预测肝癌切除术后患者的预后方面有效果良好[100]。另外一篇研究指出肿瘤大于 2cm、肿瘤多发、血管侵犯是影响肝切除或肝移植术后早期肝癌预后的独立危险因素[101]。该分期系统在一项关于早期肝癌患者的回顾性研究中得到证实[102]。

由于 HCC 患者在不同地理区域表现的独特性，许多临床分期仅适用于提出该分期的地区，尚没有一个能够适用于所有国家、不同单位的通用性分期系统。虽然目前没有一个分期系统（除 Child-Pugh 评分和 TNM 分期外）在这些指南中被使用，患者在经过初步检查后可以分为以下 4 类：

- 可进行手术切除或肝移植的，体力状态或基础疾病方面可耐受手术；
- 不能切除的肝癌；
- 局部肿瘤，但伴有不可手术的体力状态或基础疾病；
- 远处转移。

（七）治疗选择

所有肝癌病人在制定治疗方案时必须仔细评估。在选择治疗方式时，非常重要的是必须重申肝癌病人合并有肝病基础。因此，肝癌的不同病因及其基础肝病对肝脏的影响会影响治疗反应及其效果。肝癌的治疗必须由肝内科医生、放射影像医生、影像介入医生、移植科医生、病理医生、肿瘤内科医生和肿瘤外科医生共同参与，因此也需要他们之间相互协调[24]。

1. 外科治疗　若不合并大血管侵犯，部分肝切除可作为单发肿瘤的根治性治疗方式[103]。对经过选择后的患者进行部分肝切除术，其手术并发症发病率及死亡率较低（5%或 5%以下）[104,105]。有大样本回顾性研究报告肝切除术后的肝癌患者 5 年生存率在 50%以上[105-107]，一些研究指出对于肝功能较好的早期肝癌患者，肝切除术后患者 5 年生存率可达 70%[107-109]。然而，有报道指出，肝切除术后 5 年内的复发率可在 70%以上[91,106]。

因为肝切除术是在有肝病背景的基础上还同时切除了有正常功能的肝实质组织，非常必要综合考虑患者、肝脏及肿瘤的情况，以认真选择合适的病人。必须对患者一般情况进行评估，有无合并症也是围术期死亡率的独立影响因素[110]。同样地，在确定行肝切除术前，应对整体肝功能、肝脏体积、假定的术后残肝功能进行估计，以及对肿瘤情况和肝脏解剖的技术考虑。

只有在肝功能良好的情况下才会选择切除术。Child-Pugh 评分可对肝功能进行评估，尽管现在认为其在排除肝功能不好的患者方面更有效（如用于失代偿期肝病患者的鉴别）[111]。门脉高压的评价也是术前评估的重要部分。一般来说，术前最理想的肝功能是 Child-Pugh 评分 A 级而且没有门脉高压的证据。但是，在严格筛选的情况下，Child-Pugh 评分 B 级也可以进行有限的肝切除，特别是当肝功能测试正常和没有门脉高压临床症状的时候。

为了解肿瘤情况和预测术后残肝体积，术前影像学检查在制定手术计划时是必要的[44]。CT/MRI 能够帮助明确肝癌占位的数量及大小，发现卫星结节、肝外转移、门静脉和下腔静脉癌栓，也可以了解肿瘤位置与血管和胆囊的结构关系。

进行肝切除的理想肿瘤情况是没有主要血管侵犯的单发肿瘤。虽然没有严格规定不能进行肝切除的肿瘤大小，但是随着肿瘤的增大，血管侵犯和肝内播散的风险也随之增大[104,112]。但是却有一项研究指出，在 10cm 或者以上的单发肿瘤中，有大约三分之一没有血管侵犯的证据[104]。然而大血管或者微小血管的侵犯却被认为是肿瘤复发的重要预测因素[104,113,114]。尽管有一项回顾性研究对单发 5cm 以下或 3 个以下（含 3 个）小于等于 3cm 的肿瘤进行肝切除，其 5 年的总生存率为 81%[116]，但无论是否伴有主要血管侵犯，肝切除术在局限可切除多发肿瘤中的作用仍存在争议[103,113,115]。

另一个关键的术前评估是术后残肝体积的计算，可提示术后肝功能。CT 可直接用来测量残肝体积，并且整个肝脏的大概体积也可计算。可进一步计算出残余肝/全肝体积（减去肿瘤体积）的比值[117]。专家组推荐没有肝硬化的患者其比值最少为 25%，Child-Pugh 评分 A 级的患者其比值最少为 30%~40%[118]。对于估计残肝/全肝体积比值小于推荐值，不适合做肝切除的患者，可考虑行术前门静脉栓塞术（preoperative portal vein embolization，PVE）。PVE 是一种安全有效的操作，可使血流朝着术后残留部分肝脏重新定向。这部分肝段的肝脏可因此增大，而同时被栓塞的部分肝脏则萎缩[119]。

2. 术后辅助治疗 STORM 的Ⅲ期研究对索拉非尼（一种被批准用于治疗不可切除肝癌的抗血管生成药物）在行根治性肝切除术或消融治疗的辅助治疗作用进行试验。这项国际性研究纳入了 1114 名患者，其中 62% 为亚洲人[120]。患者被随机到接受索拉非尼（每日 800mg）治疗或安慰剂，直到病情进展或时间持续 4 年。两组的治疗相关的不良事件都高，而且计划的索拉非尼剂量不可以耐受（中位剂量为每日 578mg）。两组间的无复发生存期（recurrence-free survival，RFS）和复发时间（time to recurrence，TTR）均无统计学差异，研究结果阴性。专家组并不推荐索拉非尼作为辅助治疗。

以往乙肝相关肝癌的术后预后不佳。近期一项研究对术后辅助抗病毒治疗在改善乙肝患者结局的作用进行验证。一项纵向的Ⅱ期研究纳入了 780 名乙肝和肝癌患者，病毒载量在 10 000copies/ml 以上者预后较差[121]。在一个随机化含 163 名患者的亚组中，应用拉米夫定、阿德福韦酯、恩替卡韦进行抗病毒治疗可以显著减少肝癌复发（HR = 0. 48，95% CI 0. 32~0. 70）和肝癌相关死亡（HR = 0. 26，95% CI 0. 14~0. 50），提高术后 6 个月的肝功能水平（$P = 0.001$）。随着新近有效的抗丙肝病毒治疗手段的出现，类似的研究也需要进行。为了个体化术后治疗，术者需要与肝病学家对如何抗病毒治疗进行讨论。

3. 肝移植 对早期肝癌患者来说，肝移植是一种有吸引力的，可能根治性的治疗选择。同时去除了可切除和不可切除的肿瘤，解决了肝硬化的问题和避免了由残肝体积不足引起的术后并发症。1996 年发表的一项里程碑式的研究，Mazzaferro 等提出了不可切除的肝癌和肝硬化患者的米兰标准（单个肿瘤直径 ≤5cm 或多发但不超过 3 个肿瘤，每个肿瘤直径 ≤3cm）[122]。当肝移植患者严格符合米兰标准时，其 4 年生存率和无复发生存率分别为 85% 和 92%。这些结果已经被许多近期的根据该标准进行肝移植的研究再次证实[123]。这个标准已经被 UNOS 采纳，因为他们发现这样的肝癌患者进行肝移植的结果与无肝癌的终末期肝硬化患者进行肝移植的结果相似。

UNOS 标准（有以下影像学证据：直径 5cm 或以下的单发肿瘤，直径 3cm 或以下的 2~3 个肿瘤，没有大血管侵犯或肝外转移）指出适合进行肝移植的患者不应进行肝切除术。因此，一般认为肝移植是早期肝癌合并中到重度肝硬化患者（如 Child-Pugh 评分 B 级和 C 级）的理想治疗方案，而 Child-Pugh 评分 A 级、肿瘤部位可切除的早期肝癌患者，肝部分切除术是其最优的一线治疗方案[107,124-127]。但是，目前仍没有前瞻性研究对该类型患者进行肝移植和肝切除的效果进行比较。

　　Child-Pugh 评分 A 级，可切除的符合 UNOS 标准（www.unos.org）的患者可考虑进行切除术或肝移植。哪种初始治疗对这类型的患者是最优的还存在争议。指南建议这些患者在考虑最理想治疗方案时应通过多学科治疗团队的讨论。

　　MELD 评分作为肝功能的评价标准，同时也可用于移植术前死亡率的评估[70]。MELD 评分在 2002 年被 UNOS 采纳，用于评价患者在等待尸体肝移植过程中 3 月内死亡风险的评价。UNOS 同时也用 MELD 评分评价肝病的严重程度，并对肝移植的顺序进行排序。根据目前 UNOS 的政策，T2 肿瘤（UNOS 定义为 2~5cm 的单发肿瘤或小于 3cm 的 2~3 个肿瘤）的患者可获得额外的 22 个 MELD 评分（也称为"额外 MELD"）。一项由 UNOS 提供数据的回顾性研究指出，1997—2002 年间进行初次肝移植的 15906 名患者及 2002—2007 年间的 19 404 名患者中，4.6% 的肝移植受体患有肝癌，相比之下 2002—2007 年间的有 26%，后者大部分患者获得了"肝癌额外 MELD"[128]。2002—2007 年间，获得了"肝癌额外 MELD"的肝癌患者与无肝癌患者有相似的生存时间。MELD 评分 ≥20 分、AFP 水平高于 455ng/ml 是肝癌患者移植术后生存时间较差的预测因素[128]，不过 MELD 评分在移植术后死亡率预测的可靠性还有争议。肿瘤介于 3 到 5cm 之间的患者预后明显较差。

　　扩大米兰标准/UNOS 标准，为超过最低标准的肝癌患者提供肝移植资格，是大家讨论的热点话题[91,123,129,130]。Yao 等在旧金山加利福尼亚大学（University of California at San Francisco，UCSF）提出了将标准扩大到单发直径 ≤6.5cm，多发肿瘤数目 ≤3 个、最大直径 ≤4.5cm、总的肿瘤直径 ≤8cm[131,132]；不同研究对超出米兰标准但是符合 UCSF 标准的肝移植术后生存时间进行评价，结果显示 5 年生存率变化大（38%~93%）[129-131,133-135]。一个支持扩大米兰标准/UNOS 标准的论点是普遍认为许多肿瘤超出米兰标准的患者能够通过肝移植手术获得治愈。反对者则认为肿瘤更大、分期更晚者血管侵犯和肿瘤复发的风险增加，而且器官捐献者短缺[123,129,133]。

　　上述反对意见的支持点来源于一个对 UNOS 数据库数据的大型回顾性分析，结果显示肿瘤在 3~5cm 之间的患者与更小者对比，预后明显更差。

　　4. 过渡治疗　过渡治疗用于减少肿瘤进展和减少肝移植等待名单上的脱落率[136]。符合肝移植标准的患者可考虑进行。许多研究对局部治疗在等待肝移植患者的过渡治疗作用进行研究[137,138]。这些研究包括 RFA[139-142]，栓塞化疗[141,143]，TACE[141,144,145]，药物缓释微球动脉化疗栓塞术（TACE with drug-eluting beads，DEB-TACE）[146]，钇-90 微球动脉放射栓塞[147]，适形放疗（radiation therapy，RT）[148] 和索拉非尼[149] 可作为过渡治疗。最新的一项纳入 130 名移植前进行 TACE 或 DEB-TACE 肝癌患者（符合米兰标准）的回顾性研究指出，与 TACE 对比，DEB-TACE 有较高的肿瘤反应率趋势（坏死 ≥90%：44.7% vs. 32.0%，$P=0.2834$）及较高的 3 年无复发生存率（87.4% vs. 61.5%，$P=0.0493$）[146]。

　　然而，由于这些研究的样本量小、存在研究人群之间的异质性，以及缺乏评价减少肝移植等待名单脱落率作用的随机对照研究，限制了这些结论的得出[150,151]。虽然如此，过渡治疗的应用还是在增加，还被部分 NCCN 成员机构所认可。

5. **降期治疗** 对于超出可以接受肝移植标准的患者，降期治疗用于减少特定相对晚期患者（尚未发生远处转移）的肿瘤负荷[136,152]。近期的前瞻性研究表明无水酒精注射（percutaneous ethanol injection，PEI）[153]、RFA[153,154]、TACE[153-156]和钇-90 微球 TARE[156]等术前降期治疗可以提高移植术后无病生存期（DFS）。不过这些研究采用降期治疗的选择标准和成功降期后的可移植标准均不同。一些研究提示局部治疗有效与移植后良好结局相关[157-159]。移植前降期治疗的终点仍需要进一步确认。

指南推荐符合 UNOS 标准的病人考虑行尸体或活体肝移植。在特定机构，肿瘤情况稍超出 UNOS 指南者的患者也可考虑肝移植。患者肿瘤初始情况超出米兰标准，但经过有效降期治疗后（例如目前肿瘤负荷符合米兰标准）也可考虑行肝移植。

6. **局部治疗** 局部治疗可以直接导致所选择的肿瘤坏死，并大概可以分为消融和经动脉治疗。典型局部治疗所致的肿瘤坏死是通过动态 CT/MRI 中对比剂的摄取程度进行估计，与治疗前的影像学结果相比，治疗后特定时间点的摄取程度减少。治疗后肿瘤对比剂的不摄取被认为是肿瘤坏死的标志。许多因素会影响局部治疗有效性的评估，评价肿瘤治疗反应的标准也在不断发展[43,160-163]。也有报道指出局部治疗后 AFP 变化也作为预测肿瘤反应、进展时间（Time to Progression，TTP）、无进展生存期（Progression-free Survival，PFS）和总生存期的可靠指标[164]。

7. **消融治疗** 消融过程中，肿瘤坏死可由化学消融（PEI 或醋酸注射）、热消融（RFA，或微波消融，microwave ablation，MWA）或冷冻消融所致。所有的消融都可以在腹腔镜、经皮或开放手术下进行。RFA 和 PEI 是最常使用的消融治疗方法。

RFA 和 PEI 在 Child-Pugh 评分 A 级的早期肝癌（单发，肿瘤不超过 5cm 或多发，不超过 3 个肿瘤，每个肿瘤均不超过 3cm）患者中的安全性和有效性已经在大量的随机对照研究中进行对比[165-172]。RFA 和 PEI 都有相对低的并发症发生率。RFA 在肿瘤完全应答率（complete response，CR）和局部复发率方面优于 PEI，CR 分别为 65.7% 和 36.2%，$P = 0.0005$[170]，3 年局部复发率分别为 14% 和 34%，$P = 0.012$[168]。RFA 的局部肿瘤进展率也低于 PEI（4 年局部肿瘤进展率分别为 1.7% 和 11%，$P = 0.003$）[169]。

此外，在两项研究中，RFA 组的患者需要进行的疗程也更少[166,169]。然而，RFA 在总生存时间的获益优于 PEI 仅在 3 个亚洲的随机研究中被证明[167-169]，3 个欧洲的随机研究则发现两个治疗组之间的总生存时间无统计学差异[166,170,171]。近期一项纳入了 143 名肝癌患者的意大利随机试验中，PEI 和 RFA 组的 5 年生存率分别为 68% 和 70%，相应的 RFS 分别为 12.8% 和 11.7%[171]。尽管如此，对 RFA 和 PEI 对比随机研究的独立 meta 分析结果显示 RFA 在早期肝癌患者的 OS 和肿瘤反应率方面优于 PEI，特别是对于肿瘤大于 2cm 者[173-175]。一些研究结果显示 RFA 治疗早期肝癌后的 5 年生存率高于 50%[176-179]。

在已报道的研究中，RFA 治疗后的 OS 和复发率差别很大，这可能是由于研究人群肿瘤大小和数目的差别，更重要的可能在于肿瘤的生物特性和肝功能程度的差别。多因素分析中，Child-Pugh 分级，肿瘤大小和肿瘤数目是影响预后的独立预测因素[177-179]。

在少数的随机研究中，RFA 和 PEI 也和手术切除进行对比。在唯一的一项将 PEI 和手术切除对比的随机研究中，76 例无肝硬化，单个或 2 个肿瘤，肿瘤大小在 3cm 或以下的患者进行 PEI 和手术切除的效果相当[180]。另一方面，将 RFA 和手术切除进行对比的研究不能得出有结论性的证据（Weis 等综述[172]）。3 个随机前瞻性研究对 RFA 和肝切除在治

附录

疗肝癌患者中的效果进行了对比[181-183]。一项随机试验结果显示，235 名符合米兰标准（单个肿瘤直径≤5cm 或多发但不超过 3 个肿瘤，每个肿瘤直径≤3cm）的小肝癌患者中，手术切除在生存获益方面显著优于 RFA[182]。RFA 组和手术切除组的 5 年生存率分别为 54.8% 和 75.6%，相应的 2 年 RFS 分别为 28.7% 和 51.3%。然而，手术切除组失访的患者更多。相反，另外 2 个随机研究证明经皮局部消融治疗和 RFA 在治疗小肿瘤方面和手术切除效果同样有效[181,183]。两个研究中，两组间的 OS 和 DFS 差异均无统计学意义。另外，在其中的一项研究，肿瘤部位是与预后相关的独立影响因素[183]。但是这些研究均受限于其小样本量（分别为 180 例和 168 例）和缺乏非劣性检验。尽管如此，这些研究的结果支持消融治疗在肿瘤位置合适的小肝癌患者中作为手术切除的替代方案。

最近一项纳入了 2535 名患者（1233 名接受手术治疗和 1302 名接受 RFA 治疗）的 meta 分析显示在早期肝癌患者中，手术切除与 RFA 相比可以改善预后，也有着更高并发症发生率，虽然两组间的局部复发率差异没有意义[184]。

此外，一些研究者把 RFA 作为肿瘤合适部位，直径不超过 2cm 的肝癌患者的一线治疗方案[185,186]。一项研究中，RFA 最为 218 名肿瘤单发，直径不超过 2cm 的患者的初始治疗方案，98%（214/218）的患者肿瘤完全坏死。在 31 个月的中位随访时间，其持续 CR 比例为 97%（212/218）。更近的一项回顾性对比研究中，Peng 等报道了 RFA 在 OS 和 RFS 方面优于手术切除，特别是中央型、小于 2cm 的肝癌患者[186]。中央型肝癌患者的 5 年生存期在 RFA 组为 80%，手术组为 62%（P = 0.02），相应的 RFS 比例分别为 67% 和 40%（P = 0.033）。

一些回顾性研究的亚组分析指出肿瘤大小是决定 RFA 或者手术切除效果的关键因素[139,140,187-189]。一组 126 名伴有肝硬化或慢性肝炎患者中，虽然 RFA 在中等肿瘤（3.1~5.0cm）和巨大肿瘤（5.1~9.5cm）治疗中均安全有效，但是较小、中等伴有/或非侵袭性生长的肿瘤治疗效果明显优于巨大伴有/或侵袭性生长的肿瘤[187]。Mazzaferro 等在一项连续入组 50 名患者的前瞻性研究中也报道相类似的结果：伴肝硬化患者在等待肝移植过程中接受 RFA 治疗，肿瘤完全坏死比例为 55%（肿瘤≤3cm 为 63%，肿瘤≥3cm 为 29%）[140]。一项回顾性研究中，Vivarelli 等报道手术切除的 OS 和 DFS 显著高于 RFA。手术的优势在 Child-Pugh 评分 A 级，单个肿瘤直径大于 3cm 的患者中更明显，而两组的结果在 Child-Pugh 评分 B 级的患者中确是相似的[188]。另一个对 40 名 Child-Pugh 评分 A 级或 B 级患者的回顾性研究，经皮消融治疗的完全坏死率为 53%，仅考虑 RFA 治疗的肿瘤小于 3cm 的部分时该比例可以上升至 62%[139]。最近的一项倾向性病例配对研究中，对 478 名 Child-Pugh 评分 A 级的肝硬化患者进行肝切除与经皮消融治疗的对比，在肿瘤情况符合米兰标准情况下，手术切除和消融治疗的生存时间没有差别。但是当单个肿瘤大于 5cm，或肿瘤 3 个且直径大于 3cm 时，手术切除可以显著改善患者的长期生存时间[189]。手术组中位生存时间分别为 80 个月和 83 个月，相比之下，采用消融治疗的患者的中位生存时间为 21.5 个月和 19 个月。

微波消融可作为 RFA 的替代方案治疗小肝癌或不可切除的肝癌[190-194]。目前为止，只有 2 个随机试验将 MWA 与手术切除和 RFA 进行对比[190,194]。一项将 RFA 和 MWA 对比的随机对照研究中，两种治疗的治疗效果、并发症发生率和未治疗的残留病灶比例无明显差异[190]。最近的一项随机研究证实了 MWA 和手术治疗在符合米兰标准的肝癌患者中的有效性，与手术切除对比，MWA 有较低的 DFS 率，而总生存率无差异[194]。

已有的证据提示我们早期肝癌患者消融治疗的选择需要充分考虑肿瘤的大小、位置和肝功能情况。

8. 血管介入治疗 血管介入治疗包括选择性的、基于导管的微粒灌注，这些微粒通过选择性的肝动脉分支，靶向地阻断肝肿瘤的供养动脉[195]。介入治疗之所以可能成为治疗手段是由于肝脏存在双重血液供应，也就是正常肝组织血供的绝大部分来自于门静脉，而肝肿瘤血流量主要来自于肝动脉[42]。此外，相对于正常肝组织，肝细胞癌肿瘤血流增加，导致其成为富血管性肿瘤。目前正在使用的血管介入治疗办法包括动脉栓塞（TAE）、TACE、DEB-TACE 和 TARE 联合钇-90 微球。

TAE 的原理是通过减少或消除肿瘤的血供，从而导致肿瘤的缺血、坏死。明胶海绵颗粒、聚乙烯醇颗粒和聚丙烯酰胺微球已被用于阻断动脉血流。TAE 已被证明是不可切除肝细胞癌患者有效的治疗手段[196-199]。在一项多中心回顾性研究中，476 例不能手术切除的肝癌，TAE 相比较于支持治疗更能显著延长生存期（$P = 0.0002$）[197]。接受 TAE 患者的 1 年、2 年和 5 年生存率分别为 60.2%、39.3% 和 11.5%，而相应的接受支持治疗的患者的生存率分别为 37.3%，17.6% 和 2%。多因素分析显示，肿瘤小于 5cm 以及较早的 CLIP 分期是获得较好生存期的独立预后因素。在另一项回顾性分析中，322 例使用标准化 TAE 治疗（包括使用小颗粒导致末梢血管堵塞）的不可切除 HCC 的患者，观察到 1 年、2 年和 3 年生存率分别为 66%、46% 和 33%。在没有肝外扩散或门静脉受累的亚组患者中，相应的生存率分别为 84%、66% 和 51%[198]。在多因素分析中，肿瘤大小超过 5cm、肿瘤数量超过 5 个或以上以及有肝外转移被确定为 TAE 术后的不良预后因素。

TACE 与 TAE 不同，TACE 目的是对肿瘤细胞产生一个高浓度的化疗，延长化疗药物和癌细胞之间的接触时间，并使化疗的系统毒性最小化[200]。两项随机临床试验结果显示，相比于支持治疗，TACE 能使不能手术切除肝癌患者得到更多的生存获益[201,202]。在其中一项研究中，把不能手术切除的肝癌患者随机分组进行 TACE 治疗或最佳支持治疗，TACE 组患者的生存率（1 年为 57%、2 年为 31% 和 3 年为 26%）相比对照组（1 年为 32%、2 年为 11% 和 3 年为 3%，$P = 0.002$）明显提高[201]。虽然接受 TACE 的患者有更多的肝功能衰竭而导致死亡，但幸存者的肝功能在两组之间无显著性差异。在另一项随机研究中，比较 TACE、TAE 和支持治疗对不能手术切除肝癌患者的获益情况，它们的 1、2 年生存率分别为 82% 和 63%，75% 和 50%，63% 和 27%[202]。本研究中的大多数患者肝功能为 Child-Pugh A 级，主要的肿瘤结节大小约 5cm。对于接受 TACE 或 TAE 的可评价患者，其维持持续至少 6 个月的部分缓解率和完全缓解率分别为 35%（14／40）和 43%（16／37）。这项研究由于 TACE 效益明显而提前终止。虽然这项研究表明 TACE 比支持治疗更有效（$P = 0.009$），但相对于 TACE 组和支持治疗组，TAE 组患者的样本量不足难以说明其有效性。最近的一项回顾性分析过去 10 年接受 TACE 治疗的晚期肝癌患者表明，TACE（联合多柔比星和丝裂霉素 C）能明显延长 PFS（无进展生存时间）和 TTP（疾病进展时间）但不能延长 OS（总体生存时间）[203]。在多因素分析中，栓塞类型和 CLIP 评分是 PFS 和 TTP 的显著影响因素，而 CLIP 评分和 AFP 是 OS 的独立预后因素。

由于使用范围广泛的治疗策略，许多评价 TAE 和/或 TACE 治疗肝癌患者治疗效果的临床研究都发生了混淆，这些治疗策略包括栓塞颗粒策略，化疗策略和乳化剂策略（包括 TACE 的研究），与治疗次数。TACE 有效性优于 TAE 并没有在随机试验中证实。

TAE 和 TACE 常见并发症包括非目标血管栓塞、肝功能衰竭、胆囊炎。虽然各个研究报告的严重不良事件频率各不相同，但 TACE 术后其他并发症包括急性门静脉血栓（PVT）和骨髓抑制、急性胰腺炎（虽然很罕见）[35,204]。所报告的 TACE 和 TACE 相关死亡率通常小于 5%[35,198,202,204]。栓塞后综合征包括发热、腹痛、肠梗阻已被报道在接受这些治疗患者中是比较常见的[35,204]。有证据显示，PVT 和肝功能分级为 Child C 级是进行 TACE 治疗患者不良预后的重要预后因素。因此，专家组认为门静脉主分支癌栓是 TACE 的相对禁忌证，不建议肝功能分级 Child-Pugh 为 C 进行 TACE 治疗（绝对禁忌证）[205]。因为 TAE 能增加肝细胞坏死和胆道梗阻患者肝脓肿形成的风险，专家组建议，除非可以进行分段栓塞剂注射，否则总胆红素水平大于 3mg/ml 应视为 TACE 或 TAE 的相对禁忌证。此外，以往曾行短胆肠吻合术患者行 TACE 后会增加肝内脓肿的发生风险[206,207]。

DEB-TACE 对不能手术切除的肝癌患者也已经进行评价[208-215]。在一项随机研究中（PRECISION V），212 例 Child-Pugh A 级或 B 肝硬化和局部、没有淋巴结转移的不能手术切除肝癌患者，与常规 TACE 联合多柔比星（阿霉素）相比，DEB-TACE 联合多柔比星洗脱栓塞珠可以诱导更高的 CR，更高的客观反应率，疾病控制（分别为 27% vs 22%，52% vs 44%，63% vs 52%）[210]。在这项研究中，虽然 DEB-TACE 并不优于常规 TACE 联合多柔比星（$P = 0.11$），但与 Child-Pugh B 级、ECOG 评分 1 分，双肝叶病灶和复发性病变患者接受 TACE 治疗相比，DEB-TACE 的客观反应率显著增加（$P = 0.038$）。DEB-TACE 同时也能够提高严重肝毒性的耐受性和显著降低多柔比星相关副作用发生率[210]。在另一项前瞻性随机对照研究（n = 83），Malagari 等报告，相比于 TAE 治疗的中期肝癌患者，DEB-TACE 可有更高的有效率，降低复发，延长 TTP；然而，这项研究也没有显示出接受 DEB-TACE 治疗患者有任何 OS 的获益[211]。最近一项随机研究比较 DEB-TACE 和常规 TACE 治疗 177 例处于中期阶段、不能手术切除、持续或复发的肝癌患者。这项研究没有发现这两种方法在疗效或安全性方面有显著性的差异；然而，DEB-TACE 与较少的术后腹痛相关[215]。相反，Dhanasekaran 等在一项回顾性随机研究中报道了 71 例不能手术切除的肝癌患者中，相对常规 TACE、DEB-TACE 获得了相对生存优势[212]。但是这些结果尚需要在大型的前瞻性研究中去进一步证实。

TACE 引起肝细胞缺氧，从而上调血管内皮生长因子受体（VEGFR）和胰岛素样生长因子受体 2（IGFR-2）[216]。VEGFR 和 IGFR-2 的血浆水平增加与 TACE 术后肿瘤转移的发展相关[217,218]。这些研究催生了 TACE 联合索拉非尼联合治疗残留和复发肝癌而非单一局部治疗手段[219-226]。

在一个Ⅲ期随机试验中，索拉非尼在 TACE 治疗后并没有显著延长对 TACE 敏感、不能手术切除肝癌患者的 TTP 和 OS。这可能是由于 TACE 术后较迟开始使用索拉非尼（术后接受索拉非尼治疗的中位时间为 9 周）和/或每日剂量较低[219]。另一方面，从非随机Ⅱ期研究的初步结果表明，并行联合使用索拉非尼和 TACE 或 DEB-TACE 可能是不能手术切除的肝癌患者的一种有效治疗选择[220-222,224,226]。最近一项回顾性分析 91 例合并 PVT 的肝细胞癌患者进行 TACE 联合索拉非尼与单独使用 TACE 的疗效比较。相对于单独使用

TACE 疗法，索拉非尼联合 TACE 治疗能提高一级分支 PVT（$P = 0.002$）或二级以后分支 PVT（$P = 0.003$）患者的生存率，但不适合那些门静脉主干有 PVT 的患者[225]。

一项 II 期随机试验的结果（SPACE 试验）比较 307 例不能手术切除的肝癌患者进行索拉非尼联合 DEB-TACE 或单独使用 DEB-TACE 治疗的安全性和有效性，结果显示，与单独使用 DEB-TACE 相比，索拉非尼联合 DEB-TACE 可提高 TTP（$P = 0.072$）[223]。正在进行的 III 期随机研究评估不能手术切除的肝癌患者接受 TACE 联合索拉非尼或单独使用 DEB-TACE。这些研究结果将明确联合动脉灌注疗法时使用索拉非尼的最佳时间。

TARE 是一种新的栓塞疗法，它对肿瘤相关的毛细血管床提供了高剂量的内部辐射，而不影响正常肝组织[195,227]。TARE 是通过导管注入嵌有钇-90 微球（可发射 β 辐射）的微球（玻璃微球或微小树脂球）而完成的。有越来越多的文献表明，放射性栓塞是中晚期 HCC 患者的有效治疗选择[228-233]。虽然 90 钇玻璃微球的放射性栓塞，就像 TAE 和 TACE，导致了一定程度粒子引起的血管闭塞，有学者提出这样的闭塞更可能是微血管而不是大血管，而且其引起的肿瘤坏死更可能是辐射诱导而不是缺血坏死[228]。

报告的 TARE 并发症包括胆囊炎、胆红素毒性、消化性溃疡、放射性肝损伤和脓肿形成[228,230,234]。在 108 例不能手术切除肝癌患者的 II 期研究中，无论有没有合并 PVT，TARE 治疗的部分缓解率（PR）为 42.2% 并随访观察达 6 个月[228]。3／4 级不良事件在合并 PVT 的患者中更为常见。然而，与没有合并 PVT 患者一样，合并分支 PVT 的患者由于胆红素水平的上升同样会经历类似的不良事件发生。从最近的一项单中心研究表明，前瞻性纵向队列研究的 291 例 HCC 患者，基于肝功能情况的不同，接受 TARE 治疗肝癌患者的中位生存期会有显著性差异（Child-Pugh A 级患者中位生存期为 17.2 个月，而 Child-Pugh B 级患者为 7.7 个月；$P = 0.002$）[230]。对于 Child-Pugh B 级患者与合并 PVT 患者的中位生存期为 5.6 个月。

最近的一项多中心研究分析了放射性肝段切除，也就是限定于 2 个或更少肝段栓塞的选择性 TARE。这项技术对 102 例单发但由于肿瘤邻近关键结构而不适合 RFA 治疗的肝癌进行了评估。结果显示患者的 CR、PR 和 SD 分别为 47%、39% 和 12%[233]。

等效性研究表明，肝癌患者接受携带钇-90 微球的 TARE 或 TACE 治疗生存时间无显著差异[235-237]。然而，TARE 比 TACE 能获得一个更长的 TTP 和更少的毒性[236]。这些发现需要在随机对照研究中证实。

9. 体外放射治疗（EBRT）　体外放射治疗（EBRT）允许大剂量辐射聚焦肝肿瘤的同时保留周围肝组织，从而减少晚期或无法手术的肝癌患者得放射性肝损伤的风险[238,239]。EBRT 的最新进展，例如调强放射治疗（IMRT），允许更高的辐射剂量照射肿瘤的同时保留周围重要组织。立体定向放射治疗（SBRT）是体外放射治疗的一项先进技术，其可以提供大剂量的消融性辐射。有越来越多的证据（主要是非随机临床试验）支持 SBRT 治疗不可切除、局部晚期的，或复发性肝癌[240-244]。在 2014，ASTRO（美国放射肿瘤学会）发布了支持在某些肿瘤人群中使用质子束疗法的策略模型[245]。专家组建议，质子束疗法可以考虑应用在适当的肝癌病例中。

在一个 II 期临床试验中，50 例不能手术的肝癌患者在接受不完整的 TACE 术后进行 SBRT 治疗，在 6 个月完全 SBRT 治疗后，38.3% 例患者获得了 CR 和 PR，其 2 年局部控制率、OS 和 PFS 率分别为 94.6%、68.7% 和 33.8%[243]。在另一项研究中评估了 SBRT 对不适合局部治疗或手术的小肝癌患者长期疗效（42 例），发现 SBRT 诱导了 33% 的总体缓解率，1 年和 3 年的 OS 分别为 92.9% 和 58.6%[240]。在 SBRT 治疗复发性肝癌的患者中，多因素分析提示肿瘤大小、复发时间和 Child-Pugh 分级是 OS 的独立预后因素[242]。在最近的一份来自玛格丽特公主癌症中心报告中，对连续的 I 期和 II 期临床试验中 102 例局部晚期肝癌患者行 SBRT 治疗，Bujold 等报道 1 年局部控制率为 87%，中位生存期为 17 个月。这些患者中的大多数存在高风险及相对晚期肿瘤（55% 的患者有血管癌栓形成，61% 的患者有多个病灶且最大直径之和中位数近 10cm，和最大病变平均直径为 7.2cm）[244]。SBRT 也被证明是合并肝硬化的肝癌患者等待肝移植期间的过渡性治疗手段[246-248]。

所有肿瘤不论其位置可接受 SBRT，调强放射治疗，三维适形放疗。SBRT 也经常使用病灶数目 1~3 个，无肝外转移的患者。由于没有严格的尺寸限制，所以如果有足够的正常肝和肝辐射耐受性可以接受的话，SBRT 可以用于较大的病变。对于 Child-Pugh A 的患者而言，目前已有足够的研究结果证实 SBRT 的安全性和有效性，但 Child-Pugh B 期的数据则相对有限[241,249,250]。那些 Child-Pugh B 级肝硬化的肝癌患者同样可以接受治疗，但他们可能需要剂量调整和严格的剂量限制。Child-Pugh C 肝硬化患者进行 SBRT 的安全性尚未可知，因为本组患者预后很差没有可能进行临床试验。

10. 联合局部治疗　回顾性研究发现，TACE 联合 RFA（无论从肿瘤反应率或总生存时间）都优于二者单用，也优于手术切除（单发肿瘤或符合 UNOS、米兰标准的多发肿瘤[116,251] 或 7cm 以内的单发肿瘤）[252,253]。射频消融联合栓塞的原理在于，射频消融集中的热传递可通过栓塞而增强血管闭塞，因为肿瘤内部的血液循环可能会干扰热量传递到肿瘤。

然而，随机试验比较了消融联合栓塞治疗与消融或栓塞单用的效果，并出现了相互矛盾的结果。对于小肝癌的肿瘤，尤其是肿瘤直径小于 2cm 肝癌的患者，TACE 和 PEI 联合治疗的生存率优于单独使用 TACE 或 PEI 治疗[254,255]。在最近的一项随机研究中，彭等人报道，在肿瘤小于 7cm 的患者，TACE、RFA 联合对 OS 和 RFS 而言优于单独 RFA 治疗，虽然这项研究有一些局限性（研究样本小，没有包括单用 TACE 治疗，因此很难评估单用 TACE 与 TACE 联合 RFA 治疗的相对有效性）[256]。在一项前瞻性随机对照研究，Shibata 等报道，对于肿瘤（≤3cm）的患者，单用 RFA 和 TACE 联合 RFA 治疗具有同样的疗效[257]。相反，从其他随机试验的结果表明，只有对于肿瘤大小介于 3cm 和 5cm 之间的患者可以从联合治疗上获益[258,259]。在一项 139 例序贯 TACE 联合 RFA 治疗与单用 RFA 治疗≤5cm 复发性肝癌的随机前瞻性试验中发现，序贯 TACE 联合 RFA 疗法只对肿瘤大小介于 3~5cm 的患者在 OS 和 RFS 方面获益（$P=002$ 和 $P<0.001$），但不对于那些肿瘤 3cm 或更小的患者则没有好处（$P=0.478$ 和 $P=0.204$）[259]。

最近的一个包含 10 项随机临床试验的 meta 分析，比较 TACE 联合经皮消融与 TACE 或消融疗效单用效果的研究结果，在大肝癌患者中 TACE 联合 PEI 相比单用 TACE 治疗，OS 有显著获益；但对于小肝癌治疗，TACE 联合 RFA 治疗与单用 RFA 治疗相比没有获得生存效益[260]。

现有证据表明，TACE 联合 RFA 或 PEI 治疗是有效的，尤其对病灶较大且对单一治疗效果差的患者。

11. NCCN 推荐的局部治疗建议　与肝切除术或肝移植治疗相比，局部疗法的相对有效性在肝癌患者中尚未明确。专家组的共识是，如果患者符合手术或移植选择标准，那么可行的话肝切除或移植是患者首选的治疗。局部治疗（如射频消融、动脉灌注治疗和EBRT）是不适合手术或肝移植患者首选的治疗方式。包括索拉非尼的药物全身治疗同样也可以考虑。

所有肿瘤都适合于消融治疗，在热消融的情况下，正常组织的边缘应该被消融处理。肿瘤应该位于腹腔镜、经皮、或开放能达到的位置。某些部分的肝脏病变可能无法进行消融治疗。同样对位于肝包膜肿瘤进行消融治疗可使肿瘤破裂与腹腔种植。在肝癌 RFA 治疗中出现针道种植的报告低于 1%[261-263]。病变位于包膜下和低分化可能是这种并发症高风险的因素。[261] 在消融过程中，接近肿瘤的大血管可以吸收大量的热量（称为"热沉效应"），这可以降低消融的有效性和显著增加局部复发率。专家组强调，对于消融病变靠近主要胆管、和腹腔内其他器官如结肠、胃、膈肌、心脏、胆囊等器官的消融治疗应谨慎。

专家组的共识是单用消融是≤3cm 肿瘤的根治性治疗手段。在精心挑选的患者中，经过多学科会诊后射频消融应该被视为一个明确的治疗[181,183]。对于 3~5cm 之间的肿瘤，只要位置有利于消融，都可结合消融和动脉灌注治疗来延长生存期[258,259,264]。专家组建议，对于不能手术切除或病灶大于 5cm 应考虑使用动脉治疗或全身性治疗。

所有的肝癌，无论位于肝脏哪个位置，只要肿瘤血供动脉是孤立的都可以行血管介入治疗[198,202,228,252]。对肝动脉走行、患者的体力活动状态以及肝功能是介入治疗前必须评估的。选择适合的患者行血管介入治疗以避免发生严重的治疗相关毒性也是必要的。血管介入治疗的患者可以是不能手术、既不能手术也不适合消融治疗或没有巨大肝外转移病灶的患者。少量的肝外转移病灶是血管介入的相对禁忌证。

除非可以进行肝段治疗，所有动脉灌注治疗的相对禁忌证是患者胆红素大于 3mg/dl。对于胆红素大于 2mg/dl 的患者，钇-90 微球 TARE 治疗可能增加发生放射性肝病的风险。[230] 动脉灌注治疗对 PVT 和 Child-Pugh 分级 C 级患者是相对禁忌证。栓塞的血管造影终点可由主治医师选择。

如果有残留或复发的肿瘤不适合局部治疗的额外证据，动脉灌注治疗后的索拉非尼治疗可能适用于胆红素恢复到基线、较好肝功能的患者[220-222,224]。动脉灌注治疗和索拉非尼同时使用的安全性和有效性正在进行临床试验研究[223]。

专家组建议，SBRT 可以被视为射频消融和/或栓塞治疗，或这些治疗失败，或存在禁忌证（存在肝外病灶而不能手术切除，不适合行肝移植治疗，以及存在局部病灶但由于功能状况或合并其他疾病无法手术治疗等情况）时候的替代治疗。姑息性 EBRT 治疗适合骨转移或脑转移性的症状控制和/或并发症预防[265]。专家组鼓励前瞻性临床试验评估 SBRT对不能手术切除、局部晚期或复发性肝癌的作用。

12. 系统性治疗　大部分肝癌患者初诊已属进展期无法耐受根治性治疗，虽然局部治疗在不可切除的肝癌患者中得以广泛运用，但这些治疗手段局限于肝脏部位。系统性治疗仅适用于晚期肝癌患者。

临床研究发现晚期肝癌对于细胞毒药物化疗反应率不高，目前缺乏化疗能改善肝癌患者总生存率的证据[266-268]。

索拉非尼是一种口服多激酶抑制剂，能抑制肿瘤细胞增殖和血管生成，已有一项 Ⅱ 期及两项 Ⅲ 期随机对照研究充分论证了其在局部进展期或伴有转移肝癌中的作用[268-270]。

在一项 Ⅲ 期研究中（SHARP），602 例晚期肝癌被随机分配到索拉非尼或最佳支持治疗组。该研究中晚期肝癌的定义是无法手术或局部治疗的肝细胞癌[268]，其中 70% 的患者有肉眼癌栓和/或肝外转移，但大部分患者的肝功能（≥95% 患者分为 Child-Pugh A 级）和良好的体力活动状态（> 90% 的患者 ECOG 评分为 0 或 1 的）。入组患者中患有丙型肝炎、酒精性肝病和乙型肝炎的分别占 29%、26% 和 19%。索拉非尼组的中位总生存时间明显高于安慰剂组（10.7 个月 vs 7.9 个月，HR 0.69，95%CI 0.55~0.87，$P<0.001$）。患者对于索拉非尼有较好的耐受性，SHARP 研究中索拉非尼相关不良事件包括腹泻、体重减轻以及手足皮肤反应[268]。

在另一个在亚太地区开展的类似 SHARP 的 Ⅲ 期研究中，226 例患者被随机分配到治疗或安慰剂组（150 例索拉非尼组，76 例安慰剂组）[270]。该研究入排标准中对于肝功能的要求（Child-Pugh A 占 97%）类似于 SHARP 研究，但疾病特征有很大不同。首先该研究仅纳入亚洲的患者，这些患者中年轻患者居多，大部分合并有乙肝相关疾病，有症状且病灶数目更多。该研究结果认为索拉非尼组与安慰剂组危险比（HR 0.68，95%CI 0.50~0.93，$P=0.014$）与 SHARP 研究类似，虽然两组中位总生存时间都很短（6.5 个月和 4.2 个月）。

亚太研究和 SHARP 研究的亚组分析表明，索拉非尼是晚期肝癌的有效治疗方法，无论患者体力活动状态（ECOG 评分 0~2）、肿瘤负荷（无论是否存在肉眼癌栓和/或肝外扩散）、有无肺或淋巴结转移、肿瘤分期、前期治疗和病因（酒精或 HCV 相关 HCC）[271,272]。索拉非尼的作用不受 ALT、AST、AFP 及胆红素的水平的影响，对肝功能干扰较小[272,273]。

Child-Pugh B 期肝癌患者使用索拉非尼疗效的相关报道不多，因为临床研究入组患者都是 A 期，肝功能相对较好[274]。一项纳入 137 例肝癌患者的 Ⅱ 期研究，其中 28% 例患者属于 Child-Pugh B 期，亚组分析发现 B 期患者预后较差（3.2 月与 9.5 个月）[275]。其他相关的研究也证实 Child B 期患者相对预后欠佳[276-280]。一项回顾性分析了 148 例晚期肝癌服用索拉非尼的研究发现，Child-Pugh B 级患者中位 OS 为 5.5 个月，明显差于 A 级的 11.3 个月[276]。在 Child-Pugh B 级的患者中，基线 AST 水平对预后有显著的影响，ALT<100U/L 的患者中位 OS 6.5 个月，而 ALT≥100 U/L 仅有 2.1 个月。GIDEON 研究也证实了索拉非尼在 Child-Pugh A 或 B 级的患者中使用都是安全的。然而 B 级患者中位生存期偏短也反映出慢性肝病对肝癌患者预后的影响[279-281]。该研究最终纳入 3213 例患者，意向性分析表明，A 级患者中位 OS13.6 个月而，B 级仅 5.2 个月[281]。两组 TTP 无明显差异（4.7 个月和 4.4 个月）。Child-Pugh 评分越高的 B 级患者预后越差。

有 Ⅱ 期研究对亚洲 HBV 相关肝癌患者对于索拉非尼的耐受性进行了分析，包括 36 例 Child-Pugh A 级、13 例 Child-Pugh B 级和 2 例 Child-Pugh C 级肝硬化的肝癌患者，他们的 OS（5.5 个月和 5 个月）没有显著差异，其 3 级或 4 级血液毒性也类似（17% vs 33%，$P=0.18$）非血液学毒性无明显差异。然而，3 级或 4 级的肝毒性（虽然没有统计学差异）Child-Pugh B 级或 C 级患者高达 73%，Child-Pugh A 级为 56%[282]。最近，Chiu 等也报告了类似的结果，回顾性研究索拉非尼在肝硬化患者中的耐受性及效果（其中 Child-

Pugh A 级患者 108 例和 Child-Pugh B 级患者 64 例）[280]。在这项研究中，Child-Pugh A 级与评分为 7 分的 Child-Pugh B 级患者的中位 OS 无明显差异（6.1 个月和 5.4 个月），但评分为 8~9 分的 Child-Pugh B 级患者中位 OS 较差（2.7 个月）。

虽然肝功能 Child-Pugh B 或 C 级患者使用索拉非尼的证据尚不充分，但现有的研究已经表明 Child-Pugh 评分是预测不能手术切除的肝癌患者接受索拉非尼治疗及预后的重要因素，因此 Child-Pugh B 级患者应慎用索拉非尼。

除了临床疗效以外，肝功能的损害可能会影响索拉非尼的用量和以及毒性。Abou-Alfa 等认为高胆红素血症、肝性脑病、腹水等症状的出现难以区分是药物原因还是肝病进展所致[275]。在 I 期索拉非尼药代动力学及其在肝、肾功能不全患者中的研究显示，索拉非尼使用后胆红素水平升高与药物肝脏毒性相关[284]。最后还应强调，由于索拉非尼治疗后几乎很少发生肿瘤体积的改变，因此评估其是否有效的标准需要深入探讨[274]。

贝伐单抗作为血管内皮生长因子受体抑制剂，在晚期肝癌的 II 期研究中也显示了初步的临床价值（单药或联合厄洛替尼或化疗）[285-289]，但仍需要进一步临床随机研究进一步证实。到目前为止，贝伐单抗在肝癌中使用尚缺乏足够的证据。

瑞戈非尼也在 II 期试验中被证实对于总晚期肝癌患者耐受性良好，可以作为索拉非尼进展后的二线治疗[290]。此外，系统性治疗联合靶向治疗作为研究热点，已有不少研发机构都在寻找更好的治疗靶标。例如，靶向突变的 IDH1 和 IDH2、FGF、KRAS 基因等药物[291-293]。

13. 不可切除肝癌局部治疗与全身治疗比较　根据当前相关研究的结论，对于这类患者指南建议局部治疗（2A 类推荐）。同样的，根据临床经验，专家组也认为局部治疗是晚期不可切除或者有其他合并症无法耐受手术患者的首选方法。然而，随着索拉非尼已相继在数个大型随机临床研究中被证实能改善预后，它也作为 Child-Pugh 肝功能 A 级（1 类证据）或 Child-Pugh B 级（2A 类证据），其中不可切除定义为无肝移植适应证、局部切除困难、一般情况较差合并其他疾病或伴有转移灶的。同时，专家组认为，索拉非尼对 Child-Pugh B 级肝癌患者的安全性及剂效的证据仍不充分，建议这类尤其是高胆红素的患者使用索拉非尼时需要谨慎。同时对于不能手术的患者应给与最佳的对症支持治疗。活检在治疗初始时可以作为明确是否转移灶的手段。

14. 可切除肝癌的处理　目前的共识是，对于肝功能为 Child-Pugh 分级 A 级的可切除肝癌患者，无门脉高压符合 UNOS 标准，无合并其他手术禁忌证，初始治疗可以选择部分肝切除术或移植。肝切除术应用于有潜在治愈机会的患者，术前评估肝功能 Child-Pugh A 级或 B 级但无门脉高压症、无大血管侵犯的单发肿瘤，并有足够的残肝功能储备[294,295]。肝外转移是手术禁忌之一。对于有多个肿瘤（仍有切除机会）或大血管侵犯的患者是否应行肝切除术仍有争议，尤其合并大血管侵犯的肝切除术更应该由经验丰富的团队来谨慎开展。

拟行肝移植的患者应满足下列几个标准（UNOS 规定）：单个肿瘤直径 ≤5cm 或共有 2~3 个肿瘤，每个肿瘤直径 ≤3cm，没有大血管侵犯或肝外转移。证据表明血管介入或肝外疾病。指南提出了过渡性治疗的方案，对于略超出 UNOS 移植适应证的患者可先通过其他治疗进行降期，使其符合 Milan 标准进行移植。如果无移植指征，建议肝切除治疗。

15. 不能手术切除肝癌的治疗　拟选择肝移植的患者需要符合 UNOS 标准，无移植适应证可考虑参与临床试验。其他可选择的治疗包括索拉非尼、局部治疗、放射治疗（SBRT或三维适形放疗）、化疗（全身或动脉内）以及最佳保守支持治疗，系统性治疗对于不能手术切除的患者其效果尚不明确，最好在有临床研究证据基础上使用。

（八）随访监测

很少有研究探讨肝癌切除术后定期监测的时效性，目前指南的建议基于专家共识，认为随访利于早期发现病灶便于下一步治疗或研究。专家组建议术后前2年内每3~6个月采用高分辨率的影像学手段复查，2年后再延长至6~12个月复查。AFP术后前2年内每3个月复查，2年再延长至6~12个月复查。复发后需要结合初始治疗进行评价。

（翻译：周仲国　杨可立　陈锦斌　陈健聪；审校：陈敏山　周仲国）

参考文献

1. Siegel R, Ma J, Zou Z, et al. Cancer statistics, 2014. CA Cancer J Clin, 2014, 64：9-29.

2. Fattovich G, Stroffolini T, Zagni I, Donato F. Hepatocellular carcinoma in cirrhosis：incidence and risk factors. Gastroenterology, 2004, 127：S35-50.

3. Bosch FX, Ribes J, Borràs J. Epidemiology of primary liver cancer. Semin Liver Dis, 1999, 19：271-285.

4. Bruix J, Sherman M. Management of hepatocellular carcinoma：An update. AASLD Practice Guidelines, 2010.

5. Di Bisceglie AM, Lyra AC, Schwartz M, et al. Hepatitis C-related hepatocellular carcinoma in the United States：influence of ethnic status. Am J Gastroenterol, 2003, 98：2060-2063.

6. Chen CJ, Yu MW, Liaw YF. Epidemiological characteristics and risk factors of hepatocellular carcinoma. J Gastroenterol Hepatol, 1997, 12：S294-308.

7. Yang HI, Lu SN, Liaw YF, et al. Hepatitis B e antigen and the risk of hepatocellular carcinoma. N Engl J Med, 2002, 347：168-174.

8. Chen G, Lin W, Shen F, et al. Past HBV viral load as predictor of mortality and morbidity from HCC and chronic liver disease in a prospective study. Am J Gastroenterol, 2006, 101：1797-1803.

9. Chen CJ, Yang HI, Su J, et al. Risk of hepatocellular carcinoma across a biological gradient of serum hepatitis B virus DNA level. JAMA, 2006, 295：65-73.

10. Lee MH, Yang HI, Lu SN, et al. Hepatitis C virus seromarkers and subsequent risk of hepatocellular carcinoma：long-term predictors from a community-based cohort study. J Clin Oncol, 2010, 28：4587-4593.

11. Ishiguro S, Inoue M, Tanaka Y, et al. Impact of viral load of hepatitis C on the incidence of hepatocellular carcinoma：A population-based cohort study（JPHC Study）. Cancer Lett, 2011, 300：173-179.

12. Blonski W, Kotlyar DS, Forde KA. Non-viral causes of hepatocellular carcinoma. World J Gastroenterol, 2010, 16：3603-3615.

13. Lok AS, McMahon BJ. Chronic hepatitis B：update 2009. AASLD Practice Guidelines（ed 2009/08/29）, 2009.

14. Yeoman AD, Al-Chalabi T, Karani JB, et al. Evaluation of risk factors in the development of hepatocellular carcinoma in autoimmune hepatitis：Implications for follow-up and screening. Hepatology, 2008, 48：863-870.

15. Asare GA, Bronz M, Naidoo V, et al. Synergistic interaction between excess hepatic iron and alcohol ingestion in hepatic mutagenesis. Toxicology, 2008, 254：11-18.

16. Singal AK, Anand BS. Mechanisms of synergy between alcohol and hepatitis C virus. J Clin Gastroenterol,

2007, 41: 761-772.

17. Marchesini G, Bugianesi E, Forlani G, et al. Nonalcoholic fatty liver, steatohepatitis, and the metabolic syndrome. Hepatology, 2003, 37: 917-923.

18. Takamatsu S, Noguchi N, Kudoh A, et al. Influence of risk factors for metabolic syndrome and non-alcoholic fatty liver disease on the progression and prognosis of hepatocellular carcinoma. Hepatogastroenterology, 2008, 55: 609-614.

19. Younossi ZM. Review article: current management of non-alcoholic fatty liver disease and non-alcoholic steatohepatitis. Aliment Pharmacol Ther, 2008, 28: 2-12.

20. Ascha MS, Hanouneh IA, Lopez R, et al. The incidence and risk factors of hepatocellular carcinoma in patients with nonalcoholic steatohepatitis. Hepatology, 2010, 51: 1972-1978.

21. White DL, Kanwal F, El-Serag HB. Association between nonalcoholic fatty liver disease and risk for hepatocellular cancer, based on systematic review. Clin Gastroenterol Hepatol, 2012, 10: 1342-1359 e1342.

22. Sanyal AJ, Banas C, Sargeant C, et al. Similarities and differences in outcomes of cirrhosis due to nonalcoholic steatohepatitis and hepatitis C. Hepatology, 2006, 43: 682-689.

23. Yatsuji S, Hashimoto E, Tobari M, et al. Clinical features and outcomes of cirrhosis due to non-alcoholic steatohepatitis compared with cirrhosis caused by chronic hepatitis C. J Gastroenterol Hepatol, 2009, 24: 248-254.

24. Volk ML, Marrero JA. Early detection of liver cancer: diagnosis and management. Curr Gastroenterol Rep, 2008, 10: 60-66.

25. Lok AS, Seeff LB, Morgan TR, et al. Incidence of hepatocellular carcinoma and associated risk factors in hepatitis C-related advanced liver disease. Gastroenterology, 2009, 136: 138-148.

26. Beaton MD, Adams PC. Prognostic factors and survival in patients with hereditary hemochromatosis and cirrhosis. Can J Gastroenterol, 2006, 20: 257-260.

27. National Health and Nutrition Examination Survey - Viral hepatitis: Department of Health and Human Services. Centers for Disease Control and Prevention. National Center for Health, Statistics.

28. Alter MJ. The epidemiology of acute and chronic hepatitis C. Clin Liver Dis, 1997, 1: 559-568.

29. Ryder SD, Irving WL, Jones DA, et al. Progression of hepatic fibrosis in patients with hepatitis C: a prospective repeat liver biopsy study. Gut 2004, 53: 451-455.

30. Lavanchy D. Worldwide epidemiology of HBV infection, disease burden, and vaccine prevention. J Clin Virol 2005, 34 Suppl 1: 1-3.

31. Goldstein ST, Zhou F, Hadler SC, et al. A mathematical model to estimate global hepatitis B disease burden and vaccination impact. Int J Epidemiol 2005, 34: 1329-1339.

32. Beasley RP, Hwang LY, Lin CC, et al. Hepatocellular carcinoma and hepatitis B virus. A prospective study of 22 707 men in Taiwan. Lancet, 1981, 2: 1129-1133.

33. Zhang BH, Yang BH, Tang ZY. Randomized controlled trial of screening for hepatocellular carcinoma. J Cancer Res Clin Oncol, 2004, 130: 417-422.

34. Chang PE, Ong WC, Lui HF, et al. Is the prognosis of young patients with hepatocellular carcinoma poorer than the prognosis of older patients? A comparative analysis of clinical characteristics, prognostic features, and survival outcome. J Gastroenterol, 2008, 43: 881-888.

35. El-Serag HB, Marrero JA, Rudolph L, et al. Diagnosis and treatment of hepatocellular carcinoma. Gastroenterology, 2008, 134: 1752-1763.

36. Zhang B, Yang B. Combined alpha fetoprotein testing and ultrasonography as a screening test for primary liver cancer. J Med Screen, 1999, 6: 108-110.

附录

37. International Consensus Group for Hepatocellular NeoplasiaThe International Consensus Group for Hepatocellular Neoplasia. Pathologic diagnosis of early hepatocellular carcinoma: a report of the international consensus group for hepatocellular neoplasia. Hepatology, 2009, 49（2）: 658-664.

38. Lok AS, Sterling RK, Everhart JE, et al. Des-gamma-carboxy prothrombin and alpha-fetoprotein as biomarkers for the early detection of hepatocellular carcinoma. Gastroenterology, 2010, 138: 493-502.

39. Tangkijvanich P, Anukulkarnkusol N, Suwangool P, et al. Clinical characteristics and prognosis of hepatocellular carcinoma: analysis based on serum alpha-fetoprotein levels. J Clin Gastroenterol, 2000, 31: 302-308.

40. Schiff ER, Sorrell MF, Maddrey WC. Schiff's Diseases of the Liver. Philadelphia: Lippincott Williams & Wilkins（LWW）, 2007.

41. Luo JC, Hwang SJ, Wu JC, et al. Clinical characteristics and prognosis of hepatocellular carcinoma patients with paraneoplastic syndromes. Hepatogastroenterology, 2002, 49: 1315-1319.

42. Breedis C, Young G. The blood supply of neoplasms in the liver. Am J Pathol, 1954, 30: 969-977.

43. Bruix J, Sherman M, Llovet JM, et al. Clinical management of hepatocellular carcinoma. Conclusions of the Barcelona-2000 EASL conference. European Association for the Study of the Liver. J Hepatol, 2001, 35: 421-430.

44. Miller G, Schwartz LH, D'Angelica M. The use of imaging in the diagnosis and staging of hepatobiliary malignancies. Surg Oncol Clin N Am, 2007, 16: 343-368.

45. Marrero JA, Hussain HK, Nghiem HV, et al. Improving the prediction of hepatocellular carcinoma in cirrhotic patients with an arterially-enhancing liver mass. Liver Transpl, 2005, 11: 281-289.

46. Forner A, Vilana R, Ayuso C, et al. Diagnosis of hepatic nodules 20mm or smaller in cirrhosis: Prospective validation of the noninvasive diagnostic criteria for hepatocellular carcinoma. Hepatology, 2008, 47: 97-9104.

47. Sangiovanni A, Manini MA, Iavarone M, et al. The diagnostic and economic impact of contrast imaging techniques in the diagnosis of small hepatocellular carcinoma in cirrhosis. Gut, 2010, 59: 638-644.

48. Stewart CJR, Coldewey J, Stewart IS. Comparison of fine needle aspiration cytology and needle core biopsy in the diagnosis of radiologically detected abdominal lesions. J Clin Pathol, 2002, 55: 93-97.

49. Pupulim LF, Felce-Dachez M, Paradis V, et al. Algorithm for immediate cytologic diagnosis of hepatic tumors. AJR Am J Roentgenol, 2008, 190: 208-212.

50. Asmis T, Balaa F, Scully L, et al. Diagnosis and management of hepatocellular carcinoma: results of a consensus meeting of The Ottawa Hospital Cancer Centre. Curr Oncol, 2010, 17: 6-12.

51. Renshaw AA, Haja J, Wilbur DC, Miller TR. Fine-needle aspirates of adenocarcinoma/metastatic carcinoma that resemble hepatocellular carcinoma: correlating cytologic features and performance in the College of American Pathologists Nongynecologic Cytology Program. Arch Pathol Lab Med, 2005, 129: 1217-1221.

52. Pawlik TM, Gleisner AL, Anders RA, et al. Preoperative assessment of hepatocellular carcinoma tumor grade using needle biopsy: implications for transplant eligibility. Ann Surg, 2007, 245: 435-442.

53. Farinati F, Marino D, De Giorgio M, et al. Diagnostic and prognostic role of alpha-fetoprotein in hepatocellular carcinoma: both or neither? Am J Gastroenterol, 2006, 101: 524-532.

54. Trevisani F, D'Intino PE, Morselli-Labate AM, et al. Serum alpha-fetoprotein for diagnosis of hepatocellular carcinoma in patients with chronic liver disease: influence of HBsAg and anti-HCV status. J Hepatol, 2001, 34: 570-575.

55. Torzilli G, Minagawa M, Takayama T, et al. Accurate preoperative evaluation of liver mass lesions without

fine-needle biopsy. Hepatology, 1999, 30: 889-893.

56. Levy I, Greig PD, Gallinger S, et al. Resection of hepatocellular carcinoma without preoperative tumor biopsy. Ann Surg, 2001, 234: 206-209.

57. Lok AS, Lai CL. alpha-Fetoprotein monitoring in Chinese patients with chronic hepatitis B virus infection: role in the early detection of hepatocellular carcinoma. Hepatology, 1989, 9: 110-115.

58. Debruyne EN, Delanghe JR. Diagnosing and monitoring hepatocellular carcinoma with alpha-fetoprotein: new aspects and applications. Clin Chim Acta, 2008, 395: 19-26.

59. Durazo FA, Blatt LM, Corey WG, et al. Des-gamma-carboxyprothrombin, alpha-fetoprotein and AFP-L3 in patients with chronic hepatitis, cirrhosis and hepatocellular carcinoma. J Gastroenterol Hepatol, 2008, 23: 1541-1548.

60. Marrero JA, Feng Z, Wang Y, et al. Alpha-fetoprotein, des-gamma carboxyprothrombin, and lectin-bound alpha-fetoprotein in early hepatocellular carcinoma. Gastroenterology, 2009, 137: 110-118.

61. Ghany MG, Strader DB, Thomas DL, et al. Diagnosis, management, and treatment of hepatitis C: an update. Hepatology, 2009, 49: 1335-1374.

62. Katyal S, Oliver JH, Peterson MS, et al. Extrahepatic metastases of hepatocellular carcinoma. Radiology, 2000, 216: 698-703.

63. Natsuizaka M, Omura T, Akaike T, et al. Clinical features of hepatocellular carcinoma with extrahepatic metastases. J Gastroenterol Hepatol, 2005, 20: 1781-1787.

64. Dodd GD, 3rd, Baron RL, Oliver JH, 3rd, et al. Enlarged abdominal lymph nodes in end-stage cirrhosis: CT-histopathologic correlation in 507 patients. Radiology, 1997, 203: 127-130.

65. Cooper GS, Bellamy P, Dawson NV, et al. A prognostic model for patients with end-stage liver disease. Gastroenterology, 1997, 113: 1278-1288.

66. Bruix J, Castells A, Bosch J, et al. Surgical resection of hepatocellular carcinoma in cirrhotic patients: prognostic value of preoperative portal pressure. Gastroenterology, 1996, 111: 1018-1022.

67. Groszmann RJ, Wongcharatrawee S. The hepatic venous pressure gradient: anything worth doing should be done right. Hepatology, 2004, 39: 280-282.

68. Boyer TD. Changing clinical practice with measurements of portal pressure. Hepatology, 2004, 39: 283-285.

69. Thalheimer U, Mela M, Patch D, et al. Targeting portal pressure measurements: a critical reappraisal. Hepatology, 2004, 39: 286-290.

70. Kamath PS, Wiesner RH, Malinchoc M, et al. A model to predict survival in patients with end-stage liver disease. Hepatology, 2001, 33: 464-470.

71. Malinchoc M, Kamath PS, Gordon FD, et al. A model to predict poor survival in patients undergoing transjugular intrahepatic portosystemic shunts. Hepatology, 2000, 31: 864-871.

72. Martin AP, Bartels M, Hauss J, et al. Overview of the MELD score and the UNOS adult liver allocation system. Transplant Proc, 2007, 39: 3169-3174.

73. Cholongitas E, Papatheodoridis GV, Vangeli M, et al. Systematic review: The model for end-stage liver disease--should it replace Child-Pugh's classification for assessing prognosis in cirrhosis? Aliment Pharmacol Ther, 2005, 22: 1079-1089.

74. Fan ST. Liver functional reserve estimation: state of the art and relevance for local treatments: the Eastern perspective. J Hepatobiliary Pancreat Sci, 2010, 17: 380-384.

75. Fan ST, Lai EC, Lo CM, et al. Hospital mortality of major hepatectomy for hepatocellular carcinoma associated with cirrhosis. Arch Surg, 1995, 130: 198-203.

76. Kudo M, Izumi N, Kokudo N, et al. Management of hepatocellular carcinoma in Japan: Consensus-Based Clinical Practice Guidelines proposed by the Japan Society of Hepatology (JSH) 2010 updated version. Dig Dis, 2011, 29: 339-364.

77. Dohmen K. Many staging systems for hepatocellular carcinoma: evolution from Child-Pugh, Okuda to SLiDe. J Gastroenterol Hepatol, 2004, 19: 1227-1232.

78. Marrero JA, Fontana RJ, Barrat A, et al. Prognosis of hepatocellular carcinoma: comparison of 7 staging systems in an American cohort. Hepatology, 2005, 41: 707-716.

79. Pugh RN, Murray-Lyon IM, Dawson JL, et al. Transection of the oesophagus for bleeding oesophageal varices. Br J Surg, 1973, 60: 646-649.

80. Edge SB, Byrd DR, Compton CC, et al. AJCC Cancer Staging Manual . 7th ed. New York: Springer, 2010.

81. Okuda K, Ohtsuki T, Obata H, et al. Natural history of hepatocellular carcinoma and prognosis in relation to treatment. Study of 850 patients. Cancer , 1985, 56: 918-928.

82. Chevret S, Trinchet JC, Mathieu D, et al. A new prognostic classification for predicting survival in patients with hepatocellular carcinoma. Groupe d'Etude et de Traitement du Carcinome Hepatocellulaire. J Hepatol, 1999, 31: 133-141.

83. Leung TWT, Tang AMY, Zee B, et al. Construction of the Chinese University Prognostic Index for hepatocellular carcinoma and comparison with the TNM staging system, the Okuda staging system, and the Cancer of the Liver Italian Program staging system: a study based on 926 patients. Cancer, 2002, 94: 1760-1769.

84. Kudo M, Chung H, Osaki Y. Prognostic staging system for hepatocellular carcinoma (CLIP score): its value and limitations, and a proposal for a new staging system, the Japan Integrated Staging Score (JIS score). J Gastroenterol, 2003, 38: 207-215.

85. A new prognostic system for hepatocellular carcinoma: a retrospective study of 435 patients: the Cancer of the Liver Italian Program (CLIP) investigators. Hepatology , 1998, 28 (3): 751-755.

86. Llovet JM, Bru C, Bruix J. Prognosis of hepatocellular carcinoma: the BCLC staging classification. Semin Liver Dis, 1999, 19: 329-338.

87. Omagari K, Honda S, Kadokawa Y, et al. Preliminary analysis of a newly proposed prognostic scoring system (SLiDe score) for hepatocellular carcinoma. J Gastroenterol Hepatol, 2004, 19: 805-811.

88. Huo TI, Lin HC, Huang YH, et al. The model for end-stage liver disease-based Japan Integrated Scoring system may have a better predictive ability for patients with hepatocellular carcinoma undergoing locoregional therapy. Cancer, 2006, 107: 141-148.

89. Limquiaco JL, Wong GLH, Wong VWS, et al. Evaluation of model for end stage liver disease (MELD) -based systems as prognostic index for hepatocellular carcinoma. J Gastroenterol Hepatol, 2009, 24: 63-69.

90. Nanashima A, Sumida Y, Abo T, et al. Modified Japan Integrated Staging is currently the best available staging system for hepatocellular carcinoma patients who have undergone hepatectomy. J Gastroenterol, 2006, 41: 250-256.

91. Bruix J, Sherman M. Management of hepatocellular carcinoma. Hepatology, 2005, 42: 1208-1236.

92. Wang JH, Changchien CS, Hu TH, et al. The efficacy of treatment schedules according to Barcelona Clinic Liver Cancer staging for hepatocellular carcinoma - Survival analysis of 3892 patients. Eur J Cancer, 2008, 44: 1000-1006.

93. Vauthey JN, Ribero D, Abdalla EK, et al. Outcomes of liver transplantation in 490 patients with hepatocellular carcinoma: validation of a uniform staging after surgical treatment. J Am Coll Surg, 2007, 204: 1016-1027.

94. Huitzil-Melendez FD, Capanu M, O'Reilly EM, et al. Advanced hepatocellular carcinoma: which staging systems best predict prognosis? J Clin Oncol, 2010, 28: 2889-2895.

95. Cho YK, Chung JW, Kim JK, et al. Comparison of 7 staging systems for patients with hepatocellular carcinoma undergoing transarterial chemoembolization. Cancer, 2008, 112: 352-361.

96. Collette S, Bonnetain F, Paoletti X, et al. Prognosis of advanced hepatocellular carcinoma: comparison of three staging systems in two French clinical trials. Ann Oncol, 2008, 19: 1117-1126.

97. Cabibbo G, Enea M, Attanasio M, et al. A meta-analysis of survival rates of untreated patients in randomized clinical trials of hepatocellular carcinoma. Hepatology, 2010, 51: 1274-1283.

98. Guglielmi A, Ruzzenente A, Pachera S, et al. Comparison of seven staging systems in cirrhotic patients with hepatocellular carcinoma in a cohort of patients who underwent radiofrequency ablation with complete response. Am J Gastroenterol, 2008, 103: 597-604.

99. Vitale A, Morales RR, Zanus G, et al. Barcelona Clinic Liver Cancer staging and transplant survival benefit for patients with hepatocellular carcinoma: a multicentre, cohort study. The Lancet Oncology, 2011, 12: 654-662.

100. Cho CS, Gonen M, Shia J, et al. A novel prognostic nomogram is more accurate than conventional staging systems for predicting survival after resection of hepatocellular carcinoma. J Am Coll Surg, 2008, 206: 281-291.

101. Nathan H, Schulick RD, Choti MA, Pawlik TM. Predictors of survival after resection of early hepatocellular carcinoma. Ann Surg, 2009, 249: 799-805.

102. Nathan H, Mentha G, Marques HP, et al. Comparative performances of staging systems for early hepatocellular carcinoma. HPB (Oxford), 2009, 11: 382-390.

103. Truty MJ, Vauthey JN. Surgical resection of high-risk hepatocellular carcinoma: patient selection, preoperative considerations, and operative technique. Ann Surg Oncol, 2010, 17: 1219-1225.

104. Pawlik TM, Poon RT, Abdalla EK, et al. Critical appraisal of the clinical and pathologic predictors of survival after resection of large hepatocellular carcinoma. Arch Surg, 2005, 140: 450-457.

105. Chok KS, Ng KK, Poon RT, et al. Impact of postoperative complications on long-term outcome of curative resection for hepatocellular carcinoma. Br J Surg, 2009, 96: 81-87.

106. Kianmanesh R, Regimbeau JM, Belghiti J. Selective approach to major hepatic resection for hepatocellular carcinoma in chronic liver disease. Surg Oncol Clin N Am, 2003, 12: 51-63.

107. Llovet JM, Fuster J, Bruix J. Intention-to-treat analysis of surgical treatment for early hepatocellular carcinoma: resection versus transplantation. Hepatology, 1999, 30: 1434-1440.

108. Poon RT-P, Fan ST, Lo CM, et al. Long-term survival and pattern of recurrence after resection of small hepatocellular carcinoma in patients with preserved liver function: implications for a strategy of salvage transplantation. Ann Surg, 2002, 235: 373-382.

109. Seo DD, Lee HC, Jang MK, et al. Preoperative portal vein embolization and surgical resection in patients with hepatocellular carcinoma and small future liver remnant volume: comparison with transarterial chemoembolization. Ann Surg Oncol, 2007, 14: 3501-3509.

110. Wei AC, Tung-Ping Poon R, Fan ST, et al. Risk factors for perioperative morbidity and mortality after extended hepatectomy for hepatocellular carcinoma. Br J Surg, 2003, 90: 33-41.

111. Ribero D, Curley SA, Imamura H, et al. Selection for resection of hepatocellular carcinoma and surgical strategy: indications for resection, evaluation of liver function, portal vein embolization, and resection. Ann Surg Oncol, 2008, 15: 986-992.

112. Tsai TJ, Chau GY, Lui WY, et al. Clinical significance of microscopic tumor venous invasion in patients

附

录

with resectable hepatocellular carcinoma. Surgery, 2000, 127: 603-608.

113. Abdalla EK, Denys A, Hasegawa K, et al. Treatment of large and advanced hepatocellular carcinoma. Ann Surg Oncol, 2008, 15: 979-985.

114. Jonas S, Bechstein WO, Steinmuller T, et al. Vascular invasion and histopathologic grading determine outcome after liver transplantation for hepatocellular carcinoma in cirrhosis. Hepatology, 2001, 33: 1080-1086.

115. Vauthey J-N, Lauwers GY, Esnaola NF, et al. Simplified staging for hepatocellular carcinoma. J Clin Oncol, 2002, 20: 1527-1536.

116. Yamakado K, Nakatsuka A, Takaki H, et al. Early-stage hepatocellular carcinoma: radiofrequency ablation combined with chemoembolization versus hepatectomy. Radiology, 2008, 247: 260-266.

117. Kubota K, Makuuchi M, Kusaka K, et al. Measurement of liver volume and hepatic functional reserve as a guide to decision-making in resectional surgery for hepatic tumors. Hepatology, 1997, 26: 1176-1181.

118. Shoup M, Gonen M, D'Angelica M, et al. Volumetric analysis predicts hepatic dysfunction in patients undergoing major liver resection. J Gastrointest Surg, 2003, 7: 325-330.

119. Farges O, Belghiti J, Kianmanesh R, et al. Portal vein embolization before right hepatectomy: prospective clinical trial. Ann Surg, 2003, 237: 208-217.

120. Bruix J, Takayama T, Mazzaferro V, et al. STORM: A phase Ⅲ randomized, double-blind, placebo-controlled trial of adjuvant sorafenib after resection or ablation to prevent recurrence of hepatocellular carcinoma (HCC) [Abstract]. J Clin Oncol, 2014, 32: 4006.

121. Yin J, Li N, Han Y, et al. Effect of antiviral treatment with nucleotide/nucleoside analogs on postoperative prognosis of hepatitis B virus-related hepatocellular carcinoma: a two-stage longitudinal clinical study. J Clin Oncol, 2013, 31: 3647-3655.

122. Mazzaferro V, Regalia E, Doci R, et al. Liver transplantation for the treatment of small hepatocellular carcinomas in patients with cirrhosis. N Engl J Med, 1996, 334: 693-699.

123. Mazzaferro V, Chun YS, Poon RTP, et al. Liver transplantation for hepatocellular carcinoma. Ann Surg Oncol, 2008, 15: 1001-1007.

124. Cha CH, Ruo L, Fong Y, et al. Resection of hepatocellular carcinoma in patients otherwise eligible for transplantation. Ann Surg, 2003, 238: 315-321; discussion 321-313.

125. Poon RT, Fan ST, Lo CM, et al. Difference in tumor invasiveness in cirrhotic patients with hepatocellular carcinoma fulfilling the Milan criteria treated by resection and transplantation: impact on long-term survival. Ann Surg, 2007, 245: 51-58.

126. Shah SA, Cleary SP, Tan JC, et al. An analysis of resection vs transplantation for early hepatocellular carcinoma: defining the optimal therapy at a single institution. Ann Surg Oncol, 2007, 14: 2608-2614.

127. Facciuto ME, Koneru B, Rocca JP, et al. Surgical treatment of hepatocellular carcinoma beyond Milan criteria. Results of liver resection, salvage transplantation, and primary liver transplantation. Ann Surg Oncol, 2008, 15: 1383-1391.

128. Ioannou GN, Perkins JD, Carithers RL. Liver transplantation for hepatocellular carcinoma: impact of the MELD allocation system and predictors of survival. Gastroenterology, 2008, 134: 1342-1351.

129. Volk ML, Vijan S, Marrero JA. A novel model measuring the harm of transplanting hepatocellular carcinoma exceeding Milan criteria. Am J Transplant, 2008, 8: 839-846.

130. Duffy JP, Vardanian A, Benjamin E, et al. Liver transplantation criteria for hepatocellular carcinoma should be expanded: a 22-year experience with 467 patients at UCLA. Ann Surg, 2007, 246: 502-509.

131. Yao FY, Ferrell L, Bass NM, et al. Liver transplantation for hepatocellular carcinoma: expansion of the

tumor size limits does not adversely impact survival. Hepatology, 2001, 33: 1394-1403.

132. Yao FY, Bass NM, Nikolai B, et al. Liver transplantation for hepatocellular carcinoma: analysis of survival according to the intention-to-treat principle and dropout from the waiting list. Liver Transpl, 2002, 8: 873-883.

133. Volk M, Marrero JA. Liver transplantation for hepatocellular carcinoma: who benefits and who is harmed? Gastroenterology, 2008, 134: 1612-1614.

134. Lee SG, Hwang S, Moon DB, et al. Expanded indication criteria of living donor liver transplantation for hepatocellular carcinoma at one large-volume center. Liver Transpl, 2008, 14: 935-945.

135. Wan P, Xia Q, Zhang JJ, et al. Liver transplantation for hepatocellular carcinoma exceeding the Milan criteria: a single-center experience. J Cancer Res Clin Oncol, 2014, 140: 341-348.

136. Fujiki M, Aucejo F, Kim R. General overview of neo-adjuvant therapy for hepatocellular carcinoma before liver transplantation: necessity or option? Liver Int, 2011, 31: 1081-1089.

137. Llovet JM, Di Bisceglie AM, Bruix J, et al. Design and endpoints of clinical trials in hepatocellular carcinoma. J Natl Cancer Inst, 2008, 100: 698-711.

138. Majno P, Giostra E, Mentha G. Management of hepatocellular carcinoma on the waiting list before liver transplantation: time for controlled trials? Liver Transpl, 2007, 13: S27-35.

139. Pompili M, Mirante VG, Rondinara G, et al. Percutaneous ablation procedures in cirrhotic patients with hepatocellular carcinoma submitted to liver transplantation: Assessment of efficacy at explant analysis and of safety for tumor recurrence. Liver Transpl, 2005, 11: 1117-1126.

140. Mazzaferro V, Battiston C, Perrone S, et al. Radiofrequency ablation of small hepatocellular carcinoma in cirrhotic patients awaiting liver transplantation: a prospective study. Ann Surg, 2004, 240: 900-909.

141. Yao FY, Bass NM, Nikolai B, et al. A follow-up analysis of the pattern and predictors of dropout from the waiting list for liver transplantation in patients with hepatocellular carcinoma: implications for the current organ allocation policy. Liver Transpl, 2003, 9: 684-692.

142. DuBay DA, Sandroussi C, Kachura JR, et al. Radiofrequency ablation of hepatocellular carcinoma as a bridge to liver transplantation. HPB (Oxford), 2011, 13: 24-32.

143. Richard HM, Silberzweig JE, Mitty HA, et al. Hepatic arterial complications in liver transplant recipients treated with pretransplantation chemoembolization for hepatocellular carcinoma. Radiology, 2000, 214: 775-779.

144. Graziadei IW, Sandmueller H, Waldenberger P, et al. Chemoembolization followed by liver transplantation for hepatocellular carcinoma impedes tumor progression while on the waiting list and leads to excellent outcome. Liver Transpl, 2003, 9: 557-563.

145. Hayashi PH, Ludkowski M, Forman LM, et al. Hepatic artery chemoembolization for hepatocellular carcinoma in patients listed for liver transplantation. Am J Transplant, 2004, 4: 782-787.

146. Nicolini D, Svegliati-Baroni G, Candelari R, et al. Doxorubicin-eluting bead vs conventional transcatheter arterial chemoembolization for hepatocellular carcinoma before liver transplantation. World J Gastroenterol, 2013, 19: 5622-5632.

147. Kulik LM, Atassi B, van Holsbeeck L, et al. Yttrium-90 microspheres (TheraSphere) treatment of unresectable hepatocellular carcinoma: downstaging to resection, RFA and bridge to transplantation. J Surg Oncol, 2006, 94: 572-586.

148. Sandroussi C, Dawson LA, Lee M, et al. Radiotherapy as a bridge to liver transplantation for hepatocellular carcinoma. Transpl Int, 2010, 23: 299-306.

149. Vitale A, Volk ML, Pastorelli D, et al. Use of sorafenib in patients with hepatocellular carcinoma before

liver transplantation: a cost-benefit analysis while awaiting data on sorafenib safety. Hepatology, 2010, 51: 165-173.

150. Freeman RB, Steffick DE, Guidinger MK, et al. Liver and intestine transplantation in the United States, 1997-2006. Am J Transplant, 2008, 8: 958-976.

151. Campos BD, Botha JF. Transplantation for hepatocellular carcinoma and cholangiocarcinoma. J Natl Compr Canc Netw, 2009, 7: 409-416.

152. Toso C, Mentha G, Kneteman NM, Majno P. The place of downstaging for hepatocellular carcinoma. J Hepatol, 2010, 52: 930-936.

153. Ravaioli M, Grazi GL, Piscaglia F, et al. Liver transplantation for hepatocellular carcinoma: results of down-staging in patients initially outside the Milan selection criteria. Am J Transplant, 2008, 8: 2547-2557.

154. Yao FY, Kerlan RK Jr, Hirose R, et al. Excellent outcome following down-staging of hepatocellular carcinoma prior to liver transplantation: an intention-to-treat analysis. Hepatology, 2008, 48: 819-827.

155. Chapman WC, Majella Doyle MB, Stuart JE, et al. Outcomes of neoadjuvant transarterial chemoembolization to downstage hepatocellular carcinoma before liver transplantation. Ann Surg, 2008, 248: 617-625.

156. Lewandowski RJ, Kulik LM, Riaz A, et al. A comparative analysis of transarterial downstaging for hepatocellular carcinoma: chemoembolization versus radioembolization. Am J Transplant, 2009, 9: 1920-1928.

157. Jang JW, You CR, Kim CW, et al. Benefit of downsizing hepatocellular carcinoma in a liver transplant population. Aliment Pharmacol Ther, 2010, 31: 415-423.

158. Millonig G, Graziadei IW, Freund MC, et al. Response to preoperative chemoembolization correlates with outcome after liver transplantation in patients with hepatocellular carcinoma. Liver Transpl, 2007, 13: 272-279.

159. Otto G, Herber S, Heise M, et al. Response to transarterial chemoembolization as a biological selection criterion for liver transplantation in hepatocellular carcinoma. Liver Transpl, 2006, 12: 1260-1267.

160. Eisenhauer EA, Therasse P, Bogaerts J, et al. New response evaluation criteria in solid tumours: revised RECIST guideline (version 1.1). Eur J Cancer, 2009, 45: 228-247.

161. Duke E, Deng J, Ibrahim SM, et al. Agreement between competing imaging measures of response of hepatocellular carcinoma to yttrium-90 radioembolization. J Vasc Interv Radiol, 2010, 21: 515-521.

162. Lencioni R, Llovet JM. Modified RECIST (mRECIST) assessment for hepatocellular carcinoma. Semin Liver Dis, 2010, 30: 52-60.

163. Riaz A, Miller FH, Kulik LM, et al. Imaging response in the primary index lesion and clinical outcomes following transarterial locoregional therapy for hepatocellular carcinoma. JAMA, 2010, 303: 1062-1069.

164. Riaz A, Ryu RK, Kulik LM, et al. Alpha-fetoprotein response after locoregional therapy for hepatocellular carcinoma: oncologic marker of radiologic response, progression, and survival. J Clin Oncol, 2009, 27: 5734-5742.

165. Livraghi T, Goldberg SN, Lazzaroni S, et al. Small hepatocellular carcinoma: treatment with radio-frequency ablation versus ethanol injection. Radiology, 1999, 210: 655-661.

166. Lencioni RA, Allgaier HP, Cioni D, et al. Small hepatocellular carcinoma in cirrhosis: randomized comparison of radio-frequency thermal ablation versus percutaneous ethanol injection. Radiology, 2003, 228: 235-240.

167. Lin S-M, Lin C-J, Lin C-C, et al. Radiofrequency ablation improves prognosis compared with ethanol injection for hepatocellular carcinoma<or=4cm. Gastroenterology, 2004, 127: 1714-1723.

168. Lin SM, Lin CJ, Lin CC, et al. Randomised controlled trial comparing percutaneous radiofrequency thermal ablation, percutaneous ethanol injection, and percutaneous acetic acid injection to treat hepatocellular carcinoma of 3cm or less. Gut, 2005, 54: 1151-1156.

169. Shiina S, Teratani T, Obi S, et al. A randomized controlled trial of radiofrequency ablation with ethanol injection for small hepatocellular carcinoma. Gastroenterology, 2005, 129: 122-130.

170. Brunello F, Veltri A, Carucci P, et al. Radiofrequency ablation versus ethanol injection for early hepatocellular carcinoma: A randomized controlled trial. Scand J Gastroenterol, 2008, 43: 727-735.

171. Giorgio A, Di Sarno A, De Stefano G, et al. Percutaneous radiofrequency ablation of hepatocellular carcinoma compared to percutaneous ethanol injection in treatment of cirrhotic patients: an Italian randomized controlled trial. Anticancer Res, 2011, 31: 2291-2295.

172. Weis S, Franke A, Mossner J, et al. Radiofrequency (thermal) ablation versus no intervention or other interventions for hepatocellular carcinoma. Cochrane Database Syst Rev, 2013, 12: CD003046.

173. Cho YK, Kim JK, Kim MY, et al. Systematic review of randomized trials for hepatocellular carcinoma treated with percutaneous ablation therapies. Hepatology, 2009, 49: 453-459.

174. Orlando A, Leandro G, Olivo M, et al. Radiofrequency thermal ablation vs. percutaneous ethanol injection for small hepatocellular carcinoma in cirrhosis: meta-analysis of randomized controlled trials. Am J Gastroenterol, 2009, 104: 514-524.

175. Germani G, Pleguezuelo M, Gurusamy K, et al. Clinical outcomes of radiofrequency ablation, percutaneous alcohol and acetic acid injection for hepatocelullar carcinoma: a meta-analysis. J Hepatol, 2010, 52: 380-388.

176. Peng ZW, Zhang YJ, Chen MS, et al. Radiofrequency ablation as first-line treatment for small solitary hepatocellular carcinoma: long-term results. Eur J Surg Oncol, 2010, 36: 1054-1060.

177. Shiina S, Tateishi R, Arano T, et al. Radiofrequency ablation for hepatocellular carcinoma: 10-year outcome and prognostic factors. Am J Gastroenterol, 2012, 107: 569-577.

178. Brunello F, Cantamessa A, Gaia S, et al. Radiofrequency ablation: technical and clinical long-term outcomes for single hepatocellular carcinoma up to 30 mm. Eur J Gastroenterol Hepatol, 2013, 25: 842-849.

179. Francica G, Saviano A, De Sio I, et al. Long-term effectiveness of radiofrequency ablation for solitary small hepatocellular carcinoma: aretrospective analysis of 363 patients. Dig Liver Dis, 2013, 45: 336-341.

180. Huang GT, Lee PH, Tsang YM, et al. Percutaneous ethanol injection versus surgical resection for the treatment of small hepatocellular carcinoma: a prospective study. Ann Surg, 2005, 242: 36-42.

181. Chen MS, Li JQ, Zheng Y, et al. A prospective randomized trial comparing percutaneous local ablative therapy and partial hepatectomy for small hepatocellular carcinoma. Ann Surg, 2006, 243: 321-328.

182. Huang J, Yan L, Cheng Z, et al. A randomized trial comparing radiofrequency ablation and surgical resection for HCC conforming to the Milan criteria. Ann Surg, 2010, 252: 903-912.

183. Feng K, Yan J, Li X, et al. A randomized controlled trial of radiofrequency ablation and surgical resection in the treatment of small hepatocellular carcinoma. J Hepatol, 2012, 57: 794-802.

184. Xu G, Qi F-Z, Zhang J-H, et al. Meta-analysis of surgical resection and radiofrequency ablation for early hepatocellular carcinoma. World J Surg Oncol, 2012, 10: 163-163.

185. Livraghi T, Meloni F, Di Stasi M, et al. Sustained complete response and complications rates after radiofrequency ablation of very early hepatocellular carcinoma in cirrhosis: Is resection still the treatment of choice? Hepatology, 2008, 47: 82-89.

186. Peng ZW, Lin XJ, Zhang YJ, et al. Radiofrequency ablation versus hepatic resection for the treatment of hepatocellular carcinomas 2cm or smaller: a retrospective comparative study. Radiology, 2012, 262:

1022-1033.

187. Livraghi T, Goldberg SN, Lazzaroni S, et al. Hepatocellular carcinoma: radio-frequency ablation of medium and large lesions. Radiology, 2000, 214: 761-768.

188. Vivarelli M, Guglielmi A, Ruzzenente A, et al. Surgical resection versus percutaneous radiofrequency ablation in the treatment of hepatocellular carcinoma on cirrhotic liver. Ann Surg, 2004, 240: 102-107.

189. Ruzzenente A, Guglielmi A, Sandri M, et al. Surgical resection versus local ablation for HCC on cirrhosis: results from a propensity case-matched study. J Gastrointest Surg, 2012, 16: 301-311.

190. Shibata T, Iimuro Y, Yamamoto Y, et al. Small hepatocellular carcinoma: comparison of radio-frequency ablation and percutaneous microwave coagulation therapy. Radiology, 2002, 223: 331-337.

191. Ding J, Jing X, Liu J, et al. Comparison of two different thermal techniques for the treatment of hepatocellular carcinoma. Eur J Radiol, 2013, 82: 1379-1384.

192. Groeschl RT, Pilgrim CHC, Hanna EM, et al. Microwave Ablation for Hepatic Malignancies: A Multiinstitutional Analysis. Ann Surg 2013.

193. Zhang L, Wang N, Shen Q, et al. Therapeutic efficacy of percutaneous radiofrequency ablation versus microwave ablation for hepatocellular carcinoma. PLoS One, 2013, 8 (10): e76119.

194. Shi J, Sun Q, Wang Y, et al. Comparison of microwave ablation and surgical resection for treatment of hepatocellular carcinomas conforming to Milan Criteria. J Gastroenterol Hepatol, 2014, 29 (7): 1500-1507.

195. Liapi E, Geschwind JF. Intra-arterial therapies for hepatocellular carcinoma: where do we stand? Ann Surg Oncol, 2010, 17 (5): 1234-1246.

196. Rand T, Loewe C, Schoder M, et al. Arterial embolization of unresectable hepatocellular carcinoma with use of microspheres, lipiodol, and cyanoacrylate. Cardiovasc Intervent Radiol, 2005, 28: 313-318.

197. Huang YH, Chen CH, Chang TT, et al. The role of transcatheter arterial embolization for patients with unresectable hepatocellular carcinoma: a nationwide, multicentre study evaluated by cancer stage. Aliment Pharmacol Ther, 2005, 21: 687-694.

198. Maluccio MA, Covey AM, Porat LB, et al. Transcatheter arterial embolization with only particles for the treatment of unresectable hepatocellular carcinoma. J Vasc Interv Radiol, 2008, 19: 862-869.

199. Bonomo G, Pedicini V, Monfardini L, et al. Bland embolization in patients with unresectable hepatocellular carcinoma using precise, tightly size-calibrated, anti-inflammatory microparticles: first clinical experience and one-year follow-up. Cardiovasc Intervent Radiol, 2010, 33: 552-559.

200. Ramsey DE, Kernagis LY, Soulen MC, et al. Chemoembolization of hepatocellular carcinoma. J Vasc Interv Radiol, 2002, 13: 211-221.

201. Lo CM, Ngan H, Tso WK, et al. Randomized controlled trial of transarterial lipiodol chemoembolization for unresectable hepatocellular carcinoma. Hepatology, 2002, 35: 1164-1171.

202. Llovet JM, Real MI, Montana X, et al. Arterial embolisation or chemoembolisation versus symptomatic treatment in patients with unresectable hepatocellular carcinoma: a randomised controlled trial. Lancet, 2002, 359: 1734-1739.

203. Morse MA, Hanks BA, Suhocki P, et al. Improved time to progression for transarterial chemoembolization compared with transarterial embolization for patients with unresectable hepatocellular carcinoma. Clin Colorectal Cancer, 2012, 11: 185-190.

204. Molinari M, Kachura JR, Dixon E, et al. Transarterial chemoembolisation for advanced hepatocellular carcinoma: results from a North American cancer centre. Clin Oncol (R Coll Radiol), 2006, 18: 684-692.

205. Llado L, Virgili J, Figueras J, et al. A prognostic index of the survival of patients with unresectable hepatocellular carcinoma after transcatheter arterial chemoembolization. Cancer, 2000, 88: 50-57.

206. Kim W, Clark TW, Baum RA, et al. Risk factors for liver abscess formation after hepatic chemoemboliza-tion. J Vasc Interv Radiol, 2001, 12: 965-968.

207. Mezhir JJ, Fong Y, Fleischer D, et al. Pyogenic abscess after hepatic artery embolization: a rare but po-tentially lethal complication. J Vasc Interv Radiol, 2011, 22: 177-182.

208. Poon RT, Tso WK, Pang RW, et al. A phase Ⅰ/Ⅱ trial of chemoembolization for hepatocellular carcinoma using a novel intra-arterial drug-eluting bead. Clin Gastroenterol Hepatol, 2007, 5: 1100-1108.

209. Reyes DK, Vossen JA, Kamel IR, et al. Single-center phase Ⅱ trial of transarterial chemoembolization with drug-eluting beads for patients with unresectable hepatocellular carcinoma: initial experience in the U-nited States. Cancer J, 2009, 15: 526-532.

210. Lammer J, Malagari K, Vogl T, et al. Prospective randomized study of doxorubicin-eluting-bead emboliza-tion in the treatment of hepatocellular carcinoma: results of the PRECISION V study. Cardiovasc Intervent Radiol, 2010, 33: 41-52.

211. Malagari K, Pomoni M, Kelekis A, et al. Prospective randomized comparison of chemoembolization with doxorubicin-eluting beads and bland embolization with BeadBlock for hepatocellular carcinoma. Cardiovasc Intervent Radiol, 2010, 33: 541-551.

212. Dhanasekaran R, Kooby DA, Staley CA, et al. Comparison of conventional transarterial chemoembolization (TACE) and chemoembolization with doxorubicin drug eluting beads (DEB) for unresectable hepatocelluar carcinoma (HCC). J Surg Oncol, 2010, 101: 476-480.

213. Malagari K, Pomoni M, Moschouris H, et al. Chemoembolization with doxorubicin-eluting beads for unre-sectable hepatocellular carcinoma: five-year survival analysis. Cardiovasc Intervent Radiol, 2012, 35: 1119-1128.

214. Song MJ, Chun HJ, Song do S, et al. Comparative study between doxorubicin-eluting beads and conven-tional transarterial chemoembolization for treatment of hepatocellular carcinoma. J Hepatol, 2012, 57: 1244-1250.

215. Golfieri R, Giampalma E, Renzulli M, et al. Randomised controlled trial of doxorubicin-eluting beads vs conventional chemoembolisation for hepatocellular carcinoma. Br J Cancer, 2014, 111: 255-264.

216. Sergio A, Cristofori C, Cardin R, et al. Transcatheter arterial chemoembolization (TACE) in hepatocellular carcinoma (HCC): the role of angiogenesis and invasiveness. Am J Gastroenterol, 2008, 103: 914-921.

217. Xiong ZP, Yang SR, Liang ZY, et al. Association between vascular endothelial growth factor and metastasis after transcatheter arterial chemoembolization in patients with hepatocellular carcinoma. Hepatobil-iary Pancreat Dis Int, 2004, 3: 386-390.

218. Song BC, Chung YH, Kim JA, et al. Association between insulin-like growth factor-2 and metastases after transcatheter arterial chemoembolization in patients with hepatocellular carcinoma: a prospective study. Cancer, 2001, 91: 2386-2393.

219. Kudo M, Imanaka K, Chida N, et al. Phase Ⅲ study of sorafenib after transarterial chemoembolisation in Japanese and Korean patients with unresectable hepatocellular carcinoma. Eur J Cancer, 2011, 47: 2117-2127.

220. Erhardt A, Kolligs FT, Dollinger MM, et al. TACE plus sorafenib for the treatment of hepatocellular carci-noma: Final results of the multicenter SOCRATES trial [abstract]. J Clin Oncol, 2011, 29 (15_ suppl): Abstract 4107.

221. Pawlik TM, Reyes DK, Cosgrove D, et al. Phase Ⅱ Trial of Sorafenib Combined With Concurrent Transar-terial Chemoembolization With Drug-Eluting Beads for Hepatocellular Carcinoma. J Clin Oncol, 2011, 29

3960-3967.

222. Park J-W, Koh YH, Kim HB, et al. Phase Ⅱ study of concurrent. transarterial chemoembolization and sorafenib in patients with unresectable hepatocellular carcinoma. J Hepatol, 2012, 56：1336-1342.

223. Lencioni R, Llovet JM, Han G, et al. Sorafenib or placebo in combination with transarterial chemoembolization (TACE) with doxorubicin-eluting beads (DEBDOX) for intermediate-stage hepatocellular carcinoma (HCC)：Phase Ⅱ, randomized, double-blind SPACE trial [abstract]. J Clin Oncol, 2012, 30 (4_suppl)：Abstract LBA154.

224. Chung YH, Han G, Yoon JH, et al. Interim analysis of START：study in Asia of the combination of TACE (transcatheter arterial chemoembolization) with sorafenib in patients with hepatocellular carcinoma trial. Int J Cancer, 2013, 132：2448-2458.

225. Zhu K, Chen J, Lai L, et al. Hepatocellular carcinoma with portal vein tumor thrombus：treatment with transarterial chemoembolization combined with sorafenib--a retrospective controlled study. Radiology, 2014, 272：284-293.

226. Zhao Y, Wang WJ, Guan S, et al. Sorafenib combined with transarterial chemoembolization for the treatment of advanced hepatocellular carcinoma：a large-scale multicenter study of 222 patients. Ann Oncol, 2013, 24：1786-1792.

227. Ibrahim SM, Lewandowski RJ, Sato KT, et al. Radioembolization for the treatment of unresectable hepatocellular carcinoma：a clinical review. World J Gastroenterol, 2008, 14：1664-1669.

228. Kulik LM, Carr BI, Mulcahy MF, et al. Safety and efficacy of 90Y radiotherapy for hepatocellular carcinoma with and without portal vein thrombosis. Hepatology, 2008, 47：71-81.

229. Woodall CE, Scoggins CR, Ellis SF, et al. Is selective internal radioembolization safe and effective for patients with inoperable hepatocellular carcinoma and venous thrombosis? J Am Coll Surg, 2009, 208：375-382.

230. Salem R, Lewandowski RJ, Mulcahy MF, et al. Radioembolization for hepatocellular carcinoma using Yttrium-90 microspheres：a comprehensive report of long-term outcomes. Gastroenterology, 2010, 138：52-64.

231. Sangro B, Carpanese L, Cianni R, et al. Survival after yttrium-90 resin microsphere radioembolization of hepatocellular carcinoma across Barcelona clinic liver cancer stages：a European evaluation. Hepatology, 2011, 54：868-878.

232. Mazzaferro V, Sposito C, Bhoori S, et al. Yttrium-90 radioembolization for intermediate-advanced hepatocellular carcinoma：a phase 2 study. Hepatology, 2013, 57：1826-1837.

233. Vouche M, Habib A, Ward TJ, et al. Unresectable solitary hepatocellular carcinoma not amenable to radiofrequency ablation：multicenter radiology-pathology correlation and survival of radiation segmentectomy. Hepatology, 2014, 60：192-201.

234. Atassi B, Bangash AK, Bahrani A, et al. Multimodality imaging following 90Y radioembolization：a comprehensive review and pictorial essay. Radiographics, 2008, 28：81-99.

235. Lance C, McLennan G, Obuchowski N, et al. Comparative analysis of the safety and efficacy of transcatheter arterial chemoembolization and yttrium-90 radioembolization in patients with unresectable hepatocellular carcinoma. J Vasc Interv Radiol, 2011, 22：1697-1705.

236. Salem R, Lewandowski RJ, Kulik L, et al. Radioembolization Results in Longer Time-to-Progression and Reduced Toxicity Compared With Chemoembolization in Patients With Hepatocellular Carcinoma. Gastroenterology, 2011, 140：497-507.

237. Moreno-Luna LE, Yang JD, Sanchez W, et al. Efficacy and safety of transarterial radioembolization versus chemoembolization in patients with hepatocellular carcinoma. Cardiovasc Intervent Radiol, 2013, 36：

714-723.

238. Hawkins MA, Dawson LA. Radiation therapy for hepatocellular carcinoma: from palliation to cure. Cancer, 2006, 106: 1653-1663.

239. Hoffe SE, Finkelstein SE, Russell MS, Shridhar R. Nonsurgical options for hepatocellular carcinoma: evolving role of external beam radiotherapy. Cancer Control, 2010, 17: 100-110.

240. Kwon JH, Bae SH, Kim JY, et al. Long-term effect of stereotactic body radiation therapy for primary hepatocellular carcinoma ineligible for local ablation therapy or surgical resection. Stereotactic radiotherapy for liver cancer. BMC Cancer, 2010, 10: 475-475.

241. Andolino DL, Johnson CS, Maluccio M, et al. Stereotactic body radiotherapy for primary hepatocellular carcinoma. Int J Radiat Oncol Biol Phys, 2011, 81: e447-453.

242. Huang WY, Jen YM, Lee MS, et al. Stereotactic body radiation therapy in recurrent hepatocellular carcinoma. Int J Radiat Oncol Biol Phys, 2012, 84: 355-361.

243. Kang JK, Kim MS, Cho CK, et al. Stereotactic body radiation therapy for inoperable hepatocellular carcinoma as a local salvage treatment after incomplete transarterial chemoembolization. Cancer, 2012, 118: 5424-5431.

244. Bujold A, Massey CA, Kim JJ, et al. Sequential phase Ⅰ and Ⅱ trials of stereotactic body radiotherapy for locally advanced hepatocellular carcinoma. J Clin Oncol, 2013, 31: 1631-1639.

245. Proton Beam Therapy. American Society for Radiation Oncology, 2014.

246. Facciuto ME, Singh MK, Rochon C, et al. Stereotactic body radiation therapy in hepatocellular carcinoma and cirrhosis: evaluation of radiological and pathological response. J Surg Oncol, 2012, 105: 692-698.

247. Katz AW, Chawla S, Qu Z, et al. Stereotactic hypofractionated radiation therapy as a bridge to transplantation for hepatocellular carcinoma: clinical outcome and pathologic correlation. Int J Radiat Oncol Biol Phys, 2012, 83: 895-900.

248. O'Connor JK, Trotter J, Davis GL, et al. Long-term outcomes of stereotactic body radiation therapy in the treatment of hepatocellular cancer as a bridge to transplantation. Liver Transpl, 2012, 18: 949-954.

249. Tse RV, Hawkins M, Lockwood G, et al. Phase I study of individualized stereotactic body radiotherapy for hepatocellular carcinoma and intrahepatic cholangiocarcinoma. J Clin Oncol, 2008, 26: 657-664.

250. Cardenes HR, Price TR, Perkins SM, et al. Phase I feasibility trial of stereotactic body radiation therapy for primary hepatocellular carcinoma. Clin Transl Oncol, 2010, 12: 218-225.

251. Kirikoshi H, Saito S, Yoneda M, et al. Outcome of transarterial chemoembolization monotherapy, and in combination with percutaneous ethanol injection, or radiofrequency ablation therapy for hepatocellular carcinoma. Hepatol Res, 2009, 39: 553-562.

252. Maluccio M, Covey AM, Gandhi R, et al. Comparison of survival rates after bland arterial embolization and ablation versus surgical resection for treating solitary hepatocellular carcinoma up to 7cm. J Vasc Interv Radiol, 2005, 16: 955-961.

253. Elnekave E, Erinjeri JP, Brown KT, et al. Long-Term Outcomes Comparing Surgery to Embolization-Ablation for Treatment of Solitary HCC<7cm. Ann Surg Oncol 2013.

254. Koda M, Murawaki Y, Mitsuda A, et al. Combination therapy with transcatheter arterial chemoembolization and percutaneous ethanol injection compared with percutaneous ethanol injection alone for patients with small hepatocellular carcinoma: a randomized control study. Cancer, 2001, 92: 1516-1524.

255. Becker G, Soezgen T, Olschewski M, et al. Combined TACE and PEI for palliative treatment of unresectable hepatocellular carcinoma. World J Gastroenterol, 2005, 11: 6104-6109.

256. Peng ZW, Zhang YJ, Chen MS, et al. Radiofrequency ablation with or without transcatheter arterial chemo-

embolization in the treatment of hepatocellular carcinoma: a prospective randomized trial. J Clin Oncol, 2013, 31: 426-432.

257. Shibata T, Isoda H, Hirokawa Y, et al. Small hepatocellular carcinoma: is radiofrequency ablation combined with transcatheter arterial chemoembolization more effective than radiofrequency ablation alone for treatment? Radiology, 2009, 252: 905-913.

258. Kim JH, Won HJ, Shin YM, et al. Medium-sized (3. 1-5. 0cm) hepatocellular carcinoma: transarterial chemoembolization plus radiofrequency ablation versus radiofrequency ablation alone. Ann Surg Oncol, 2011, 18: 1624-1629.

259. Peng ZW, Zhang YJ, Liang HH, et al. Recurrent hepatocellular carcinoma treated with sequential transcatheter arterial chemoembolization and RF ablation versus RF ablation alone: a prospective randomized trial. Radiology, 2012, 262: 689-700.

260. Wang W, Shi J, Xie WF. Transarterial chemoembolization in combination with percutaneous ablation therapy in unresectable hepatocellular carcinoma: a meta-analysis. Liver Int, 2010, 30: 741-749.

261. Llovet JM, Vilana R, Bru C, et al. Increased risk of tumor seeding after percutaneous radiofrequency ablation for single hepatocellular carcinoma. Hepatology, 2001, 33: 1124-1129.

262. Livraghi T, Solbiati L, Meloni MF, et al. Treatment of focal liver tumors with percutaneous radio-frequency ablation: complications encountered in a multicenter study. Radiology, 2003, 226: 441-451.

263. Lencioni R, Cioni D, Crocetti L, et al. Early-stage hepatocellular carcinoma in patients with cirrhosis: long-term results of percutaneous image-guided radiofrequency ablation. Radiology, 2005, 234: 961-967.

264. Zhang YJ, Liang HH, Chen MS, et al. Hepatocellular carcinoma treated with radiofrequency ablation with or without ethanol injection: a prospective randomized trial. Radiology, 2007, 244: 599-607.

265. Soliman H, Ringash J, Jiang H, et al. Phase Ⅱ Trial of Palliative Radiotherapy for Hepatocellular Carcinoma and Liver Metastases. Journal of Clinical Oncology, 2013, 31 (31): 3980-3986.

266. Yeo W, Mok TS, Zee B, et al. A randomized phase Ⅲ study of doxorubicin versus cisplatin/interferon alpha-2b/doxorubicin/fluorouracil (PIAF) combination chemotherapy for unresectable hepatocellular carcinoma. J Natl Cancer Inst, 2005, 97: 1532-1538.

267. Thomas MB, O'Beirne JP, Furuse J, et al. Systemic therapy for hepatocellular carcinoma: cytotoxic chemotherapy, targeted therapy and immunotherapy. Ann Surg Oncol, 2008, 15: 1008-1014.

268. Llovet JM, Ricci S, Mazzaferro V, et al. Sorafenib in advanced hepatocellular carcinoma. N Engl J Med, 2008, 359: 378-390.

269. Abou-Alfa GK, Schwartz L, Ricci S, et al. Phase Ⅱ study of sorafenib in patients with advanced hepatocellular carcinoma. J Clin Oncol, 2006, 24: 4293-4300.

270. Cheng AL, Kang YK, Chen Z, et al. Efficacy and safety of sorafenib in patients in the Asia-Pacific region with advanced hepatocellular carcinoma: a phase Ⅲ randomised, double-blind, placebo-controlled trial. Lancet Oncol, 2009, 10: 25-34.

271. Bruix J, Raoul JL, Sherman M, et al. Efficacy and safety of sorafenib in patients with advanced hepatocellular carcinoma: subanalyses of a phase Ⅲ trial. J Hepatol, 2012, 57: 821-829.

272. Cheng AL, Guan Z, Chen Z, et al. Efficacy and safety of sorafenib in patients with advanced hepatocellular carcinoma according to baseline status: subset analyses of the phase Ⅲ Sorafenib Asia-Pacific trial. Eur J Cancer, 2012, 48: 1452-1465.

273. Raoul JL, Bruix J, Greten TF, et al. Relationship between baseline hepatic status and outcome, and effect of sorafenib on liver function: SHARP trial subanalyses. J Hepatol, 2012, 56: 1080-1088.

274. Abou-Alfa GK. Selection of patients with hepatocellular carcinoma for sorafenib. J Natl Compr Canc Netw,

2009, 7: 397-403.

275. Abou-Alfa GK, Amadori D, Santoro A, et al. Safety and Efficacy of Sorafenib in Patients with Hepatocellular Carcinoma (HCC) and Child-Pugh A versus B Cirrhosis. Gastrointest Cancer Res, 2011, 4: 40-44.

276. Pinter M, Sieghart W, Hucke F, et al. Prognostic factors in patients with advanced hepatocellular carcinoma treated with sorafenib. Aliment Pharmacol Ther, 2011, 34: 949-959.

277. Hollebecque A, Cattan S, Romano O, et al. Safety and efficacy of sorafenib in hepatocellular carcinoma: the impact of the Child-Pugh score. Aliment Pharmacol Ther, 2011, 34: 1193-1201.

278. Kim JE, Ryoo BY, Ryu MH, et al. Sorafenib for hepatocellular carcinoma according to Child-Pugh class of liver function. Cancer Chemother Pharmacol, 2011, 68: 1285-1290.

279. Lencioni R, Kudo M, Ye SL, et al. First interim analysis of the GIDEON (Global Investigation of therapeutic decisions in hepatocellular carcinoma and of its treatment with sorafeNib) non-interventional study. Int J Clin Pract, 2012, 66: 675-683.

280. Chiu J, Tang YF, Yao TJ, et al. The use of single-agent sorafenib in the treatment of advanced hepatocellular carcinoma patients with underlying Child-Pugh B liver cirrhosis: a retrospective analysis of efficacy, safety, and survival benefits. Cancer, 2012, 118: 5293-5301.

281. Marrero JA, Lencioni R, Ye SL, et al. Final analysis of GIDEON (Global Investigation of Therapeutic Decisions in Hepatocellular Carcinoma [HCC] and of its treatment with sorafenib [sor]) in >3000 sor-treated patients (pts): Clinical findings in pts with liver dysfunction [abstract]. J Clin Oncol, 2013, 31: Abstract 4126.

282. Yau T, Chan P, Ng KK, et al. Phase 2 open-label study of single-agent sorafenib in treating advanced hepatocellular carcinoma in ahepatitis B-endemic Asian population: presence of lung metastasis predicts poor response. Cancer, 2009, 115: 428-436.

283. Ji YX, Zhang ZF, Lan KT, et al. Sorafenib in liver function impaired advanced hepatocellular carcinoma. Chin Med Sci J, 2014, 29: 7-14.

284. Miller AA, Murry DJ, Owzar K, et al. Phase I and pharmacokinetic study of sorafenib in patients with hepatic or renal dysfunction: CALGB 60301. J Clin Oncol, 2009, 27: 1800-1805.

285. Zhu AX, Blaszkowsky LS, Ryan DP, et al. Phase II study of gemcitabine and oxaliplatin in combination with bevacizumab in patients with advanced hepatocellular carcinoma. J Clin Oncol, 2006, 24: 1898-1903.

286. Siegel AB, Cohen EI, Ocean A, et al. Phase II trial evaluating the clinical and biologic effects of bevacizumab in unresectable hepatocellular carcinoma. J Clin Oncol, 2008, 26: 2992-2998.

287. Thomas MB, Morris JS, Chadha R, et al. Phase II trial of the combination of bevacizumab and erlotinib in patients who have advanced hepatocellular carcinoma. J Clin Oncol, 2009, 27: 843-850.

288. Hsu CH, Yang TS, Hsu C, et al. Efficacy and tolerability of bevacizumab plus capecitabine as first-line therapy in patients with advanced hepatocellular carcinoma. Br J Cancer, 2010, 102: 981-986.

289. Sun W, Sohal D, Haller DG, et al. Phase 2 trial of bevacizumab, capecitabine, and oxaliplatin in treatment of advanced hepatocellular carcinoma. Cancer, 2011, 117: 3187-3192.

290. Bruix J, Tak WY, Gasbarrini A, et al. Regorafenib as second-line therapy for intermediate or advanced hepatocellular carcinoma: multicentre, open-label, phase II safety study. Eur J Cancer, 2013, 49: 3412-3419.

291. Borger DR, Tanabe KK, Fan KC, et al. Frequent mutation of isocitrate dehydrogenase (IDH) 1 and IDH2 in cholangiocarcinoma identified through broad-based tumor genotyping. Oncologist, 2012, 17: 72-79.

292. Sia D, Tovar V, Moeini A, Llovet JM. Intrahepatic cholangiocarcinoma: pathogenesis and rationale for

附录

molecular therapies. Oncogene, 2013, 32: 4861-4870.

293. Galuppo R, Ramaiah D, Ponte OM, et al. Molecular therapies in hepatocellular carcinoma: what can we target? Dig Dis Sci, 2014, 59: 1688-1697.

294. Volk ML, Hernandez JC, Lok AS, et al. Modified Charlson comorbidity index for predicting survival after liver transplantation. Liver Transpl, 2007, 13: 1515-1520.

295. Utsunomiya T, Shimada M, Kudo M, et al. Nationwide study of 4741 patients with non-B non-C hepatocellular carcinoma with special reference to the therapeutic impact. Ann Surg. 2014, 259 (2): 336-345.

附录5

《原发性肝癌诊疗规范（2017 版）》"局部治疗部分"解读

外科手术切除仍然是肝癌的首选治疗方法，但是，因肝癌病人大多合并有肝硬化，或者在确诊时大部分病人已达中晚期，能获得手术切除机会的病人仅约 20%-30%。对于不能手术切除的肝癌患者，局部治疗（包括消融治疗和介入治疗）是主要的治疗选择，特别是近年来广泛应用的消融治疗，具有创伤小、恢复快、疗效确切的特点，使一些不耐受手术切除的肝癌病人获得了根治的机会。我国卫计委颁布的"国卫办医函［2017］553 号-《原发性肝癌诊疗规范（2017 版）》"（以下简称规范）对肝癌的局部治疗进行了详细的阐述，对临床实践具有重要的指导意义。

一、局部消融治疗

局部消融治疗，包括了物理消融和化学消融，目前临床应用较多的包括有射频消融（radiofrequency ablation，RFA）、微波消融（Microwave ablation，MWA）、冷冻治疗、高功率超声聚焦消融（high power focused ultrasound ablation，HIFU）以及无水乙醇注射治疗（percutaneous ethanol injection，PEI）等。与既往不同的是，本次规范明确指出，局部消融治疗主要应用于不能/不宜手术的早期肝癌。特别是对于单个肿瘤直径≤5cm；或肿瘤结节不超过 3 个、最大肿瘤直径≤3cm；肝功能分级为 Child-Pugh A 或 B 级的肝癌病人，局部消融治疗可以获得根治性的治疗效果。然而，不可否认的是，手术切除仍然是肝癌，特别是早期肝癌，的"标准治疗"，局部消融治疗虽然近年来在小肝癌的治疗方面取得理想的治疗效果，但是毕竟局部消融治疗应用时间较短，其长期疗效还需要更进一步的研究，因此在小肝癌的治疗方面，局部消融治疗仍然难于代替手术切除，仅仅可以作为不能/不宜手术、拒绝手术、复发、多发小肝癌的首选治疗手段。

规范明确提出，以下情况推荐首选手术切除：①外周型小肝癌，特别是位于包膜下，位置表浅，推荐首选腹腔镜下肝癌切除术；②对于直径在 3.1~5cm 的病灶，手术治疗的彻底性好于局部消融治疗，推荐首选手术切除；③中央型肝癌，如果局部消融治疗难于达到根治的目的，而残留肝脏体积足够时，也应优先考虑手术切除；④小肝癌（Milan 标准）合并中度至重度肝硬化（即肝功能 Child-Pugh 分级 B 级和 C 级）的病人，推荐首选肝移植治疗。以下情况可以考虑首选消融治疗：①不能或不宜手术、拒绝手术的小肝癌；②中央型小肝癌，最大直径≤3cm；③复发型小肝癌，最大直径≤3cm；④单发>3.0cm，或者多发小肝癌，行消融治疗时，建议采取TACE+消融治疗的模式。

由于局部消融治疗的特殊性，规范还强调了术前精准影像学检查的必要性：①要求术前尽可能行超声造影检查，以确认肿瘤的实际大小和形态，界定肿瘤浸润范围，检出微小肝癌和卫星灶，为制定消融方案灭活肿瘤提供可靠的参考依据；②术前影像学检查明确肿瘤与肝内主要管道和邻近脏器的关系，选择更加合理、安全的消融方法和路径；③建议消融治疗前的影像学检查至少应该包括肝脏动态CT/MRI、肝脏超声造影检查。

由于局部消融治疗存在消融不完全的可能性，规范对消融术后疗效判断和随访也作为了严密的规定。建议消融后1个月左右，复查肝脏动态增强CT或MRI，或者超声造影，以评价消融效果。对治疗后有肿瘤残留者，可以进行再次消融治疗；若2次消融后仍有肿瘤残留，视为消融治疗失败，应放弃消融疗法，改用其他疗法。通过这些严密的随访措施，可以进一步保证接受消融治疗的早期肝癌患者最大程度的获得根治性治疗的机会，尽可能的避免因为消融不完全，肿瘤进展而失去了获得根治性治疗的可能；强调了局部消融治疗的合理、规范应用。

二、介 入 治 疗

介入治疗（interventional treatment），主要指经肝动脉栓塞化疗术（transcatheter arterial chemoembolization，TACE），是国际和国内指南推荐的不能手术切除的中晚期肝癌的首选治疗手段，但是在一定程度上存在应用不合理的现象，因此，本次规范对肝癌TACE治疗的适应证和禁忌证做了明确的规定，提出对于肝功能不全、肿瘤晚期、预计不能从TACE治疗获益的患者，不应该行介入治疗；同时也对手术切除后辅助性TACE的应用，提出了相关的建议。

TACE的疗效与其操作方法存在很大的相关性。规范对TACE的操作程序要点进行了详细的说明：①强调了肝动脉造影应该包括腹腔干或肝总动脉造影和肠系膜上动脉造影，以明确肿瘤的部位、大小、数目以及供血动脉情况；②强调了必须超选择插管至肿瘤的供养血管内进行治疗，以尽可能的提高TACE治疗的效果，和尽可能的避免正常肝脏功能受到损伤；③明确了动脉灌注化疗和栓塞的次序：先灌注化疗，后栓塞；④强调了栓塞的重要性，栓塞时应尽量栓塞肿瘤的所有供养血管，以尽量使肿瘤去血管化；⑤强调了不宜盲目的、反复的进行多次TACE治疗，必须依据CT和/或MRI动态增强扫描评价肝脏肿瘤的存活情况，以决定是否需要再次进行TACE治疗，若影像学检查显示肝脏的瘤灶内的碘油沉积浓密、瘤组织坏死并且无增大和无新病灶，暂时不做TACE治疗；避免了TACE治疗的过度使用。

TACE的后续治疗或者联合治疗是目前肝癌治疗研究的焦点内容之一，规范对此也进行了说明：①对于肿瘤范围较为局限的肝癌患者，推荐TACE+局部消融治疗；②局限性大肝癌合并门静脉、下腔静脉癌栓，推荐TACE+外放射治疗；③大肝癌或巨块型肝癌在TACE治疗后缩小并获得手术机会时，推荐外科手术切除；④肿瘤范围较大或者较为弥漫者，推荐TACE联合全身治疗（包括分子靶向治疗、免疫治疗及全身化疗等）；⑤强调了以TACE为主的治疗模式，目的是控制肿瘤、提高病人生活质量和让病人带瘤长期生存，而不是一味的追求肿瘤 CR/PR 率。

总之，新的规范对肝癌局部治疗（包括消融治疗和介入治疗）的适应证、禁忌证、主要操作细节及其在肝癌综合治疗中的应用，都做了准确、细致的说明，必将对局部治疗在肝癌治疗中的规范化应用，起到很好的指导作用。

（张耀军　陈敏山）

附件 5-1　《原发性肝癌诊疗规范（2017 版）》节选

一、概　　述

原发性肝癌是目前我国第四位的常见恶性肿瘤及第三位的肿瘤致死病因，严重威胁我国人民的生命和健康[1,2]。原发性肝癌主要包括肝细胞癌（Hepatocellular Carcinoma，HCC）、肝内胆管癌（Intrahepatic Cholangiocarcinoma，ICC）和 HCC-ICC 混合型三种不同病理类型，三者在发病机制、生物学行为、组织学形态、治疗方法以及预后等方面差异较大，其中肝细胞癌占到 85%-90% 以上，因此本规范中的"肝癌"指肝细胞癌。

四、治　　疗

肝癌治疗领域的特点是多种方法、多个学科共存，而以治疗手段的分科诊疗体制与实现有序规范的肝癌治疗之间存在一定的矛盾。因此肝癌诊疗须重视多学科诊疗团队的模式，从而避免单科治疗的局限性，为病人提供一站式医疗服务、促进学科交流，并促进建立在多学科共识基础上的治疗原则和指南。合理治疗方法的选择需要有高级别循证依据支持，但也需要同时考虑地区和经济水平差异。

（三）局部消融治疗

尽管外科手术是肝癌的首选治疗方法，但因肝癌病人大多合并有肝硬化，或者在确诊时大部分病人已达中晚期，能获得手术切除机会的病人约 20%-30%。近年来广泛应用的局部消融治疗，具有创伤小、疗效确切的特点，使一些不耐受手术切除的肝癌病人亦可获得根治的机会。

局部消融治疗是借助医学影像技术的引导对肿瘤靶向定位，局部采用物理或化学的方法直接杀灭肿瘤组织的一类治疗手段。主要包括射频消融（Radiofrequency ablation，RFA）、微波消融（Microwave ablation，MWA）、冷冻治疗、高功率超声聚焦消融（High power focused ultrasound ablation，HIFU）以及无水乙醇注射治疗（Percutaneous ethanol injection，PEI）等。局部消融最常用超声引导，具有方便、实时、高效的特点。CT 及 MRI 结合多模态影像系统可用于观察超声无法探及的病灶。CT 及 MRI 引导技术还可应用于肺、肾上腺、骨等转移灶的消融等。

消融的路径有经皮、腹腔镜、或开腹三种方式。大多数的小肝癌可以经皮穿刺消融，具有经济、方便、微创的特点。位于肝包膜下的肝癌，特别是突出肝包膜外的肝癌，经皮穿刺消融风险较大，或者影像学引导困难的肝癌，可考虑经开腹消融和经腹腔镜消融的方法。

附录

　　局部消融治疗适用于单个肿瘤直径≤5cm；或肿瘤结节不超过 3 个、最大肿瘤直径≤3cm；无血管、胆管和邻近器官侵犯以及远处转移[78-80]（证据等级 1），肝功能分级为 Child-Pugh A 或 B 级的肝癌病人，可获得根治性的治疗效果。对于不能手术切除的直径 3-7cm 的单发肿瘤或多发肿瘤，可联合 TACE[81,82]（证据等级 1）。

　　1. 常见消融手段包括：

　　（1）RFA：是肝癌微创治疗的最具代表性消融方式，其优点是操作方便，住院时间短，疗效确切，花费相对较低，特别适用于高龄病人。对于直径≤3cm 肝癌病人，RFA 的无瘤生存率略逊于手术切除[43,78]（证据等级 1）。与 PEI 相比，RFA 具有根治率高、所需治疗次数少和远期生存率高的显著优势。RFA 治疗的精髓是对肿瘤整体灭活并尽量减少正常肝组织损伤，其前提是对肿瘤浸润范围和卫星灶的确认。因此，十分强调治疗前精确的影像学检查。超声造影技术有助于确认肿瘤的实际大小和形态，界定肿瘤浸润范围，检出微小肝癌和卫星灶，为制定消融方案灭活肿瘤提供了可靠的参考依据。

　　（2）MWA：是我国常用的热消融方法，在局部疗效、并发症发生率以及远期生存方面与 RFA 相比都无显著差异。其特点是消融效率高，避免 RFA 所存在的"热沉效应"。现在的 MWA 技术也能一次性灭活肿瘤，血供丰富的肿瘤，可先凝固阻断肿瘤主要滋养血管，再灭活肿瘤，可以提高疗效。建立温度监控系统可以调控有效热场范围，保证凝固效果。随机对照研究显示，两者之间无论是在局部疗效和并发症方面，还是生存率方面都无统计学差异[85]（证据等级 1），MWA 和 RFA，这两种消融方式的选择可根据肿瘤的大小、位置，选择更适宜的消融方式[83]（证据等级 3）。

　　（3）PEI：适用于直径≤3cm 以内肝癌的治疗，局部复发率高于 RFA，但 PEI 对直径≤2cm 的肝癌消融效果确切，远期疗效类似于 RFA。PEI 的优点是安全，特别适用于癌灶贴近肝门、胆囊及胃肠道组织，而热消融治疗（RFA 和 MWA）可能容易造成损伤的情况下。

　　2. 基本技术要求需要注意以下方面：

　　（1）操作医师必须经过严格培训和足够的实践积累，治疗前应该全面而充分地评估病人的全身状况，肝功能状态，肿瘤的大小、位置、数目等。要注意肿瘤与邻近器官的关系，制定合理的穿刺路径及消融范围，在保证安全的前提下，达到足够的安全范围。

　　（2）根据肿瘤的大小、位置，强调选择适合的影像引导技术（超声或 CT）和消融手段（RFA、MWA 或 PEI）。

　　（3）肿瘤距肝门部肝总管、左右肝管的距离应至少为 5mm。不推荐对>5cm 的病灶单纯施行消融治疗。对于多个病灶或更大的肿瘤，根据病人肝功能状况，采取治疗前 TACE+消融联合治疗，效果优于单纯的消融治疗。

　　（4）消融范围应力求包括 5mm 的癌旁组织，以获得"安全边缘"，彻底杀灭肿瘤。对于边界不清晰、形状不规则的浸润型癌或转移癌灶，在邻近肝组织及结构条件许可的情况下，建议适当扩大消融范围。

　　3. 对于直径≤5cm 的肝癌治疗选择：

　　数项临床前瞻性随机对照和系统回顾性分析显示，手术切除宜首选[42-44,78]（证据等级 1）。在临床实践中，应该根据病人的一般状况和肝功能，肿瘤的大小、数目、位置决定，以及从事消融治疗的医师的技术和经验，全面考虑后选择合适的初始治疗手段。通常认为，如果病人能够耐受肝切除术，以及肝癌位置表浅或位于肝脏边缘，应首选手术切除。局部消融可作为手术切除之外的另一种治疗选择。对于2-3个癌灶位于不同区域、或者位居肝脏深部或中央型≤5cm的肝癌，局部消融可以达到手术切除疗效，获得微创下根治性消融。

4. 肝癌消融治疗后应重视的评估和随访：

评估局部疗效的规范方法是在消融后1个月左右，复查肝脏动态增强CT或MRI，或者超声造影，以评价消融效果。消融效果可分为：①完全消融（Complete response，CR）：经动态增强CT或MRI扫描，或者超声造影随访，肿瘤所在区域为低密度（超声表现为高回声），动脉期未见强化；②不完全消融（In-complete response，ICR）：经动态增强CT或MRI扫描，或者超声造影随访，肿瘤病灶内局部动脉期有强化，提示有肿瘤残留。对治疗后有肿瘤残留者，可以进行再次消融治疗；若2次消融后仍有肿瘤残留，视为消融治疗失败，应放弃消融疗法，改用其他疗法。完全消融后应定期随访复查，通常情况下每隔2~3月复查肿瘤标志物、彩超、MRI或CT，以便及时发现可能的局部复发病灶和肝内新发病灶，利用经皮消融微创安全和简便易于反复施行的优点，有效地控制肿瘤进展。

（四）TACE治疗

TACE治疗在国内亦称介入疗法、介入治疗 Interventional treatment），目前被公认为肝癌非手术治疗的最常用方法之一[84-89]（证据等级1）。

1. 基本原则：

（1）要求在数字减影血管造影机下进行；（2）必须严格掌握临床适应证；（3）必须强调超选择插管至肿瘤的供养血管内治疗；（4）必须强调保护病人的肝功能；（5）必须强调治疗的规范化和个体化；（6）如经过4-5次TACE治疗后，肿瘤仍继续进展，应考虑换用或联合其它治疗方法，如外科手术、局部消融和系统治疗以及放疗等。

2. 适应证：

（1）IIb期、IIIa期和IIIb期的部分病人，肝功能分级 Child-PughA 或 B 级，ECOG 评分0-2；（2）可以手术切除，但由于其他原因（如高龄、严重肝硬化等）不能或不愿接受手术的 Ib 期和 IIa 期病人；（3）多发结节型肝癌；（4）门静脉主干未完全阻塞，或虽完全阻塞但肝动脉与门静脉间代偿性侧支血管形成；（5）肝肿瘤破裂出血或肝动脉-门脉静分流造成门静脉高压出血；（6）控制局部疼痛、出血以及栓堵动静脉瘘；（7）肝癌切除术后，DSA造影可以早期发现残癌或复发灶，并给予介入治疗。

3. 禁忌证：

（1）肝功能严重障碍（Child-Pugh C 级），包括黄疸、肝性脑病、难治性腹水或肝肾综合征；（2）凝血功能严重减退，且无法纠正；（3）门静脉主干完全被癌栓栓塞，且侧支血管形成少；（4）合并活动性肝炎或严重感染且不能同时治疗者；（5）肿瘤远处广泛转移，估计生存期<3个月者；（6）恶液质或多器官功能衰竭者；（7）肿瘤占全肝比例≥70%癌灶（如果肝功能基本正常，可考虑采用少量碘油乳剂分次栓塞）；（8）外周血白细胞和血小板显著减少，白细胞<$3.0×10^9$/L（非绝对禁忌，如脾功能亢进者，与化疗性白细胞减少有所不同），血小板<$50×10^9$/L；（9）肾功能障碍：肌酐>2mg/dl 或者肌酐清除率<30ml/min。

4. 操作程序要点和分类[90]（证据等级 3）：

（1）肝动脉造影，通常采用 Seldinger 方法，经皮穿刺股动脉插管，导管置于腹腔干或肝总动脉行 DSA 造影，造影图像采集应包括动脉期、实质期及静脉期；应做肠系膜上动脉造影、注意寻找侧枝供血。仔细分析造影表现，明确肿瘤的部位、大小、数目以及供血动脉。

（2）根据肝动脉插管化疗、栓塞操作的不同，通常分为：①肝动脉灌注化疗：经肿瘤供血动脉灌注化疗，常用化疗药物有蒽环类、铂类等。②肝动脉栓塞：单纯用栓塞剂堵塞肝肿瘤的供血动脉。③肝动脉化疗栓塞：把化疗药物与栓塞剂混合在一起，经肿瘤的供血动脉支注入。TACE 治疗最常用的栓塞剂就是碘油乳剂、标准化明胶海绵颗粒，还有药物洗脱微球。先灌注一部分化疗药物，一般灌注时间不应<20min。然后将另一部分化疗药物与碘油混合成乳剂进行栓塞。碘油用量一般为 5-20ml，不超过 30ml。在透视监视下依据肿瘤区碘油沉积是否浓密、瘤周是否已出现门静脉小分支影为界限。在碘油乳剂栓塞后加用颗粒性栓塞剂（如：标准化明胶海绵颗粒、微球、聚乙烯醇颗粒等）。提倡使用超液化乙碘油与化疗药物充分混合成乳剂，尽量避免栓塞剂返流栓塞正常肝组织或进入非靶器官。栓塞时应尽量栓塞肿瘤的所有供养血管，以尽量使肿瘤去血管化。

5. TACE 术后常见不良反应：

栓塞后综合征，是 TACE 治疗的最常见不良反应，主要表现为发热、疼痛、恶心和呕吐等。发热、疼痛的发生原因是肝动脉被栓塞后引起局部组织缺血、坏死，而恶心、呕吐主要与化疗药物有关。此外，还有穿刺部位出血、白细胞下降、一过性肝功能异常、肾功能损害以及排尿困难等其他常见不良反应。介入治疗术后的不良反应会持续 5-7 天，经对症治疗后大多数病人可以完全恢复。

6. 疗效评价：

根据实体瘤 mRECIST 评价标准以及 EASL 评价标准评估肝癌疗效，长期疗效指标为病人总生存时间（Overall survival，OS）；短期疗效：评价指标为肿瘤的影像学应答和手术至疾病进展时间（Time to progress，TTP）。

7. 影响 TACE 远期疗效的主要因素包括[84]：

（1）肝硬化程度、肝功能状态；（2）血清 AFP 水平；（3）肿瘤的容积和负荷量；（4）肿瘤包膜是否完整；（5）门静脉有无癌栓；（6）肿瘤血供情况；（7）肿瘤的病理分型。

8. 随访及 TACE 间隔期间治疗：

一般建议第一次 TACE 治疗后 3-6 周时复查 CT 和/或 MRI、肿瘤相关标志物、肝肾功能和血常规检查等；若影像学检查显示肝脏的瘤灶内的碘油沉积浓密、瘤组织坏死并且无增大和无新病灶，暂时不做 TACE 治疗。至于后续 TACE 治疗的频率应依随访结果而定，主要包括病人对上一次治疗的反应、肝功能和体能状况的变化。随访时间可间隔 1-3 个月或更长时间，依据 CT 和/或 MRI 动态增强扫描评价肝脏肿瘤的存活情况，以决定是否需要再次进行 TACE 治疗。目前主张综合 TACE 治疗，即 TACE 联合其它治疗方法，目的是控制肿瘤、提高病人生活质量和让病人带瘤长期生存。

9. TACE 治疗时注意点：

（1）提倡用微导管超选择性插管。插入肿瘤的供血动脉支，精准地注入碘油乳剂和颗粒性栓塞剂，提高疗效和保护肝功能。

（2）可使用门静脉内支架置放术和碘-125 粒子条或碘-125 粒子门静脉支架置放术，有效处理门静脉主干癌栓[91]（证据等级 2）。

（3）TACE 联合消融治疗：目前有两种 TACE 联合热消融治疗方式。①序贯消融：先行 TACE 治疗，术后 1-4 周内加用射频或微波消融。②同步消融：在 TACE 治疗时，同时给予射频或微波消融，可以明显提高临床疗效，并减轻肝功能损伤[92]（证据等级 2）。

（4）颗粒性栓塞剂的应用：包括标准化明胶海绵颗粒、聚乙烯醇颗粒、微球、药物洗脱微球等。常规 TACE 常使用标准化明胶海绵微粒与碘油联合。药物性洗脱微球（Drug-eluting beads，DEB）是一种新的栓塞剂，可携带化疗药物。文献报道 DEB 在肿瘤客观有效率及总获益率方面具有优势。但是，近期文献报道结果显示两种方法治疗肝癌的疗效无显著性差异。

（5）重视局部加局部治疗和局部联合全身治疗[84]：①TACE 联合消融（RFA、MWA 等）治疗[91]（证据等级 2）；②TACE 联合放射治疗[91]（证据等级 2）：主要指门静脉主干癌栓、下腔静脉癌栓和局限性大肝癌介入治疗后的治疗；③TACE 联合 II 期外科手术切除：大肝癌或巨块型肝癌在 TACE 治疗后缩小并获得手术机会时，推荐外科手术切除[91]（证据等级 3）；④TACE 联合全身治疗：包括联合分子靶向药物三氧化二砷、放射免疫靶向药物、基因治疗、免疫治疗及全身化疗等。

《原发性肝癌诊疗规范（2017 年版）》全文请参见国家卫生计生委医政医管局网站"国家卫生计生委办公厅关于印发原发性肝癌诊疗规范（2017 年版）的通知"，下载网址：http：//www. moh. gov. cn/yzygj/s7659/201706/80abf02a86c048fcb130e5e298f7aeee. shtml

附件 5-2 肝癌临床分期及治疗路线图

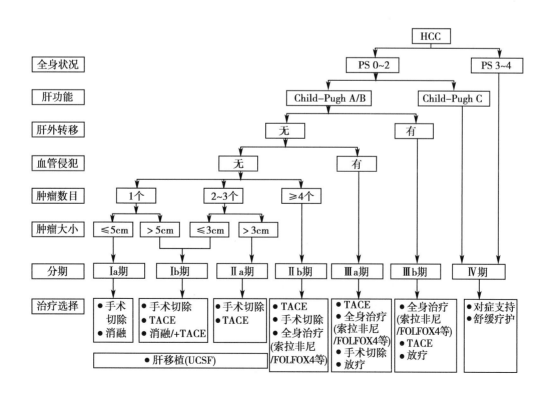

附录6

肝癌射频消融治疗规范的专家共识

中国抗癌协会肝癌专业委员会
中国抗癌协会临床肿瘤学协作委员会
中华医学会肝病学分会肝癌学组

以射频消融为代表局部消融治疗是借助影像技术的引导对肿瘤靶向定位，用物理或化学的方法杀死肿瘤组织；影像引导技术包括超声、CT 和 MRI；治疗途径有经皮、经腹腔镜手术和经开腹手术三种。射频消融治疗的特点一是直接作用于肿瘤，具有高效快速的优势；二是治疗范围局限于肿瘤及其周围组织，对机体影响小，可以反复应用。局部消融治疗在过去的 20 年左右发展迅猛，已经成为继手术切除、介入治疗后的第三大肝癌治疗手段，而且由于其疗效确切，特别是在小肝癌的治疗方面，射频消融疗效与手术切除相近，因此被认为是小肝癌的根治性治疗手段之一。

为了推动肝癌局部消融治疗的规范化，中国抗癌协会肝癌专业委员会（CSLC）、中国抗癌协会临床肿瘤学协作专业委员会（CSCO）和中华医学会肝病学分会肝癌学组共同发起，组织外科、肿瘤、超声、介入等多个学科的专家参与，以射频消融治疗为蓝本，起草制订了《肝癌局部消融治疗规范的专家共识》，已经在国内六个杂志中发表刊登。

一、治疗原理及分类

射频消融属于局部消融治疗，按原理局部消融治疗可分为化学消融治疗和物理消融治疗。化学消融是指用化学的方法（即往病灶内注入化学物质如无水酒精、乙酸等）使局部组织细胞脱水、坏死、崩解，从而达到灭活肿瘤病灶的目的，目前应用于肝癌治疗的主要有瘤内无水酒精注射（percutaneous ethanol injection，PEI）、瘤内无水乙酸注射（percutaneous acetic acid injection，PAI）等。物理消融则是通过加热局部组织或冷冻局部组织灭活肿瘤病灶的治疗方法，主要有射频消融术（radiofrequency ablation，RFA）、微波固化术（microwave coagulation therapy，MCT）、冷冻治疗（cryoablation）、聚焦超声消融（high intensive focused ultrasound，HIFU）、激光消融治疗等。

本规范以下部分以射频消融术为代表，适合于微波固化术，并可供其他局部消融治疗方法参考。

二、治疗原则

1. 射频治疗前须充分评估患者病情及肿瘤生物学行为（预测可行性及效果，确定治疗及联合治疗措施、步骤）。

2. 治疗前充分影像学评估，根据肿瘤浸润范围、位置等制定治疗方案、策略，保证足够的安全范围，尽可能获得一次性、适形的完全消融治疗。

3. 选择适合的影像引导路径，并监控治疗过程。

4. 适宜的综合治疗方案及科学合理的随访计划。

三、适应证和禁忌证

（一）适应证

1. 单发肿瘤，最大直径≤5cm；或者肿瘤数目≤3个，最大直径≤3cm。

2. 没有脉管癌栓、邻近器官侵犯。

3. 肝功能分级 Child-pugh A 或 B，或经内科治疗达到该标准。

4. 不能手术切除的直径>5cm 的单发肿瘤或最大直径>3cm 的多发肿瘤，射频消融可作为姑息性治疗或联合治疗的一部分。

（二）禁忌证

1. 肿瘤巨大，或者弥漫型肝癌。

2. 伴有脉管癌栓或者邻近器官侵犯。

3. 肝功能 Child-pugh C 级，经护肝治疗无法改善者。

4. 治疗前1个月内有食管（胃底）静脉曲张破裂出血。

5. 不可纠正的凝血功能障碍及严重血象异常，有严重出血倾向者。

6. 顽固性大量腹水，恶病质。

7. 活动性感染尤其是胆道系统炎症等。

8. 严重的肝肾心肺脑等主要脏器功能衰竭。

9. 意识障碍或不能配合治疗的患者。

第一肝门区肿瘤为相对禁忌证；肿瘤紧贴胆囊、胃肠、膈肌或突出于肝包膜为经皮穿刺路径的相对禁忌证；伴有肝外转移的病灶不应视为禁忌，仍然可以采用射频消融治疗控制肝内病灶情况。

四、术 前 准 备

1. 治疗前完善检查：血常规、生化常规、凝血功能、肿瘤标志物、心电图、胸片、超声检查，必要时进行心肺功能检查。

2. 超声（有条件者尽量选择超声造影检查）、肝三期 CT/MRI 等评价肿瘤情况，选择合理的引导方式和消融治疗仪器。

3. 明确诊断，必要时行穿刺活检（诊断标准参照中国抗癌协会肝癌专业委员会 2001 年制定的诊断标准）。

4. 手术区和穿刺部位备皮。

5. 射频消融仪器的准备：治疗前先检查射频消融治疗仪器是否处于工作状态、能否正常工作、电极或线路是否准备好等。

6. 签署手术知情同意书：手术治疗前每位患者签署知情同意书，告知手术过程、风险及预后可能，充分知情同意。

五、治 疗 程 序

肝癌射频消融治疗可以经皮、经腹腔镜或开腹术中进行。

1. 经皮肝癌射频消融治疗（超声或 CT 引导）。

2. 术前禁食 8 小时，详细超声检查（或阅读 CT 片），明确肝脏病灶情况，制定合理的进针路径和布针方案。

3. 麻醉方案应视情况选择穿刺点局部麻醉、静脉镇痛、静脉麻醉、硬膜外麻醉和气管麻醉等镇痛麻醉方式。

4. 手术区域常规消毒、铺巾。

5. 再次全面超声或 CT 扫描，确定进针点、进针角度和布针和布针方案。尽量选择先经过部分正常肝脏，再进入肿瘤。

6. 尽量选择肋间进针，超声/CT 引导下，尽量选择先经过部分正常肝脏，再进入肿瘤。穿刺应准确定位，避免反复多次穿刺，导致肿瘤种植、损伤邻近组织或肿瘤破裂出血等；如果进针过深，不应直接将电极针退回，而是应该在原位消融后，再退针重新定位，避免肿瘤种植；一般情况下，应先消融较深部位肿瘤，再消融较浅部位肿瘤。

7. 参照各消融治疗仪的说明，进行消融治疗，逐点进行。为确保消融治疗的效果，消融范围应该力求达到 0.5cm 的安全边界，一针多点的重叠消融方式可以保证消融范围和减少漏空的发生；消融完成后，争取在拔针时进行针道消融，防止术后出血和肿瘤沿针道种植。

8. 治疗结束前再次超声/CT 全面扫描肝脏，确定消融范围已经完全覆盖肿瘤，力求有 0.5~1.0cm 的安全消融边界，排除肿瘤破裂、出血、（血）气胸等并发症可能。

9. 经腹腔镜射频消融治疗（适用于肿瘤位于肝包膜下，或者邻近胆囊、胃肠等，或者超声/CT 显示不清或难于经皮穿刺者）：常规腹腔镜操作，必要时游离肝周韧带及组织，暴露肝脏及肿瘤；必要时，应用腹腔镜超声扫描确定肿瘤数目及部位；分离并隔离保护周围正常组织器官；将射频针经皮穿刺入腹，并在腹腔镜直视下或者腹腔镜超声引导下将电极针插入肿瘤内，按预定方案布针，消融治疗；消融过程中可（应用止血钳等器械）间断、多次阻断入肝脏血流，以提高消融效率，增加消融范围；消融完成后仔细检查，确定无活动性出血及邻近器官损伤。

10. 开腹射频消融治疗（适用于上述两种方法难以实行，或者手术探查发现肿瘤无法切除者）：常规开腹；游离肝周韧带，暴露肿瘤；保护周围正常组织器官；术中超声引导下将电极针插入肿瘤内，按预定方案布针，消融治疗；消融过程中可间断、多次阻断入肝脏血流，以提高消融效率，增加消融范围；消融完成后仔细检查，确定无活动性出血及邻近器官损伤；关腹。

11. 术后常规禁食、监测生命体征 4 小时，卧床 6 小时以上，注意监测血常规、肝肾功能等。并给予护肝、预防感染、镇痛、止血等治疗，预防并发症的发生；发生并发症应积极处理。

六、并发症的预防和处理

并发症的分类及分级：可以分为轻度并发症和重度并发症。

轻度并发症（minor complication）：

A 级：无须治疗，无不良后果；

B 级：需少许治疗，无不良后果，包括仅需一夜的观察。

重度并发症（major complication）：

C 级：需要治疗、住院时间延长< 48 小时；

D 级：需要大量治疗、增加了医护级别、住院时间延长> 48 小时；

E 级：导致了长久的后遗症；

F 级：死亡。

据文献报道，射频消融具有很高的安全性。文献报道：死亡率为0~1%，并发症发生率为0~12%。轻微并发症发生率约为4.7%，主要有发热、疼痛、皮肤浅Ⅱ烧伤、少量胸腔积液、少量气胸等；严重并发症发生率约为2.2%，主要有感染、消化道出血、腹腔内出血、肿瘤种植、肝衰竭、肠穿孔等。充分术前准备、严格操作规范、准确定位和减少消融次数是减少并发症发生率的重要方法。

1. 消融后综合征　主要表现为发热、疼痛等，少见的有血尿、寒战等，具体原因不明。处理主要是术后加强监护，输液，止痛，对症处理，定期检测肝肾功能。

2. 感染　主要有肝脓肿、穿刺点感染等。预防：严格无菌操作，术后可应用抗生素预防感染。

3. 消化道出血　主要原因是食管下段静脉曲张出血或者应激性溃疡出血。预防和治疗：伴有严重门脉高压的患者，术前先行处理门脉高压；术后常规使用制酸剂，预防应激性溃疡出血。出血后治疗：检测生命体征，禁食，积极扩容、输液、止血、输血、制酸、升压等，必要时内镜下止血。

4. 腹腔内出血　临床表现取决于出血量。少量出血无明显症状。出血量大时，常有腹胀、腹痛，严重时有冷汗，血压下降及休克症状。原因主要是肿瘤较为表浅，穿刺后肿瘤破裂；或者患者凝血功能差，肝脏穿刺点出血。预防：严格掌握适应证，对于肝硬化凝血功能差的患者，纠正后再治疗；对于表浅病灶，最好采用腹腔镜下或者开腹直视下进行，经皮射频治疗时，尽量减少穿刺次数，针道消融，消融结束后应再次超声或者CT扫描，排除有无肿瘤破裂、出血等表现。治疗：检测生命体征，积极扩容、输液、止血、输血、升压等，必要时手术探查止血。

5. 肿瘤种植　主要为反复多次穿刺造成。预防：穿刺应准确定位，避免反复多次穿刺；如果进针过深，不应直接将电极针退回，而是应该在原位消融后，再退针重新定位。

6. 肝衰竭　主要原因是治疗前肝硬化程度重，肝功能差；或者发生严重并发症（如感染、出血等）。预防和治疗：严格掌握适应证，肝功能 Child-Pugh C 级、大量腹水、严重黄疸等病例均为禁忌证；术后注意预防其他并发症的发生，预防感染，积极护肝治疗。

7. 邻近脏器损伤　肿瘤邻近胆囊、胃肠、胆管、膈肌等或位于第一肝门区、肝包膜下等部位时，进行经皮穿刺路径下消融治疗容易热损伤邻近脏器或脉管。对于这些部位的肿瘤，应该尽可能采用腹腔镜下或者开腹手术直视下射频消融治疗，对邻近的脏器进行隔离保护。

七、疗效评价及随访

治疗后一个月复查肝三期 CT/MRI，或者超声造影，以评价消融疗效：

1. 完全消融（complete response，CR） 　肝脏三期 CT/MR 或者超声造影随访，肿瘤所在区域为低密度（超声表现为高回声），动脉期未见强化。

2. 不完全消融（incomplete response，ICR） 　肝脏三期 CT/MR 或者超声造影随访，肿瘤病灶内局部动脉期有强化，提示有肿瘤残留。

对治疗后有肿瘤残留者，可以进行再次消融治疗，若两次消融后仍有肿瘤残留，则确定为消融治疗失败，应该选用其他的治疗手段。

八、随　　访

术后前 2 个月每月复查肝三期 CT/MRI，或者超声造影，以及肝功能、肿瘤标记物等，观察病灶坏死情况和肿瘤标记物的变化。之后每 2~3 个月复查肿瘤标记物，超声造影，或者肝三期 CT/MRI（超声造影和 CT/MRI 相间隔）。两年后每 3~6 个月复查肿瘤标记物，彩超造影，或者肝三期 CT/MRI（超声造影和 CT/MRI 相间隔）。根据随访结果判断肿瘤复发和进展情况如下：

1. 局部肿瘤进展（local tumor progression） 　肿瘤完全消融后，在消融灶的边缘出现新的病灶，新病灶与消融灶相连。

2. 新病灶（new lesion） 　肝内其他部位新发生的病灶。

3. 远处转移（distant recurrence） 　出现肝外的转移灶。

九、其　　他

（一）高风险部位肿瘤的射频消融

肿瘤邻近胆囊、胃肠、胆管、膈肌等或位于第一肝门区、肝包膜下等部位，均为危险部位。这些部位的肿瘤进行射频消融治疗存在热损伤邻近脏器或脉管、肿瘤破裂、出血等风险，因此要特别小心。

对于高风险部位的肿瘤，应该尽可能采用腹腔镜下或者开腹手术直视下进行消融治疗，以便对邻近的脏器进行隔离保护。也有报道在人工胸腔积液、人工腹水、或者特殊的手法（如提拉法）下行射频消融治疗的报道。

尽管如此，文献报道危险部位的肿瘤射频消融治疗的疗效与其他部位的肿瘤治疗效果没有明显的差异。

（二）大肝癌的射频消融

目前应用的射频消融治疗仪一次消融能够达到的消融范围一般为 3.0~5.0cm，所以对于 >5.0cm 的肿瘤，单点射频治疗较难达到完全消融。文献报道采用多面体几何模型多针多点治疗大肝癌的布针方案，进行反复多次的消融，可以使消融范围达到 7.0cm 以上。

（三）射频联合其他治疗方法

据文献报道，射频消融联合肝动脉栓塞化疗（TACE）、瘤内无水酒精注射（PEI）等，可以提高疗效；特别是对于肿瘤大于 3cm 或者多个肿瘤，联合治疗是最合理的选择。对于射频消融治疗失败者，应选择其他治疗方式，如手术切除、肝动脉栓塞化疗、分子靶向药物如索拉非尼等；伴发远处转移者，应考虑联合应用有效的全身性药物治疗。

（陈敏山　陈敏华 执笔）

参与专家：

吴孟超　汤钊猷　叶胜龙　樊　嘉　秦叔逵　杨甲梅　陈敏山　陈敏华　吕明德

马宽生　吴育连　陈　夷　钱国军　卢实春　郑加生　孙文兵　邹英华　梁惠民

黄志勇　韩新巍　经　翔　潘宏铭　蒋天安　任正刚　张耀军

肝癌 MDT 团队建立和多学科联合治疗的广东专家共识

第一节　前　言

肝癌是临床上最常见的恶性肿瘤之一，世界范围内，男性的肝癌发病率在恶性肿瘤中列第 5 位，女性第 7 位，死亡率分别列所有恶性肿瘤男性第 2 位和女性第 6 位，每年新发肝癌病例和死亡病例中有一半以上发生在中国[1]。据 2012 中国肿瘤登记年报报道，肝癌已居全国肿瘤登记地区恶性肿瘤发病第 4 位，发病率为 28.71/10 万（男性：41.99/10 万，第 3 位；女性：15.11/10 万，第 5 位），肝癌位列全国肿瘤登记地区恶性肿瘤死亡第 2 位，死亡率为 26.04/10 万（男性：37.96/10 万，第 2 位；女性：13.84/10 万，第 3 位）[2]。肝癌的高发性与高致死性对我国人民的健康造成严重的威胁并给社会带来沉重的负担，目前有多种手段应用于肝癌的治疗，如手术切除、肝脏移植、介入、放疗、化疗、靶向治疗、免疫生物治疗等等。超过 90% 的肝细胞癌患者有肝炎、肝硬化的背景，肝癌具有极易出现肝内外转移的特性，肝癌手术后有很高的复发率，这些多因素的制约使肝癌的治疗高度复杂化[3]。目前，肿瘤的多学科综合治疗已成为国内外临床肿瘤治疗的模式和发展方向，建立肝癌多学科综合治疗团队（Multi-Disciplinary Team，MDT）有助于实现肝癌患者最优的个体化治疗。

一、肝细胞癌的治疗现状

（一）外科治疗

1. 手术切除

以肝切除术为代表的外科治疗仍是肝癌首选治疗方法，多项大型回顾性研究及荟萃分析显示，行部分肝切除术后肝癌患者的 5 年生存率可达 40%[4-6]；对于肝功能较好及早期肝癌患者，肝切除术患者的 5 年生存率可达 60%[6-8]。然而，患者手术切除后 5 年的复发率也超过 70%[5,10]，而且目前国际上仍没有得到公认的能够有效地预防术后复发的治疗方案。

在我国，大部分患者在确诊时已是中晚期，往往失去手术机会。据统计，确诊时仅约 15% 的患者适合手术，而中晚期肝癌患者在手术切除后其复发转移率将更高，这可能与术前已存在微小转移灶或肿瘤的多中心发生有关。一旦肿瘤复发，受残肝体积的影响再次切除机会较低，只能采取局部非手术手段和系统治疗等方法控制肿瘤进展，以延长患者生存期[9]。

2. 肝移植

肝移植是早期肝癌的一种根治性治疗手段，国内外有多个肝移植的选择标准，如米兰（Milan）标准、加州大学旧金山分校（UCSF）标准、匹兹堡（Pittsburgh）改良 TNM 标准等[12-14]。目前国际上主要采用米兰标准，具体标准为：单个肿瘤直径不超过 5cm，多发肿瘤数目≤3 个且最大直径≤3cm；无血管及淋巴结的侵犯。Mazzaferro V 等的研究显示，满足米兰标准的患者行肝移植治疗，5 年总生存率为 75%，5 年无复发生存率为 83%[10]。米兰标准的优点是疗效肯定，仅需考虑肿瘤的大小和数量，便于临床操作。但米兰标准过于严格，使许多有可能通过肝移植取得良好疗效的肝癌患者被拒之门外。尽管目前存在多种标准可供选择，但如何平衡患者生存获益和肝脏供需之间的矛盾等问题，需要进行综合评估。另外，肝移植术后的复发转移问题也不容小觑，Melloul E 等的研究显示，肝移植术后仍有 29% 复发率[11]。

（二）局部治疗

对于不能接受手术切除的大部分肝癌患者，局部非手术治疗是最常用的选择，包括局部消融治疗和肝动脉栓塞化疗。

1. 局部消融术

局部消融术是在影像技术的引导下，采用物理或化学的方法使肿瘤组织直接坏死的一类治疗手段。包括射频消融（Radiofrequency Ablation，RFA）、微波消融（Microwave Ablation，MWA）、冷冻治疗（Cryoablation）、高强度超声聚焦消融（High-intensity Focused Ultrasound，HIFU）以及无水乙醇注射治疗（Percutaneous Ethanol Injection，PEI）等，常用的影像引导技术有超声和计算机断层扫描（Computed Tomography，CT）。局部消融术主要适用于单个肿瘤最大直径≤5cm；或肿瘤病灶≤3 个，且最大直径≤3cm；无血管、胆管、邻近器官侵犯及无远处转移，肝功能储备较好的早期患者（Child-Pugh A 或 B 级）[9,12]。射频消融是肝癌微创治疗最常用的热消融手段，具有安全性高、不良反应轻等优点，且对于小肝癌（≤3cm）患者，RFA 与 MWA 的远期疗效与肝移植或肝切除相似[13]。对于直径>5cm 的肿瘤则不推荐单纯施行消融治疗，应该根据患者肝功能状况，采取联合治疗的方式，如治疗前肝动脉栓塞化疗（Transcatheter Arterial Chemoembolization，TACE）联合 RFA 治疗明显优于单纯的射频消融治疗[14]。对于经皮消融困难的病例可以选择开腹或者腹腔镜辅助下消融治疗。

2. 肝动脉栓塞化疗术（Transcatheter Arterial Chemoembolization，TACE）

肝动脉栓塞化疗（TACE）是同时进行肝动脉栓塞和肝动脉灌注化疗这两种治疗，用以提高疗效，主要适用于不能切除的中晚期肝癌且无严重肝肾功能障碍者。目前，TACE 已成为不能手术切除中晚期肝癌的标准治疗方法，在国内外临床上广泛使用。然而，在临床实践中，由于中晚期肝癌患者的异质性较大，并非所有中晚期肝癌患者都能从 TACE 治疗中获得满意疗效，TACE 的疗效和安全性受多种因素影响，如患者的身体状态（Performance Status，PS）、肝功能储备（Child-Pugh 评分与评级）、肿瘤特点（大小、数目、分级、病理类型、门静脉癌栓以及动静脉瘘等）、TACE 术中导管、导丝、栓塞材料、化疗药物的选用及介入操作人员的技术熟练程度等。

3. 放射治疗

随着新的放疗技术如三维适形放疗、调强适形放疗、立体定向放疗和粒子植入等在临床上不断应用，部分肝癌患者可通过放疗控制病情或进行姑息治疗。主要适用于肿瘤局限且因肝功能较差而不能进行手术切除的患者，以及肿瘤部位特殊而不能手术或拒绝手术的患者。另外，已发生远处转移如淋巴结转移、肾上腺或骨转移时，可行姑息放疗控制疼痛或缓解压迫等症状，改善患者生活质量。

（三）系统治疗

1. 分子靶向药物治疗

肝癌的发生发展是一个复杂的过程，涉及多个关键性环节，如多种基因突变、细胞信号传导通路异常和新生血管异常增生等。索拉非尼是一种口服的多激酶抑制剂，是目前第一个经验证对晚期肝癌有效的分子靶向药物。索拉非尼不仅通过阻断 Raf/MEK/ERK 信号传导通路而抑制肿瘤细胞增殖，而且通过抑制血管内皮生长因子受体（VEGFR）和血小板源性生长因子受体（PDGFR）来阻断肿瘤血管生成，发挥双重抑制和多靶点阻断的抗肝癌作用。在国际多中心的 III 期临床研究（SHARP 和 ORIENTAL 研究）中证实索拉非尼能够延长晚期肝癌患者的至疾病进展时间（time to progression，TTP）或总生存期（overall survival，OS），且安全性较好[15,16]。目前，针对中晚期肝癌患者使用 TACE 联合索拉非尼的多项研究也提示，TACE 联合索拉非尼可显著延长肝储备功能较好、无法手术切除中晚期患者的生存时间，疗效优单一手段，并可减少 TACE 的治疗次数，且安全性较好[17]。

2. 系统化疗（全身化疗）

由于大多数肝癌患者同时具有肝癌和肝硬化两种病理状态，肝硬化的存在会影响化疗药物的代谢和增加其毒性，而且肝硬化会引起严重免疫受损，使患者在化疗阶段可能会引起感染等化疗并发症。总的来说，肝癌患者使用单药进行化疗，疗效较差。临床上，对于没有禁忌证的晚期肝癌患者，系统化疗采用三氧化二砷或奥沙利铂联合方案的疗效优于一般性支持治疗，可作为备选的治疗方法。

（四）中医药治疗

中医药治疗作为肝癌辅助治疗，能够减轻患者的一些主观症状，改善生存质量，也能减轻其他治疗的副作用。

（五）其他治疗

尚无证据支持激素和免疫治疗对肝癌有效[3]。对有乙型和/或丙型病毒性肝炎病史的肝癌患者，在治疗过程中应检查和监测病毒载量和肝炎活动情况，及时进行抗病毒、抗炎和护肝治疗。

二、肝癌需要 MDT 管理模式和多学科联合治疗

（一）肝癌病情的复杂性和治疗方法的多样化需要多学科联合治疗

1. 肝癌的病情复杂，影响预后的关键因素众多，目前国际上存在多个肝癌临床分期，

至今仍然没有一个公认可行的肝癌临床分期，临床分期的不能统一给肝癌临床研究和临床指引带来了极大的困难。

2. 肝切除术是目前疗效最好的治疗方法，但肝癌的手术治疗效果难以满意，即使是近二十多年肝脏外科技术有很大的提高，小肝癌切除术后的 5 年生存率一直徘徊在 50% ~ 60%，小肝癌根治性切除术后的 5 年复发率仍高达 43.5%，因此外科手段极其需要联合其他不同学科的治疗手段，来降低复发率、提高生存率。

3. 近十多年来，以射频消融为代表的非切除性治疗手段快速发展，非切除性手术治疗（包括消融治疗、血管介入治疗等）肝癌的疗效接近甚至在某些病例中等同于手术切除，以前只能采取手术切除的部分肝癌患者可以选择非手术切除的方式进行治疗，且患者的生存期和生活质量得到保证和提高。临床上这部分病例需要在手术切除还是非切除手术治疗之间进行权衡和评估，这就需要进行多个学科联合会诊为患者制订合理可行的治疗方案。

4. 即使是早期肝癌，亦是全身性疾病的局部表现；中晚期肝癌更是一个涉及整个肝脏和全身机体的病变，需要兼顾肝脏功能的保护和进行全身性药物治疗，这包括了抗病毒、抗炎、护肝、化疗、靶向药物治疗、免疫生物治疗等等，因此，肝癌病人的治疗绝对不是一个学科能够解决的。

以上等等问题表明，肝癌的治疗极其复杂，与其他常见恶性肿瘤相比肝癌治疗存在更多的困难亟需解决。大多数肝细胞癌病人往往是"一人三病"，医生在治疗肝癌过程中既要考虑如何杀灭肿瘤，也要关注肝功能的保护和抗病毒治疗。影响肝癌预后因素众多以及治疗手段的多样化，更是使得肝癌的临床分期和治疗指南难以合理系统地制订和施行。在这种状况下，充分考虑个体因素的肝癌规范化治疗非常重要，而肝癌多学科 MDT 团队的建立与管理模式的推行，既是肿瘤治疗的国际发展趋势，更是有效实行肝癌规范化治疗和多学科联合治疗的重要保证。

（二）单一学科治疗模式的不足和缺陷

肝癌综合治疗方面的临床研究在近十多年中已取得了较大的进展，但肝癌总体五年生存率仍不足 5%。肝癌现有的治疗方法包括外科手术、血管性介入、局部治疗（射频、微波、冷冻等）、生物治疗、靶向药物治疗、化疗、放疗、中医中药等。单一手段的疗效已经进入平台，如肝癌以手术切除疗效最好，但术后的高复发率必须联合其他手段才能进一步提高。介入治疗手段已普遍应用于中晚期肝癌的治疗，近期疗效较好，但单一的手段难以使肿瘤完全坏死以及侧支供血和肝功能损害等问题，远期疗效不尽如人意。

肝癌治疗尚缺乏统一的临床分期与指南，治疗方法众多，而能够收治肝癌患者的临床科室有肝胆外科、普外科、移植科、放射科（影像科）、介入科、超声科、肿瘤（内、外）科、肝病内科、消化内科、传染科、放疗科、生物治疗科、中医科等。由于我国现有医疗体制的局限性，不同科室之间缺乏良好的沟通合作渠道，各学科间对彼此技术的更新发展缺乏深入了解，不同治疗方法的适应证存在交叉重叠，以及经济利益驱使等原因，造成部分肝癌患者长期在单一专科反复接受单一手段的治疗，难以得到合理的联合治疗，这也不利于多学科交叉研究的开展。

因此，肝癌迫切需要建立个体化多学科联合治疗（MDT）模式，该模式必须以高级别的循证医学作为依据，推动地区行业规范的制定。通过逐步建立和推广的肝癌 MDT 规范，进一步提高肝癌患者的疗效，在保证疗效的同时注重治疗手段的安全性和微创性，避免过度治疗造成的资源浪费。

（三）MDT 模式已成为国际肝癌管理的重要组成部分

目前，肿瘤的 MDT 模式已成为肿瘤治疗的国际趋势，英国将 MDT 模式作为强制标准进行推行，其他欧美国家，MDT 模式已成为医院医疗体系的重要组成部分，可为肿瘤患者提供最佳的个体化诊疗方案及高质量的医疗服务[21]。国际一些肝病协会、医疗机构如意大利肝脏研究协会等，已发表多学科肝癌管理共识、意见或方案，这些共识或方案根据循证医学证据和专家讨论制定，在临床实践中指导治疗，实现肝癌综合管理的规范化与个体化[22-24]。

（四）MDT 模式不仅利于患者治疗，而且可提高医疗机构的整体治疗水平

国外 MDT 经验表明，MDT 模式可显著延长患者的生存时间，使更多患者获得早诊早治的机会。旧金山退伍军人事务医疗中心（Veterans Affairs Medical Center）报道了建立肝癌 MDT 团队后，进行外科治疗的患者是 MDT 建立之前的 2 倍，更多的患者在肝癌更早的阶段被诊断和治疗，患者生存时间与随访时间也显著延长[25]。

MDT 团队在临床实践中，通过各个专业医生的交流与讨论，判断哪种手段更适合患者作为首次治疗方法，以及后续的治疗是选择单一治疗手段或多个治疗手段的联合治疗。在治疗过程中，严密观察治疗反应和疾病进展，及时调整治疗方案。团队成员定期进行经验和信息的交流，持续跟踪肝癌相关循证指南或文献，制定并不断完善规范化和个体化诊疗方案。MDT 模式建立会诊和病例讨论制度，有利于团队成员扩展专业知识，获得宝贵的临床经验。

肝癌 MDT 团队一般包括肿瘤医生、肝病医生、外科医生、放射医生、介入医生、病理医生及护士等。MDT 主要有 2 种形式：其一，"邦联制"模式，由专家共同参与的病例讨论会为中心，相关专业专家分别查看病人和相关临床资料，然后共同讨论制定出最佳治疗方案。其二，"联邦制"模式，相关专业专家供职在同一个临床治疗中心，共同诊治病人。无论何种模式，均可通过多学科之间的深入交流与紧密合作，实现肝癌诊疗理论、技术和经验的全面融合，从而为每一位肝癌患者提供最佳的个体化诊疗方案及高质量的医疗服务。这种模式使患者获得最佳诊疗效果的同时，还能有效避免医疗资源浪费，使社会和病患获益最大化。

总之，肝癌多学科联合/综合治疗是目前肝癌管理的方向和趋势，国内在这一方面做的还不足，需要更多的实践和经验积累，以建立完善的统一医疗管理及综合医疗服务体系。

参考文献

1. Jemal A，Bray F，Center MM，et al. Global cancer statistics. CA Cancer J Clin. 2011；61（2）：69-90.
2. 郝捷，陈万青. 中国肿瘤登记年报（2012）. 军事医学科学出版社. 北京，2012；27- 60.
3. European Association for the Study of the Liver，European Organisation for Research and Treatment of Cancer. EASL-EORTC clinical practice guidelines：management of hepatocellular carcinoma. J Hepatol. 2012；56（4）：908-943.
4. Chok KS，Ng KK，Poon RT，et al. Impact of postoperative complications on long-term outcome of curative resection for hepatocellular carcinoma. Br J Surg. 2009；96：81-87.

5.　Llovet JM，Fuster J，Bruix J. Intention-to-treat analysis of surgical treatment for early hepatocellular carcinoma：resection versus transplantation. Hepatology. 1999；30：1434-1440.

6.　Lim KC，Chow PK，Allen JC，et al. Systematic review of outcomes of liver resection for early hepatocellular carcinoma within the Milan criteria. Br J Surg. 2012；99（12）：1622-1629.

7.　Poon RT-P，Fan ST，Lo CM，et al. Long-term survival and pattern of recurrence after resection of small hepatocellular carcinoma in patients with preserved liver function：implications for a strategy of salvage transplantation. Ann Surg. 2002；235：373-382.

8.　Bruix J，Sherman M. Management of hepatocellular carcinoma. Hepatology. 2005；42：1208-1236.

9.　卫生部医政司. 原发性肝癌诊疗规范（2011）. 2011：1-76.

10.　Mazzaferro V，Regalia E，Doci R，et al. Liver transplantation for the treatment of small hepatocellular carcinomas in patients with cirrhosis. N Engl J Med. 1996；334：693-699.

11.　Melloul E，Lesurtel M，Carr BI，et al. Developments in liver transplantation for hepatocellular carcinoma. Semin Oncol. 2012；39（4）：510-521. Benson AB，Abrams TA，Ben-Josef E，et al. Hepatobiliary Cancers. NCCN Guidelines Version 2. 2012：MS9-33.

12.　中国抗癌协会肝癌专业委员会、中国抗癌协会临床肿瘤学协作委员会、中华医学会肝病学分会肝癌学组，陈敏山（通讯作者）、陈敏华执笔　肝癌局部消融治疗规范的专家共识　中华肝脏病杂志 2011，19（4）：257-259.

13.　Chen MS，Li JQ，Zheng Y，et al. A prospective randomized trial comparing percutaneous local ablative therapy and partial hepatectomy for small hepatocellular carcinoma. Annals of Surgery. 2006；243（3）：321-328.

14.　Zhen-Wei Peng，Yao-Jun Zhang，Min-Shan Chen，et al. Radiofrequency Ablation with or without Transcatheter Arterial Chemoembolization in the Treatment of Hepatocellular Carcinoma：A Prospective Randomized Trial Journal of Clinical Oncology. 2013：426-432.

15.　Llovet JM，Ricci S，Mazzaferro V，et al. SHARP Investigators Study Group. Sorafenib in advanced hepatocellular carci-noma. N Engl J Med. 2008；359：378-390.

16.　Cheng AL，Kang YK，Chen Z，et al. Efficacy and safetyof sorafenib in patients in the Asia-Pacific region with advanced hepato-cellular carcinoma：a phase III randomised，double-blind，placebo-con-trolled trial. Lancet Oncol. 2009；10：25-34.

17.　Han G，Yang J，Shao G，et al. Evaluation of TACE plus Sorafenib in Chinese patients with unresectable hepatocelluar carcinoma：A subgroup analysis of START trial. J Clin Oncol. 2012；30，（suppl；abstr e14605）.

18.　Sherman M，Burak K，Maroun J，et al. Multidisciplinary Canadian consensus recommendations for the management and treatment of hepatocellular carcinoma. Curr Oncol. 2011；18（5）：228-40.

19.　Gish RG，Lencioni R，Di Bisceglie AM，et al. Role of the multidisciplinary team in the diagnosis and treatment of hepatocellular carcinoma. Expert Rev Gastroenterol Hepatol. 2012；6（2）：173-85.

20.　Marrero JA. Multidisciplinary management of hepatocellular carcinoma：where are we today？ Semin Liver Dis. 2013；33 Suppl 1：S3-10.

21.　Cohen GS，Black M. Multidisciplinary management of hepatocellular carcinoma：a model for therapy. J Multidiscip Healthc. 2013；6：189-195.

22.　Barone C，Koeberle D，Metselaar H，et al. Multidisciplinary approach for HCC patients：hepatology for the oncologists. Ann Oncol. 2013；24（Suppl 2）：ii15-23.

23.　Burak KW，Kneteman NM. An evidence-based multidisciplinary approach to the management of hepatocellular carcinoma（HCC）：the Alberta HCC algorithm. Can J Gastroenterol. 2010；24（11）：

643-50.

24. Park HC, Seong J, Tanaka M, et al. Multidisciplinary management of nonresectable hepatocellular carcinoma. Oncology. 2011；81 Suppl 1：134-40.

25. Chang TT, Sawhney R, Monto A, et al. Implementation of a multidisciplinary treatment team for hepatocellular cancer at a Veterans Affairs Medical Center improves survival. HPB（Oxford）. 2008；10（6）：405-11.

第二节　肝癌 MDT 团队的建立与实施方案

一、MDT 团队的责任和义务

1. 实现肝癌多个学科联合的综合治疗，避免单一学科治疗的局限性。

2. 提供多学科一站式的医疗服务，让患者同时得到多个学科专家的共同联合会诊，制订科学、合理的个体化治疗方案。

3. 通过合理多学科综合治疗降低费用，实现"以病人为中心"，提高肝癌治愈率，延长患者生存期，改善生活质量。

4. 促进不同学科交流，有利于提高各个学科的诊治水平，并以多学科团队为平台开展高质量的临床研究。

5. 由 MDT 团队共同商讨制订肝癌的治疗原则，并定期修订更为合理、客观并操作性较强的临床指南。

6. 建立区域性的肝癌诊疗中心和人才培养基地，推广肿瘤多学科 MDT 诊治模式。

二、MDT 团队的运行及管理

MDT 团队由各医院医疗行政主管部门和指定的 MDT 团队负责人共同管理。MDT 团队的运行及管理，都应遵从"三要三不要"原则，即三要：要以病人为中心；要以疗效为目的；要以循证医学为依据。三不要：不要以自己一技之长决定病人的治疗方案；不要过多的单一治疗；不要因经济利益来决定治疗方案。

在共同遵守以上原则的前提下，MDT 团队的日常工作可通过以下多种方式来实施：

1. 多学科会诊：这是最为常用的、有效的 MDT 运行方式，要点是需要相对固定的各学科专家，由专人收集病例，组织定期会诊，但可执行的病例数有限。

2. 共同查房：涉及肝癌治疗的各个科室专家相互参与对方学科的查房，针对典型病例进行讨论，提出具体化建议和必要的转诊、联合治疗方案，增加患者依从性。

3. 病例讨论：包括病例回顾分析，利于不同学科间交流及总结经验。

4. 学术会议与研讨：通过学术交流与专家讨论，共同制定规范与共识，如《原发性肝癌单病种诊疗规范》等。

5. 科研课题合作，人员交流与培训，如深入开展多中心临床研究。

三、肝癌 MDT 团队的主导及制度保证

肝癌 MDT 团队的主导，国内外均存在以下不同方式：

1. **外科主导**　由于外科治疗是目前肝癌疗效最佳的治疗方式，因此国内外大多数中心的肝癌 MDT 均由外科作为团队主导，其他学科为外科治疗提出补充和序贯治疗方案。

2. **内科主导：**该方式的代表是西班牙巴塞罗那大学肝癌研究中心，由于肝癌的各种治疗方式都需要内科治疗的保障，且内科医生更为强调循证医学原则，相对客观和公正，由内科医生组织其他学科制定治疗方案，进行必要的手术和治疗操作，患者则由内科医生管理和随访。

3. **介入科主导**　由于我国大多数肝癌患者确诊时已无手术治疗指征，介入治疗在肝癌的治疗中占很大比例，而介入治疗在肝癌综合治疗中常常需要联合其他治疗手段，国内部分中心的 MDT 团队由介入科医生主导。在我国，由于部分介入科医生培训过程为影像科背景，临床思维相对局限，应注意避免过度强调介入治疗的重要性，应与外科密切合作，避免错失最佳手术根治机会，强调按规范、按循证医学的原则进行。

MDT 团队的运行制度应由医院层面确立，肿瘤的多学科团队管理制度应成为医院的常规医疗管理制度之一，由医疗行政管理部门负责监督，强制性执行。MDT 团队运行中的质量管理由医院的医疗行政管理部门组织 MDT 团队成员负责实施。

中山大学附属肿瘤医院的经验是由医务质控科每季度组织各种肿瘤的"单病种检查"，以归档病历回顾性抽样检查和运行病历抽样检查形式相结合，由 MDT 团队成员轮流参与病历检查及各学科间的交叉检查，对患者诊疗过程是否符合该病种的规范进行核查，发现病例诊疗过程中存在的错误或值得商榷之处，书面提醒相关科室及主管教授。如属于明显违反诊疗规范、指南的行为则由医院给予相应处罚（如适当扣发医疗质量奖金等）。在医务质控科发出书面提醒后，如果相关科室及主管教授对检查意见有异议可提出申辩，由单病种首席专家（MDT 负责人）负责解释。

四、肝癌 MDT 团队建立的方式

根据国内外 MDT 设立的模式和我国肝癌临床治疗的现状，目前我国肝癌 MDT 团队有两种模式可供参考，一是联邦制模式，将集中各种肝癌主要治疗手段于同一科室或者同一中心的集中型结构；二是邦联制模式，即肝癌的各个治疗方式归属于相应的不同学科，通过建立多学科 MDT 制度，成立 MDT 团队的分散型结构。

1. **联邦制模式**　适用于肿瘤专科医院或具备相应条件及一定 MDT 基础的医院，建立以病种为主线的综合型肝胆肿瘤治疗科室，其中同时配备外科、介入、消融、肿瘤科（含放疗、化疗）专业的医生，或由多名经培训后同时具备外科、放射或介入技术等上岗证的医生组成。MDT 病例讨论是该类团队的常态工作模式，可以参与会诊及讨论的患者例数多，该模式有利于患者联合序贯治疗方案的制定及跟进，也可较好的保证患者的依从性，便于总结及临床研究的开展。但该模式的建立需要配备相应的人员及场地、设施等，需要医院在体制上的大力支持。

2. **邦联制模式**　适用于综合性医院或 MDT 模式组建初期的医院，一般由肝胆外科医生或单病种首席专家担任召集人，同时邀请介入、消融、肿瘤学、影像学、病理学等相关专业的专家组成相对稳定的 MDT 团队，定期召开 MDT 会诊及病例讨论，对各个学科所收集的较为复杂、疑难的病例进行集中分析讨论，形成初步诊疗建议，然后由首诊医生负责联系相关科室，协调安排患者的后续治疗。优点是组建容易，缺点是组织相对分散，可直接参加 MDT 会诊的患者例数有限，且患者管理及依从性较难保证。

国内外大多数肿瘤治疗 MDT 模式均是采取"邦联制模式"，也就是肿瘤的 MDT 多学科会诊制度。在我国肝癌 MDT 团队的运行情况远远不如肺癌、大肠癌等其他恶性肿瘤，这可能是肝癌治疗涉及的学科较多，各种方法的治疗适应证相互重叠，疗效相近等原因。根据我国医疗现状的特殊性，有些医院采用以外科为基础，联合肝癌的介入、消融和药物等治疗方法，建立多学科手段于同一科室（或中心）的"联邦制模式"肝癌多学科治疗中心，以便对不同治疗手段的合理选择和实施肝癌多种方法的联合治疗。

五、肝癌 MDT 团队可能面对的服务对象

MDT 团队所面对的服务对象应该是需要多学科会诊和治疗的肝癌病人，显然，并不是每一个病人均需要接受多学科会诊和讨论的。一般来说，诊断明确，治疗适应证明确，治疗效果好的病例可不需要 MDT 会诊，如：肝内孤立性病灶，肿瘤包膜清楚可行手术切除；肿瘤直径小于 3cm，位于肝实质内可行射频消融治疗等。

必须进行 MDT 会诊的应该是单一治疗效果不满意、需要进行其他方法联合治疗的病例，如以下情况：

1. 预计可手术切除，但肿瘤多发（多于 2 个）、门静脉癌栓、余肝不足，或者预计不能达到根治性切除标准的肝癌。

2. 手术切除或者肝脏移植后复发的病例。

3. 首次行 TACE 治疗后疗效不佳（肿瘤继续增大、碘油沉积不理想、血管变异、肿瘤乏血管型等）。

4. TACE 等综合治疗后预计可行手术切除的病例。

5. TACE 等手段治疗后仍有控制不理想的病灶，包括脉管癌栓和远处转移病灶。

6. 小肝癌经两次射频消融仍不完全，消融治疗后局部复发、肝内复发和转移。

7. 靶向药物治疗效果不佳，肿瘤仍然继续增大，或者肝内病灶未能完全控制。

第三节　肝癌多学科联合（综合）治疗的专家建议

一、肝癌多学科联合（综合）治疗方案的总原则

近年来的临床总结发现，即使是疗效最好、符合根治性治疗标准的手术切除已经不能进一步提高肝癌的生存率，单一手术切除在提高肝癌临床疗效方面到达了颈瓶阶段，而且面临难以较高的术后复发率。由此可见，多个学科治疗手段的联合势在必行，肝癌联合治疗实际上是综合治疗的重要组成部分，是由以往单一治疗转变为多学科综合治疗的最主要模式，联合治疗是期望通过联合不同机制以及针对不同部位的治疗方式，达到互相增强，互相补充的治疗模式，以弥补单一治疗的不足。

临床实践证明肝癌需要多种方法联合治疗才能进一步提高临床治疗效果，2011 年我国卫生部（现国家卫生计生委）颁布的肝癌临床治疗指南及国外多个组织（AASLD，BCLC，

EASL，NCCN 等）的 HCC 治疗指南都提出了肝癌联合治疗的建议，但均没有对联合治疗方法提出具体的方案。因此，执行规范和系统的联合治疗尚缺乏一个有效指引。

肝癌的发生发展均经历从早期是局部病变、肝内播散、然后转移至全身其他器官，因此，肝癌的病变范围可以分为：局部病变、全肝（区域）病变和全身病变，相应地，我们根据不同治疗方法的作用部位将肝癌的治疗方法分类：局部治疗、全肝治疗和全身治疗（表 1）。

（1）局部治疗方法：有肝切除术、消融治疗（包括射频、微波、激光、冷冻、瘤内无水酒精注射）、放射治疗（包括外照射和粒子植入）、高聚集超声。

（2）针对整个肝脏的有肝脏移植和 TACE（超选择置管时 TACE 可考虑为局部治疗）。

（3）针对全身的治疗方法有化疗、靶向药物、免疫生物治疗和中医药治疗。

另外，由于我国大多数肝细胞癌伴有 HBV 体内复制、不同程度的肝硬化，以及免疫功能低下等情况，在肝癌治疗的整个过程中，需要注意肝脏功能的保护，同时进行必要的抗病毒、抗炎、护肝和免疫治疗。

表 1   以病变范围为基础的肝癌治疗方法分类

临床分期	BCLC A 期	BCLC B 期、C 期	BCLC D 期
病变范围	局部	全肝	全身
对应治疗手段	手术切除、局部消融、放射治疗	TACE	靶向药物、化疗
联合治疗策略	局部+局部 局部+全肝	全肝+局部 全肝+全身	全身+局部 全身+全肝 全身+局部+全肝
辅助治疗方法	抗病毒、抗炎、护肝、免疫、中医药		

不同临床分期的肝癌其临床治疗策略及联合治疗策略有所不同：

1. 早期肝癌   如对 BCLC A 期，或者肝内单个病灶、无癌栓及远处转移、肝功能 Child A 级的肝癌，其治疗目的在于迅速有效地祛除或完全杀灭局部肿瘤细胞，达到肿瘤根治性治疗，这是早期肝癌综合治疗中最关键的首要步骤。肝癌外科切除是最早应用，远期疗效最好的，亦是肝癌根治性治疗的标准，应该优先采用。近年，各类肿瘤局部消融治疗和新型的放射治疗方法能够对早期小肝癌进行完全灭活，效果接近外科手术治疗。但是手术切除对残肝内或局部消融对肿瘤周边内潜在的浸润及转移灶往往难以奏效，这些潜在的微转移灶是治疗后复发的主要原因，因此联合治疗策略则更多地把着眼点放在肝脏原位肿瘤治疗后局部转移扩散的治疗上，主要是针对肝癌周边可能潜在的浸润及转移灶进行治疗。在这种情况下，包括手术切除和局部消融等局部治疗手段常常与 TACE 相结合，以期达到局部与全肝治疗相结合的联合治疗目的。目前在临床应用较多或经循证医学证实的联合治疗方法有：射频联合瘤内无水酒精注射术、手术切除后的 TACE 辅助治疗、射频联合 TACE 等。

肝移植同时切除了携癌的病肝，适应于早期肝癌并伴有严重肝硬化的病人。由于供肝短缺，在患者等待供肝过程中，可以选择先采用射频、TACE 甚至肝肿瘤切除等方式进行治疗，待有供肝后再行肝移植。

2. 中期肝癌　如 BCLC　B 期和 C 期的肝癌，此时肿瘤仍然局限于肝脏区域内，尚未有出现远处转移，属于局部晚期。其治疗目的在于力争有效地祛除或杀灭局部肿瘤细胞，控制肿瘤细胞的生长和转移，达到延长生存期，提高生存质量。联合治疗策略既要有效地祛除或杀灭肝内的肿瘤细胞，同时亦需注意治疗后肝内复发和肿瘤远处转移。此部分肝癌病情最为复杂，疗效较差，治疗方法众多，争议最多，是最需要接受多手段的联合治疗。目前，临床应用较多或经循证医学证实的联合治疗方法有：术前 TACE 联合手术切除、TACE 联合消融治疗、姑息切除联合术后 TACE、TACE 联合放疗、姑息切除联合靶向治疗、TACE 联合靶向治疗等。

3. 晚期肝癌　指已经出现肝外远处转移的肝癌，其治疗目的仍然是力争有效地祛除或杀灭肝内和转移的局部肿瘤，控制肿瘤细胞的生长和转移，达到延长生存期，提高生存质量。对于晚期肝癌病人，联合治疗策略应该在有效地祛除或局部杀灭肝内和转移肿瘤细胞的同时，联合有效的全身性药物治疗。目前在临床应用较多或经循证医学证实的联合治疗方法有：姑息切除后联合靶向治疗、TACE 联合靶向和特殊位置病灶的放射治疗等。

4. 由于我国大多数肝细胞癌伴有乙型或丙型肝炎病毒感染、使肝癌病人均合并不同程度的肝硬化。肝炎肝硬化的存在和发展，制约了对肝癌病人的抗肿瘤治疗，同时亦是肝癌病人主要的致死原因之一。因此，在肝癌治疗的整个过程中，特别强调肝脏功能的保护，同时进行必要的抗病毒、抗炎和护肝治疗。对于 Child C 期和部分 Child B 期（Child-Pugh 评分 8-9 分）病人，肝衰竭是其最主要的死亡原因，不推荐进行任何有损害肝功能的抗癌治疗，可进行抗病毒、抗炎和护肝治疗，对于尚属肿瘤早期的，符合肝移植标准的，应推荐作肝移植。

二、以外科为核心的联合治疗方案的专家建议

1. 术前 TACE：对于能够行根治性切除的肝细胞癌患者，术前 TACE 不能提高手术切除的疗效，不推荐行术前 TACE 治疗，（1a，A）；但对于肝内多发病灶或者合并门脉癌栓可姑息切除的肝细胞癌患者，术前 TACE 治疗有协助诊断和治疗的作用，并能够对是否合适手术切除有筛选作用（2b，B）；对于初诊不能够手术切除的患者，可以采用 TACE 联合其他治疗方法，降期后再行二期手术（2a，B）。

2. 术后 TACE：术后辅助性 TACE 并不能预防或者降低术后复发，不推荐作为常规的治疗（2a，B）；但是对于合并有高危复发因素的患者（包括合并癌栓、肿瘤多发、手术为姑息性切除、术后 AFP 升高等），可在术后 1 个月左右行辅助性 TACE 治疗，疗程以 1~3 次为宜（3a，C）；术后 TACE 发现复发的患者，可根据肿瘤及患者的情况结合射频消融、分子靶向治疗、立体定位放疗等多种治疗方法多学科综合治疗（2a，B）。

3. 对于非根治性切除术（包括肿瘤破裂或者侵犯邻近器官、切缘阳性、有淋巴结转移、肿瘤多发、肉眼或者镜下癌栓、术后 AFP 未降至正常范围等）后的肝细胞癌患者，在患者充分知情的情况下，可以推荐行靶向药物如索拉非尼辅助治疗（3a，C）。

4. 对于合并有 HBV 感染的肝细胞癌患者，应按照《中国慢性乙肝治疗指南》及早进行抗病毒治疗（1a，A）；

5. 干扰素治疗在部分患者中可以降低、延缓复发，但是副作用较大，可以选择使用（2a，B）；

6. 有少量证据证明免疫制剂（胸腺肽等）对降低术后复发，延长生存时间有一定帮助（2b，C）；细胞过继治疗目前仍在临床研究探索阶段（3a，C）。

手术切除目前仍然是肝细胞癌最主要的根治性治疗手段，行根治性肝切除术后 5 年生存率可达到 50%~70%[1,2]。但是由于肝癌恶性程度高，早期易出现肝内转移，术后复发率高，有报道超过 70%，甚至高达 100%；即使是单个直径≤5cm 的小肝癌根治性切除术后 5 年复发率仍高达 43.5%[1,2]。目前国际上还没有一种公认有效的预防术后复发的治疗方法，临床上常用的方法有：TACE 介入治疗、抗病毒治疗、干扰素、生物免疫治疗、靶向治疗等。

曾有不少研究提示术前 TACE 治疗以降低切除术后的复发率，但是目前已有的多个 RCT 研究[3-5]及 META 结果[6,7]均表明：对于可根治性切除的肝细胞癌（肿瘤单发，无血管侵犯），术前 TACE 治疗并不能降低肝癌术后复发率，相反的术前 TACE 治疗增加了手术的难度，引起术后并发症增多，甚至可能会降低术后生存率，同时有 10% 左右的患者在行 TACE 治疗后最终因为各种原因不能进行手术切除。因此，对于可根治性切除的肝细胞癌（肿瘤单发，无血管侵犯）患者，术前不推荐行 TACE 治疗（1a，A）。而对于肝内病灶多发，或者合并门脉癌栓的肝细胞癌，术前 TACE 的作用尚有争议。Shi 等[8]的前瞻性非随机对照研究发现：对于肿瘤多发，初始可切除的肝癌患者，85 例患者接受手术切除，83 例接受 TACE 治疗，两组 5 年总生存率无明显差异，但是对于 TACE 术后肿瘤反应好再行手术切除的患者其 5 年生存率则明显优于单纯手术切除组（P=0.04）。而另外一项研究也发现：对于合并门脉癌栓可姑息切除的肝细胞癌患者，TACE+手术切除组（89 例）和单纯手术切除组（70 例）总体 5 年生存率并无明显差异，但是 TACE 术后反应良好再行手术切除的患者，其 5 年生存率优于单纯手术切除。因此我们认为，而对于肝内病灶多发或者合并门脉癌栓可姑息切除的肝细胞癌患者，术前 TACE 治疗有协助诊断和治疗的作用，并能够对是否合适手术切除有筛选作用（2b，B）。对于初始不可切除的进展期肝癌，TACE 治疗是众多肝癌治疗指南推荐的治疗方案[1,2]，经 TACE 治疗后的患者，如单发巨大肿瘤明显缩小，健侧肝脏代偿性增生；或肿瘤多发但仍能全部清除；或门静脉癌栓较为局限并可与肝内肿瘤一并完整切除，患者肝功能分级为 Child-Pugh A 级，无其他手术禁忌证者，可考虑在适当的时机进行二期切除。多个回顾性的研究报道发现[9-10]：二期切除率为 10%-20%，二期切除术后的 5 年生存率可达 30%-70%。因此我们推荐：对于初诊不能够手术切除的患者，在采用 TACE 联合其他治疗方法后肿瘤者，应该积极进行二期手术切除（2a，B）。

术后 TACE 辅助治疗是指在肝癌切除术后行 TACE 治疗，以期杀灭肝癌可能残存的肿瘤细胞，降低复发率。早期的多个研究[11-13]认为肝癌切除术后辅助性 TACE 能够降低术后复发率，提高长期生存率，但是近年来的研究发现，不加选择地对所有肝癌根治术患者术后行 TACE 并未降低术后肿瘤复发率和延长生存时间；相反，可能由于化疗降低了宿主免疫监视功能，在部分接受 TACE 的患者中，甚至出现术后复发率增高的情况。故有必要选择合适的病例进行术后 TACE。Nanomi 等[14]提出，存在肿瘤术后复发的高危因素包括手术切缘<1cm、肝内播散、门脉癌栓、肿瘤没有包膜。对存在肝癌复发高危因素患者术后行

TACE，能提高术后生存率。李锦清等[15]研究表明，对于肿瘤直径>4cm、肿瘤无包膜、有门静脉侵犯、有临床症状和体征的患者，术后行 TACE，能降低根治性切除术后肝内复发率，并提高生存率。Zhong 等[16]对 TNM 分期为Ⅲ A 期肝癌术后行 TACE 辅助治疗，118 例病人随机分为辅助 TACE 组和单纯手术组，辅助 TACE 组术后的无瘤生存率和总生存率都优于单纯手术治疗组。Ren 等[17]研究发现，对存在肝癌复发危险因素（单发肿瘤直径>5cm，多个肿瘤结节，有脉管侵犯）的患者术后行 TACE，可以显著延长患者生存时间，而对于没有上述任何一项危险因素的患者，术后行 TACE 对生存时间未能获益。因此目前比较一致的观点是：术后辅助性 TACE 并不能预防或者降低术后复发，不推荐作为常规的治疗（2a，B）；但是对于合并有高危复发因素的患者（包括合并癌栓、肿瘤多发、手术为姑息性切除、术后 AFP 升高等），可在术后 1 个月左右行辅助性 TACE 治疗，疗程以 1~3 次为宜（3a，C）。而对于术后 TACE 发现复发的患者，可根据肿瘤及患者的情况，先行 TACE 治疗，再结合射频消融、分子靶向治疗、立体定位放疗等多种治疗方法多学科综合治疗（2a，B）。

术后辅助性全身化疗已经被证实是无效的方案。索拉非尼是目前唯一被证明全身治疗有效的药物[18,19]，但是索拉非尼在肝癌切除术后辅助治疗中的作用，目前还在探索阶段。STORM 研究[20]（索拉非尼作为早期肝细胞癌手术切除或者局部消融后辅助治疗的Ⅲ期国际多中心随机、双盲、安慰剂对照研究）以及 SECURE 研究（肝细胞癌非根治性切除术后应用索拉非尼的临床使用情况调研）分别针对根治性和非根治性切除术后索拉非尼的作用进行研究，其研究结果将给我们一个明确的答案。基于目前基础研究和临床观察的结果，我们认为：对于非根治性切除术（包括肿瘤破裂或者侵犯邻近器官、切缘阳性、有淋巴结转移、肿瘤多发、肉眼或者镜下癌栓、术后 AFP 未降至正常范围等）后的肝细胞癌患者，在患者充分知情的情况下，可以推荐行索拉非尼辅助治疗（3a，C）。

肝癌术后干扰素治疗的效果仍有争议。2006 年我国内地孙惠川等[21]报道了一个单中心随机对照研究，结果提示干扰素治疗可以降低早期复发率，改善患者生存；随后我国香港学者[22]也报道了类似的研究，结果发现干扰素降低肝癌术后的早期复发率，提高中晚期肝癌患者的长期生存率。但是其他几个来自欧美和日本的 RCT 研究[23-28]却有不同的研究结论。因此目前对于干扰素预防肝癌术后复发的作用仍有争议，而且其作用机制也无统一认识。同时，干扰素治疗还存在较多的副作用，主要有白细胞、血小板下降，发热，肝功能损害等。因此我们认为：干扰素治疗在部分患者中可以降低、延缓复发，但是副作用较大，可以选择使用（2a，B）。

在我国，绝大部分的肝癌患者合并乙肝病毒的感染。乙肝病毒的感染不仅是肝癌发病的重要原因，也是肝癌复发的重要因素之一。来自我国台湾的大宗前瞻性非干预性研究[29]以及上海东方肝胆医院的研究[30]均发现：肝癌根治性切除术后的长期抗病毒治疗，可以降低肝癌术后的复发率，提高长期生存率。众多的非 RCT 研究也有类似的发现。因此目前一致认为：对于合并有 HBV 感染的肝细胞癌患者，手术切除后均应按照《中国慢性乙肝治疗指南》进行抗病毒治疗（1a，A）。

生物免疫治疗在肝癌术后辅助治疗中的作用仍在临床探索阶段。有少量研究表明免疫制剂（胸腺肽等）对降低术后复发，延长生存时间有一定帮助（2b，C）。细胞过继治疗（包括 CIK、LAK、TIL 等）已有不少文献报道可以降低肝癌术后的复发率，延长生存率，但是缺乏大宗的前瞻性随机对照结果的支持（3a，C）。

参考文献

1. Bruix J，Sherman M. Management of hepatocellular carcinoma. Hepatology，2005，42：1208-1236.

2. European Association for the Study of the Liver，European Organisation for Research and Treatment of Cancer. EASL-EORTC clinical practice guidelines：management of hepatocellular carcinoma. J Hepatol，2012，56（4）：908-943.

3. Wu CC，Ho YZ，Ho WL，et al. Preoperative transcatheter arterial chemoembolization for resectable large hepatocellular carcinoma：a reappraisal. Br J Surg，1995，82：122-126.

4. Yamasaki S，Hasegawa H，Kinoshita H，et al. A prospective randomized trial of the preventive effect of pre-operative transcatheter arterial embolization against recurrence of hepatocellular carcinoma. Jpn J Cancer Res，1996，87：206-211.

5. Zhou WP，Lai EC，Li AJ，et al. A prospective，randomized，controlled trial of preoperative transarterial chemoembolization for resectable large hepatocellular carcinoma. Ann Surg. 2009，249：195-202.

6. Wang X，Li J，Peng Y，et al. Influence of preoperative transarterial chemoembolization on the prognosis for patients with resectable hepatocellular carcinoma：a meta-analysis of randomized trials. Hepatogastroenterology，2011，58（107-108）：869-874.

7. Chua TC，Liauw W，Saxena A，et al. Systematic review of neoadjuvant transarterial chemoembolization for re-sectable hepatocellular carcinoma. Liver Int，2010，30（2）：166-174.

8. Luo J，Peng ZW，Guo RP，et al. Hepatic resection versus transarterial lipiodol chemoembolization as the ini-tial treatment for large，multiple，and resectable hepatocellular carcinomas：a prospective nonrandomized anal-ysis. Radiology. 2011，259（1）：286-295.

9. Lau WY，Lai EC，Lau SH. The current role of neoadjuvant/adjuvant/chemoprevention therapy in partial hepa-tectomy for hepatocellular carcinoma：a systematic review. Hepatobiliary Pancreat Dis Int. 2009，8（2）：124-133.

10. 俞武生，郭荣平，石明，等. 难以根治性切除大肝癌经皮肝动脉化疗栓塞术后二期切除的疗效分析. 中山大学学报：医学科学版，2007，28（6）：709-713.

11. Li J，Zhang Y，Zhang W，et al. Randomized study of chemoembolization as an adjuvant therapy for primary liver carcinoma after hepatectomy. J Cancer Res Clin Oncol，1995，121（6）：364.

12. Ono T，Nagasue N，Kohno H，et al. Adjuvant chemotherapy with epirubicin and carmofur after radical re-section of hepatocellular carcinoma：a prospective randomized study. Semin Oncol，1997，24（Suppl 6）：S6-18-S6-25.

13. Lai ECS，Lo CM，Fan ST，et al. Postoperative adjuvant chemotherapy after curative resection of hepatocellu-lar carcinoma：a randomized controlled trial. Arch Surg，1998，133：183-188.

14. Nanomi T，Isshiki K，Katoh H，et al. The potential role of postoperative hepatic artery chemotherapy in pa-tients with high-risk hepatomas. Ann Surg，1991，213：222-226.

15. 李锦清，张亚奇，张伟章，等. 栓塞化疗在肝癌切除术后的价值. 中华肿瘤杂志，1994，16（5）：387-389.

16. Zhong C，Guo RP，Li JQ，et al. A randomized controlled trial of hepatectomy with adjuvant transcatheter ar-terial chemoembolization versus hepatectomy alone for Stage Ⅲ A hepatocellular carcinoma. J Cancer Res Clin Oncol，2009，135：1437-1445.

17. Ren Z, Lin Z, Xia J, et al. Postoperative adjuvant arterial chemoembolization improves survival of hepatocellular carcinoma patients with risk factors for residual tumor：a retrospective control study. World J Gastroenterol，2004，10：2791-2794.

18. Llovet JM, Ricci S, Mazzaferro V, et al. SHARP Investigators Study Group. Sorafenib in advanced hepatocellular carci-noma. N Engl J Med，2008，359：378-390.

19. Cheng AL, Kang YK, Chen Z, et al. Efficacy and safetyof sorafenib in patients in the Asia-Pacific region with advanced hepato-cellular carcinoma：a phase Ⅲ randomised，double-blind，placebo-con-trolled trial. Lancet Oncol，2009，10：25-34.

20. Printz C. Clinical trials of note. Sorafenib as adjuvant treatment in the prevention of disease recurrence in patients with hepatocellular carcinoma（HCC）（STORM）. Cancer，2009，115（20）：4646.

21. Sun HC, Tang ZY, Wang L, et al. Postoperative interferon alpha treatment postponed recurrence and improved overall survival in patients after curative resection of HBV-related hepatocellular carcinoma：a randomized clinical trial. J Cancer Res Clin Oncol，2006，132：458-465.

22. Lo CM, Liu CL, Chan SC, et al. A randomized controlled trial of postoperative adjuvant interferon therapy after resection of hepatocellular carcinoma. Ann Surg，2007，245：831-842.

23. Ikeda K, Arase Y, Saitoh S, et al. Interferon beta prevents recurrence of hepatocellular carcinoma after complete resection or ablation of the primary tumor：a prospective randomized study of hepatitis C virus related liver cancer. Hepatology，2000，32：228-232.

24. Kubo S, Nishiguchi S, Hirohashi K, et al. Effects of long-term postoperative interferon-alpha therapy on intrahepatic recurrence after resection of hepatitis C virus-related hepatocellular carcinoma：a randomized，controlled trial. Ann Intern Med，2001，134：963-967.

25. Kubo S, Nishiguchi S, Hirohashi K, et al. Randomized clinical trial of long-term outcome after resection of hepatitis C virus-related hepatocellular carcinoma by postoperative interferon therapy. Br J Surg，2002，89：418-422.

26. Shiratori Y, Shiina S, Teratani T, et al. Interferon therapy after tumor ablation improves prognosis in patients with hepatocellular carcinoma associated with hepatitis C virus. Ann Intern Med，2003，138：299-306.

27. Lin SM, Lin CJ, Hsu CW, et al. Prospective randomized controlled study of interferon-alpha in preventing hepatocellular carcinoma recurrence after medical ablation therapy for primary tumors. Cancer，2004，100：376-382.

28. Mazzaferro V, Romito R, Schiavo M, et al. Prevention of hepatocellular carcinoma recurrence with alpha-interferon after liver resection in HCV cirrhosis. Hepatology，2006，44：1543-1554.

29. Wu CY, Chen YJ, Ho HJ, et al. Association between nucleoside analogues and risk of hepatitis B virus-related hepatocellular carcinoma recurrence following liver resection. JAMA，2012，308（18）：1906-1914.

30. Huang G, Lai EC, Lau WY, Zhou WP, Shen F, Pan ZY, Fu SY, Wu MC. Posthepatectomy HBV reactivation in hepatitis B-related hepatocellular carcinoma influences postoperative survival in patients with preoperative low HBV-DNA levels. Ann Surg，2013，257（3）：490-505.

三、TACE 治疗后的后续治疗方式的选择

1. 经 TACE 治疗后的患者，如肿瘤明显缩小，健侧肝脏代偿性增生，或肿瘤数目≤3 个且位于同一肝叶，或门静脉癌栓局限于二级分支内并可与肝内肿瘤一并完整切除者，可考虑行二期切除，切除术后再行辅助性 TACE 治疗（2b，B）。

2. 对于肿瘤数目多发和/或最大直径>3.0cm 的患者经 TACE 治疗后，肿瘤中央或周边尚有残留存活病灶者，建议于 TACE 后联合局部消融治疗（包括射频消融、微波消融、冷冻消融、瘤内无水酒精注射和放射粒子植入等），以提高肿瘤完全坏死率，延长患者总生存（1a，A）。

3. 经 TACE 治疗后的患者，肝内病灶基本控制，因肿瘤部位特殊（尾状叶、第二肝门等），或合并门静脉/肝静脉/下腔静脉癌栓，或腹腔淋巴结转移着，可考虑联合放射治疗，可选择的放疗技术包括三维适形放射治疗（3DCRT）、调强放射治疗（IMRT）、体部立体定向放射治疗（SBRT）和放射性支架植入等（2b，B）。

4. 经 TACE 治疗后的患者，如不适合手术切除，或不宜联合局部消融治疗/放疗者，可考虑联合索拉非尼治疗，可延长患者的至疾病进展时间（TTP）和总生存时间（OS）（1a，A）。

5. TACE 联合生物治疗，包括 CIK 细胞回输、干扰素治疗等，尚缺乏有效的循证医学证据，其作用有待进一步的临床研究加以评价（3c，C）。

6. TACE 治疗后，可联合中医中药治疗，部分中成药（肝复乐、槐耳颗粒等），以及中药方剂可降低 TACE 毒副作用、提高患者生存质量，但是对于对患者生存的作用尚缺乏有效的循证医学证据（3c，C）。

TACE 治疗 HCC 主要是基于肝癌和正常肝组织血供的差异，即 95%~99% 的肝癌血供来自肝动脉，而正常肝组织血供的 70%~75% 来自门静脉，肝动脉血供仅占 20%~25%。TACE 能有效阻断肝癌的动脉供血，同时持续释放高浓度的化疗药物打击肿瘤，使其缺血坏死并缩小，而对正常肝组织影响较小。对于初始不可切除的进展期肝癌（BCLC 分期为 B 或 C 期，TNM 分期为ⅢA 或ⅢB 期）患者，TACE 治疗是首选的治疗手段，其局部缓解率（PR）约为 15%~55%，并可明显延缓肿瘤进展及血管侵犯的发生。2002 年的两项临床随机对照研究结果首次证实了对于不可切除的肝癌，TACE 可明显延长患者生存[1,2]；随后的两项 META 分析进一步证实了 TACE 治疗可延长进展期（BCLC B 期）患者的生存（中位生存时间为 20 个月），并使之成为此类患者的标准治疗。NCCN 肝癌诊治指南认为：所有肿瘤无论什么位置都可以进行供血动脉的栓塞治疗（化疗栓塞，单纯栓塞，放射栓塞），前提条件是动脉单独为肿瘤供血不会产生异位栓塞。除非可以进行超选择注射，化疗栓塞/单纯栓塞的相对禁忌证是患者胆红素>3mg/dL；肿瘤占全肝比例≥70% 癌灶（如果肝功能基本正常，可考虑采用少量碘油乳剂分次栓塞）；外周血白细胞和血小板显著减少，白细胞<$3.0×10^9$/L（如脾功能亢进者，与化疗性白细胞减少有所不同），血小板<$60×10^9$/L 等。绝对禁忌证是肝功能 Child-Pugh 分级 C；门脉主干完全被癌栓栓塞，且侧支血管形成少；凝血功能严重减退，且无法纠正；合并活动性感染且不能同时治疗者；肿瘤远处广泛转移，估计生存期<3 个月者；恶病质或多器官功能衰竭者等。血管造影终点可以由治疗医师选择，主要决定于肝脏血管的大小，血流动力学，肿瘤血管，门脉显影和以前栓塞治疗的次数。

在欧洲肝病学会 EASL 的肝癌诊治指南中，TACE 后降期切除仅作为 3C 级循证医学证据和 2C 级的推荐被列出[5]。香港中文大学刘允怡院士完成的一项系统性回顾研究[6]也认为：对于初始可切除的肝癌，尽管术前 TACE 治疗有可能使肿瘤缩小利于其后的切除和/或杀灭潜在的微小转移灶，但是对于 TACE 疗效不佳的患者，也有可能延误手术时机，或使得肿瘤变为不可切除，此外，TACE 治疗造成的肝功能损害也可能使得肝切除后的肝衰竭风险增加。该研究中引用的其他几项研究结果也表明，对于初始可切除的肝癌，术前 TACE 对肝切除后的无瘤生存和总生存无影响[7,8]，甚至使术后总生存时间缩短[9]，以及肝外转移率增加[06]。但是，考虑到单纯 TACE 治疗极少能使肿瘤达到完全坏死，存活的肿瘤组织成为主要的复发根源，因此，经 TACE 治疗后的患者，如单发巨大肿瘤明显缩小，健侧肝脏代偿性增生，或肿瘤数目≤3 个且位于同一肝叶，或门静脉癌栓局限于二级分支内并可与肝内肿瘤一并完整切除，患者肝功能分级为 Child-Pugh A 级，无其他手术禁忌证者，可考虑在适当的时机进行二期切除。Shi 等在最近的一项研究结果中[11]，对于 168 例肿瘤巨大或多发，初始可切除的肝癌患者，85 例患者接受手术切除，83 例接受 TACE 治疗，两组患者 1、3、5 年总生存率为 70.6%、35.3%、23.9% 和 67.2%、26.0%、18.9%（P = 0.26），但是对于 TACE 组中 13 例接受了二期切除的患者，其 1、3、5 年总生存分别为 92.3%、67.3%、50.5%，较手术切除组高（P = 0.04）。因此，对于 TACE 术后的肝癌患者是否以及何时接受二期切除，肝癌 MDT 团队的综合评估及建议显得尤为重要。

影响 TACE 远期疗效的主要因素包括肝硬化程度、肝功能状态和肿瘤情况（大小、分级、病理类型、门静脉癌栓以及动静脉瘘等）。此外，TACE 治疗本身有一定局限性，主要表现为：①由于栓塞不彻底和肿瘤侧支血管建立等原因，TACE 常难以使肿瘤达到病理上完全坏死；②TACE 治疗后由于肿瘤组织缺血和缺氧，残存肿瘤的缺氧诱导因子（HIF）水平升高，从而使血管内皮生长因子（VEGF）高表达。这些因素可导致肝内肿瘤复发和远处转移。

TACE 术后，如肿瘤数目多发和/或最大直径>3.0cm，肿瘤中央或周边尚有残留存活病灶者，建议联合局部消融治疗（包括射频消融、微波消融、冷冻消融、瘤内无水酒精注射和放射粒子植入等），以提高肿瘤完全坏死率，延长患者生存期。多个回顾性和前瞻性的研究[12-15]提示：TACE 可以减少或者阻断肿瘤血流灌注，从而减少 RFA 过程中的热流失效应（Heat Sink），提高 RFA 的消融范围和完全消融率。Peng 等[16]2013 年报道了采用 RFA 和 TACE-RFA 联合治疗 189 例≤7.0cm 肝癌的 RCT 研究，结果表明 TACE-RFA 联合组在 OS 和 RFS 均优于 RFA 组（4 年 OS：61.8% vs.45.0%，P = 0.002；DFS：54.8% vs.38.9%，P = 0.009），亚组分析显示对于直径>3.0cm 或者多发的肿瘤，TACE-RFA 组优势更加明显；而对于单发≤3.0cm 的病灶，差异并不明显。

肝癌的放疗经历了全肝照射、局部肝照射、全肝移动条照射到精确适形放疗技术的进展。近年来，随着放疗设备、计算机技术的发展及对肝癌生物学特性认识的加深，尤其是三维适形放射治疗（three-dimensional conformal radiotherapy，3DCRT）、调强放射治疗（intensity-modulated radiotherapy，IMRT）、体部立体定向放射治疗（stereotactic body radiotherapy，SBRT）等精确放疗技术逐步推广应用于肝癌的治疗后，放射治疗在不能手术肝癌综合治疗中的地位得到了日益提高[17]。研究显示，与常规放疗相比，3DCRT/IMRT 在一定程度上提高了肝癌的局控率，延长了生存期，中位生存期达 10～25 个月，3 年生存率为 11.0%～44.6%，并同时降低了正常组织的并发症概率[17-20]。因此推荐经 TACE 治疗后的患者，如肝内病灶基本控制，因肿瘤部位特殊（尾状叶、第二肝门等），或合并门静脉/肝静脉/下腔静脉癌栓，或腹腔淋巴结转移着，可考虑联合放射治疗，可选择的放疗技术包括三维适形放射治疗（3DCRT）、调强放射治疗（IMRT）、体部立体定向放射治疗

（SBRT）等。

TACE 对肝癌病灶中的供血动脉分支的栓塞有可能引起继发的缺氧诱导性新生血管增生以及侧支循环的建立，影响 TACE 治疗的长期疗效。而索拉非尼作为多靶点的受体酪氨酸激酶抑制剂，可抑制 RAF 激酶、血管内皮生长因子受体 VEGFR2、3 和血小板衍生生长因子受体-β（PDGFR-β），一方面，它可以通过抑制 RAF/MEK/ERK 信号传导通路，直接抑制肿瘤生长；另一方面，它又可通过抑制 VEGFR 和 PDGFR 而阻断肿瘤新生血管的形成，间接抑制肿瘤细胞的生长。一项 TACE 联合索拉非尼的全球多中心、随机双盲对照的 Ⅱ 期临床研究（SPACE）中 116 例亚太肝细胞癌（HCC）患者的亚组治疗结果表明：亚太地区患者亚组至疾病进展时间（TTP）不但有近两个月的改善（113 天 vs. 168 天），而且还观察到了总生存（OS）的改善（HR 0.677），而且索拉非尼联合 TACE 耐受性良好[21]。因此，经 TACE 治疗后的患者，如不适合手术切除，或不宜联合局部消融治疗/放疗者，可考虑联合索拉非尼治疗，可延长患者的至疾病进展时间（TTP）和总生存时间（OS）。

参考文献

1. Llovet JM, Real MI, Montaña X, et al. Arterial embolisation or chemoembolisation versus symptomatic treatment in patients with unresectable hepatocellular carcinoma: a randomised controlled trial. Lancet, 2002, 359: 1734-1739.

2. Lo CM, Ngan H, Tso WK, et al. Randomized controlled trial of transarterial lipiodol chemoembolization for unresectable hepatocellular carcinoma. Hepatology, 2002, 35: 1164-1171.

3. Llovet JM, Bruix J. Systematic review of randomized trials for unresectable hepatocellular carcinoma: chemoembolization improves survival. Hepatology, 2003, 37: 429-442.

4. Marelli L, Stigliano R, Triantos C, et al. Transarterial therapy for hepatocellular carcinoma: which technique is more effective? A systematic review of cohort and randomized studies. Cardiovasc Intervent Radiol, 2007, 30: 6-25.

5. EASL, EORTC. EASL-EORTC clinical practice guidelines: management of hepatocellular carcinoma. J Hepatol, 2012, 56 (4): 908-9043.

6. Lau WY, Lai EC, Lau SH. The current role of neoadjuvant/adjuvant/chemoprevention therapy in partial hepatectomy for hepatocellular carcinoma: a systematic review. Hepatobiliary Pancreat Dis Int, 2009, 8 (2): 124-133.

7. Yamasaki S, Hasegawa H, Kinoshita H, et al. A prospective randomized trial of the preventive effect of preoperative transcatheter arterial embolization against recurrence of hepatocellular carcinoma. Jpn J Cancer Res, 1996, 87 (2): 206-211.

8. Zhou WP, Lai EC, Li AJ, et al. A prospective, randomized, controlled trial of preoperative transarterial chemoembolization for resectable large hepatocellular carcinoma. Ann Surg, 2009, 249 (2): 195-202.

9. Sasaki A, Iwashita Y, Shibata K, et al. Preoperative transcatheter arterial chemoembolization reduces long-term survival rate after hepatic resection for resectable hepatocellular carcinoma. Eur J Surg Oncol, 2006, 32 (7): 773-779.

10. Wu CC, Ho YZ, Ho WL, et al. Preoperative transcatheter arterial chemoembolization for resectable large hepatocellular carcinoma: are appraisal. Br J Surg, 1995, 82 (1): 122-126.

11. Luo J，Peng ZW，Guo RP，et al. Hepatic resection versus transarterial lipiodol chemoembolization as the initial treatment for large，multiple，and resectable hepatocellular carcinomas：a prospective nonrandomized analysis. Radiology，2011，259（1）：286-295.

12. Bloomston M，Binitie O，Fraiji E，et al. Transcatheter arterial chemoembolization with or without radiofrequency ablation in the management of patients with advanced hepatic malignancy. Am Surg，2002，68：827-831.

13. Veltri A，Moretto P，Doriguzzi A，et al. Radiofrequency thermal ablation（RFA）after transarterial chemoembolization（TACE）as a combined therapy for unresectable non-early hepatocellular carcinoma（HCC）. Eur Radiol，2006，16：661-669.

14. Yamakado K，Nakatsuka A，Akeboshi M，et al. Combination therapy with radiofrequency ablation and transcatheter chemoembolization for the treatment of hepatocellular carcinoma：Short-term recurrences and survival. Oncol Rep，2004，11：105-109.

15. Kim JH，Won HJ，Shin YM，et al. Medium-sized（3.1-5.0cm）hepatocellular carcinoma：Transarterial chemoembolization plus radiofrequency ablation versus radiofrequency ablation alone. Ann Surg Oncol，2011，18：1624-1629.

16. Peng ZW，Zhang YJ，Chen MS，et al. Radiofrequency ablation with or without transcatheter arterial chemoembolization in the treatment of hepatocellular carcinoma：A prospective randomized trial. J Clin Oncol，2013，31：426-432.

17. Feng M，Ben-Josef E. Radiation therapy for hepatocellular carcinoma. SeminRadiat Oncol，2011，21：271-277.

18. Liang SX，Zhu XD，Lu HL，et al. Hypofractionated three-dimensional conformal radiation therapy for primary liver carcinoma. Cancer，2005，103：2181-2188.

19. Kang MK，Kim MS，Kim SK，et al. High-dose radiotherapy with intensity-modulated radiation therapy for advanced hepatocellular carcinoma. Tumori，2011，97：724-731.

20. Meng MB，Cui YL，Lu Y，et al. Transcatheter arterial chemoembolization in combination with radiotherapy for unresectable hepatocellular carcinoma：a systematic review and meta-analysis. Radiother Oncol，2009，92：184-194.

21. Han G，Yang J，Shao G，et al. Sorafenib in combination with transarterial chemoembolization in Chinese patients with hepatocellularcarcinoma：a subgroup interim analysis of the START trial. Future Oncol，2013，9（3）：403-410.

四、以局部消融（以射频为模板）为中心的联合治疗方案

1. 局部消融治疗（包括射频消融、微波消融、瘤内无水酒精注射等）可以作为不能和/或拒绝手术小肝癌（最大直径≤5.0cm，肿瘤数目≤3 个）患者的标准治疗手段（1a，A）；也可以作为等待肝移植治疗时的桥接治疗（2a，B）。

2. 射频消融优于瘤内无水酒精注射，特别是对于直径>2.0cm 的肿瘤，应该首选射频消融，瘤内无水酒精注射可作为射频消融无法实施时的备选方案（1a，A）；射频消融联合无水酒精注射可以提高消融范围和完全消融率（2a，B），对于直径>3.0cm 的肿瘤，建议联合治疗。

3. 对于肿瘤数目多发和/或最大直径>3.0cm 时，建议采用 TACE 联合局部消融治疗，以减少肿瘤复发，提高长期生存率（1a，A）。

4. 行多次消融治疗后肿瘤仍未完全消融，而其他治疗方法不可行，可考虑拯救性肝

切除或加用索拉非尼靶向治疗。

局部消融治疗按其原理可以分为物理消融和化学消融，包括有射频消融（RFA）、微波消融（MCT）、冷冻消融（cryoablation）、高聚焦超声（HIFU）等和瘤内无水酒精注射（PEI）、无水乙酸注射（PAI）等。目前最为常用的是射频消融（RFA）治疗。

局部消融可以在影像学引导下（常用的有 CT 和超声）经皮穿刺进行，也可以在腹腔镜或者开腹直视下进行。

目前已经有多个 RCT 研究[1-4]结果表明：局部消融治疗小肝癌的疗效与手术切除相近。Chen 等[1]首先报道了局部消融治疗（包括 RFA 和 PEI）与手术切除治疗 180 例小肝癌（最大直径≤5.0cm，肿瘤数目≤3 个）的 RCT 研究，结果两组在总生存率（OS）和无瘤生存率（DFS）方面均无差异（4 年 OS：67.9% vs.64.0%；DFS：46.4% vs.51.6%）。国内吕明德等[2]报道了采用 RFA 或者 MCT 与手术切除治疗小肝癌（最大直径≤5.0cm，肿瘤数目≤3 个）各 51 例和 54 例，3 年 OS 和 DFS 均无统计学差异（3 年 OS：87.1% vs.86.4%；DFS：51.3% vs.82.4%）。而 Huang 等[3]2010 年报道了 RFA 和手术切除治疗 235 例符合"米兰标准"，肝功能 Child-pugh A 级的小肝癌的 RCT 研究，结果显示手术切除在 5 年 OS 和 DFS 均优于 RFA 治疗（5 年 OS：54.8% vs.74.6%，$P=0.001$；DFS：28.7% vs.58.3%，$P=0.017$）。2012 年 Feng 等[4]报道了采用 RFA 和手术切除治疗小肝癌（最大直径≤4.0cm，肿瘤数目≤2 个）168 例的 RCT 研究，结果两组在 3 年总生存率（OS）和无瘤生存率（DFS）方面均无差异（3 年 OS：67.2% vs.74.8%；DFS：49.6% vs.61.1%）。同时有多个 Meta 分析[5]也获得了不一致的结果。总之，目前对于局部消融治疗是否能够作为可手术小肝癌的一线治疗手段仍存在较大的争议，现有的证据均表明：局部消融治疗在长期生存率方面并不优于手术切除，但局部复发率仍高于手术切除，无瘤生存率低于手术切除。因此我们推荐：对于能手术切除的小肝癌首选手术切除，而对于不能和/或拒绝手术小肝癌，局部消融可以作为其替代的治疗手段；对于肝脏深部或者中央型的小肝癌，局部消融可以达到手术切除疗效，可以优先选择。

局部消融治疗也可以作为肝癌等待肝移植治疗时的"桥接治疗"（bridge therapy）。Llovet、Mazzaferro 和 DuBay 等[6-8]多个不同中心的前瞻性或者回顾性分析均显示：采用局部消融治疗作为肝癌肝移植前的桥接治疗，安全可靠，可以延长肝移植的等待时间，降低脱落率（drop-off）。尽管目前的报道病例数较小，而且缺乏 RCT 研究，但是多数的肝癌治疗指南仍推荐：在等待肝移植时间预计超过 6 月时，局部消融治疗可以作为其桥接治疗。还有不少研究报道局部消融治疗作为肝移植前的"降期治疗"（downstaging therapy）手段，但是目前仍缺乏足够的证据，不作为推荐[9]。

多个 RCT 研究[10-14]及 Meta 分析[15-17]均提示：RFA 治疗在肿瘤局部控制和长期生存率方面均优于 PEI 或者 PAI 治疗，特别是对于直径>2.0cm 的肿瘤。研究结果[10-14]显示，RFA 在完全消融率（65.7% vs.36.2%），局部复发率（2 年局部复发率为 2%~18% vs.11%~45%）方面均优于 PEI，在生存率方面，有 1 个 RCT 研究[11]结果表明 RFA 优于 PEI，同时 Meta 分析[15-17]也有相同的结果，特别是对于直径>2.0cm 的肿瘤，而 RFA 的并发症发生率稍高（1.8%~6.4% vs.0.4%~5.1%）。因此推荐在局部消融治疗时，应该首选 RFA，PEI 可作为 RFA 无法实施，或者 RFA 危险部位的备选方案。有研究[18,19]显示：RFA 联合 PEI 可以扩大 RFA 的消融范围，提高完全消融率。Zhang 等[20]的 RCT 研究结果表明，RFA 联合 PEI 可以提高 3.1~5.0cm 病灶的完全消融率，降低局部复发率（6.1% vs. 20.9%），提高 OS（5 年 OS：60.1% vs. 41.0%）。因此对于直径>3.0cm 的肿瘤，建议采用 RFA 联合 PEI 的方案。

TACE 联合局部消融治疗是目前常用的一种联合治疗模式。多个回顾性和前瞻性的研究[21-24]提示：TACE 可以减少或者阻断肿瘤血流灌注，从而减少 RFA 过程中的热流失效应（Heat sink），提高 RFA 的消融范围和完全消融率。Peng 等[25]2013 年报道了采用 RFA 和 TACE-RFA 治疗 189 例≤7.0cm 肝癌的 RCT 研究，结果表明 TACE-RFA 组在 OS 和 RFS 均优于 RFA 组（4 年 OS：61.8% vs. 45.0%，$P = 0.002$；DFS：54.8% vs. 38.9%，$P = 0.009$），亚组分析显示对于直径>3.0cm 或者多发的肿瘤，TACE-RFA 组优势更加明显；而对于单发≤3.0cm 的病灶，差异并不明显。因此推荐：对于肿瘤数目多发和/或最大直径>3.0cm 时，建议采用 TACE 联合局部消融治疗，以减少肿瘤复发，提高长期生存率。

由于受肿瘤生物学特性、大小、部位等的显示，部分病灶在多次局部消融治疗后，仍有肿瘤残留活性，行挽救性的手术切除、肝移植是较好的选择，或者联合 TACE 治疗，可控制肿瘤生长。临床前期的研究[26]发现，索拉非尼（sorafenib）可以很好的抑制局部消融后残留病灶的生长，而 RFA+索拉非尼的临床研究目前也正在进行中，初步分析结果提示联合治疗有较好的生存获益。

尚有少量的研究报道局部消融联合其他的治疗方案，如：系统性全身化疗、内放射治疗、外放射治疗等，但是都为回顾性的研究，而且病例数较少，其疗效还有待于观察。

参考文献

1. Chen MS, Li JQ, Zheng Y, et al. A prospective randomized trial comparing percutaneous local ablative therapy and partial hepatectomy for small hepatocellular carcinoma. Ann Surg, 2006, 243：321-328.

2. Huang J, Yan L, Cheng Z, et al. A randomized trial comparing radiofrequency ablation and surgical resection for HCC conforming to the Milan criteria. Ann Surg. 2010, 252（6）：903-912.

3. Feng K, Yan J, Li X, et al. A randomized controlled trial of radiofrequency ablation and surgical resection in the treatment of small hepatocellular carcinoma. J Hepatol, 2012, 57（4）：794-802.

4. 吕明德，匡铭，梁力建，等. 手术切除和经皮热消融治疗早期肝癌的随机对照临床研究. 中华医学杂志, 2006, 86（12）：801-805.

5. Xu G, Qi FZ, Zhang JH, et al. Meta-analysis of surgical resection and radiofrequency ablation for early hepatocellular carcinoma. World J Surg Oncol, 2012, 10：163.

6. Llovet JM, Mas X, Aponte JJ, et al. Cost effectiveness of adjuvant therapy for hepatocellular carcinoma during the waiting list for liver transplantation. Gut, 2002, 50：123-128.

7. DuBay DA, Sandroussi C, Kachura JR, et al. Radiofrequency ablation of hepatocellular carcinoma as a bridge to liver transplantation. HPB（Oxford）, 2011, 13（1）：24-32.

8. Mazzaferro V, Battiston C, Perrone S, et al. Radiofrequency ablation of small hepatocellular carcinoma in cirrhotic patients awaiting liver transplantation：a prospective study. Ann Surg, 2004, 240（5）：900-909.

9. Majno P, Giostra E, Mentha G. Management of hepatocellular carcinoma on the waiting list before liver transplantation：time for controlled trials? Liver Transpl, 2007, 13（11 Suppl 2）：S27-35.

10. Lin SM, Lin CJ, Lin CC, et al. Randomised controlled trial comparing percutaneous radiofrequency thermal

ablation, percutaneous ethanol injection, and percutaneous acetic acid injection to treat hepatocellular carcinoma of 3cm or less. Gut, 2005, 54: 1151-1156.

11. Shiina S, Teratani T, Obi S, et al. A randomized controlled trial of radiofrequency ablation versus ethanol injection for small hepatocellular carcinoma. Gastroenterology, 2005, 129: 122-130.

12. Lin SM, Lin CJ, Lin CC, et al. Radiofrequency ablation improves prognosis compared with ethanol injection for hepatocellular carcinoma<or=4cm. Gastroenterology, 2004, 127: 1714-1723.

13. Lencioni R, Allgaier HP, Cioni D, et al. Small hepatocellular carcinoma in cirrhosis: randomized comparison of radio-frequency thermal ablation versus percutaneous ethanol injection. Radiology, 2003, 228: 235-240.

14. Brunello F, Veltri A, Carucci P, et al. Radiofrequency ablation versus ethanol injection for early hepatocellular carcinoma: a randomized controlled trial. Scand J Gastroenterol, 2008, 43: 727-735.

15. Cho YK, Kim JK, Kim MY, et al. Systematic review of randomized trials for hepatocellular carcinoma treated with percutaneous ablation therapies. Hepatology, 2009, 49: 453-459.

16. Germani G, Pleguezuelo M, Gurusamy K, et al. Clinical outcomes of radiofrequency ablation, percutaneous alcohol and acetic acid injection for hepatocellular carcinoma: a meta-analysis. J Hepatol, 2010, 52: 380-388.

17. Bouza C, López-Cuadrado T, Alcázar R, et al. Metaanalysis of percutaneous radiofrequency ablation versus ethanol injection in hepatocellular carcinoma. BMC Gastroenterol, 2009, 9: 31.

18. Watanabe S, Kurokohchi K, Masaki T, et al. Enlargement of thermal ablation zone by combination of ethanol injection and radiofrequency ablation in excised bovine liver. Int J Oncol, 2004, 24 (2): 279-284.

19. Kurokohchi K, Watanabe S, Masaki T, et al. Combined use of percutaneous ethanol injection and radiofrequency ablation for the effective treatment of hepatocellular carcinoma. Int J Oncol, 2002, 21 (4): 841-846.

20. Zhang YJ, Liang HH, Chen MS, et al. Hepatocellular Carcinoma Treated with Radiofrequency Ablation with or without Ethanol Injection: A Prospective Randomized Trial. Radiology, 2007, 244 (2): 599-607.

21. Bloomston M, Binitie O, Fraiji E, et al. Transcatheter arterial chemoembolization with or without radiofrequency ablation in the management of patients with advanced hepatic malignancy. Am Surg, 2002, 68: 827-831.

22. Veltri A, Moretto P, Doriguzzi A, et al. Radiofrequency thermal ablation (RFA) after transarterial chemoembolization (TACE) as a combined therapy for unresectable non-early hepatocellular carcinoma (HCC). Eur Radiol, 2006, 16: 661-669.

23. Yamakado K, Nakatsuka A, Akeboshi M, et al. Combination therapy with radiofrequency ablation and trancatheter chemoembolization for the treatment of hepatocellular carcinoma: Short-term recurrences and survival. Oncol Rep, 2004, 11: 105-109.

24. Kim JH, Won HJ, Shin YM, et al. Medium-sized (3. 1-5. 0cm) hepatocellular carcinoma: Transarterial chemoembolization plus radiofrequency ablation versus radiofrequency ablation alone. Ann Surg Oncol, 2011, 18: 1624-1629.

25. Peng ZW, Zhang YJ, Chen MS, et al. Radiofrequency ablation with or without transcatheter arterial chemoembolization in the treatment of hepatocellular carcinoma: A prospective randomized trial. J Clin Oncol, 2013, 31: 426-432.

26. Xu M, Xie XH, Xie XY, et al. Sorafenib suppresses the rapid progress of hepatocellular carcinoma after insuffcient radiofrequency ablation therapy: an experiment in vivo. Acta Radiol, 2013, 54 (2): 199-204.

五、采用索拉非尼治疗病人的联合治疗

1. 联合 TACE 和局部消融治疗　在口服索拉非尼治疗过程中，如果肝内病灶进展而且多发，可考虑辅加 TACE 治疗；如果病灶局限、数量小于 3 个、肿瘤最大直径小于 5cm，可补充局部消融治疗。

2. 联合化疗　目前尚无大宗研究证实索拉非尼联合化疗的有效性及安全性，但已经有研究证实索拉非尼联合多柔比星（阿霉素）优于单用多柔比星，索拉非尼联合 FOLFOX 等方案全身化疗的个案报道提示联合治疗可能提高疗效，但有待进一步研究证实。

3. 联合靶向药物治疗　目前尚无索拉非尼联合其他靶向药物治疗肝癌有效的证据，目前仅有的一个靶向药物联合治疗研究：索拉非尼联合厄洛替尼的三期研究试验因没有达到试验终点而宣布失败。

4. 转移灶的治疗　患者接受索拉非尼治疗的过程中，如肝内病灶控制稳定，可考虑对其他肝外转移灶联合适当的局部治疗，如肺部孤立转移灶的姑息性切除或消融治疗，淋巴结转移、骨转移灶的姑息性放疗等。

附件：

UK Cochrane 中心证据分级（2001）

牛津循证医学中心的标准

　　1a 同质 RCT 的系统评价

　　1b 单个 RCT（可信区间窄）

　　1c 全或无病案系列

　　2a 同质队列研究的系统评价

　　2b 单个队列研究（包括低质量 RCT，如随访率<80%）

　　2c 结果研究，生态学研究

　　3a 同质病例对照研究的系统评价

　　3b 单个病例对照

　　4 病例系列研究（包括低质量队列和病例对照研究）

　　5 基于经验未经严格论证的专家意见

美国预防医学工作组（U. S. Preventive Services Task Force）的推荐评价标准：

　*A 级推荐：良好的科学证据提示该医疗行为带来的获益实质性地压倒其潜在的风险。临床医生应当对适用的患者告讨论该医疗行为；

　*B 级推荐：至少是尚可的证据提示该医疗行为带来的获益超过其潜在的风险。临床医生应对适用的患者讨论该医疗行为；

　*C 级推荐：至少是尚可的科学证据提示该医疗行为能提供益处，但获益与风险十分接近，无法进行一般性推荐。临床医生不需要提供此医疗行为，除非存在某些个体性考虑；

　*D 级推荐：至少是尚可的科学证据提示该医疗行为的潜在风险超过潜在获益；临床医生不应该向无症状的患者常规实施该医疗行为；

　*I 级推荐：该医疗行为缺少科学证据，或证据质量低下，或相互冲突，例如风险与获益无法衡量和评估。临床医生应当帮助患者理解该医疗行为存在的不确定性。

　　参与本"肝癌 MDT 团队建立和多学科联合治疗的专家建议"的撰写、讨论、修改或提出建议的专家有：

陈敏山　郭荣平　李家平　叶胜龙　霍　枫　周　杰　崔书中　甄作均
陆骊工　匡　铭　杨　扬　郑利民　李升平　王在国　陈焕伟　元云飞
徐　立　韦　玮　劳向明　石　明　郑　云　张耀军　陈　涛　王建南
曹小龙　李国辉　谢晓燕　邓美海　曹明溶　方万强　胡泽民　彭齐荣
赵　明　李宝金。

肝细胞癌合并门静脉癌栓多学科综合治疗广东专家共识（2015年版）

一、前　言

肝癌是临床上最常见的恶性肿瘤之一。世界范围内，男性的肝癌发病率在恶性肿瘤发病率中占第5位，女性占第9位，而死亡率为第2位（男性）和第6位（女性），每年新发肝癌病例和死亡病例一半以上发生在中国[1]。据最新中国恶性肿瘤发病和死亡分析报道：肝癌已居我国肿瘤登记地区恶性肿瘤发病第4位，发病率为26.39/10万（男性：38.32/10万，第3位；女性：13.85/10万，第5位）；死亡率为23.93/10万（男性：34.64/10万，第2位；女性：12.67/10万，第3位），居恶性肿瘤的第3位[2]，严重威胁人民健康。过去20年中，肝癌的治疗取得了巨大的进步，但是大多数患者诊断肝癌时病情已介于进展期，预后仍相当不理想[3,4]。

肝细胞癌（hepatocellular carcinoma，HCC）常常侵犯门静脉系统、形成门静脉癌栓（portal vein tumor thrombus，PVTT），就诊时可见于10%~40%的患者[5-7]，44%患者在尸检中发现PVTT[8]，通过筛查发现的早期肝癌合并门静脉癌栓的发生率较低[5]。根据PVTT的发展程度（即侵犯门静脉不同部位），程树群[9]等和Shi等[10]将癌栓分为I_0~Ⅳ型：镜下门静脉微癌栓为I_0型；癌栓累及二级及二级以上门静脉分支者为Ⅰ型；累及一级门静脉分支者为Ⅱ型；累及门静脉主干者为Ⅲ型；累及肠系膜上静脉者为Ⅳ型。PVTT已是临床确定的肝癌预后不良因素[11,12]，在肝癌的临床分期系统中占有重要的权重影响，合并门静脉癌栓不可切除的肝癌患者，其中位生存时间（2~4个月）明显差于无门静脉癌栓患者（10~24个月）[6,7,13]。门静脉癌栓发生的部位及范围对患者的预后具有明显的影响，癌栓位于主干者预后更差，这与肿瘤通过门静脉转移的风险增加，增高的门静脉压力易于引起致命性的消化道出血，门脉系统淤血导致的腹水、黄疸、肝性脑病和肝衰竭等因素有关[6,14]。门静脉癌栓的存在还限制了临床治疗的选择，因此大部分肝癌诊治指南均将门静脉癌栓视为肝移植、肝切除、TACE治疗的禁忌证[4,15,16]，但对于这部分患者的治疗不同指南仍存在很大的争议。

正如我们在肝癌多学科联合治疗广东专家共识中提出的[17]，肝癌的治疗极其复杂。由于大多数肝细胞癌均合并不同程度的肝炎、肝硬化，肝癌病人往往是"一人三病"，使得医生在治疗肝癌过程中既要杀灭肿瘤，更需关注肝功能的保护和抗病毒治疗；其次，影响肝癌预后因素众多以及治疗手段的多样化，更是使得肝癌的临床分期和治疗指南难以制订和推广；最后，合并门静脉癌栓的肝癌患者，在治疗中需要考虑的相关因素更为复杂。在这种情况下，个体化治疗显得尤为重要。

以下，我们将对目前已有的 PVTT 治疗手段以及肝癌治疗指南或规范中的相关内容做综合分析，并据此提出肝癌 PVTT 多学科综合治疗的广东专家共识。

二、外 科 治 疗

1. 以 BCLC 肝癌分期治疗系统为代表的欧美肝癌诊治指南中，合并有门静脉癌栓的患者被认为不适宜接受外科手术切除（2b，B），这部分患者推荐的标准治疗为索拉非尼（1a，A）。

2. 美国 NCCN 肝癌指南中，对于合并有门静脉癌栓的患者，部分选择性病例有可能从手术切除中受益，对于这部分患者，外科手术切除可以作为治疗的选择之一（2a，B），意大利肝脏研究协会提出的肝癌多学科诊治指南中，对于合并门静脉 II、III 级分支癌栓的肝癌患者，可以考虑手术切除，但是应由多学科团队仔细评估后决定（2b，B）。

3. 亚太肝脏病学会（APSAL）推荐对于所有可切除的肝癌患者给予切除治疗，只要门静脉主干通畅，即使是双侧的门静脉受侵仍在推荐切除之列（2b，B）。

4. 我国卫生部（现国家卫生计生委）医政司组织国内专家撰写的《原发性肝癌诊疗规范》中，以下情况下，合并门静脉癌栓的患者可考虑手术切除（2b，B）：

（1）门静脉主干切开取癌栓术，同时作姑息性肝切除

√ 按原发性肝癌肝切除手术适应证的标准判断，肿瘤是可切除的

√ 癌栓充满门静脉主支或/和主干，进一步发展，很快将危及患者生命

√ 估计癌栓形成的时间较短，尚未发生机化

（2）如作半肝切除，可开放门静脉残端取癌栓

（3）如癌栓位于肝段以上小的门静脉分支内，可在切除肝肿瘤的同时连同该段门静脉分支一并切除

（4）如术中发现肿瘤不可切除，可在门静脉主干切开取癌栓术后，术中作选择性肝动脉插管栓塞化疗或门静脉插管化疗、冷冻或射频治疗等

（5）合并腔静脉癌栓时，可在全肝血流阻断下，切开腔静脉取癌栓，并同时切除肝肿瘤。

巴塞罗那肝癌分期系统中，肝切除术仅推荐适用于单个病灶、肝功能良好（胆红素正常、肝静脉压力梯度≤10mmHg 或血小板计数≥100，000/mm³）的肝癌患者，此外，单个肝癌病灶>5cm，表现为扩张性生长，无浸润性生长的表现，无肿瘤相关症状，并经充分的影像学检查排除了大血管侵犯和肿瘤播散，此类患者应归为 BCLC A 期，如果技术上可行，患者有可能从外科切除中获益[18,19]。这一观念也已被美国肝脏病学会 AASLD 和欧洲肝病学会 EASL 以及欧洲癌症研究与治疗组织 EORTC 的肝癌临床诊疗指南采纳[4,20]。而对于合并肉眼门静脉癌栓（BCLC 分期为 C 期）的患者，未经治疗的情况下其中位生存时间约为 6 个月[7,13]，或 1 年生存率约为 25%[21]。因此 BCLC 认为这部分患者难以从肝切除术中获得生存受益，推荐的标准治疗为索拉非尼。镜下微血管侵犯（最常见者为镜下门静脉

微小分支侵犯）也是影响肝癌切除术后生存的重要因素之一，据报道，直径为 2cm、2~5cm 和超过 5cm 的肝癌合并镜下微血管侵犯的比例分别约为 20%、30%~60% 和 60%~90%[22]，而肝癌侵犯至血管壁肌层和超过肿瘤边缘 1cm 以上被认为是最差的两个预后因素[9]，未合并镜下微血管侵犯的单个肝癌患者切除术后中位生存时间约为 87 个月，合并镜下微血管侵犯并有 0~1 个不良预后因素的患者术后中位生存时间约为 38~71 个月，而对于合并镜下微血管侵犯并有 2 个不良预后因素或肉眼血管侵犯的患者，其术后中位生存时间约为 8~12 个月[23]。

美国 NCCN 肝癌指南中，对于合并有门静脉癌栓的患者，认为部分选择性病例有可能从手术切除中受益，对于这部分患者，外科手术切除可以作为治疗的选择之一[24]。意大利肝脏研究协会提出的肝癌多学科诊治指南中，对于合并门静脉 II、III 级分支癌栓的肝癌患者，两项回顾性研究表明[25,26]，切除术后 5 年生存率为 20%~30%，因此从长期生存的角度评估，手术切除是合理的选择之一，但是应由多学科团队仔细评估后决定[27]。

在大多数东亚国家或地区（如中国内地、中国香港、韩国、日本等），外科手术切除仍是部分合并门静脉癌栓的肝癌患者的重要治疗选择之一[28-31]。亚太肝脏病学会（APSAL）肝癌诊治指南中引用的一项回顾性研究表明，对于合并肝内门静脉或肝静脉癌栓的肝癌患者，外科手术切除后 1、3、5 年生存率分别为 45%、17% 和 10%，较未接受外科治疗的患者明显延长[32]，因此 APSAL 推荐对于所有可切除的肝癌患者给予切除治疗，只要门静脉主干通畅，即使是双侧的门静脉受侵仍在推荐切除之列[15]。香港大学玛丽医院 Yau，T 等根据该院 3856 例肝癌患者的回顾性资料建立的肝癌香港分期系统 HKLC 中，62 例 HKLC 分期为 IIb、IIIa 和 IIIb 期而 BCLC 分期为 C 期（即合并门静脉癌栓）的患者接受根治性治疗（手术切除、肝移植、局部消融）较 BCLC 推荐的索拉非尼治疗相比能明显提高患者的 5 年生存率，提示即使是合并有门静脉癌栓的患者，更为积极的治疗手段有望获得更好的生存预后[33]。

我国几个大型肝胆外科中心的资料也显示，合并门静脉癌栓的部分肝癌患者，接受手术切除后仍能获得相对理想的长期生存。如陈孝平等报道，438 例合并门静脉癌栓的肝癌患者，癌栓局限于门静脉一级分支者，手术效果优于癌栓已侵入门静脉主干，两组 1、2、3、5 年生存率分别为 58.7%，39.9%，22.7% 和 18.1% 和 39.5%，20.4%，5.7% 和 0[26]。彭宝岗等报道，63 例合并门静脉癌栓的肝癌患者手术切除后中位生存时间为 7.8 个月，其 1、3、5 年生存率分别为 18.0%、14.8% 和 1.6%；20 例合并门静脉癌栓的肝癌患者手术切除后联合经门静脉化疗，其中位生存时间为 10.9 个月，其 1 年生存率可达 30%[34]。彭振维等报道，以手术切除为初始治疗的 201 例合并门静脉癌栓的肝癌患者，与 402 例接受 TACE 为初始治疗的对照组患者相比，其 1、3、5 年生存率分别为 42.0%、14.1%、11.1% 和 37.8%、7.3%、0.5%（$P<0.001$）；亚组分析表明，对于癌栓局限于门静脉段及以上分支（PVTT I 型），和癌栓位于门静脉左/右支内（PVTT II 型）的患者，手术切除较 TACE 能更明显延长患者的生存[35]。基于我国与欧美国家肝癌患者在病因学、临床表现、分期、肿瘤生物学行为和基础肝硬化水平等方面的差异，我国卫生部（现国家卫生计生委）医政司组织国内专家撰写的《原发性肝癌诊疗规范》（2011 年版）中，对合并门静脉癌栓的肝癌患者手术切除指征做出上述推荐。结合广东地区专家的共识，合并 PVTT 的肝癌患者手术切除中应特别注意防止造成医源性的肿瘤播散，如果技术可行，应阻断门静

脉主干和对侧门静脉分支，取癌栓后开放门静脉血流冲洗断端等。

三、血管介入治疗

1. 以 BCLC 肝癌分期治疗系统为代表的欧美肝癌诊治指南（EASL，AASLD 肝癌指南）中，合并有门静脉癌栓的患者推荐的标准治疗为索拉非尼（1a，A）而非肝动脉栓塞化疗（TACE）。

2. 美国 NCCN 肝癌指南中，对于合并有门静脉癌栓的患者，主要门脉栓子形成或 Child-Pugh 分级 C 是栓塞化疗的禁忌证，所有肿瘤无论什么位置都可以受到栓塞影响（化疗栓塞，单纯栓塞，放射栓塞），除非可以进行超选择注射，化疗栓塞/单纯栓塞的相对禁忌证是患者胆红素>3mg/dL（2a，B）。

3. 与 BCLC、EASL、AASLD 等欧美肝癌指南类似，亚太肝脏病学会（APSAL）推荐对于无法手术切除，巨大/多结节的肝癌，无血管侵犯或肝外转移者，TACE 可作为一线治疗（1b，A），门静脉主要分支的癌栓被认为是 TACE 治疗的禁忌证。

4. 我国（现国家卫生计生委）医政司组织国内专家撰写的《原发性肝癌诊疗规范》中，门静脉主干未完全阻塞，或虽完全阻塞但肝动脉与门静脉间代偿性侧支血管形成者，仍可接受 TACE 治疗，而门静脉主干完全被癌栓栓塞，且侧支血管形成少则被认为是 TACE 治疗的禁忌证（2a，B）。

5. 门静脉癌栓肝癌患者对钇-90 微球经肝动脉放射栓塞（TARE）耐受性良好，其疗效与 TACE 治疗相当，TARE 治疗副作用发生率更低（2a，B）。

6. 索拉非尼联合 TACE 治疗可改善合并门静脉癌栓肝癌患者的总生存、至进展时间和客观缓解率（2a，B），索拉非尼联合 TACE 能否成为这一部分患者的标准治疗，尚需要更大病例数的前瞻性临床随机对照研究加以证实。

对于初始不可切除的进展期肝癌（BCLC 分期为 B 期，NCCN 分期为 ⅢA 或 ⅢB 期）患者，TACE 治疗是首选的治疗手段，其局部缓解率（PR）约为 15-55%，并可明显延缓肿瘤进展及血管侵犯的发生。2002 年的两项临床随机对照研究结果首次证实了对于不可切除的肝癌，TACE 可明显延长患者生存[36,37]；随后一项 META 分析进一步证实了 TACE 治疗可延长中期（BCLC B 期）患者的生存（中位生存时间为 20 个月），并使之成为此类患者的标准治疗[38]。但是对于合并门静脉癌栓的 BCLC C 期肝癌患者，SHARP 和 ORIENTAL 两项 RCT 证实索拉非尼可明显延长此类患者的生存[39,40]，因此 BCLC 推荐这部分患者接受索拉非尼治疗而不是 TACE 治疗，并且被 EASL-EORTC、AASLD 等肝癌指南采纳[4,20]。

NCCN 肝癌诊治指南认为：所有肿瘤无论什么位置都可以进行供血动脉的栓塞治疗（化疗栓塞，单纯栓塞，放射栓塞），前提条件是动脉单独为肿瘤供血不会产生异位栓塞。除非可以进行超选择注射，化疗栓塞/单纯栓塞的相对禁忌证是患者胆红素>3mg/dL，而主要门脉栓子形成或 Child-Pugh 分级 C 是栓塞化疗的禁忌证[24]。

与 BCLC、EASL、AASLD 等欧美肝癌指南类似，亚太肝脏病学会（APSAL）推荐对于无法手术切除，巨大/多结节的肝癌，无血管侵犯或肝外转移者，TACE 可作为一线治疗[15]，门静脉主要分支的癌栓被认为是 TACE 治疗的主要禁忌证之一，其他禁忌证还包括：肝功能受损，胆管梗阻，既往胆道手术史等。

门静脉癌栓被认为是TACE治疗的禁忌证，主要原因是在门静脉已被癌栓阻塞的情况下，对肝动脉的栓塞有可能引起肝段的缺血性坏死，进而导致严重的肝衰竭[4,16]；但是对于部分肝功能良好，阻塞的门静脉已建立侧支血液循环的患者，对于TACE还是有着良好的耐受性。罗俊等报道的一项前瞻性非随机对照研究结果[41]，84例接受TACE治疗的门静脉癌栓患者，较80例接受保守治疗的对照组患者中位生存期明显延长（7.1个月vs.4.1个月，P<0.001），两组的1、2年生存率分别为30.9%，9.2%和3.8%，0%；TACE组中，癌栓位于门静脉二级或更小分支的40例患者，其生存又较44例癌栓位于门静脉主干或一级分支的患者为佳（10.2个月vs.5.3个月）。Chung等报道的另一项回顾性研究[42]，83例接受了TACE治疗的门静脉主干癌栓患者，其生存较42例支持治疗组患者明显延长（5.6个月vs.2.2个月，P<0.001）；在TACE和保守治疗组中，肝功能为Child-Pugh B级者，其中位生存时间（2.8个月vs.1.9个月）均较同组中肝功能为Child-Pugh A级者（7.4个月vs.2.6个月）差，这一结果也提示治疗前的基础肝功能状态对患者的预后有明显的影响。Xue等在一篇纳入了8项对照研究，共1601例肝癌患者meta分析中报道[43]，TACE组患者的6个月、1年生存率均较保守治疗组患者提高，亚组分析表明TACE无论对门静脉分支还是主干癌栓都有效。即使在门静脉主干癌栓的患者中，TACE都是相对安全的，由于TACE引起的致命性并发症（包括急性肝衰竭、上消化道出血等）发生率较低，而接受保守治疗的患者，由于肿瘤迅速进展导致的门静脉压力快速增高，更容易发生上消化道出血。

经肝动脉放射栓塞（TARE）是利用钇-90微球经肿瘤供血动脉注入后，钇-90微球发射高能量（平均0.93MeV，最大2.27MeV）的β射线，由于其组织穿透力很低（平均为2.5mm，最大为11mm），因此其绝大部分的能量在10天左右被肿瘤组织吸收产生抗肿瘤效应[44]。对于合并门静脉癌栓的患者，TARE显示出了较好的有效性和安全性，患者接受TARE治疗后，其中位生存时间约为10个月[45-49]，Salem等报道的一项病例数最多的前瞻性研究[45]，肝功能为Child-Pugh A级，癌栓局限于门静脉分支及以上者TARE治疗后中位生存时间为16.6个月，癌栓位于门静脉主干者为7.4个月，但是肝功能为Child-Pugh B级的患者，TARE后中位生存时间仅为5.6个月。TARE治疗还显示出一定的降期疗效，该组92例合并门静脉癌栓患者接受TARE治疗，其中4例患者（Child-Pugh A级和B级各两例）获得降期后的肝移植机会。安全性方面，TARE治疗对于门静脉癌栓患者的安全性与无门静脉癌栓的患者相当[46,47,49]，术后20天内的无肝功能失代偿发生[48]，术后90天内临床和实验室检查不良事件发生率也不高于早中期的患者[47]。

目前，已有日益增加的研究关注TACE联合索拉非尼在合并门静脉癌栓的肝癌患者中的疗效和安全性。Choi等在一项回顾性研究中报道[50]，164例联合索拉非尼和TACE治疗的BCLC C期患者，与191例单独服用索拉非尼的对照组患者，两组中各有64.6%和49.2%的患者存在血管侵犯，联合治疗组的疾病进展时间（2.5个月vs.2.1个月，P=0.008）和总生存时间（8.9个月vs.5.9个月，P=0.009）均较单独治疗组延长。Zhu等在另一项回顾性研究中报道[51]，91例合并门静脉癌栓的肝癌患者，46例接受TACE联合索拉非尼治疗，另45例患者接受单独TACE治疗，癌栓位于门静脉一级分支和二级/更小分支时，联合治疗组中位生存时间均较单独治疗组延长（13个月vs.6个月，P=0.002；15个月vs.10个月，P=0.003）。最近的两项Meta分析均提示[52,53]，对于中期/进展期肝癌患者，索拉非尼联合 TACE 治疗较单独 TACE 治疗可改善患者的总生存、至进展时间和客观缓解率。索拉非尼联合 TACE 能否成为合并门静脉癌栓肝癌患者的标准治疗，尚需要更大病例数的前瞻性临床随机对照研究加以证实。

四、消融治疗

1. PEI 可能是门脉癌栓的治疗选择之一，目前的研究仅局限于一些个案报道，尚需进一步研究证实。（2a，C）。

2. 射频消融是一种安全有效的门脉癌栓治疗手段（2a，C），其他的消融方式如腔内消融、激光消融、超声聚焦消融等也有少量个案报道，在有条件的中心可以进一步进行探索。

3. TACE 联合 RFA 治疗门脉癌栓疗效确切，安全可控，可以作为治疗选择之一（2a，B）。

消融治疗包括无水酒精注射、射频消融、微波消融、冷冻消融等多种局部消融治疗手段。通过影像学（CT、MRI、B 超等）引导下，将消融电极经皮穿刺进入肿瘤病灶内，通过物理或化学的方式灭活肿瘤。消融治疗具有局部控制率高、创伤小、花费少、住院时间短等优势，在治疗门脉癌栓中也有应用。

无水酒精注射治疗（PEI）是经皮穿刺至癌栓内并注入无水酒精，可立即破坏部分肿瘤组织，疗效确切。Livraghi 在 1990 年等首次报道 PEI 成功治疗 4 例原发性肝癌伴肝段内门脉癌栓，没有发现手术相关并发症，4 例患者癌栓均得到良好控制[54]。中国香港学者 Chan MK 在 1999 年也报道了一例 PEI 治疗门脉癌栓，癌栓完全灭活，随访 18 个月未见复发。值得重视的是，该例患者术后出现胆道狭窄，需要胆道引流缓解症状，提示 PEI 治疗癌栓有潜在胆道损伤的风险[55]。其他的学者也有报道 PEI 联合肝动脉栓塞化疗或射频消融成功治疗门脉癌栓的案例[56]。因此 PEI 可能是门脉癌栓的治疗选择之一，但是目前的研究仅局限于一些个案报道，尚需进一步研究证实。

Neeman 在 2003 年首次报道应用射频消融治疗 1 例肝内病灶及门脉右支癌栓患者，未见手术并发症，随访 6 个月未见肿瘤复发[57]。Giorgio 等报道了 13 例成功应用 RFA 治疗伴有门脉主干及分支癌栓患者。所有患者接受治疗后无严重不良反应，有 3 例患者出现轻-中度腹水及转氨酶升高，随访结果显示门脉癌栓完全灭活率为 77%，中位生存时间达 28.3 个月[58]。因此，射频消融是一种安全有效的门脉癌栓治疗手段。

Habib 等报道了 6 例合并门静脉癌栓的肝癌患者，经皮穿刺进入门静脉三级分支，再进入门静脉主干后导入新型的腔内消融电极，行射频消融治疗，所有患者均未发生出血、门脉穿孔、术后感染等并发症，术后影像学复查可见门静脉部分再通，显示腔内消融是治疗肝癌门静脉癌栓的可行手段，其疗效有待更大病例的进一步观察[59]。其他的消融方式如激光消融、超声聚焦消融等也有少量个案报道，在有条件的中心可以进一步进行探索。

由于伴门脉癌栓的晚期肝癌通常在肝内有多发病灶，TACE 能显著控制肝内病灶进展。此外，消融治疗对于门脉癌栓具有良好的局部控制率。因此，基于 TACE 治疗的基础上，联合消融治疗增加局部控制率具有理论可行性。Yamamoto 等报道应用 TACE 联合 PEI 应用于伴门脉癌栓的晚期肝癌，中位生存期达 14 个月，较单独 TACE 组有显著延长[60]。赵明等前瞻性研究 50 例伴有门脉左、右支癌栓的肝癌患者，按照 1:1 的比例随机接受 TACE+

RFA 及单独 TACE 治疗。随访结果显示两组中位生存时间分别为 22 个月及 7 个月，TACE+RFA 显著优于单独 TACE 治疗（$P<0.001$）[61]。Zheng JS 等回顾性研究了 164 例接受 TACE+RFA 的肝癌伴门脉癌栓的患者，中位生存时间达 29.5 个月，1、3、5 年生存率分别为 63%，40% 和 23%[62]。目前，一项 TACE+RFA 对比单独 TACE 治疗肝癌合并门脉癌栓的随机对照临床试验正在开展中，其结果将为 TACE 联合消融治疗肝癌合并门静脉癌栓提供更为有力的循证医学证据。

五、放射治疗

1. 对于 Child-Pugh 肝功能分级 A 级的原发性肝癌合并门静脉和/或下腔静脉癌栓患者，放射治疗是有效的局部治疗手段之一，可延长患者的总生存期；可选择的放疗技术主要包括三维适形放射治疗（3DCRT）、调强适形放射治疗（IMRT）、体部立体定向放射治疗（SBRT）等（2a，B）。

2. 对于 Child-Pugh 肝功能分级 B 级的肝癌癌栓患者，放射治疗的实施需十分慎重；Child-Pugh 肝功能分级 C 级的患者为放疗禁忌证（2a，B）。

3. 放射治疗的并发症主要包括放射性肝病、胃肠道反应、骨髓抑制、乙肝病毒再激活等（2a，B）。

4. 影响癌栓放疗患者的预后因素主要包括癌栓部位、放疗剂量、放疗近期疗效、肝内病灶控制情况、有无合并肝外病灶等（2a，B）。

5. 放射治疗联合索拉非尼是否可以进一步提高疗效，尚缺乏有效的循证医学证据，有待进一步研究证实（3d，C）。

近年来，随着三维适形放射治疗（three-dimensional conformal radiotherapy，3DCRT）、调强放射治疗（intensity-modulated radiotherapy，IMRT）、体部立体定向放射治疗（stereotactic body radiotherapy，SBRT）等精确放疗技术的广泛应用，放射治疗在不能手术肝癌综合治疗中的价值逐步得到肯定[63,64]。多项回顾性研究临床已证实，放射治疗是门静脉和/或下腔静脉癌栓（PVTT/IVCTT）的有效治疗手段，其中以 3DCRT 的应用最为广泛，有效率达 25.2%~62.3%，1 年生存率为 25.0%~57.6%，中位生存期 3.8~13.9 个月[65-68]。一项来自韩国的大型回顾性研究报道了 412 例 PVTT 行 3DCRT 治疗的疗效，中位放疗剂量为 40 Gy（21~60 Gy），2~5 Gy/F，有效率为 39.6%，中位生存期 10.6 月，1 年、2 年生存率分别为 42.5%、22.8%[65]。Zhang 等[66]对 45 例 PVTT 患者进行门静脉支架植入术联合 TACE 治疗，其中 16 例患者续行 3DCRT，结果显示放疗组的门静脉再通率和 1 年生存率均显著高于未放疗组。Zeng 等[67]回顾性分析了 158 例肝癌合并 PVTT/IVCTT 的疗效，其中放疗组 44 例，中位放疗剂量 50 Gy，常规分割；114 例未接受放疗者作为对照组。研究结果显示放疗组的有效率为 45.5%，中位生存期 8.0 月，显著高于对照组的 4.0 个月（$P<0.001$）。Koo 等[68]前瞻性比较了 3DCRT 联合 TACE 与单纯 TACE 治疗 IVCTT 的疗效，其中联合治疗组 42 例，放疗剂量 45 Gy/15F；单纯 TACE 组 29 例。该研究显示，联合治疗组与单纯 TACE 组的有效率分别为 42.9%、13.8%，1 年生存率分别为 47.7%、17.2%，中位生存期分别为 11.7、4.7 个月（$P<0.01$）。由上述研究可见，放射治疗可明显延长癌栓患者的生存期。

与常规分割 3DCRT 相比，SBRT 的分次剂量高（5~20Gy），分割次数少（1~6 次），靶区边缘的剂量跌落梯度更陡，因此具有更强的生物学效应，同时可以更好的保护正常器官。近年 SBRT 在肝癌的应用日趋广泛，但关于 SBRT 治疗 PVTT 的报道较少[69-71]。Kim 等[70]使用断层旋转调强技术治疗了 35 例 PVTT 患者，剂量 45~60Gy，分 10 次照射，有效率为 42.9%，中位生存期 12.9 月，1 年生存率 51.4%，无放射性肝病（radiation-induced liver disease，RILD）发生。Xi 等[71]使用 SBRT 技术治疗 41 例 PVTT 患者，中位放疗剂量 36Gy（30~48Gy），分 6 次照射，全组 1 年总生存率为 50.3%，中位生存期 13.0 月，显示了满意的疗效和良好的安全性。然而，SBRT 是否优于 3DCRT 尚需临床研究的进一步证实。

此外，多数研究的入组对象均为 Child-Pugh 肝功能分级为 A 级的肝癌患者，Child-Pugh 分级为 B 级的患者放射耐受性较差，放射性肝病（RILD）的发生率显著增高，放射治疗的实施需十分慎重[72]，而 Child-Pugh 肝功能分级 C 级的患者为放疗禁忌证。RILD 是肝癌放射治疗最严重的并发症之一，既往报道中 RILD 的发生率为 0~10.0%，RILD 没有特效的治疗方法，主要采用对症处理；一旦出现，预后很差，约 70%~80% 的患者在短期内死于肝衰竭。因此，在制定放疗计划时应充分评估肝脏的耐受性，严格限制正常肝的受照剂量，尽量预防 RILD 的发生。此外，对于合并有 HBV 感染的肝癌患者，存在放疗后 HBV 再激活的风险[73]，放疗前应按照《中国慢性乙肝治疗指南》进行抗病毒治疗。

影响癌栓患者放疗的预后因素主要包括癌栓部位、放疗剂量、放疗近期疗效、肝内病灶控制情况、有无合并肝外病灶等[65-71]。多项研究认为，门脉分支 PVTT 的疗效显著优于门脉主干 PVTT。此外，多项研究一致显示，放疗近期疗效是影响生存的独立预后因素。Xi 等[71]研究显示，放疗近期有效组的中位生存期显著高于无效组（23.9 个月 vs.8.2 个月，$P < 0.0001$）。

尽管放射治疗是 PVTT/IVCTT 的有效治疗方式，但治疗失败的主要原因仍然为肝内播散和远处转移[65-71]。最近的体内与体外临床前基础研究显示，无论是同期还是序贯治疗，索拉非尼对肝癌细胞均具有放射增敏作用[74]。理论上，放疗与索拉非尼联合治疗 PVTT 将有可能降低肝内播散、肝外转移的概率，给患者带来的更大的生存获益。但是，目前国际上关于索拉非尼和放疗联合应用的临床报道仅局限于回顾性分析和 I / II 期临床试验的初步结果，循证医学证据级别不足[75-77]。因此，索拉非尼与 SBRT 联合治疗 PVTT 是否安全、有效，尚有待前瞻性随机对照研究的证实。

六、系统性治疗

1. 索拉非尼是目前各指南对合并门静脉癌栓肝癌患者的标准系统性治疗方案，对肝功能 Child-Pugh A/B 级，ECOG PS 评分 0~2，无明显腹水、消化道出血风险的患者推荐使用（1，A）；对于肝内病灶较局限的患者，索拉非尼联合肝动脉栓塞化疗等局部治疗手段可明显改善患者生存（1，B）。

2. 对于不适合索拉非尼治疗，且肝功能 Child-Pugh A/B 级，ECOG PS 评分 0~2，无明显腹水、消化道出血风险的患者可选择含奥沙利铂、氟尿嘧啶等的全身化疗（2a，B），或参加新药临床研究（2a，C）。

3. 干扰素 α 联合肝动脉灌注化疗在部分患者中可以延长生存，但副作用较大，可根据情况选择使用（2a，B）。

4. 对于肝功能 Child-Pugh C 级，合并大量腹水或消化道出血、肝性脑病表现的患者不建议使用以上治疗，建议仅行最佳支持治疗（1，A）。

索拉非尼是目前国际及国内肝癌治疗指南中对于晚期肝癌患者的标准治疗[4,20]，也是目前最常应用于合并门脉癌栓肝癌的系统性治疗方法。尽管有索拉非尼单药治疗肝癌合并 PVTT 患者完全缓解的个案报道[78,79]，索拉非尼单药治疗 PVTT 患者的总体疗效仍有限，文献报道的中位生存期为 3.1~5.6 个月[80-82]。

5-氟尿嘧啶（5-FU）、顺铂结合干扰素 α 是较早被证实可延长部分 PVTT 肝癌患者生存的系统性治疗方案[83,84]，近年来，奥沙利铂联合 5-FU/Leucovorin（FOLFOX4）方案被证实可延长晚期肝癌患者生存[85]，但系统性化疗及干扰素治疗因毒副作用较大，患者耐受性较差，难以在 PVTT 患者中得到广泛应用。

除了索拉非尼，各国学者还对包括 Brivanib，Linifanib 在内的多种分子靶向药物及吉西他滨等化疗药物在 PVTT 患者中的应用进行了探索[86-89]，但因疗效或病例数有限，对合并 PVTT 肝癌患者的系统性治疗尚未出现突破性的进展。

此外，肝动脉灌注化疗（Transarterial chemotherapy infusion，TAI）结合全身化疗及干扰素治疗，可使合并一级分支或门脉主干癌栓的肝癌患者中位生存期延长至 11.8~14.7 个月[90,91]；而 TAI 联合索拉非尼治疗合并 PVTT 的肝癌患者总生存期为 7.1 个月[80]。目前，还有为数众多的临床研究正在开展，索拉非尼与其他治疗手段，包括 TACE、全身化疗、放疗等的联合使用及其模式，对于合并 PVTT 肝癌患者的疗效有望获得更多循证医学证据的支持。

七、支持与对症治疗

1. 肝癌合并门脉癌栓的患者较为常见的并发症有上消化道出血、腹水、脾功能亢进、肝肾综合征、肝衰竭等。

2. 上消化道出血：急性上消化道出血，建议联合应用血管收缩药物（血管加压素、生长抑素或者奥曲肽）和内镜下止血（包括套扎和硬化剂注射）（1a，A）。再次出血的预防建议采用内镜下治疗（包括套扎和硬化剂注射）或者 β 受体阻抗剂（如普萘洛尔等）（1a，A）。

3. 有少量研究表明采用门静脉支架（联合内放射或消融）或者 TIPS 治疗肝癌合并门脉癌栓，对改善肝功能，减少出血、延长生存时间有一定帮助（3a，C）。

4. 腹水：应限制水钠摄入，联合使用保钾和排钾利尿药，尽量避免腹腔穿刺放液术（1a，A）。

5. 脾功能亢进：可在针对肿瘤进行 TACE 治疗同时，行选择性脾动脉部分栓塞以缩小脾脏，减轻脾亢（3a，C）。

6. 肝衰竭建议采用内科保守治疗（3a，C），不建议人工肝、肝移植等治疗（1a，A）。

肝癌合并门脉癌栓的并发症多为门静脉高压所致，常见的有上消化道出血、腹水、脾功能亢进、肝肾综合征、肝衰竭等，其治疗方法可以参考门静脉高压症相关并发症的处理[92-94]。

上消化道出血多为食管胃底静脉曲张破裂出血，少数为门脉高压性胃炎所致，对于急性的消化道出血，联合应用血管收缩药物和内镜下止血是非常有效的治疗方法[95-97]，常用药物包括血管加压素、生长抑素或者奥曲肽等。对内科保守治疗无效的病人可使用内镜下硬化剂止血或者套扎法，对急性出血有效率达95%，如出血部位不易判定的，可在内镜下喷撒凝血酶止血[97]。急诊外科手术并发症多、死亡率高，因此应尽量避免。但在大量出血上述方法治疗无效时唯有进行外科手术，目前常用于控制急性食管胃底曲张性静脉出血的手术有：①非选择性门体分流术；②选择性门体分流术；③去血管化手术[95]。

合并门脉癌栓的患者，在第一次出血后，再出血的风险极高。对于存在明显食管胃底静脉曲张的患者，建议采用内镜下治疗（包括套扎和硬化剂注射），可以明显较少再次出血的风险。对于不能/不愿内镜下治疗的患者，可以考虑采用β受体阻抗剂（如心得安等）预防，有研究显示采用内镜下治疗与β受体阻抗剂药物预防，疗效相近[96,97]。目前多数研究表明给予足量普萘洛尔（心得安）后可降低门静脉压力梯度，降低门静脉压力15%~35%，减少门静脉血流量约30%，减少奇静脉血流量31%~35%，增加内脏动脉阻力39%，但不影响动脉压及脑肾血流量，肯定了其治疗和预防食管胃底静脉曲张破裂出血的效果。

尽管内镜下治疗是门静脉高压静脉曲张的基本处理手段，但对治疗失败者可考虑行经皮肝门静脉胃冠状静脉栓塞或经颈静脉肝内门体支架分流术（transjugular intrahepatic portosystemic shut，TIPS）。最近美国医学会诊治技术评估调查后认为，TIPS具有良好的短期及长期控制静脉曲张出血的效果，尤其适用于保守治疗无效，不宜手术分流，肝功能C级的食管静脉破裂大出血的择期或急诊治疗，但是其在肝癌合并门脉癌栓患者中的应用，还有待于观察。近期Mizandari M等报道采用门静脉支架植入，联合内放射支架/导管内消融等方法，以恢复门脉再通，能够在短期内改善肝功能，降低门脉压力，减少出血风险，但其长期疗效还有待于观察[98]

腹水是合并PVTT肝癌患者常见并发症之一，应从控制水钠摄入和促进水钠排出两方面进行治疗。利尿剂推荐联合使用保钾和排钾利尿药，或者联合使用作用于肾脏不同部位的利尿药，以达到最佳的利尿效果，而又不发生电解质紊乱。发生大量或顽固性腹水症状明显时，可采取放腹水治疗，每次抽取腹水量以1000~3000ml为宜；抽完腹水后可向腹腔内注射多巴胺20mg，可增强利尿效果。但是有诱发肝性脑病等的风险，感染的机会也会增加，故应尽量避免。如有血浆白蛋白降低，可输入血白蛋白，血浆等，也可给予丙酸睾酮促进白蛋白的合成，如有继发腹腔感染，可给予广谱抗生素治疗[95]。

由于门静脉高压引起的脾大，脾功能亢进是继发性，属脾脏淤血造成的，针对肝癌合并门静脉癌栓，脾功能亢进，在病人无上消化道出血史，脾大伴有明显脾功能亢进者，可在针对肿瘤进行TACE治疗同时，行选择性脾动脉部分栓塞以缩小脾脏，减轻脾亢[95]。一般不选择单纯性脾切除术，如有并发食管胃底静脉曲张破裂出血或有出血危险者，可在行脾切除术的同时加上分流或断流术。

对于肝衰竭建议采用内科保守治疗，由于肿瘤较为晚期，采用人工肝、肝移植等治疗对患者生存期和生活质量改善无明显作用[99]。

八、总结及MDT治疗流程推荐

肝癌合并门静脉癌栓的治疗目前尚存在较大争议，新的循证医学证据还在不断的出现

附
录

和补充中，但是以下几点原则在临床实践中应引起重视：①多学科联合治疗
（Multimodality treatment，MDT）是肝癌治疗的必然趋势，通过积极有效的综合治疗，合并
PVTT的肝癌患者仍有望获得相对满意的预后；②目前在PVTT难以获得根治的条件下，
应把延长患者的总生存作为疗效评价的最重要指标，在带瘤生存的同时，努力提高患者的
生存质量，预防并及时处理各种并发症；③PVTT的治疗措施应与患者肝癌的整体治疗相
适应，协调好针对癌栓的局部治疗和全身治疗的辩证关系，有效的局部治疗可为全身治疗
创造条件，而重视全身治疗不等于忽视局部治疗。

目前，肿瘤的MDT模式日益成为趋势，肝癌的MDT团队一般包括肿瘤医生、肝病医
生、外科医生、放射影像学医生、介入医生、病理医生及护士等，MDT团队在考虑合并
门静脉癌栓的患者的治疗方案过程中，需要综合评价的因素包括：患者的临床分期、原发
肿瘤、癌栓部位及范围、肝功能分级、体力状态评分、其他基础疾病等，从而制订出符合
患者实际病情的个体化综合治疗方案，具体流程见图1，并根据肿瘤和癌栓的不同情况推
荐初始的治疗方案，详见表1。需要强调的是，我们的推荐为初始治疗方案，任何单一的
手段都不能视为唯一的治疗选择，如外科手术切除后，应及时的联合其他有效治疗手段；
此外，在治疗过程中，还应该不断观察治疗反应和疾病进展，及时预防可能发生的不良
反应。

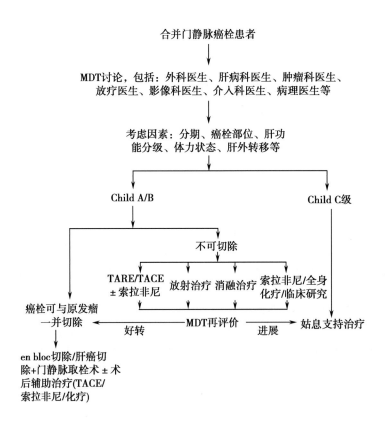

图1 合并PVTT肝癌患者MDT治疗流程推荐

表 1　合并门静脉癌栓肝癌初始治疗方案推荐

原发瘤	癌栓类型			
	I	II	III	IV
单发	手术切除*	手术切除*	TACE/手术*	系统治疗/TACE±RT***
2~3 个	手术**/TACE	手术**/TACE	系统治疗/TACE±RT**	系统治疗/TACE±RT***
>3 个	TACE±系统治疗	TACE±系统治疗	系统治疗/TACE±RT***	系统治疗±TACE±RT***

注：癌栓类型定义：Ⅰ型：癌栓累及门静脉肝段或以上分支

　　　　　　　　Ⅱ型：癌栓累及门静脉左右支

　　　　　　　　Ⅲ型：癌栓累及门静脉主干

　　　　　　　　Ⅳ型：癌栓累及肠系膜上静脉

肝功能 Child-pugh 分级：A 级+部分 B 级

针对癌栓的治疗：消融治疗、放射治疗（RT）

系统性治疗：索拉非尼、全身化疗、抗病毒治疗

*肿瘤与门静脉癌栓可整块切除

**病灶局限于一叶或半肝

***此类型患者 TACE 和放疗应视具体情况选择，如门静脉入肝血流完全闭塞，无侧支循环建立，门脉高压显著者应视为禁忌

　　由于我国肝癌的临床诊治在病因、临床表现、肿瘤生物学行为、医疗体制等方面，与欧美国家存在明显的差异，因此对于欧美肝癌指南中门静脉癌栓的治疗不能盲目照搬，而应努力探索适合我国国情及肝癌临床诊治现状的规范化和个体化诊疗方案；通过设计并开展针对门静脉癌栓治疗的临床随机对照研究，为进一步提高这部分患者的治疗水平，提供高级别的循证医学证据。

（郭荣平　陈敏山　霍　枫）

参考文献

1. Torre LA，Bray F，Siegel RL，et al. Global cancer statistics，2012. CA Cancer J Clin，2015，65（2）：87-108.

2. 陈万青，郑荣寿，曾红梅，等. 2011 年中国恶性肿瘤发病和死亡分析. 中国肿瘤，2015，24（1）：1-10.

3. Yang JD，Roberts LR. Hepatocellular carcinoma：A global view. Nat Rev Gastroenterol Hepatol，2010，7（8）：448-458.

4. Bruix J，Sherman M. Management of hepatocellular carcinoma：an update. Hepatology. 2011 Mar；53（3）：1020-2.

5. Cheung TK，Lai CL，Wong BC，Fung J，Yuen MF. Clinical features，biochemical parameters，and virological profiles of patients with hepatocellular carcinoma in Hong Kong. Aliment Pharmacol Ther，2006，24（4）：573-583.

6. Minagawa M，Makuuchi M. Treatment of hepatocellular carcinoma accompanied by portal vein tumor thrombus. World J Gastroenterol，2006，12（47）：7561-7567.

7. Llovet JM，Bustamante J，Castells A，et al. Natural history of untreated nonsurgical hepatocellular carcinoma：

rationale for the design and evaluation of therapeutic trials. Hepatology, 1999, 29 (1): 62-67.

8. Pirisi M, Avellini C, Fabris C, et al. Portal vein thrombosis in hepatocellular carcinoma: age and sex distribution in an autopsy study. J Cancer Res Clin Oncol, 1998, 124 (7): 397-400.

9. 程树群, 吴孟超, 陈汉, 等. 肝癌门静脉癌栓分型的影像学意义. 中华普通外科杂志, 2004, 19 (4): 6-7.

10. Shi J, Lai EC, Li N, et al. Surgical treatment of hepatocellular carcinoma with portal vein tumor thrombus. Ann Surg Oncol, 2010, 17 (8): 2073-2080.

11. Li SH, Wei W, Guo RP, et al. Long-term outcomes after curative resection for patients with macroscopically solitary hepatocellular carcinoma without macrovascular invasion and an analysis of prognostic factors. Med Oncol, 2013, 30 (4): 696.

12. Li SH, Guo ZX, Xiao CZ, et al. Risk factors for early and late intrahepatic recurrence in patients with single hepatocellular carcinoma without macrovascular invasion after curative resection. Asian Pac J Cancer Prev, 2013, 14 (8): 4759-4763.

13. Schöniger-Hekele M, Müller C, Kutilek M, et al. Hepatocellular carcinoma in Central Europe: prognostic features and survival. Gut, 2001, 48 (1): 103-109.

14. Lau WY, Lai Ee, Yu SC. Management of portal vein tumor thrombus; in Lau WY (ed): Hepatocellular Carcinoma. Singapore, World Scientific Publishing, 2008: 739-760.

15. Omata M, Lesmana LA, Tateishi R, et al. Asian Pacific Association for the Study of the Liver consensus recommendations on hepatocellular carcinoma. Hepatol Int, 2010, 4 (2): 439-474.

16. Jelic S, Sotiropoulos GC. ESMO Guidelines Working Group. Hepatocellular carcinoma: ESMO Clinical Practice Guidelines for diagnosis, treatment and follow-up. Ann Oncol, 2010, 21 Suppl 5: v59-64.

17. 广东省抗癌协会肝癌专业委员会, 中山大学肿瘤防治中心肝胆科. 肝癌多学科综合治疗团队建立——广东专家共识 (1). 中国实用外科杂志, 2014, 34 (8): 732-734.

18. Forner A, Llovet JM, Bruix J. Hepatocellular carcinoma. Lancet, 2012, 379 (9822): 1245-1255.

19. Llovet JM, Brú C, Bruix J. Prognosis of hepatocellular carcinoma: the BCLC staging classification. Semin Liver Dis, 1999, 19 (3): 329-338.

20. European Association For The Study Of The Liver; European Organisation For Research And Treatment Of Cancer. EASL-EORTC clinical practice guidelines: management of hepatocellular carcinoma. J Hepatol, 2012, 56 (4): 908-943.

21. Cabibbo G, Enea M, Attanasio M, et al. A meta-analysis of survival rates of untreated patients in randomized clinical trials of hepatocellular carcinoma. Hepatology, 2010, 51 (4): 1274-1283.

22. Llovet JM, Schwartz M, Mazzaferro V. Resection and liver transplantation for hepatocellular carcinoma. Semin Liver Dis, 2005, 25 (2): 181-200.

23. Roayaie S, Blume IN, Thung SN, et al. A system of classifying microvascular invasion to predict outcome after resection in patients with hepatocellular carcinoma. Gastroenterology, 2009, 137 (3): 850-855.

24. Benson AB 3rd, Abrams TA, Ben-Josef E, et al. NCCN clinical practice guidelines in oncology: hepatobiliary cancers. J Natl Compr Canc Netw, 2009, 7 (4): 350-391.

25. Minagawa M, Ikai I, Matsuyama Y, et al. Staging of hepatocellular carcinoma: assessment of the Japanese TNM and AJCC/UICC TNM systems in a cohort of 13, 772 patients in Japan. Ann Surg, 2007, 245 (6): 909-922.

26. Chen XP, Qiu FZ, Wu ZD, et al. Effects of location and extension of portal vein tumor thrombus on long-term outcomes of surgical treatment for hepatocellular carcinoma. Ann Surg Oncol, 2006, 13 (7): 940-946.

27. Italian Association for the Study of the Liver (AISF); AISF Expert Panel. Position paper of the Italian Asso-

ciation for the Study of the Liver （AISF）： the multidisciplinary clinical approach to hepatocellular carcinoma. Dig Liver Dis, 2013, 45 （9）： 712-723.

28. Kokudo N, Makuuchi M. Evidence-based clinical practice guidelines for hepatocellular carcinoma in Japan： the J-HCC guidelines. J Gastroenterol, 2009, 44 Suppl 19： 119-121.

29. Kudo M, Okanoue T. Management of hepatocellular carcinoma in Japan： consensus based clinical practice manual proposed by the Japan Society of Hepatology. Oncology, 2007, 72 Suppl 1： 2-15.

30. Poon D, Anderson BO, Chen LT, et al. Management of hepatocellular carcinoma in Asia： consensus statement from the Asian Oncology Summit 2009. Lancet Oncol, 2009, 10 （11）： 1111-1118.

31. Yeo W, Chen PJ, Furuse J, Han KH, et al. Eastern Asian expert panel opinion： designing clinical trials of molecular targeted therapy for hepatocellular carcinoma. BMC Cancer, 2010, 10： 620.

32. Pawlik TM, Poon RT, Abdalla EK, et al. Hepatectomy for hepatocellular carcinoma with major portal or hepatic vein invasion： results of a multicenter study. Surgery, 2005, 137 （4）： 403-410.

33. Yau T, Tang VY, Yao TJ, et al. Development of Hong Kong liver cancer staging system with treatment stratification for patients with hepatocellular carcinoma. Gastroenterology, 2014, 146 （7）： 1691-1700.

34. Peng B, Liang L, He Q, et al. Surgical treatment for hepatocellular carcinoma with portal vein tumor thrombus. Hepatogastroenterology, 2006, 53 （69）： 415-419.

35. Peng ZW, Guo RP, Zhang YJ, et al. Hepatic resection versus transcatheter arterial chemoembolization for the treatment of hepatocellular carcinoma with portal vein tumor thrombus. Cancer, 2012, 118 （19）： 4725-4736.

36. Llovet JM, Real MI, Montaña X, et al. Arterial embolisation or chemoembolisation versus symptomatic treatment in patients with unresectable hepatocellular carcinoma： a randomised controlled trial. Lancet, 2002, 359 （9319）： 1734-1739.

37. Lo CM, Ngan H, Tso WK, et al. Randomized controlled trial of transarterial lipiodol chemoembolization for unresectable hepatocellular carcinoma. Hepatology, 2002, 35 （5）： 1164-1171.

38. Llovet JM, Bruix J. Systematic review of randomized trials for unresectable hepatocellular carcinoma： chemoembolization improves survival. Hepatology, 2003, 37 （2）： 429-442.

39. Llovet JM, Ricci S, Mazzaferro V, et al. Sorafenib in advanced hepatocellular carcinoma. N Engl J Med, 2008, 359 （4）： 378-390.

40. Cheng AL, Kang YK, Chen Z, et al. Efficacy and safety of sorafenib in patients in the Asia-Pacific region with advanced hepatocellular carcinoma： a phase Ⅲ randomised, double-blind, placebo-controlled trial. Lancet Oncol, 2009, 10 （1）： 25-34.

41. Luo J, Guo RP, Lai EC, et al. Transarterial chemoembolization for unresectable hepatocellular carcinoma with portal vein tumor thrombosis： a prospective comparative study. Ann Surg Oncol, 2011, 18 （2）： 413-420.

42. Chung GE, Lee JH, Kim HY, et al. Transarterial chemoembolization can be safely performed in patients with hepatocellular carcinoma invading the main portal vein and may improve the overall survival. Radiology, 2011, 258 （2）： 627-634.

43. Xue TC, Xie XY, Zhang L, et al. Transarterial chemoembolization for hepatocellular carcinoma with portal vein tumor thrombus： a meta-analysis. BMC Gastroenterol, 2013, 13： 60.

44. Kennedy A, Nag S, Salem R, et al. Recommendations for radioembolization of hepatic malignancies using yttrium-90 microsphere brachytherapy： a consensus panel report from the Radioembolization Brachytherapy Oncology Consortium. Int J Radiat Oncol Biol Phys, 2007, 68 （1）： 13-23.

45. Salem R, Lewandowski RJ, Mulcahy MF, et al. Radioembolization for hepatocellular carcinoma using

yttrium-90 microspheres：a comprehensive report of long-term outcomes. Gastroenterology，2010，138（1）：52-64.

46. Hilgard P，Hamami M，Fouly AE，et al. Radioembolization with yttrium-90 glass microspheres in hepatocellular carcinoma：European experience on safety and long-term survival. Hepatology，2010，52（5）：1741-1749.

47. Sangro B，Carpanese L，Cianni R，et al. Survival after 90Y resin microsphere radioembolization of hepatocellular carcinoma across BCLC stages：a European evaluation. Hepatology，2011，54（3）：868-878.

48. Inarrairaegui M，Thurston KG，Bilbao JI，et al. Radioembolization with use of yttrium-90 resin microspheres in patients with hepatocellular carcinoma and portal vein thrombosis. J Vasc Interv Radiol，2010，21（8）：1205-1212.

49. Kulik LM，Carr BI，Mulcahy MF，et al. Safety and efficacy of 90Y radiotherapy for hepatocellular carcinoma with and without portal vein thrombosis. Hepatology，2008，47（1）：71-81.

50. Choi GH，Shim JH，Kim MJ，et al. Sorafenib alone versus sorafenib combined with transarterial chemoembolization for advanced-stagehepatocellular carcinoma：results of propensity score analyses. Radiology，2013，269（2）：603-611.

51. Zhu K，Chen J，Lai L，et al. Hepatocellular carcinoma with portal vein tumor thrombus：treatment with transarterial chemoembolizationcombined with sorafenib--a retrospective controlled study. Radiology，2014，272（1）：284-293.

52. Yang M，Yuan JQ，Bai M，et al. Transarterial chemoembolization combined with sorafenib for unresectable hepatocellular carcinoma：a systematic review and meta-analysis. Mol Biol Rep，2014，41（10）：6575-6582.

53. Zhang L，Hu P，Chen X，et al. Transarterial chemoembolization（TACE）plus sorafenib versus TACE for intermediate or advanced stage hepatocellular carcinoma：a meta-analysis. PLoS One，2014，9（6）：e100305.

54. Livraghi T，Grigioni W，Mazziotti A，et al. Percutaneous alcohol injection of portal thrombosis in hepatocellular carcinoma：a new possible treatment. Tumori，1990，76（4）：394-397.

55. Chan MK，Kwok PC，Chan SC，et al. Percutaneous ethanol injection as a possible curative treatment for malignant portal vein thrombosis in hepatocellular carcinoma. Cardiovasc Intervent Radiol. 1999 Jul-Aug；22（4）：326-8.

56. Poggi G，Gatti C，Teragni C，et al. Radiofrequency ablation combined with percutaneous ethanol injection in the treatment of hepatocellular carcinoma and portal vein neoplastic thrombosis. Anticancer Res，2004，24（4）：2419-2421.

57. Neeman Z，Libutti SK，Patti JW，et al. Percutaneous radiofrequency ablation of hepatocellular carcinoma in the presence of portal vein thrombosis. Clin Imaging，2003，27（6）：417-420.

58. Giorgio A，Di Sarno A，de Stefano G，et al. Hepatocellular carcinoma with cirrhosis：are patients with neoplastic main portal vein invasion eligible for percutaneous radiofrequency ablation of both the nodule and the portal venous tumor thrombus？AJR Am J Roentgenol，2009，193（4）：948-954.

59. Mizandari M，Ao G，Zhang Y，et al. Novel percutaneous radiofrequency ablation of portal vein tumor thrombus：safety and feasibility. Cardiovasc Intervent Radiol，2013，36（1）：245-248.

60. Yamamoto K，Masuzawa M，Kato M，et al. Evaluation of combined therapy with chemoembolization and ethanol injection for advanced hepatocellular carcinoma. Semin Oncol，1997，24（2 Suppl 6）：S6-50-S6-55.

61. 赵明，王健鹏，李旺，等. TACE 联合射频消融与单独 TACE 治疗肝细胞癌的单支门静脉癌栓的安全性及疗效与预后因素分析. 中华医学杂志，2011，91（17）：1167-1172.

62. Zheng JS, Long J, Sun B, et al. Transcatheter arterial chemoembolization combined with radiofrequency ablation can improve survival of patients with hepatocellular carcinoma with portal vein tumour thrombosis：extending the indication for ablation? Clin Radiol, 2014, 69 (6)：e253-263.

63. Feng M, Ben-Josef E. Radiation therapy for hepatocellular carcinoma. Semin Radiat Oncol, 2011, 21 (4)：271-277.

64. Klein J, Dawson LA. Hepatocellular carcinoma radiation therapy：review of evidence and future opportunities. Int J Radiat Oncol Biol Phys, 2013, 87 (1)：22-32.

65. Yoon SM, Lim YS, Won HJ, et al. Radiotherapy plus transarterial chemoembolization for hepatocellular carcinoma invading the portal vein：long-term patient outcomes. Int J Radiat Oncol Biol Phys, 2012, 82 (5)：2004-2011.

66. Zhang XB, Wang JH, Yan ZP, et al. Hepatocellular carcinoma with main portal vein tumor thrombus：treatment with 3-dimensional conformal radiotherapy after portal vein stenting and transarterial chemoembolization. Cancer, 2009, 115 (6)：1245-1252.

67. Zeng ZC, Fan J, Tang ZY, et al. A comparison of treatment combinations with and without radiotherapy for hepatocellular carcinoma with portal vein and/or inferior vena cava tumor thrombus. Int J Radiat Oncol Biol Phys, 2005, 61 (2)：432-443.

68. Koo JE, Kim JH, Lim YS, et al. Combination of transarterial chemoembolization and three-dimensional conformal radiotherapy for hepatocellular carcinoma with inferior vena cava tumor thrombus. Int J Radiat Oncol Biol Phys, 2010, 78 (1)：180-187.

69. Choi BO, Choi IB, Jang HS, et al. Stereotactic body radiation therapy with or without transarterial chemoembolization for patients with primary hepatocellular carcinoma：preliminary analysis. BMC Cancer, 2008, 8：351.

70. Kim JY, Yoo EJ, Jang JW, et al. Hypofractionated radiotheapy using helical tomotherapy for advanced hepatocellular carcinoma with portal vein tumor thrombosis. Radiat Oncol, 2013, 8：15.

71. Xi M, Zhang L, Zhao L, et al. Effectiveness of stereotactic body radiotherapy for hepatocellular carcinoma with portal vein and/or inferior vena cava tumor thrombosis. PLoS One, 2013, 8 (5)：e63864.

72. Culleton S, Jiang H, Haddad CR, et al. Outcomes following definitive stereotactic body radiotherapy for patients with Child-Pugh B or C hepatocellular carcinoma. Radiother Oncol, 2014, 111 (3)：412-417.

73. Pan CC, Kavanagh BD, Dawson LA, et al. Radiation-associated liver injury. Int J Radiat Oncol Biol Phys, 2010, 76 (3 Suppl)：S94-100.

74. Yu W, Gu K, Yu Z, et al. Sorafenib potentiates irradiation effect in hepatocellular carcinoma in vitro and in vivo. Cancer Lett, 2013, 329 (1)：109-117.

75. Cha J, Seong J, Lee IJ, et al. Feasibility of sorafenib combined with local radiotherapy in advanced hepatocellular carcinoma. Yonsei Med J, 2013, 54 (5)：1178-1185.

76. Dawson LA, Brade A, Cho C, et al. Phase I study of sorafenib and SBRT for advanced hepatocellular carcinoma. Int J Radiat Oncol Biol Phys, 2012, 84 (suppl 3)：S10-S11.

77. Chen SW, Lin LC, Kuo YC, et al. Phase 2 study of combined sorafenib and radiation therapy in patients with advanced hepatocellular carcinoma. Int J Radiat Oncol Biol Phys, 2014, 88 (5)：1041-1047.

78. Kee KM, Hung CH, Wang JH, et al. Serial changes of clinical parameters in a patient with advanced hepatocellular carcinoma with portal vein thrombosis achieving complete response after treatment with sorafenib. Onco Targets Ther, 2014, 7：829-834.

79. Kermiche-Rahali S, Di Fiore A, Drieux F, et al. Complete pathological regression of hepatocellular carcinoma with portal vein thrombosis treated with sorafenib. World J Surg Oncol, 2013, 11 (1)：171.

80. Song DS, Song MJ, Bae SH, et al. A comparative study between sorafenib and hepatic arterial infusion chemotherapy for advanced hepatocellular carcinoma with portal vein tumor thrombosis. J Gastroenterol, 2015, 50（4）：445-454.

81. Nakazawa T, Hidaka H, Shibuya A, et al. Overall survival in response to sorafenib versus radiotherapy in unresectable hepatocellular carcinoma with major portal vein tumor thrombosis：propensity score analysis. BMC Gastroenterol, 2014, 14：84.

82. Cheng AL, Guan Z, Chen Z, et al. Efficacy and safety of sorafenib in patients with advanced hepatocellular carcinoma according to baseline status：subset analyses of the phase Ⅲ Sorafenib Asia-Pacific trial. Eur J Cancer, 2012, 48（10）：1452-1465.

83. Chung YH, Song IH, Song BC, et al. Combined therapy consisting of intraarterial cisplatin infusion and systemic interferon-alpha for hepatocellular carcinoma patients with major portal vein thrombosis or distant metastasis. Cancer, 2000, 88（9）：1986-1991.

84. Kaneko S, Urabe T, Kobayashi K. Combination chemotherapy for advanced hepatocellular carcinoma complicated by major portal vein thrombosis. Oncology, 2002, 62 Suppl 1：69-73.

85. Qin S, Cheng Y, Liang J, et al. Efficacy and safety of the FOLFOX4 regimen versus doxorubicin in Chinese patients with advanced hepatocellular carcinoma：a subgroup analysis of the EACH study. Oncologist, 2014, 19（11）：1169-1178.

86. Llovet JM, Decaens T, Raoul JL, et al. Brivanib in patients with advanced hepatocellular carcinoma who were intolerant to sorafenib or for whom sorafenib failed：results from the randomized phase Ⅲ BRISK-PS study. J Clin Oncol, 2013, 31（28）：3509-3516.

87. Zaanan A, Williet N, Hebbar M, et al. Gemcitabine plus oxaliplatin in advanced hepatocellular carcinoma：a large multicenter AGEO study. J Hepatol, 2013, 58（1）：81-88.

88. Cainap C, Qin S, Huang WT, et al. Linifanib versus Sorafenib in patients with advanced hepatocellular carcinoma：results of a randomized phase Ⅲ trial. J Clin Oncol, 2015, 33（2）：172-179.

89. Johnson PJ, Qin S, Park JW, et al. Brivanib versus sorafenib as first-line therapy in patients with unresectable, advanced hepatocellular carcinoma：results from the randomized phase Ⅲ BRISK-FL study. J Clin Oncol, 2013, 31（28）：3517-3524.

90. Ishikawa T, Imai M, Kamimura H, et al. Improved survival for hepatocellular carcinoma with portal vein tumor thrombosis treated by intra-arterial chemotherapy combining etoposide, carboplatin, epirubicin and pharmacokinetic modulating chemotherapy by 5-FU and enteric-coated tegafur/uracil：a pilot study. World J Gastroenterol, 2007, 13（41）：5465-5470.

91. Ota H, Nagano H, Sakon M, et al. Treatment of hepatocellular carcinoma with major portal vein thrombosis by combined therapy with subcutaneous interferon-alpha and intra-arterial 5-fluorouracil；role of type 1 interferon receptor expression. Br J Cancer, 2005, 93（5）：557-564.

92. Parikh S, Shah R, Kapoor P. Portal vein thrombosis. Am J Med, 2010, 123（2）：111-119.

93. De Franchis R, Baveno V Faculty. Revising consensus in portal hypertension：report of the Baveno V consensus workshop on methodology of diagnosis and therapy in portal hypertension. J Hepatol, 2010, 53（4）：762-768.

94. Sarin SK, Sollano JD, Chawla YK, et al. Consensus on extra-hepatic portal vein obstruction. Liver Int, 2006, 26（5）：512-519.

95. Liou IW. Management of end-stage liver disease. Med Clin North Am, 2014, 98（1）：119-152.

96. Carey W. Portal hypertension：diagnosis and management with particular reference to variceal hemorrhage. J Dig Dis, 2011, 12（1）：25-32.

97. Sarin SK，Mishra SR. Endoscopic therapy for gastric varices. Clin Liver Dis，2010，14（2）：263-279.

98. Mizandari M，Ao G，Zhang Y. Novel percutaneous radiofrequency ablation of portal vein tumor thrombus：safety and feasibility. Cardiovasc Intervent Radiol，2013，36（1）：245-248.

99. Ramos AP，Reigada CP，Ataíde EC，et al. Portal vein thrombosis and liver transplantation：long term. Transplant Proc，2010，42（2）：498-501.

肝癌相关的互联网信息资源

一、专业期刊杂志

1. Hepatology　　网址：http：//onlinelibrary. wiley. com/journal/10. 1002/（ISSN）1527-3350

2. Journal of Hepatology　网址：http：//www. journals. elsevier. com/journal-of-hepatology

3. Journal of Clinical Oncology　网址：http：//ascopubs. org/journal/jco

4. Annals of Surgery　网址：http：//journals. lww. com/annalsofsurgery

5. Radiology　网址：http：//pubs. rsna. org/journal/radiology

6. Cancer　网址：http：//canceronline. wiley. com/

7. Liver Cancer　网址：https：//www. karger. com/Journal/Home/255487

8. 中华消化外科杂志　网址：http：//www. zhxhwk. com

9. 中华肝胆外科杂志　网址：http：//www. zhgdwkzz. com

10. 中国实用外科杂志　网址：http：//www. zgsyz. com/

11. 中华外科杂志　网址：http：//www. cmacjs. com. cn

12. 中华肿瘤杂志　网址：http：//www. chinjoncol. com

13. 中华肝脏病杂志　网址：http：//www. chinesehepatology. net. cn/

14. Chinese Journal of Cancer　网址：http：//www. cjcjournal. com

二、协会、学会，会议与组织机构

1. 美国肝病研究学会（AASLD，American Association for the Study of Liver Diseases）网址：http：//www. aasld. org/

2. 欧洲肝病学会（EASL，European Association for The Study Of The Liver）网址：http：//www. easl. eu/

3. 亚太肝病研究学会（APASL，The Asian Pacific Association for the Study of the Liver）网址：http：//www. aasld. org/

4. 国际肝癌联盟（ILCA，International Liver Cancer Association）网址：http：//

www. ilca-online. org/

5. 亚太肝癌专家会议（APPLE，Asia Pacific Primary Liver Cancer Expert Meeting）网址：http：//www. applecongress. org/

6. 中国抗癌协会肝癌专业委员会　网址：http：//www. sclc. org. cn/

7. 中华医学会肿瘤学分会肝癌学组　网址：http：//www. cma. org. cn/

8. 中国临床肿瘤学会（CSCO）　网址：http：//www. csco. org. cn/

9. 广东省抗癌协会肝癌专业委员会　网址：http：//www. gdcaca. org. cn/

10. 广东省医学会肝癌分会　网址：http：//www. gdma. cc/masite. do

附录 10

实体肿瘤的疗效评价标准 1.1 版

（Response Evaluation Criteria in Solid Tumors，RECIST，Version 1.1)

1. 肿瘤在基线水平的可测量性

1.1 定义

在基线水平时，肿瘤病灶/淋巴结将按以下定义分为可测量和不可测量两种：

- **可测量病灶**

所有肿瘤测量结果必须以毫米（或厘米的小数）为单位记录

肿瘤病灶：至少有一条可以精确测量的径线（记录为最大径），被认为"可以精确测量"的最小长度如下：

- CT 或 MRI 扫描 10mm（CT 扫描层厚不大于 5mm），如果使用层厚大于 5 毫米的扫描，最小大小应为层厚的两倍。

- 临床常规检查仪器（卡尺）10mm（肿瘤病灶不能用测径仪器准确测量的应记录为不可测量）。

-胸部 X-射线检查 20mm。

- 恶性淋巴结：病理性增大且可测量，单个淋巴结 CT 扫描短径须 ≥15mm（CT 扫描层厚推荐不超过 5mm）才可作为可评价病灶。基线和随访过程中仅测量和随访淋巴结的短径。

- **不可测量病灶**

除可测量病灶外的所有其他病灶，包括小病灶（最长径<10mm 或者短径处于 10mm 至 15mm 之间的病理性淋巴结）和无法测量的病灶。无法测量的病灶包括：脑膜疾病、腹水、胸膜或者心包积液、炎性乳腺癌、皮肤/肺的癌性淋巴管炎、影像学不能确诊和随诊的腹部包块，以及囊性病变。

- **靶病灶**（即目标病灶）

尽量选取能代表所有累及器官的可测量病变（最多每个器官 2 处病变，共 5 处病变）

作为靶病灶，并在基线时做好记录和测量。这 5 处病变应根据其大小选择（最长径的病变），应代表所有累及器官，且应适合重复测量。计算所有靶病灶的直径总和（非淋巴结病灶按最长径，淋巴结病灶按最大短径），并记录为基线直径总和。如果总和中需要包括淋巴结，则如上所述，只将短径加入总和中。基线直径总和将用作参照，以进一步表示可测量尺寸病变的任何肿瘤客观消退的特征。如果存在 5 处以上可测量病灶，那些未被选作靶病灶的病灶与不可测量病灶一起将被视为非靶病灶。

● **非靶病灶**（即非目标病灶）

所有不可测量病灶（或患病部位），加上除了列为靶病灶的 5 处之外的任何其他可测量病灶，包括病理性淋巴结（短径 ≥10mm 并 <15mm），应确定为非靶病灶，也应在基线时记录。虽然不需要测量，但在基线时应记录这些病变，且应对其进行随访（"存在"、"不存在"或罕见情况下"明显进展"）。此外，可以将累及相同器官的多个非靶病灶合并记录，如记录为"多个扩大的盆腔淋巴结"或"多发性肝转移"。

1.2　测量方法说明

● **基线测量**

临床评价时，所有肿瘤测量都要以带小数的厘米（cm）或毫米（mm）为单位记录。所有关于肿瘤病灶大小的基线测量都应在尽量接近治疗开始前完成，通常要求在治疗开始前的 28 天（4 周）内完成。

对于非淋巴结病灶的测量，应记录病灶在某一横截面上的最长不间断直径（即单向最大径）。淋巴结病灶则必须始终在短轴上进行测量（即在该淋巴结最长直径所在的横截面，测量与最长直径相垂直的短径中的最大测量值），短轴直径小于 10mm 的淋巴结认为是非病理性淋巴结，不作为肿瘤病灶。

● **评价方法**

对病灶基线评估和后续测量应采用同样的技术和方法。除了不适合影像学检查，而仅能用临床检查来评价的病灶之外，所有病灶必须使用影像学检查进行评价。

（1）临床病灶：临床病灶只有位于浅表且测量时直径 ≥10mm 时才能认为是可测量病灶（如皮肤结节等）。对于有皮肤病灶的患者，建议用含有标尺测量病灶大小的彩色照片作为存档。当病灶同时使用影像学和临床检查评价时，由于影像学更客观且研究结束时可重复审阅，应尽可能采用影像学评价。

（2）胸部 X 线片：当肿瘤进展作为重要研究终点时，应优先使用胸部 CT，因为 CT 比 X 线检查更敏感，尤其对于新发病灶。胸部 X 线测量仅当病灶边界清晰且病灶周边被充气良好的肺组织包围时才适用。

（3）CT、MRI：CT 是目前用于疗效评价最好的可重复的方法。本指导原则对可测量性的定义建立在 CT 扫描层厚 ≤5mm 的基础上。如果 CT 层厚大于 5mm，可测量病灶最小应为层厚的 2 倍。MRI 在部分情况下也可接受（如全身扫描）。

（4）超声：超声不应作为可测量病灶的评价方法。超声检查因其受操作者影响较大，难以保证不同测量间技术和测量的可比性。如果在研究期间使用超声发现新病灶，应使用 CT 或者 MRI 进行确认。如果对 CT 的放射线暴露存在顾虑，可以使用 MRI 代替。

（5）内镜、腹腔镜检查：不建议使用这些技术用于肿瘤客观评价，但这些方法可以用于确认 CR，也可在研究终点为 CR 或手术切除后复发的试验中，用于确认复发。

（6）肿瘤标志物：肿瘤标志物不能单独用来评价肿瘤客观缓解。但如果标志物水平在基线时超过正常值上限，则评价完全缓解时肿瘤标志物必须回到正常水平。因为肿瘤标志物因病而异，在将测量标准写入方案中时需考虑到这个因素。案的肿瘤客观评价标准中。

（7）细胞学/组织学技术：在方案规定的特定情况下，可用于鉴定 PR 和 CR（如生殖细胞肿瘤的病灶中常存在残留的良性肿瘤组织）。另外，某些治疗可能引起渗出副作用，如胸腔积液和腹水（如使用紫杉烷化合物或血管生成抑制剂的治疗），尤其是当可测量肿瘤符合缓解或疾病稳定标准，但在治疗过程中胸腔积液和腹水出现或加重时，往往需要通过细胞学技术来确定，以区分肿瘤缓解（或疾病稳定）和疾病进展。

1.3　关于病灶测量的特殊考虑

骨病灶、囊性病灶和先前接受过局部治疗的病灶需要特别注明。

● 骨病灶

骨扫描、PET 扫描或者平片不适合于测量骨病灶，但是可用于确认骨病灶的存在或者消失；

溶骨性病灶或者混合性溶骨/成骨病灶有确定的软组织成分，且软组织成分符合上述可测量性定义时，如果这些病灶可用断层影像技术如 CT 或者 MRI 进行评价，那么这些病灶可以作为可测量病灶；单纯的成骨病灶属不可测量病灶。

● 囊性病灶

符合放射影像学单纯囊肿定义标准的病灶，即单纯性囊肿不作为恶性病灶，既不属于可测量病灶，也不属于不可测量病灶；

若为囊性转移病灶，且符合上述可测量性定义的，可以作为是可测量病灶。但如果在同一病人中存在非囊性病灶，应优先选择非囊性病灶作为靶病灶。

● 局部治疗过的病灶

位于曾放疗过或经其他局部区域性治疗的部位的病灶，一般作为不可测量病灶，除非该病灶出现明确进展。研究方案应详细描述这些病灶属于可测量病灶的条件（通常是最大径较治疗前增大>20%，或出现明显的新生部分）。

2. 肿瘤缓解的评估

2.1　靶病灶评估

完全缓解（CR）：所有靶病灶消失，全部病理淋巴结（包括靶病灶和非靶病灶）短径必须减少至<10mm。

部分缓解（PR）：靶病灶直径之和比基线水平减少至少 30%。

疾病进展（PD）：以整个实验研究过程中所有测量的靶病灶直径之和的最小值为参照，直径总和相对增加至少 20%（如果基线测量值最小就以基线值为参照）；除此之外，必须满足直径和的绝对值增加至少 5mm（出现一个或多个新病灶也视为疾病进展）。

疾病稳定（SD）：靶病灶直径之和减小的程度未达到 PR，或增加的程度未达到 PD 水平，介于两者之间。

2.2　靶病灶评估的注意事项

● 淋巴结

事先被指定为靶病灶的淋巴结即使治疗后减小至 10mm 以内，每次测量时仍需记录实际短径的值（与基线测量时的解剖平面一致）。这意味着如果淋巴结属于靶病灶，即使达到完全缓解的标准，也不能说病灶已全部消失，因为正常淋巴结的短径就定义为<10mm。在 eCRF 表或其他的记录方式中需在特定位置专门记录靶淋巴结病灶。对于 CR，所有淋巴结短径必须<10mm；对于 PR、SD 和 PD，靶淋巴结短径的实际测量值将被计入所有靶病灶直径的和之中。

● 小到无法测量的靶病灶

临床研究中，基线记录过的所有病灶（结节或非结节）在后面的评估中都应再次记录实际测量值，即使病灶非常小（如 2mm）。但有时候可能太小导致 CT 扫描出的图像十分模糊，放射科医生也很难定义出确切的数值，此时可报告为"太小而无法测量不到"。出现这种情况时，在 eCRF 表上记录上一个数值是十分重要的。如果放射科医生认为病灶可能消失了，那也应该记录为 0mm。如果病灶确实存在但比较模糊，无法给出精确的测量值时，可默认为 5mm。（注：淋巴结出现这种情况的可能性不大，因其正常情况下一般都具有可测量的尺寸，或者在腹膜后常常为脂肪组织所包绕；但是如果也出现这种无法给出测量值的情况，也默认为 5mm）。由于同一测量值重复出现的概率不大，提供这个默认值将降低错误评估的风险。但需要重申的是，如果放射医生能给出病灶大小的确切数值，即使病灶直径小于 5mm，也必须记录实际值。

● 分离或结合的病灶

当非结节性病灶分裂成碎片状时，将各分离部分的最长径加起来计算病灶的直径之和。同样，对于结合型病灶，可分开测量各个病灶的最大直径然后计算总和，但如果结合得密不可分，最长径应取融合后病灶整体的最长径。

2.3　非靶病灶的评估

虽然一些非靶病灶实际可测量，但无须测量，只需在方案规定的时间点进行定性评估即可。

完全缓解（CR）：所有非靶病灶消失，且肿瘤标记物恢复至正常水平。所有淋巴结为非病理尺寸（短径<10mm）。

非完全缓解/非疾病进展：存在一个或多个非靶病灶和/或持续存在肿瘤标记物水平超出正常水平。

疾病进展（PD）：已存在的非靶病灶出现明确进展。

注：出现一个或多个新病灶也被视为疾病进展。

2.4　非靶病灶进展评估的注意事项

关于非靶病灶进展的定义补充解释如下：一个或多个非靶病灶尺寸的一般性增大往往不足以达到进展标准，因此，在靶病灶为稳定或部分缓解时，仅依靠非靶病灶的改变就能定义整体肿瘤进展的情况几乎是十分稀少的。

当患者的所有非靶病灶均不可测量时，非靶病灶的恶化不容易评估，需要事先建立一种有效的检测方法来进行评估。如描述为肿瘤负荷增加相当于体积额外增加 73%（相当于可测量病灶直径增加 20%）。又比如腹水从"微量"到"大量"；淋巴管病变从"局部"到"广泛播散"；或者在方案中描述为"有必要改变治疗方案"。如果出现满足事先制定的进展标准，则该患者应该在该时点上视为疾病进展。

2.5　新病灶

任何新的恶性病灶的出现均预示着疾病的进展，因此针对新病灶的检查是非常重要的。目前没有针对影像学检测到新病灶的具体标准，然而新病灶的发现应该是明确的。比如说，进展不能用影像学技术的不同或成像形态的改变来解释，或者肿瘤以外的其他病变（如：一些所谓新的骨病灶仅仅是原病灶的治愈，或原病灶的复发）。

在随访中检测到的而在基线检查中未发现的病灶均被视为新的病灶，并意味着疾病进展。例如一个在基线检查中发现有肝脏病灶的患者，即使他在基线检查时并未做头颅检查，然而当他随访期做 CT 或 MRI 的头颅检查时发现有转移灶，则该患者的颅内转移病灶将被视为新病灶，判断为疾病进展。

如果新病灶尚不明确，比如因其太小不能肯定，则需要进一步的治疗和随访以确认其是否是一个真正的病灶。如果重复的检查证实其是一个新的病灶，那么疾病进展的时间应从最初发现该病灶的时间算起。

FDG-PET 一般不单独作为判断疾病进展的依据，需结合其他检查确定，具体如下：

如基线 FDG-PET 检查结果为阴性，后续随访的 FDG-PET 检查结果为阳性，可提示疾病的进展。

如没有进行基线期的 FDG-PET 检查，而研究期间 FDG-PET 检查结果有阳性发现者，如果随访的 FDG-PET 发现的新病灶与 CT 检查结果相符，证明是疾病进展。如果随访的 FDG-PET 发现的新病灶未能得到 CT 检查结果的确认，需一段时间后再行 CT 检查予以确认（如果得到确认，疾病进展时间从上次 FDG-PET 检查发现异常算起）。如果随访的 FDG-PET 的阳性病灶与经 CT 检查已存在的病灶相符，而该病灶在 CT 检测上无进展，则不能判定为进展。

2.6　对评估缺失和不可评价的说明

如果在某个特定时间点上无法进行病灶成像或测量，则该患者在该时间点上无法评价。如果在一个评价中只能对部分病灶进行评价，该时点的疗效也通常作为"无法评价"处理，除非未评价的病灶不会影响指定时间点的疗效反应评价，例如即使在未对全部病灶进行评价时，已发现明确的新病灶，则即使本次评价只针对部分病灶，也足以判定总疗效为 PD。

2.7　疗效评估的特别提示

当靶病灶中包含淋巴结病灶时，即使该淋巴结已缩小到"正常"以下（<10mm），仍需要记录该淋巴结的具体测量值，这就意味着即使疗效评价为完全缓解的受试者，总的靶病灶测量值也可能不为 0（因为正常淋巴结的直径应该大于 0 而<10mm）。

若试验过程中需要进行疗效确认，重复的"不可测量"时间点将使最佳疗效评估变得复杂。研究的分析计划必须提前说明，在确定疗效时如何处理这些缺失的数据/评估比如，在大部分试验中，可以将某受试者 PR-NE-PR 的反应作为确认的 PR。

当受试者出现健康情况整体恶化要求停止给药治疗，但是没有客观证据证明时，应该被报道为症状性进展。这些患者即便在治疗终止后也应该尽量去评估客观进展的情况。症状性恶化不是客观反应的评估描述，它是停止治疗的原因。那样的受试者的客观反应情况将通过附表 1~附表 3 所示的目标和非目标病灶情况进行评估。

当一些受试者局部病灶影像学检测结果被认为是病灶纤维化或者瘢痕形成时，FDG-PET 被当作与活检相似的补充评估标准，用来对完全缓解进行疗效确认。在此种情况下，应该在方案中对 FDG-PET 的应用进行提前描述。但是必须意识到的是由于 FDG-PET 和活检本身的限制性（包括二者的分辨率和敏感性高低），将会导致完全缓解评估时的假阳性结果。

表 1　治疗反应评估-有靶病灶的受试者（包括/不包括非靶病灶）

目标病灶	非目标病灶	新病灶	总疗效评价
CR	CR	无	CR
CR	非 CR/非 PD	无	PR
CR	不能评估	无	PR
PR	非进展或者不能完全评估	无	PR
SD	非进展或者不能完全评估	无	SD
不能完全评估	非进展	无	NE
PD	任何情况	有或无	PD
任何情况	PD	有或无	PD
任何情况	任何情况	有	PD

注：CR＝完全缓解，PR＝部分缓解，SD＝疾病稳定，PD＝疾病进展，NE＝无法评价

附

录

表 2　治疗反应评估-仅有非靶病灶的受试者

非目标病灶	新病灶	总体疗效评价
CR	无	CR
非 CR 或非 PD	无	非 CR 或非 PD
不能完全评价	无	无法评价
不能明确的 PD	有或无	PD
任何情况	有	PD

注：（1）对于非目标病灶，"非 CR/非 PD"是指优于 SD 的疗效。由于 SD 越来越多作为评价疗效的终点指标，因而制定非 CR/非 PD 的疗效，以针对未规定无病灶可测量的情况

（2）对于不明确的进展发现（如非常小的不确定的新病灶；原有病灶的囊性变或坏死病变）治疗可以持续到下一次评估。如果在下一次评估中，证实了疾病进展，进展日期应该是先前出现疑似进展的日期

表 3　出现 CR 与 PR 后的总疗效确认及评价

最佳疗效	随后疗效评价	最终评价
CR	CR	CR
CR	PR	SD，PD 或 PR*
CR	SD	如果 SD 持续足够时间则为 SD，否则应为 PD
CR	PD	如果 SD 持续足够时间则为 SD，否则应为 PD
CR	NE	如果 SD 持续足够时间则为 SD，否则应为 NE
PR	CR	PR
PR	PR	PR
PR	SD	SD
PR	PD	如果 SD 持续足够时间则为 SD，否则应为 PD
PR	NE	如果 SD 持续足够时间则为 SD，否则应为 NE
NE	NE	NE

注：CR＝完全缓解，PR＝部分缓解，SD＝疾病稳定，PD＝疾病进展，NE＝无法评价

* 以上单次评价均是以 Baseline 即研究开始前的基线情况来比较，而最终的疗效则是以治疗过程中的最佳疗效来比较，因此一旦治疗过程中曾出现 CR，则在随后的时间点出现的任何肿瘤即便相对于基线情况该受试者疗效可评为 PR，但与曾出现的 CR 相比，最终疗效为 PD（因为在 CR 之后疾病再次出现）。此外，当出现 CR 或 PR 后短期内必须进行疗效确认，如果首次评价为 CR，但随后的确认扫描（一般间隔 4~6 周）提示仍有部分病灶存在（PR），则该受试者在前一个时间点的疗效评价应该是 PR 而不是 CR

2.8　疗效评估/缓解期的确认

- 疗效确认

对于以肿瘤缓解疗效为主要研究终点的非随机临床研究，必须对 PR 和 CR 的疗效进行确认，以保证疗效不是评价误差导致。以疾病稳定或者疾病进展为主要研究终点的研究

中，不再需要疗效确认，因为这对于试验结果的解释没有价值。SD 的情况下，在试验开始后的最短时间间隔内（一般不少于 6~8 周），至少有一次测量符合方案中规定的 SD 标准。

- **总缓解时间**

总缓解期是从测量首次符合 CR 或 PR（无论哪个先测量到）标准的时间到首次真实记录疾病复发或进展的时间，疾病进展是以研究阶段靶病灶直径总和的最小值作为参考（如果基线期总和最小，则以基线期作为评价 PD 的参考，如果曾出现 CR 或 PR，则以最佳疗效时的靶病灶直径总和作为参考）。

- **疾病稳定时间**

从治疗开始到疾病进展的时间（在随机化试验中，从随机分组的时间开始），疾病稳定期的临床相关性因不同研究和不同疾病而不同。如果在某一特定的试验中，以维持最短时间稳定期的病人比例作为研究终点，方案应特别说明 SD 定义中两个测量间的最短时间间隔。

应注意缓解时间、稳定时间以及无进展生存期等指标进展生存期等指标受基线评价后随访频率的影响，随访频率的制定应考虑许多因素，如疾病类型和分期、治疗周期及标准规范等。但若需进行不同试验间的比较，应考虑这些测量终点的准确度及可比性。

- **PFS/TTP**

许多晚期肿瘤的研究以无进展生存期（PFS）或者疾病进展时间（TTP）作为主要研究终点。如果方案要求所有患者都有可测量病灶，进展评价就相对简单。越来越多的研究也允许纳入无可测量病灶的患者。在这种情况下，必须对无可测量病灶患者疾病进展的临床发现进行详细明确的描述。因为确定临床进展的日期容易产生偏差，各试验组的随访时间间隔及对临床症状的观测及评价时间点安排都应该相同。

52检